제22판

건강보험의 이론과 실제

강신묵 · 김선희 · 우정식 · 윤병준
윤치근 · 정희태 · 하호수 편저

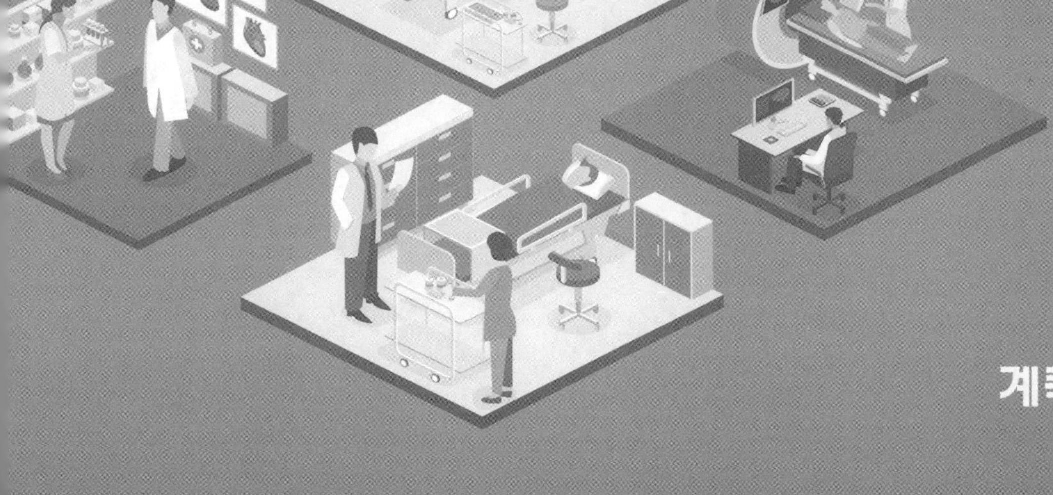

계축문화사

머리말

인간이 살아가는 데 필요한 3요소를 의・식・주라 한다. 의・식・주 다음으로 필요한 제4의 요소로 흔히 의료를 들고 있다. 의료는 인간이 생을 영위하는 데 그만큼 절대적이기 때문일 것이다. 그동안 의학 및 의료기술의 발달로 인하여 인간의 수명은 점점 늘어나고 있다.

우리나라 국민의 평균수명도 약 84세에 이르고 있다. 이는 우리나라의 건강보험제도가 기여한 바가 크다는 것을 어느 누구도 부인할 수 없을 것이다.

1977년 7월 1일부터 사회보장제도의 일환으로 의료보험제도가 도입된 후 1989년에는 전국민 의료보장시대를 맞이하였다. 의료보험 실시 12년 만에 전국민이 의료보험 혜택을 받게 된 것은 어느 나라에서도 찾아보기 힘든 일이다. 한편 1999년 국민건강보험법이 제정되어 2000년 7월부터는 지역, 공교, 직장의료보험이 통합된 국민건강보험이 실시되고 있다.

그러나 대학에서 건강보험을 강의하고 있는 저자들의 입장에서 보면 건강보험에 대한 저서들이 많지 않아 강의교재를 선정하기가 쉽지 않았다. 그래서 그동안 저자들이 쓰던 강의 노트들을 정리하고 건강보험에 관련된 서적들의 내용을 발췌하여 한 학기 정도에 소화할 수 있는 간단한 강의교재를 엮게 되었다. 이 교재가 건강보험에 관한 실제 내용을 다루다 보니 국민건강보험법의 일부 내용이 수시로 바뀌어서 변경된 내용들은 매년 수정하도록 노력하고 있다. 여러모로 부족하나 앞으로도 계속해서 수정보완할 생각이다.

이 책은 총 18장으로 구성되어 있다. 제1장, 제2장은 사회보장의 개념 및 의료서비스, 제3장부터 제14장까지는 우리나라 건강보험제도 및 의료관련 내용을 주로 다루었다. 제15장은 주요국의 의료보장제도, 제16장 의료급여, 제17장 노인장기요양보험, 제18장 산재보험을 소개하였다.

끝으로 미비한 원고를 흔쾌히 받아주신 계축문화사 주영일 사장님과 편집부 직원들께 심심한 감사를 드린다.

2025년 1월 5일

저자 씀

차 례

제 1 장

사회보장의 개념 및 원리

제1절 사회보장의 개념

1 사회보장의 기본 개념

오늘날 세계의 약 160여 개국에서 어떤 형태로든 사회보장제도를 실시하고 있다. 그러나 이른바 사회보장제도의 범주에 드는 사회보장 프로그램은 국가에 따라 상이하다. 그것은 첫째로 역사적 · 사회적 배경이 각국의 사정에 따라 다르기 때문에 각국의 사회보장제도의 체계나 그 의미와 내용이 다르다. 둘째는 제2차 세계대전 이후 각국에 있어서의 사회보장의 발전을 보더라도 사회 · 경제적 사정의 변화에 대응하여 각국의 사회보장제도가 크게 변화하고 있기 때문이다.

사회보장에 해당하는 영어의 'Social Security'라는 말이 최초로 사용되었던 것은 1929년 세계대공황을 극복하기 위하여 미국의 제32대 루즈벨트(F.D. Roosevelt) 대통령이 1934년 의회에서 뉴딜(New Deal)정책을 설명하면서 부터이다. 그 이듬해인 1935년 미국에서 사회보장법(Social Security Act)이 제정되면서 최초로 법률용어로 등장하였다. 그리고 1938년에는 뉴질랜드에서 사회보장법을 제정하였다.

그런데 사회보장이라는 용어가 오늘날 널리 각국에 사용하게 된 것은 제2차 세계대전 후의 일로서 이 용어가 일반화되게 된 계기를 이룬 것은 국제노동기구(ILO)의 사회보장의 길(Approaches to Social Security)과 영국의 Beveridge 보고서 및 프랑스의

Laroque 계획 등이라 볼 수 있다.

사회보장의 의미를 어원적으로 살펴보면 social security에서 security란 단어의 어원은 라틴어의 'securus'에서 유래한 것으로서 그 뜻은 se(=without) + cura(=care)를 의미한다. 즉 '걱정을 없게 한다', '불안을 없게 한다'는 뜻이다. 여기에 'social'을 붙여 'social security'라고 하면 사회보장은 '사회적으로 불안을 없게 한다'는 의미를 갖게 된다.

사회보장의 의미는 어떠한 입장에서 보느냐에 따라 달라질 수 있다. 경제학의 입장에서는 사회보장을 경제현상 내지 경제의 장으로 볼 수 있을 것이다. 즉 사회보장이란 경제적으로 박약하여 사회적 구호를 필요로 하는 사람들에게 보건적 또는 경제적 보장을 해 주는 일체의 사회적 조치이다. 또 정치적 입장에서는 정치적 역할을 강조하여 사회보장이란 사회정책의 한 부문으로 국민의 생존권 실현을 위하여 국민의 생활을 보장하는 국가정책이다. 그리고 법률학적인 입장에서는 법적인 관계나 이론의 측면에서 사회보장이란 국가의 책임으로 국민의 생활상의 각종 장해를 제거하여 인간다운 생활환경의 형성과 국민의 생존 내지 생활보장을 목적으로 하는 종합적인 법제도의 총체라 할 수 있다.

이상과 같이 각기 상이한 입장에 입각한 사회보장의 의미는 사회보장의 본질을 파악하는 데 크게 도움이 되지 못하므로 사회보장의 본질의 파악과 이해를 위하여 몇 가지 대표적인 사회보장의 정의를 소개하기로 한다.

2 사회보장의 정의

1) 베버리지(W. Beveridge)의 정의

제2차 세계대전 이후 영국 사회보장제도의 기초가 되었고, 영국뿐만 아니라 자본주의 국가의 사회보장정책에 큰 영향을 미쳤던 '사회보험과 관련 서비스'(Social Insurance and Allied Services, 1942)라는 이른바 '베버리지 보고서'에 의하면 요람에서 무덤까지(from the cradle to the grave) 인간다운 생활의 보장을 선언하고, 국민을 빈곤으로부터 해방시키기 위해 국민이 생활위험에 직면했을 경우 일정한 생활유지를 위한 소득보장이 사회보장이라고 했다.

즉 Beveridge는 사회보장을 "실업, 질병 또는 부상으로 인하여 수입이 중단된 경우에 대처하기 위하여, 노령에 의한 퇴직이나 부양 책임자의 사망으로 인한 부양의 상실에 대비하고, 나아가서는 출생, 사망 및 결혼 등에 관련된 특별한 지출을 감당하기 위한 소득보장"을 의미한다고 정의하였다.

이와 같이 Beveridge의 사회보장 정의는 소득보장의 제도라 할 수 있다. 그러나 그의 사회보장 정의는 일반적으로 사회보장의 일부라고 생각되고 있는 가족수당, 포괄적인 보건서비스, 완전고용 등을 사회보장이 성공을 거두기 위한 전제조건으로 보았다. 그리고 Beveridge는 이것들이 보장되지 않는 한 만족할 만한 사회보장제도가 될 수 없다고 피력하였다.

또한 사회에는 빈곤(want), 질병(disease), 무지(ignorance), 불결(squalor), 태만 또는 무위(idleness) 등 생활을 곤궁케 하는 5대 악(five giants)이 있다고 말하고, 이러한 사회악은 어떤 개인의 적이 아니고 공동의 적으로 보아야 하며, 따라서 이를 제거하기 위해서는 국가가 개입해야 한다고 주장하였다. 5대 악 중 빈곤에 대해서는 소득, 질병에 대해서는 의료, 무지에 대해서는 교육, 불결에 대해서는 주택 및 환경개선, 태만에 대해서는 완전고용이라는 정책이 각각 필요하다고 하였으며, 전국민을 동일하게 보호하기 위해서는 5대 악을 제거해야 하며 이런 사회악을 제거하는 것이 사회복지정책이라 하였다.

베버리지의 사회보장은 사회보험을 중심으로 하며, 이를 보완하는 국민부조로 구성되는 제도라고 할 수 있다. 그러나 그의 사회보장 정의는 소득보장이 사회보장제도의 중요 부문이기는 하지만 특별히 소득보장에만 너무 좁게 한정되어 있다는 비판을 받고 있다.

2) 국제노동기구(ILO)의 정의

국제노동기구는 1942년 연례보고서에서 사회보장이란 개인이나 동료와의 사적연대만으로는 효과적으로, 그리고 근본적으로 대처할 수 없는 사회적 사고나 위험에 대하여 사회가 제공하는 보장이라고 정의한 바 있으나, 1984년 사회보장 입문(Introduction to Social Security)에서는 사회보장의 정의를 "질병・부상・출산・실업・노령・폐질・사망 등으로 인한 소득의 중단 또는 감소에 의하여 야기되는 경제적, 사회적 고난에 대하여 사회가 그 구성원들에게 마련해 주는 소득보장, 의료제공, 아동수당 등의 일련의 공적조처"라고 하였다.

따라서 국제노동기구에서는 사회보장을 소득의 일시적 중단 내지 영구적 상실에 대비하는 소득보장과 예방조치와 치료의 포괄적 의료서비스 제공을 위한 의료보장 및 피부양 아동들에 대한 아동수당의 지급을 중요시함으로써 사회보장은 필요에 따라 모든 개인의 생활이 보장되고 또 예방조치가 강구되어야 하는 사회적 권리임을 강조하고 있다.

3) 라로끄(P. Laroque)의 정의

프랑스 노동부장관이었으며, 1945년 프랑스 사회보장계획의 중심 인물이었던 라로끄(Pierre Laroque)는 사회보장의 정의를 "근로자 대중에 대한 생활수단의 지속적인 보장이며, 적어도 모든 경우에 있어 적당한 최저생활의 보장이다. 나아가서는 국민적인 연대 책임하에 전체사회에 의한 모든 사회구성원에 대한 보장이다"라고 광의적으로 설명하고 있다.

라로끄는 사회보장을 국민연대에 기초한 소득재분배에 의하여 일정한 생활수준의 유지 또는 적어도 참을 수 있는 생활조건을 모든 사회구성원들에게 보장하여 주는 것이라고 하였다. 그리고 사회보장의 개념을 다음의 3가지 정책의 조합이라고 하였다.

첫째는, 무엇보다도 완전고용을 목적으로 한 경제정책이라는 것이다. 둘째는, 질병에 대한 설비와 조치의 하나인 의료정책이라는 것이다. 이것은 예방적 행동과 최선의 치료책을 의미하며, 산업재해와 직업병의 예방까지도 포함해야 한다는 것이다. 셋째는, 사회보장이 경제적으로 개인 및 가족의 소득에 영향을 미치는 모든 조건을 고려한 소득재분배정책이라는 것이다. 즉 완전고용을 목적으로 하는 경제정책과 의료정책, 소득재분배정책 3자가 통합될 때 진정한 사회보장이 이루어진다는 것이다.

그리고 사회보장의 대상은 전국민을 포괄하여야 하며, 사회보험이나 사회부조는 사회보장에 있어 융합되고 통일되어야 하고, 사회보장의 구성요소가 통합되어 상호 밀접한 연관성을 지녀야 한다는 지적은 오늘날 시사 해주는 바가 크다.

4) 일본 사회보장심의회의 정의

1950년 일본 사회보장심의회는 사회보장의 정의를 "질병·부상·분만·사망·노령·실업 기타 곤궁의 원인에 대하여 보험의 방법 또는 직접적인 공적 부담으로 경제적 보장의 길을 강구하고, 생활이 빈곤한 자에 대하여는 사회부조에 의하여 최저생활을 보장함으로써 공중위생 및 사회복지를 향상시키고, 모든 국민으로 하여금 문화적 사회구성원으로서 가치 있는 생활을 영위할 수 있게 하는 제도"라고 규정하였다. 이에 따라 오늘날 일본의 사회보장 경향은 사회보험, 공적부조, 협의의 사회복지, 공중위생 등의 4가지를 사회보장의 지주로 정착시켜 나가고 있다.

5) 우리나라 사회보장의 정의

우리나라 헌법에서는 국민의 인간다운 생활을 할 권리와 동 권리를 실현하기 위한 사회복지 증진의무를 규정하고 있다. 따라서 1963년 사회보장에 관한 법률이 제정되었으나 1995년 폐지되고 새로운 '사회보장기본법'이 공포되었다. 이 법 제3조 사회보장의 정의에서 "사회보장이란 출산, 양육, 실업, 노령, 장애, 질병, 빈곤 및 사망 등의 사회적 위험으로부터 모든 국민을 보호하고 국민 삶의 질을 향상시키는데 필요한 소득·서비스를 보장하는 사회보험, 공공부조, 사회서비스를 말한다."라고 규정하고 있다.

이는 사회보장의 의미와 그 범위를 명확히 규정한 것이라 할 수 있다. 우리나라의 학자들은 사회보장의 개념을 그들의 저서에서 다음과 같이 정의하고 있다.

장인협 교수는 사회보장을 "뜻하지 않은 생활의 위험이나 소득의 중단에 대하여 정상적인 생활을 유지할 수 있도록 그 생활을 보장하는 수단을 국가가 책임을 지고 수행하는 제도"라고 하였으며, 변시민 교수는 사회보장이란 "국민의 최저생활을 확보하고, 생활불안을 해소하는 데 목적을 둔 제도"라고 설명하고 있다. 그런데 신섭중 교수는 학자에 따라 사회보장의 개념을 달리 정의함으로써 개념의 혼란을 가져올 수 있다고 지적하면서 기존 사회보장의 정의들 중에서 공통사항을 발췌하여 사회보장의 정의를 다음과 같이 설명하였다.

"사회보장이란 국가가 모든 국민의 인간다운 생활을 보장하기 위하여 질병·부상·노령·장애·실업·사망 등의 제반 사회적 사고와 위험에 대처하여 사회보험 또는 직접적인 정부의 재정부담으로 최저생활을 보장해 주는 모든 보호조처의 총칭이다."

따라서 이상의 사회보장에 관한 정의들을 종합해 볼 때, 일반적으로 사회보장이란 "국민의 인간다운 생활을 보장하기 위하여 각종 사회적 사고와 위험에 대처하여 모든 국민들에게 최저생활을 보장해 주는 국가적 또는 사회적인 보호조처"라 할 수 있다.

사실 지금까지 사회보장의 개념은 지나치게 소득보장과 최저수준의 관점에서 논의되어 왔다. 김영모 교수는 현대사회에 있어서 사회보장은 소득보장의 개념 대신에 생활보장의 개념으로 대치되어야 하며, 최저의 개념 대신에 평등의 개념으로 확대되어야 한다고 주장하였다. 오늘날 사회생활의 위험·사고·욕구는 경제적인 소득 이외에 비경제적인 교육·의료·주택·문화 등의 결핍에서 초래되고 있는 경향이 있다. 그리고 사회적 연대도 최저라는 종래의 절대적 빈곤 개념보다도 오늘날 상대적 빈곤, 즉 불평등에 의하여 파괴되고 있다. 따라서 앞으로의 사회보장의 개념은 '소득보장'에서 '인간다운 생활의 보장'으로 '최저수준'에서 '최적수준'으로 확대·대치되어야 할 것이다.

[The Beveridge Report, 1942]

In 1941, on the suggestion of the trade unions, the Government set up a committee to review existing national insurance arrangements. sir William Beveridge(later Lord Beveridge), who had a lifetime's interest and experience in employment and welfare matters, was appointed its chairman. He virtually assumed sole responsibility for the subsequent Report called 'Social Insurance and Allied Services'(HMSO, Cmnd. 6404).

The Government was seeking a tidying up of the social security system, but Beveridge believed it was 'time for a revolution, not patching.' In particular he was critical of the existing arrangements in respect of :

① Coverage : far too many people were excluded from the insurance schemes.
② Scope : certain risks or life events, such as marriage or death, were not covered.
③ Benefits : often inadequate, inconsistent or short-lived.
④ Administration : this was untidy and wasteful.
⑤ Underpinning : the system lacked strength without the support of certain other services such as employment and health services.

As a result of these deficiencies there were far too many people still dependent upon the Poor Law. In 1942, of those receiving outdoor relief, some 40 per cent(90,000) were receiving it in supplementation of some form of State benefit.

[Outline of Beveridge proposals]

The Report speaks of five giants' in the road of post-war reconstruction-namely Disease, Ignorance, Squalor, Idleness and Want. The aim of the proposals was to eliminate the latter : Want, i.e. poverty.

The method was to consist of a thoroughly revised scheme of (a) national insurance, topped up where necessary by (b) national assistance, and the whole system to be underpinned with (c) full employment, (d) a National Health Service, and (e) a system of family allowances(see Figure 1).

(a) National Insurance. This was to be the most important element and was to be based upon certain principles :

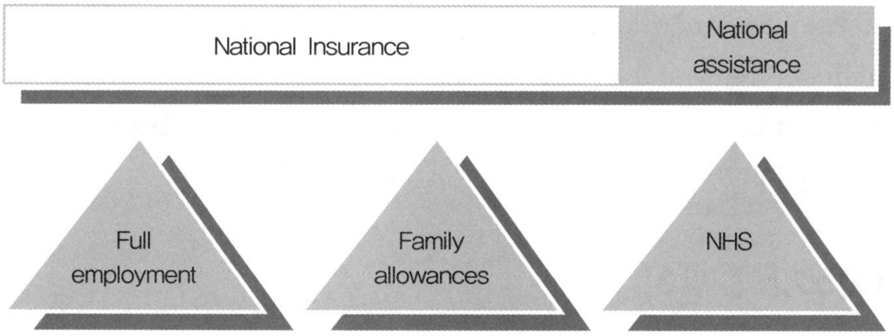

Figure 1. The Beveridge social security scheme

(i) Universal coverage, bringing into the scheme all people whether workers, self-employed, non-employed or dependants.

(ii) Comprehensive scope in the coverage of risks.

(iii) Adequate, or subsistence, levels of benefit(a 'national minimum')

(iv) Flat-rate contributions and benefits, i.e. paid at the same rate regardless of income.

(v) Unification of administration through payment of a single contribution (the NI stamp) to a single Government department.

(b) National Assistance. This was to be completely centralised and the Poor Law abolished. National Assistance was a 'safety net' to catch those who failed, through insufficient contributions, to qualify for insurance benefits. This would normally be a small number of people, though at the beginning many pensioners would have to rely on allowances until the passage of time and regular contributions entitled them to full retirement benefit.

(c) Full employment. This was seen as a prerequisite to the success of the scheme. As the 1930s had shown, no national insurance scheme could survive the strain of mass unemployment.

(d) A comprehensive health service. This would reduce sickness, and therefore claims on the insurance fund for sickness benefit. After that, it was hoped, health services themselves could contract as people became healthier.

(e) Family allowances, These were to be introduced partly to alleviate poverty in large low-wage families, and partly to boost the sagging birth rate. The main reason for this proposal, however, was to avoid the 'Why work?' attitude by maintaining an income differential between the wage-earning family and the family on benefit.

3 사회보장의 원칙

세계적으로 대부분의 국가에서 사회보장제도를 실시하고 있지만, 그 성격이나 내용, 보장의 정도에는 차이가 있다. 그러면 사회보장을 어떻게 실시할 것인지에 대한 문제가 대두된다. 이것이 바로 사회보장의 기본원칙이다. 사회보장의 원칙은 사회보험과 공적부조에 따라 상이할 수 있다. 이러한 사회보장 원칙이 잘못 적용되는 경우에는 사회보장의 기본 목적이 실현되기 어렵고 오히려 사회연대성을 파괴하고, 빈곤과 불평등을 초래하는 결과를 빚을 수 있다.

여기서는 일반적으로 자주 인용되는 W. Beveridge의 원칙, ILO의 원칙, 세계노동조합연맹의 원칙들을 정리·소개하고자 한다.

1) 베버리지(W. Beveridge)의 원칙

베버리지는 1942년 '베버리지 보고서'라고 불리어지는 사회보험과 관련 서비스의 '사회보장 계획'에서 사회보장의 핵심인 사회보험의 6대 기본원칙을 다음과 같이 제시하고 있다.

(1) 정액 생계급여(flat rate of subsistence benefit)

실업·장애·퇴직으로 인하여 수입이 중단 또는 종료된 경우, 수입의 다과에 관계없이 모든 피보험자에 대하여 균일한 정액의 보험급여를 지급한다는 원칙이다. 다만 산업재해나 직업병으로 인한 장기 장해자와 임산부, 과부에 대하여는 예외가 인정된다.

(2) 정액기여(flat rate of contribution)

부자든 빈자든 모든 피보험자가 같은 보험에 대하여는 같은 금액의 보험료를 낸다는 원칙이다.

(3) 관리운영 책임의 통합 또는 일원화(unification of administrative responsibility)

이 원칙은 업무처리의 능률과 보험재정의 경제성을 위해 모든 보험료 기여와 모든 급여가 하나의 '사회보험기금'(Social Insurance Fund)에서 관리되어야 한다는 원칙이다.

(4) 급여의 적정성(adequacy of benefit)

정액 생계급여를 행함에 있어 그 급여금액과 급여기간이 여타 다른 소득원이 없더라도 생계에 필요로 하는 만족할 만한 적정수준이 되어야 한다는 원칙이다.

(5) 적용대상과 급여의 포괄성(comprehensiveness)

이 원칙은 두 가지 면에서 포괄적이어야 한다. 첫째, 사회보장의 대상은 신분이나 수입에 관계없이 전국민을 대상으로 하여야 하고, 둘째, 개개인의 선택에 의한 사보험(임의보험)처럼 면책의 범위를 넓게 하거나 면책 조항을 엄격하게 제한적으로 해석해서는 안 된다는 것이다. 즉, 모든 국민 및 모든 사회적 사고와 위험이 포괄적으로 강제보험에 적용되어야 한다는 원칙이다.

(6) 피보험자의 계층분류(classification)

사회보험은 원칙적으로 단일화되고 포괄적이어야 하지만, 사회 각 부문의 다양한 계층성이 고려되어야 한다는 원칙이다. 피보험자를 구분·분류한다는 것은 경제적 또는 사회적 계급에 따른 분류가 아니라 최저생활 유지비의 차이, 또는 발생할 사고종류가 다르기 때문에 피고용자, 가정주부, 취업연령 미달자, 정년퇴직자 등으로 구분하는 것을 말한다. 각 생활양식의 차이에 따라 서로 다른 다양한 니드와 상황을 보험으로 조정한다는 의미이다.

2) ILO의 원칙

국제노동기구(ILO)는 1919년 제1차 세계대전 후 베르사이유(Versailles) 강화조약에 의하여 국제협력을 통한 근로자들의 근로조건 향상을 위하여 국제연맹의 한 기구로 발족되었으며, 제2차 세계대전 후인 1946년부터는 국제연합(United Nations)의 특별기구로 개편되어 오늘에 이르기까지 전세계 모든 근로자들의 권익신장과 사회보장제도의 발전에 지대한 공헌을 해 왔다.

국제노동기구는 근로자들의 근로조건 개선과 지위향상을 위한 노력은 물론 여러 차례 사회보장에 관한 권고, 결의, 선언 등을 통하여 사회보장제도의 확장 및 보급에 그 역할을 다해 왔다고 할 수 있다.

국제노동기구의 사회보장 원칙이란 어떤 불변의 일관된 기본 원칙이 따로 설정되어 있는 것이 아니라 그간의 일련의 노력으로 부분적으로 산재되어 있던 것들이 1952년 '사회보장의 최저기준에 관한 조약'(Convention Concerning Minimum Standards of Social Security) 등에서 몇 차례 정리되었다. 동 조약에서는 보험의 급여수준에 관한 세 가지 기본원칙과 아울러 사회보장 비용부담의 공평성 원칙을 찾을 수가 있다.

(1) 보험의 급여수준에 관한 원칙

사회보장의 최저기준에 관한 조약 제11부 '정기적 지불의 계산'의 제65조에서 제67조에 걸쳐 보험급여수준에 관한 세 가지의 기본원칙을 제시하고 있다. 그러나 이 세 가지 원칙을 모든 국가에 권장하는 것은 아니고 각 나라의 실정에 맞는 원칙을 따르도록 권고하고 있다.

① 급여비례의 원칙

급여의 모두 또는 일부는 수급자 종전의 소득에 비례시킨다. 이는 각 개인이 사회적으로 영위하는 생활의 정도가 다르기 때문에 그것에 상응하는 정도의 급여수준을 제공하기 위한 것이다.

② 급여균일의 원칙

대상자의 직종이나 숙련 · 미숙련 등을 구분하지 않으며 법정 최저액의 균일액으로 한다. 이는 최저 기준선까지는 모든 수급자에게 동일하게 일정액을 지급함으로서 최저생활을 보장하기 위한 것이다.

③ 가족 부양수준의 원칙

사고기간 중 수급자의 가족이 최소한의 생활을 영위하기 위한 원칙이다. 보험사고의 종류와 기준 가족수에 따라 40~50%의 비율로 지급한다. 사회보장의 현금급여에 있어서 부득이한 일시 급여를 제외하고는 가족의 계속적인 생활이 유지될 수 있도록 정기적인 급여를 권장하고 있다.

(2) 비용부담의 공평성의 원칙

① 사회보장비용은 공동부담 원칙을 채택하되 그 방법으로 보험기여금 또는 과세 또는 양자에 의해 집단적으로 부담되어야 한다.

② 사회보장비용은 자산이 적은 자에게 부담이 가중되지 않도록 하며 피보험자계층의 경제적 상태를 고려하여 결정한다.

③ 피용자가 부담하는 보험기여금의 합계는 피용자 및 그 처자 보호에 할당되는 재원의 50%를 초과하여서는 안 된다고 규정함으로써 사회보장비용의 공동부담을 통한 비용부담의 공평성 원칙을 제시하고 있다.

그리고 1953년 국제노동기구의 '국제사회보장회의'에서 결의된 원칙을 살펴보면 다음과 같다.

(1) 사회적 권리로서 평등성

진정한 사회보장은 노동으로 생활하는 모든 사람과 그 가족과 일시적 또는 항구적으로 노동불능이 된 자에 대하여 법률에서 보장된 기본적인 사회적 권리로서 이해되어야 한다. 이와 같은 사회보장의 권리는 인종・국적・종교・연령・성별・직업에 의한 여하한 차별도 없이 모든 사람에게 적용되어야 한다.

(2) 사회적 사고의 포괄성

사회보장은 질병・해산・노동불능・노령・산업재해・직업병・실업・사망 등 모든 사회적 사고에 적용되어야 하며, 자녀의 교육과 부양이 확보되어야 하며, 근로자에 대한 유급휴가와 가족수당의 지급 등 모든 국민에게 최저생활이 보장되도록 현금급여를 하여야 한다.

(3) 적용대상의 포괄성

사회보장제도는 근로소득자・농업노동자・가내수공업 노동자・계절노동자・임시공・

가사사용인・견습공 등 모든 노동자와 소농・소작인・사무직원・학생・자영업자에게도 확대되어야 하며, 또 노동을 할 수 없는 자에게도 적용되어야 한다.

(4) 전국민의 무료 의료보장

사회보장은 위의 모든 사람들에 대하여 여하한 제한도 없이 전액 무료의 의료를 포괄적으로 제공하여야 한다.

(5) 근로자의 무기여

일반적으로 사회보장의 비용은 국가 또는 고용주 또는 양자의 부담으로 되어야 하며 피보험자로부터 기여금 일체를 받아서는 안 된다. 현재 근로자들이 기여금을 지불하고 있는데 이를 인하하고 폐지하도록 노력을 경주하여야 한다.

(6) 사회보장의 관리운영 참여성

사회보장의 각급 관리기관에는 피보험자의 대표가 참여하여야 한다. 따라서 관리기관 대표의 선거가 필요하고 노동조합의 참여가 필요하다. 그 관리형태는 관료주의를 탈피하고 피보험자의 고충을 공정하고 신속하게 처리하도록 하여야 한다.

(7) 급여수준의 적절성

현금급여의 수준은 상당한 생활수준이 유지되도록 지급되어야 하며, 생활비와 임금의 인상에 따라 자동적으로 조정되어야 하고, 직업병이나 재해로 인한 손해가 완전히 보상되도록 하여야 한다.

(8) 사회보장 수급권의 지속성

다른 나라로 이주하는 노동자와 그 가족의 사회보장 급여 수급권은 그들이 각국에 체제하는 기간에 관계없이 중단되어서는 안 된다.

이외에도 사회보장은 사회적・의료적 예방원칙을 적용하여야 한다. 사회보장은 병자와 노동불능자에 대하여 재교육과 재활을 통하여 고용・재고용의 보장을 원조하여야 한다. 어떠한 사회보장제도도 기존의 특별한 조건과 효과를 고려해서 단일한 것으로 하여야 한다 등의 원칙들이 있다.

이러한 내용을 보면 ILO의 사회보장 원칙은 피보험자의 권리와 국가의 책임을 강조하고 있다. 이것은 매우 이상적인 원칙이라 할 수 있다.

3) 세계노동조합연맹의 원칙

1945년 파리에서 결성된 대표적인 비정부 차원의 국제기구인 세계노동조합연맹(World Federation of Trade Union)은 1961년 채택된 '사회보장헌장'에서 사회보장의 기본원칙을 다음과 같이 5가지로 규정하고 있다.

(1) 근로자의 무기여 원칙

사회보장은 일시적 또는 영구적으로 노동능력을 상실한 자와 그 가족에 대해서 어떠한 비용부담도 없이 법률로서 보장된 기본적 사회적 권리로서 보장되어야 한다.

(2) 의료의 사회화 원칙

보장의 수준은 적절한 수준으로 재조정되어야 하고, 전액 무료의 의료제도가 확립되어야 한다.

(3) 보험사고의 포괄성 원칙

보장의 대상은 질병, 출산, 심신장애, 노령, 노동재해, 직업병, 실업, 사망 등의 모든 사회적 사고에 적용되어야 하며, 또한 기본적인 전제로서 예방의료와 공중위생, 작업장의 환경위생과 산업안전, 최저임금의 보장, 임금인하가 수반되지 않는 노동시간 단축, 유급휴가, 주택보장 등이 이행되어야 한다.

(4) 적용대상의 포괄성 원칙

사회보장의 적용대상 가운데는 농업근로자, 가사근로자, 계절 및 임시근로자, 견습공, 소농민 및 소작인, 학생, 자영자 등이 포함되어야 한다.

(5) 급여의 무차별성 원칙

급여는 일체의 차별 없이 평등하게 지급되어야 하며 특히 공적 부문과 사적 부문 사이에 차별이 없어야 한다.

세계노동조합연맹의 사회보장 원칙들은 특히 ① 근로자의 무기여, ② 생존권적 기본권으로서의 사회보장권, ③ 정부와 고용주의 비용부담, ④ 적용대상과 보험사고의 무차별 포괄적 적용 등을 강조하고 있다.

이상으로 '베버리지', '국제노동기구' 및 '세계노동조합연맹'의 사회보장 원칙을 살펴보았다. 베버리지는 정액기여-정액급여 원칙을, 국제노동기구에서는 비용부담의 공평성 원칙 또는 근로자의 무기여 원칙을, 세계노동조합연맹에서는 근로자의 무기여 원칙을 제시하고 있지만 ① 사회보장의 사회적 권리성, ② 적용대상의 포괄성, ③ 보험사고의 포괄성, ④ 최저생활 보장의 급여 적절성, ⑤ 관리운영의 합리성 등은 3자의 공통된 기본 원칙일 뿐만 아니라 모든 국가의 모든 사회보장제도에 통용되는 공통된 원칙들이라 할 수 있다.

앞에서 살펴본 사회보장의 제 원칙들은 국가에 따라 제도에 따라 기본 원칙이 될 수도 있고 아닐 수도 있으나 사회보장에 대한 개념, 정의, 원칙들을 오늘날 복지에 대한 이념적 시각에서 보면, 분명 종전의 자유방임적 자본주의 원리와는 다른 생존권의 이념, 국민적 연대, 소득재분배와 위험분산의 원리 등 새로운 이념 내지 철학이 담겨져 있다.

제2절 사회보장의 역사

사회보장의 역사를 체계적으로 고찰한다는 것을 쉬운 일이 아니다. 사회보장은 자본주의가 발전함에 따라 고유한 제도로서 확립되었고, 사회보장의 범위와 방법이 각 시대와 국가에 따라 동일하지 않았다. 그것은 각 나라에 따라 사회・경제적인 상황과 그 당시를 지배하고 있던 종교관념, 정치사상 등에 따라 각각 다른 형태를 보이고 있기 때문이다.

본 절에서는 영국, 독일, 미국을 중심으로 한 선진 자본주의 국가의 사회보장 성립과정을 중심으로 개략적으로 살펴보기로 한다.

1 영 국

1) 구빈제도

(1) 구빈법의 성립

영국의 구빈제도는 AD 1010년경으로 거슬러 올라가 애설레드(Ethelred) 왕의 칙령에 의한 교구세의 창설로부터 비롯되었다고 할 수 있다. 애설레드 왕은 교회에 1/10조를 징수할 수 있는 특권을 부여하고 그 징수금액의 3분의 1을 빈민구제사업에 쓰도록 명하였는데, 이는 정부의 빈민구제사업을 교회에 위탁한 것이라고도 볼 수 있다.

1348~1349년 사이에는 흑사병으로 전 인구의 1/3이 사망하여 노동인구가 절대적으로 부족하게 되었을 뿐 아니라 당시 국제적인 양모가격의 상승으로 양목축업이 호황을 누리자 지주들은 그들의 농토를 양목장으로 전환하는 이른바 엔클로저 운동(Enclosure Movement)이 일어났다. 농민들은 그들의 생활주거지인 농토를 잃고 도시로 몰려 부랑하게 됨으로써 노동력의 부족은 심각한 경지에 이르게 되고 임금은 상승하게 되었다.

따라서 1388년 리처드(Richard) 2세는 구빈법(Poor Law)을 제정하였는데, 그 내용은 ① 건강한 노동자의 부랑·구걸 금지와 노동강제, ② 임금인상 및 최고임금 지급, ③ 지주 상호간의 농업노동자 쟁탈 규제를 골자로 하고 있으나, 당시의 무차별적인 자선사업으로 인하여 부랑·구걸하는 빈민의 수가 계속 증가하여 목적을 달성하지 못했다.

헨리(Henri) 8세(1509~1547)의 시기는 서구사회에서 종교개혁과 시장경제의 급성장으로 사회경제적 대변혁은 물론이고 빈곤에 대한 가치관과 현실적인 구빈 시책에서도 큰 변화를 가져왔다. 영국 교회가 로마교황청으로부터 분리·독립하여 영국 국교가 성립되고 교회의 재산은 몰수되었으며, 종래의 교구단위의 구빈·자선사업기관이었던 구료원(救療院)은 세속화되고 건강한 빈자들의 부랑·걸식은 더 이상 용납되지 않게 되었다.

1536년에는 '건강한 부랑자 및 걸인 처벌법'을 제정하여 부랑자 처벌을 강화하였으며, 빈자구제에도 역점을 두어 노동능력이 있는 빈민은 노동할 의사가 있는 자와 노동의사가 없는 나태자로 분류하여 전자에게는 일거리를 제공하는 한편 후자는 처벌하였다. 또한 빈곤아동은 도제화하고 노인, 병자, 장애자 등 노동능력이 없는 빈민에 대한 구빈행정을 보다 조직적으로 체계화하였다.

그 당시 빈민의 문제는 기존 사회질서에 대한 위협으로 인식되어 3일 이상 노동을 거부하는 건강한 부랑자에게는 일반 시민이 가슴에 V자를 찍어 2년간 노예로 삼을 수 있게 하고 노역에서 도망하면 이마에 S자의 낙인(烙印)을 찍어 평생 노예화하였다.

영국에 있어서 구빈법의 원리가 명확하게 된 것은 엘리자베스(Elizabeth) 1세 시기로서 1572년 '부랑자 처벌 및 빈자와 노동무능력자 구제법'에 의하여 전 교구는 모든 노동능력자에게 노동할 수 있는 의무를 부여하는 한편 구빈세에 의하여 아동교육, 질병구제, 노인부조를 할 수 있는 자금이 마련되었다.

그후 1576년의 '빈자 취업법', 1597년의 '구빈법'을 거쳐 1601년에 이르러 명실공히 '구빈법'으로서의 체제와 내용을 완성하게 되었는데 이것이 바로 엘리자베스 구빈법이다.

(2) 엘리자베스 구빈법(1601년)

1601년에 입법화된 이른바 엘리자베스 구빈법(Elizabethan Poor Law)은 이후 영국의 구빈제도에 큰 영향을 미쳤는데, 그 주요 내용은 첫째, 구빈 행정체계의 확립과 둘째, 빈민 분류에 따른 대우의 차등이라고 할 수 있다.

① 구빈 행정체계의 확립

구빈 행정체계를 확립하기 위하여 중앙정부를 정점으로 하고, 각 지역에 무보수의 왕립관료인 치안판사를 두었다. 전국 각 지방의 교구를 최일선 구빈행정의 단위로 삼아 여기에 구빈감독관을 둠으로써 중앙집권적인 행정체계를 구축하였다. 구빈감독관은 치안판사에 의하여 임명되고 그 관할 교구 내의 제반 구빈업무와 구빈세(地方稅) 징수업무를 관장하였다. 이 법에 의한 구빈행정의 관리체계는 중앙집권적 지시감독과 구빈감독관에 의한 교구단위별 구빈책임제라는 특색을 갖는다.

② 빈민의 분류 및 차등 대우

빈민을 노동능력자, 노동무능력자, 빈곤아동 등 셋으로 분류하였다. 노동능력이 있는 건강한 부랑・걸식자는 작업장에 입소시켜 강제노역에 종사하게 하고 이를 거부하면 수감하여 처벌하였다. 또한 다른 교구로부터 이주해 온 부랑・걸식자는 직전 1년 이상 거주했던 교구로 송환하였다. 노령・불구・모자세대 등 노동무능력자는 구빈원(자선원)에 입소시켜 집단적으로 수용보호하거나 거처가 있는 자에 대하여는 현물급여에 의한 거택보호를 행하였다. 그리고 고아・기아 및 부모가 있어도 부양능력이 없는 빈곤아동은 가정 위탁에 의해 보호하고 어느 정도 노동능력이 있는 8세 이상의 아동은 도시의 상공인들에게 맡겨 도제화하였다.

엘리자베스 구빈법은 이전의 빈민 대책법보다도 체계적이긴 하였지만 실제 운영에 많은 문제점이 있었다. 예를 들면 지방단위에서 구빈 책임의 전부를 전담할 만한 교구는 전국에 극소수에 불과하였으며, 새로운 빈곤아동의 발생을 막기 위해 빈자들간의 결혼을 억제하였고, 도제화된 빈곤아동들 또한 노예에 가까운 중노동으로 비참한 대우를 받았다.

1601년 엘리자베스 구빈법 제정에서부터 1834년 이 법이 개정되기까지도 수많은 법령의 제정 및 개폐에 따라 여러 가지 제도의 변화가 있었다.

1782년에 제정된 길버트(Gilbert)법은 산업혁명으로 인한 대량 빈민을 노동능력자와 노동무능력자로 구별하여 노동능력자는 취업 또는 원외구제를 제공하는 동시에 노동무능력자는 원내에서 교구가 생활을 보장하게 하였다. 전자의 경우 임금이 생활비에 미달할 때에는 교구가 그 차액을 보조하도록 규정하였는 바 이 임금보조제도는 1796년 법제화(Young Act)되었다.

1834년 개정구빈법은 구빈관계 제법령을 정비・보완하여 전국적 차원의 중앙집권적 통합을 시도한 제2단계의 구빈법이라 할 수 있다. 개정 구빈법의 주요 내용은 다음과 같다.

(3) 개정구빈법(1834년)

① 구빈행정의 중앙집권화

구빈행정국을 설치하여 위원, 서기, 부서기를 두었으며, 이들에게 교구연합의 구성권 및 전국적인 구빈행정의 감시・감독권을 부여하였다. 각 지역 교구연합에는 구빈위원회를, 각 교구에는 구빈감독관을 두어 전국적으로 통일된 구빈행정체계를 확립하였다.

② 빈민의 작업장내 수용 구제

빈민구제를 작업장 내의 원내 구제로 한정하였으며, 그 구제의 책임을 각 교구로 하여금 전담토록 하였다.

③ 구제수준의 최소화

구제의 수준은 독자적으로 자립・자활하는 노동자의 일상생활 수준 이하로 구제토록 하였다. 개정구빈법은 1601년 엘리자베스 구빈법에로의 복귀이며 실제로는 그 보다도 더 극단적인 빈민구제 대책이었다고 할 수 있다.

영국 구빈법의 역사는 사회보장제도의 일부인 공적부조의 역사로 볼 수 있다. 이 제도는 중세까지는 국가보다는 교회에 의하여 종교적 자선제도로서 그 기능을 수행하였고, 자본주의 형성과 더불어 국가가 그 주역을 맡게 되었다.

역사적으로 사회보장의 출현과 그 필요성은 어느 국가를 막론하고 자본주의 형성을 근본 배경으로 하고 있으며 그 대표적인 것이 영국의 경우이다. 영국은 산업혁명의 본격적 발전기를 맞아 빈곤계층의 출현을 중심으로 여러 가지 사회적 문제가 제기되었다. 즉 농업에 있어서 Enclosure 운동과 공업에 있어서 산업혁명으로 인한 기계공업으로의 전환은 많은 농민과 가내수공업자의 몰락을 가져왔다. 동시에 자본주의 자체의 내부에서 자본축적과 상대적 과잉인구가 필연적으로 형성되어 근로자의 빈곤화 내지 생활상태의 전반적인 악화 경향이 나타났다. 그 당시 빈곤계층에서 특히 문제된 것은 임금근로자이었는데 전술한 바와 같이 구빈법의 개정에 의하여 임금보조제도가 실시된 것도 그 때의 사정을 반영하고 있다.

(4) 빈민조사

영국에 있어서 1870년대 후반의 대불황과 실업증대, 1880년대의 사회주의 운동과 노동운동 등에 의한 사회불안과 동요는 정부로 하여금 빈곤문제에 대하여 관심을 갖게 하였다. 따라서 부스(Booth)는 1889년 런던 시민의 생활실태와 직업을 조사한 후 당시 런던 시민의 약 3분의 1이 빈곤선(poverty line) 이하임을 확인하였고 후일 노령연금제도를 제안하였으며, 라운트리(Rowntree)는 요크시에서 빈곤조사를 실시한 후 이론 생계비 방식으로 빈곤선을 설정하였다.

그동안 개인적 태만에 의한 문제로만 인식하여 오던 빈곤의 문제가 노령・질병・실업・저임금 등의 사회경제 구조에 뿌리를 둔 사회구조적 문제로 인식의 전환을 가져오는 계기가 되었다.

(5) 우애조합

영국의 사회보장사를 논함에 있어서 반드시 언급해야 할 분야가 우애조합(Friendly Society)의 공제기능 내지 사회보장기능이다. 일반적으로 우애조합의 성격 및 형태가 다양하기 때문에 다소의 차이가 있지만 우애조합은 조합원이 정기적으로 일정한 기여금을 부담하고 질병・노령・사망 등의 경우에 상호부조를 행하는 조직이다.

1793년 영국의 우애조합 장려법(An Act for the Encouragement and Relief of Friendly Societies)은 영국사회에서 오랫동안 임의단체로 존재해 오던 우애조합을 법정단체로 인정하여 조합결성을 장려한 최초의 입법으로서 일명 Rose's Act라고도 한다. 이 법은 그후 1896년의 우애조합법(Friendly Societies Act)에 이르기까지 10여

차례의 개정을 거치면서 주로 조합 결성의 장려, 조합의 유지운영 및 자율성 등을 강화했다.

오늘날 사회보장은 국가가 강제로 주관하는 사회보험과 공적부조의 통합이라고 보는 일반적인 정의에 따르면 영국에 있어서는 구빈법체계와 우애조합의 공제기능을 통합한 것이 현대 사회보장제도의 전신으로 볼 수 있다.

2) 조오지(L. George)형 사회보험

영국은 보수당 집권시기인 1897년에는 '근로자 재해보상법'이 제정되었고, 1900년을 전후한 빈곤조사의 결과와 불황에 따른 노동쟁의의 빈발, 사회주의 사상의 대두 등은 새로운 정책수립을 불가피하게 하였다.

1905년 집권한 자유당 정부는 George 수상이 중심이 되어 우선 1906년 노동쟁의법에 의하여 파업권을 인정하고, 1908년에는 노령연금법(Old Age Pensions Act)을 제정하였다. 그러나 자유당의 사회입법 중 가장 중요하고, 2차 세계대전 이후까지 영국 사회보장제도의 근간이 되었던 것은 이른바 '조오지형 사회보험'으로 일컬어지고 있는 1911년의 국민보험법(The National Insurance Act)이다.

국민보험법의 제정은 일조에 이루어진 것은 물론 아니다. 동법의 모태로서 그 이전에 1897년의 근로자 재해보상법과 1908년의 노령연금법이 있었다. 1908년의 노령연금법은 무갹출 연금제도로서 70세 이상의 노인에 대하여 무상으로 생활비를 지급하였다. 그러나 이 연금은 자산조사(means test)를 조건으로 하고 있었기 때문에 사회보험이라기보다는 공적부조에 해당된다.

위의 두 제도가 1900년을 전후하여 실시되고 있었지만 실업보험을 추가한 광범위한 사회보험 계획을 시행하지 않을 수 없기 때문에 1911년 국민보험법을 제정하였다. 이 법의 체제는 전문 114조에 제1부 의료보험, 제2부 실업보험으로 구성되어 있다.

의료보험의 주요내용은 첫째, 16세 이상의 모든 육체근로자를 강제가입으로 하였다. 둘째, 보험료는 근로자, 사용자, 정부가 각각 정액으로 부담하였다. 셋째, 보험급여는 일반의에 의한 진료와 투약 등의 단기적인 의료서비스를 제공하였으며, 현금급여로는 발병후 4일에서 26주까지의 상병급여와 26주 이상의 휴업에 대한 장해급여를 지급하였다. 넷째, 관리운영은 인가된 비영리조합으로 구성하였다.

영국의 실업보험이 널리 일반근로자에게까지 적용된 것은 1920년 실업보험법의 개정에 의한 것이다. 실업보험은 제1차 세계대전으로 존재 의의를 상실하였지만 전후 다시 경제불황은 실업보험의 위기를 가져왔다.

실업률 증가로 인한 실업보험금의 지급이 한계에 직면함에 따라 1934년에는 실업법을 제정하였다. 실업법의 제1부는 실업보험법, 제2부는 실업부조법으로 되어 있으며 자산조사를 더욱 강화하여 세대별 자산조사로 실시하였다.

3) 베버리지(Beveridge) 보고서 및 그 영향

1942년 11월에 출간된 Beveridge의 '사회보험 및 관련서비스(Social Insurance and Allied Services)'라는 보고서는 영국뿐만 아니라 세계 각국에 있어서 사회보장제도의 성경에 해당되는 것으로서 높이 평가되고 있다.

Beveridge가 영국의 사회보험을 연구하게 된 경위는 1942년 사회보험 및 관련서비스에 관한 기존 모든 제도의 전면적인 검토를 위하여 기구를 설치한데서 비롯되었다. 이에 따라 관계 부처에서 위원이 임명되고 Beveridge를 위원장으로 하였다.

베버리지 보고서는 영국의 근로자 재해보상을 포함한 사회보장 및 관련서비스에 관한 제도를 특히 그 상호 관련성에 중점을 두고 조사하여 권고한 것이다. 이 보고서는 사회문제를 유발하는 5대 악으로 빈곤, 질병, 무지, 불결, 무위 등을 들고 있으며, 사회보장의 성공적인 추진을 위한 전제조건으로 완전고용, 포괄적인 보건서비스, 가족수당의 필요성을 강조하였다. 그리고 당시 영국에서 시행되고 있던 다양하고 분산된 사회보험제도를 자영자까지 포함하는 하나의 포괄적인 통일된 체계로 통합할 것을 기본으로 하는 사회보장의 기본 원칙을 제시하고 있다.

베버리지 보고서를 접수한 정부는 우선 그 기본적인 방안을 승인하고, 국민보건부를 신설하여 사회보험의 전담부서로 하였다. 이에 따라 종래 보건부의 의료보험·연금보험, 노동부의 실업보험과 실업부조, 내무부의 근로자 재해보상 업무가 이곳으로 이관되었다.

1945년에는 가족수당법(Family Allowance Act), 1946년에는 국민보험법(National Insurance Act) 및 국민보건서비스법(National Health Service Act) 등의 법률이 제정되어 사회보험이 확충되었으며, 의료의 국영화를 단행하였다. 또한 1947년 국민부조법(National Assistance Act), 1948년 아동법(Children Act) 등을 제정함으로써 영국형 복지국가 건설의 기본 골격을 갖추게 되었다. 가족수당법과 국민보건서비스법은 베버리지 보고서의 전제 조건을 각각 실현한 것이며, 국민부조법에 의하여 오랜 전통을 지닌 구빈법이 완전 폐지되었다.

영국 사회보장제도의 구성은 소득보장 부문으로서 국민보험(산재보험 포함), 가족수당, 무갹출 연금, 전쟁연금 외에 1971년 신설된 가정소득 보족제도가 있고 의료보장 부문은 국민보건서비스가 중심이 되고 있다. 이 가운데 가장 중심적인 역할을 하고 있는 것은 국민보험이다. 이 제도는 16세 이상의 모든 국민에게 적용되며, 1975년 산재보험과 기금이 통합되어 실질적인 단일 사회보험제도로 되었다.

국민보험은 처음부터 균일제도를 채택하였지만 사회보장 재정상의 이유로 1961년 이후 점차 소득비례 부분이 가미되어 왔고 1975년부터는 무직자와 자영업자의 일부를 제외하고 소득비례의 보험료방식과 정액급여방식으로 전환되었다.

1980년대에 접어들면서 영국은 실업자의 증가, 물가상승, 국가재정의 악화 등으로 정부는 여러 가지 형식으로 사회보장제도의 합리화를 추진하여 오고 있다.

2 독 일

1) 공제조합

중세시대에는 농촌의 개인이나 가족이 당하는 재난과 궁핍은 가부장이나 대지주로부터 구제를 받게 되고, 도시의 수공업에서는 장인들이 그들의 도제들의 수가 늘어나게 되자 이들은 준프트(Zunft)라고 불리는 동업자조합을 결성하여 신분상의 지위향상을 꾀하는 동시에 조합원 상호간에 일정 금액의 공제금을 갹출 적립하여 질병・장해・사망시의 치료와 장제는 물론이고 사망자의 유가족에 대한 생계까지도 지원하였다. 이것이 곧 동업자조합으로서 그 공제기능이 후일 사회보험의 기초가 되었다고 평가되고 있다.

독일에서 공제조합에의 강제가입은 19세기 중엽에 이르러서 입법화되었다. 1845년 프러시아 '영업법'은 지방자치단체의 자치법규로 장인과 그의 도제를 공제조합 기금에 가입시킬 수 있도록 한 최초의 법이다. 1849년의 프러시아 '공제조합법'은 특정 직종에 종사하는 근로자들에 대하여 공제조합의 조직과 가입을 강제하고, 사용자의 기여금 지불 의무를 최초로 규정하였다.

1865년 프러시아 '광산법'은 1864년 광산 근로자 보호에 관한 법을 개정한 것으로 모든 광산 근로자의 보험가입 의무와 보험료 지불 의무가 부과되었다. 이 법은 후일 비스마르크가 사회보험 입법을 집대성하는 데 기초가 되었다고 평가받고 있다.

독일은 영국에 비하여 자본주의 국가로의 출발이 늦었다. 1850년대 산업혁명의 진행, 1860년대의 노동운동의 급격한 발전, 보불전쟁 후의 통일제국의 실현 등으로 통치체제의 강화와 공업화에서 크게 번창하여 유럽 제일의 강국으로 부상하였다.

그러나 산업화에 따른 농촌 노동자의 도시집중, 무산계급의 급격한 노동운동, 사회민주주의 세력의 급성장 등으로 사회·경제적 측면에서는 어려운 난제들이 많았다. 즉, 대도시로 급격하게 집중된 노동자들은 고물가와 주택난에 시달리면서 각 지역에서 파업을 일으켜 정부는 근로자들의 강한 저항에 당면하고 있었다. 이에 비스마르크(Bismark)는 1878년 '사회주의자 진압법'을 제정하여 사회주의자들의 결사를 금지하고, 사회주의자들을 투옥하고, 사회주의적 언론을 탄압하였다. 그러나 노동자들의 불만과 사회적 불안 요소를 근본적으로 제거시킬 수 없었기 때문에 그 대책으로 고안한 것이 이른바 비스마르크형 사회보험의 출범이다.

2) 비스마르크형 사회보험

비스마르크형 사회보험입법은 1883년 의료보험법, 1884년 근로자재해보험법, 1889년 노령·폐질보험법의 3부문으로 구분된다. 이 법들에 의하여 실시된 의료보험, 근로자재해보험, 노령·폐질보험을 이른바 비스마르크 사회보험의 3부작으로 지칭하고 있다. 비스마르크의 사회보험 계획이 처음으로 시도된 것은 1881년 근로자 재해보험법안의 제안이다.

이 법안은 우리나라의 산재보험법에 해당되는 것으로서 업무상 재해에 대하여 기업주의 책임을 보험으로 인수하는 것이었다. 이 법안은 근로자에게도 보험료 부담을 지우고 있다는 점에서 그들을 대표하는 사회민주당의 반대로 성립되지 못하였다. 이 법안은 세 차례에 걸친 수정안이 1884년 국회에서 통과되어 공포되었으며, 1885년부터 실시하게 되었다.

의료보험은 근로자재해보험과 동시에 실시한다는 방침하에 1883년 의료보험법안이 공포되었으며 1884년부터 실시하게 되었다. 의료보험과 산재보험은 처음부터 모든 근로자의 가입을 강제하지 않았으며 철도, 우편, 전신 등의 지방공영사업 및 국내 운송업 근로자부터 적용하고 연차적으로 대상자를 확장하였다.

1889년에는 노령·폐질보험법이 제정됨으로써 비스마르크형 사회보험 입법의 발전과정에서 가장 큰 진전을 가져왔다. 노령·폐질보험은 1891년부터 실시하였다. 이에 따라 비스마르크 사회보험의 3부작으로 지칭되고 있는 의료보험, 근로자재해보험 및 노령·폐질보험은 10년 간의 역경을 딛고 완성된 것이다.

한편, 1895년을 전후하여 독일에서는 위의 세 가지 사회보험법의 통합운동이 일어나고 있었는데, 특히 폐질보험을 중심으로 한 연금보험과 근로자재해보험의 통합문제가 강력하게 주장되었다. 독일 정부는 10여 년의 검토 결과, 1911년 전문 1805조에 달하는 방대한 독일국 보험법이 성립되었다.

3) 실업보험의 보급

제1차 대전 후 패전국 독일에서는 실업과 인플레이션의 위기를 맞게 됨에 따라 사회정책의 입장에서 사회보험에 대한 반대와 비판이 높았다. 1919년 바이마르(Weimar)헌법에 의한 독일공화국이 성립된 후 사회보험의 내용은 다소 확충·강화되었지만 사회보험이 강제되어지기 때문에 근로자는 개인적 자유재산권이 방해되고, 사회보험보다는 강제저축이 바람직하다는 이유로 점차 사회보험 비판론이 대두되었다. 독일에서 특히 사회보험에 대한 비판이 높아진 것은 1927년 7월 실업보험법이 제정된 직후부터이다.

독일의 실업보험은 나치스집권(1933년)으로 근로봉사라는 이름 아래 강제노동이 실시되어 형식적으로 실업해소를 기도하였기 때문에 보험의 취지와는 반대로 근로자의 영세한 생활자금을 보험료로 받아 전쟁준비를 위한 자금축적의 수단으로 전락되었다.

4) 제2차 대전 후

제2차 대전이 끝날 때까지 나치스 정권에 의하여 현저하게 후퇴된 독일의 사회보험은 전후 동독과 서독으로 분리된 후 서독은 1951년 사회보험부활법과 1957년 연금보험·실업보험의 정비가 있었지만 전통적인 사회보험 중심의 사회보장제도를 확립하였다. 전후 서독뿐만 아니라 프랑스, 이탈리아, 네덜란드, 벨기에, 오스트리아 등 유럽 대륙의 대부분의 국가들은 비스마르크형 사회보험의 전통에 의거하여 연금제도에 있어서 갹출과 급여를 베버리지 원칙에 따르지 않고 소득비례방식에 의하고 있으며, 또한 공적부조에 의하여 최저생활(national minimum)을 보장하려는 구상에서 재출발하였다.

1960년대에는 순조로운 경제발전을 배경으로 사회보장제도의 내용이 확충되었고, 1970년대에는 급격한 경제사회 구조의 변화에 따라 적응할 수 있는 제도를 모색하였다. 서독의 사회보장제도의 체계는 연금보험, 의료보험, 재해보험, 실업보험 등의 사회보험과 실업부조, 청소년부조, 아동수당, 모성보호, 전쟁희생자 원호, 각종 연금, 공중보건서비스, 공적부조 등으로 구성되어 있으며 그 범위와 내용이 매우 포괄적이다.

1980년대에 들어오면서 사회보장비용의 억제대책이 강구되고 있다. 이러한 현상은 선진국의 일반적인 조류로서 서독은 1983년에는 의료보험에 있어서도 비용억제를 위하여 진료수가 인상률을 물가상승률의 범위 내로 할 것을 권고하였다.

3 미 국

1) 사회보장법 이전의 사회보험

미국의 사회보장제도가 법률적으로 체계화되고 제도상으로 정착된 것은 1935년 사회보장법의 제정이라 할 수 있다. 그러나 그 이전에도 각 주마다 상이하게 구빈법을 비롯하여 임의 의료보험 중심의 사회보험이 존재하였고 특히 보험회사가 사회보험의 중대한 기능의 일부를 수행하여 왔다.

1794년 Massachusetts주와 1886년 Connecticut주에서는 구빈법을 제정하고 구빈행정을 펼쳐왔으나 이러한 제도가 전국적으로 통일되고 지속되지 못하였다.

미국에 있어서 의료보험과 산재보험을 중심으로 한 사회보험운동은 1910년대부터 활발히 전개되었다. 1911년 Wilson 민주당 정부는 근로자재해보상법(Workmen's Compensation Act)을 제정하여 강제보험을 추진하려고 하였으나 의사단체, 보험회사, 기업 측의 반대로 실패하였다. 의료보험에 대해서는 노동단체와 의사회가 공동으로 1915년 Standard Bill이라는 이름으로 강제 의료보험을 실시해야 한다는 의견을 정부에 건의하였으나 의회에서 채택되지 않았다.

법률에 의한 강제 의료보험은 실현되지 않았지만 1920년대 들어 임의 의료보험이 여러 가지 형태로 시작되었다. 그 대표적인 것으로는 첫째, 1922년 Grinnel 대학에서 학생과 교직원을 대상으로 의료보험을 실시하였고 둘째, 의과대학 부속병원과 생명보험회사의 지정병원 계약에 의한 의료보험 셋째, 1929년 Blue Cross 의료보험조합과 1939년 Blue Shield 의료보험조합에 의한 의료보험 실시를 들 수 있다. Blue Cross와 Blue Shield는 이후 미국 의료보험의 주축이 되어왔다.

2) 경제대공황 발생

1929년 경제대공황(Great Depression)은 근로자뿐만 아니라 미국 국민들에게 충격을 가져다주었다. 뉴욕 증권시장의 주가 대폭락으로부터 발단되어 삽시간에 전 미국을 휩쓸고 독일, 영국, 프랑스 등의 유럽제국을 비롯하여 전세계 자본주의 국가로 파급되어 세계경제를 10여년 동안이나 마비시켰다.

사상 유례 없는 경제대공황은 대내적으로는 그간 지속되어 온 만성적인 농업부문의 불황과 공업부문의 과잉생산, 그리고 방만한 금융정책과 증권투기의 과열 등이 그 원인이었고, 대외적으로는 제1차대전으로 인한 전쟁 채무국들의 구매력 감소와 채권국들이 높은 관세장벽으로 국제무역과 국제금융의 파괴, 소련의 덤핑판매 등이 그 원인이었다.

경제대공황이 발생하자 농산물과 공산품 가격이 폭락하게 되어 심지어는 목화밭을 갈아엎고 밀을 불태우고, 커피를 바다에 갖다 버렸는가 하면 모든 생산은 축소되어 1932년 전세계 자본주의 공산품 생산고는 공황이전의 44%선으로 하락하였으며, 금융기관과 기업의 도산이 속출함으로서 실업자는 계속 늘어나 미국의 경우 1929년 실업자 수는 280만여 명이던 것이 1932년에는 미국 전 근로자의 4분의 1에 해당하는 1,500만여 명이 직업을 잃게 되었다.

당시 미국의 제31대 후버(Hoover) 대통령은 농산물의 가격안정을 위한 농산물 시장법을 제정하였고, 노사협조에 의한 고용과 생산활동의 지속 및 파업의 억제를 종용하고, 수입 농산물에 대한 관세를 인상하는 동시에 실업자의 구제를 위해 공공 토목공사를 실시하였다.

이와 같은 각종 조처에도 불구하고 농산물 가격은 계속 하락하고 실업자와 빈민은 계속 늘어만 갔으며, 농민의 도시 집중으로 도시의 슬럼지역이 곳곳에 형성되고 사회적 불안 요소는 날로 늘어만 갔다.

3) 사회보장법 제정

1933년 미국의 제32대 대통령으로 취임한 루즈벨트(Roosevelt) 대통령은 불황을 타개하기 위한 대책으로 부흥(recovery), 구제(relief), 개혁(reform)을 골자로 하는 일명 '3R 정책'이라고도 불리는 그 유명한 뉴딜(New Deal)정책을 펴 나갔다.

1933년 연방긴급구제법(Federal Emergency Relief Act)의 제정에 의하여 연방긴급구제국을 설치하고 구제기금의 일부를 연방정부가 지원하여 실업자의 구호와 감소에 노력하였으며, 전국산업부흥법(National Industrial Recovery Act)을 제정하여 산업을 부흥하기 위하여 정부가 기업간의 경쟁을 통제하고, 산업별로 협동체를 조직하여 공정경쟁 규약을 맺도록 하였으며, 근로시간과 최저임금제 실시, 근로자의 단결권, 단체교섭권이 보장되었다.

농업조정법(Agricultural Adjustment Act)을 제정하여 주요 농작물의 경작제한과 휴경농민에 대한 보상금의 지급으로 농산물 가격의 안정을 도모하였다. 그리고 테네시강 유역개발공사(Tennessee Valley Authority : TVA)를 설립하여 공공투자에 의한 경기부양책을 전개하는 등 산업재건과 실업구제에 총력을 기울였다.

공공사업을 위해 거액의 재정도 투입되었으나 불황은 쉽사리 회복되지 않았고 실업과 빈곤의 문제는 장기화되어 임시방편적 긴급처방들 만으로는 한계를 나타냈다.

이에 1934년 루즈벨트 대통령은 의회에 보내는 교서에서 '사회보험을 통하여 국민과 그 가족의 보장을 촉진한다'는 결의를 나타내고, 항구적인 대책을 마련하기 위하여 그 해 6월 노동부 장관을 위원장으로 하는 경제보장위원회(Committee on Economic Security)가 설치되었다.

이 위원회는 1935년 경제보장계획 연구보고서를 대통령에게 제출하였다. 주된 내용은 사적·공적 고용증대를 통한 최대의 고용을 목표로 삼고 이에 대한 항구적 대비책으로 실업보험의 실시와 노령부조 등을 강조하였다. 즉 장기적인 강제 갹출방식에 의한 보험을 임금 소득자에게 실시할 것과 무갹출에 의한 노령부조를 실시할 것을 요청하였다.

이러한 내용을 중심으로 한 법안이 경제보장법(Economic Security Act)이라는 명칭으로 1935년 1월 17일 의회에 제출되었다. 이 법안은 여러번 수정을 거쳐 결국은 사회보장법(Social Security Act)이라는 이름으로 의회를 통과하여 1935년 8월 14일 공포되었는데, 이 법률이 최초의 '사회보장법'이며 미국 사회보장제도의 근간을 이루게 되었다. 이 법안의 취지는 실업보험, 주가 주관하는 노령·맹인 및 아동부조, 아동복지 및 모자보건서비스 등에 대한 대폭적인 국고보조를 규정하고 있었다.

따라서 이 법률은 외형상 사회보험, 공적부조, 보건복지서비스 등 3가지 프로그램으로 구성되어 현대적 의미의 '사회보장'의 전형이 되고 있는데, 이 법의 제정 의의는 연방정부 차원에서 강제보험제도를 확립하였다는 점이다.

4) 사회보장법 이후

미국의 사회보장제도는 1935년 사회보장법의 제정 이후 사회보험은 실업보험과 노령·유족보험으로 소득보장 중심이던 것이 1956년 법개정으로 노령·유족·폐질보험(Old-Age and Survivors and Disability Insurance : OASDI)으로 확대됨으로써 연금보험에서 폐질연금이 실현되었다. 이때 56세~64세까지의 노령자에 한정하여 지급되던 것이 1960년 이후에 전 근로자들에게 적용되었다. 1971년에는 노령·유족·폐질 및 의료보험(Old-Age, Survivors, Disability and Health Insurance : OASDHI)으로 확충되면서 의료보험에 대한 정부의 배려가 커졌다.

물론 미국의 사회보장체계상 OASDHI가 중심이 되고 있지만 이외에 실업보험, 노인, 맹인, 고아들에 대한 공적부조 및 모자보건서비스, 아동복지서비스 등도 사회보장에 포함되어 있다.

미국에서 의료보험은 전통적으로 Blue Cross, Blue Shield, Health Maintenance Organization(HMO) 같은 민간의료보험회사가 중심이 되어 발전하여 왔다. 그러나 1960년부터 의료의 사적보장에서 공적보장으로 이행하려는 움직임이 있었고, 1961년 민주당 출신의 케네디(J. F. Kennedy) 대통령은 의회에 제출한 건강・의료교서에서 의료보험의 확장을 권고하였으나 실현되지 못했다. 그러나 존슨(Jeonson) 대통령 때인 1961년 노인의료보장법(Medicare)과 1967년 의료부조법(Medicaid)이 제정되었다. 그리고 1972년에는 Medicare와 Medicaid를 개정하여 폐질급부를 포함시켰다. 따라서 미국의 의료보험제도는 민간의료보험 중심으로 발달하였으며, 공적의료보장제도로는 Medicare와 Medicaid가 있다.

제3절 사회보장의 필요성 및 목적

사회보장은 사회적, 정치적, 경제적 불안을 해소하기 위한 것이라고 한다. 이러한 것을 해결하기 위하여 상호부조, 소득재분배 및 국민적 연대사업을 실시한다. 특히 노령・실업・질병・출산・재해・사고 등과 같은 사회적 위험에 직면하였을 때 이것을 해결하기 위한 사회보장제도가 필요한 것이다. 본 절에서는 사회보장의 필요성 및 목적을 고찰하기로 한다.

1 사회보장의 필요성

1) 전통적 상호부조제도의 붕괴

상호부조제도는 국가와 시대에 따라 차이가 있고, 각종 종교단체, 공제조합, 기타 혈연, 지연, 직업을 중심으로 다양하게 이루어져 왔다. 이러한 전통적인 상호부조제도는 물질문명의 발달, 인구의 증가, 개인주의의 발달 등으로 점차 붕괴되기 시작하였고 그 대신 근대국가에 의한 사회보장제도가 그 기능을 대신 수행하지 않을 수 없었다.

또한 산업사회에 있어서 대도시의 형성, 취업과 주거의 분산으로 종래의 대가족제도가 해체되어 이른바 핵가족제도가 불가피하게 되었다. 이에 따라 가족간의 연대감이나 책임감이 상대적으로 약화되는데 이러한 사조가 현대 사회보장제도를 출현하게 하는 하나의 요인이라 할 수 있다.

2) 산업구조 변화로 근로자수의 증가

산업이 발달할수록 산업구조가 변화되어 1차 산업의 종사자 수보다 2차·3차 산업에 종사하는 근로자의 수가 증가하게 된다. 1차 산업인 농림업, 수산업에 있어서의 취업자, 자영자 등은 실업자가 되는 경우가 적고, 세대주가 상병으로 일을 못하게 되거나 사망하여도 가족 가운데 누가 대신 일할 수 있다. 그러나 근로자가 거의 전부인 2차·3차 산업에서는 질병·폐질·직업병·실업·노령 등으로 일할 수 없는 경우가 많고 본인을 대신해서 가족 가운데 누군가 일할 수 없게 된다. 따라서 수입 중단으로 인한 가족의 생계가 어렵게 되기 때문에 산업화과정에서는 필수적으로 사회보장제도의 병행이 요청되고 있다.

3) 사회체제 및 국민생활의 안정

사회보장은 현대 자본주의 체제의 역사적 산물이라고 할 수 있다. 독일은 1870년 근대적 국가로서 통일에 성공하고, 자본주의의 새로운 발전단계에 진입하였지만 도시에 집중된 근로자들은 고물가와 주택난에 시달리면서 각 지역에서 파업을 일으키고 사회주의를 주장하는 근로자 수가 증가하였다. 이에 독일 정부는 근로자들의 불만과 사회적 불안을 해소시킬 목적으로 비스마르크형 사회보험을 실시하였다.

선진국에서 사회보장제도가 필연화된 것은 1930년대 불황기 이후 자본주의의 체제적 불안정성의 증대, 구조적 대량실업에 의한 국민생활의 전면적 궁핍에서 출발한 것이다.

개인의 기본적 욕구를 충족하지 못하는 자는 사회에 대한 불만을 가지게 되며, 이러한 자들이 많아지면 집단행동으로 발전하여 사회적 안정이 깨지게 된다. 따라서 사회구성원간의 연대의식을 제고시켜 국민들의 생활을 보장하고 사회적 안정을 유지하기 위해서 사회보장제도가 필요하다.

4) 국민의 생존권 실현

사회보장제도의 기본 이념이 국민의 기본권의 하나인 생존권의 법이념에 있다는 것은 오늘날 이론의 여지가 없다. 생존권은 일반적으로 인간의 생존 또는 생활에 필요한 제 조건의 확보를 요구하는 권리로서 국민의 생존권 확보를 위하여 국민생활에 위협을 주는 사유에 대하여 건강하고 문화적인 생활을 유지하는 데 필요한 사회적 급부를 제공해야 한다. 오늘날 생존권 실현수단의 하나로 사회보장제도가 세계적으로 확대, 실시되고 있다.

우리나라 헌법 제34조를 보면 ① 모든 국민은 인간다운 생활을 할 권리를 가진다. ② 국가는 사회보장·사회복지의 증진에 노력할 의무를 진다. ③ 신체장애자 및 질병·노령 기타의 사유로 생활능력이 없는 국민은 법률이 정하는 바에 의하여 국가의 보호를 받는다라고 규정하고 있다. 한편 제36조 3항에서는 모든 국민은 보건에 관하여 국가의 보호를 받는다라고 규정하고 있다.

인간다운 생활을 할 권리란 생존권적 기본권 가운데서 가장 핵심적인 권리로서 이는 바이마르(Weimar) 헌법 제151조의 '인간다운 생활'과 세계인권선언의 '인간의 존엄성에 상응하는 생활'의 입장에서 보면 건강하고 문화적인 최저한도의 생활을 할 권리를 말한다. 또한 각 국민의 최저한도 생활을 보장할 의무를 국가가 지는 것을 말하며, 국가는 이러한 목적을 위하여 필요한 조치를 취할 책임을 진다는 의미이다.

2 사회보장의 목적

1) 최저생활의 보장

의료가 필요한 사람이 경제적 이유로 의료혜택을 받지 못할 경우 인간다운 생활을 향유할 수 없으며, 생활에 필요한 최저의 생계비마저 갖지 못한 사람은 또한 인간다운 생활을 누리지 못한다. 사회보장제도는 개인에게 의료와 적어도 최저의 소득을 보장함으로써 인간의 존엄성을 유지할 수 있는 기본조건을 마련하여 주는 데 그 기본 목적이 있다.

사회보장이 보장하는 생활수준은 최저생활이며 이것은 생리적 한계에 있어서 생활뿐만 아니라 사회적 한계에 있어서 최저생활을 의미한다. 최저생활이란 고정적인 수준으로 보기는 어렵고 이론적 생계비나 물가상승률을 고려하여 과학적으로 책정하여야 할 것이다. 따라서 그 수준은 시대와 국가에 따라서 변화하며 국민의 국민소득이 증가하면 당연하게 최저생활수준도 향상되는 탄력적 수준이 되어야 한다. 최저생계비(빈곤선)의 개념과 관련하여 최저임금제가 중요시되고 있다. 국민기초생활 보장법 제2조에서 최저생계비란 국민이 건강하고 문화적인 생활을 유지하기 위하여 필요한 최소한의 비용으로서 보건복지부장관이 계측하는 금액을 말한다. 한편 최저임금제는 근로자의 생존권 및 삶의 질 향상을 위해 사용자로 하여금 근로자에게 최소한 일정 금액 이상의 임금을 지급하도록 법적으로 강제하는 제도이다. 최저임금법 제8조에 의거 고용노동부장관은 매년 8월 5일까지 최저임금위원회에서 심의·의결한 최저임금안에 따라 최저임금을 결정하여야 한다.

사회보장이 최저생활을 보장하면 그 이상의 생활은 각자의 노력에 의하여 해결하여야 한다. 만약 현대국가가 그 이상의 생활을 보장한다면 국민의 노력과 근로의욕을 상실하기 때문이다. 사회보장제도가 고도로 발달한 서구사회에서 최근 이러한 징후를 볼 수 있는데 이는 이 제도의 한계성을 의미하는 것이다.

2) 국민경제의 안정

사회보장은 국민경제를 성장시키고 경제변동을 완화하는 기능도 있다. 소득보장이 강한 사회보험의 경우 재원의 갹출과 급여 사이에 시간적인 격차가 있기 때문에 조성된 기금이 산업발전을 위한 자금으로 이용될 수 있으며, 잉여구매력을 흡수하거나 구매력을 유지시킴으로써 경제안정에 기여할 수 있는 것이다. 예를 들어 실업보험의 경우 호경기 때에는 기금이 경제발전에 기여하지만, 불경기 때에는 실업자들에게 급여를 해 줌으로써 구매력을 향상시켜 경기회복에 기여하게 된다.

3) 소득재분배 효과

자본주의 사회에 있어서 소득분배는 각자의 능력과 시장기구를 통하여 결정된다. 이러한 소득분배를 요구에 따라 분배적 정의를 실현하는 것이 소득재분배정책인 것이다. 소득재분배는 사회보장제도와 조세제도에 의하여 가능하다. 다시 말하면 그것은 국민소득분배의 평등화를 위하여 사회보장제도와 누진과세를 주된 수단으로 하며 고소득으로부터 저소득에로의 소득이전에 의한 평등화 정책을 말한다. 이러한 방법에 의하여 모든 자원과 기회의 평등한 배분이 이루어져야 참된 분배정책이라 할 수 있겠다.

사회보장제도는 여러 가지 상이한 소득계층간의 소득을 재분배 또는 이전시키는 수단으로서도 중요한 의의가 있다. 사회보장에서 공적부조는 국가의 부담에 의하여 빈곤층에게 일정액이 지급되며 그 재원으로서의 세금은 대부분 고소득층이 부담하고 빈곤층은 갹출없이 급부를 받기 때문에 분배관계에 큰 변화가 나타난다.

연금보험의 경우 정액갹출에 대한 정액급부가 정확히 이루어진다면 분배의 변화가 없지만 일반적으로 정액과 비례제도가 결합되거나 고용주 및 국고부담이 일정한 역할을 하기 때문에 분배변화가 나타난다. 의료보험의 경우에도 갹출이 소득에 비례하면서 급부는 소득과 직접 관계가 없기 때문에 소득재분배 효과가 나타난다.

사회보장제도에 의한 소득재분배의 형태는 다음과 같이 여러 가지로 구분할 수 있다.

(1) 계급간 소득재분배

생산수단을 소유한 자본가와 노동을 제공하는 근로자 사이의 소득재분배를 의미한다. 이 경우 보험료 부담에 있어서 노사간의 동률부담 또는 고용주만의 부담에 따라 재분배 효과가 달라진다.

(2) 계층간 소득재분배

고소득 계층으로부터 저소득 계층으로 소득을 이전시키는 것을 말한다. 이를 수직적 소득재분배라 한다.

(3) 계층내 소득재분배

동일한 소득 계층내에서 소득을 이전시키는 것을 말한다. 이를 수평적 소득재분배라 한다. 동일한 소득계층의 건강한 자로부터 질병에 걸린 환자에게로 소득이 이전되는 것이나 취업자로부터 실업자가 받게 되는 실업급여 등이 이에 해당한다.

(4) 시간적 소득재분배

개인이 소득 또는 지출을 시간적으로 배분하는 것을 말한다. 즉 동일인이 시기에 따라 소득격차를 시정하려는 것으로서 경제활동기간 중에 보험료를 납부하고 퇴직후에 급여를 받는 것 등이 이에 해당한다.

(5) 공간적 소득재분배

지역간의 소득재분배를 말한다. 도시와 농촌, 상공업지역과 농어촌지역 간에 소득의 이전이 이에 해당된다.

4) 사회통합

사회보장의 목적 중에 하나는 모든 사람들이 지역사회의 다른 사람과 마찬가지로 비슷한 생활수준을 누림으로서 지역사회에 소속되고 참여를 느낄 수 있도록 하는 것이다. 빈부의 격차가 심할 경우에는 불평등이 형성되어 공동체적 연대의식을 느낄 수 없으며, 빈곤층은 부유층을 시기하고 질투하게 되어 사회연대성이 파괴된다. 따라서 사회보장을 통하여 이러한 갈등과 반목을 줄이는 사회통합을 조성해야 한다.

제4절 사회보장의 형태

인간생활에 위협을 주는 요인들이 상당히 많기 때문에 살아가면서 불안을 느끼게 된다. 생활의 불안을 해결하기 위한 노력은 개인이나 가족이 스스로 해결할 수도 있으나 이것을 해결하지 못할 때 사회 또는 국가가 개입하여 해결할 수도 있다. 개인의 경제적 불안을 해결하기 위하여 저축, 투자와 같은 개인적 노력이 있을 수 있고 또한 개인과 고용주간의 협동적인 집단적 노력이 있을 수 있으며 이러한 노력과는 달리 정부가 실시하는 사회보장제도가 있다.

사회보장제도의 형태는 국가에 따라 매우 다양하게 나타나고, 학자들에 따라 다양하게 분류되고 있다. 레자(Rejda)는 사회보장의 접근방법에 따라 사회보험, 사회부조, 공적서비스로 구별하고, 국제노동기구(ILO)는 사회보험, 공적부조(사회부조)로 나눈다.

우리나라는 1995년 제정된 '사회보장기본법'에서 사회보장제도의 형태를 사회보험, 공공부조, 사회서비스로 나누고 있다. 여기서는 일반적인 분류인 사회보험, 공공부조, 사회복지서비스를 중심으로 각각의 특징을 살펴보기로 한다.

1 사회보험

사회보험(Social Insurance)이란 사회적으로 정형화된 사회적 사고(노령・폐질・사망・상병・출산・실업・산업재해 등)에 대처하기 위하여 보험방식을 이용하여 미리 각출을 하고 이들이 사고를 당하였을 때 급여를 해 주는 제도이다.

한편 사회보장기본법 제3조에서는 사회보험을 국민에게 발생하는 사회적 위험을 보험의 방식으로 대처함으로써 국민의 건강과 소득을 보장하는 제도로 정의하였다.

사회보험은 사회적인 조치로서 비영리적이며 또한 강제성을 띠게 된다. 그리고 사회보험에 있어서 피용자와 고용주는 법령에 의하여 기여하고 참여하게 된다. 그리고 자격요건과 급여의 권리도 행정의 자의성이 없도록 법령에 의하여 규정되어 있다.

미국의 사회보험용어위원회(Committee on Social Insurance Terminology)가 규정한 사회보험의 성립요건을 보면 다음과 같다.

① 가입은 법률에 의하여 강제적이다.
② 급여자격은 각자의 갹출을 토대로 이루어진다.
③ 급여의 결정방법은 법률에서 정한다.
④ 각자의 급여수준은 통상 갹출액과 직접 관계를 갖는 것이 아니고 그 이전의 소득과 가족수에 따라 소득이 재분배된다.
⑤ 장기적인 관점에서 적절한 급여에 대한 재정계획이 확립되어야 한다.
⑥ 비용은 일차적으로 피용자와 고용주의 갹출에 의하여 부담된다.
⑦ 사회보험계획은 정부에 의하여 관리되거나 혹은 적어도 정부가 감독한다.
⑧ 사회보험계획은 오직 공무원만을 위해서 정부에 의하여 수립될 수는 없다.

우리나라에서 실시되고 있는 사회보험으로는 국민건강보험, 국민연금, 산업재해보상보험, 고용보험, 노인장기요양보험 등이 있다. 사회보험을 실시하는 데 중요한 4요소는 기여제도, 급여제도, 자격관리, 관리운영이라고 할 수 있다.

1) 기여제도

사회보험에 있어서 기여제도는 사회보험의 재원을 마련하는 데 매우 중요하다. 사회보험은 기여를 할 수 있는 어느 정도 능력이 있는 사람들에게 적용된다. 일반적으로 기여제도는 피용자와 고용주에게 적용되고 이들의 기여율은 나라에 따라 상이하다.

사회보험의 재원은 기여제도 뿐만 아니라 비기여제도에 의해서도 가능하다. 예컨대, 영국의 가족수당은 일반조세로 마련되는 비기여제도에 해당된다.

우리나라에서 실시되고 있는 국민건강보험, 국민연금, 산재보험, 고용보험은 모두 기여제도로 산재보험은 고용주가 부담하지만 나머지는 일반적으로 피용자와 고용주가 소득에 따라 각각 반분하여 기여하고 자영자는 등급에 따라 정액 기여하며 또 정부의 재정도 기여하고 있다. 특히 국민건강보험의 경우 정부는 건강보험 보험료 예상수입액의 20%(국고 지원 14%, 국민건강기금 지원 6%)에 상당하는 금액을 지원하고 있다. 역사적으로 이러한 기여제도가 유지될 수 있는 정당성은 자선의 낙인감을 피할 수 있다는 것이다.

2) 급여제도

사회보험에서 급여란 사회적 사고를 당했을 때 받는 혜택(benefit)을 말한다. 급여의 수준을 어느 정도로 할 것인지를 결정하기란 쉬운 일이 아니다. 재원이 한정되어 있고 사람들에 따라 욕구와 서비스 수준이 매우 다양하기 때문에 이러한 욕구를 해결하기 위하여 무한정의 급여 또는 서비스가 제공될 수는 없는 것이다. 그러나 급여의 수준은 인간다운 생활을 영위할 수 있는 최저 수준은 제공되어져야 한다.

급여제도는 이론상으로 사회보장의 평등주의와 능력주의의 입장에서 이야기할 수도 있을 것이다. 평등주의에서 보면 국가는 모든 사람들에게 차이가 없는 기본적 필요인 최저생활만의 급여를 행하고 그 이상 필요의 충족은 각자에 따라 다르기 때문에 본인들에게 위임한다는 것이다. 평등주의가 타당성을 인정받기 위해서는 각자의 소득이 균등할 것과 각자의 필요도에 차이가 없어야 한다.

한편, 능력주의란 보험료는 소득에 비례하여 징수하고 그 대신 급여도 소득에 비례하여 지급한다는 제도이다. 능력주의에서는 소득에 비례하여 또는 사고위험의 정도에 따라 급부와 반대급부에 차이를 두는 것을 의미하는데, 이것은 사보험의 원리에 입각한 것이므로 사회보장의 합리성이 그만큼 상실되는 결과가 된다.

사회보장의 이념에서 보면 영국형의 평등주의가 합리적이지만, 점차 수정을 가하여 능력주의를 가미하려는 경향이 있다. 저소득층을 기준으로 한 균일급여는 모든 사람들에게 공통된 최저생활의 유지를 목적으로 한 것이므로, 고소득자가 직장을 상실하거나 퇴직한 경우 생활수준을 일시에 최저로 유지하도록 한다면 그것에 적응하기가 곤란하기 때문에 재직 중의 생활수준에 준하는 소득이 보장될 것이 요구되고 있다.

3) 적용대상

사회보험에는 강제성의 원리와 보편성의 원리가 있다. 강제성의 원리는 사회보험이 법령에 의하여 실시되기 때문에 적용이 불가피한 것이고, 보편성의 원리는 모든 국민들이 사회보험에 참여할 수 있는 균등기회가 마련되어야 한다는 것이다. 그러나 후진국에서는 일반적으로 공무원과 같은 능력이 있는 국민이 먼저 적용되고, 욕구는 있지만 능력이 없는 국민은 제외되고 있는 것이다. 그리하여 사회보험에 적용되지 못한 국민은 불이익을 당하게 되는 것이다. 이러한 현상은 우리나라에서도 마찬가지이었다. 사회보험의 적용대상은 모든 국민들에게 균등한 기회가 마련되어야 한다.

4) 관리운영

사회보험의 행정제도는 나라에 따라 매우 다양하다. 사회보험의 행정제도는 적어도

3가지의 목적을 해결할 수 있어야 한다.

첫째는 경제적 효율성을 추구해야 한다. 사회보험의 관리운영비에서 절감된 돈은 급여를 더 많이 해 주는 데 사용될 수 있다. 이것은 세금과 마찬가지로 기여자에게 책임을 다하는 것이다.

둘째는 공공의 관심과 참여를 촉구한다. 사회보험 행정에 가입자는 물론 공익단체 대표자들의 참여와 관심을 갖게 함으로써 사회보험 행정의 합리화를 가져오게 될 것이다.

셋째는 인간적인 서비스를 제공해야 한다. 사회보험 행정은 수혜자들의 인간적 문제에 민감해야 할 것이다. 사회적 사고를 당한 사람들은 경제적으로 뿐만 아니라 심리적인 고통을 받게 된다. 따라서 신속한 급여의 제공은 물론 그들의 생활을 이해하고 용기를 갖게 해야 할 것이다.

이와 같이 사회보험행정은 경제적 효율성, 공공의 참여 및 인간적인 행정이 되도록 노력하여야 한다. 현재 우리나라 건강보험의 운영방식이 다수의 보험자에 의하여 운영되는 조합주의에서 하나의 보험자로 통한된 통합주의로의 전환은 관리운영비를 절감함으로써 경제적 효율성을 추구하기 위한 것이라 할 수 있다.

2 공공부조

공공부조(public assistance)란 자력으로 생계를 영위할 수 없는 자들을 국가가 그들의 생활을 보호하여 주는 일종의 구빈제도이다. 사회보장기본법에서는 공공부조를 국가와 지방자치단체의 책임 하에 생활유지 능력이 없거나 생활이 어려운 국민의 최저생활을 보장하고 자립을 지원하는 제도로 정의하였다. 공공부조는 사회부조, 국가부조, 공적부조 등으로 불리워지기도 한다. 공공부조는 국민의 권리로서 최저생활을 보장받는 제도이며, 조세에 의하여 그 재원이 조달된다. 우리나라에서 실시되고 있는 공공부조에는 기초생활보장, 의료급여, 재해구호, 보훈사업 등이 있으며 미국에는 노령, 폐질, 맹인들을 위한 보완적 보장소득(Supplemental Security Income : SSI), 부모가 사망하거나 무능력자 또는 실업자가 된 가정의 아동에 대한 경제적 원조인 부양아동가족부조(Aid to Families with Dependent Children : AFDC), 의료부조(Medicaid) 등이 있다.

사회보험이 사회보장제도의 핵심적인 역할을 담당하지만 그것만으로는 충분하다고 할 수가 없다. 왜냐하면 첫째로, 사회보험은 사회적으로 정형화된 사고에 한정되어 있다는 점이다. 빈곤에의 전락은 사회적으로 정형화된 사고에만 의한 것이 아니고, 천연재해 같은 비정형적인 사고도 적지 않게 존재하기 때문이다.

둘째는 사회보험을 지탱하는 갹출원리는 모든 사람들에게 적용되는 것은 아니다. 특히 빈곤자와 저소득자들에게 있어서 갹출능력이 결여된 자는 사회보험으로부터 배제되기 때문이다. 공공부조는 사회보장제도의 하나로 사회보험을 보족(補足)하면서, 최종적인 국민의 생활보장의 수단이 되기도 한다. 공공부조는 사회보험과 함께 사회보장의 2대 지주를 형성하고 있으며 사회보험의 영향이 미치지 않는 분야에서 발생하는 생활곤궁자에 대하여 그 욕구(need)에 따라서 개별적으로 생계의 유지를 가능하게 한다는 점에서 그 존재 의의가 있다.

공공부조의 특징은 첫째, 생활곤궁자의 요보호성을 확인하기 위하여 자산조사(means test)를 행한다는 점이다.

둘째, 개인과 가족의 소득 및 재산이 공식적인 결정기준 이하로 떨어졌을 때 다양한 급여가 제공된다. 우리나라의 경우 국민 기초생활보장 수급자들에게 생계급여, 주거급여, 의료급여, 교육급여, 해산급여, 장제급여, 자활급여 등 다양한 형태의 급여가 주어진다.

셋째, 정부의 일반조세에 의하여 재원이 마련된다.

공공부조는 생존권의 보장이란 측면에서 볼 때 단지 최저한의 생활을 경제적으로 유지시키는 것만으로는 부족하며, 사람으로 하여금 그의 능력과 가능성에 부합되는 상태로 사회생활에 적응시키는 것이야말로 참다운 의미의 생존권 보장이라 한다면, 공공부조는 사회복지와 관련되는 제도라 할 수 있을 것이다.

3 사회복지서비스(사회서비스)

사회복지서비스(Social Welfare Service)의 개념은 매우 다양하며 여러 가지 의미로 사용되고 있기 때문에 사회복지서비스를 정의하기란 쉬운 일이 아니다. 1971년 국제연합에서는 사회복지서비스를 "개인, 집단, 지역사회, 제도 및 사회적 수준에 있어서의 보다 나은 사회적 기능 또는 사회적 관계를 목표로 한 사회적서비스 및 인간의 복지를 가능하게 하는 것"으로 정의하였으나 이는 광의의 사회복지서비스 개념이라 할 수 있다. 다시 말하면 모든 국민이 보다 나은 생활을 할 수 있도록 서비스를 제공하는 것으로 이해할 수 있다. 따라서 경제적인 능력에 관계없이 일정 연령 이상의 노인들에게 연금의 지급, 자녀를 양육하는 부인에 대한 모성보조금, 전 국민에 대한 의료서비스 제공, 쾌적한 생활환경의 조성 등이 이에 해당된다 할 수 있다.

그러나 사회보장제도하에서의 사회복지서비스라 하면 일반적으로 좁은 의미의 개념을 말한다. 협의의 사회복지서비스란 신체장애자, 아동, 노인 등 국가부조의 적용을 받는 자가 자립하여 그 능력을 발휘할 수 있도록 필요한 생활지도, 원호, 육성을 행하는 것을 말한다. 즉, 특정한 범주에 있는 사람들이 자립하여 생활할 수 있도록 필요한 지도 및 서비스를 제공하는 것이다. 대상에 따라 아동복지서비스, 노인복지서비스, 장애자복지서비스, 부녀자복지서비스 등으로 구분할 수 있다. 사회복지서비스는 사회보장제도의 일부로 현물급여뿐만 아니라 대상자의 요구에 대하여 공적 또는 사적으로 여러 가지 방법을 통하여 이루어지는 조치이다.

사회보험 및 공공부조는 경제적 보장을 주 내용으로 하는데 반하여 사회복지서비스는 경제적 보장뿐만 아니라 생활의 원호, 육성 및 갱생을 위한 비금전적인 비경제적 보장까지 포함하는 것이 특징이라 할 수 있다.

사회복지서비스는 특히 공공부조와 보다 직접적인 관련성을 갖고 있다. 그것은 공공부조가 대상으로 하는 노동무능력자에 대한 경제적인 대책인데 대하여, 사회복지서비스는 그 경제적 곤란에 기인하는 사회적 생활의 곤란 및 사회적 부적응 등에 대한 대책으로서 원호, 육성, 또는 갱생의 조치를 요하는 자에 대하여 그의 독립심을 손상함이 없이 정상적인 사회인으로서 생활할 수 있게끔 원조하는 것이기 때문이다.

생존권의 보장을 구체적으로 실현해 나가기 위해서는 전국민을 대상으로 하는 체계적이며 종합적인 생활보장의 제도로서의 사회보장제도가 필요하다. 사회보장은 소득보장과 의료보장을 그 주축으로 하지만 다양한 생활상의 곤란에 대응하기 위해서는 이를 보완하는 개별적이고 구체적인 생활보장 제도로서의 사회복지서비스가 필요하다.

우리나라 사회보장기본법 제3조에서는 사회서비스를 다음과 같이 정의하였다. 사회서비스란 국가·지방자치단체 및 민간부문의 도움이 필요한 모든 국민에게 복지, 보건의료, 교육, 고용, 주거, 문화, 환경 등의 분야에서 인간다운 생활을 보장하고 상담, 재활, 돌봄, 정보의 제공, 관련 시설의 이용, 역량 개발, 사회참여 지원 등을 통하여 국민의 삶의 질이 향상되도록 지원하는 제도를 말한다. 따라서 사회서비스는 넓은 의미의 사회복지서비스를 의미한다고 할 수 있다. 그리고 평생사회 안전망이란 생애주기에 걸쳐 보편적으로 충족되어야 하는 기본 욕구와 특정한 사회위험에 의하여 발생하는 특수욕구를 동시에 고려하여 소득·서비스를 보장하는 맞춤형 사회보장제도를 말한다.

제5절 사회보험과 사보험

1 보험의 정의 및 종류

보험이란 우연한 사고발생에 대비하여 위협을 받는 사람들이 미리 일정한 기금을 적립해 두었다가 사고를 당한 사람들에게 일정한 손해를 보상해 주는 경제적 제도이다.

보험은 사보험(민간보험)과 사회보험으로 나눌 수 있다. 사보험은 보험관계자의 경제적 이익을 목적으로 한 영리적 보험으로서 생명보험, 화재보험, 교육보험, 자동차보험 등이 이에 해당된다.

한편, 사회보험은 사회적으로 정형화된 사회적 사고에 대처하기 위하여 보험방식을 이용하여 미리 갹출을 하고 이들이 사고를 당하였을 때 급여를 해 주는 제도이다. 우리나라에서 실시하고 있는 국민건강보험, 국민연금, 산업재해보상보험, 고용보험, 노인장기요양보험 등이 이에 해당된다.

사보험은 자본주의 경제의 소산으로서 그 발달은 국민경제적, 사회적 발전을 반영하고 있다. 사회보험 또한 영리목적을 추구하지 않는다고 하여도 자본주의 경제의 발전에 따라 성장하여 왔다. 즉 자본주의의 고도화에 따라 근로자들의 경제생활 보장을 위하여 성립된 사회보험은 이들의 생활위험이 증대됨에 따라서 그 범위를 확장하였고, 임금생활자 수의 증가는 동시에 사회보험의 규모를 확대시켰다.

2 사회보험과 사보험의 비교

사회보험과 사보험을 비교한다는 것은 여러 가지 면에서 무리가 있다. 왜냐하면 사보험은 개인적 적합성을 강조하지만 사회보험은 사회적 공평성을 강조하기 때문이다. 사회보험과 사보험의 유사성과 차이점을 살펴보면 다음과 같다.

1) 유사성

(1) 위험분산 기능이 있다.

사회보험이나 사보험 모두 위험분산에 기초하여 위험의 광범위한 공동분담에 기초하고 있다.

(2) 가입, 급부, 재정에 관한 규정을 가진다.

양 보험 모두 적용범위, 급여 및 재정에 관련된 모든 조건이 구체적으로 규정되어 있다. 사회보험은 법령에 의하여 사보험은 계약에 의하여 규정된다.

(3) 보험의 수리적 계산에 기초한다.

양 보험 모두 급여 및 반대급여에 대한 보험의 수리적 계산을 기초로 하고 있다.

(4) 사전에 결정된 급여를 제공한다.

양 보험 모두 신청된 욕구에 기초하지 않고 사전에 결정된 급여를 제공한다는 것이다.

(5) 경제적 안정을 도모한다.

양 보험 모두 경제적 안정을 도모하는 데 있다.

2) 차이점

사회보험과 사보험 간의 중요한 차이점은 다음과 같다.

구분	사회보험	사보험
제도의 목적	최저생활보장	개인적 필요에 따른 보장
보험가입	강 제	임 의
수급권	법적 수급권(법적 권리)	계약적 수급권(계약적 권리)
독점/경쟁	정부 및 공공기관 독점	자유경쟁
부담원칙	공동부담의 원칙	본인부담 원칙
보험료부담방식	주로 정률제(능력비례)	주로 정액제(동액)
급여수준	균등급여	차등급여
인플레이션 대책	가 능	취약함
성격	사회적 공평성	개인적 필요성

무엇보다도 중요한 차이는 가입에 있어 사회보험은 이타적이고 강제적인 제도이지만 사보험은 이윤추구의 자발적인 임의제도라는 것이다. 또한 사회보험은 법적 관계로 성립되지만, 사보험은 보험자와 피보험자간의 완전한 계약관계라는 것이다. 그리하여 사회보험은 사회적 공평성에 기초하고 있지만 사보험은 개인적 필요성에 기초하고 있다. 이것은 사회보험의 재원이 기여금에서 마련되지만 사보험은 가입자의 보험료로만 마련되기 때문이다.

자본주의 경제성장 과정에서 사보험과 사회보험은 처음에 각각 다른 목적에서 출발하여 다른 주체에 의하여 운영되어 왔으나 사회보험의 범위가 확대되고 재정압박 등 여러 가지 문제점이 발생함에 따라 앞서가고 있는 사보험의 기술을 도입하지 않을 수 없었다. 반면에 사보험의 입장에서도 보험의 공공성과 공익성이 요구되어 사회보험의 취지를 부분적으로 도입하지 않을 수 없었다. 오늘날 사보험 중에서 자동차보험의 책임보험은 사회보험에 완전히 접근하고 있다고 볼 수 있다.

제 2 장

건강과 보건의료서비스

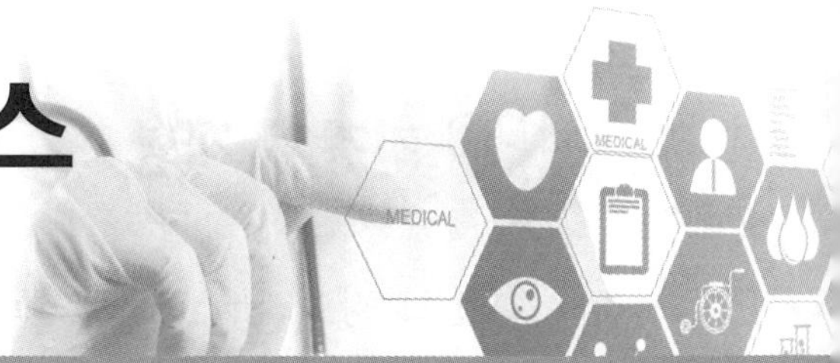

인간은 건강에 문제가 있을 때 의료를 필요로 하게 된다. 의료(Medical care)란 질병을 치료하는 행위로 자연과학적 접근에 의하여 개체를 대상으로 하는 협의의 개념이지만, 보건의료(Health care)란 질병을 예방하고 치료하는 행위로 사회과학적 접근이 가미된 인간집단을 대상으로 하는 개념이라 할 수 있다. 특히 최근에는 질병의 치료뿐만 아니라 질병의 예방, 재활서비스, 건강증진활동 등을 포함하는 전 생애적 생활개념의 건강관리를 목적으로 하는 포괄적 보건의료(Comprehensive health care) 개념이 대두되었다.

본 장의 내용은 제1절에서 건강과 건강증진의 개념에 관해서 살펴보고, 제2절에서는 시장실패에 관한 내용을 알아보고자 한다. 일반적으로 보건의료서비스를 논할 때, 보건의료서비스의 배분을 시장에 맡길 경우 효율적이고 공정한 자원배분이 이루어지지 않는다고 한다. 시장이 제대로 작동하는 않는 현상을 시장실패라고 하는데, 시장실패의 개념 및 특성에 관해서 알아본다.

제3절에서는 공공재의 개념과 보건의료서비스의 공공재적 특성에 관해 살펴보고자 한다. 흔히 보건의료서비스는 공공재적 성질이 강하다고 하는데, 정말 보건의료서비스가 공공재로서의 특성을 가지고 있는가, 다시 말해서 보건의료서비스를 공공재라 할 수 있는가에 관해서 알아보고자 한다.

마지막으로 제4절에서는 보건의료서비스의 사회・경제적 특성을 파악함으로써 건강문제로부터 사회구성원들을 보호하기 위한 사회적 수단의 하나인 의료보장의 이해를 도모하고자 한다.

제1절 건강과 건강증진

1 건강의 개념

의료보장이 궁극적으로 보장하고자 하는 목표가 개인 또는 지역사회 주민들의 건강이라는 점에 대해서는 이론의 여지가 없다. 그러나 건강을 정의하기란 그리 쉬운 일이 아니다. 어느 사람이 건강한가, 아닌가를 판단하는 데는 본인 자신, 주위사람, 의료전문가가 관여하게 된다. 대부분 이들 3자의 의견이 일치하지만 항상 이들의 의견이 일치하는 것은 아니다.

건강에 대한 정의가 용이하지 않은 것은 건강과 질병에 대한 개념이 다양한 차원을 포함하는 복합적인 개념이기 때문이다. 많은 학자들은 건강이 육체적 차원, 정신적 차원, 사회적 차원으로 구성되어 있다고 주장한다. 그러면 이상적 상태의 건강이란 육체적, 정신적, 사회적 차원에서 각자의 기능을 극대화 할 수 있는 상태를 의미하게 된다.

학자에 따라 건강을 다양하게 정의하고 있기 때문에 여기서는 세계보건기구의 건강에 대한 정의를 소개하기로 한다.

세계보건기구는 1948년 세계보건기구 헌장의 전문에서 "건강이란 질병이 없거나 허약하지 않은 상태가 아니라 육체적, 정신적, 사회적 안녕이 완전한 상태이다."라고 정의하였다. 즉 육체적, 정신적으로 건강해야 함은 물론 사회생활 중에 자기의 역할과 기능을 만족스럽게 수행할 수 있는 상태까지를 건강의 개념으로 보았다.

신체적, 정신적, 사회적으로 완전한 웰빙 상태가 건강한 상태라는 세계보건기구의 견해는 이상적인 건강 관련 목표를 제시하였고, 건강의 영역을 신체적, 정신적, 사회적으로 확대하였을 뿐 아니라 적극적이고 긍정적인 건강개념의 출발점이 되었다. 이는 건강관리를 위해서는 개인적인 요인뿐만 아니라 사회적 요인까지 관리하여야 한다는 인식을 고조시켜 건강향상을 위한 책임을 사회 전 부문으로 확대하였다.

그러나 세계보건기구의 건강에 대한 정의는 건강을 복지(Well-being)와 연관시킴으로써 너무 이상적이며 또한 추상적이라서 지역사회 또는 국민의 건강문제를 해결하기 위한 실제적인 접근전략에 도움이 되지 못하고 있다는 비판을 받고 있다.

의료사회학자들은 기능주의 관점에서 건강을 사회가 요구하는 기능을 수행할 수 있는 상태로 보았으며, 정상기능이 손상된 상태를 질병으로 간주하고 있다. 질병은 사회의 정상적 기능을 저해하기 때문에 질병의 예방 및 치료를 통하여 건강에 손상을 입은 사람들이 사회와 적절한 관계를 회복할 수 있도록 도움을 줌으로써 질병으로 인한 사회의 기능저하를 극복해야 할 것이다.

2 건강결정요인

1974년 캐나다 보건부에서는 국민의 건강수준을 결정하는 중요한 요인들에 대한 연구를 수행하고 'A new perspective on the health of Canadians'라는 보고서를 발행하였다. 이는 당시 보건부장관이었던 Lalonde의 이름을 따서 일명 '라론드보고서'라고도 부른다.

이 보고서에서는 건강의 결정에 영향을 미치는 주요 요인을 '건강의 장: health field'이라는 용어로 표현하였다. 주요 건강의 장으로 생물학적 요인(human biology), 환경(environment), 생활양식(life style), 보건의료조직(health care organization)의 4가지를 제시하고 이중에서도 특히 생활습관이 가장 큰 영향을 미친다고 하였다.

그리고 세계보건기구에서는 건강결정요인 중 개인의 직접통제가 불가능한 다양한 사회경제적 요인을 사회적 건강결정요인(social determinants of health)이라고 하고 다음과 같이 정의하였다. "사회적 건강결정요인은 개인이 나고, 자라고, 일하고, 생활하며, 나이가 들어가는 환경과 일상생활 환경을 만드는 경제정책과 제도, 발전 의제, 사회적 규범, 정치체계와 같은 광범위한 힘과 체계를 말한다."

사회적 건강결정요인의 중요성을 1997년 제4차 자카르타 국제건강증진회의에서도 계속 강조되었다. "건강의 선행 조건은 평화, 주거, 교육, 사회적 안전, 사회적 관계, 식량, 소득, 여성에 대한 권한부여, 안정된 생태계, 지속 가능한 자원활용, 사회적 정의, 인권존중, 형평성 등이다. 다른 어떤 것보다 건강에 대한 최대의 위협은 빈곤이다."라고 하였다.

3 건강증진의 개념

세계보건기구에서는 1986년 제1차 국제 건강증진회의 이후 건강증진을 보건의료와 건강수준 향상을 위한 사회적 실천 자원으로 확대하고 있으며 미국, 캐나다, 유럽 등의 국가에서는 건강증진을 보건의료의 핵심 정책과제로 채택하여 실천하고 있다. 세계보건기구에서는 건강증진을 신공중보건(New public health)이라고 표현하고 있으며 회원국들에게 건강증진사업을 새로운 건강문제를 해결할 수 있는 대안으로 제시하고 있다.

일반인들이 생각하는 건강증진은 건강수준의 향상이라는 목표에 해당되어 어떤 방법을 채택하든 건강수준이 향상되기만 하면 건강증진이라고 생각한다. 그러나 보건전문가들 중에는 건강증진을 향상시킬 수 있는 특별한 방법을 의미한다고 보는 견해가 많다. 미국 캘리포니아대학교의 교수였던 그린(Green)은 "건강증진이란 건강에 도움이 되는 행동을 위한 보건교육 및 건강과 관련된 조직적・경제적・환경적 지원들의 조합이다"라고 광범위하게 정의하였다.

1986년 캐나다의 오타와(Ottawa)회의 결과 채택된 오타와헌장에서 명시하고 있는 건강증진의 정의를 살펴보면 "건강증진이란 사람들이 자신의 건강에 대한 관리능력을 높이고 건강수준을 향상시킬 수 있도록 하는 과정이다(Health promotion is the process of enabling people to increase control over, and to improve their health)." 오타와헌장은 각자가 자신의 건강에 책임을 지거나 자신의 건강을 증진시키는데 책임이 있음을 강조하고 있다. 즉, 세계보건기구에서 말하는 건강증진은 사람들이 스스로 건강을 다스리고 건강수준을 향상시킬 수 있는 능력을 배양하는 것으로 건강관리를 위한 사고관(패러다임)으로 볼 수도 있다.

세계보건기구에서는 오타와헌장 제정을 통해 건강의 가치와 건강을 위한 전제조건, 건강증진에 관한 정의, 접근원칙 및 주요 활동영역을 제시함으로써 세계 각국의 공동노력을 촉구하였다.

1) 건강의 가치

건강의 가치는 삶의 목표로서가 아니라 사람들의 일상생활의 자원으로서 매우 중요하다고 보았다.

2) 건강증진의 접근 원칙

(1) 옹호(advocacy)

건강의 중요성을 강조하는 것이다. 건강은 개인, 사회, 경제발전의 중요한 자원이므로 건강의 중요성을 널리 알리고 주장함으로써 건강에 영향을 미치는 생활 여건들을 건강지향적으로 만들어 가야 한다는 것이다.

(2) **가능화**(enablement)

건강증진은 현재의 건강불평등을 줄이고 모든 사람의 건강평등 실현에 초점을 두어 건강잠재력을 최대한 발휘할 수 있도록 동등한 기회와 자원을 제공해야 한다. 가능화는 지원적인 환경조성, 정보의 접근성 제고, 건강기술 습득의 기회제공 등을 통하여 건강증진이 가능하게 하는 것이다.

(3) **조정**(mediation)

건강증진은 많은 기관 및 부문에서의 협조와 조화가 필요하다. 건강수준 향상을 위해서는 그 활동이 여러 수준 및 여러 분야 간에 통합되고 조정되어야 하므로 건강증진 요원은 사회 내 서로 다른 집단 간의 이해를 조정할 책임을 지닌다.

3) 건강증진의 주요 활동영역

(1) **건강지향적인 공공정책의 수립**(build healthy public policy)

공공정책 입안자들이나 결정자들은 정책이 사람들의 건강에 어떠한 영향을 미치는가를 생각하여 건강에 좋은 공공정책을 수립하도록 하여야 한다.

(2) **지원적인 환경의 조성**(create supportive environments)

건강에 좋은 환경을 만드는 것이다. 여기서 환경이란 단순히 자연적·물리적 환경만을 말하는 것이 아니라 사회·경제·정치·문화적 환경까지도 포괄하는 생태학적 의미를 지닌다.

(3) **지역사회 활동의 강화**(strengthen community action)

지역사회 주민들이 보다 나은 건강을 누리도록 지역사회 자원을 조직화하고 건강 관련 활동을 더욱 활발하게 하는 것이다. 이 과정에서 중요한 것은 지역사회의 역량을 높이는 일이다.

(4) 개인의 건강기술의 개발(develop personal skills)

건강에 대한 정보를 제공하고 교육을 실시하여 각 개인이 자신의 건강증진에 필요한 기술을 갖도록 하는 것이다. 이러한 건강기술 개발을 통하여 자신의 건강과 환경을 통제할 수 있고 건강을 지향하는 선택을 할 수 있게 된다.

(5) 보건의료서비스의 방향 재설정(reorient health services)

과거의 보건의료 부문의 역할은 환자 중심의 치료 및 임상서비스를 제공하는 것이었지만 건강에 대한 기본권적인 인식과 함께 적극적 건강개념의 대두, 건강결정요인 중에서 생활양식의 중요성 등으로 건강수준 향상을 위해서는 건강관리에 대한 새로운 접근방법이 필요하게 되었다.

제2절 보건의료시장

1 시장경제와 완전경쟁

자유주의 경제체제에서 시장경제란 모든 경제주체의 생산활동은 자유로우며, 시장에서의 물품구입도 자유의지에 의해 이루어지는 것을 말한다. 이는 너무 자유로워 무질서한 경제활동처럼 인식되기 쉬우나 그것이 자연스럽게 질서를 유지할 수 있는 것은 가격이라고 하는 메커니즘이 시장에서의 상품매매를 성사시키고, 또 이것을 근거로 생산과 소비를 조정할 수 있기 때문이다. 이러한 경제의 성질은 장기적으로 보아 가격의 자유로운 흐름에 따라 자원의 합리적 분배가 이루어진다는 점에 있다.

시장이 완전하다면 거래를 시장에 맡김으로써 자원의 최적배분을 달성할 수 있다. 다른 사람의 효용을 감소시키지 않고서는 어느 한 사람의 효용을 증가시키는 것이 불가능하도록 자원이 가장 효율적으로 배분되어 있는 상태를 파레토 최적(Pareto optimum)이라 한다. 그러나 현실적으로 자유로운 거래가 오히려 비효율적인 자원배분을 초래하는 경우가 많이 있다.

시장경제에서 수요자와 공급자가 각기 최대의 경제적 성과를 얻으려고 행동하는 완전경쟁이 성립되려면 다음과 같은 요건을 갖추어야 한다. 즉 시장경쟁이 완전해지기 위해서는 수요자와 공급자가 독립된 행동이나 의사결정을 할 수 있어야 하며, 생산물은 동질적인 것이어야 하고, 시장에 대한 정보가 충분해야 하며, 시장에 대한 진입과 퇴출이 자유로워야 한다.

2 보건의료시장과 시장실패

보건의료의 시장은 다음과 같은 특성으로 인하여 완전한 자유경쟁 시장이 이루어지기 어렵다.

첫째, 보건의료공급자는 보건의료서비스에 대한 지식과 정보를 많이 갖고 있지만, 소비자들은 보건의료서비스에 관한 지식과 정보가 충분하지 못하기 때문에 정보의 비대칭성을 보이고 있다. 둘째, 보건의료서비스는 다른 상품과는 달리 인간의 생명을 다루고 있기 때문에 면허제도를 갖게 된다. 이러한 면허제도는 생산의 독점을 이루는 동시에 시장으로의 자유로운 진입을 차단하는 역할을 하게 된다. 셋째, 보건의료서비스를 생산하는 공급자는 비영리적 동기로 참여하고 있다. 이러한 공급자의 비영리적 동기는 비용의 최소화라는 시장경제의 기본원리의 적용을 어렵게 한다. 넷째, 보건의료서비스는 외부효과(externality)가 있다. 예를 들면, 어떤 한 사람이 감염병에 대한 예방접종이나 치료를 통해 면역이 형성되었을 경우에 주위의 다른 사람들이 감염병에 걸릴 확률이 줄어드는 것을 말한다. 이러한 외부효과 때문에 가격은 시장의 수요나 공급을 벗어나 결정되며, 이로 인해 효율성의 문제가 제기되기도 한다. 다섯째, 보건의료문제는 인간의 기본권이어서 소득에 관계없이 공급해야 하기 때문에 시장가격기구의 적용이 어렵게 된다.

이상과 같은 보건의료의 특성 때문에 보건의료서비스의 생산·분배·소비를 막연히 시장경제에만 맡길 수 없으며, 자원배분을 시장기능에 맡겨서는 효율적이고 공평한 자원 배분을 이룰 수 없게 된다. 이를 시장의 불완전성 또는 '시장실패(market failure)'라고 한다. 이러한 시장의 불완전성 또는 시장의 실패로 인하여, 보건의료 분야에 국가가 개입하게 되는 근거가 되고 있다.

제3절 공공재와 보건의료서비스

1 공공재의 정의

우리들의 경제생활 중에서 공공지출부문에 속하는 재화나 서비스 즉 사법, 행정, 국방, 도로, 교육, 공원, 경찰, 소방 등은 우리가 일반적으로 말하는 사적재와 비교해 어떤 특징을 가지고 있는 것일까.

실제 “공공재(public goods)란 무엇인가”에 대한 논의는 공공경제학의 초창기부터 많은 학자들 간에 논쟁의 대상이 되어 왔음에도 불구하고 아직까지 완전한 정의가 내려진 것은 아니다. 그러나 이러한 논의 중에서 공공적으로 무상 혹은 명목적 가격으로 공급되는 재화나 서비스에는 몇 가지 특징이 있어서, 이들이 공공재 공급의 근거가 되고 있다는 점, 또한 이들 근거의 강약을 기준으로 순수공공재에서 순수사적재까지 다양한 재화가 존재하며, 그 결과 이 재화는 공공재, 이 재화는 사적재, 그리고 공공재로도 사적재로도 공급할 수 있는 다양한 재화가 존재한다는 것이 명확히 밝혀지게 되었다.

여기서는 공공재란 어떤 특징을 가지고 있는가를 설명하고, 이 기준에 따라 현실에서 실제로 존재하는 다양한 재화를 분류해 봄으로써 왜 어떤 재화는 공적으로 공급되는가를 알아본다.

공공재는 국민들에게 무상으로 제공되는데, 그 이유로서 “재화의 성질상 무상으로 공급하지 않을 수 없기 때문에 무상으로 공급한다”는 입장과 “무상으로 공급하는 것이 경제효율상 바람직하기 때문에 무상으로 공급한다”는 입장이 있다. 전자는 공공재를 비배제성(non-exclusion)에 의해 특징을 지우는 입장이며, 후자는 공공재를 비경합성(nonrival)에 의해 특징을 지우는 입장이다.

따라서 순수공공재는 2가지 중요한 성질을 가지고 있다고 할 수 있는데, 이에 대해 알아보자.

먼저 비배제성이란 재화의 이용료를 지불하지 않은 사람을 그 재화의 이용으로부터 배재할 수 없는 재화의 성질을 말한다.

일반적으로 재화는 이용에 따라 그 대가를 지불하는 것이 당연할 것이다. 물론 슈퍼마켓에서 과일이나 과자를 훔치는 사람도 있지만, 이는 법을 위반하는 행위이다. 그렇지만 무상으로 도로를 걷는다거나, 행정상의 서비스를 받았다고 해서 법의 처벌대상이 되는 것은 아니다. 이는 이들 재화나 서비스의 성질상 무상이용자를 배제하는 것이 어려우며, 이들을 찾아내 일일이 법적인 처벌을 하는 것이 불가능하거나 이를 위해서는 막대한 비용이 들어 비효율적이다라고 공공재의 비배제성을 중요시하는 입장의 사람들은 말한다.

예컨대, 도로 이용자에게 요금을 징수하는 것을 생각해보자. 유료도로인 고속도로를 이용하는 것은 예외이나, 일반도로를 이용하는 많은 사람들에게 일일이 요금을 징수한다고 하면 도로 한편에 요금소를 만들지 않으면 안 될 것이다. 이를 위해서는 인건비나 장소임대료가 막대하게 들어갈 것이다.

다음은 국방이나 경찰과 같은 서비스를 생각해보자. 이들 서비스는 외적의 침입이나 치안유지와 같은 편익을 국민에게 제공하고 있으며, 국민 대부분이 이들 서비스를 소비하고 있다고 생각할지도 모르지만, 그중에는 국방이나 경찰이 쓸데없는 것이라고 생각하는 사람도 많을 것이다. 오히려 이러한 서비스는 없는 편이 사회질서나 세계평화의 개선에 도움이 된다고 생각하는 사람이 많다. 이러한 현실에서 국방이나 경찰과 같은 서비스를 도대체 누가 소비하고 있으며, 누가 소비하고 있지 않는지를 행정당국으로서는 알 수가 없을 것이다. 따라서 이들 서비스는 무상으로 이용하는 사람을 배제할 수 없는 것이다.

다음으로 비경합성이란 재화나 서비스의 이용(량)이 증가함에 따라 재화나 서비스를 공급하는데 소요되는 총비용에 전혀 차이가 없는 것을 말한다. 따라서 이용자를 증가시킬 때의 한계비용이 영(0)이 되기 때문에 무상으로 이용하고자 하는 사람들은 누구나 이용하게끔 하는 것이 최적이 될 것이다.

국방이나 행정 등의 서비스는 거의 비경합성을 완전히 만족하고 있다고 할 수 있다. 도로나 공원의 경우에는 일정의 수용범위를 넘어가면 이용인구가 늘어남에 따라 공급비용이 증가할 것이기 때문에 비경합성을 완전히 충족시키지는 못한다.

이상의 공공재에 관한 두 가지 성질은 무상공급의 근거를 제공한다는 점에서는 같으나, 전혀 다른 의미를 가지고 있다. 단순히 무상공급을 하기 위해서는 두 가지 성질 중 한 가지 조건만 충족하면 된다. 그래서 혼잡으로 비경합성이 성립하지 않는 도로의 경우에도 무상으로 공급하게 되는 것이다. 이 경우 경제효율상 시장기능에 맡김으로서 보다 나은 자원배분이 가능하나, 이 경우 편익보다 배제비용이 더 들어가기 때문에 할 수 없이 무상으로 공급을 하게 되는 것이다. 이에 반해 순수한 비경합적인 재화라면, 무상

이용자를 완전히 배제할 수 있다 하더라도 무상으로 공급하는 것이 최적의 자원배분이다. 혼잡이나 이용에 따른 파손의 염려없이 도로나 교각은 통행료를 받을 필요가 없게 된다.

2 보건의료서비스는 공공재인가

감염성 또는 전염성 질환이 질병의 중심이었던 20세기 초반까지만 하더라도 의료서비스 제공시 외부효과는 상대적으로 강하게 존재하였다. 일부의 한센병 환자에 대한 강제 격리 등의 조치를 비롯한 다양한 형태의 정부 개입이 이루어졌다.

또한 공중보건활동은 많은 국가들에서 시대를 초월하여 공공재로서 인식되어 정부에 의해 직접 공급되거나 비용면에서 국고부담이 일반적이었다. 의료뿐만 아니라 과학분야의 연구성과도 공공성이 강하다.

반면 오늘날의 보건의료는 문진, 검사 등의 진단과정이나 수술, 투약 등의 치료과정, 더욱이 간호나 장기요양서비스(long-term care) 등 거의 모든 진료, 간호활동은 비배제적인 특성을 가지고 있지 않으며, 비경합성도 성립하지 않는다.

배제성에 관해서는 의료기관이 환자를 지불능력 등 어떤 이유에서든 선별(혹은 배제)하고자 하더라도 많은 비용을 필요로 하지는 않는다. 만일 다소의 비용이 드는 경우에도 공영방송을 이용한 에이즈 예방 캠페인을 할 경우 TV나 라디오 시청으로부터 어떤 특성을 가진 사람을 배제하는 비용과는 비교도 할 수 없을 만큼 적은 비용이 들 것이다.

비경합성에 관해서는 약 1정을 한 사람의 환자가 복용한다면, 다른 환자에게는 같은 약이라도 별도의 약을 투여하지 않으면 안 된다. 의사든 간호사든 원내의 서로 다른 두 곳의 입원실에서 동시에 진료를 제공할 수는 없는 것이다. 이는 TV에서 방영하는 '치매예방법'을 보고 있는 가정이 그 방법을 실천하더라도 같은 시간대에 다른 가정에서의 치매예방 지식 습득을 전혀 방해하지 않는다(경합하지 않는다)는 점과는 대조적이다. 다시 말해서 보건의료는 공공재적 성질에서 보면 사적재라 해도 무방하다. 이런 보건의료의 특성은 암, 순환기 질환, 장기요양서비스에도 적용이 가능하다.

보건의료부문은 '거래의 성질' 중 "불확실성", "불완전 정보"에 기인하는 공적 개입도 중요하다. 전자는 질병 발생이 개인수준에서는 불확실하다는 것이며, 후자는 의사나 제약회사가 가지고 있는 의학이나 약학에 관한 정보량이 소비자에 비해 압도적으로 많기 때문이라고 설명을 할 수 있다. 다만 "불확실성"이 건강보험제도 성립의 근거가 되고,

"불완전 정보"가 의사처럼 강한 직업윤리를 수반하는 자격제도를 만들게 하고, 의약품 생산이 허가제도로 되고 있는 원인을 제공하기는 하더라도 이들이 반드시 공적보장제도와 관련이 있다고는 할 수 없다.

제4절 보건의료서비스의 사회 · 경제적 특성

보건의료서비스는 일반 재화와는 다른 성질을 지니고 있기 때문에 보건의료서비스의 수요와 공급을 자유시장경제에만 맡길 수 없으며 효율적인 수급을 위하여는 집단적 또는 사회적 대응이 필요하다.

본 절에서는 보건의료서비스의 사회 · 경제적 특성에 관한 기존의 국내외 연구 내용들을 소개하고, 이들 특성이 보건의료서비스의 본질적인 특성인지 여부를 고찰하기로 한다.

1 클라만(Herbert E. Klarman)에 의한 특성

클라만(Klarman)은 질병과 의료서비스 그리고 건강보험과 관련한 경제적 특성으로 다음의 8가지 요소를 제시한다.

(1) 질병의 발생은 불확실하며, 예측이 어렵다.
(2) 외부경제효과가 발생한다.
(3) 의료에 대한 니드(needs)는 본인의 지불능력이나 증상의 자각 유무에 관계없이 존재한다.
(4) 소비자는 의료서비스의 가치를 판단할 능력이 없다.
(5) 의료는 소비적 요소와 투자적 요소가 혼재한다.
(6) 의료는 노동집약적이다.
(7) 공급자측에 비영리 동기가 있다.
(8) 의료서비스는 교육이나 의학연구와 함께 공동 생산되는 경우가 많다.

이상의 8가지를 앞서 설명한 보건의료분야에 있어서 시장실패의 개념을 현대적 의미에서 보았을 때, 중요도 순으로 정리를 해보자. 우선 우량재(merit good)로서 의료에 가까운 개념은 (3)이 해당된다. (7)은 가치재[1]와 관련이 있는 공정성 등을 포함한 복합적 특징을 가지고 있다. (1)은 불확실성, (4)는 불완전 정보(정보의 비대칭성) 그리고 (8)은 결합생산의 특성을 나타낸다. 이런 것들은 모두 시장을 불완전하게 하는 원인이 된다. (2)의 외부성에 관한 것은 오늘날은 감염성 질환보다는 비감염성 질환이 많기 때문에 외부효과가 반드시 존재한다고는 할 수 없다. 마지막으로 (5)와 (6)은 확실히 의료의 특성이라고는 할 수 있으나, 다른 재화나 서비스에도 많이 볼 수 있는 특성이기 때문에 반드시 시장실패와 관련이 있다고 할 수는 없다.

2 스티글리츠(Joseph E. Stiglitz)에 의한 특성

공공경제학자인 스티글리츠(J. E. Stiglitz)는 의료시장이 왜 제대로 시장기능을 하는 경쟁시장 조건을 충족하고 있지 않을까라는 문제의식 위에 의료시장이 완전경쟁시장 조건을 충족시키지 못하는 원인을 다음과 같이 정리하고 있다.

(1) 불완전한 정보
(2) 의료서비스의 이질성(표준화하기 어려운 상품)
(3) 가격경쟁이 제대로 되고 있지 않음. 광고규제나 의사들의 암묵적 단합 그리고 한 지역내에 병원수가 적음
(4) 제3자 지불제도
(5) 의료과오에 대한 소송
(6) 이윤동기의 부재(병원의 비영리성)

이상 6가지 특징을 보면 J. E. Stiglitz는 의료를 인간의 권리와 같은 인권의식보다는 시장기능을 중시하는 관점에서 바라보고 있음을 알 수 있다. (1)의 불완전 정보나

1) 정부가 개인에게 강제적으로 소비시키고자 하는 재화를 의미한다. 정부 개입을 정당화하는 것으로서, 각 개인은 사회 전체로 볼 때 최선의 행동을 하지 않을 수 있으며, 비록 각 개인이 완전한 정보나 지식을 가지고 있다 하더라도 자신에게 유익하지 않은 행동을 할지 모른다는 전제가 있게 된다. 대표적인 예로 흡연이나 안전벨트의 착용과 같은 것을 들 수 있다. 흡연이 건강에 나쁘다거나 안전벨트의 미착용이 사고발생시 사망위험을 높인다는 것은 알고 있으면서도 여러 가지 이유로 이를 행동에 옮기지 않는다. 안전벨트의 착용이나 초등교육과 같이 정부가 개인에게 강제적으로 소비시키고자 하는 재화를 가치재라 한다.

(2)와 같은 제품의 비표준화와 같은 "거래상의 특성"을 전면에 내세우고 있는 점이 특징이다. 또한 (3)은 가격경쟁을 저해하는 요인이 해소된다면 의료서비스의 가격은 하락할 것이며, 효율성이 향상될 것이라는 의미로 해석해도 될 것이다.

한편 (4)는 의료보장제도가 비효율적인 자원배분의 원인으로서 부정적으로 소개되고 있는 점도 시장중심론자 논리의 당연한 귀결이라 할 수 있다.

(6)의 비영리 조직은 비용최소화 동기가 없다(영리병원은 효율적임)라는 의미로 해석이 가능하며, 비용을 최소화할 수 있는 유인을 가진 조직이 보다 낫다고 하는 것 자체는 의료시장이 완전경쟁시장이 아닌 이상 반드시 그렇다고는 할 수 없으며, 왜 그동안 병원이 비영리 조직의 형태를 취해 왔는가에 관한 이유가 전혀 고려되지 않고 있다.

마지막으로 (5)는 의료에 대한 과오 소송은 의료의 특징이 아니고, 미국사회에 있어서 하나의 병리적 현상이 의료분야에도 나타난 것에 지나지 않는다. 또한 이는 미국 의료비 증가의 한 원인이 되고 있기는 하지만 의료의 사회・경제적 특성과는 관계가 없기 때문에 무시해도 좋을 것이다.

3 보건의료서비스의 사회・경제적 특성[2)]

1) 수요의 불확실성

의료서비스의 경우 미래의 수요를 예측하기란 극히 어렵다. 의료수요 발생의 전제조건이 되는 질병발생의 예측이 불가능하기 때문이다.

언제 어떤 질병이 발생할지 알 수 없는 것이 보통이며, 일단 질병이 발생하면 때로는 막대한 비용을 치료에 투입하게 된다. 이러한 수요의 불확실성과 불규칙성에 집단적으로 대응하기 위하여 건강보험을 갖게 되며, 보험을 통하여 불확실한 큰 손실을 현재의 확실한 적은 손실로 대체하게 되는 것이다.

2) 소비자의 무지

보건의료서비스는 일반 상품과는 달리 소비자의 무지(Consumer ignorance)가 존재한다. 보건의료 소비자는 병이 났을 때 어떤 종류의 병이며 어떤 치료를 받아야 하는가

2) 본 내용은 문옥륜외(2000)의 「의료보장론」과 양봉민(1999)의 「보건경제학」에서 기술된 내용을 주로 요약하였으며, 일부 내용을 추가 보완하였음

에 대한 지식이 없으며, 이와 같은 의학적 지식이나 정보는 의료서비스의 공급자에게 편중되어, 제공되는 서비스의 종류나 범위의 선택에 있어서 소비자는 공급자인 의사에게 크게 의존할 수밖에 없다. 이러한 보건의료에 대한 정보나 지식의 비대칭성(Asymmetry of information) 때문에 의사는 환자의 대리인 역할을 담당하게 되며, 의사가 환자의 이익을 대변하기보다는 주로 의사 자신의 이익을 대변하게 될 때 의료윤리의 문제가 제기되는 것이다. 그 이외에도 소비자의 무지는 의사가 환자의 의료수요를 유발하는 의사유인 수요(Physician-induced demand)의 직접적 원인이 되기도 하며, 따라서 보건의료부문에 '공급이 수요를 창출한다'는 고전경제학에서의 세이의 법칙(Say's law)이 작용하는 기틀이 되기도 한다.

3) 노동집약적 성격

보건의료서비스는 인간에 대한 인적 서비스이므로 노동집약성(Labor intensiveness)이 강하다. 따라서 병원은 단위 면적당 가장 많은 종류의 전문인력들이 집약적으로 일하는 공간이다. 이와 같은 특성 때문에 보건의료산업은 인건비의 비중이 높으며 인건비의 상승에 취약한 구조적 특성을 보이고 있다. 따라서 기업경영식 경비절감의 논리가 그대로 적용될 수 없다. 조직 내 인사관리가 그만큼 어렵다는 얘기도 된다. 아무튼 보건의료서비스가 제구실을 하려면 인적 자원의 개발이 선행되어야 한다.

4) 외부효과의 존재

어떤 경제 주체들(개인 혹은 기업)의 자기 이익을 추구하는 행동이 결과적으로 타인 혹은 다른 기업의 환경에 영향을 미칠 때 이러한 효과들을 총칭하여 외부효과라 한다. 이때 후자가 그 대가로 금전적인 보수를 지불하거나 반대로 받지 않았을 경우, 우리는 외부효과(External effect)가 있다고 한다. 이처럼 외부효과는 타인에게 미치는 영향이 시장(market)을 경유하지 하지 않고 발생하는 것을 말한다. 타인에게 이로운 효과를 제공했을 때 정(+)의 외부효과, 해로움이 되는 효과를 미쳤을 때 負(−)의 외부효과가 있다고 한다. 전자의 대표적인 예로는 양봉업자와 과수원(사과 재배)을 운영하는 농장주의 관계를 들 수 있으며, 후자의 예로는 하천이나 대기를 오염시키는 기업을 들 수 있다.

일반적으로 보건의료서비스는 외부효과가 있다고 한다. 예를 들어 전염성질환인 경우 본인이 예방접종이나 혹은 치료를 통하여 면역이 되었을 경우에 주위의 다른 사람들이 병에 걸릴 확률이 줄어드는 것을 말한다.

만일, 보건의료서비스가 민간시장에 의하여 전담되는 경우에는 서비스의 공급자들은 수익성이 큰 의료서비스의 제공에 치중하는 반면, 수익성이 적은 일차의료서비스나 예방서비스를 등한시함으로써 질병으로 인한 고통의 증대뿐만 아니라 국민들의 건강유지에 필요한 의료비의 증가까지 초래하게 된다. 이러한 현상은 소비자들에게도 마찬가지이다. 정부가 적극적으로 개입하여 예방접종이나 기타 예방서비스를 제공하지 않을 때에는 당장 병에 걸리지 않은 소비자들은 예방접종 등을 선호하지 않게 된다. 이는 예방접종이 필요는 하지만 요구되지는 않음을 의미하기도 한다.

5) 생산의 독점성

다른 재화와는 달리 보건의료서비스는 그 생산권이 한정된 면허자에게만 주어짐으로써 생산부문에 독점권이 형성되어 있다. 인간의 생명을 다루는 서비스이기 때문에 일정 수준 이상의 지식과 기술을 습득한 사람만이 의료서비스 제공을 할 수 있게 하는 것이 의사를 비롯한 의료인력 면허제의 본질이다. 이러한 면허제에 입각한 공급자 자격의 제한은 법이 인정하는 독점이기 때문에 법적 독점이라고 하며, 보건의료부문에 경쟁이 존재하기 어려운 제도적 원인이 된다. 근래 들어서 면허제는 그 본질을 상실한 채 의사를 비롯한 각종 의료인의 높은 소득 및 권위를 보호하는 보호벽 구실을 하는 경우가 많았다. 이들 의료인들은 이익단체를 결성하고 막대한 자금을 갹출하여 정치로비력을 과시할 뿐만 아니라, 보건의료정책이 그들이 추구하는 이익과 상반된 방향일 때에는 진료거부나 투약거부 등의 행동을 함으로써 어떤 면에서는 국민 건강을 위협하기도 한다.

6) 보건의료 공급의 비탄력성

보건의료인의 양성에는 오랜 기간을 필요로 하며, 보건의료시설의 설치에는 막대한 재화가 요구된다. 뿐만 아니라 의과대학이나 치과대학 입학에는 자격요건이 까다롭고 교육이 끝나도 면허를 요구한다. 의료시설 역시 인준요건이 까다로운 편이다. 이러한 제약요건 때문에 보건의료 시장에서 요구하는 공급량을 제때에 공급하지 못하는 경우가 많다. 이와 같은 보건의료 공급의 비탄력성은 가격인상으로 연결되게 마련이다.

공급의 가격탄력성이란 상품의 가격이 변화될 때 공급량의 변화가 얼마나 민감한지를 나타내는 지표이다. 가격이 1% 올랐을 때 공급량이 2% 증가했다면 공급의 가격탄력성은 2가 된다. 공급의 가격탄력성은 공급량의 변화율을 가격의 변화율로 나눈 것이다.

이때 가격탄력성이 1보다 크면 탄력적이라고 하고 1보다 작으면 비탄력적이라 한다.

일반적으로 농산물, 석유나 철 등의 원자재는 공급의 가격탄력성이 작게 나타난다. 가격이 오른다고 바로 공급을 늘릴 수 없기 때문이다. 반면 옷, 볼펜 노트북 등의 공산품은 크게 나타난다.

한편 수요의 가격탄력성은 수요량의 변화율을 가격의 변화율로 나눈 것이다. 사치품의 경우 수요의 가격탄력성은 탄력적이고 필수품은 비탄력적이라 할 수 있다.

7) 우량재[3)]

보건의료서비스는 우량재(Merit goods)에 해당한다. 만일 어떤 의료서비스가 인간의 기본적 권리를 보장하는데 반드시 필요하다고 인정되는 경우, 경제적인 능력이 없어서 의료의 접근이 불가능한 일이 있어서는 안 될 것이다. 이런 경우 정부 개입에 의한 공적 보장제도가 최종적으로 재정적인 부담을 맡아야 할 것이다. 이처럼 사적재 개념에 가까운 의료서비스를 인권 개념에서 국가가 강제적으로 보장한다는 의미에서 우량재로 간주해도 무방할 것이다.

국민은 누구나 생존에 필요한 최소한의 보건의료서비스를 향유할 권리가 있으며, 헌법에 명시된 건강권이 이를 뒷받침하고 있다. 교육이 그러하듯 보건의료서비스도 소비함으로써 국민 개개인뿐만 아니라 국가 전체에도 장기적 이익을 가져다주기 때문에 국가의 책임하에 기본적인 서비스의 제공이 이루어져야 한다. 이러한 이유 때문에 보건의료 부문에 대한 국가 개입의 당위성이 존재하며, 보건의료서비스의 생산・소비・분배를 막연히 시장경제에만 맡길 수 없는 이유가 된다.

8) 소비적 요소와 투자적 요소의 혼재

보건의료서비스는 소비적 요소와 투자적 요소가 혼재되어 있다. 종래에는 보건의료서비스를 대부분 소비재(Consumption goods)에 속한다고 인식하여 왔다. 즉, 보건의료서비스를 생활필수품으로 인정하고 이는 생활수준을 향상시키는 요소로 간주했다. 그러나 경제이론의 발전에 따라 물적 자원(Physical capital)과 동등하게 또는 그 이상으로 인적 자원(Human capital)에 대한 보건 및 교육이 생산적인 투자로 인정됨에 따

3) 우량재란 편익의 내용은 개인에게 귀속되는 사적인 것이지만, 재화나 서비스의 구매나 소비수준을 자유시장에 맡겨서는 사회 전체의 필요량을 충족할 수 없다고 판단될 때, 정부가 개입하여 법적인 강제나 공적비용을 들여서라도 해당 주체에게 배분을 해야 할 재화나 서비스를 의미한다.

라 새로운 각도에서 보건의료서비스를 평가하게 되었다.

다시 말해서, 보건의료는 건강한 노동력을 확보하게 되고 노동의 질과 생산력을 증가시키는 투자재로서 인정된 셈이다. 예를 들어서 보건의료서비스를 필요로 하는 생산층 근로자에게 보건의료서비스가 공급되지 않으면 노동불능 상태에 빠져 생산성이 저하될 수밖에 없다.

이러한 예에서 보듯이 보건의료는 소비적 요소와 투자적 요소가 혼재되어 있으며, 이를 분리하기가 어려운 특성이 있다.

9) 서비스와 교육의 공동생산

보건의료행위는 보건의료서비스와 지식을 동시에 제공하는 경우가 많다. 특히 대학부속병원에서는 수련의들에 대한 교육이 함께 생산되고 있다. 보건의료의 이와 같은 공동생산물로서의 특성 때문에 교육을 실시하고 연구를 하는 경우에는 보건의료의 수준이 높아지게 되지만, 이에는 다음과 같은 문제가 따르게 된다. 일반병원보다는 교육병원의 진료수준이 높고 진료비도 비싼데, 실제로 교육병원에서는 환자 진료에 전념하기보다는 학생 교육이나 연구에도 신경을 써야 하는 경우가 발생하게 된다. 그러므로 교육이나 연구에 소요되는 비용은 환자진료에서 분리시켜야 한다는 의견이 있다. 그러나 현실적으로 할 수 있을 것인지 하는 어려운 문제가 발생하게 된다. 아무튼 보건의료서비스의 생산은 보건의료의 교육과 밀접하게 연결되어 있어서 공동생산물로서의 특성을 지니고 있다.

지금까지 보건의료서비스의 사회·경제적 특성에 관한 몇몇 학자의 연구 내용을 살펴보았으나, 보건의료서비스는 이들 특성 이외에 서비스재로서의 성질, 건강에 대한 니드(needs)에서 유발된 파생수요로서의 특성 등이 있다[4].

4) 이에 대한 구체적 내용은 田中滋, 『醫療政策とヘルスエコノミクス』, 日本評論社, 1993。을 참조하기 바람

제3장

건강보험의 본질 및 유형

제1절 건강보험의 본질

1 건강보험의 의의

보건의료서비스는 수요발생이 불규칙하며, 예측이 불가능하다는 특성을 지닌다는 점을 앞에서 설명한 바 있다. 이는 현재 건강한 사람이라 할지라도 질병이라는 위험이 언제 발생할지 모른다는 것을 의미한다. 이러한 위험에 대처하기 위해 소비자가 택할 수 있는 손쉬운 대안의 하나는 평소의 저축을 통해 위험발생시 이를 해결하고자 하는 방법이다. 그러나 이러한 방법은 중한 질병과 같이 의료비용이 통상적 수준을 넘어서는 예기치 못한 위험에 대해서는 적절한 대응방안이라 할 수 없다. 경우에 따라서는 전 재산을 잃는 수도 있고 파산에까지 이를 수 있다.

개인의 경우에는 언제 질병에 걸릴지, 진료비가 얼마나 소요될지를 전혀 예측할 수 없지만 여러 사람이 모인 인구집단에서는 질병이 어느 정도로 발생하며, 얼마나 입원하는지 등의 발생률, 유병률, 입원율 예측이 가능하다. 즉, 개인에게 발생하는 위험이 불확실한 경우라도 대수의 법칙에 의해 인구집단에 발생할 위험을 계산하는 것이 가능하다.

대수의 법칙이란 특정 사상이 일어나는 것은 개개인의 경우에는 우연일지라도 대량으로 관찰해 보면 일정한 경향이 발견된다는 법칙이다. 보험은 이런 대수의 법칙을 이용하여 위험률을 계산하여 보험료를 산정하게 된다.

따라서 사람들은 의료보험과 같은 집단적 대처방법을 통하여 불확실성을 감소시키고 개인이 처한 위험을 분산시키고자 하는 것이다.

건강보험은 예측이 불가능하고 우연한 상병사고로 인한 위험에 대비하기 위하여 재정적인 준비를 필요로 하는 다수인이 자원을 결합해서 확률계산의 기초하에 의료수요를 상호분담 충족하는 제도라고 할 수 있다.

2 건강보험의 정의

의료보험이란 질병, 부상, 분만, 사망 등에 대하여 보험방식에 의거 가입자들이 평소에 보험료를 내어 기금화하였다가 보험사고가 발생할 경우 보험급여를 해 주는 제도이다. 즉 건강보험은 질병, 부상이라는 불확실한 위험의 발생과 분만, 사망 등으로 인하여 개별 가계가 일시에 과다한 의료비를 지출함에 따라 겪게 되는 어려움을 덜어 주기 위해 보험가입자에게 보험료를 갹출하여 보험급여를 함으로써 국민의 경제적 부담을 덜어 주고 건강을 유지·향상시켜 주는 제도이다.

진정한 의미의 의료보험(medical insurance)이란 상병 자체의 치료를 위한 의료서비스의 제공은 물론 상병으로 인해 일을 하지 못할 때 소득상실 부분에 대하여 상병수당(sickness benefit)까지 지급하는 것을 말한다. 우리나라에서는 2025년 상병수당 제도 도입을 목표로 2022년 7월부터 상병수당 시범사업을 실시하고 있다.

근래 들어 의료보험이 상병을 치료하는 데 그치는 것이 아니라 질병을 예방하고 건강을 증진시키는 것까지 포함해야 한다는 의미에서 건강보험(health insurance)이란 용어로 바뀌어졌다.

3 건강보험의 필요성

1) 과중한 의료비 부담의 경감

건강보험은 일시에 과중한 의료비 부담으로부터 보호하는 데 일차적 목적이 있다. 의료기술이 발달하고 인구의 고령화 및 만성퇴행성질환의 증가는 의료비의 상승을 가져오게 된다. 건강보험은 위험분산 기능을 통하여 상병으로 인한 일시에 과중한 경제적 부담을 경감시키게 된다.

2) 국민간 균등한 의료혜택

지역, 직업, 연령 등에 따른 경제적인 차이로 의료서비스를 제대로 받지 못하는 계층이 생겨난다. 계층간 의료수혜의 불평등이 존재하면 사회적 불만의 원인이 되며, 사회구성원 모두에게 골고루 의료서비스의 혜택을 누릴 수 있도록 하고, 의료이용의 접근성을 높이기 위해서는 건강보험의 실시가 필요하다.

3) 국민의 건강권 실현

요즈음은 보건의료를 제4의 생필품으로 인정하고 있으며, 보건의료서비스는 국민이 마땅히 누려야 할 기본적 생존권의 하나로 인식되고 있다. 따라서 국민의 건강권을 실현하기 위해서는 건강보험 실시의 필요성이 더욱 커지게 된다.

4 사회보험으로서 건강보험의 특징

1) 법률에 의한 강제가입

일정한 법적 요건이 충족되면 본인의 의사에 관계없이 강제적용된다. 이는 보험가입을 기피할 경우 국민 상호간 위험분산을 통하여 의료비를 공동으로 해결하고자 하는 건강보험제도의 목적 실현이 어렵다. 질병위험이 큰 사람만 가입할 경우 보험 역선택(Adverse selection) 현상이 나타나게 되어 보험재정이 파탄되므로 원활한 건강보험 운영이 불가능하기 때문이다.

2) 능력에 따른 보험료의 차등부과

사보험은 급여의 내용, 위험의 정도, 계약의 내용 등에 따라 보험료를 부담하지만, 사회보험방식인 건강보험에서는 사회적인 연대를 기초로 의료비 문제를 해결하는 것이 목적이므로 소득수준 등 보험료 부담능력에 따라 형평성 있게 부담하게 된다.

3) 보험급여의 균등한 혜택

사보험은 보험료 부담수준, 계약내용에 따라 차등급여를 받지만, 사회보험은 보험료 부담수준에 관계없이 필요에 따라 관계 법령에 의하여 균등하게 보험급여를 한다.

4) 보험료 납부의 의무성

가입이 강제적이라는 점에서 건강보험제도의 실효성을 확보하기 위하여 피보험자에게는 보험료 납부의 의무가 주어지며, 보험료 징수의 강제성이 부여된다.

5) 보험료의 분담

사보험에서는 보험료를 가입자가 전액 부담하지만 사회보험에 있어서는 노사가 분담하거나 정부가 일부를 부담한다. 우리나라에서는 지역가입자의 경우 정부가 보험비용의 약 50%를 부담하고 있다.

제2절 건강보험의 유형

건강보험은 다른 보험과는 달리 의료서비스 자체가 급여의 대상이 되기 때문에 피보험자와 보험자 사이에 의료공급자인 의료기관이 존재한다. 이들 3자간의 관계에 따라 건강보험의 유형은 현금배상형, 제3자 지불제형, 그리고 변이형으로 나눌 수 있다.

1 현금배상형

현금배상형(cash reimbursed type) 건강보험이란, 피보험자가 자유의사에 따라 의료기관을 이용하고 진료비를 지불한 후 영수증을 보험자에게 제출하면 약정한 비율의 현금을 보험급여로 상환받게 되는 형태를 말한다. 이를 상환제 또는 환불제라고도 하며 이 유형의 대표적인 나라가 프랑스이다. 프랑스에서 피보험자가 주치의에게 진료를 받는 경

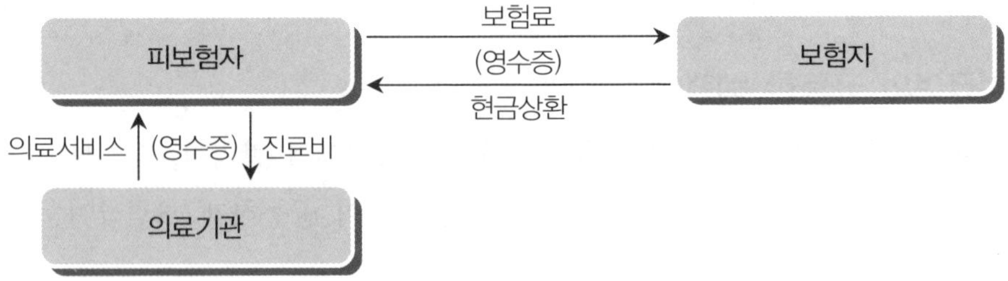

[그림 3-1] 현금배상형 건강보험

우 협약 진료수가의 70%를 환불받게 된다(www.ameli.fr). 이 유형은 피보험자의 의료기관 선택권을 최대한으로 보장할 수 있으나 의료 이용시 현금을 지녀야 한다는 단점이 있으므로 저소득층의 의료이용에 제약을 주게 된다. 피보험자가 의료공급체계에 대한 영향력이 거의 전무하여 의료공급체계의 합리화를 촉진시킬 수 없다. 의료기관은 환자로부터 진료비를 바로 받게 되기 때문에 진료비를 청구해야 하는 불편이 없게 된다.

2 제3자 지불제형(직접서비스형)

제3자 지불제형(third party payment type) 건강보험은 피보험자가 의료기관을 이용할 때 진료비를 부담하지 않거나 일부만을 부담하고 의료기관이 나머지 진료비를 보험자에게 청구하면, 보험자가 이를 심사하여 지불하는 유형이다. 제3자 지불방식을 직접서비스형이라고도 한다. 우리나라를 비롯하여 독일, 일본 등 사회보험 방식의 건강보험을 실시하고 있는 나라들이 가장 보편적으로 채택하고 있는 유형이다.

이 유형은 피보험자들의 의료기관 선택권이 제한될 소지가 있으나, 의료이용시 환자 본인부담이 없거나 아주 적어서 저소득층의 의료이용에 대한 제약이 현금배상형보다 적다. 환자들은 진료비에 대한 인식이 약하므로 과도한 진료를 받으려 하는 수진남용이 문제가 될 수 있다.

의료기관은 제3자인 보험자로부터 진료비를 받게 됨으로써 과잉진료 및 부당청구의 문제가 생길 수 있고 진료비심사에 대하여 보험자와 의료기관간의 갈등이 나타날 수 있다. 보험자는 의료서비스의 질, 양 및 비용에 대한 영향력을 행사할 수 있으므로 의료공급체계의 합리화를 기할 수 있다.

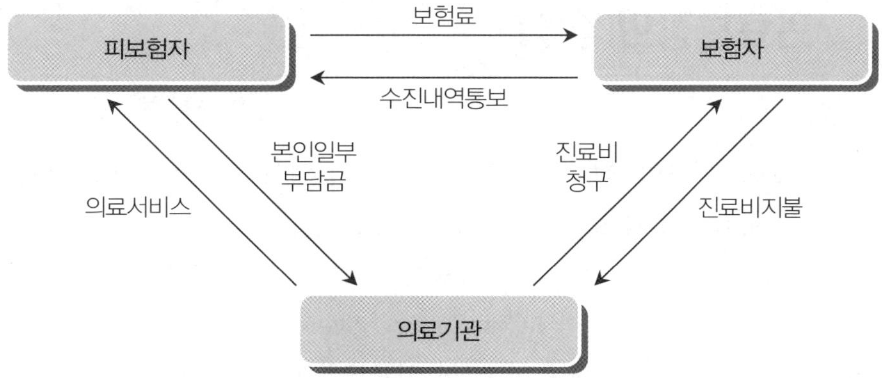

[그림 3-2] 제3자 지불제형 건강보험

3 변이형

변이형(variant type) 건강보험은 보험자가 의료기관을 직접 소유하거나 타 의료기관과의 계약에 의하여 피보험자들에게 포괄적인 의료서비스를 제공함으로써 의료비를 절감하고자 하는 유형이다. 이 유형은 주로 남미 국가들이 채택하고 있으며, 미국의 건강유지기구(Health Maintenance Organization)도 여기에 속한다. 이 유형은 보험자가 의료기관의 경영에 직접 참여함으로써 의료비절감의 효과를 거두는데 주목적이 있다. 이 유형의 장점은 진료비심사가 필요 없고 행정절차가 간편하다. 그러나 직접서비스형에 비하여 피보험자들의 의료기관 선택권 제한과 의료서비스 제공량의 최소화 등이 문제될 수 있다.

우리나라에서 보험자가 직영하던 의료기관의 예로는 부산청십자의원이 있었다. 1968년 부산 복음병원을 모체로 부산청십자의료보험조합이 설립되었다. 1975년부터 80년대초까지 부산청십자의료보험조합 부속 청십자의원이 개설되어 직영의료기관으로서 가입자들에게 의료서비스를 제공하였다. 그리고 국민건강보험공단 일산병원이 이 유형의 하나라 할 수 있다.

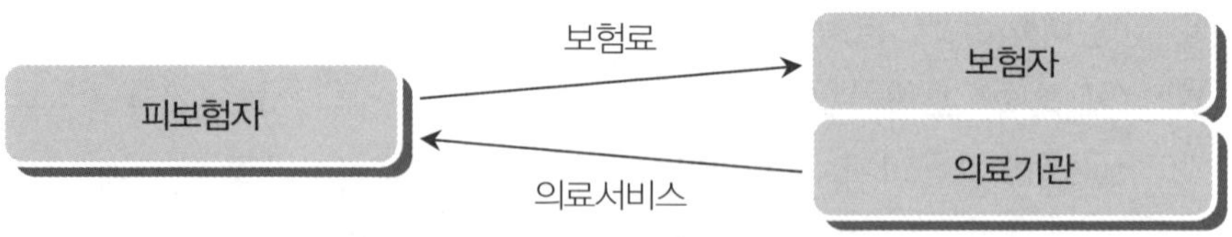

[그림 3-3] 변이형 건강보험

제3절 의료보장의 유형

OECD는 의료보장제도의 형태를 크게 3종류로 구분하고 있다. ① 사회보험형태의 국민건강보험방식(National Health Insurance : NHI), ② 조세에 의한 재원 조달을 통해 국민에게 무상으로 보건의료서비스를 제공하는 국민보건서비스방식(National Health Services : NHS), ③ 민간보험방식(Consumer Sovereignty Model) 등이다.

이들 의료보장제도의 3가지 형태 중 공적 의료보장제도로는 국민건강보험방식(NHI)

과 국민보건서비스방식(NHS)이 있다. 국민건강보험방식(NHI)을 취하고 있는 국가로는 독일, 프랑스, 일본, 한국, 대만 등이 있으며, 국민보건서비스방식(NHS)으로 의료를 제공하고 있는 국가로는 영국, 스웨덴, 이탈리아 등이 있다.

1 국민보건서비스방식(NHS)

국민보건서비스방식은 국민의 의료문제는 국가가 책임져야 한다는 관점에서 정부의 일반조세로 재원을 마련하여 모든 국민에게 거의 무상으로 의료를 제공하는 방식이다. 이는 국가의 직접적 의료 관장방식으로 일명 조세방식, 또는 영국의 베버리지가 제안하였기 때문에 베버리지방식이라고 한다.

이 경우 의료기관의 상당부분이 사회화내지 국유화되어 있으며, 이 방식을 채택하고 있는 국가로는 영국, 스웨덴, 이탈리아 등이 있다.

국민보건서비스방식(NHS)을 채택하고 있는 나라에서는 소득수준에 관계없이 모든 국민에게 포괄적이고 균등한 의료를 보장하고 있다. 정부가 관리주체이므로 의료공급이 공공화되어 의료비 증가에 대한 통제가 강하고 조세제도를 통한 재원조달로 비교적 소득재분배효과가 강하다는 장점이 있다. 반면에 의료의 사회화를 초래하여 상대적으로 의료의 질이 낮고, 조세에 의한 의료비 재원조달에 많은 어려움을 겪고 있다. 한편 정부의 과다한 복지비용 부담이 문제가 되고 있으며, 의료수요자측의 비용인식 부족, 장기간 진료대기 문제 등 부작용이 나타나고 있어 이에 대한 제도개혁의 필요성이 증가되고 있다.

2 국민건강보험방식(NHI)

국민건강보험방식(NHI)은 의료비에 대한 국민의 자기 책임의식을 견지하되 이를 사회화하여 정부기관이 아닌 보험자가 보험료로 재원을 마련하여 의료를 보장하는 방식으로 비스마르크방식이라고도 한다. 정부는 대부분 후견적 지원과 감독을 행하게 된다. 독일의 비스마르크가 창시한 이래 독일, 프랑스, 일본, 우리나라 등이 이와 같은 방식을 취하고 있다.

국민건강보험방식(NHI)을 채택하고 있는 나라에서는 조합원이 대표 의결기구를 통해 건강보험운영에 관한 의사결정에 참여함으로써 제도운영의 민주성을 기할 수 있고, 국민의 비용의식이 강하게 작용하며, 상대적으로 양질의 의료를 제공할 수 있다는 장점이 있으나 소득유형 등이 서로 다른 구성원에 대한 단일 보험료 부과기준 적용의 어려움, 의료비증가에 대한 억제기능이 취약하여 보험재정 안정을 위한 노력이 필요하다.

국민건강보험방식(NHI)과 국민보건서비스방식(NHS)간의 차이를 정리하면 [표 3-1]과 같다.

[표 3-1] 국민건강보험과 국민보건서비스의 비교

구 분		국민건강보험(NHI)	국민보건서비스(NHS)
적용대상 관리		국민을 근로자, 공무원, 자영자 등으로 구분 관리	전국민을 일괄 적용 (집단 구분 없음)
재원조달		보험료, 일부 국고지원	정부 일반조세
의료기관		• 민간 의료기관 중심 • 의료의 사유화 전제	• 공공의료기관 중심 • 의료의 사회화 전제
급여내용		치료 중심적	예방 중심적
의료보수 산정방법		의료기관과의 계약에 의한 행위별 수가제	• 일반 개원의는 인두제 • 병원급은 의사 봉급제
관리기구		보험자(조합 또는 금고)	정부기관(사회보험청 등)
국 가		독일, 프랑스, 네덜란드, 일본 등	영국, 스웨덴, 이탈리아 등
장단점	기본철학	의료비에 대한 국민의 1차적 책임의식 견지(국민의 정부의존 최소화)	국민의료비에 대한 국가 책임견지, 전국민 보편 적용(국민의 정부의존 심화)
	국민의료비	의료비 억제기능 취약	의료비 통제효과 강함
	재원조달 형평성	• 보험자간 보험료 부과의 형평성 부족 • 보험자간 재정 불균형 우려	• 조세에 의한 재원조달로 소득재분배 효과(선진국) • 조세체계가 선진화 되지 않은 경우 소득역진 초래
	의료서비스	• 상대적으로 양질의 의료 제공 • 첨단 의료기술 발전에 긍정적 영향	• 의료의 질 저하, 입원 대기환자 급증(대기시간 장기화, 개원의의 입원의뢰 남발) • 민간 사보험의 가입 경향 증가로 국민의 2중 부담 초래
	관리운영	• 조합중심 자율적 운영 • 상대적으로 관리운영비 많이 소요(보험료 징수 등)	• 정부기관 직접관리(가입자의 운영참여 배제) • 관리운영비 절감(보험료 징수인력 불필요)

3 민간의료보험제도

주요 국가들에 있어 의료보장에 있어서 민간의료보험의 역할은 대단히 크다. 특히,

미국에서는 공적의료보장의 대상이 노령자 등 특정인에 한정되어 있어 대부분의 의료보장을 민간의료보험에 의존하고 있다. 미국의 민간의료보험은 생명보험회사나 손해보험회사 등 영리보험회사와 지역주민의 의료보장을 목적으로 하는 블루크로스(Blue Cross), 블루실드(Blue Shield) 등 비영리단체, 그리고 건강유지기구(HMO; Health Maintenance Organization), 공급자선호조직(PPO; Preferred Provider Organization) 등의 새로운 체제도 있다.

공적의료보험제도가 발달되어 있는 유럽에서도 민간의료보험의 역할은 큰데 국가에 따라 그 비중이 약간씩 다르다.

독일은 총인구의 약 9.5%가 민간보험에 가입하고 있으며, 이들의 대부분은 고액소득자이다. 공적의료보험이 일정이상의 소득이 있는 자를 임의로 가입시키고 있기 때문에 이들 고소득자 등을 대상으로 하여 포괄적인 의료보험상품이 개발되고 있다.

프랑스에서는 국민의 거의 100%가 공적의료보험에 가입하고 있으나 공적제도의 급여율이 낮기 때문에 환자본인부담분을 대상으로 하는 민간보험이 성행하고 있다. 민간의료보험은 공적제도에서 제공하지 않는 의료서비스에 대한 보완적 의료보험으로 이용자가 비용을 부담한다. 민간의료보험은 주로 비영리로 운영되고 있기 때문에 국민의 상당수가 가입하고 있다. 이처럼 민간의료보험은 공적보험의 보완적 역할을 담당하고 있기 때문에, 민간보험의 급여는 공적보험의 급여가 실시된 후에야 비로소 제공되어야 하는 것과 민간보험의 급여는 공적제도에 있어 환자부담의 존재의의가 상실되지 않도록 환자부담 전액을 급여하는 것을 법으로 금지하고 있다.

영국에서는 국제적인 건강보험그룹인 보증유한책임회사(British United Provident Association : BUPA)로 대표되는 비영리단체에 의해 민간보험제도가 운영되고 있으며 국민의 약 10%가 가입하고 있다. 보험대상은 순수한 사적보장과 NHS병원의 유료병상(pay bed)이다. NHS제도하에서는 의료서비스의 질저하가 문제되고 있으며, 특히 입원에 있어 장기간 대기해야 하는 문제 등으로 민간보험을 이용하고 있다.

제4장

한국 건강보험의 발전사

제1절 건강보험의 연혁

건강보험은 질병, 부상, 분만 또는 사망으로 인하여 일시에 많이 발생하는 가계 지출에 대하여 보험방식을 이용하여 위험을 분산시킴으로써 생활의 안정을 도모하는 사회보장제도의 하나이다. 독일에서는 비스마르크 시대인 1883년 근로자 질병보험법을 제정하여 사회보험으로써 건강보험을 처음 실시하였다. 우리나라에서는 사회보험으로서 의료보험은 1977년 7월 1일 500인 이상 사업장 근로자를 대상으로 한 직장의료보험이 처음으로 실시되었다. 이후 1979년에는 공무원 및 사립학교 교직원 의료보험법에 의한 공무원 및 사립학교 교직원과 직장의료보험의 확대로 300인 이상 사업장 근로자, 1988년 농어촌 지역의료보험, 1989년 도시 자영자를 대상으로 한 지역의료보험이 실시되면서 전국민 의료보험시대를 맞게 되었다.

그리고 1987년 2월부터는 한방의료보험이 실시되었으며 1989년 10월부터는 약국의료보험이 실시되었다.

또한 1998년 10월부터는 공・교의료보험과 지역의료보험이 통합되었으며 1999년 2월 국민건강보험법이 제정됨에 따라 2000년 7월부터는 직장의료보험까지 통합된 국민건강보험이 실시되고 있다. 우리나라의 건강보험 발전과정을 요약하면 다음과 같다.

□ 1961년 : 헌법에 사회보장 증진과 국민보건 향상에 대한 국가의 보호 조항 신설

□ 1962년 : 사회보장심의위원회 발족

□ 1963년 11월 사회보장에 관한 법률, 동년 12월 의료보험법 제정
임의적용방식으로 사회여건에도 맞지 않아 유명무실하였음

□ 1970년 근로자, 공무원, 군인 등을 적용대상으로 강제적용하는 의료보험법 1차개정, 보험강제적용의 문제점 등 제반 여건상의 어려움으로 그 시행령조차 마련하지 못함

□ 1976년 임의적용과 강제적용의 병행으로 범위를 단계적으로 확대할 수 있도록 하는 내용으로 전문 2차개정됨

□ 1977년 7월 1일부터 500인 이상 사업장근로자와 공업단지 근로자 강제적용

□ 1979년 7월 300인 이상의 사업장근로자까지 적용범위 확대

※ 1977년 12월 공·교 의료보험법을 제정하여 1979년 1월부터 공무원 및 사립학교 교직원 의료보험 실시

□ 1980년대 이르러서는 전국민의료보험 실시를 위한 준비에 착수

□ 1981년 7월 홍천군, 옥구군, 군위군을 대상으로 지역의료보험 1차시범사업

□ 1982년 7월 강화군, 보은군, 목포시를 대상으로 지역의료보험 2차시범사업

□ 직장의료보험은 1981년 100인 이상 사업장근로자, 1983년 16인 이상 사업장근로자 등으로 적용범위를 확대, 1988년 5인 이상 사업장근로자까지 확대적용, 2001년 모든 사업장으로 확대 적용

□ 지역의료보험은 1988년 1월 농어촌지역에 실시, 1989년 7월에는 도시지역까지 확대 실시(임의조합인 직종의료보험조합은 해산되어 지역의료보험 적용), 우리나라는 의료보험실시 12년 만에 전국민의료보험을 달성함

□ 1989년 10월 : 약국의료보험 실시

□ 1997년 12월 국민의료보험법이 제정되고, 1998년 10월 1일 동법에 의한 국민의료보험관리공단이 출범함에 따라 그 동안 다수 보험자방식인 조합주의 방식에서 단일 보험자방식인 통합주의 방식으로 변경, 공·교의료보험(의료보험관리공단)과 지역의료보험(227개 지역의료보험조합) 통합

□ 1998년 2월 노·사·정위원회에서 의료보험 통합 합의, 2000년 1월 시행 예정으로 140개 직장의료보험조합까지를 포함한 완전통합 합의

□ 1999년 2월 8일 '국민건강보험법' 제정

□ 2000년 7월 지역, 공·교, 직장의료보험이 완전 통합되는 '국민건강보험법' 시행
지역의료보험과 공·교의료보험 외에 직장의료보험이 완전 통합되는 '국민건강보험법'이 1998년 12월 23일 국회에서 통과되었으며, 1999년에 통합 실무작업을 거

쳐 2000년 7월부터는 통합 건강보험체제가 출범하였다. 한편 2003년 7월부터는 직장의료보험과 지역의료보험의 재정이 통합되어 운영되고 있다.

- 2022년 7월 4일 전국 6개 지역(종로구, 천안시, 순천시, 창원시, 부천시, 포항시) 대상 상병수당 1단계 시범사업
- 2023년 7월 3일 전국 4개 지역(안양시, 대구 달서구, 용인시, 익산시) 대상 상병수당 2단계 시범사업

제2절 건강보험의 발전단계

1 임의 의료보험기(1963년~1976년)

1) 의료보험조합의 설립

1963년 최초의 의료보험법을 제정할 때 당초 법률안은 강제적용 방식을 원칙으로 하였으나 법안의 심의과정에서 강제성 원칙이 임의성 원칙으로 변화하였다. 의료보험법이 시행되고 임의적용 방식의 의료보험이 제도화되었음에도 불구하고 제반 여건이 마련되지 않아 의료보험 적용대상 인구는 많지 않았다.

(1) 근로자 대상 의료보험조합

근로자를 대상으로 한 의료보험의 실시는 1965년 11월 1일에 호남비료주식회사(한국종합화학 주식회사)가 최초로 의료보험조합을 설립하면서 부터이다. 이때 의료보험 적용대상 인구는 가입세대주 343명, 피부양가족 1,730명으로 총 2,073명이었다. 그리고 1966년 4월 1일에 경상북도 문경에 있는 봉명흑연광업소가 두번째로 의료보험조합을 설립하였으며, 1973년 7월에 대한석유공사 의료보험조합, 1975년 5월에 대구지역 교육재단이 협성의료보험조합을 각각 설립하였다. 이들 4개의 피용근로자 의료보험조합의 적용대상 인구는 1975년 당시 약 12,000명 정도이었다.

(2) 자영자 대상 의료보험조합

한편 일반 지역주민을 대상으로 하는 자영자 의료보험으로는 1969년 10월 1일 부산

청십자의료보험조합이 최초로 설립되었다. 그 당시 부산 복음병원장인 장기려박사가 시민의 보건향상을 위하여 미국의 청십자의료보험을 도입하였다. 이 조합의 적용대상인구는 당년도에 17,669명에 이르렀다.

[표 4-1] 근로자 대상 의료보험조합

설립연도	의료보험조합
1965년	호남비료 의료보험조합
1966년	봉명광업소 의료보험조합
1973년	대한석유공사 의료보험조합
1975년	협성의료보험조합

임의적용 방식의 자영자 의료보험조합은 그 후에도 몇 개가 더 설립되었다. 즉 옥구청십자 의료보험조합(1973), 춘성 의료보험조합(1974), 거제청십자 의료보험조합(1974), 백령적십자 의료보험조합(1974), 영동 의료보험조합(1975), 증평메리놀 의료보험조합(1975) 등이 설립되었다. 부산청십자 의료보험조합 등 7개 조합의 의료보험 적용대상인구는 1975년 당시 55,963명에 이르게 되었다.

[표 4-2] 자영자 대상 의료보험조합

설립연도	의료보험조합
1969년	부산청십자 의료보험조합
1973년	옥구청십자 의료보험조합
1974년	춘성 의료보험조합
1974년	거제청십자 의료보험조합
1974년	백령적십자 의료보험조합
1975년	영동 의료보험조합
1975년	증평메리놀 의료보험조합

(3) 정부 미인가 의료보험조합

앞에서 언급한 것과 같이 정부의 인가를 받은 11개의 의료보험조합 이외에도 단체 가입자를 주대상으로 하는 서울청십자 의료보험협동조합, 전주지방의 전북의료보험협동조합, 광주지방의 밀알 의료보험조합, 연세대학교가 지원하였던 강화군 봉화의료보험조합 및 각 대학의 대학생 의료보험조합 등 정부 미인가 의료보험조합이 약 17개나 생겨났다.

대학의료보험은 1961년 9월 서울대학교에서 부속병원을 지정병원으로 하여 교직원과 가족에 대한 의료보험을 실시하였고, 1965년 4월부터는 학생까지 적용시켰다. 그후 1969년에는 이화여자대학교, 1972년에는 연세대학교, 경희대학교, 가톨릭의과대학 등에서 부속병원을 이용하여 의료보험을 적용시키게 되었다.

이렇듯 의료보험이 전국으로 확대되고 있었지만 1976년말 전국의 가입자를 다 합쳐도 약 16만명 정도로 전국민의 0.5%만이 의료보험 혜택을 받을 뿐이었다.

2) 임의 의료보험의 문제점

우리나라에서 1977년 사회보험으로써 의료보험이 실시되기 전까지는 강제적용이 아닌 임의적용 방식이기 때문에 의료보험의 발전을 크게 기대할 수가 없었다. 정부의 인가를 받아 운영하는 의료보험조합으로는 근로자를 대상으로 한 4개의 피용자 의료보험조합과 자영자를 대상으로 한 7개의 자영자 의료보험조합이 있었다. 또한 정부의 인가를 받지 않은 서울청십자 의료보험조합 및 대학에서는 교직원을 대상으로 한 대학 의료보험조합이 생겨났지만 그 적용을 받는 국민의 수는 극히 일부분에 지나지 않았다.

이러한 임의적용 방식의 의료보험은 의료보장제도로서는 한계성을 지니고 있는 것이다.

첫째, 적용대상자면에서 강제성의 원칙을 적용하지 않기 때문에 가입자가 필요할 때 가입하고 필요가 없을 때에는 탈퇴하는 이른바 역선택의 문제가 생겨 대상인구가 크게 늘어나지 않는 문제점을 지니고 있었다.

둘째, 이용할 수 있는 의료기관을 제한하고 보험급여의 종류와 범위도 제한하기 때문에 가입대상자의 의료욕구를 완전히 충족시켜 줄 수 없는 한계성을 지니고 있었다. 더욱이 진료시의 본인 부담비율도 30～50%에 이르러 의료보장의 구실을 제대로 하지 못하였다.

셋째, 가입자가 부담하는 보험료는 소득계층이나 부담능력에 상관없이 같게 되어 있었기 때문에 부담능력이 상대적으로 부족한 저소득계층의 국민은 가입하기가 어렵거나 가입하더라도 보험료 부담 자체가 어려운 문제점을 지니고 있었다.

넷째, 의료보험조합의 운영에 따른 관리운영비가 지나치게 과다하였다. 이와 같은 한계성 때문에 임의적용 방식의 의료보험은 크게 발전되지 못하였다.

임의적용 방식의 의료보험제도는 1976년 의료보험법이 전면 개정됨에 따라 크게 변모하게 되었다. 새로운 의료보험법이 강제적용 방식의 사회보험제도를 본격적으로 실시할 채비를 갖추게 되었기 때문에 임의적용 제도가 설 자리를 찾기 어렵게 된 것이다.

임의적용 방식은 어차피 경과조치적 성격의 제도이기 때문에 강제적용 제도의 확대에 따라 그 자취를 감추게 되는 것은 당연한 귀결이라고도 할 수 있다.

그러나 강제적용 제도의 확대가 한꺼번에 이루어지지 않고 긴 시간을 두고 단계별로 발전됨에 따라 임의적용 방식의 제도도 오랜 기간 동안 그 생명을 유지하게 되었다. 생명을 유지하는 정도만이 아니라 강제적용 대상에서 제외된 국민을 대상으로 하여 한 때는 적용인구를 크게 확대하여 나가기도 하였다.

2 사회보험으로서 의료보험 확장기(1977년~1989년)

1) 직장의료보험

1976년 의료보험법을 전면 개정하고 강제적용 방식의 의료보험제도를 본격적으로 실시하면서 맨 먼저 의료보험의 적용이 확대된 부문은 피용자 즉 근로자 집단이다. 근로자 집단도 공무원과 교직원은 별도로 분리하여 적용하기로 하고, 또 사업장의 근로자도 그 사업장이 규모에 따라 단계적으로 강제적용의 대상을 확대하기로 하였다.

1977년 7월 1일부터 제일 먼저 강제적용의 대상이 된 근로자 집단은 500인 이상을 고용하는 사업장과 공업단지 내 사업장의 근로자들이었다. 당시 이 범위에 포함되는 사업장 근로자를 대상으로 486개의 조합이 설립되었고, 그 수혜대상 인구는 약 300만명 정도이었다.

1977년 7월 이후 강제적용의 대상이 되는 사업장의 기준도 점차 확대되었으며, 따라서 의료보험 적용대상 인구도 계속 확대되어 나갔다. 우선 강제적용 대상 사업장의 기준은 1977년 7월 1일 500명 이상에서, 1979년 7월 1일 300명 이상, 1981년 1월 1일 100명 이상, 1983년 1월 1일 16명 이상으로 그 수혜대상자의 범위를 확대하였다.

그리고 1988년 8월 1일 농어촌지역 의료보험의 실시와 더불어 5인 이상 고용사업장까지 강제적용의 범위를 확대하였으며 2001년부터는 모든 사업장으로 확대 적용시켰다.

이와 같은 강제적용 기준의 확대와 함께 산업화에 따른 사업장 및 근로자의 증가가 겹쳐 근로자 의료보험의 적용인구는 1977년 이후 계속 증가하였다. 1989년 전국민 의료보장 시기에는 그 수가 약 1,650만명으로 전인구의 37.4%에 이르게 되었다.

근로자 의료보험 적용인구는 물론 피보험자와 피보험자에 의하여 생계를 유지하는 피부양자를 포함하는 숫자이다. 1977년 이후 1989년까지 직장의료보험의 적용인구의 변화추이는 [표 4-3]과 같다.

[표 4-3] 직장의료보험 적용인구의 변화추이 (단위 : 천명)

구분	1978	1980	1982	1984	1986	1988	1989
적용인구	3,820	5,381	8,998	11,646	13,294	16,267	16,506
피보험자	1,648	1,971	3,003	3,788	4,309	5,268	5,306
피부양자	2,172	3,410	5,965	7,858	8,985	10,999	11,200

자료 : 각년도 보건복지통계연보

2) 공 · 교의료보험

다른 하나의 피용자 의료보험인 공무원 및 사립학교 교직원 의료보험은 별도의 법률인 공무원 및 사립학교 교직원 의료보험법에 따라 따로 발전되어 왔다. 이 법은 공무원, 사립학교 교직원, 군인, 일반 의료보험의 적용을 받지 아니하는 공적 연금수급자와 그 부양가족을 대상으로 하였다.

1977년 피용자 의료보험을 시작할 때 공무원과 교직원을 동시에 적용하는 문제도 검토하였으나 이들은 각기 공무원 연금제도나 교원 연금제도에 따라 재해보상과 의료급여를 받을 수 있다는 판단에 따라 그 적용대상에서 제외되었다. 그러나 그후 이들 특수연금제도를 다시 검토한 결과 연금제도에 의한 의료급여로는 이들 특수 직역 대상자와 그 가족에 대한 의료보장을 제대로 할 수 없다는 판단을 하게 됨에 따라 그해 연말 공·교의료보험법을 별도로 제정한 것이다.

이 공무원 및 사립학교교직원 의료보험은 당초 공무원과 사립학교 교원에 대해서만 적용하였으나 그 후 꾸준히 그 적용대상 범위를 확대하여 왔다. 즉 1980년에는 군인가족과 사립학교의 직원이 추가로 적용대상에 포함되었고, 1981년에는 공무원 및 교직원 퇴직연금 수급자와 군인퇴역연금 수급자를 포함하게 되었으며, 1982년에는 국회의원을 1985년에는 퇴직 및 퇴역연금 일시금 수급자를 1986년에는 퇴직 · 퇴역 · 장해 · 상이연금 수급자와 유족까지를 그 적용대상에 포함시키게 되었다.

이 중에서 연금수급자는 전국민 의료보험의 실시와 함께 지역의료보험의 적용대상으로 편입하게 되었다.

이러한 피보험자의 적용확대와 함께 피부양자의 범위도 확대되어 1981년에는 시부모를 1985년에는 장인, 장모를 그 대상에 포함하였다. 이렇게 하여 1989년 당시 공 · 교의료보험의 적용대상 인구는 약 447만명으로 대상 인구는 [표 4-4]와 같이 변화하여 왔다.

[표 4-4] 공 · 교의료보험 적용인구의 변화추이 (단위 : 천명)

구분	1979	1981	1983	1985	1987	1988	1989
적용인구	3,044	3,977	4,010	4,210	4,364	4,508	4,471
피보험자	741	988	986	1,039	1,108	1,158	1,170
피부양자	2,303	2,990	3,204	3,171	3,256	3,350	3,301

자료 : 각년도 보건복지통계연보

3 지역의료보험 시범사업기(1981년~1989년)

1) 개 요

사업장 근로자를 중심으로 한 의료보험을 확대해 나가는 과정에서 늘 과제로 남아 있었던 문제는 자영자 등 일반 지역주민에 대한 의료보험을 어떻게 확대할 것인가 하는 것이었다.

조직화된 근로자를 먼저 적용하고 조직화되지 않은 지역주민을 다음에 적용하는 것은 선진국의 경험이기도 하지만 우리나라에서도 이와 같은 단계적 적용이 불가피했던 것이다.

더욱이 의료보험 적용대상자에 대해서는 정부가 통제하는 낮은 수준의 의료보험 수가를 적용하고 미적용 대상자에 대해서는 종전처럼 보다 비싼 일반수가를 적용하기 때문에 의료보험의 적용을 받지 못하는 자영자 등 미적용계층은 의료비 부담면에서 큰 손해를 보게 되었다. 이러한 이유로 미적용계층의 의료보험에 대한 적용욕구가 점차 커져갔기 때문에 국가적으로는 의료보험의 적용계층과 미적용계층간의 격차 문제를 오랫동안 방치할 수 없게 되었다.

2) 지역의료보험 시범사업

지역의료보험 시범사업은 정부가 자영자계층의 의료보장 문제에 대응하는 한편 이들 자영자에 대한 의료보험 제도의 실시 가능성을 모색해 보고 가능한 경우 우리 실정에 가장 적합한 제도의 모형을 개발하기 위하여 실시한 것이다.

이 시범사업은 1981년 7월 1일부터 강원도 홍천군, 전라북도 옥구군, 경상북도 군위군 등 3개군과 1982년 7월 1일부터는 경기도 강화군, 충청북도 보은군, 전라남도 목포시 등 3개 시군에서 실시되었다. 이들 6개 시군에서는 적용 사업장 근로자를 대상으로 하는 직장의료보험, 공·교의료보험 또는 의료보호 등 다른 종류의 의료보장 제도의 적용대상 인구를 제외한 지역주민 모두를 시범사업의 적용대상으로 하였기 때문에 이들 지역에서는 전체주민 의료보장이 실현된 셈이었다.

1982년 7월 1일 현재 이들 6개 시범사업 지역에서 의료보험의 적용대상이 된 지역주민은 해당지역 전체인구의 약 70% 정도로서 상당부분을 차지하였다.

지역의료보험 시범사업에서도 의료보험법에 따라 강제적용 방식을 적용하였다. 이러한 시범사업은 당초 1984년까지 실시해 보고자 하였으나 결국 1989년 전국민 의료보험 시기까지 계속되었다.

이 시범사업은 지역주민 의료보험 제도의 모형을 개발하는데는 나름대로 기여하였다. 그러나 지역의료보험 시범사업의 재정상태는 계속해서 적자를 면치 못하였으며, 이 보험재정의 적자문제는 그 이후 의료보험 제도의 확대에 최대의 걸림돌로 작용하였다.

시범사업에서 가장 큰 문제는 재원조달에 관한 것이었다. 지역의료보험은 제도상으로나 정부의 방침상으로나 필요한 보험료의 전액을 피보험자가 전액 자부담하도록 되어 있었다. 그런데 지역의료보험 피보험자의 보험료 부담능력은 부족한 것으로 평가되었다.

시범사업에서 가장 큰 실험의 대상이 된 것은 보험료를 책정·부과하고 징수하는 문제였다. 시범지역에서 보험료는 기본적으로 주민의 소득수준 등 능력에 따라 등급제로 부과하기로 하였다. 능력에 따른 형평부담과 소득재분배의 원리를 실현하기 위한 것이다. 그러나 세대별 소득수준을 정확하게 파악하기가 어렵고 그 소득수준에 맞게 보험료를 부과하는 객관적 기준을 정하기가 매우 어려웠다.

3) 지역의료보험의 문제점

1981년부터 실시한 지역의료보험 시범사업은 의료보험을 장차 전국민으로 확대시키기 위한 준비과정으로 실시하게 되었다. 그러나 자영자를 대상으로 한 지역의료보험 시범사업을 실시함에 다음과 같은 문제점들이 있었다.

첫째, 보험료 갹출에 있어 가장 중요한 것은 대상자들에 대한 소득파악이다. 그러나 농어촌 주민 등 자영자들에 대한 소득파악이 어려웠다.

둘째, 직장의료보험은 사업장을 통한 보험료의 원천징수가 가능하나 자영자들은 원천징수가 곤란하므로 보험료징수가 어려웠다. 실제 농촌의 경우는 계절적 특수성이 있어 보험료의 기간내 납부가 어려웠다.

셋째, 일반적으로 주민들의 보험료 부담능력이 부족하였으며, 보험에 대한 이해가 부족하였다.

넷째, 의료기관 분포의 지역적 불균형으로 농어촌 지역에서는 의료서비스 즉 보험급여의 혜택을 제대로 받기가 어려웠다.

이와 같은 문제점에 대하여 정부와 의료보험조합에서는 보험료 징수율을 높이기 위하여 의료보험에 대한 홍보강화, 체납자에 대한 강제징수 등 여러 가지 방법을 동원하기도 하였다.

4) 한방의료보험 시범사업

우리나라 국민들의 한방의료에 대한 선호도가 높음을 감안하여 요양기관 지정에서 제외되었던 한방의료기관에 대한 보험급여를 전국적으로 실시하기 위한 준비단계로 충청북도 청주시와 청원군을 한방의료보험 시범사업 지역으로 선정하였다. 이 지역에 있는 한의원 24개소를 요양기관으로 지정한 후, 1984년 12월 1일부터 1986년 11월 30일까지 2년간에 걸쳐 한방의료보험 시범사업을 실시하였다. 본 시범사업의 성공적인 수행에 따라 1987년 2월에는 전체 의료보험에 한방의료를 확대 적용하였다.

5) 직종의료보험

피용근로자 의료보험이 확대되는 과정에서 일반 지역주민의 의료보장 요구도 계속 늘어갔다. 이러한 상황에서 1980년대에 들어와 새로이 등장한 제도가 직종별 의료보험 제도이다. 직종의료보험 제도는 1981년에 개정된 의료보험법에 의거하여 동일한 직종 또는 지역별로 의료보험조합을 구성할 수 있는 근거가 마련됨에 따라 그해 말부터 시행된 것이다.

1981년 12월 1일 문화예술인 의료보험조합이 설립된 이래 양곡상, 이미용, 개인택시, 숙박목욕업, 대구상인, 축산기업, 특종물업, 생명보험모집인, 의사, 해외취업선원, 부산시장상인, 약사, 기독교교역자, 손해보험모집인 등 1987년까지 모두 15개 직종의료보험조합이 설립되었다. 한때 그 적용대상 인구는 약 130만명이 넘기도 하였다.

직종의료보험은 의료보험법에 의한 강제적용 방식의 제도로 출발하였다. 즉 동일한 직종 또는 직역에 종사하는 모든 대상자를 당연히 적용하게 되어 있었던 것이다. 그러나 실제 제도의 실시 과정에서는 이 강제적용 방식이 제대로 시행되지 않았으며, 강제적용 방식도 아니고 그렇다고 임의적용 방식도 아닌 형태의 제도가 되고 말았다. 제도의 강제적용이 어려웠기 때문에 보험료의 징수 등 재원조달에도 문제가 생겨 직종의료보험조합의 상당수는 재정적자로 어려움을 겪게 되었다.

그러나 직종의료보험은 1989년 전국민 의료보험이 실시됨에 따라 직종의료보험조합은 해산되고 지역의료보험의 적용을 받게 되었다.

4 전국민 의료보험기(1989년~1998년)

80년대 초반 이후 국민경제의 조건이 호전된 것을 계기로 하여 정부에서는 복지정책을 보다 강화하기 시작하였으며, 1986년 정부가 국민복지증진 대책을 수립할 때 1988년부터 농어촌지역, 1989년부터 도시지역의 의료보험을 실시하기로 방침을 결정하고 그 계획을 함께 수립하였다. 이 계획은 1987년의 대통령선거로 연결되어 그 당시 집권정당의 대통령후보가 다시 전국민 의료보험 정책을 선거공약으로 약속하면서 의료보험제도의 전국민 확대 가능성이 커지게 되었다. 이와 같은 과정을 거쳐 1988년 1월 1일부터 전국의 농어촌지역 주민 모두를 대상으로 한 의료보험 제도가 실시되었다. 당시의 대상인구는 약 826만명으로서 전인구의 20%에 해당되는 것이었다.

같은 방침에 따라 1989년 7월 1일부터는 전국의 도시지역 주민에 대한 의료보험도 실시되었다. 당시의 대상인구는 약 980만명으로서 전인구의 23.2%에 해당되는 것이었다.

자영자 의료보험을 확대할 때 도시지역을 먼저 하느냐, 농어촌지역을 먼저 하느냐 하는 것은 전부터 검토하여 왔다. 도시지역보다는 농어촌지역을 먼저 하는 것이 좋다는 생각이 지배적이었다. 그 이유는 농어촌 주민이 의료이용의 기회면에서 늘 소외되어 왔었기 때문에 이들에게 의료보험 적용 기회를 먼저 주는 것이 좋겠다는 사회정책적 고려가 있었기 때문이다.

1989년 7월에 도시지역 의료보험의 실시로서 전국민 의료보험의 목표를 실현하게 되었다.

한편 1989년 10월 1일부터는 약국의료보험이 전국적으로 확대 실시되었다.

5 통합의료보험기(1998년~현재)

통합의료보험기는 실질적으로는 전국의 227개 지역의료보험조합과 공·교의료보험의 의료보험관리공단이 하나로 통합되어 국민의료보험공단으로 출범한 1998년 10월 1

일 이후가 된다.

1997년 12월 국민의료보험법이 제정되고 1998년 10월 1일 동법에 의한 국민의료보험공단이 출범함에 따라 그동안 다수 보험자방식인 조합주의방식에서 단일보험자방식인 통합주의로 바뀜에 따라 공・교의료보험과 지역의료보험이 통합되었다.

1998년 2월 노사정위원회에서 의료보험 통합에 합의함에 따라 국민건강보험법이 1998년 12월 23일 국회에서 통과되어 1999년 2월 8일 제정되었다.

1999년에 의료보험 통합 실무작업을 거쳐 2000년 7월부터 통합 건강보험체제가 출범하였다. 그러나 보험재정은 2003년 7월부터 직장과 지역의료보험이 통합되어 관리운영되고 있다.

제 5 장

건강보험의 적용대상

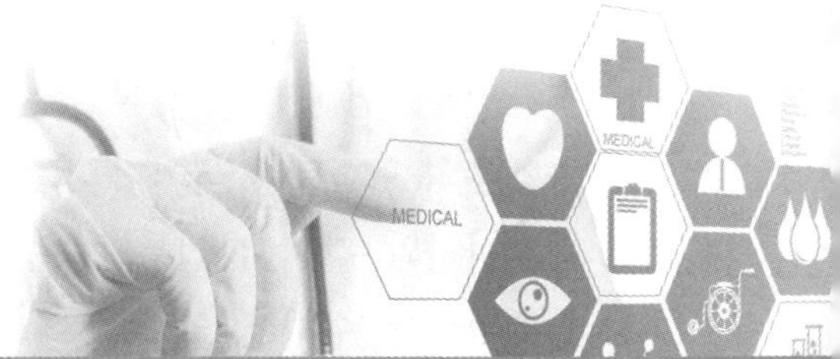

제1절 건강보험의 적용방법

1 건강보험의 적용범위

건강보험의 적용대상을 결정하는 데에는 전통적으로 두 가지 원칙이 있다. 첫째는 개인을 사회구성원의 일원으로 간주하여 그의 직업에 관계없이 보장하는 보편주의(universalism) 원칙이고, 둘째는 일정한 보수를 가진 직업 계층만 보장하는 직업주의(occupationalism) 원칙이다.

건강보험의 경우 가입대상의 결정에 있어서 직업주의와 보편주의를 채택하는 것이 나라마다 다르다. 후진국이나 개발도상국에서는 일정 규모 이상의 사업장 피용자들에게만 가입자격을 주고 있으며, 선진국은 거의 모든 국민에게 그 기회를 개방하고 있다.

그리고 직업주의에 의해 임금 근로자에게만 가입자격을 주는 경우는 건강보험의 자격관리와 보험료의 징수관리가 용이하다는 행정적 편의 때문이다. 그러나 이는 엄밀히 말해서 의료보장의 욕구가 상대적으로 큰 가난한 자영자를 제도적으로 배제하고 있는 것이기 때문에 사회보장제도의 기본 정신에 위배된다고 할 수 있다.

한편, 직업주의를 채택하고 있는 국가라도 자영자에게 임의가입을 허용하고 있는 경우도 있으며, 보편주의를 적용하고 있는 나라 중 일부는 일정 소득 이상의 고소득자에게는 전국민 공적 건강보험의 의무가입 자격을 부여하지 않는 경우도 있다.

소득수준과 관계없이 모든 국민을 대상으로 건강보험을 실시하고 있는 나라도 있으나, 그 적용범위를 보험료 부담능력이 있는 계층만으로 한정하고 나머지 저소득 빈곤계층에 대해서는 별도로 의료보호를 적용하는 나라도 있다.

건강보험 급여에서 본인부담이 없거나 그 수준이 극히 낮고, 보험료 부담능력이 없는 계층의 보험료를 국가가 지원한다면 의료보호를 별도로 실시할 필요가 없다. 그러나 우리나라와 같이 본인부담수준이 높은 나라에서는 저소득 빈곤계층의 의료이용이 크게 제약받을 수밖에 없으므로 의료급여를 실시하여 저소득 빈곤계층의 의료이용에 따른 경제적 부담을 없애거나 아주 낮춰 주어야 할 필요가 있다. 건강보험과 의료급여로 전국민 의료보장을 이원화하는 것은 사회적 연대감 의식을 저하시킬 우려가 있다.

2 건강보험의 가입형태

건강보험의 가입형태는 크게 강제가입과 임의가입으로 구분된다.

1) 강제가입

사회보험적 성격의 건강보험에서는 일정한 대상이 결정되면 누구나 당연히 의무적으로 가입하여야 하며 마음대로 탈퇴할 수 없다. 강제가입은 적용대상이 되는 많은 사람들이 가입하기 때문에 위험분산의 기능을 극대화시킬 수 있으며, 규모의 경제를 통하여 관리운영비가 절감될 수 있다. 한편 광보·홍보비나 계약유지비 등과 같은 부대비용을 줄일 수 있어 보험료의 인하나 보다 많은 보험급여를 제공할 수도 있다.

2) 임의가입

사보험 성격의 건강보험에서는 자유의사로 가입과 탈퇴가 용이하다. 계약기간이 만료되었을 때 자유의사에 의하여 재계약을 하지 않으면 자동적으로 자격이 상실된다. 다만 일정기간을 계약하므로 중도에 해지할 경우에는 불이익을 받는다.

임의가입은 위험부담이 높은 사람이 많이 가입하는 이른바 보험의 역선택(adverse selection) 현상이 생기게 된다. 즉 상병의 위험률이 높은 사람들이 많이 가입하게 되는 현상이 발생한다.

우리나라에서 사회보험으로서 건강보험이 실시되기 이전의 건강보험을 임의가입형태라 할 수 있으며, 민간의료보험이 이에 해당한다고 할 수 있다.

제2절 우리나라 건강보험의 적용체계 및 현황

1 건강보험의 적용체계

국민건강보험법이 시행됨에 따라 공·교의료보험, 직장의료보험, 지역의료보험이 완전 통합되어 단일 보험자에 의하여 적용을 받게 되었다. 의료급여법에 의하여 의료급여를 받는자와 독립유공자 예우에 관한 법률 및 국가유공자 예우 등에 관한 법률에 의하여 의료급여를 받는자를 제외한 국내에 거주하는 모든 국민은 건강보험 적용대상자가 된다.

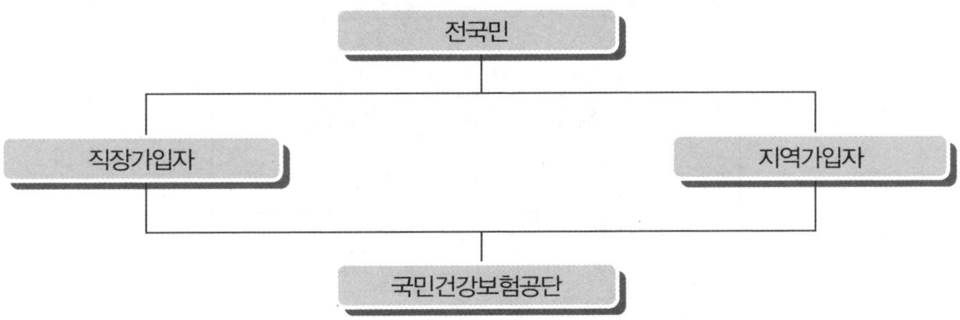

[그림 5-1] 국민건강보험 적용체계

2 건강보험의 적용현황

우리나라의 건강보험 적용인구는 2023년 말 현재 약 5,145만명이며 이는 전체인구의 약 97.1%이다. 한편 의료급여의 적용을 받는 인구는 약 152만명으로 전체인구의 2.9%에 해당한다. 따라서 우리나라 모든 국민이 의료보장의 혜택을 받고 있다고 할 수 있다.

사회보험으로서 건강보험의 실시는 1977년 7월 500인 이상의 사업장 근로자 약 314만명을 대상으로 출범한 이래 직장가입자의 수는 꾸준히 증가하였다. 2000년 7월부터 국민의료보험관리공단과 139개의 직장의료보험조합이 완전 통합함에 따라 직장의료보험의 직장가입자와 공교의료보험의 공교가입자가 하나로 묶여 직장가입자로 되었다.

2023년 말 현재 직장가입자 및 그 피부양자가 전체인구의 68.7%를 차지하며, 지역가입자는 전체인구의 28.4%에 해당한다.

제3절 우리나라 건강보험의 적용대상

국내에 거주하는 국민으로서 의료급여법에 의하여 의료급여를 받는 의료급여 수급권자를 제외한 국민은 건강보험의 가입자 또는 피부양자가 된다. 그러나 유공자 등 의료보호대상자 중 건강보험의 적용을 보험자에게 신청한 경우와 건강보험의 적용을 받던 자가 유공자 등 의료보호대상자가 된 경우로서 보험자에게 건강보험의 적용 배제신청을 하지 않은 사람은 건강보험의 적용대상이 된다.

[표 5-1] 의료보장 적용 현황 (2023년 12월 말 현재)

구 분		적용인구(천명)	구성비(%)
총 계		52,970	100.0
건강보험	소계	51,453	97.1
	직장가입자	36,365	68.7
	지역가입자	15,089	28.4
의료급여	소계	1,517	2.9
	1종	1,169	2.2
	2종	348	0.7

자료 : 2024 건강보험 주요 통계

[표 5-2] 건강보험 대상자 현황 (단위 : 만명)

구 분		2000년	2005년	2010년	2015년	2020년
계	총계	4,590	4,739	4,891	5,049	5,280
	– 가입자(세대주)	1,548	1,812	2,071	2,341	2,713
	– 피부양자(세대원)	3,041	2,927	2,820	2,708	2,567
	부양률(명)	(2.0)	(1.6)	(1.4)	(1.3)	(0.9)
직장	소계	2,240	2,723	3,239	3,622	3,715
	– 가입자	727	974	1,277	1,576	1,854
	– 피부양자	1,513	1,749	1,962	2,046	1,861
	부양률(명)	(2.1)	(1.8)	(1.5)	(1.3)	(1.0)
지역	소계	2,349	2,016	1,652	1,427	1,565
	– 세대주	821	838	794	765	859
	– 세대원	1,528	1,178	858	662	706
	부양률(명)	(1.9)	(1.4)	(1.1)	(0.9)	(0.8)

자료 : 보건복지통계연보, 연도 말 기준, 2021 건강보험 주요 통계

1 가입자

1) 가입자의 종류

건강보험의 가입자는 직장가입자와 지역가입자로 구분한다.

(1) 직장가입자

모든 사업장의 근로자 및 사용자와 공무원 및 교직원은 직장가입자가 되며 다음에 해당하는 자를 제외한다.

① 고용기간이 1개월 미만인 일용근로자

② 「병역법」에 따른 현역병(지원에 의하지 아니하고 임용된 하사 포함), 전환복무된 사람 및 군간부후보생

③ 선거에 당선되어 취임하는 공무원으로서 매월 보수 또는 이에 준하는 급료를 받지 아니하는 사람

④ 그 밖에 사업장의 특성, 고용형태 및 사업의 종류 등을 고려하여 대통령령으로 정하는 사업장의 근로자 및 사용자와 공무원 및 교직원

㉠ 비상근 근로자 또는 1개월 동안의 소정 근로시간이 60시간 미만인 단시간근로자

㉡ 비상근 교직원 또는 1개월 동안의 소정 근로시간이 60시간 미만인 시간제공무원 및 교직원

㉢ 소재지가 일정하지 아니한 사업장의 근로자 및 사용자

㉣ 근로자가 없거나 ㉠에 해당하는 근로자만을 고용하고 있는 사업장의 사업주

(2) 지역가입자

가입자 중 직장가입자와 그 피부양자를 제외한 자를 말한다.

2) 가입자의 자격취득

가입자의 자격취득 시기는 국내에 거주하게 된 날에 직장가입자 또는 지역가입자의 자격을 얻는다. 다음의 경우에는 그 해당되는 날에 가입자의 자격을 얻게 된다.

① 의료급여 수급권자이었던 사람은 그 대상자에서 제외된 날

② 직장가입자의 피부양자이었던 사람은 그 자격을 잃은 날

③ 유공자 등 의료보호대상자이었던 사람은 그 대상자에서 제외된 날
④ 보험자에게 건강보험의 적용을 신청한 유공자 등 의료보호대상자는 그 신청한 날

가입자의 자격취득 시에는 해당 직장가입자의 사용자 및 지역가입자의 세대주는 자격취득일로부터 14일 이내에 보험자에게 가입자 자격취득신고를 하여야 하며, 지역가입자가 직장가입자로 자격이 변동된 경우에는 사용자가, 직장가입자 또는 그 피부양자가 지역가입자로 자격이 변동된 경우에는 세대주가 각각 자격변동일로부터 14일 이내에 보험자에게 자격변동 신고를 하여야 한다.

법무부장관 및 국방부장관은 직장가입자나 지역가입자가 현역병, 전환복무된 사람, 군간부후보생 및 교도소 등 시설수용자에 해당하는 경우에는 그 변동일로부터 1개월 이내에 보험자에게 통지한다.

3) 가입자의 자격상실

가입자의 자격상실 경우와 시기는 다음과 같다.
① 사망한 날의 다음 날
② 국적을 잃은 날의 다음 날
③ 국내에 거주하지 아니하게 된 날의 다음 날
④ 직장가입자의 피부양자가 된 날
⑤ 의료급여 수급권자가 된 날
⑥ 건강보험의 적용을 받고 있던 사람이 유공자 등 의료보호대상자가 되어 건강보험의 적용배제 신청을 한 날

가입자의 자격을 상실한 경우에는 직장가입자의 사용자 및 지역가입자의 세대주는 자격상실일로부터 14일 이내에 보험자에게 신고를 하여야 한다.

4) 가입자 자격취득 · 변동 · 상실 신고방법

(1) 지역가입자

세대주는 그 세대의 구성원이 지역가입자의 자격을 취득하거나 지역가입자로 자격이 변동된 때에는 지역가입자 자격취득 · 변동신고서를 공단에게 제출한다. 한편, 지역가

입자의 자격상실시 세대주는 지역가입자 자격상실신고서를 공단에 제출한다.

(2) 직장가입자

사용자는 근로자, 공무원 및 교직원이 다음에 해당되게 된 때에는 직장가입자 자격취득신고서를 공단에 제출한다. 이 경우 피부양자와 당해 직장가입자와의 관계를 주민등록표 등본으로 확인할 수 없을 때에는 가족관계등록부의 증명서 1부를 첨부한다.

① 직장가입자인 근로자・사용자・공무원 및 교직원으로 된 때

② 근로자・사용자인 직장가입자가 다른 사업장의 직장가입자 또는 공무원・교직원인 직장가입자로 된 때

③ 공무원・교직원인 직장가입자가 근로자・사용자인 직장가입자로 되거나 소속기관장을 달리하는 기관으로 전출한 때

직장가입자의 자격상실시 사용자는 직장가입자 자격상실・퇴직시 보수총액통보서를 공단에 제출한다.

2 피부양자

1) 피부양자의 정의

피부양자는 직장가입자에게 주로 생계를 의존하는 사람으로서 소득 및 재산이 보건복지부령으로 정하는 기준 이하에 해당하는 사람을 말한다. 그 범위는 다음과 같다.

① 직장가입자의 배우자

② 직장가입자의 직계존속(배우자의 직계존속 포함)

③ 직장가입자의 직계비속(배우자의 직계비속 포함)과 그 배우자

④ 직장가입자의 형제・자매

2) 피부양자의 인정요건

피부양자의 인정요건으로는 소득 및 재산요건과 부양요건이 있다. 이 2가지 요건을 동시에 갖춘 경우에 피부양자의 자격을 인정하게 된다.

(1) 소득 및 재산요건

① 소득요건

직장가입자의 피부양자가 되려는 사람은 다음의 소득요건을 모두 충족하여야 한다.

㉠ 이자소득, 배당소득, 사업소득, 근로소득, 연금소득, 기타소득의 합계액이 연간 2,000만원 이하일 것

㉡ 사업소득이 없을 것

다음에 해당하는 경우 사업소득이 없는 것으로 본다.

- 사업자등록이 되어 있지 않은 경우 : 사업소득의 합계액이 연간 500만원 이하일 것. 주택임대소득이 있는 경우는 제외
- 장애인으로 등록한 사람, 국가유공자, 보훈보상대상자로서 상이등급 판정을 받은 사람인 경우 : 사업소득 합계액이 연간 500만원 이하일 것

㉢ 폐업 등에 따른 사업중단 등의 사유로 소득이 발생하지 않게 된 경우, 주택재건축사업으로 발생한 사업소득을 제외하면 ㉠ 및 ㉡의 요건을 충족하는 경우

㉣ 피부양자가 되려는 사람이 기혼자인 경우에는 부부 모두 ㉠~㉢까지의 요건을 충족할 것

② 재산요건

직장가입자의 피부양자가 되려는 사람은 다음의 재산요건 중 어느 하나에 해당하여야 한다.

㉠ 배우자, 부모인 직계존속, 자녀인 직계비속, 조부모·외조부모 이상인 직계존속, 손·외손 이하인 직계비속, 직계비속의 배우자, 배우자의 부모인 직계존속, 배우자의 조부모·외조부모 이상인 직계존속, 배우자의 직계비속

- 지방세법에 따른 재산세 과세표준의 합이 5억 4천만원을 초과하면서 9억원 이하이고, 이자소득, 배당소득, 사업소득, 근로소득, 연금소득, 기타소득의 합계액이 연간 1천만원 이하일 것
- 지방세법에 따른 재산세 과세표준의 합이 5억 4천만원 이하일 것

㉡ 형제·자매(30세 미만, 65세 이상, 등록장애인)

- 지방세법에 따른 재산세 과세표준의 합이 1억 8천만원 이하일 것

피부양자가 인정요건에 해당됨을 입증하기 위하여 국민건강보험공단이 요구하는 주민등록표등본, 가족관계등록부의 증명서, 장애인등록 또는 국가유공자임을 증빙하는 자료, 소유가옥 재건축에 따른 사업자등록증 사본 등 관계서류를 제출하여야 한다.

국민건강보험공단은 피부양자 자격을 취득한 자가 피부양자의 인정요건에 해당되지 않는 것으로 확인한 경우에는 그 확인한 날의 다음 날부터 피부양자 자격을 상실시킨다.

(2) 부양요건

부양요건이란 가입자에 의하여 부양받고 있음이 인정되는 자를 말하며 외국인을 포함한다. 가입자의 관계 및 인정기준은 [표 5-3]과 같다.

3) 피부양자의 자격취득

피부양자의 자격취득 시기는 다음 각호에 해당하는 날에 그 자격을 취득하게 된다.

① 신생아의 경우에는 출생한 날

② 직장가입자의 자격취득일 또는 가입자의 자격변동일부터 90일 이내에 피부양자의 자격취득신고를 한 경우에는 직장가입자의 자격취득일 또는 가입자의 자격변동일

③ 직장가입자의 자격취득일 또는 가입자의 자격변동일부터 90일을 초과하여 피부양자 자격취득 신고를 한 경우에는 공단에 피부양자 자격취득신고를 한 날. 다만, 본인의 책임이 없는 부득이한 사유로 90일을 초과하여 피부양자 자격취득신고를 한 경우에는 직장가입자의 자격취득일 또는 가입자의 자격변동일로 한다.

[표 5-3] 피부양자 자격의 인정기준 중 부양요건

가입자와의 관계	부양요건	
	동거 시	비동거 시
1. 배우자	○부양 인정	○부양 인정
2. 부모인 직계존속		
가. 부모(아버지 또는 어머니와 재혼한 배우자 포함)	○부양 인정	○부모(아버지 또는 어머니와 재혼한 배우자 포함)와 동거하고 있는 형제자매가 없거나, 있어도 보수 또는 소득이 없는 경우 부양 인정
나. 법률상의 부모가 아닌 친생부모(이하 "친생부모"라 한다)	○부양 인정	○친생부모의 배우자 또는 동거하고 있는 직계비속이 없거나, 있어도 보수 또는 소득이 없는 경우 부양 인정

가입자와의 관계	부양요건	
	동거 시	비동거 시
3. 자녀(법률상의 자녀가 아닌 친생자녀 포함)인 직계비속	○부양 인정	○미혼(이혼·사별한 경우 포함)인 경우 부양 인정. 다만, 이혼·사별한 경우 자녀인 직계비속이 없거나, 있어도 보수 또는 소득이 없는 경우 부양 인정
4. 조부모·외조부모 이상인 직계존속	○부양 인정	○조부모·외조부모 이상인 직계존속과 동거하고 있는 직계비속이 없거나, 있어도 보수 또는 소득이 없는 경우 부양 인정
5. 손·외손 이하인 직계비속	○부모가 없거나, 아버지 또는 어머니가 있어도 보수 또는 소득이 없는 경우 부양 인정	○미혼(이혼·사별한 경우 포함)으로서 부모가 없는 경우 부양 인정. 다만, 이혼·사별한 경우 자녀인 직계비속이 없거나, 있어도 보수 또는 소득이 없는 경우 부양 인정
6. 직계비속의 배우자	○부양 인정	○부양 불인정
7. 배우자의 부모인 직계존속(배우자의 아버지 또는 어머니와 재혼한 배우자 포함)	○부양 인정	○배우자의 부모(아버지 또는 어머니와 재혼한 배우자 포함)와 동거하고 있는 배우자의 형제자매가 없거나, 있어도 보수 또는 소득이 없는 경우 부양 인정
8. 배우자의 조부모·외조부모 이상인 직계존속	○부양 인정	○배우자의 조부모·외조부모 이상인 직계존속과 동거하고 있는 직계비속이 없거나, 있어도 보수 또는 소득이 없는 경우 부양 인정
9. 배우자의 직계비속	○미혼(이혼·사별한 경우 포함)인 경우 부양 인정. 다만, 이혼·사별한 경우 자녀인 직계비속이 없거나, 있어도 보수 또는 소득이 없는 경우 부양 인정	○부양 불인정
10. 다음 각 목의 어느 하나에 해당하는 형제·자매 가. 30세 미만 나. 65세 이상 다. 「장애인복지법」 제32조에 따라 등록한 장애인 라. 「국가유공자 등 예우 및 지원에 관한 법률」 제4조·제73조 및 제74조에 따른 국가유공자 등(법률 제11041호로 개	○미혼(이혼·사별한 경우 포함)으로 부모가 없거나, 있어도 부모가 보수 또는 소득이 없는 경우 부양 인정. 다만, 이혼·사별한 경우 자녀인 직계비속이 없거나, 있어도 보수 또는 소득이 없는 경우 부양 인정	○미혼(이혼·사별한 경우 포함)으로 부모 및 직장가입자 외의 다른 형제·자매가 없거나, 있어도 부모 및 동거하고 있는 형제·자매가 보수 또는 소득이 없는 경우 부양 인정. 다만, 이혼·사별한 경우 자녀인 직계비속이 없거나, 있어도 보수 또는 소득이 없는 경우 부양 인정

가입자와의 관계	부양요건	
	동거 시	비동거 시
정되기 전의 「국가유공자 등 예우 및 지원에 관한 법률」 제73조의2에 따른 국가유공자 등을 포함한다)으로서 같은 법 제6조의4에 따른 상이등급 판정을 받은 사람 마. 「보훈보상대상자 지원에 관한 법률」 제2조에 따른 보훈보상대상자로서 같은 법 제6조에 따른 상이등급 판정을 받은 사람		

4) 피부양자의 자격상실

피부양자의 자격상실 시기는 다음 각호에 해당하는 날에 그 자격을 상실하게 된다.

① 사망한 날의 다음 날

② 대한민국의 국적을 잃은 날의 다음 날

③ 국내에 거주하지 아니하게 된 날의 다음 날

④ 직장가입자가 자격을 상실한 날

⑤ 의료급여의 수급권자가 된 날

⑥ 건강보험의 적용을 받고 있던 자로서 유공자 등 의료보호대상자가 된 자의 경우에는 건강보험의 적용배제 신청을 한 날의 다음 날

⑦ 직장가입자 또는 다른 직장가입자의 피부양자 자격을 취득한 경우에는 그 자격을 취득한 날

⑧ 피부양자 자격을 취득한 사람이 본인의 신고에 따라 피부양자 자격상실 신고를 한 경우에는 신고한 날의 다음날

⑨ 피부양자 자격의 인정기준에 해당되지 아니하는 경우에는 공단이 그 인정기준에 해당되지 아니함을 확인한 날의 다음 날

5) 피부양자의 자격취득 · 상실 신고방법

직장가입자는 피부양자 자격취득대상자가 있는 때 또는 피부양자가 그 자격을 잃

은 때에는 피부양자자격취득·상실신고서에 다음의 서류를 첨부하여 국민건강보험공단에 제출하여야 한다(자격상실신고의 경우에는 가족관계등록부의 증명서를 제외한다).

다만, 공단이 국가, 지방자치단체, 요양기관 등으로부터 제공받은 자료에 의하여 피부양자 자격취득 또는 자격상실의 대상자를 확인할 수 있는 경우에는 신고서를 제출하지 않아도 된다.

① 가족관계등록부의 증명서 1부(주민등록표등본으로 피부양자 자격의 인정기준의 요건 충족 여부를 확인할 수 없는 경우)

② 「장애인복지법」에 따라 등록된 장애인, 「국가유공자등 예우 및 지원에 관한 법률」에 따른 국가유공자 등으로서 상이등급 판정을 받은 사람과 「보험대상자 지원에 관한 법률」에 따른 보훈대상자로서 상이등급 판정을 받은 사람임을 증명할 수 있는 서류 1부

③ 폐업 사실을 입증할 수 있는 서류, 「도시 및 주거환경정비법」에 따른 주택재건축사업의 사업자등록증 사본 등 공단이 요구하는 서류

3 적용대상 사례

• 질문 1 일용직 근로자의 경우 직장가입자 자격취득 기준은?

• 답 변 일용직 근로자의 경우 1개월을 초과하여 계속 근무하는 경우에 직장가입자의 자격을 취득할 수 있다.

• 질문 2 지역가입자로 되어 있습니다만 이번에 아들이 공무원으로 되었으므로 아들의 피부양자로 바꾸고 싶은데 그 방법과 절차는?

• 답 변 직장가입자의 피부양자로 등재되기 위해서는 보건복지부장관이 정한 기준에 해당되어야 한다. 아들이 직장가입자의 가입자가 되어 부모를 피부양자로 등재하려면, 소득 및 재산요건과 부양요건에 충족되어야 한다(교재 피부양자의 인정요건 참조).

• 질문 3 **사업자등록이 되어 있는 상점을 운영하고 있는 등록장애인입니다. 현재 지역가입자로 되어 있는데 비동거하고 있는 직장가입자인 아들의 피부양자가 될 수 있는지요?**

• 답 변 등록된 장애인, 국가유공자, 북한귀순상이자로서 사업소득의 연간 합계액이 500만원 이하인 경우는 사업소득이 없는 것으로 본다. 한편 피부양자 인정기준의 소득요건의 각 목에서 정하는 요건을 모두 충족하여야 소득요건을 갖춘 것으로 본다. 또한 재산요건을 갖추어야 한다. 소득 및 재산요건을 갖추었을 경우 비동거하고 있는 자녀의 피부양자가 되려면 부모와 동거하고 있는 형제·자매가 없거나 동거하고 있는 형제·자매가 있어도 보수 또는 소득이 없는 경우에 부양요건을 인정받게 된다.

• 질문 4 **피부양자로 인정되는 국가유공자는 어떤 경우가 있나요?**

• 답 변 국가유공자 예우 및 지원에 관한 법률에 의거 전상군경, 공상군경, 4·19혁명부상자, 공상공무원, 국가사회발전 특별공로상이자, 반공귀순상이자 등이 있다. 이 경우에도 피부양자 자격의 인정기준 중 소득요건을 갖추어야 피부양자로 인정받을 수 있다.

• 질문 5 **A사업장에 7월부터 12월까지 월 100시간의 근무조건으로 고용계약을 체결하였는데 직장가입자의 자격을 취득하게 되는지요?**

• 답 변 비상근 근로자 또는 1개월간의 근로시간이 60시간 미만인 시간제 근로자 등 사업장에서 상시 근로에 종사할 목적이 아닌 근로자는 직장가입자에서 제외되지만 이 경우 부정기적인 근무자가 아닌 상시 근로자이므로 직장가입자의 자격취득이 가능하다.

※ 월 60시간 이상 근무조건은 여러 사업장의 근무시간을 합한 것이 아니라 당해 사업장만의 근무시간을 의미한다.

• 질문 6 **직장가입자인데 가족이 피부양자로 추가 등재될 때 보험료가 달라지는지요?**

• 답 변 지역가입자의 보험료는 그 가입자가 속한 세대의 지역가입자 전원이 연대하여 납부하지만 직장가입자의 보험료는 가입자의 보수 및 소득에 의하여 보험료가 결정되므로 피부양자의 요건을 갖춘 경우라면 피부양자의 수와는 관계가 없다.

제4절 건강보험증

1 건강보험증의 의의

건강보험증은 건강보험의 가입자임을 입증하는 자격증명서이며, 건강보험급여를 받을 수 있는 권리를 나타내는 급여권리증이라 할 수 있다. 따라서 가입자 및 피부양자가 요양급여를 받을 때에는 건강보험증 또는 신분증명서를 요양기관에 제출하여야 한다. 보험급여를 받을 권리는 공적인 권리로서 타인에게 양도, 대여, 저당, 압류할 수 없다.

누구든지 건강보험증이나 신분증명서를 다른 사람에게 양도하거나 대여하여 보험급여를 받아서는 안 된다. 또한 누구든지 건강보험증이나 신분증명서를 다른 사람에게 양도하거나 대여하여 보험급여를 받게 해서는 안 된다.

2 건강보험증의 발급 신청

국민건강보험법 제12조에 의해 국민건강보험공단은 가입자 또는 피부양자가 건강보험증을 신청하는 경우에는 건강보험증을 발급해야 한다.

가입자 또는 피부양자는 건강보험증을 발급받으려면 건강보험 발급신청서를 공단에 제출해야 하며, 이 경우 정보통신망을 통하여 해당 서류를 제출할 수 있다. 공단은 건강보험 발급 신청을 받으면 지체없이 건강보험증을 신청인에게 발급해야 한다.

한편 건강보험증을 발급받은 가입자 또는 피부양자는 건강보험증에 기재된 내용이 변경된 경우에는 변경된 날부터 30일 이내에 건강보험증 기재사항 변경신청서를 공단에 제출해야 한다.

3 건강보험증과 보험급여

요양급여를 받기 위해서는 요양기관에 건강보험증을 제시하여야 한다. 그러나 급하게 의료기관을 방문하다 보면 건강보험증을 지참하지 않을 때가 있다. 이럴 경우에 가입자 또는 피부양자는 요양기관이 주민등록증, 운전면허증, 여권 그 밖에 보건복지부령이 정하는 본인 여부를 확인할 수 있는 신분증명서에 따라 자격을 확인할 수 있는 경우 보험급여를 받을 수 있다.

그 밖에 본인 여부를 확인할 수 있는 신분증명서란 행정기관이나 공공기관이 발행한 증명서로서 사진이 붙어 있고, 주민등록번호 또는 외국인등록번호가 포함되어 본인임을 확인할 수 있는 국가유공자증, 장애인등록증, 외국인 등록증, 그 밖에 신분을 확인할 수 있는 증명서이거나 행정기관이나 공공기관이 기록·관리하는 것으로서 사진이 붙어 있고, 주민등록번호 또는 외국인등록번호가 포함되어 본인임을 확인할 수 있는 서류이다. 이 경우 증명서 또는 서류에 유효기간이 적혀 있는 경우에는 그 유효기간이 지나지 않아야 한다.

제6장

건강보험 관리운영체계

제1절 관리운영주체

1 보험자

보험자는 보험을 관리운영하는 주체로 보험운영자를 말한다. 보험자로는 정부, 지방자치단체, 건강보험조합, 국민건강보험공단, 민간보험회사, 건강유지기구 또는 건강유지조직(Health Maintenance Organization, HMO) 등이 있다.

2 보험자의 기능

1) 자격관리

자격관리라 함은 보험자의 가장 기본적인 기능인 동시에 보험료의 부과 및 징수, 보험급여 등 건강보험업무 전반에 관한 기초자료를 제공한다는 점에서 중요하다. 건강보험에 있어 자격관리라 함은 그 비용을 부담하여야 할 자와 보험급여를 받을 수 있는 자의 대상을 명확히 하기 위한 일련의 업무를 말한다. 그러므로 자격관리 업무는 보험자의 역할 수행에 있어 가장 기본이 되는 업무라 할 수 있다.

비용의 부담에 있어서는 가입자가 누구이며, 언제 그 자격을 취득하고, 언제 그 자격을 상실하였는가를 항상 파악하여야만 그에 대하여 보험료를 부과, 징수할 수 있게 된다. 또한 보험사고에 대하여 보험급여를 받을 수 있는 자로써 가입자에 의하여 부양을 받고 있는 피부양자를 관리하는 것도 자격관리에 포함된다.

다시 말하면, 가입자 및 피부양자의 적용대상 여부를 정확히 판단하여 자격 취득 · 상실 · 변경 처리 등 적용대상자의 기본적인 사항을 관리하는 업무이며, 보험료의 부과 · 징수 및 보험급여 등 업무 처리의 기초자료가 되므로 신속하고 정확하게 이루어져야 한다.

자격관리가 철저히 이루어지지 않을 경우 보험료부과 · 징수업무나 보험급여 업무에 차질이 생겨 불필요한 행정과 재정상의 문제를 초래하게 된다. 또한 가입자나 피부양자가 적기에 의료기관 이용을 못하게 되어 건강보험의 근본 기능마저 상실하게 된다.

2) 재정관리

재정관리란 부여된 업무를 수행하기 위한 재원을 마련하고 지출하는 활동이라 할 수 있다. 따라서 건강보험에 있어 재정관리는 건강보험 업무를 수행하기 위하여 보험급여에 소요되는 재원을 어떻게 조달할 것이며, 확보된 기금을 어떻게 관리하고 사용해야 하는가 하는 수입과 운영 및 지출에 관한 사항을 포함한다.

사회보험방식에 의한 건강보험은 비영리성을 추구하기 때문에 적정한 보험료 부담과 적절한 급여수준을 유지할 수 있는 상태에서 수지균형을 이루는 것을 원칙으로 하고 있다.

따라서 보험료 수입은 보험급여비용 지출이 주를 이루는 보험재정에 있어 급여비, 관리운영비, 그리고 법정준비금을 고려하는 수준으로 유지하는 것이 바람직하다.

보험급여 비용은 건강보험의 적용대상자수, 수진율, 건당 진료비 등에 의하여 영향을 받게 된다. 따라서, 수진율이나 건당진료비의 적정수준 유지가 재정관리에 있어 중요하다 하겠다.

3) 급여관리

보험료를 부과하고 징수하여 보험재정을 안정적으로 확보하는 것도 중요하지만 징수한 보험료를 관리하고 통제하는 것 역시 매우 중요하다. 보험재정 지출의 대부분을 차지하고 있는 보험급여 비용을 합리적으로 통제하고 관리함으로써 보험료 인상을 억제할 수 있고 이는 보험재정의 안정적 운영을 자져올 수 있다.

건강보험 적용대상자들에게 보다 양질의 포괄적인 보험급여를 해 주기 위해서는 보험료를 많이 거둬들여야 하는 문제가 있기 때문에 부득이 보험급여의 범위를 적절하게 설정하여 보험급여를 실시하게 된다.

4) 징수관리

징수관리라 함은 보험급여 등에 소요되는 재원을 조달하기 위하여 보험료와 기타 징수금을 부과, 고지, 징수, 납부 등을 관리하는 것을 말한다. 이에는 보험자가 가입자들이 그들에게 분담된 보험료를 정해진 기간 내에 자진 납부하도록 설득 유도하는 방법과, 정해진 기간 내에 보험료를 납부하지 않았을 경우 법률에 의거 강제징수를 하는 방법이 있다.

직장가입자들은 보험료의 원천징수가 가능하므로 보험료 징수에 큰 어려움이 없으나 지역가입자의 경우는 보험료의 원천징수가 불가능하므로 가입자들의 자진 납부에 의존하고 있는 실정에 있다. 그러나 소득발생이 부정기적이고 보험료부담이 과중하다고 인식하고 있으며 납부기관과의 거리상의 문제로 보험료의 자진납부가 매우 어려운 실정에 있어 지역가입자들에 대한 보험료의 징수율은 직장가입자에 비하여 매우 낮은 수준이다.

5) 자산관리

자산관리라 함은 지불준비금으로 적립된 장기성 자금과 수납된 보험료 등을 보험급여비용으로 집행하기까지 유보되어 있는 대기성 여유자금을 효율적으로 관리운영하는 것을 말한다.

법정준비금 같은 장기성 자금은 금융기관 등에 이율이 높은 장기예금으로 하여 안정성을 도모하고 단기자금에 있어서는 안정성과 환금성을 고려하여 수익성이 높은 금융기관을 적극 활용하는 것이 바람직하다. 이러한 자산관리를 하는 이유는 보험료로 이루어진 재정은 공공자산이라 볼 수 있기 때문에 이를 효율적으로 활용하는 것이 바람직하다고 할 수 있다.

6) 질병예방관리

건강보험에서 질병예방 활동의 목적은 어떤 질환에 걸리게 되면 많은 경제적 손실과 환자가 심한 고통을 겪어야 하기 때문에 조기에 질병을 예방하여 질병에 걸리지 않도록 함으로써 건강한 생활을 영위하기 위함이다. 또한 질병예방관리는 이환된 질병을 조기에 발견 치료하여 질병이 중증으로 진행하는 것을 방지함으로써 건강을 유지 증진하고 나아가 개인의 경제적 손실을 최소화할 수 있으며 장기적으로는 보험급여비용을 줄이게 된다.

현재 우리나라의 일반건강검진은 세대주인 지역가입자, 20세 이상인 지역가입자, 직장가입자, 20세 이상인 피부양자들에 대하여 건강검진을 실시하고 있다.

7) 지사관리

보험자인 국민건강보험공단의 업무를 원활하게 추진하기 위하여 공단산하에 지사를 두고 있다.

지사의 업무는 다음과 같다.

① 서무, 예산, 회계 등 기관운영에 관한 사항
② 문서의 통제, 수발, 보관・보존 및 폐기
③ 보안업무관련 사항
④ 직원의 승진, 전보 등 인사관리
⑤ 직원의 포상・징계 및 복무관리에 관한 사항
⑥ 직원의 근무평정
⑦ 인사위원회 운영
⑧ 직원의 인사기록의 유지관리
⑨ 직원의 교육 및 현황유지 관리
⑩ 노무관리 관련사항
⑪ 사옥의 임대, 유지 및 관리에 관한 사항
⑫ 건강보험 가입자의 자격관리
⑬ 건강보험 취급기관 및 사업장 관리
⑭ 보험료 부과자료 관리
⑮ 보험료 및 기타징수금 징수관리
⑯ 보험료 및 기타징수금의 체납처분 및 소송업무
⑰ 건강보험 가입자 건강검진 실시
⑱ 현금급여 및 지급관리
⑲ 부당이득금 및 구상금의 조사 확인, 결정 및 내역 정산
⑳ 개인별 진료비 부담내역 통지 및 수진내역 관리
㉑ 의료급여대상자 자격 및 급여사후관리

㉒ 보험료 및 기타징수금의 정산
㉓ 보험료 납부고지 및 독촉고지
㉔ 체납금의 결손처분, 체납처분 및 소송자료 관리
㉕ 민원인의 의견, 요망, 진정, 건의사항의 접수처리
㉖ 건강보험제도 홍보교육에 관한 사항
㉗ 건강상담 및 홍보교육에 관한 사항
㉘ 전산시스템 운영 및 자료출력관리에 관한 사항

제2절 관리운영방식

건강보험의 관리운영방식은 조합방식과 통합방식으로 구분한다. 그동안 우리나라 건강보험의 관리운영은 보험료 부담과 보험급여 수급의 형평성을 기하기 위하여 전국민을 임금소득자와 비임금소득자로 구분하고, 소득형태·소득파악률·의료기관 이용률 등이 유사한 집단별로 조합을 구성토록 하여 임금소득자 중 사업장 근로자는 직장의료보험조합에서 공무원 및 사립학교교직원은 건강보험관리공단에서 관리운영하였으며, 비임금소득자는 지역의료보험조합에서 관리운영하였으나 2000년부터는 국민건강보험법에 의거 공무원 및 사립학교교직원의료보험, 지역의료보험 및 직장의료보험을 단일보험자기구인 국민건강보험공단에서 관리하고 있다.

우리나라에서 건강보험 통합에 대한 논의는 1980년 이후 수많이 이루어져 오다가 1997년 12월 국민의료보험법 제정 및 1999년 2월 국민건강보험법 제정으로 건강보험 통합이 확정되었다. 국민의료보험법에 따라 1998년 10월에는 227개 지역의료보험조합과 공교의료보험의 보험자인 의료보험관리공단이 통합되었고, 국민건강보험법에 따라 2000년 7월 1일부터는 139개의 직장의료보험조합이 통합되어 국민건강보험공단이 발족됨으로써 건강보험의 관리조직상으로는 완전통합이 이루어지게 되었다.

그러나 보험재정은 완전통합이 이루어지지 못하여 한시적으로 분리 운영되고 있었으나 정부에서는 2001년 1월까지는 직장가입자들에 대한 통합, 즉 직장건강보험과 공교건강보험의 재정통합을 목표로 하여 2003년 7월 1일부터 직장가입자와 지역가입자의 재정통합이 이루어졌다. 통합건강보험의 실현으로 보험재정을 공동으로 관리함으로써 적정한 건강보험 급여체제를 구축하여야 할 것이다.

다음은 건강보험의 관리운영방식에 대하여 살펴보기로 한다. 건강보험의 관리운영방식은 조합방식과 통합방식으로 구분할 수 있다. 그러나 각각 장단점을 지니고 있기 때문에 국가와 국민의 입장에서 정책적으로 결정되어야 할 것이다.

1 조합방식

1) 조합방식의 개념

건강보험의 관리운영 방식 중에서 조합방식이란 다수의 기관을 보험자로 하여 관리운영하는 방식을 말한다. 우리나라에서 과거 여러 개의 의료보험조합에 의하여 운영되었던 방식을 말한다.

2) 조합방식의 장점

(1) 조합관리의 효율성

유사한 집단 또는 지역별로 의료보험조합을 구성하여 운영함으로써 대상의 특성을 살리고 규모가 작기 때문에 조합의 관리운영이 용이해진다. 통합방식은 대규모 조직으로 인하여 관료화나 경직화를 가져오게 된다.

(2) 노사협력과 공동체 의식의 함양

사용자가 보험료의 반을 부담한다는 인식을 보다 강하게 느낄 수 있으므로 노사협력이 잘 될 수 있다.

(3) 주민참여에 의한 자치적 운영

주민들이 조합의 운영위원회에 직접 참여함으로써 조합운영에 관한 의사결정에 참여할 수 있어 운영의 자율성을 기할 수 있다.

(4) 건강보험분쟁의 국지화

보험료나 보험급여 등으로 인한 분쟁의 발생시 그 해당 의료보험조합에 국한하게 된다.

(5) 보험급여관리의 효율성

통합방식에 비하여 가입자의 규모가 작기 때문에 보험급여관리를 효율적으로 할 수 있다.

2 통합방식

1) 통합방식의 개념

건강보험의 관리운영 방식 중에서 통합방식이란 보험자를 공적인 기관으로 단일화하여 관리운영하는 방식을 말한다. 현재 우리나라에서는 국민건강보험공단을 보험자로 하여 관리운영하고 있는데 이것이 통합방식에 해당한다.

2) 통합방식의 장점

(1) 사회통합기능 제고

조합방식은 사회연대성기능이 소규모 조합에 국한되어 조합간 급여 및 재정격차가 심화되면 국민계층간 갈등이 생긴다. 통합방식은 사회연대감 형성으로 사회통합기능이 강화된다.

(2) 보험료의 형평부담

통합방식은 어느 지역에 거주하든 능력에 따라 동일소득계층에게는 동일한 건강보험료를 부담케 됨으로써 형평성을 기할 수 있다.

(3) 보험급여의 형평성 확보

부가급여는 조합에 따라 차이가 있었지만 보험자를 단일화하면 국민이 동등한 급여혜택을 누릴 수 있게 된다.

(4) 관리운영비의 절감

조직의 축소를 통한 인력감축과 자격관리 등 모든 건강보험업무의 일원화 및 간소화를 통해 관리운영비를 줄일 수 있다.

(5) 소득재분배와 위험분산기능의 확대

조합을 하나로 통합함으로써 구성원간 소득재분배와 위험분산 기능이 전국적으로 확대되어 그 기능을 극대화할 수 있다.

제3절 국민건강보험공단

1 설립목적 및 의의

국민건강보험공단은 국민의 질병·부상에 대한 예방, 진단, 치료, 재활과 출산, 사망 및 건강증진에 대하여 보험급여를 실시하고 노인장기요양보험법에 따른 장기요양사업을 합리적이고 효율적으로 수행하여 국민보건을 향상시키고 사회보장 증진을 도모하기 위하여 설립된 공법인이다.

우리나라의 관리운영방식이 조합주의에서 통합주의로 바뀜에 따라 국민건강보험공단은 2000년 7월 출범하였으며 기존의 지역의료보험조합, 의료보험관리공단 및 직장의료보험조합을 통합한 단일보험자로서 전국민의 건강보험을 관리하고 있다.

그동안 건강보험조합의 분리운영에 따른 조합간 재정격차, 부담의 비형평성, 부실한 급여구조, 과다한 관리운영 등을 해소할 수 있는 제도적 틀을 구축하게 되었으며, 또한 규모의 경제실현과 업무의 간소화로 관리운영비 절감을 기대할 수 있을 것이다.

2 사업 및 업무

국민건강보험공단은 건강보험사업의 목적을 달성하기 위하여 다음의 업무를 수행한다.

① 가입자 및 피부양자의 자격관리
② 보험료와 그 밖에 이 법에 따른 징수금의 부과·징수
③ 보험급여의 관리
④ 가입자 및 피부양자의 질병의 조기발견·예방 및 건강관리를 위하여 요양급여 실시 현황과 건강검진 결과 등을 활용하여 실시하는 예방사업으로서 대통령령으로

정하는 사업(가입자 및 피부양자의 건강관리를 위한 전자적 건강정보시스템의 구축・운영, 생애주기별・사업장별・직능별 건강관리 프로그램 또는 서비스의 개발 및 제공, 연령별・성별・직업별 주요 질환에 대한 정보수집, 분석・연구 및 관리방안 제공, 고혈압・당뇨 등 주요 만성질환에 대한 정보 제공 및 건강관리 지원, 지역보건의료기관과의 연계・협력을 통한 지역별 건강관리사업 지원, 그 밖에 가입자 및 피부양자의 건강관리를 위하여 보건복지부장관이 특히 필요하다고 인정하는 사업)

⑤ 보험급여 비용의 지급
⑥ 자산의 관리・운영 및 증식사업
⑦ 의료시설의 운영
⑧ 건강보험에 관한 교육훈련 및 홍보
⑨ 건강보험에 관한 조사연구 및 국제협력
⑩ 이 법에서 공단의 업무로 정하고 있는 사항
⑪ 징수위탁법에 따라 위탁받은 업무
⑫ 그 밖에 이 법 또는 다른 법령에 따라 위탁받은 업무
⑬ 그 밖에 건강보험과 관련하여 보건복지부장관이 필요하다고 인정한 업무

국민건강보험공단은 장기요양사업의 목적을 달성하기 위하여 다음의 업무를 수행한다.

① 장기요양보험 가입자 및 그 피부양자와 의료급여 수급권자의 자격관리
② 장기요양보험료 등의 부과・징수
③ 장기요양인정 신청인에 대한 조사
④ 등급판정위원회의 운영 및 장기요양등급 판정
⑤ 장기요양인정서의 작성 및 표준장기요양이용계획서의 제공
⑥ 장기요양급여의 관리 및 평가
⑦ 수급자 및 그 가족에 대한 정보제공・안내・상담 등 장기요양급여 관련 이용지원에 관한 사항
⑧ 재가 및 시설 급여비용의 심사 및 지급과 특별현금급여의 지급
⑨ 장기요양급여 제공내용 확인
⑩ 장기요양사업에 관한 조사・연구 및 홍보
⑪ 노인성질환 예방사업

⑫ 노인장기요양법에 따른 부당이득금의 부과・징수 등
⑬ 자산의 관리・운영 및 증식사업
⑭ 장기요양급여의 제공기준을 개발하고 장기요양급여비용의 적정성을 검토하기 위한 장기요양기관의 설치 및 운영
⑮ 그 밖에 장기요양사업과 관련하여 보건복지부장관이 위탁한 업무

3 조 직

1) 본부, 지역본부, 지사

국민건강보험공단은 본부, 지역본부. 지사의 3단계 조직체계로 구성되었으며 본부가 전 지사를 직접 관장함으로써 발생하는 문제점 해소 및 지역별 특성에 적합한 효율적인 관리체계를 마련하고 있다.

본부조직은 이사장 밑에 5명의 상임이사를 두고 있다. 기획상임이사, 총무상임이사, 징수상임이사, 급여상임이사, 장기요양상임이사를 두고 있다. 건강보험연구원은 건강보험의 조사연구 및 정책지원 기능을 수행한다.

지역본부조직은 6개의 지역전산센터를 중심으로 서울강원, 부산울산경남, 대구경북, 광주전라제주, 대전세종충청, 인천경기 지역본부가 설치되었으며, 지역본부 내부조직으로는 행정지원부, 자격부과부, 징수부, 보험급여부, 요양기관지원부, 건강관리부, 건강지원센터, 요양운영부, 요양지원부, 지사업무지원부 등을 두고 있다.

지사조직은 기본적으로 시・군・구 행정구역에 1개 지사를 설치하되, 지사당 지역가입자와 직장가입자가 총 45만명을 넘지 않도록 하고 있다. 2025년 현재 178개의 지사를 두고 업무를 수행하고 있다.

2) 임 원

임원은 이사장 1명, 이사 14명과 감사 1명을 두며, 이사장, 이사 중 5명 및 감사는 상임으로 한다. 이사장의 임기는 3년이며, 이사와 감사의 임기는 각각 2년이다. 이사장은 공단을 대표하며 그 직무를 총괄한다, 이사장은 임원추천위원회가 복수로 추천하는 사람 중에서 보건복지부장관의 제청에 의하여 대통령이 임명한다. 비상임이사는 다음에 해당하는 자를 보건복지부장관이 임명한다.

① 노동조합, 사용자단체, 시민단체, 농어업인단체, 소비자단체 및 노인단체가 각 1

명씩 추천하는 6명

② 기획재정부장관, 보건복지부장관 및 인사혁신처장이 해당 기관 소속의 3급 공무원 또는 고위공무원단에 속하는 일반직 공무원 중에서 각각 1명씩 지명하는 방법으로 추천하는 3명

감사는 임원추천위원회가 복수로 추천하여 공공기관 운영위원회의 심의·의결을 거친 사람 중에서 기획재정부장관의 제청으로 대통령이 임명한다.

3) 이사회

국민건강보험공단은 주요 사항을 심의·의결하기 위하여 이사회를 두며, 이사회는 이사장과 이사로 구성한다.

(1) 회의소집

이사장은 이사회를 소집하고 그 의장이 된다. 이사회의 회의는 정기회의와 임시회의로 나누며, 정기회의는 매년 2월과 10월 중에 이사회의 의장이 소집하며 임시회의는 다음의 경우에 소집한다.

① 이사장이 필요하다고 인정할 때

② 재적이사(이사장 포함) 3분의 1 이상이 회의 목적을 명시하여 서면으로 요구할 때

이사장은 이사회를 소집할 때에는 적어도 그 소집 7일 전까지 그 뜻을 각 이사에게 통지하여야 한다.

(2) 의결방법

이사회는 재적이사 과반수의 출석으로 개의하고, 재적이사 과반수의 찬성으로 의결한다.

(3) 심의·의결사항

이사회는 다음 사항에 대하여 심의·의결한다.

① 사업운영계획 그 밖의 공단 운영의 기본방침에 관한 사항

② 건강보험사업 및 장기요양사업의 예산 및 결산에 관한 사항

③ 정관 변경에 관한 사항

④ 보험료(장기요양보험료 포함) 등에 관한 사항

⑤ 준비금 그 밖의 중요재산의 취득·관리 및 처분에 관한 사항
⑥ 규정의 제정·개정에 관한 사항
⑦ 공단의 업무를 위탁받을 기관의 선정, 공단이 위탁하는 업무의 범위 및 위탁계약의 내용에 관한 사항
⑧ 차입금에 관한 사항
⑨ 보험급여(장기요양급여 포함)에 관한 사항
⑩ 중요한 소송 및 화해에 관한 사항
⑪ 의료시설 및 장기요양기관의 설치·운영에 관한 사항
⑫ 임원추천위원회 위원 선임에 관한 사항
⑬ 법령 또는 이 정관에서 이사회의 의결을 거치도록 요구하는 사항
⑭ 그 밖에 공단 운영에 관한 중요한 사항

4) 재정운영위원회

요양급여비용의 계약 체결, 보험료의 결손처분, 직장가입자의 보수월액 산정방법, 그 밖에 보험재정과 관련된 사항을 심의·의결하기 위하여 재정운영위원회를 두고 있다.

(1) 구 성

위원회는 직장가입자, 지역가입자 및 공익을 대표하는 위원 각각 10인으로 구성한다. 위원장은 공익을 대표하는 위원 중에서 호선한다. 위원회의 위원은 다음에 해당하는 자를 보건복지부장관이 임명 또는 위촉한다.

① 직장가입자를 대표하는 위원은 노동조합 및 사용자단체가 각각 5인씩 추천하는 자
② 지역가입자를 대표하는 위원은 농어업인단체 및 도시자영업자단체가 추천하는 자 각 3인과, 시민단체(비영리민간단체지원법 제2조의 규정에 의한 비영리민간단체를 말한다)가 추천하는 자 4인
③ 공익을 대표하는 위원은 기획재정부장관·보건복지부장관이 그 소속 4급 이상 공무원 또는 고위공무원단에 속하는 일반직 공무원 중에서 지명하는 자 각 1인과, 건강보험에 관한 학식과 경험이 풍부한 자 8인

위원의 임기는 2년으로 한다. 다만 공무원인 위원의 임기는 그 재임기간으로 하며 보궐된 위원의 임기는 전임자의 잔임기간으로 한다. 위원장은 공단 소속 직원 중에서 간사 1인을 임명하며, 간사는 위원장의 명을 받아 위원회의 사무를 처리한다.

(2) 회의소집

위원장은 위원회를 소집하고 그 의장이 된다. 위원회는 정기회의와 임시회의로 나눈다. 정기회의는 매년 3월 중에 개최하고, 임시회의는 다음에 해당하는 경우에 개최한다.

① 이사장의 요구가 있는 경우

② 재적위원 3분의 1 이상의 요구가 있는 경우

③ 위원장이 필요하다고 인정하는 경우

위원장은 위원회를 소집할 때에는 그 소집 5일 전까지 그 뜻을 각 위원에게 통지하여야 한다.

(3) 의결방법

위원회는 재적위원 과반수의 출석으로 개의하고, 출석위원 과반수의 찬성으로 의결한다.

(4) 심의 · 의결사항

① 공단이 이사장과 의약계를 대표하는 자와의 요양급여비용 계약을 체결하는 때

② 체납처분 종결, 소멸시효 완료 등으로 보험료 등을 결손처분하는 때

③ 직장가입자의 보수월액 산정방법 등에 관한 사항

④ 기타 보험재정과 관련된 사항

위원장은 해당 사항을 심의 · 의결한 때에는 그 내용을 공단의 이사장에게 즉시 통보하여야 한다.

5) 이의신청위원회

가입자 및 피부양자가 자격, 보험료, 보험급여 또는 보험급여비용에 관한 처분에 이의가 있는 자가 제기한 이의신청사항을 심의 · 의결하기 위하여 공단에 이의신청위원회를 둔다.

위원회는 위원장 1인을 포함한 25명의 위원으로 구성한다. 위원장은 공단 이사장이 되고 위원을 다음에 해당하는 자 중에서 이사장이 위촉 또는 임명한다.

① 공단의 임직원 1명

② 사용자단체 및 근로자단체가 각각 4명씩 추천하는 8명

③ 시민단체, 소비자단체, 농어업인단체 및 자영업자단체가 각각 2명씩 추천하는 8명

④ 변호사, 사회보험 및 의료에 관한 학식과 경험이 풍부한 자 7명

6) 의료시설

국민건강보험공단은 가입자 및 피부양자의 질병 또는 부상에 대한 요양과 건강의 유지 및 증진을 도모하고 국민보건 향상과 건강보험 및 노인장기요양보험의 제도 발전에 기여하기 위하여 의료시설을 설치 운영하고 있다. 의료시설의 명칭은 국민건강보험공단 일산병원이다.

병원은 다음과 같은 사업을 수행한다.

① 진료사업

② 가입자 및 피부양자의 의료복지 증진을 위한 사업

③ 건강보험 및 노인장기요양보험의 제도 발전을 위한 연구 및 평가

④ 전공의 수련 및 임상의학 연구

⑤ 병원 안에서 의료법에 규정한 부대사업 및 해당사업을 운영하려는 자에 대한 시설물의 임대

⑥ 기타 국민보건 향상을 위하여 필요한 사업

7) 장기요양기관

국민건강보험공단은 일상생활을 혼자서 수행하기 어려운 노인 등에게 장기요양급여를 제공하여 국민의 삶의 질 향상과 노인장기요양보험제도의 발전에 기여하기 위하여 장기요양기관을 설치·운영할 수 있다. 공단은 직영장기요양기관을 통하여 다음의 사업을 수행한다.

① 장기요양급여 제공사업

② 장기요양급여 제공기준 개발 및 장기요양급여비용의 적정성 검토

③ 노인장기요양보험제도 발전을 위한 연구 및 평가

④ 그 밖에 노인복지 향상을 위하여 필요한 사업

공단은 사업수행을 위하여 필요한 경우 대학, 의료기관 또는 다른 장기요양기관과 장기요양급여제공 등에 관한 지원 및 협력 관계를 유지하기 위한 협약을 체결할 수 있다.

8) 장기요양심사위원회

국민건강보험공단에 장기요양인정, 장기요양등급, 장기요양급여, 부당이득, 장기요양

급여비용 또는 장기요양보험료 등에 관한 처분에 이의가 있는 자가 제기한 이의신청사항을 심의・의결하기 위하여 장기요양심사위원회를 두고 있다.

한편 건강보험정책에 관한 사항 즉 요양급여의 기준, 요양급여비용에 관한 사항, 직장가입자의 보험료율, 지역가입자의 보험료 부과점수당 금액, 기타 건강보험에 관한 주요 사항을 심의・의결하기 위하여 보건복지부장관 소속하에 건강보험정책심의위원회를 두고 있다. 단 국민건강보험 종합계획 및 시행계획에 관한 사항은 심의에 한정한다.

제4절 건강보험심사평가원

1 설립 배경 및 의의

1) 설립 배경

우리나라에 건강보험이 도입된 이래 의료서비스 공급자와 보험자, 그리고 정부와 건강보험 소비자인 국민간의 논쟁거리 중의 하나가 보험자가 의료서비스 공급자에게 지급하는 진료비를 어떻게 공정하며 효율적으로 심사할 것인가에 대한 문제이었다.

이러한 문제점의 해결을 위하여 여러 가지 방안이 제시되고 논의되었으나, 이해 당사자 모두가 만족할 수 있는 방안을 수립하는 것이 쉽지 않았다. 이는 각각의 당사자가 지닌 이해관계가 첨예하게 대립되고 있고, 건강보험제도를 둘러싼 제반 환경에 내재된 문제점도 아울러 상승작용을 하고 있었기 때문이었다. 즉, 진료비의 삭감과 관련되어 의료공급자와 보험자간의 이해가 상충될 뿐만이 아니라, 의료서비스에 대한 가격결정구조와 가격의 적정성 여부마저도 상당한 논란의 소지가 있었기에 이러한 문제의 본질적 해결이 쉽지 않았다.

건강보험의 통합과정에서 보험자와 소비자를 대표하는 측에서는 건강보험의 재정보호 측면에서 보험자의 기능으로 설정하여야 한다는 주장이 강하게 제기되었고, 의료공급자 측에서는 건강보험 전체 통합시에 이를 보험자의 고유 권한으로 설정하기보다는 당사자간 균형적 역학관계의 형성을 통한 견제와 균형의 유지를 위해 중립적인 기관의 기능으로 독립시켜야 한다고 주장하였다. 그러나 보험자–의료공급자 관계에서 심사평가가 정당성과 설득력을 가지기 위해서는 심사기구의 전문성과 중립성이 필요하며, 또 하나는 국민에 대한 의학적 보호기능이 요구되었다. 기존 진료비 심사가 진찰, 검사, 약품 등과 같은 양적인 측면에서 자원남용 방지에만 치우쳐 있어 자원의 과소이용이나 부적절한 사용 등 질적인 측면에서의 국민에 대한 의학적 보호관리 기능이 필요하게 되었다. 따라서 진료비 심사기능은 보험자로부터 독립되어 새롭게 공법인으로 설치하도록 되어 새로운 건강보험심사평가원이 출범하게 되었다.

2) 의 의

건강보험심사평가원은 요양급여비용의 심사 및 요양급여의 적정성을 평가하기 위하여 국민건강보험법에 의거 정부가 설립한 특수 공법인이다. 국민건강보험법에 의하면, 건강보험심사평가원은 진료비에 대한 심사를 담당하고, 아울러 진료의 의학적 적정성을 평가하는 특수한 목적의 수행을 고유기능으로 하고 있다. 건강보험심사평가원의 성격은 담당 업무의 고유성으로 인하여 다른 기관의 업무를 수탁받아 처리하는 기관이 아니며 그 자체가 정부의 기능을 법으로 직접 위임받아 수행하는 것이다.

따라서, 건강보험심사평가원은 보험자인 국민건강보험공단과 의료공급자 사이에서 객관적으로 공정성을 가지고 진료비 심사업무를 수행하는 기능을 수행할 수 있도록 제도적으로 보장하고 있다.

이러한 건강보험심사평가원의 법적 성격과 함께 특이한 점은 종전의 진료비 심사기능과 별도로 새롭게 법에 명시된 요양급여의 적정성을 평가하는 기능이라 할 수 있다. 건강보험 체계내에서 요양기관이 가입자들에게 제공되는 각종 의료서비스의 내용과 그 질적 적정성에 대한 검토과정이 법적으로 제도권내에 편입된다는 의의를 가지게 됨으로써, 국민들이 경제적 측면에서만이 아니라 의학적 측면에서도 보다 총체적으로 보호받을 수 있는 장치를 가지게 되었다는 점에서 상당한 의의를 지닌다고 할 수 있다.

그리고 4대 사회보험 통합추진기획단에서는 건강보험심사평가원이 산재보험의 진료비 심사를 담당하는 것이 합리적이라는 결론을 내린 바 있다. 물론 일각에서는 자동차보험의 진료비 심사도 건강보험심사평가원에서 담당해야 할 것이라는 주장이 제기되고 있으나, 이는 정책여건을 감안하여 장기적으로 검토하여야 할 과제라고 판단된다.

2 건강보험심사평가원의 기능

그동안 의료보험연합회가 진료비 심사기능을 담당하여 왔으나, 국민건강보험법 제62조에 의거 심사기능을 보험자로부터 분리하여 독립된 기관인 건강보험심사평가원을 설치하여 이를 담당하게 하고, 심사기능에 추가하여 요양급여의 적정성에 대한 평가기능을 추가하였다. 요양급여 등의 적정성에 대한 평가는 의약학적 측면과 비용효과적 측면에서 요양급여를 적정하게 행하였는지를 평가해야 하며, 상병별로 구분하여 평가하며, 그 평가결과를 공개하여야 한다. 평가는 요양기관별, 진료과목별 또는 적정성 평가를 위한 세부적인 평가의 기준, 절차 및 방법 등은 보건복지부장관이 정하여 고시하도록 되어 있다.

따라서 국민건강보험에서는 건강보험심사평가원이 독립된 기관으로서 진료비 심사와 요양급여의 적정성 평가업무를 담당하게 되었다. 다음은 건강보험심사평가원 정관의 업무내용이다.

① 요양급여비용의 심사
② 요양급여의 적정성 평가
③ 심사기준 및 평가기준의 개발
④ 위의 업무와 관련된 조사연구 및 국제협력
⑤ 다른 법률의 규정에 의하여 지급되는 급여비용의 심사 또는 의료의 적정성 평가에 관하여 위탁받은 업무
⑥ 건강보험과 관련하여 보건복지부장관이 필요하다고 인정한 업무
⑦ 요양급여비용 심사청구와 관련된 소프트웨어의 개발・공급・검사 등 전산관리 업무
⑧ 보건복지부령이 정하는 기관에서 받은 요양비에 대한 심사
⑨ 요양급여의 적정성 평가결과의 공개
⑩ 환자 분류체계의 개발・관리
⑪ 사업과 관련된 교육・홍보
⑫ 업무수행과 관련한 자산의 관리・운영
⑬ 기타 심사평가원의 목적달성에 필요한 사업

1) 요양급여비용의 심사

요양급여비용 심사는 의학적으로 보편타당하고, 경제적으로는 비용효과적인 방법으

로 요양급여가 행하여졌는지 여부를 공정하고 객관・타당하게 심사함으로써 과잉진료의 억제와 부당한 진료비용의 지급을 방지하며, 사회보장제도내에서의 의료보장 취지에 합당한 적정진료를 유도하며 사회적 공동비용인 보험재정에 대한 연대책임감을 인식하게 하는 데 그 의의가 있다.

심사의 법적 근거로는 국민건강보험법 제47조(요양급여비용의 청구와 지급 등) 제2항 및 제63조(업무 등) 제1항 제1호 및 제8호 등에 의한 요양급여비용의 심사, 다른 법률의 규정에 의하여 지급되는 급여비용의 심사 또는 의료의 적정성 평가에 관하여 위탁받은 업무와 국민건강보험법 시행규칙 제20조에 의한 요양급여비용의 심사 및 지급이다.

(1) 심사방법

건강보험심사평가원의 요양급여비용 심사방법은 크게 전산심사(Electronic review)와 전문심사(Close review)로 구분한다(Health Insurance Review and Assessment, HIRA. 2017).

① 전산심사

전산화 시스템에 의하여 진료비명세서 단위로 단가산정 착오나 다빈도 상병을 중심으로 진료비 청구내역의 행위수가, 치료재료, 약제 허가사항 등에 대하여 심사기준과의 적합성 여부를 검토하는 심사이다.

② 전문심사

전문심사는 전산심사 후 의료비 과다, 입원일수 과대, 치료기간의 증가 등과 같은 문제가 있을 때 추가적으로 이루어지는 심사이다. 이에는 직원 심사, 심사위원 심사, 심사위원회 심사가 있다.

직원 심사는 간호사나 약사 등이 주어진 심사방법과 산정지침을 기준으로 진료비가 적절하게 청구되었는지를 검토하는 심사이다.

심사위원 심사는 의사들의 임상적 판단이 요구되는 사례나 고비용 의료서비스 등에 대하여 전문심사위원들이 의학적 적정성을 검토하는 심사이다. 필요에 따라 의무기록이 요구되거나 의사와의 면접이 행해지기도 한다.

심사위원회 심사는 전문과목별로 새로운 기준이 필요한 사항, 심사기준 설정을 요하는 사항, 심사기준 적용에 이견이 있는 사항, 기타 합의에 의한 결정을 필요로 하는 사항 등을 심사한다. 중앙이나 지역에 설치된 진료심사평가위원회의 심의를 거쳐 이루어지는 심사이다.

(2) 이의신청

요양급여비용 및 보험급여의 적정성에 대한 평가 등에 관한 건강보험심사평가원의 처분에 이의가 있는 요양기관, 기타의 자는 건강보험심사평가원에 이의신청을 제기할 수 있다. 심사평가원 이의신청위원회의 위원장은 심사평가원장이 되고 원장이 위원을 임명 또는 위촉한다. 위원은 임직원 1명, 가입자단체가 추천하는 자 5명, 변호사 및 사회보험 학식과 경험이 있는 자 4명, 의약관련단체가 추천하는 자 14명이다.

① 이의신청의 대상

요양기관에 통보된 요양급여비용 심사결정통보서의 내용, 요양급여비용의 적정성 평가에 대한 처분에 이의가 있는 경우 이의신청을 제기할 수 있다.

② 이의신청 제기기간

이의신청은 처분이 있은 날부터 90일 이내에 하여야 한다. 처분이 있은 날이란 '요양급여비용심사결과통보서' 등이 요양기관에 도달한 날이며, 공단에서 요양기관에 송부하는 '요양급여비용지급통보서'와는 상관이 없다. 이의신청을 제기한 날은 이의신청서가 건강보험심사평가원에 도달한 날을 말하고 중간의 공휴일은 산입함을 주의하여야 한다.

③ 이의신청의 절차 및 방법

이의신청은 법 시행규칙 제56조의 규정에 의한 별지 서식에 의거 작성 제출하며, 이때 이의신청 사유를 증빙할 수 있는 서류를 첨부하여야 한다. 반드시 서식에 의한 문서로서 하여야 하며 구두에 의한 이의신청은 인정되지 않는다.

이의신청서가 접수된 날부터 60일 이내에 해당 기관에 이의신청 결과를 통보하되 기한내 처리가 곤란한 경우는 30일의 범위안에서 그 기간을 연장할 수 있으며 이경우에는 결정기간이 만료되기 7일전까지 이의신청인에게 이를 통지하여야 한다.

④ 이의신청서 제출처

종합병원(종합전문 요양기관 포함), 치과대학 부속 치과병원, 한방병·의원, 보건의료원 한방과는 건강보험심사평가원 본원에 제출한다. 병원, 치과병원, 의원, 치과의원, 보건의료원(한방과 제외), 조산원, 보건기관, 약국은 건강보험심사평가원 지원(심사 관할 지역)에 제출한다.

2) 요양급여의 적정성 평가

요양급여의 적정성 평가제도는 건강보험 가입자에게 제공되는 진찰·시술·투약·검사 등 요양급여에 대해 의·약학적 측면의 타당성과 비용·효과적 측면의 적정성 판단을 통하여 서비스 제공자에 대해서는 의료의 질 향상을 유도하고, 가입자에 대해서는 의료이용의 적정성을 제도적으로 보호하는데 커다란 의의가 있다.

요양급여의 적정성 평가업무는 2001년 도입되었으며, 2001년에는 약제급여·사회복지법인 부설요양기관·조혈모세포 이식기관 등에 대한 적정성 평가를 실시하였고, 2002년에는 제왕절개분만·전산화단층촬영(CT)·약제급여·혈액투석 등에 대한 적정성 평가로 확대하였고, 2003년에는 기존 평가항목의 지속적인 사후관리와 함께 신규로 슬관절치환술·집중치료실·수혈·정신과 병·의원 의료급여에 대한 적정성 평가를 실시하였다. 그리고, 2004년 주요 평가항목으로는 관상동맥우회로술, 경피적 관상동맥확장술, 급성심근경색증에 대하여 적정성 평가를 하였다. 이 평가결과는 해당 요양기관 및 관련 단체 등에 통보하여 자율적인 개선에 역점을 두고 있다. 2010년에는 고혈압, 급성심근경색증, 급성기 뇌졸중, 수술의 예방적 항생제 사용, 요양병원 등에 대하여 적정성 평가를 하였다. 2013년에는 대장암, 당뇨병, 유방암, 유소아중이염항생제, 외래처방인센티브, 폐암, 천식, 허혈성심질환, 7개 질병군포괄수가(병의원) 등에 대하여 적정성 평가를 하였다.

3 건강보험심사평가원의 조직 및 임원

건강보험심사평가원의 조직은 [그림 6-1]과 같다. 본원과 12개 지원을 두고 있다. 그리고 건강보험심사평가원의 임원으로는 원장, 이사 15명, 감사 1명을 두며, 원장은 임원추천위원회가 복수로 추천하는 사람 중에서 보건복지부장관의 제청으로 대통령이 임명한다. 사업계획·예산 등 주요 사항을 심의·의결하기 위해 원장을 포함한 16명으로

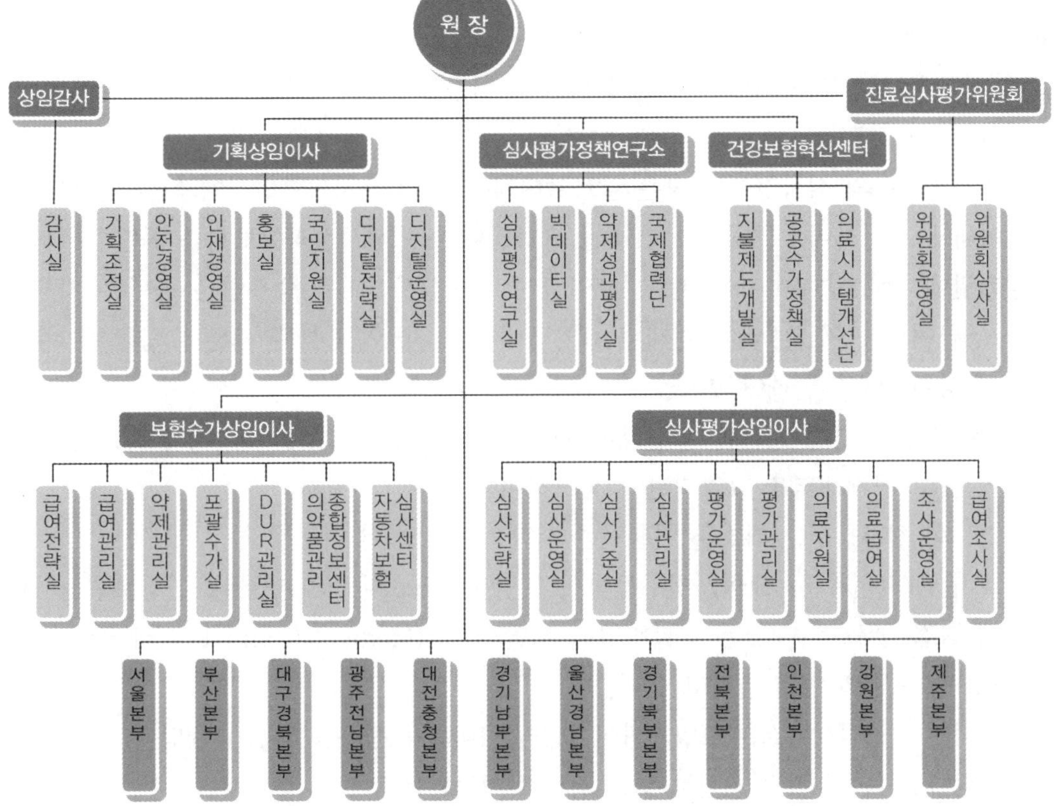

[그림 6-1] 건강보험심사평가원의 조직(2025.1.15 현재)

구성된 이사회를 둔다.

이사회는 상임이사 3명, 각 의약단체가 추천하는 사람 5명, 국민건강보험공단이 추천한 사람 1명, 노동조합·사용자단체·농어업인단체 및 소비자단체가 각각 1명씩 추천한 사람 4명을 보건복지부장관이 임명하고 당연직 이사는 보건복지부 건강보험정책국장이다.

원장과 이사 중 3인 및 감사는 상임으로 한다. 원장의 임기는 3년, 이사 및 감사는 2년, 당연직 이사는 해당 직위의 재임기간이다.

4 요양급여비용의 청구 및 지급

건강보험심사평가원은 요양급여비용의 심사청구를 받은 때에는 그 심사청구내용이 요양급여기준과 요양급여비용의 내역에 적합한지를 심사한다. 건강보험심사평가원은 요양급여비용 심사청구서, 요양급여비용 명세서, 요양기관 현황통보서 등 제출받은 자료에 대한 사실여부를 확인할 필요가 있다고 인정할 때에는 현지 출장하여 확인을 할 수 있다.

요양급여비용의 심사청구를 받은 날로부터 40일(전자문서교환방식에 의한 경우는 15일) 이내에 심사하여 그 내용이 기재된 요양급여비용 심사결과통보서를 공단 및 해당 요양기관에 각각 송부하여야 한다. 요양급여비용 심사결과를 송부받은 공단은 지체없이 요양급여비용 지급내역이 기재된 요양급여비용 지급통보서에 따른 요양급여비용을 해당 요양기관에 지급해야 한다.

공단은 요양기관에 지급할 요양급여비용에서 과다하게 납부된 본인부담액을 공제한 경우에는 그 공제내역을 요양기관에 통보하여야 한다.

건강보험 전자청구는 최초 서면청구를 시작으로 1994년 디스켓 청구, 1996년 의료보험진료비 EDI(전자문서교환) 청구방식으로 발전하였으나 2011년에는 건강보험심사평가원에 직접 청구할 수 있는 진료비청구 포털시스템(Medical Claim Portal Service ; MCPoS)을 구축하여 활용하고 있다.

진료비청구 포털서비스는 요양기관이 요양급여비용을 청구할 때 인터넷망을 통하여 건강보험심사평가원에 직접 송신하고 그 결과를 통보받는 편리한 무료서비스이다. 2023년 말 현재 전체 요양기관 중 약 97%가 전자청구방식을 선택하였고 이 중 약 96%가 진료비청구 포털시스템(MCPoS)으로 전자청구방식을 선택하여 이용하고 있다.

5 진료심사평가위원회의 조직 및 기능

건강보험심사평가원은 보험자와 의료공급자 사이의 중립적 위치에서 역할을 수행하여야 하며 업무수행과 관련된 기준, 절차, 그리고 그 결과를 투명하게 공개함으로써 국민, 보험자, 의료공급자의 신뢰를 구축해야 한다. 특히 심사의 공정성, 객관성 제고를 위해 진료심사평가위원회를 설치하여 요양급여비용의 심사 및 적정성 평가업무를 효율적으로 수행하고 있다.

1) 진료심사평가위원회의 조직

진료심사평가위원회는 국민건강보험법 제66조에 근거하여 위원장을 포함한 90명 이

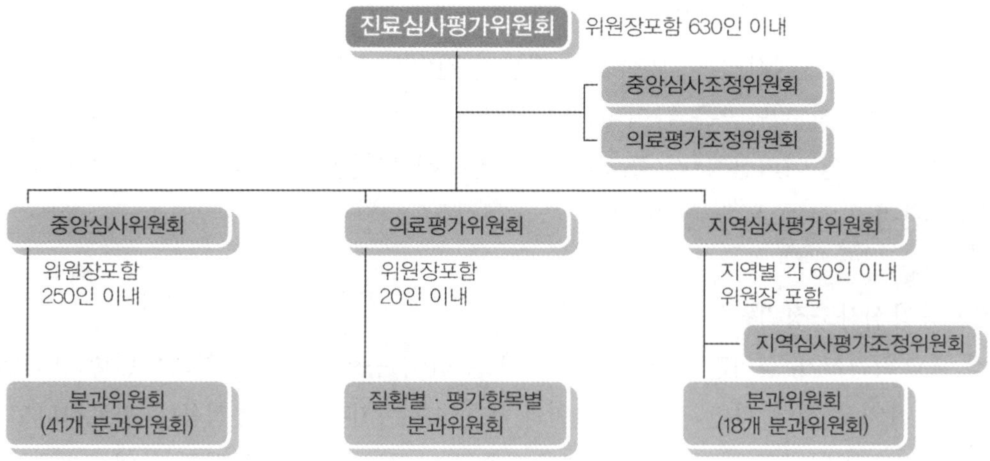

[그림 6-2] 진료심사평가위원회 조직

내의 상근심사위원과 1,000명 이내의 비상근심사위원으로 구성하며, 업무를 효율적으로 수행하기 위하여 본원에는 중앙심사위원회와 의료평가위원회를 두고 각 지원에는 지역심사평가위원회를 둔다. 중앙심사위원회 및 지역심사평가위원회에는 진료과목별, 전문진료분야별, 약학분야별 분과위원회를 둔다. 의료평가위원회에는 질환별, 평가항목별 분과위원회를 둘 수 있다. 심사위원회에 두는 각 위원회의 심의사항 및 의견의 조정 등을 위하여 본원에는 중앙심사조정위원회와 의료평가조정위원회를 두고 지원에는 지역심사평가조정위원회를 둔다.

또한, 심사의 전문성과 공정성을 제고하기 위해 합리적 방식에 의한 심사위원회 심사뿐만 아니라 전문심사(Peer review)위원 심사제도를 도입하여 의료기관에 재직하고 있는 의료인이 개별적으로 진료과목별, 전문분야별로 직접 심사를 담당하게 함으로써 심사의 투명성 제고와 아울러 보다 전문적이고 의료현실에 부합하는 요양급여비용 심사로의 접근이 가능하게 되었다.

2) 진료심사평가위원회 기능

진료심사평가위원회의 주요 기능은 전문의학적 판단을 요하는 요양급여비용의 심사에 관한 사항과 심사기준의 개발에 관한 사항으로 대별할 수 있으며 각 위원회에 따라 그 기능을 달리하고 있다.

(1) 중앙 및 지역분과위원회

요양급여비용의 심사건 중 의학적인 전문적 판단을 요하는 건의심사에 관한 사항, 다른 법령에 의하여 위탁받은 급여비용의 심사건 중 의학적 전문적 판단을 요하는 사항, 심사처분에 대한 이의신청 건 중 의학적인 전문적 판단을 요하는 사항, 기타 심사조종 업무와 관련된 사항 등을 심의한다.

(2) 중앙심사조정위원회

각 분과위원회가 심의결정한 사항을 토대로 하여 중앙 및 지역 분과위원회의 심의사항 및 의견의 조정에 관한 사항의 심의와 또한 다수 기관에 공통적용이 필요하다고 판단되는 각 분과위원회 심의사례, 필요하다고 판단되는 각 분과위원회 심의사례를 발췌하여 심사기준(지침)을 설정하는 주요기능을 갖는다.

(3) 의료평가위원회

요양급여의 적정성 평가와 관련하여 평가계획에 관한 사항, 평가대상 선정에 관한 사항, 평가의 방법・절차 및 기준 등에 관한 사항, 평가결과 및 적용 등에 관한 사항 등을 심의한다.

6 기타 위원회

1) 이의신청위원회

요양급여비용의 심사, 요양급여비용의 적정성 평가에 대한 이의신청을 심의・의결하기 위하여 이의신청위원회를 두고 있다.

2) 중증질환심의위원회

중증환자에게 처방・투여되는 약제에 대한 요양급여 적용기준 및 방법 등에 관한 사항을 심의하기 위하여 중증질환심의위원회를 두고 있다. 심의위원회는 위원장을 포함한 45명 이내의 위원으로 구성하되 위원은 원장이 임명 또는 위촉한다.

제 7 장

건강보험의 재원조달

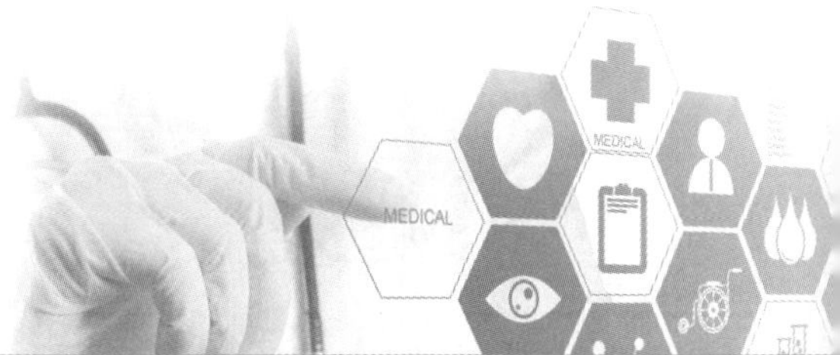

제1절 보험료의 개요

1 보험료의 의미

사회보험으로서 건강보험 즉 사회건강보험(social health insurance)의 재원은 대부분 보험료에 의하여 조달된다. 보험료란 보험자가 보험사업에 필요한 재원을 마련하기 위하여 납부의무자로부터 걷어 들이는 돈을 말한다. 사회건강보험은 사회보험이기 때문에 가입 및 보험료 납부 등에 있어 강제성을 띠게 되며, 상병이라는 사회적 위험을 공동체적으로 분산하기 위하여 보험자는 보험가입자들로부터 보험료를 갹출하여 이를 공동으로 사용하게 된다. 건강보험에서 가입자가 상병에 걸리지 않게 되면 자신이 낸 보험료는 다른 사람을 위하여 사용되기 때문에 보험료를 기여금(contribution)이라고 부르기도 한다.

2 보험료의 형태

사회보험은 보험료의 징수를 토대로 성립되는 제도로서 사회보험의 적용자는 보험료의 납부를 전제로 수급권이 발생한다. 사회보험의 보험료 산정은 위험발생률을 기초로 하는 것이 아니라 지불능력을 기초로 하며, 민간보험은 위험발생률을 기초로 보험료가 산정된다.

사회보험료의 형태는 크게 정액보험료(flat rate contribution)와 임금기준 보험료(payroll contribution)로 구분할 수 있다.

1) 정액보험료(flat rate contribution)

정액보험료는 사회보험의 가입자 모두에게 동일한 금액 즉 일정액을 보험료로 부과하는 형태이다. 정액보험료 형태라고 해서 사회보험의 연대성의 원리를 무시한 것은 아니다. 사회적 연대의 기준을 건강에 두고 모든 사람이 동일한 금액으로 보험료를 내지만 건강한 사람은 의료이용을 적게 하는데 반하여 몸이 허약하거나 질병이 많이 발생하는 사람은 의료이용을 많이 하기 때문에 건강한 사람이 불건강한 사람을 도와서 사회적 연대를 이룰 수 있는 것이다. 영국의 베버리지도 사회보험의 원칙의 하나로 정액기여 원칙을 제시하였다.

사회보험료는 원칙적으로 소득능력을 기초로 부과되어야 하지만, 도시 자영자나 농어촌지역 주민의 경우에는 현실적으로 소득을 파악하는 것이 어려워 소득능력에 기초하여 보험료를 부과하기가 어렵다. 이러한 문제를 극복하기 위하여 수혜자의 수를 기준으로 한 정액 부과도 이루어진다.

자영자의 소득파악이 어려운 이유는 소비자의 신용카드 사용이 일상화되지 않고, 공급자의 영수증 발행이 미비하여 자영자들의 정확한 소득을 파악하기가 곤란하다.

한편 신고매출액을 임의로 조절하는 것이 가능하기 때문이다. 자영자는 본인이 세무당국에 소득신고를 하기 때문에 매출액은 낮게, 영업비용은 과다하게 신고할 우려가 있으므로 실제소득의 축소신고가 가능하여 보험료를 소득에 비례하여 형평 부과하기 어렵다.

자영자의 소득을 정확하게 파악하기 위해서는 국세청의 인력이 많아서 자영자가 신고한 소득을 정확하게 조사할 수 있어야 한다. 그런데 자영자의 신고된 소득을 사정하기 위하여 많은 인력을 고용하게 되면 그 만큼 징세비용은 늘어나게 된다. 그리고 농업에 종사하는 자영자들은 소득의 발생이 연중 고르게 분포되어 있는 것이 아니고 계절적으로 큰 차이가 있어 보험료를 정기적으로 납부하기가 어려운 면도 있다.

우리나라의 건강보험 지역가입자에 대해서도 소득에 따른 연대성의 원리가 강조되어 소득, 재산, 자동차 소유에 대하여 보험료를 부과하고 있는데 지역주민들이 소득에 대한 정확한 자료가 없기 때문이다. 이것은 보험료 부과를 실제소득을 기준으로 하는 것이 아니라 국민건강보험공단이 평가한 소득 즉 부과표준소득에 대하여 보험료를 부과하는 방법을 사용하고 있다.

2) 임금기준 보험료(payroll contribution)

임금기준 보험료는 임금과 사용하는 의료비지출이 위험분산의 토대가 된다. 이 형태는 부유한 사람은 보험료를 많이 내고 가난한 사람은 보험료를 적게 내지만 의료이용에 있어서는 양자 모두 비슷한 수준으로 하기 때문에 부유한 사람이 가난한 사람을 도와주게 되어 사회적 연대가 이루어진다는 것이다.

독일에서 처음으로 질병금고가 보험료 부과에 차등을 두어 부자에게는 보다 높은 금액의 보험료를 부과하는 방법을 택하였다. 보험료 부과의 차등화는 소득 능력에 따라 등급을 나누어 등급내에서는 동일한 금액을 부과하는 방법이었다. 그 후 평균 임금의 일정률을 보험료로 산정하는 정률제 방식이 생겨나게 되었다.

우리나라도 근로자에 대해서는 임금기준 보험료를 부과하고 있다. 임금기준 보험료를 부과하는 데는 총보수제도와 표준보수제도 두 가지 방법이 있다. 첫째, 총보수제도는 근로자가 받게 되는 모든 보수에 대하여 보험료를 부과하는 방법이다. 이 방법은 근로자가 받는 모든 보수에 대하여 정률의 보험료율을 곱하여 산정하기 때문에 연속형 보험료부과체계라 할 수 있다. 둘째, 표준보수제도는 근로자를 몇 개의 소득 등급으로 구분하고 같은 등급에 속하는 사람에게는 동일한 금액의 보험료를 부과하는 방법으로 불연속형 보험료부과체계라 할 수 있다.

임금기준 보험료부과에는 근로자와 사용자의 보험료 분담문제가 생기게 된다. 이 분담률은 나라에 따라 다른데 일반적으로 근로자와 사용자가 반반씩 부담하고 있으나 스웨덴의 사회보험에서는 사용자가 전적으로 부담하는 경우도 있다.

사용자는 보통 그들이 내는 보험료를 임금의 일부분으로 생각한다. 상당히 경쟁적인 노동시장에서 사용자는 인력을 고용하는 전체적인 비용을 고려하며 건강보험료를 임금과 본질적으로 동일한 것으로 본다. 근로자에게 있어서는 사용자가 건강보험 비용의 일부를 내는 것으로 볼 수 있지만 사용자의 입장에서는 건강보험료는 본래 임금으로 지불되어야 하는 부분일 뿐이다. 따라서 사용자의 입장에서는 보험료율을 낮게 또는 동일하게 유지하는 것이 더 유리하다.

3 건강보험료의 특성

건강보험료는 가입자와 피부양자의 보험급여 실시에 필요한 재원 및 건강보험사업에 소요되는 비용을 충당하기 위하여 보험자가 보험료 납부의무자로부터 징수하는 건강보험사업 분담금이다.

건강보험의 보험료는 다음과 같은 특성을 지닌다.

1) 공공성

건강보험료는 인간이 인간다운 생활을 영위하는데 필요한 기본적인 의료욕구를 해결하기 위하여 사회보험 원리에 의하여 갹출되므로 사회전체를 위한 것이라 할 수 있다. 따라서 사적인 목적으로 사용할 수 없고 전적으로 사회적 목적으로 사용해야 하므로 공공성을 띠게 된다.

2) 부담의 공평성

건강보험료는 각자의 능력에 따라 공평하게 부담되어야 한다. 여기서 공평하다는 의미는 누구나 동일한 액을 부담한다는 뜻이 아니라 개인의 소득과 재산수준 등 경제적 능력에 따라 부담함을 의미한다.

사보험의 보험료는 자신이 사전에 약정한 보험급여의 수준에 따라 결정되지만 건강보험의 보험료는 사회적으로 평가된 경제적인 수준에 따라 결정된다.

3) 공동 부담

사보험은 가입자가 보험료를 전액부담하고 있으나 사회보험인 건강보험의 보험료에는 공동부담의 원칙이 적용된다. 따라서 건강보험의 보험료는 가입자뿐만 아니라 사용자나 국가 등이 보험료의 일부분을 부담하게 된다.

4) 납부의 강제성

사보험은 보험 당사자간 계약에 의하여 보험료가 결정되고 자의에 따라 보험료를 납부하지만 사회보험인 건강보험에 있어서는 법률에 의한 부과방법에 의하여 보험료가 결정되고 공권력에 의하여 강제적으로 징수한다.

5) 기여금적 성격

건강보험 보험료는 납부한 보험료의 크기에 따라 반대급부인 보험급여를 청구할 수 없기 때문에 사회 기여금적 성격을 띠게 된다. 자신이 건강하여 보험혜택을 받지 않았다면 이는 다른 아픈 사람을 위하여 쓰여지게 된다. 따라서 건강보험의 보험료는 기여금적 성격을 띤다. 또한 사회보험인 건강보험의 보험료를 부과하는데 몇 가지 기본적인 원칙이 적용되어야 한다.

첫째, 보험료는 부담자의 경제적 부담능력에 따라 부과하는 것이 원칙이다. 이를 보험료 부과의 공평성의 원칙이라 한다.

국제노동기구의 사회보험과 관련된 기준에서 피보험자가 납부하는 보험료를 과중한 부담없이 납부할 수 있어야 하며 사용자는 근로자의 보험료 일부 또는 전부를 부담하여야 하고, 생계비 이하의 저소득자에게는 보험료를 부과해서는 안 되도록 되어 있다.

둘째, 보험료는 재정수지가 균형을 이루도록 부과되어야 한다. 다시 말하면 수입과 지출이 같아져야 한다는 보험수지상등의 원칙에 따라 부과되어야 한다. 보험료는 보험급여비용을 비롯한 제 비용을 충당할 수 있어야 하며 급여비용의 증가나 수입의 감소에 대비한 준비금이 적립되어야 한다.

4 보험료의 운영방식

사회보험에서 보험료의 운영방식에는 부과방식(Pay-as-you-go)과 적립방식(Capitalization)이 있다. 부과방식은 당해년도 갹출한 보험료를 당해년도 보험급여에 충당하는 방식이며, 적립방식은 장기간 적립한 보험료를 토대로 급여를 하는 방식이다.

1) 부과방식(Pay-as-you-go)

부과방식은 피보험자에게 당해년도 갹출한 보험료를 당해년도 보험급여에 충당하는 방식이다. 부과방식에서 모든 지출은 당해년도 보험료 수입으로 충당한다. 사회보험으로서 건강보험은 단기보험이기 때문에 일반적으로 부과방식에 의하여 보험료를 부과하게 된다. 예상치 못한 지출을 대비해서 일정 규모의 준비적립금을 가지고 있지만, 장기 준비적립금은 가지고 있지 않다. 따라서 지출이 수입을 초과하면 보험료나 본인 일부부담금의 인상이 불가피하다.

2) 적립방식(Capitalization)

적립방식은 보험수리에 따라 장기간 적립한 보험료를 토대로 급여를 하는 방식이다. 이 방식의 가장 전형적인 예가 민간 생명보험이다. 통상 영리적인 연금보험에서 적용하는 방식이다. 일반적으로 연금과 같이 장기간 급여를 제공하는 데 사용된다. 보험료는 장기간 준비적립금으로 적립되어 있다가 수년이 경과한 다음 급여를 받게 된다.

일반적인 사람의 경우 보통 보건의료비의 70%는 노년기에 지출하기 때문에 독일에서는 적립방식에 기초하여 보험료를 부과하고 이 보험료는 장기 준비적립금으로 적립되었다가 장기적인 급여를 해주는 민간 건강보험도 있다.

5 보험료 부과의 상한선

임금기준 보험료의 단점은 개인별로 보험료 납부액에 큰 차이가 발생할 수 있다. 따라서 임금기준 보험료는 많은 국가들이 상한선을 정하기도 한다. 이것은 일정액에 도달하는 임금이나 소득까지만 보험료로 내고 상한선을 넘는 소득에 대해서는 보험료를 지불할 필요가 없다는 뜻이다. 독일, 대만, 일본 등 대부분의 국가에서 사회 보험료에 대한 상한선을 설정하고 있고, 프랑스와 같이 상한선을 설정하지 않는 국가도 있다.

상한선을 정하면 보험료와 급여수준이 서로 어느 정도 일치할 수 있다는 장점이 있다. 상한선을 정하지 않으면 소득이 높은 사람은 그들이 받을 수 있을 것으로 예상되는 급여보다 훨씬 더 많은 보험료를 내야 하므로 형평성의 문제가 발생하고, 보험체계에 저항이 생길 수도 있다.

상한선 설정의 또 다른 이유는 소득이 높은 사람은 이미 소득세에서 누진율을 적용받는데 보험료에서도 무한정 부담하게 되면 부유하다는 이유로 개인에게 과다한 부담을 지우게 되므로 보험의 연대성을 벗어날 수 있기 때문이다. 따라서 보험료의 상한선은 일반적으로 평균보험료의 3~4배를 넘지 않는 수준으로 설정하고 있다.

우리나라 건강보험에서도 지역가입자의 경우 명목적으로 상한선이 설정되어 있고, 직장가입자에 대해서도 상한선을 설정하고 있다.

다른 한편에서는 보험료의 상한선을 설정하는 것은 소득이 높은 사람에 대하여 상대적으로 낮은 보험료를 내게 하는 것을 의미하기 때문에 능력에 따른 지불이라는 사회보장원칙에 역행한다는 견해도 있다.

제2절 보험료율

1 보험료율의 요건

보험료율이란 보험료를 산정하기 위한 요율을 말한다. 일반 민간보험에서 보험료율이 갖추어야 할 일반적인 요건으로는 합리성(resonableness), 공정성(equitability), 적정성(adequacy), 손해 예방성(loss prevention), 안정성(stability), 신축성(flexibility), 시장성(marketability) 등이 있다.

1) 합리성(resonableness)

보험료율은 합리적으로 산정되어야 한다. 즉 과거에 발생한 사고율이나 손실비용을 분석하고 현재 그리고 미래에 발생할 사고 가능성 및 손실 등을 충분히 고려하여 합리적이고 타당하게 결정하여야 한다. 보험자는 보험료율을 너무 과다하게 책정해서는 안 된다.

2) 공정성(equitability)

공정성이란 동일한 사고위험에 대하여 보험료율이 차이가 나서는 안되며, 동일한 보험료율을 적용하는 것이다. 공정한 보험료율을 위하여 위험에 대한 분류를 지나치게 세분화하게 되면 위험률 산출을 위한 대수의 법칙을 적용하기 어려운 문제가 생기게 된다.

3) 적정성(adequacy)

보험사고시 보험자는 피보험자에게 보험급여를 제공하기 위하여 충분한 재정을 갖추고 있어야 한다. 따라서 보험자는 피보험자의 경제적 손실을 보상하기 위한 적정한 보험료율을 산정하여야 하며 또한 보험운영비도 충당할 수 있어야 한다.

보험자 간의 과다한 경쟁으로 보험료율이 너무 낮게 책정하게 되면 이는 결국 보험급여에 문제가 생길 수 있다.

4) 손해 예방성(loss prevention)

보험이 위험분산의 기능을 가지고 있지만 보험사고가 많이 발생하게 되면 피보험자와 보험자는 물론 사회적으로도 큰 손실이다. 보험사고의 발생을 미연에 방지하는 것이 가장 바람직하므로 보험료율 산정시에 사고를 예방하는 방향으로 반영되어야 한다.

사전에 사고를 예방하기 위한 시설이나 장비를 갖추거나 사고예방을 위한 노력을 하면 보험료율을 낮게 책정하는 것이다. 예를 들면 자동차보험에서 에어백을 장착하거나 생명보험에서 금연자에게 낮은 보험료율을 적용함으로써 사고예방을 장려할 수 있을 것이다.

5) 안정성(stability)

보험료율이 일단 결정되면 특별한 사유가 없는 한 자주 바뀌어서는 안 된다. 보험료율이 자주 변화하게 되면 피보험자는 보험 가입시기를 저울질하게 되며 보험재정이나 보험운영에도 많은 문제가 야기될 수 있다.

6) 신축성(flexibility)

가입자수의 변화나 사고율의 변화로 인하여 보험료율의 변경 사유가 발생하게 되면 결정된 보험료율을 고집하기 보다는 보험료율을 신축성 있게 조절하여야 할 것이다. 보험료율은 일정 기간 동안에 획득된 자료나 정보를 바탕으로 보험료율의 변경이 필요하면 조정되어야 한다. 보험은 사회성을 지니고 있기 때문에 과도한 적자와 흑자는 결코 바람직하지 못하다.

7) 시장성(marketability)

보험은 널리 보급되어서 보험사고시 경제적 안정을 도모할 수 있어야 한다. 보험에 있어서 가입자가 많아야 위험분산의 효과가 커지게 된다. 보험은 예기치 못한 사고에 대비하기 위하여 마련된 경제적 제도로서 많은 사람이 가입해야 사회적으로도 유익하다. 따라서 보험자는 가능한 보험료를 낮추어서 많은 사람이 가입하고 혜택을 받을 수 있는 보험의 사회적 기능을 제고하여야 한다.

2 보험료율의 결정방식

사회보험에 있어서 보험료율을 어떻게 결정할 것인가에 대한 문제는 쉽지 않다. 하지만 연금보험처럼 장기급여를 해야 하는 사회보험에서 보험료율의 결정방식은 다음과 같은 방법들이 있다.

1) 평균보험료율방식

평균보험료율방식은 장래에 대하여 보험료의 부담을 평준화한 것이며, 평준화시켜 징수한 보험료에 대하여 초기에 급여비용은 적기 때문에 그 차액은 적립금으로 축적된다. 그리고 급여비용이 증대되는 단계에서는 그 때까지의 적립금의 이자가 급여재원으로 충당되기 때문에 보험료의 부담은 그만큼 경감된다.

평균보험료율방식에 있어서 보험료율의 결정은 보험 수리적으로 미래 보험수입(I: Insurer earnings)의 현재가치(pv)에 보험료율(C)을 곱한 것이 미래 급여비용 지출액(B: Benefits)의 현재가치(pv)와 동등하게 결정하는 것이다. 즉, I(pv)×C=B(pv), C=B(pv)÷I(pv)이 된다. 여기서 보험수입과 지출의 현재가치를 산출할 때 모든 가정이 제도의 운영과 정확히 일치된다는 것을 전제로 하고 있다.

이렇게 해서 산출된 평균보험료율은 이론적으로 보험 수리상 수입과 지출이 균형을 이루게 된다. 사회보험 실시 초기에는 지출이 적은 반면 보험료 수입은 높아 적립금이 축적되고, 일정한 기간이 경과하면 지출이 수입과 일치하는 시점인 균형시점이 존재하고 그 이후부터는 지출이 보험료의 수입을 초과하게 된다. 이때의 결손은 초기에 적립된 기금의 투자수익으로 충당되게 된다.

평균보험료율방식의 다음과 같은 요인에 의하여 영향을 받게 된다. 첫째, 적립금의 투자수익이다. 투자수익이 많이 나는 곳으로 투자를 해야 하는데 실제로 투자처가 한정되어 있는 경우 효율적인 투자가 어렵다.

둘째, 미래의 비용 추정에 대한 정확성이다. 평균보험료율을 계산할 때 모든 가정이 실제와의 일치 여부에 따라 많은 영향을 받게 된다. 실제와 가정 사이에는 불가피한 차이가 있게 마련이다. 따라서 보험료율에 대한 기간별 재검토가 필요하게 된다.

2) 체증보험료율방식

체증보험료율방식이란 초기 연도에는 낮은 보험료율을 책정하고 일정 기간이 경과함에 따라 보험수리상의 검토에 의해 상향 조정하는 방식이다. 이 제도 하에서 보험료율은 매 연도별 또는 일정 기간별로 검토된다.

이 방식은 일정 기간이 경과함에 따라 보험료율을 단계적으로 상향 조정하는 방식이다.

3) 체감보험료율방식

체감보험료율방식은 보험제도를 도입하는데 초기비용(start up cost)이 많이 들어가는 경우 처음에는 높은 보험료율을 부과하다가 일정 기간이 경과한 후에 단계적으로 낮은 보험료율을 부과하는 방식이다. 이는 일반적으로 평균보험료율에 의해 재정이 충당되는 연금제도를 승계 받았을 때 기존의 적용대상자 수급권을 보장하기 위한 경우를 생각할 수 있다. 이미 가입되었던 초기 가입자의 평균연령이 높기 때문에 발생될 급여비용을 고려하여 초기에 높은 보험료를 부담시키는 것이 불가피하며 시간이 지남에 따라 보험료율을 비교적 낮추게 된다.

제3절 우리나라 건강보험의 보험료

1 보험료율

보험료율은 보험료를 산정하기 위하여 가입자의 보수에 곱하는 요율(비율)이다. 직장가입자의 보험료율은 1,000분의 80 범위 안에서 건강보험정책 심의위원회의 의결을 거쳐 대통령령으로 정한다.

국외에서 업무에 종사하고 있는 직장가입자에 대한 보험료율은 규정에 의하여 정하여진 보험료율의 100분의 50으로 한다. 그러나 직장가입자의 경우 국내에 거주하는 피부양자가 없는 경우에는 보험료를 면제한다.

또한 지역가입자의 보험료부과 점수당 금액은 건강보험정책 심의위원회의 의결을 거쳐 대통령령으로 정한다. 2025년 직장가입자의 보험료율은 7.09%이며 지역가입자의 보험료부과 적용점수당 금액은 208.4원이다. 그리고 국민건강보험공단은 건강보험료와

[표 7-1] 연도별 평균보험료 현황 (단위 : 원)

구 분		2005	2010	2015	2020	2023
지역	세대	46,871	67,168	80,876	90,864	87,579
	1인당	19,237	31,899	42,798	54,165	55,221
직장	세대	52,956	73,399	100,510	124,629	155,760
	1인당	19,000	28,659	43,085	61,109	83,900

주 : 지역 : 세대(본인)부담분만 포함, 직장 : 근로자부담분만 포함(총보험료의 50%)

노인장기요양보험료를 통합하여 징수하게 되며 이 경우 건강보험료와 노인장기요양보험료를 구분하여 고지한다.

2025년 현재 노인장기요양보험료율은 0.9182%이다. 노인장기요양보험료는 건강보험료에 {노인장기요양보험료율(0.9182%)/건강보험료율(7.09%)}을 곱하여 산출한다.

[표 7-2] 연도별 표준월급여액 및 보험료율 현황 (단위 : 원, %)

구분	계		근로자		공·교	
	연평균표준 보수월액	평균 보험료율	연평균표준 보수월액	평균 보험료율	연평균표준 보수월액	평균 보험료율
1990	–	–	489,308	3.19	506,593	4.60
1995	–	–	895,719	3.03	770,947	3.80
2000	–	–	1,522,175	2.80	1,604,835	3.40
2001	1,695,699	3.40	1,566,352	3.40	2,274,861	3.40
2004	2,359,857	4.21	2,198,925	4.21	3,208,075	4.21
2005	–	4.31	–	4.31		4.31
2006	–	4.48	–	4.48	–	4.48
2008	–	5.08	–	5.08	–	5.08
2010	–	5.33	–	5.33	–	5.33
2012	–	5.80	–	5.80	–	5.80
2014	–	5.99	–	5.99	–	5.99
2015	–	6.07	–	6.07	–	6.07
2016	–	6.12	–	6.12	–	6.12
2018	–	6.24	–	6.24	–	6.24
2020	–	6.67	–	6.67	–	6.67
2025	–	7.09	–	7.09	–	7.09

2 보험료의 산정 및 부담

1) 보험료의 산정

① 직장가입자

직장가입자의 월별 보험료는 보수월액 보험료와 소득월액 보험료가 있다.

㉠ **보수월액 보험료**

보수월액 보험료는 보수월액에 보험료율을 곱하여 산정한다. 보수월액은 직장가입자가 당해 연도에 받은 보수총액을 근무월수로 나눈 금액이다. 보수월액 보험료의 상하한선을 적용하고 있다(국민건강보험법 시행령 제32조 참고).

> 보수월액 보험료 = 보수월액 × 보험료율

㉡ **소득월액 보험료**

직장가입자의 보수월액 산정에 포함된 보수를 제외한 직장가입자의 소득(보수외 소득)이 연간 2,000만원(2인 가구 기준 중위소득 60% 수준, 2022년 9월부터)을 초과하는 경우에 부과대상이 된다. 소득월액 산정에 포함되는 소득은 이자소득, 배당소득, 사업소득, 근로소득, 연금소득, 기타소득 등이다. 소득세법에 따른 비과세 소득은 제외한다.

소득월액 보험료는 보수외 소득에서 2,000만원을 제외한 나머지 금액을 12로 나눈 후 소득종류에 따른 금액비율(소득평가율)을 곱하여 산정한다.

이자소득, 배당소득, 사업소득, 기타소득은 100% 적용하며, 근로소득, 연금소득은 50%를 적용한다. 공적연금소득의 경우에는 해당 과세기간에 발생한 연금소득 전부를 연금소득으로 한다(시행령 제41조). 소득월액 보험료는 직장가입자 본인이 전액 부담한다.

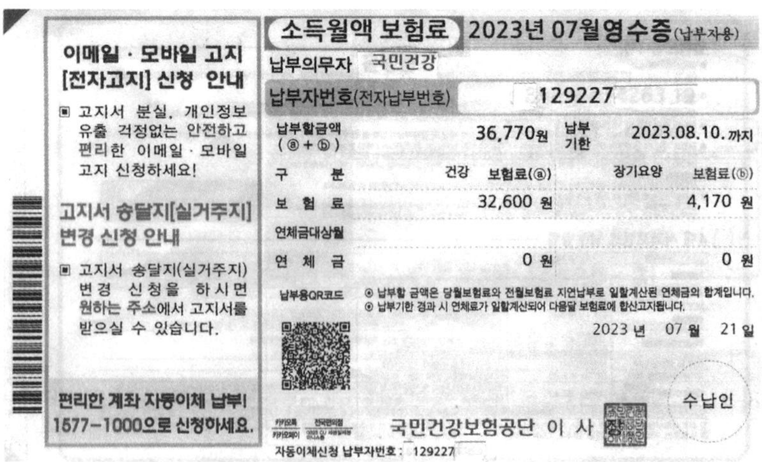

이메일 · 모바일 고지 [전자고지] 신청 안내
▣ 고지서 분실, 개인정보 유출 걱정없는 안전하고 편리한 이메일 · 모바일 고지 신청하세요!
고지서 송달지[실거주지] 변경 신청 안내
▣ 고지서 송달지(실거주지) 변경 신청을 하시면 원하는 주소에서 고지서를 받으실 수 있습니다.
편리한 계좌 자동이체 납부! 1577-1000으로 신청하세요.

소득월액 보험료 2023년 07월영수증(납부자용)

납부의무자 국민건강

납부자번호(전자납부번호) 129227

납부할금액 (ⓐ+ⓑ)	36,770원	납부기한	2023.08.10. 까지
구분	건강 보험료(ⓐ)	장기요양 보험료(ⓑ)	
보험료	32,600 원	4,170 원	
연체금대상월			
연체금	0 원	0 원	

납부용QR코드
◎ 납부할 금액은 당월보험료와 전월보험료 지연납부로 일할계산된 연체금의 합계입니다.
◎ 납부기한 경과 시 연체료가 일할계산되어 다음달 보험료에 합산고지됩니다.

2023 년 07 월 21 일

수납인

국민건강보험공단 이 사

자동이체신청 납부자번호: 129227

[그림 7-1] 소득월액 보험료 영수증 예시

소득월액 보험료는 상한선을 두고 있다. 2025년 상한액은 4,504,170원이다.

소득월액 보험료 = {(연간 보수외 소득 – 2,000만원(공제금액) ×1/12} × 소득평가율 × 건강보험 보험료율

② 지역가입자

지역가입자의 월별 건강보험료는 소득, 재산(전・월세 포함)을 기준으로 각 부과요소별로 산정하여 합산한다. 즉 소득월액보험료와 재산보험료를 합산한 금액으로 세대단위로 산정한다.

㉠ 소득

지역가입자와 연간 소득을 12개월로 나눈 값을 보건복지부령이 정하는 바에 따라 평가하여 산정한다. 소득은 이자소득, 배당소득, 사업소득, 근로소득, 연금소득, 기타소득 등이며, 근로소득과 연금소득은 50%를 적용한다. 공적연금소득의 경우에는 해당 과세기간에 발생하는 연금소득 전부를 연금소득으로 한다.

소득월액 보험료 = 소득월액 × 보험료율

㉡ 재산

재산은 주택, 건물, 토지, 선박, 항공기, 전월세 등에 대한 재산등급(60등급)별 점수로 나타낸다(시행령 [별표 4] 참고). 재산보험료는 재산보험료 부과점수에 부과점수당 금액을 곱하여 산정한다.

재산보험료 = 재산보험료 부과점수× 부과점수당 금액

2) 보험료의 부담

직장가입자의 보험료 부담은 직장가입자의 종류에 따라 다소 차이가 있다. 직장가입자가 근로자인 경우에는 근로자와 사업장의 사용자가 각각 50%씩 부담한다. 직장가입자가 공무원인 경우에는 공무원과 그 공무원이 소속되어 있는 국가 또는 지방자치단체가 각각 50%씩 부담한다. 그리고 직장가입자가 사립학교 교원인 경우에는 교원이 50%

[표 7-3] 직장가입자의 보험료 부담률

구분	직장가입자	사용자	국가 또는 지방자치단체	학교경영자	국가
근로자	50%	50%	–	–	–
공무원	50%	–	50%	–	–
사립학교 교원	50%	–	–	30%	20%
사립학교 직원	50%	–	–	50%	–

를 부담하고, 학교경영자가 30%, 국가가 20%를 부담하며, 사립학교 직원인 경우에는 직장가입자인 직원이 50%, 학교경영자가 50%를 부담한다.

지역가입자의 보험료는 그 가입자가 속한 세대의 지역가입자 전원이 연대하여 부담한다.

국민건강보험 재정에 대한 정부지원금은 해당 연도 전체 건강보험 보험료 예상수입액의 14%를 국고에서 부담하고, 6%는 국민건강증진기금에서 지원하고 있다.

국민건강보험법 제108조에 의하면 국고에서 지원하는 정부지원금은 가입자 및 피부양자에 대한 보험급여, 건강보험사업에 대한 운영비, 보험료 경감에 대한 지원에 사용하며, 국민건강증진기금에서 지원하는 정부지원금은 건강검진 등 건강증진에 관한 사업, 가입자와 피부양자의 흡연으로 인한 질병에 대한 보험급여, 가입자와 피부양자 중 65세 이상 노인에 대한 보험급여에 사용하도록 규정하고 있다(2027년 12월 31일가지 유효함).

제4절 우리나라 건강보험의 보험료 부과체계

1 직장가입자

1) 보 수

직장가입자의 보수월액 보험료는 직장가입자의 보수월액에 보험료율을 곱하여 산정한다. 여기서 보수란 근로자·공무원 및 교직원이 근로의 제공으로 인하여 사용자·국가 또는 지방자치단체로부터 지급받는 금품을 의미한다. 보수에 포함되는 금품은 근로의 대가로서 받은 봉급·급료·보수·세비·임금·상여·수당과 이와 유사한 성질의 금품 중 다음 항목을 제외한 것을 말한다.

① 퇴직금
② 현상금, 번역료 및 원고료
③ 소득세법의 규정에 의한 비과세 근로소득

그러나 비과세 근로소득 중 직급보조비 또는 이와 유사한 성질의 금품은 포함된다. 예를 들어 외국 정부 또는 국제기관에 근무하는 외국인이 받은 급여, 작전임무 수행을 위하여 외국에 주둔 중인 군인, 군무원이 받는 급여나 국외 또는 북한지역에서 근로를 제공하고 받는 근로소득 중 비과세 소득은 보험료 산정에 포함된다. 가입자가 사용자로부터 지급받는 보수는 가입자 또는 사업장에 따라 그 지급형태가 다양하며 시간외 근무수당 또는 그 월의 근무일수 등에 따라 차이가 있는 경우가 많다. 보수월액은 직장가입자가 지급받는 보수를 기준으로 하여 산정한다. 휴직, 기타 사유로 보수의 전부 또는 일부가 지급되지 아니하는 가입자의 보험료는 당해 사유가 발생하기 전월의 보수월액을 기준으로 보험료를 산정한다.

2) 보험료 부과의 원칙

직장가입자에 대한 보수월액 보험료는 매년 산정된 보수월액으로 보험료를 부과하고 다음 연도에 확정되는 당해 연도의 보수총액을 기준으로 하여 보수월액을 다시 산정하여 정산한다.

공단은 당초 산정・징수한 보험료의 금액이 다시 산정한 보험료의 금액을 초과하는 경우에는 그 초과액을 사용자에게 반환하여야 하며, 부족한 경우에는 그 부족액을 사용자로부터 추가 징수한다. 사용자는 직장가입자의 사용・임용・채용관계가 종료된 때에는 당해 직장가입자가 납부한 보험료를 다시 산정하여 근로자와 정산한 후 공단과 정산절차를 거치게 된다.

(1) 직장가입자의 자격취득 또는 변동시의 보수월액 결정방법

① 연・분기・월・주 기타 일정기간으로 보수가 정하여지는 경우에는 그 보수액을 그 기간의 총일수로 나눈 액의 30배에 상당하는 액
② 일・시간・생산고 또는 도급으로 보수가 정해지는 경우에는 직장가입자의 자격을 취득하거나 자격이 변동된 월의 전 1개월간에 당해 사업장에서 당해 가입자와 같은 업무에 종사하고 같은 보수를 받는 자의 보수액을 평균한 액
③ 위와 같이 보수월액을 산정하기 곤란한 자에 대하여는 직장가입자의 자격을 취득

하거나 자격이 변동된 월의 전 1개월간에 같은 업무에 종사하고 있는 자가 받는 보수액을 평균한 액

(2) 보수가 지급되지 아니하는 사용자의 보수월액의 결정방법

① 당해 년도 중 당해 사업장에서 발생한 보건복지부령이 정하는 수입으로서 객관적인 자료에 의하여 확인된 금액으로 한다. 수입을 확인할 수 있는 객관적인 자료가 없는 경우에는 사용자의 신고금액으로 한다.

② 확인금액 또는 신고금액이 당해 사업장에서 최고 등급을 적용받는 근로자의 보수월액보다 낮은 경우에는 당해 근로자의 보수월액을 그 사용자의 보수월액으로 한다.

(3) 보수월액의 결정

① 사용자는 매년 3월 10일까지 전년도 1월부터 12월까지 직장가입자에게 지급한 보수의 총액과 직장가입자가 당해 사업장·국가·지방자치단체에 사립학교 또는 그 학교경영기관에 종사한 기간 등 보수월액의 산정에 필요한 사항을 공단에 통보하여야 한다.

사용자는 다음의 경우에 해당하게 된 때에는 그때까지 사용·임용 또는 채용한 모든 직장가입자에게 지급한 보수의 총액 등 보수월액 산정에 필요한 사항을 통보하여야 한다.

- 사업장이 폐업·도산하거나 이에 준하는 사유가 발생한 때
- 사립학교가 폐교된 때
- 일부 직장가입자가 퇴직한 때

② 보수의 총액을 통보받은 공단은 전년도 중 직장가입자가 당해 사업장·국가·지방자치단체 또는 사립학교에 종사한 기간동안 받은 보수의 총액을 그 해당기간의 월수로 나누어서 얻은 금액을 보수월액으로 결정한다. 다만, 사용자가 당해사업장 등의 당해연도 보수의 평균인상률 또는 인하율을 공단에 통보한 경우에는 그 평균인상률 또는 인하율을 반영한 후 산정한 금액을 보수월액으로 하여 매년 보수월액을 결정한다.

③ 사용자는 당해 직장가입자의 보수가 인상되거나 인하되었을 때에는 공단에 보수월액의 변경을 신청할 수 있다. 다만 상시 100명 이상의 근로자가 소속되어 있는 사업장의 사용자는 다음에 따라 공단에 보수월액의 변경을 신청하여야 한다.

- 해당월의 보수가 14일 이전에 변경된 경우: 해당월의 15일까지

• 해당월의 보수가 15일 이후에 변경된 경우: 해당월의 다음 달 15일까지

④ 직장가입자가 2 이상의 건강보험적용 사업장에서 보수를 받고 있는 경우에는 각 사업장에서 받고 있는 보수를 기준으로 각각 보수월액을 결정한다.

⑤ 직장가입자의 보수월액을 산정하기 곤란하거나 보수를 확인할 수 있는 자료가 없는 경우에는 보수월액의 산정방법과 보수의 인상・인하시 보수월액의 변경신청 등 필요한 사항은 재정운영위원회의 의결을 거쳐 공단의 정관으로 정한다.

2 피부양자

직장가입자의 피부양자 중 일정 수준 이상의 금융소득, 재산, 연금소득 및 기타 근로소득이 있는 경우 피부양자에서 제외시키고 보험료를 부과함으로써 보험료 부과의 형평성 제고를 기하고 있다.

2022년 9월부터는 종합과세소득 연간 2천만원 초과자와 재산과표 5.4억원을 초과하면서 연소득 1천만원 초과자는 피부양자에서 제외되며, 지역가입자로 전환되어 보험료가 부과된다.

3 지역가입자

지역가입자의 보험료 부과는 세대당으로 이루어지며, 보험료를 부과기준으로 보면 소득월액보험료, 재산보험료로 구분할 수 있다. 과거 자동차에 대한 보험료는 보험료 부과체계의 공정성 제고를 위해 2024년 2월 이후부터 폐지되었다.

1) 소득월액보험료

소득월액보험료는 연간 소득을 12개월로 나눈 금액인 보수월액에 보험료율을 곱하여 산정한다. 소득의 범위는 이자소득, 배당소득, 사업소득, 근로소득, 연금소득, 기타소득 등이다. 근로 및 연금소득은 50%를 적용한다. 한편, 소득월액이 28만원 이하 세대에게는 월별 보험료 하한액인 소득 최저보험료(19,780원/월, 2024년 기준)가 적용된다.

2) 재산보험료

재산의 범위는 주택, 건물, 토지, 선박, 항공기 등이다. 주택, 건물을 소유하지 않은 경우에는 임차주택에 대한 보증금 및 월세 금액이 해당된다. 재산보험료의 비중을 단계적으로 축소하여 재산에 부과하는 경우에도 공제제도를 도입하였다. 지역가입자로서 무주택자(전・월세) 또는 1주택자(자가)가 실거주 목적으로 주택을 구입・임차하기 위하여 빌린 부채는 건강보험료 부과대상에서 제외하고 있다.

지역가입자에 대한 재산보험료 산정방법은 다음과 같다. 재산보험료 부과점수에 부과점수당 금액을 곱하여 산정하며, 이를 식으로 나타내면 다음과 같다.

재산보험료 = 재산보험료 부과점수 × 부과점수당 금액

제5절 보험료의 개요

1 보험료의 납부

보험료는 가입자의 자격을 취득한 날이 속하는 달의 다음 달부터 가입자의 자격을 잃은 날의 전날이 속하는 달까지 징수한다. 다만 가입자의 자격을 매월 1일에 취득한 경우 또는 유공자 등 의료보호대상자 중 건강보험의 적용을 보험자에게 신청한 사람은 그 달부터 징수한다.

1) 납부의무자

직장가입자의 보수월액 보험료는 사용자가 납부한다. 사용자는 직장가입자가 부담하여야 하는 그 달의 보험료액을 보수에서 공제하여 납부하고 직장가입자에게 공제액을 통지한다. 직장가입자의 소득월액 보험료는 직장가입자가 납부한다. 지역가입자의 보험료는 가입자가 속한 세대의 지역가입자 전원이 연대하여 납부한다. 이 경우 가입자 1인에게 행한 고지 또는 독촉은 당해 세대의 지역가입자 모두에게 효력이 있는 것으로 간주한다.

2) 납부기한

보험료 납부의무자는 가입자에 대한 해당월의 보험료를 그 다음달 10일까지 납부하여야 한다. 다만, 보험료(직장가입자의 경우 소득월액보험료)를 분기별로 납부하려는 직장가입자 및 지역가입자는 분기가 시작되는 달의 전달 말일까지 건강보험료 분기납부 신청서를 공단에 제출하여야 한다. 이때 납부기한은 해당 분기가 끝나는 달의 다음달 10일까지이다.

3) 납입고지

보험료 등을 징수하고자 하는 때에는 그 금액을 결정하여 납부의무자에게 다음 사항을 기재한 문서로써 납입을 고지한다. 이때 납부의무자에게 보험료 등의 납입기한 10일 전까지 납입고지서를 발부하여야 한다.

① 징수하려는 보험료 등의 종류
② 납부금액
③ 납부기한 및 장소

4) 보험료의 분기별 납부

지역가입자는 본인의 신청에 의하여 보험료를 분기별로 납부할 수 있다. 보험료를 분기별로 납부하고자 하는 지역가입자는 분기가 시작되는 달의 전달 말일까지 보험료분기납부 신청서를 공단에 제출하여야 한다.

[표 7-4] 건강보험료 징수율

구분	2001	2005	2010	2015	2020
직장	99.5	99.4	99.6	99.6	99.7
지역	98.5	91.7	97.5	98.6	99.1
계	99.1	97.2	99.1	99.4	99.6

자료 : 2021 건강보험 주요통계, 국민건강보험공단

2 보험료의 면제

직장가입자가 다음의 경우에 해당되는 경우에는 보험료를 면제한다.

① 국외에 체류하는 경우(3개월 이상의 기간으로 국내에 거주하는 피부양자가 없는

경우). 다만, 국외업무 종사로 국외 체류시 해당 사실을 공단에 증빙한 경우 1개월 이상임

② 현역병(지원이 아닌 임용하사 포함), 전환복무된 사람 및 군간부후보생인 경우

③ 교도소, 그 밖에 이에 준하는 시설에 수용되어 있는 경우

지역가입자가 다음의 경우에 해당되는 경우에는 그 가입자가 속한 세대의 보험료를 산정함에 있어서 그 가입자의 보험료 부과점수를 제외한다.

① 국외에 체류하는 경우

② 현역병(지원이 아닌 임용하사 포함), 전환복무된 사람 및 군간부후보생인 경우

③ 교도소, 그 밖에 이에 준하는 시설에 수용되어 있는 경우

3 보험료의 체납

보험자는 보험료 등 납부의무자가 납부기한까지 납부하지 않았을 때에는 독촉장을 발부하고 독촉기한까지 납부하지 않을 경우에 보건복지부장관의 승인을 받아 국세징수 절차에 의해 체납자의 재산을 압류하게 된다.

1) 납부독촉

보험자는 납부의무자가 납부기한 내에 보험료 등을 납부하지 아니한 때에는 징수금의 종류, 납부하여야 할 금액, 납부기한 및 납부장소를 기재한 독촉장으로써 납입을 고지한다. 독촉을 할 때에는 10일 이상 15일 이내의 납부기한을 정하여 독촉장을 발부하여야 한다.

2) 체납처분

보험료 등의 납부독촉을 받은 자가 그 납부기한까지 보험료 등을 납부하지 아니한 때에는 보건복지부장관의 승인을 얻어 국세체납처분의 예에 의하여 이를 징수할 수 있다. 보험료의 징수순위는 국세 및 지방세를 제외한 기타의 채권에 우선하여 징수한다.

체납처분이란 이미 납부고지된 보험료 등의 납부를 납부의무자가 이행하지 아니하여 납부독촉을 하고, 독촉기한까지도 이행이 없을 경우에 보험자가 시・도지사(위임)의 승인을 얻어 체납자의 재산을 압류하고 이를 환가하여 보험료 등 채권에 충당하는 강제 징수절차이다.

3) 연체금

(1) 공단은 보험료등의 납부의무자가 납부기한까지 보험료등을 내지 아니하면 그 납부기한이 지난 날부터 매 1일이 경과할 때마다 다음에 해당하는 연체금을 징수한다.

① **보험료 또는 보험급여 제한 기간 중 받은 보험급여에 대한 징수금을 체납한 경우** : 해당 체납금액의 1천500분의 1에 해당하는 금액. 이 경우 연체금은 해당 체납금액의 1천분의 20을 넘지 못한다.

② **① 외에 이 법에 따른 징수금을 체납한 경우** : 해당 체납금액의 1천분의 1에 해당하는 금액. 이 경우 연체금은 해당 체납금액의 1천분의 30을 넘지 못한다.

(2) 공단은 보험료등의 납부의무자가 체납된 보험료등을 내지 아니하면 납부기한 후 30일이 지난 날부터 매 1일이 경과할 때마다 다음에 해당하는 연체금을 (1)에 따른 연체금에 더하여 징수한다.

① **보험료 또는 보험급여 제한 기간 중 받은 보험급여에 대한 징수금을 체납한 경우** : 해당 체납금액의 6천분의 1에 해당하는 금액. 이 경우 연체금은 해당 체납금액의 1천분의 50을 넘지 못한다.

② **① 외에 이 법에 따른 징수금을 체납한 경우** : 해당 체납금액의 3천분의 1에 해당하는 금액. 이 경우 연체금은 해당 체납금액의 1천분의 90을 넘지 못한다.

(3) 천재지변 기타 부득이한 사유가 있는 경우에는 연체금을 징수하지 않을 수 있다.

제6절 본인일부부담금

1 본인일부부담금의 의의

본인일부부담금(Cost sharing system)제도는 건강보험에서 조달하는 건강보험재원에 한계가 있고 의료비용에 대한 인식약화로 무분별한 의료이용을 방지하기 위하여 본인에게 진료비용의 일부를 부담하게 하는 제도이다. 이것은 건강보험에 대한 재정의 안정성을 가져오고, 의료이용의 남용을 억제하기 위한 것이다.

2 비용분담의 유형5)

건강보험을 실시함으로써 가격에 무감각한 소비자에게 의료비의 일부를 부담하게 하여 의료의 불필요한 이용을 줄이고 의료비의 증가를 막기 위한 노력의 하나가 비용분담(Cost sharing)이다. 비용분담의 유형에는 일정액 공제제(Deductibles), 정률제(Coin-surance), 급여상한제(Limit), 정액부담제(Copayment) 및 정액수혜제(Indemnity)가 있다.

1) 일정액 공제제(Deductibles)

보험에서 공제액(Deductibles)이라 함은 보험혜택을 받기 전에 피보험자가 부담해야 하는 금액 즉 본인부담금을 말한다.

의료이용시 연간 일정 한도까지의 의료비를 본인이 부담하게 하고 그 이상의 의료비만 건강보험급여의 대상으로 인정하는 것을 일정액 공제제(Deductibles)라고 한다. 이를 정액공제제 라고도 한다. 예를 들어 연간 20만원까지의 의료비는 무조건 이용자 본인이 전액 부담하며 그 이상의 의료비에 대해 건강보험 혜택을 받는 것이다.

일정액 공제제는 의료기관을 이용하지 않아도 되는 간단한 질병이나 소액의 진료비만 부담하는 의료서비스에 대하여 본인이 일정액을 부담하게 함으로써 불필요한 의료서비스 이용을 줄일 수 있다. 한편 의료공급자가 보험자에게 청구해야 하는 소액 진료비에 대한 행정비용을 줄일 수 있다. 일정액 공제제의 단점은 아무리 소액이라도 꼭 필요한 의료서비스 이용에 대한 자유로운 접근을 가로막을 수 있다는 점이다. 고소득층보다 저소득층에게 더 큰 경제적 부담을 줌으로써 의료에 대한 공평한 접근 기회를 주지 못하게 되는 형평성의 문제를 제기하게 된다.

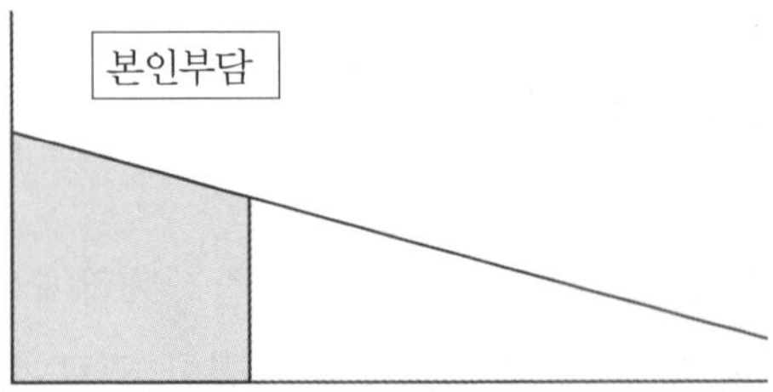

[그림 7-2] 일정액 공제제

5) 양봉민(1999), 의료경제학의 내용을 정리한 것임

2) 본인일부부담제(정률제, Coinsurance)

본인이 의료비용의 일정비율만 지불하고 나머지 부분은 보험자가 부담하는 방식을 본인일부부담제 혹은 정률제(Coinsurance)라고 한다. 예를 들어 보험자가 의료비용의 30%를 지불해 줄 경우에 의료서비스의 이용자는 70%의 의료비용을 부담해야 한다.

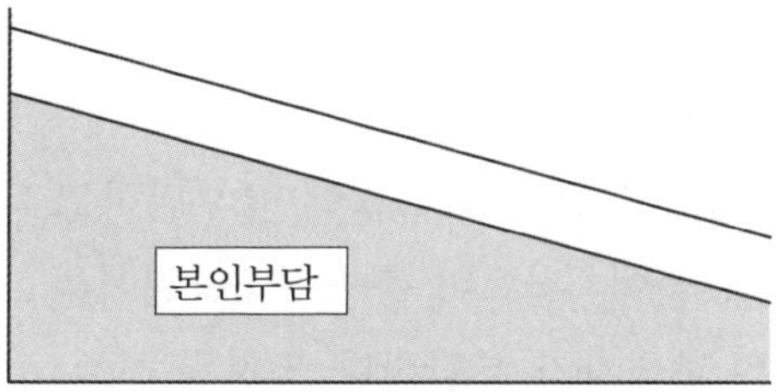

[그림 7-3] 본인일부부담제(정률제)

정률제의 장점은 의료이용자에게 일정률의 의료비를 부담하게 함으로써 의료이용량이 줄게 된다. 그러나 정액제와 마찬가지로 문제점은 의료비의 일정비율을 본인이 부담하게 함으로써 필요한 의료서비스마저 이용하지 못하게 하는 부정적 효과를 가져올 수 있다는 점이다.

3) 급여상한제(Limit)

급여상한제란 건강보험에서 지불하는 보험급여의 최고액을 정하여 그 이하의 진료비에 대해서는 건강보험 혜택을 받게 되고 최고액을 초과하는 진료비에 대해서는 의료서비스 이용자가 부담하게 하는 방법이다. 고액의 진료비를 요하며 이용할 확률이 낮은 의료서비스를 보험급여의 대상에서 제외시킨다는 것을 의미한다.

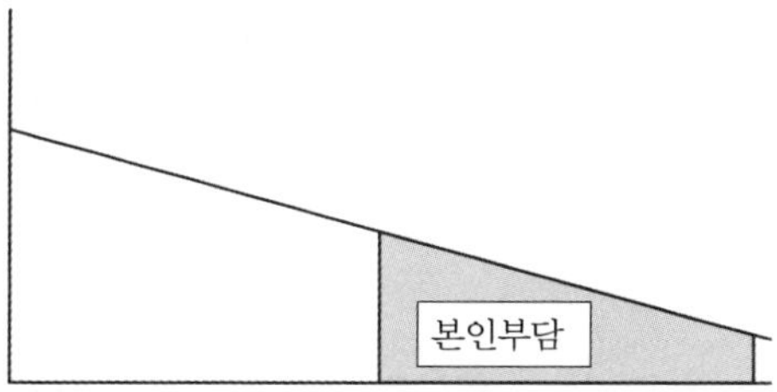

[그림 7-4] 급여상한제

급여상한제는 불필요한 고액의 진료비를 요하는 의료서비스 혹은 사치성 의료서비스의 경우 일정 한도액 이상을 건강보험 급여혜택을 주지 않고 전액을 본인이 부담하게 함으로써 의료비의 증가를 억제시킨다는 점이다. 그러나 고액의 진료비를 발생시키는 질병이나 많은 비용이 들지라도 질병치료를 위해서 반드시 필요한 의료서비스라면 급여상한의 설정으로 의료서비스의 이용이 제약을 받게 될 것이다.

4) 정액부담제(Copayment)

이용자가 의료서비스의 건당 진료비의 일정액만 부담하고 나머지는 보험자가 지불하는 본인부담 방법이다. 예를 들어, 진료비 총액이 5만원이든 10만원이든 환자는 만원만을 부담하고 나머지 잔액은 보험자가 부담한다. 5천원 하는 서비스도 환자는 만원을 부담해야 한다. 이러한 본인부담 방법은 불필요한 값싼 서비스의 이용을 억제하는 경제적인 효과를 갖는다.

5) 정액수혜제(Indemnity)

정액부담제와는 반대로 이용하는 의료서비스 건당 일정액만을 보험자가 부담하고 나머지는 환자가 지불하는 본인부담 방법으로서 의료이용자에게 상당한 부담이 되는 비용분담제도이다. 예를 들어 진료비 총액이 10만원이든 20만원이든 환자가 보험자로부터 받은 혜택은 5만원이며 나머지 잔액은 전액 환자가 직접 부담해야 한다. 정액수혜제는 단독으로 적용되는 경우가 드물며 다른 본인부담제와 병행하여 쓰이는 것이 보통이다.

3 우리나라의 본인일부부담금

본인일부부담금이란 가입자 및 피부양자가 요양급여를 받고 그 비용의 일부를 부담하는 금액을 말한다. 요양급여비용 중 본인이 부담할 비용의 부담률 및 부담액은 다음과 같다.

1) 입원진료

입원진료(보건복지부장관이 정하는 의료장비를 이용한 진료의 경우 제외) 및 보건복지부장관이 정하는 요양급여를 받은 경우(약국 또는 한국희귀・필수의약품센터인 요양기관에서 처방전에 의하여 의약품을 조제받는 경우 포함)는 요양급여비용총액의 100분의 20에 입원기간 중 식대[입원환자의 식사의 질과 서비스에 영향을 미치는 부가적 요소에 드는 비용에 해당하는 가산금액(식대가산금액)을 포함]의 100분의 50을 더한 금액이다. 한편 요양병원의 경우는 요양급여비용총액의 100분의 40에 입원기간 중 식대의 100분의 50을 더한 금액이다.

다만 상급종합병원에서 신고한 입원병실 중 일반입원실의 2인실・3인실・4인실 및 정신과 입원실의 2인실・3인실・4인실을 이용한 경우에는 그 입원료에 한정하여 각각 100분의 50・100분의 40・100분의 30으로 하고, 종합병원・병원・한방병원・요양병원・정신병원에서 신고한 입원병실 중 일반입원실의 2인실・3인실 및 정신과 입원실의 2인실・3인실을 이용한 경우에는 그 입원료에 한정하여 각각 100분의 40・100분의 30으로 한다. 보건복지부장관이 정하여 고시하는 격리입원에 대해서는 그 입원료에 한정하여 100분의 10으로 한다.

2) 외래진료

외래진료의 경우 일부 보건의료기관의 본인일부부담금은 다음 [표 7-5]와 같다. 자세한 내용은 시행령 [별표 2] 참고

[표 7-5] 외래진료의 경우 본인일부부담금

기관종별	소재지	환자구분	본인일부부담금
상급 종합병원	모든지역	일반환자	진찰료 총액+(요양급여비용 총액-진찰료 총액)×60/100 • 임신부 외래진료 : 요양급여비용 총액의 40/100 • 1세 미만 영유아 외래진료 : 요양급여비용 총액의 20/100
종합병원	동지역	일반환자	요양급여비용 총액×50/100 • 임신부 외래진료 : 30/100 • 1세 미만 영유아 외래진료 : 15/100
	읍・면	일반환자	요양급여비용 총액×45/100 • 임신부 외래진료 : 30/100 • 1세 미만 영유아 외래진료 : 15/100
병원	동지역	일반환자	요양급여비용 총액×40/100 • 임신부 외래진료 : 20/100 • 1세 미만 영유아 외래진료 : 10/100
	읍・면	일반환자	요양급여비용 총액×35/100 • 임신부 외래진료 : 20/100 • 1세 미만 영유아 외래진료 : 10/100

의원	모든지역	일반환자	요양급여비용 총액×30/100 • 임신부 외래진료 : 10/100 • 1세 미만 영유아 외래진료 : 5/100 • 다만, 65세 이상이면서 총액이 일정금액 이하면 보건복지부령으로 정하는 금액
보건소, 보건지소, 보건진료소	모든지역	–	요양급여비용 총액×30/100 • 다만, 요양급여비용 총액이 일정금액 이하면 보건복지부령으로 정하는 금액

3) 본인부담 상한제

(1) 본인부담 상한제란?

본인부담 상한제는 과도한 진료비 지출로 인한 가계의 경제적 부담을 덜어주기 위하여 가입자가 부담한 연간 건강보험 본인 일부부담금 총액이 본인부담 상한액을 초과하는 경우, 그 초과액을 공단에서 부담하는 제도이다. 요양급여비용 중 가입자 또는 피부양자 본인이 부담하는 연간 총액의 상한, 즉 본인부담 상한액은 지역가입자의 세대별 보험료 부담수준 또는 직장가입자의 개인별 보험료 부담수준에 따라 7개 상한액기준 보험료 구간으로 구분하여 그 금액을 달리한다(시행령 [별표 3] 참고).

(2) 본인부담 상한액 산정방법

가입자 또는 피부양자의 본인부담 상한액은 상한액기준 보험료의 구간별로 다음과 같은 방법에 따라 산정한다.

> 해당연도 본인부담 상한액 = 전년도 본인부담 상한액×(1 + 전국 소비자 물가변동률)

4 요양급여비용의 본인부담 항목

1) 다음에 해당되는 경우에는 소요된 비용총액을 본인이 부담한다.

(1) 가입자 또는 피부양자가 「국민건강보험 요양급여의 기준에 관한 규칙」 제2조의 규정에 의한 요양급여의 절차에 의하지 아니하고 요양기관을 이용한 경우

(2) 현역병(단기하사 포함), 전환복무된 사람, 무관후보생으로 군에 복무중인 가입자 또는 피부양자 및 교도소 또는 그 밖에 이에 준하는 시설에 수용되어 있는 가입자 또는 피부양자가 요양기관을 이용한 경우

(3) 가입자 또는 피부양자가 보험료 체납으로 급여제한을 받은 기간에 요양기관을 이용한 경우

(4) 학교폭력 중 학생 간의 폭행에 의한 부상 또는 질병으로 요양기관을 이용한 경우

(5) 요양병원 중 장애인 의료재활시설을 제외한 요양병원에서 입원진료를 받는 가입자 또는 피부양자가 요양급여를 의뢰하지 않고 다른 요양기관에서 진료를 받는 경우

(6) 보험급여를 하지 않는 기간에 요양기관을 이용한 경우

2) 다음에 해당하는 경우에는 보건복지부장관이 정하여 고시하는 공단이 부담하는 요양급여비용의 상한금액을 초과하는 비용

(1) 요양급여의 필요성이 의학적으로 인정되는 약제・치료재료로서 해당 약제・치료재료의 상한금액이 대체 가능한 약제・치료재료의 상한금액의 2배 이상인 경우

(2) 약제・치료재료에 대한 요양급여비용이 연간 200억원 이상 들어 보험재정에 상당한 부담을 줄 우려가 있는 약제・치료재료의 경우

3) 다음의 어느 하나에 해당하는 보험급여 항목의 경우에는 해당 보험급여 항목의 성격, 유형 및 빈도 등을 고려하여 보건복지부장관이 정하여 고시하는 비용

(1) 보건복지부장관이 정하여 고시하는 고가의 의료장비 또는 의료용품 등을 사용하는 보험급여 항목으로서 해당 항목의 요양급여 비용이 보험재정에 상당한 부담을 준다고 인정되는 경우

(2) 대체가능한 다른 요양급여 항목에 비하여 상대적으로 보험급여 비용이 높아 보험재정에 상당한 부담을 준다고 인정되는 경우

4) 혈액성분 채집술을 위한 혈액 제공 적합성 검사에서 부적합으로 판정되어 혈액성분 채집술을 하지 않은 경우 든 검사비용

5) 요양기관의 과실이 없는 상태에서 가입자 또는 피부양자가 기피하여 준비된 혈액

을 폐기하였을 경우의 혈액비용과 미리 채혈한 자기혈소판을 수혈하지 못한 경우 이에 든 비용

6) 「응급의료에 관한 법률」에 따라 요양기관의 구급차를 이용하여 이송되었을 경우의 이송처치료 및 응급의료수가 기준에서 정한 응급의료관리료 산정대상이 아닌 환자의 응급의료관리료

7) 영 별표 2 제2호에 따라 보건복지부장관이 정하여 고시하는 질병군에 대한 입원진료의 경우에는 1)에 해당하는 비용, 6) 중 이송처치료에 해당하는 비용

8) 「연명의료결정법」에 따라 호스피스 전문기관으로 지정된 요양기관에서 호스피스·완화의료의 입원진료를 받는 경우에는 1)에 해당하는 비용 및 6) 중 이송처치료에 해당하는 비용

○ **요양급여비용의 본인부담률** : 요양급여비용의 100분의 100

외래진료 등의 요양급여비용총액에 관한 조건 및 본인부담액

1. 영 별표 2 제1호나목 및 제3호파목에 따라 65세 이상인 가입자 및 피부양자가 의원, 치과의원, 한의원 및 보건의료원에서 요양급여를 받는 경우의 본인부담액은 다음과 같다. 시행규칙 [별표 3] 참고

<table>
<tr><th>기관 종류</th><th colspan="2">요양급여비용 총액에 관한 조건</th><th>본인부담액</th></tr>
<tr><td rowspan="3">의원·치과의원(의약분업 예외지역은 제외한다) 및 보건의료원(한방과는 제외한다)</td><td colspan="2">요양급여비용 총액이 15,000원을 넘지 않는 경우</td><td>1,500원</td></tr>
<tr><td colspan="2">요양급여비용 총액이 15,000원을 넘고 20,000원을 넘지 않는 경우</td><td>요양급여비용 총액 × 10/100</td></tr>
<tr><td colspan="2">요양급여비용 총액이 20,000원을 넘고 25,000원을 넘지 않는 경우</td><td>요양급여비용 총액 × 20/100</td></tr>
<tr><td rowspan="2">의원·치과의원(의약분업 예외지역만 해당한다), 보건의료원(한방과만 해당한다) 및 한의원</td><td rowspan="2">투약 처방을 하는 경우</td><td>요양급여비용 총액이 15,000원을 넘지 않는 경우</td><td>1,500원</td></tr>
<tr><td>요양급여비용 총액이 15,000원을 넘고 25,000원을 넘지 않는 경우</td><td>요양급여비용 총액 × 10/100</td></tr>
</table>

		요양급여비용 총액이 25,000원을 넘고 30,000원을 넘지 않는 경우	요양급여비용 총액 × 20/100
	투약 처방을 하지 않는 경우	요양급여비용 총액이 15,000원을 넘지 않는 경우	1,500원
		요양급여비용 총액이 15,000원을 넘고 20,000원을 넘지 않는 경우	요양급여비용 총액 × 10/100
		요양급여비용 총액이 20,000원을 넘고 25,000원을 넘지 않는 경우	요양급여비용 총액 × 20/100

비고 : 위 표 중 본인부담액이 “요양급여비용 총액 × 20/100”에 해당하는 경우로서, 영 별표 2 제3호 파목에 따라 보건복지부장관이 정하여 고시하는 항목(이하 이 비고에서 “고시항목”이라 한다)에 대해 요양급여를 하는 경우 본인부담액은 (요양급여비용 총액 – 고시항목에 대한 요양급여비용) × 20/100 + 고시항목에 대한 요양급여비용 × 10/100으로 한다.

2. 영 별표 2 제1호나목에 따라 보건소, 보건지소, 보건진료소에서 요양급여를 받는 경우 해당 요양급여비용 총액이 12,000원을 넘지 않을 때의 본인부담액은 다음과 같다.

기관 종류	진료내용 또는 투약일수		본인부담액
보건소	의과 치과	처방전만을 발급한 경우	500원
		1일분 이상 3일분 이하의 투약을 한 경우	1,100원
		4일분 이상 6일분 이하의 투약을 한 경우	1,300원
		7일분 이상 투약을 한 경우	1,600원
	한방과	침・뜸(灸)・부항 등의 시술만 한 경우	1,100원
		1일분 투약만 한 경우	1,100원
		2일분 투약만 한 경우	1,300원
		3일분 투약만 한 경우	1,600원
		4일분 이상 투약만 한 경우	2,000원
		침・뜸(灸)・부항 등의 시술과 1일분 투약을 한 경우	1,300원
		침・뜸・부항 등의 시술과 2일분 투약을 한 경우	1,600원
		침・뜸・부항 등의 시술과 3일분 투약을 한 경우	1,800원
		침・뜸・부항 등의 시술과 4일분 이상 투약을 한 경우	2,200원
보건지소	의과 치과	처방전만을 발급한 경우	500원
		1일분 이상 3일분 이하 투약을 한 경우	900원
		4일분 이상 6일분 이하 투약을 한 경우	1,100원
		7일분 이상 투약을 한 경우	1,400원
	한방과	침・뜸・부항 등의 시술만 한 경우	1,100원
		1일분 투약만 한 경우	1,100원
		2일분 투약만 한 경우	1,300원

		3일분 투약만 한 경우	1,600원
		4일분 이상 투약만 한 경우	2,000원
		침・뜸・부항 등의 시술과 1일분 투약을 한 경우	1,300원
		침・뜸・부항 등의 시술과 2일분 투약을 한 경우	1,600원
		침・뜸・부항 등의 시술과 3일분 투약을 한 경우	1,800원
		침・뜸・부항 등의 시술과 4일분 이상 투약을 한 경우	2,200원
보건진료소	모든 경우		900원

비고 : 보건소 또는 보건지소의 의과 및 치과에서 재활 및 물리치료를 받고 요양급여비용 총액이 12,000원을 넘지 않는 경우의 본인부담액은 위 표의 진료내용 또는 투약일수에 따른 본인부담액에 1일당 500원(재활 및 물리치료 본인부담액)을 더한 금액으로 한다.

제8장

건강보험과 요양기관

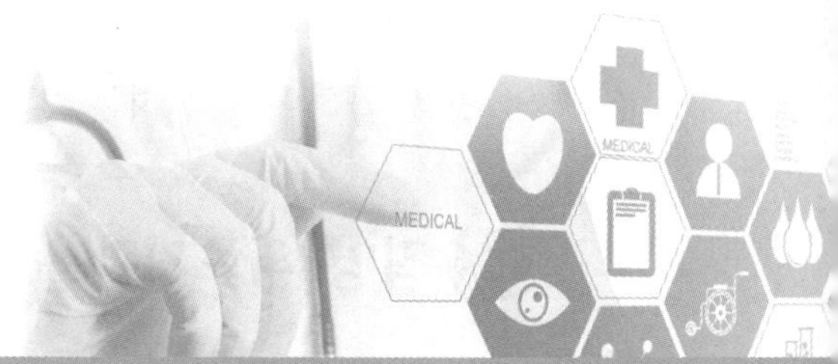

제1절 건강보험과 의료서비스 제공

건강보험에서 보험급여의 일환으로 의료서비스를 제공하는 데에는 크게 두 가지 방법이 있다. 하나는 보험자가 의료기관과 계약을 통하여 가입자나 피부양자에게 의료서비스를 제공하는 것이고, 다른 하나는 보험자가 직접 의료기관을 관리 운영하면서 의료서비스를 제공하는 방법이다.

건강보험에서 보험자가 의료기관을 설립, 운영하는 것이 고유의 업무는 아니다. 따라서 일반적으로 제3자인 의료기관과 계약을 맺고 건강보험급여를 하는 것이 보편적이다. 이것은 보험자가 의료기관을 갖기란 재정적으로 힘들 뿐만 아니라 운영에 있어서도 어렵기 때문이다. 건강보험의 보험자는 건강보험사업에 필요한 만큼 보험료를 거두어 보험급여를 함으로써 보험자로서의 기능을 할 수 있기 때문에 전통적으로 보험자가 의료기관과의 계약에 의한 방법을 많이 채택하고 있다.

1 계약에 의한 의료서비스 제공

보험자가 의료기관과 계약에 의해서 의료서비스를 제공할 때에는 일괄 또는 총액을 계약하거나 단가계약을 하는 방법이 있다. 일괄계약방식은 건강보험가입자 한사람당,

입원일수 또는 건수당, 수술당, 방문건수당 등에 대하여 일정액의 진료비를 지불하는 방법이 있고, 그렇지 않으면 일정가입자에 대해서 총액을 계약하는 방법이 있다. 그리고 단가계약방식은 각종 의료서비스에 대한 단가를 미리 정해 놓고 단가에 진료서비스의 양을 곱하여 합산하는 방식이다.

2 직영 의료기관을 통한 의료서비스 제공

한편 보험자가 의료서비스를 직접 제공하기 위해서는 어떤 형태로든지 보험자가 의료기관을 확보하고 있어야 할 것이다. 그런데 보험자가 의료기관을 확보하기 위해서는 상당한 자본투자가 필요하게 된다. 이렇듯 막대한 자본이 들어 가기 때문에 한편으로는 의료기관을 가진 조직이 보험자가 되는 방법이 있다. 이럴 경우 보험자는 의료기관을 확보하는데 들어가는 비용을 줄일 수 있게 된다.

우리나라에서는 1968년에 설립된 부산청십자 의료보험조합이 1975년부터 청십자의원을 개설하여 직영의료기관을 통하여 의료서비스를 담당하였던 예가 있다. 직영 의료기관에서 의료서비스를 제공할 경우에 건강보험 진료비에 대하여 심사할 필요성이 없으며 청구가 간편한 것이 장점이라 할 수 있다.

1980년대에 가입자가 대폭 증가하게 됨으로써 가입자들의 의료욕구를 충족시키기 위하여 여러 의료기관과 계약을 맺어 제삼자공급방식을 택함으로서 직영 의료기관에서의 보험급여는 과거에 비하여 상대적으로 줄어들게 되었다. 임의적용 방식이었던 부산청십자 의료보험조합은 1989년 전국민의료보험의 실시로 해산되었다.

한편 1970년대 초 미국에서는 급증하는 의료비에 효율적으로 대처하려는 방법의 하나로 이른바 건강유지기구(Health Maintenance Organization, HMO)를 도입하여 정부가 비용의 일부를 지원하게 되었다. 건강유지기구는 직영의료기관을 중심으로 가입자들에게 포괄적인 보건의료서비스를 제공하는 조직이다. 건강유지기구는 가입자가 미리 결정된 일정액을 정기적으로 선불하면 진료뿐만 아니라 적극적인 건강을 강조하여 예방서비스를 포함한 포괄적인 보건의료서비스를 제공해 주는 조직으로서 임의로 가입하는 일종의 선불제 건강보험조직이다.

이 건강유지기구의 장점은 실제로 다른 임의 건강보험에 비하여 불필요한 입원이나 수술을 제도적으로 배제하기 때문에 의료비용이 절감되며, 보험료가 낮고, 치료뿐 아니라 예방서비스까지 포함한다는 것이다.

제2절 요양기관과 요양급여비용

1 요양기관

1) 요양기관의 종류

요양기관이란 가입자 및 피부양자가 질병·부상·출산 등에 대하여 요양서비스를 받는 곳을 말하며 다음의 기관들이 해당된다.

① 「의료법」에 따라 개설된 의료기관
② 「약사법」에 따라 등록된 약국
③ 「약사법」에 따라 설립된 한국희귀·필수의약품센터
④ 「지역보건법」에 따른 보건소·보건의료원 및 보건지소
⑤ 「농어촌 등 보건의료를 위한 특별조치법」에 따라 설치된 보건진료소

그러나 근로자 또는 그 가족의 건강관리를 위하여 설립된 부속의료기관 또는 사회복지시설에 수용된 자의 진료를 주된 목적으로 개설한 의료기관으로 요양기관 제외신청을 한 경우와 가입자 또는 피부양자로부터 본인부담액을 받지 아니하거나 경감하여 받는 등의 방법으로 유인하거나 이와 관련하여 과잉진료행위를 하거나 부당하게 많은 진료비를 요구하는 행위로 업무정지처분 등을 받은 의료기관 등은 요양기관에서 제외된다.

우리나라 요양기관 현황은 [표 8-1]과 같다.

[표 8-1] 요양기관 현황 (단위 : 개)

구분	계	종합병원	병원	의원	치과병원	치과의원	한방병원	한방의원	보건기관	조산원	약국
1990	43,502	230	360	11,172	5	5,345	34	3,439	3,592	407	18,918
1995	53,510	266	460	14,472	14	8,327	69	5,716	3,588	183	20,415
2000	61,836	288	680	19,690	60	10,607	140	7,249	3,433	127	19,562
2005	72,921	291	1,112	25,166	124	12,548	149	9,761	3,422	52	20,296
2010	81,715	319	2,184	27,479	191	14,689	168	12,073	3,470	46	21,096
2015	88,163	337	2,868	29,488	213	16,609	260	13,613	3,477	31	21,267
2020	96,742	361	3,097	33,115	235	18,216	410	14,464	3,476	18	23,305
2023	101,762	376	3,052	35,717	239	19,032	559	14,592	3,473	15	24,707

2) 요양기관 중 의료기관

건강보험의 가입자 및 피부양자들에게 요양서비스를 제공하는 요양기관 중에서 가장 큰 비중을 차지하는 의료기관에 대하여 살펴본다.

의료법 제3조에서 규정하고 있는 의료기관이란 의료인이 공중 또는 특정 다수인을 위하여 의료·조산의 업(業)을 하는 곳을 말한다. 의료기관의 구분 및 각 의료기관이 갖추어야 할 요건은 다음과 같다.

(1) 의료기관의 구분

① 의원급 의료기관

의사, 치과의사, 한의사가 주로 외래환자를 대상으로 각각 그 의료행위를 하는 의료기관으로 의원, 치과의원, 한의원이 이에 해당한다.

② 병원급 의료기관

의사, 치과의사, 한의사가 주로 입원환자를 대상으로 의료행위를 하는 의료기관으로 병원, 치과병원, 한방병원, 요양병원, 정신병원, 종합병원 등이 이에 해당한다.

③ 조산원

조산사가 조산과 임산부 및 신생아를 대상으로 보건활동과 교육·상담을 하는 의료기관이다.

(2) 병원, 종합병원, 상급종합병원의 요건

① 병원

병원 및 한방병원은 30개 이상의 병상을 갖추어야 한다. 한편 요양병원은 장기입원이 필요한 환자를 대상으로 의료행위를 하기 위한 30개 이상의 요양병상을 갖추어야 한다.

② 종합병원

100개 이상의 병상을 갖추어야 한다. 100병상 이상 300병상 이하인 경우에는 내과, 외과, 소아청소년과, 산부인과 중 3개 진료과목 영상의학과, 마취통증의학과와 진단검사의학과 또는 병리과를 포함한 7개 이상의 진료과목을 갖추고 각 진료과마다 전속하는 전문의를 두어야 한다.

한편 300병상을 초과하는 경우에는 내과, 외과, 소아청소년과, 산부인과, 영상의학과, 마취통증의학과, 진단검사의학과 또는 병리과, 정신건강의학과 및 치과를 포함한 9개 이상의 진료과목을 갖추고 각 진료과목마다 전속하는 전문의를 두어야 한다.

③ 상급종합병원

상급종합병원은 종합병원 중에서 중증질환에 대하여 난이도가 높은 의료행위를 전문적으로 수행하는 의료기관으로 지정된 종합병원을 말한다. 상급종합병원이 되기 위한 조건은 다음과 같다.

첫째, 20개 이상의 진료과목을 갖추고 각 진료과목마다 전속하는 전문의를 두어야 한다.

둘째, 전문의가 되려는 자를 수련시키는 기관이어야 한다.

셋째, 일정 수준 이상의 인력・시설・장비 등을 갖추어야 한다.

넷째, 질병군별 환자구성 비율이 일정 기준에 해당하여야 한다.

종합병원 중에서 상급종합병원으로 지정받은 의료기관은 3년마다 평가를 통하여 재지정하거나 지정을 취소할 수 있도록 되어 있다. 2024년 현재 45개소가 있다.

3) 전문병원

전문병원은 병원급 의료기관 중에서 특정 진료과목이나 특정 질환 등에 대하여 난이도가 높은 의료행위를 하는 병원으로 보건복지부장관의 지정을 받은 의료기관이다.

예를 들면 안과전문병원으로는 공안과병원, 김안과병원 등이 있으며, 화상전문병원으로는 한강성심병원, 심장전문병원으로는 세종병원, 대장항문병원으로는 송도병원, 척추전문병원으로는 우리들병원, 나누리병원 등이 있다.

한방병원을 제외한 병원급 의료기관의 전문병원 지정기준은 다음과 같다. 특정 지역에서의 전문병원은 그 기준을 완화하여 적용할 수 있다.

(1) 질환별 · 진료과목별 환자의 구성비율

해당 병원이 진료한 전체 입원 연환자 중 주요 진단범위 또는 환자유형에 속하는 환자의 구성비율이 각각 해당 기준 이상이어야 한다. 예를 들면 뇌혈관질환, 심장질환은 30%, 대장항문, 화상질환은 45%, 안과의 경우 눈의 질환 및 장애가 45% 이상이어야 한다.

(2) 필수 진료과목

질환별 또는 진료과목별로 필수 진료과목을 갖추어야 하고, 필수 진료과목마다 전속하는 전문의를 두어야 한다. 진료과목의 예를 들면 뇌혈관질환은 신경외과, 신경과 및 재활의학과를, 심장질환은 흉부외과, 내과 및 소아청소년과를, 대장항문질환은 외과와 내과를, 화상질환은 외과와 내과를 갖추어야 한다. 그리고 안과의 경우는 안과를 두어야 한다. 진료량, 의료인력, 병상, 의료질, 의료수준 등 자세한 내용은 「전문병원 지정 및 평가 등에 관한 규칙」을 참고하기 바란다.

보건복지부장관은 3년마다 평가를 하여 전문병원으로 재지정할 수 있다.

2 요양급여비용

1) 요양급여비용의 계약

(1) 요양급여비용 계약의 당사자

요양급여비용은 공단 이사장과 의약계를 대표하는 자와의 계약으로 정하며 계약기간은 1년이다. 의약계를 대표하는 자라 함은 다음과 같다.

① 종합병원, 병원, 요양병원에 대한 요양급여비용 : 의료법에 따른 의료기관단체의 장(대한병원협회장)
② 의원에 대한 요양급여비용 : 의료법에 따른 의사회의 장(대한의사협회장)
③ 치과병원 및 치과의원에 대한 요양급여비용 : 의료법에 따른 치과의사회의 장(대한치과의사협회장)
④ 한방병원 및 한의원에 대한 요양급여비용 : 의료법에 따른 한의사회의 장(대한한의사협회장)
⑤ 조산원에 대한 요양급여비용 : 의료법에 따른 조산사회 또는 간호사회의 장 중 1명

(대한간호협회장)

⑥ 약국 및 한국희귀·필수의약품센터에 대한 요양급여비용 : 약사법에 따른 대한약사회의 장(대한약사회장)

⑦ 보건기관에 대한 요양급여비용 : 보건복지부장관이 지정하는 사람

(2) 계약의 내용

계약은 각 요양급여의 상대가치점수의 점수당 단가를 정하는 것으로 한다. 요양급여의 상대가치점수는 ① 요양급여에 소요되는 시간·노력 등 업무량, ② 인력, 시설, 장비 등 자원의 양과 ③ 요양급여의 위험도 및 ④ 요양급여에 따른 사회적 편익 등을 고려하여 산정한 요양급여의 가치를 각 항목간에 상대적 점수로 나타낸 것이다. 업무량은 의사, 약사 등 주시술자의 시간, 노력에 대한 보상이며, 자원의 양은 보조인력의 인건비, 장비비, 재료비에 대한 보상이다. 위험도는 의료사고 등 분쟁해결 비용의 보상이며, 사회적 편익은 사회적 이익을 고려한 것이다.

보건복지부장관은 건강보험정책심의위원회의 심의를 거쳐 보건복지부령이 정하는 바에 의하여 상대가치점수를 고시한다.

약제, 치료재료에 대한 비용은 보건복지부장관이 건강보험정책 심의위원회의 심의를 거쳐 정하여 고시하는 금액의 범위 안에서 요양기관이 당해 약제 및 치료재료를 구입한

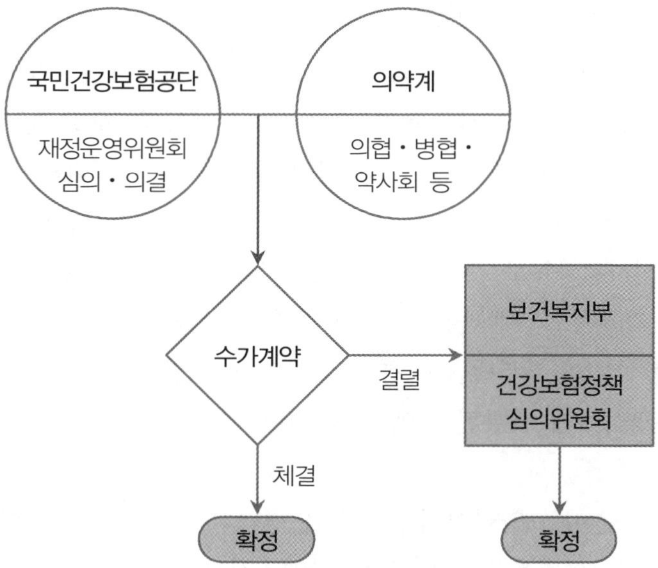

[그림 8-1] 요양급여비용 계약의 절차

금액으로 하되, 약제 및 치료재를 구입금액의 결정기준, 결정절차 기타 필요한 사항은 보건복지부장관이 정하여 고시한다.

계약을 체결할 때 상대가치점수가 고시되지 아니한 새로운 요양급여 항목의 비용에 대한 계약은 동 항목의 상대가치점수가 고시되는 날에 계약이 체결된 것으로 보되 요양기관이 동 항목에 대한 요양급여를 최초로 실시한 날부터 이를 적용한다.

(3) 계약의 체결

요양급여비용은 국민건강보험공단의 이사장과 의약계를 대표하는 자와의 계약으로 정하며 계약기간은 1년이다.

계약은 그 직전 계약기간 만료일이 속하는 연도의 5월 31일까지 체결하여야 하며, 그 기한 내에 계약이 체결되지 아니하는 경우에는 보건복지부장관이 그 직전 계약기간 만료일이 속하는 연도의 6월 30일까지 건강보험정책심의위원회의 의결을 거쳐 요양급여비용을 정한다. 이 경우 보건복지부장관이 정하는 요양급여비용을 계약으로 정한 요양급여비용으로 본다.

공단의 이사장은 계약을 체결하는 때에는 재정운영위원회의 심의·의결을 거쳐야 한다. 요양급여비용이 정하여지는 경우에 보건복지부장관은 그 요양급여비용의 명세를 지체없이 고시하여야 한다.

2) 요양급여비용의 청구 및 지급

요양급여비용을 청구하고자 하는 의료기관은 건강보험심사평가원에 요양급여비용의 심사청구를 하여야 하며, 심사청구를 받은 건강보험심사평가원은 심사청구를 받은 날부터 40일(정보통신망 통보 경우는 15일) 이내에 심사하여 그 내용이 기재된 요양급여비용 심사결과통보서를 공단 및 해당 요양기관에 송부하여야 한다.

요양급여비용 심사결과통보서를 받은 공단은 지체없이 요양급여비용 지급명세가 기재된 요양급여비용 지급통보서에 따른 요양급여비용을 해당 요양기관에 지급해야 한다. 이 경우 이미 납부한 본인일부부담금이 통보된 금액보다 과다할 때에는 요양기관에 지급할 금액에서 그 과다하게 납부된 금액을 공제하여 당해 가입자에게 본인부담금환급금을 지급하게 된다.

건강보험심사평가원이 요양급여의 적정성을 평가하여 공단에 통보한 경우에는 그 평가결과에 따라 요양급여비용을 가산 또는 감액조정하여 지급한다.

[표 8-2] 연도별 보험급여비용 (단위 : 억원)

구 분	2010년	2015년	2020년
보험급여비 계	337,965	457,299	746,066
현물급여비	332,996	445,820	719,924
• 요양급여비	324,968	433,404	701,654
(본인부담액상한제사전지급)	(850)	(1,822)	-
• 건강검진비	8,027	12,416	18,270
현금급여비	4,969	11,480	26,142
• 요양비	217	236	2,137
• 본인부담액보상금	2	0	0
• 장애인 보장구	289	463	886
• 본인부담액상한제사후환급	3,268	8,479	21,583
• 임신·출산 진료비	1,192	2,301	1,537

주) 지급기준, 반올림 계산하여 실제 값과 차이가 있을 수 있음
자료: 국민건강보험공단, 건강보험 주요 통계, 2021.

공단은 요양기관에게 요양급여비용을 지급함에 있어 요양기관이 약제·검사 등 요양급여의 구성요소를 의약품물류협동조합, 의약품제조업자, 의약품도매상 등의 공급자로부터 공급받아 요양급여에 사용한 구성요소의 내역을 공단에 청구한 경우에는 그 요양기관에 지급할 요양급여비용 중 구성요소에 해당하는 요양급여비용을 공급자에게 직접 지급한다.

제9장

건강보험급여

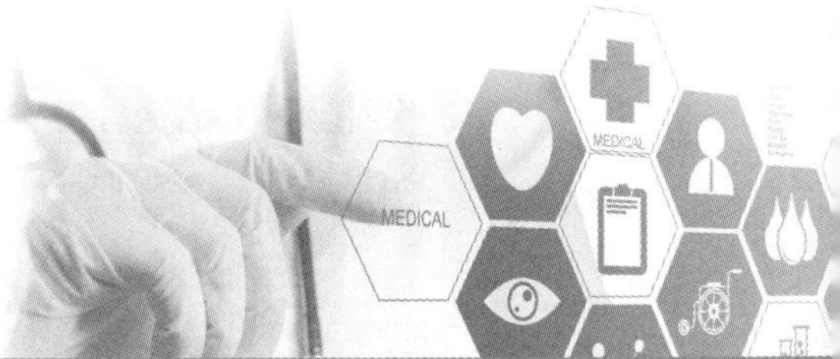

제1절 건강보험급여

1 건강보험급여

건강보험급여란 건강보험의 적용을 받는 가입자와 피부양자가 질병・부상에 대한 예방・진단・치료・재활과 출산・사망 및 건강증진에 대하여 보험자로부터 각종 형태로 제공받는 혜택을 말한다.

2 건강보험급여의 구분

1) 형태별 구분

(1) **현물급여** : 질병, 부상, 출산시 요양기관에서 받는 의료서비스로 요양급여, 건강검진 등이 있다.

(2) **현금급여** : 보험자로부터 지급받는 현금으로 요양비, 장제비, 본인부담 상한액 초과 환급금, 장애인 보조기기 급여비, 임신・출산진료비 등이 있다. 우리나라에서 장제비는 2008년 이후 폐지되었다.

2) 법적 근거별 구분

(1) **법정급여** : 법에 의하여 당연히 지급되는 급여로 요양급여, 요양비, 건강검진 등이 있다.

(2) **부가급여** : 법정급여외에 대통령령이 정하는 바에 따라 임의로 지급할 수 있는 급여로 임신·출산진료비, 장제비, 상병수당, 기타의 급여 등이 있다.

3) 기타

(1) **선별급여** : 요양급여를 결정함에 있어 경제성 또는 치료효과성 등이 불확실하여 그 검증을 위하여 추가적인 근거가 필요하거나, 경제성이 낮아도 가입자와 피부양자의 건강회복에 잠재적 이득이 있는 등 대통령령으로 정하는 경우의 예비적인 요양급여이다.

(2) **방문요양급여** : 가입자 또는 피부양자가 질병이나 부상으로 거동이 불편한 경우 등 보건복지부령으로 정하는 사유에 해당하는 경우에 가입자 또는 피부양자를 직접 방문하여 실시하는 요양급여이다.

제2절 건강보험급여의 종류

1 법정급여 및 부가급여

1) 법정급여

(1) 요양급여

가입자 및 피부양자가 질병·부상·출산 등으로 요양기관에서 받는 의료서비스를 요양급여라 하며 다음의 항목들이 포함된다.

① 진찰·검사
② 약제·치료재료의 지급
③ 처치·수술 기타의 치료
④ 예방·재활

⑤ 입원
⑥ 간호
⑦ 이송

(2) 요양비

가입자 또는 피부양자가 긴급하거나 그 밖의 부득이한 사유로 인하여 요양기관과 비슷한 기능을 수행하는 기관에서 질병·부상·출산 등에 대하여 요양을 받거나 요양기관 이외의 장소에서 출산을 한 때에는 그 요양급여에 상당하는 금액을 가입자 또는 피부양자에게 지급하는데 이를 요양비라 한다.

여기서 긴급하거나 그 밖의 부득이한 사유라 함은 다음의 경우가 해당된다.

① 요양기관을 이용할 수 없거나 요양기관이 없는 경우
② 만성신부전증 환자가 의사의 요양비처방전에 따라 복막관류액 또는 자동복막투석에 사용되는 소모성 재료를 요양기관 이외의 의약품판매업소에서 구입·사용한 경우
③ 산소치료를 필요로 하는 환자가 의사의 산소치료 요양비처방전에 따라 보건복지부장관이 정하여 고시하는 방법으로 산소치료를 받는 경우
④ 당뇨병 환자가 의사의 요양비처방전에 따라 혈당검사 또는 인슐린주사에 사용되는 소모성 재료나 당뇨병 관리기기를 요양기관 외의 의료기기판매업소에서 구입·사용한 경우
⑤ 신경인성 방광환자가 의사의 요양비처방전에 따라 자가도뇨에 사용되는 소모성 재료를 요양기관 외의 의료기기판매업소에서 구입·사용한 경우
⑥ 보건복지부장관이 정하여 고시하는 질환이 있는 사람으로서 인공호흡기 또는 기침유발기를 필요로 하는 환자가 의사의 요양비처방전에 따라 인공호흡기 또는 기침유발기를 대여받아 사용하는 경우
⑦ 수면무호흡증 환자가 의사의 요양비처방전에 따라 양압기(기도를 확보해 주는 기구)를 대여받아 사용하는 경우

그리고 요양기관과 유사한 기능을 수행하는 기관으로 보건복지부령이 정하는 기관에는 요양기관에서 제외된 의료기관, 부당한 방법으로 보험자, 가입자 및 피부양자에게 요양급여비용을 부담하게 하여 업무정지처분기간 중인 요양기관, 만성신부전증 환자중 복막투석으로 요양급여를 받고 있는 자에게 직접 복막관류액 또는 자동복막투석에 사

용되는 소모성 재료를 판매하는 요양기관외의 의약품판매업소, 산소치료를 필요로 하는 환자에게 의료용 산소발생기 등으로 산소치료 서비스를 제공하는 요양기관 외의 기관으로서 공단에 등록한 기관 등을 말한다.

요양비의 지급금액은 질병・부상 등의 경우에는 요양급여비용에 상당하는 금액으로 본인부담액을 제외한 금액을 말하며, 출산의 경우에는 250,000원을 지급한다.

(3) 건강검진

질병의 조기발견과 그에 따른 요양급여를 하기 위하여 건강검진을 실시한다. 건강검진은 2년마다 1회 이상 실시하되, 사무직에 종사하지 아니하는 직장가입자에 대하여는 1년에 1회 실시한다. 다만 영유아 건강검진은 영유아의 연령 등을 고려하여 검진횟수를 보건복지부장관이 정하여 고시하는 바에 따라 실시할 수 있다. 건강검진은 보건복지부장관이 고시하는 의료관련 인력, 시설 및 장비 등을 갖춘 요양기관에서 행하여야 한다.

① 건강검진의 구분

건강검진은 일반건강검진, 암검진, 영유아건강검진으로 구분하여 실시한다. 건강검진을 받을 수 있는 자는 다음과 같다.

㉠ **일반건강검진** : 직장가입자, 세대주인 지역가입자, 20세 이상인 지역가입자, 20세 이상인 피부양자

㉡ **암검진** : 일반건강검진 대상자 중 암종별 특성을 고려하여 검진이 필요한 자로서 보건복지부장관이 정하여 고시하는 자

- 위암 : 40세 이상인 자(주기 : 2년)
- 유방암 : 40세 이상의 여성(주기 : 2년)
- 대장암 : 50세 이상인 자(주기 : 1년)
- 자궁경부암 : 20세 이상의 여성(주기 : 2년)
- 간암 : 40세 이상인 자 중 간암발생 고위험군(주기 : 6개월)
- 폐암 : 54세 이상 74세 이하 폐암발생 고위험군인 자(주기 : 2년)

  폐암발생 고위험군이란 30갑년[하루 평균 담배소비량(갑) × 흡연기간(년)] 이상의 흡연력을 가진 현재 흡연자와 폐암 검진의 필요성이 높아 보건복지부장관이 정하여 고시하는 사람을 말한다.

㉢ **영유아건강검진** : 6세 미만의 가입자 및 피부양자

직장가입자의 피부양자인 영유아에게 실시하는 건강검진의 경우에는 해당 직

장가입자에게 지역가입자인 영유아에게 실시하는 건강검진의 경우에는 소속 세대주에게 통보한다.

영유아 건강검진의 횟수는 1차 검진(생후 14일~35일)부터 8차 검진(66개월~71개월)까지 8회를 실시한다. 검진내용은 문진, 진찰, 신체계측, 교육・상담 등이며, 건강검진비용은 무료이다.

② 학교 밖 청소년 건강검진

학교 밖 청소년 건강검진은 학교 밖 청소년이 건강하게 성장할 수 있도록 여성가족부에서 지원하는 건강검진이다.

㉠ **대상자** : 9세 이상 18세 이하 학교 밖 청소년

19세 학교 밖 청소년은 다른 국가건강검진 대상자와 중복되지 않은 경우에 한함

㉡ **실시 주기** : 3년을 주기로 실시

㉢ **비용** : 본인부담금 없음

2) 부가급여

건강보험급여의 부가급여로는 임신・출산진료비, 장제비, 상병수당 등이 있으나 우리나라에서는 장제비는 2008년 이후 폐지되었으나 상병수당은 2022년 7월부터 일부 지역을 대상으로 시범사업을 실시하고 있다.

① 임신・출산진료비

임신・출산진료비 지원사업은 임신이 확진된 임신부의 본인부담금을 경감하여 출산의욕을 고취하고 건강한 태아를 분만하도록 임신・출산진료비 이용권(국민행복카드)으로 지원하는 제도이다. 대상자는 임신・출산한 가입자 또는 피부양자, 2세 미만인 가입자 또는 피부양자의 법정대리인(출산한 가입자 또는 피부양자가 사망한 경우)이다.

임신・출산진료비 이용권을 신청하려는 사람은 산부인과 전문의 또는 의료법에 따른 조산사가 임신・출산 사실을 확인한 신청서를 공단에 제출해야 한다. 이 경우 임신 사실은 산부인과 전문의만 확인할 수 있다.

② 상병수당

상병수당은 근로자가 업무의 질병・부상으로 인하여 경제활동이 불가능한 경우 치료에 집중할 수 있도록 소득을 보장해 주는 제도이다.

이 제도는 1883년 독일의 근로자 질병보험법에서 사회보험 급여의 하나로 상병수당이 최초로 도입되었으며, 지금은 OECD 국가 중 대부분의 나라에서 실시하고 있다. 우리나라는 2022년 7월부터 전국 6개 지역(서울 종로구, 천안시, 부천시, 포항시, 순천시, 창원시)을 대상으로 상병수당 1단계 시범사업을 실시하여 정책효과 분석과 운영체계를 점검하고 사회적 논의를 거쳐 2025년에 전국적으로 실시할 예정이다.

1단계 시범사업은 전국 6개 지역을 선정하여 만 15세 이상~만 65세 미만의 건강보험 직장가입자 또는 고용보험 가입자(특수 고용직, 예술인, 플랫폼 노동자 등 포함), 자영업자 등을 대상으로 실시하였다.

2단계 시범사업은 2023년 7월부터 약 2년간 시행된다. 대상 지역은 전국 4개 지역(안양시, 대구 달서구, 용인시, 익산시)이다. 2단계 시범사업에서는 소득 하위 50%에 해당하는 취업자를 대상으로 상병수당을 지원하는 상병의 범위・요건에 따라 2개 모형을 설정하여 실시한다. 즉, 질병 유형 제한없이 일을 하지 못하는 기간동안 지급하는 근로활동불가 모형과 입원이 발생한 경우만 인정하는 의료이용일수 모형으로 구분하고 모형별 정책효과를 비교・분석하게 된다.

2 보험급여의 신청 및 지급청구

1) 요양급여의 신청

가입자가 요양급여를 받고자 할 때에는 건강보험증 또는 신분증명서를 요양기관에 제출하여야 한다. 다만, 가입자가 요양급여 개시일에 건강보험증 또는 신분증명서를 제출하지 못한 경우에는 요양급여를 신청한 날로부터(의식불명 등 가입자가 귀책사유없이 건강보험증 또는 신분증명서를 제시하지 못한 경우에는 가입자임이 확인된 날) 14일 이내에 제출하면 요양급여를 신청한 때에 건강보험증 또는 신분증명서를 제출한 것으로 본다.

또한 가입자가 건강보험증 또는 신분증명서를 제출하지 못하는 경우에는 가입자 또는 요양기관은 국민건강보험공단에 자격확인을 요청할 수 있으며 요청을 받은 공단은 자격여부를 확인한 후 건강보험자격확인 통보서에 의하거나 전화, 팩스 또는 정보통신망을 이용하여 지체없이 해당 가입자 또는 요양기관에 통보하여야 한다. 자격확인을 요청한 경우에는 건강보험증 또는 신분증명서를 제출한 것으로 간주한다.

2) 요양비의 지급청구

긴급하거나 그 밖의 부득이한 사유로 인하여 요양기관과 유사한 기능을 수행하는 기관에서 요양을 받거나 요양기관 이외의 장소에서 출산을 한 때에는 요양을 실시한 기관은 요양비명세서 또는 요양의 내역을 기재한 영수증을 요양을 받은 자에게 교부하여야 한다.

가입자 또는 피부양자가 요양비를 지급받고자 할 때에는 요양비지급청구서에 다음의 서류를 공단에 제출하여야 한다.

① 질병・부상・출산(사산의 경우에는 임신 16주 이상인 경우)에 대하여 요양을 받은 경우에는 요양비명세서 또는 세금계산서(약국의 경우에는 요양비처방전 및 세금계산서) 사본과 요양기관에서 요양을 받을 수 없었던 사유를 증명할 수 있는 서류 1부

② 요양기관 외의 장소에서 출산한 경우에는 출산 사실을 증명할 수 있는 서류 1부

③ 만성신부전증 환자 중 복막투석으로 요양급여를 받고 있는 자가 요양기관 이외의 복막관류액 또는 자동복막투석에 사용되는 소모성 재료를 판매하는 의약품판매업소를 이용한 경우

- 의사의 요양비처방전 1부, 세금계산서 1부

④ 산소치료를 필요로 하는 환자에게 의료용 산소발생기 등으로 산소치료 서비스를 제공하는 요양기관 이외의 기관으로서 공단에 등록한 기관

- 의사의 요양비처방전 1부
- 산소치료를 하였음을 증명할 수 있는 서류 1부
- 세금계산서 1부

⑤ 당뇨병 환자에게 혈당검사 또는 인슐린주사에 사용되는 소모성 재료를 판매하는 요양기관 외의 의료기기 판매업소로서 공단에 등록한 업소

- 의사의 요양비처방전 1부, 세금계산서 1부

요양비의 지급금액, 지급기준, 절차, 방법 그 밖에 필요한 사항은 보건복지부장관이 정하여 고시한다.

제3절 보험급여의 제한 및 정지

1 보험급여의 제한

1) 보험급여의 제한사유

보험급여를 받을 수 있는 자가 다음의 경우에 해당될 때에는 보험급여를 하지 아니한다.

① 고의 또는 중대한 과실로 인한 범죄행위에 그 원인이 있거나 고의로 사고를 일으킨 경우

고의 또는 중대한 과실로 인한 범죄행위(음주운전, 방화 등)에 기인한 사고나 고의적인 사고(음독, 투신 등)로 인한 진료시에는 건강보험급여가 제한된다.

② 고의 또는 중대한 과실로 공단이나 요양기관의 요양에 관한 지시에 따르지 아니한 경우

질병, 부상 등에 대한 치료가 지연되고 급여비용이 증가하여 다른 가입자들의 부담을 증가시키게 된다.

③ 고의 또는 중대한 과실로 문서와 그 밖의 물건의 제출을 거부하거나 질문 또는 진단을 기피한 경우

보험급여의 적정성이 확보되도록 보험자에게 보험사고에 대하여 조사할 수 있는 권한을 부여하고 그 실효성을 거두기 위한 것이다.

④ 업무 또는 공무로 생긴 질병·부상·재해로 다른 법령에 따른 보험급여나 보상(報償) 또는 보상(補償)을 받게 되는 경우

자동차보험이나 산재보험 등 다른 법령에 의하여 진료비를 보상받을 경우나 공무중에 다친 사고로서 직장에서 진료비를 부담하는 경우에는 이중급여 배제차원에서 건강보험급여가 제한된다.

보험급여를 받을 수 있는 자가 다른 법령에 의하여 국가 또는 지방자치단체로부터 보험급여에 상당하는 급여를 받거나 보험급여에 상당하는 비용을 지급받게 되는 때에는 그 한도내에서 보험급여를 실시하지 아니한다.

보험료(소득월액 보험료, 세대단위 보험료)를 1개월 이상 체납한 가입자에 대하여 보험

료를 완납할 때까지 보험급여를 실시하지 아니할 수 있다. 보험료의 체납기간에 관계없이 월별 보험료의 총 체납횟수가 6회 미만이거나 가입자 및 피부양자의 소득·재산 등이 대통령령으로 정하는 기준 미만인 경우에는 보험급여를 제한해서는 아니된다라고 규정하고 있다. 따라서 6개월 이상 보험료를 체납한 경우에는 보험급여 제한사유에 해당된다.

다만 급여제한기간 중에 보험급여를 받은 사실이 있음을 공단이 통지한 날로부터 2개월이 경과한 날이 속한 달의 납부기한 이내에 체납된 보험료를 완납한 경우에는 그 보험급여를 인정한다.

보험급여를 제한하는 경우에는 문서(전자문서 포함)로써 그 내용과 사유를 가입자에게 통지하여야 하며, 보험료의 납입고지시 급여제한의 내용을 안내하여야 한다.

2) 급여의 제한여부 조회

요양기관은 가입자가 급여의 제한에 해당되는 것(폭행사고, 교통사고, 자해사고, 업무상 재해 등)으로 추정되는 때에는 우선 요양급여를 하고 지체없이 공단에 급여제한여부조회서로 조회하여야 한다. 조회를 받은 공단은 7일 이내에 급여의 제한여부를 결정하여 급여제한여부통보서로 회신하여야 하며 이 경우 요양기관은 요양급여가 개시된 날로부터 소급하여 공단의 결정에 따라야 한다.

회신이 있기 전에 요양급여가 종료되거나 회신없이 7일이 경과된 때에는 공단이 당해 요양기관에 대하여 요양급여를 인정한 것으로 본다. 공단이 7일이 경과된 후에 급여제한을 결정하여 회신한 때에는 요양기관은 회신한 날로부터 공단의 결정에 따라야 한다.

요양기관은 고의 또는 중대한 과실로 공단이나 요양기관의 요양에 관한 지시에 따르지 아니한 때 그 한도를 초과하여 요양급여를 행한 경우에는 그 날로부터 7일 이내에 요양급여적용통보서로 공단에 알려야 한다.

2 보험급여의 정지

보험급여를 받을 수 있는 자가 다음의 경우에 해당되는 경우에는 그 기간 중 보험급여를 하지 아니한다. 다만 ② 및 ③의 경우 법 제60조(현역병 등에 대한 요양급여비용의 지급)의 규정에 의한 요양급여는 실시한다.

① 국외에 체류하는 경우

② 현역병(단기하사 포함), 전환복무된 사람 및 군간부후보생에 해당하게 된 경우

③ 교도소, 그 밖에 이에 준하는 시설에 수용되어 있는 경우

3 보험급여기간

건강보험 실시 초기에는 보험급여 기간을 제한하다가 점차 늘려 가입자 등이 공단의 부담으로 요양급여를 받을 수 있는 일수는 연간 365일로 제한하였다. 그러나 보험급여 기간 365일 초과자의 대부분이 노인이거나 만성질환자로 불가피하기 때문에 2006년부터는 보험적용 상한일수를 폐지하였다.

[표 9-1] 연도별 보험급여비 현황 (단위 : 억원, %)

구분	2005	2010	2021
보험급여비 계	183,659	337,962	746,066
현물급여비	182,241	332,993	719,924
– 요양급여비	179,886	324,966	701,654
– 건강검진비	2,356	8,027	18,270
현금급여비	1,417	4,969	26,142
– 요양비	175	217	2,137
– 장애인 보장구	217	289	886
– 임신·출산진료비	–	1,192	1,537

[표 9-2] 연도별 1인당 내원일수(수진횟수) (단위 : 일/명)

구분	2000	2010	2020	2021
총 계	15.40	18.59	18.73	18.63
의료기관	11.59	18.57	18.71	18.61
– 입원	0.87	2.13	2.74	2.69
– 외래	10.72	16.44	15.97	15.92
약국	3.75	9.54	8.56	8.24
– 처방	1.81	9.52	8.54	8.22
– 직접	1.95	0.03	0.02	0.02

주) 지급기준(수진횟수 = 연간 내원일수/연평균 적용인구), 2021 건강보험 주요통계, 국민건강보험공단

제4절 구상권 및 부당이득금

1 구상권

1) 구상권이란?

보험자는 제3자의 행위로 인하여 보험급여사유가 발생하여 가입자에게 보험급여를 한 때에는 그 급여에 소요된 비용의 한도내에서 제3자에 대한 손해배상청구의 권리를 갖게 되는데, 이 권리를 구상권이라 한다. 제3자라 함은 피해자인 수급권자에게 불법행위 등으로 인한 손해배상 책임을 지는 자를 말한다.

구상권을 행사하는 것은 보험자가 부담하지 않아도 될 비용을 제3자 행위에 의하여 부담하게 된 것이므로 보험사고의 원인책임자인 제3자로부터 그 부담분을 사후적으로 보전하려는 취지이다. 이 비용을 구상금이라 한다.

2) 제3자 행위로 인한 급여통보

가입자는 자신이나 피부양자의 보험급여사유 발생이 제3자의 행위로 인한 때에는 제3자의 행위로 인한 급여통보서를 지체 없이 공단에 제출하여야 한다.

제3자의 행위로 인하여 보험급여를 받은 자가 제3자로부터 이미 손해배상을 받은 때에는 그 배상액의 한도 내에세 보험급여를 하지 아니한다.

2 부당이득금

1) 부당이득금이란?

속임수나 기타 부당한 방법으로 보험급여를 받은 사람이나 보험급여비용을 받은 요양기관에 대하여 그 급여 또는 급여비용에 상당하는 금액의 전부 또는 일부를 징수하게 되는데, 이를 부당이득금이라 한다.

2) 부당이득금의 징수

① 사용자 또는 가입자의 허위의 보고 또는 증명에 의하거나 요양기관의 허위의 진단

에 의하여 보험급여가 실시된 때에는 이들에 대하여 보험급여를 받은 사람과 연대하여 징수금을 납부하게 할 수 있다.

② 속임수나 기타 부당한 방법으로 보험급여를 받은 사람과 같은 세대에 속한 가입자(보험급여를 받은 자가 피부양자인 경우에는 그 직장가입자)에게 속임수나 기타 부당한 방법으로 보험급여를 받은 사람과 연대하여 징수금을 납부하게 할 수 있다.

③ 요양기관이 가입자 또는 피부양자로부터 속임수나 기타 부당한 방법으로 요양급여비용을 받은 때에는 공단은 당해 요양기관으로부터 이를 징수하여 그 가입자 또는 피부양자에게 지체 없이 지급하여야 한다.

3) 부당이득금 발생의 유형

(1) 자격상실 후 급여

- 국적상실, 이민출국자, 외국인(재외국민) 자격상실자 등
- 피부양자 중 자격상실된 자를 신고치 않고 계속 사용

(2) 건강보험증 대여

- 건강보험증의 대여, 도용에 의한 행위

(3) 제3자에 의한 상해

- 가해자로부터 배상을 받았을 때
- 배상을 포기 또는 면제 합의후 건강보험 진료

(4) 업무상 재해

- 업무 중 업무와 관련된 상병 발생시 건강보험 진료

(5) 이중수급

- 요양기관에서 출산 후 자택에서 출산한 것으로 서류를 작성하여 요양비 청구
- 자격을 이중으로 취득하고 요양비를 이중으로 청구

(6) 위장취업

- 이해관계자를 회사에 상시 근무자인양 소정의 입사서류를 작성・신고하여 자격을 취득하는 행위

(7) 범죄행위 및 자해행위

- 자신의 범죄행위에 기인하거나 고의로 사고를 발생시키고 건강보험 진료

(8) 타법령 대상

- 다른 법령 보상 후 건강보험으로 받은 수급분에 대한 부당이득금 환수

제5절 건강보험 비급여대상

1 건강보험 비급여대상

1) 다음 각목의 질환으로서 업무 또는 일상생활에 지장이 없는 경우에 실시 또는 사용되는 행위・약제 및 치료재료

가. 단순한 피로 또는 권태

나. 주근깨・다모(多毛)・무모(無毛)・백모증(白毛症)・딸기코(주사비)・점(모반)・사마귀・여드름・노화현상으로 인한 탈모 등 피부질환

다. 발기부전(impotence)・불감증 또는 생식기 선천성기형 등의 비뇨생식기 질환

라. 단순 코골음

마. 질병을 동반하지 아니한 단순포경(phimosis)

바. 검열반 등 안과질환

사. 기타 보건복지부장관이 정하여 고시하는 질환

2) 다음 각목의 진료로서 신체의 필수 기능개선 목적이 아닌 경우에 실시 또는 사용되는 행위・약제 및 치료재료

가. 쌍꺼풀수술(이중검수술), 코성형수술(융비술), 유방확대・축소술, 지방흡인술, 주름살제거술 등 미용목적의 성형수술과 그로 인한 후유증치료

나. 사시교정, 안와격리증의 교정 등 시각계 수술로써 시력개선의 목적이 아닌 외모개선 목적의 수술

다. 치과교정. 다만, 선천성 기형으로 저하된 씹는 기능 및 발음 기능을 개선하기 위한 치과교정은 제외

라. 씹는 기능 및 발음 기능의 개선 목적이 아닌 외모개선 목적의 턱얼굴(악안면) 교정술

마. 관절운동 제한이 없는 반흔구축성형술 등 외모개선 목적의 반흔제거술

바. 안경, 콘텍트렌즈 등을 대체하기 위한 시력교정술

사. 질병 치료가 아닌 단순히 키 성장을 목적으로 하는 진료

아. 기타 가목 내지 사목에 상당하는 외모개선 목적의 진료로서 보건복지부장관이 정하여 고시하는 진료

3) 다음 각목의 예방진료로서 질병·부상의 진료를 직접목적으로 하지 아니하는 경우에 실시 또는 사용되는 행위·약제 및 치료재료

가. 본인의 희망에 의한 건강검진

나. 예방접종(파상풍 혈청주사 등 치료목적으로 사용하는 예방주사 제외)

다. 구취제거, 치아 착색물질 제거, 치아 교정 및 보철을 위한 치석제거 및 구강보건증진 차원에서 정기적으로 실시하는 치석제거. 다만, 치석제거만으로 치료가 종료되는 전체 치석제거로서 보건복지부장관이 고시하는 경우는 제외(치석이 전체 구강내에 침착되어 전악치석제거가 필요한 경우, 19세 이상은 연 1회 전악치석제거에 대해 건강보험급여가 적용된다.)

라. 불소부분도포, 치면열구전색(치아홈메우기) 등 치아우식증(충치) 예방을 위한 진료

마. 멀미 예방, 금연 등을 위한 진료

바. 유전성질환 등 태아 또는 배아의 이상 유무를 진단하기 위한 유전학적 검사

사. 장애인 진단서 등 각종 증명서 발급을 목적으로 하는 진료

아. 기타 보건복지부장관이 정하여 고시하는 예방진료

4) 보험급여시책상 요양급여로 인정하기 어려운 경우 및 그 밖에 건강보험급여 원리에 부합하지 아니하는 경우로서 다음 각목에서 정하는 비용·행위·약제 및 치료재료

가. 가입자등이 다음 표에 따른 요양기관으로서 다음 각 항목 중 어느 하나의 요건

을 갖춘 요양기관에서 1개의 입원실에 1인(의원급 의료기관 및 치과병원의 경우 3인 이하)이 입원할 수 있는 병상(이하 "상급병상")을 이용한 경우에는 다음 표의 구분에 따라 부담하는 비용. 다만, 격리치료 대상인 환자가 1인실에 입원하는 경우 등 보건복지부장관이 정하여 고시하는 불가피한 경우에는 비급여대상에서 제외한다.

요양기관 구분	비용
「의료법」에 따른 의원급 의료기관	제8조에 따라 고시한 요양급여대상인 입원료 외에 추가로 부담하는 입원실 이용 비용
「의료법」에 따른 치과병원	
「의료법」에 따른 병원 중 진료과목에 소아청소년과 또는 산부인과를 둔 병원으로서 보건복지부장관이 정하여 고시하는 요건을 갖춘 병원(이하 "아동·분만병원")	
상급종합병원	입원실 이용 비용 전액
「의료법」에 따른 병원급 의료기관(치과병원 및 아동·분만병원은 제외)	

(1) 의료법령에 의하여 허가를 받거나 신고한 병상 중 입원실 이용비용을 입원료만으로 산정하는 일반병상(이하 "일반병상")을 다음의 구분에 따라 운영하는 경우. 다만, 무균치료실, 특수진료실, 중환자실, 외국인환자전용 병상은 일반병상 및 상급병상에서 제외한다.

(가) 신고한 병상이 10병상을 초과하는 의원급 의료기관과 산부인과 또는 주산기 전문병원 및 아동·분만병원 : 일반병상을 총 병상의 50% 이상 확보할 것

(나) 병원급 의료기관(치과병원 및 아동·분만병원 제외) : 일반병상을 총 병상의 60% 이상 확보할 것

(다) 종합병원(상급종합병원을 포함) : 일반병상을 총 병상의 80% 이상 확보할 것. 단 의료법 제3조의5에 따라 지정된 산부인과 전문병원은 제외한다.

(2) 의료법령에 의하여 신고한 병상이 10병상 이하인 경우

나. 요양병원, 정신병원, 장애인 의료재활시설로서 입원실 이용비용을 입원료만으로 산정하는 일반병상을 50% 이상 확보하여 운영하는 요양병원에서 1개의 입원실에 5인 이하가 입원할 수 있는 병상을 이용하는 경우 : 제8조4항에 따라 고시한 입원료 외에 추가로 부담하는 입원실 이용 비용 그리고 상급종합병원, 종합병원, 병원 중 호스피스 전문기관으로 지정된 요양기관에서 1인실 병상을 이용하여 호스피스·완화의료를 받는 경우 : 호스피스·완화의료 입원실의 입원료 중

4인실 입원료 외에 추가로 부담하는 입원실 이용 비용

다. 장애인에게 보험급여를 실시하는 보장구를 제외한 보조기・보청기・안경 또는 콘택트렌즈 등 보장구. 다만, 보청기 중 보험급여의 적용을 받게 될 수술과 관련된 치료재료인 보건복지부장관이 고시하는 보청기는 제외

라. 친자 확인을 위한 진단

마. 치과의 보철(보철재료 및 기공료 등 포함) 및 치과임플란트를 목적으로 실시한 부가수술(골이식 수술 등 포함). 다만 보건복지부장관이 고시하는 65세 이상 노인의 틀니 및 치과 임플란트는 제외

바. 이 규칙 제8조의 규정에 의하여 보건복지부장관이 고시한 약제에 관한 급여목록표에서 정한 일반의약품으로서 약사법 제23조의 규정에 의한 조제에 의하지 아니하고 지급하는 약제

사. 장기이식을 위하여 다른 의료기관에서 채취한 골수 등 장기의 운반에 소요되는 비용

아. 마약류중독자의 치료보호에 소요되는 비용

자. 요양급여대상 또는 비급여대상으로 결정・고시되기 전까지의 행위・치료재료. 다만, 제11조 제9항 또는 제13조 제1항 후단의 규정에 의하여 소급하여 요양급여대상으로 적용되는 행위・치료재료는 제외한다.

차. 신의료기술평가에 관한 규칙 제3조 제10항 제2호에 따른 제한적 의료기술

카. 의료기기를 장기이식 또는 조직이식에 사용하는 의료행위

타. 그 밖에 요양급여를 함에 있어서 비용효과성 등 진료상의 경제성이 불분명하여 보건복지부장관이 정하여 고시하는 검사・처치・수술 기타의 치료 또는 치료재료

5) 건강보험제도의 여건상 요양급여로 인정하기 어려운 경우

가. 보건복지부장관이 정하여 고시하는 한방물리요법

나. 한약첩약 및 기성한의서의 처방 등을 근거로 한 한방생약제제

2 건강보험수가로 본인이 전액 부담하는 경우

1) 가입자와 피부양자가 요양급여절차에 따르지 않고 요양기관을 이용한 경우

2) 현역병(단기하사 포함), 전환복무된 사람, 무관후보생으로 군에 복무중인 가입자 또

는 피부양자 및 교도소 기타 이에 준하는 시설에 수용되어 있는 가입자 또는 피부양자가 요양기관을 이용한 경우

3) 보험료 체납으로 급여제한을 받은 기간에 요양기관을 이용한 경우

4) 학교폭력 중 학생간 폭행에 의한 부상 또는 질병으로 요양기관을 이용한 경우

5) 다음에 해당하는 경우에는 보건복지부장관이 정하여 고시하는 공단이 부담하는 요양급여비용의 상한금액을 초과하는 비용

① 해당 약제, 치료재료의 상한금액이 대체 가능한 약제, 치료재료의 상한금액의 2배 이상인 경우

② 약제, 치료재료에 대한 요양급여비용이 연간 200억원 이상 들어 보험재정에 상당한 부담을 줄 우려가 있는 약제, 치료재료의 경우

6) 혈액성분 채집술을 위한 혈액 제공 적합성 검사에서 부적합으로 판정되어 혈액성분 채집술을 하지 않은 경우 든 검사비용

7) 요양기관의 과실이 없는 상태에서 가입자 또는 피부양자가 기피하여 준비된 혈액을 폐기하였을 경우의 혈액비용과 미리 채혈한 자기혈소판을 수혈하지 못한 경우 이에 든 비용

제6절 보험급여 사례

• 질문 1 본인부담 상한제란 무엇인지요?

• 답 변 요양기관에서 요양급여를 받고 부담하는 건강보험 적용 본인부담금이 소득수준별로 연간 일정기준을 초과하는 경우 그 초과액을 공단이 부담하는 제도이다. 본인부담 상한액은 연평균 보험료 분위(7개 등급)에 따라 다르다.

• 질문 2 임신·출산진료비 지원사업이란?

• 답 변 임신이 확진된 임신부의 본인부담금을 경감하여 출산의욕을 고취하고 건강한 태아를 분만하도록 임신·출산진료비 이용권 즉 국민행복카드로 지원하는 제도이다. 임신부가 임신과 출산에 관련된 진료를 위해 지정된 요양기관에서 진료시 2024년 현재 단태아를 임신한 경우 100만원, 둘 이상의 다태아를 임신한 경우 140만원을 기본 지급하고, 2태아는 60만원 추가지급, 3태아는 160만원 추가지급, 4태아는 260만원을 추가지급한다.

• 질문 3 **전에는 진료권을 제한하여 의료기관 이용에 불편한 점이 많았는데 지금은 어떤지요?**

• 답 변 종전에는 지역별로 진료권 제한을 두어 주민들이 1차진료를 받는데 불편하였다. 그러나 이제는 상급종합병원을 제외하고는 전국 어느 병·의원도 제한없이 이용할 수 있다. 상급종합병원에 대해 1차진료를 제한하는 것은 대형종합병원에 가벼운 상병의 외래환자가 집중되는 것을 방지하여 의료자원을 효율적으로 이용하기 위해서이다.

• 질문 4 **병원에서 건강진단을 받으면 건강보험 적용이 되는지 알고 싶습니다.**

• 답 변 본인 희망에 의한 임의 건강진단은 의료보험이 적용되지 아니하나 국민건강보험법에 의하여 공단에서 부담하는 비용으로 실시하는 건강검진은 건강보험급여가 된다. 보험자 비용부담으로 실시하는 건강검진은 사무직의 경우 2년에 1회 실시한다. 건강검진은 일반건강검진, 암검진, 영유아건강검진으로 구분한다. 일반건강검진 대상자는 직장가입자, 세대주인 지역가입자, 20세 이상인 지역가입자 및 20세 이상인 피부양자이다.

• 질문 5 **장애인의 보조기기 구입시 보조를 받을 수 있는지요?**

• 답 변 장애인복지법에 의한 등록장애인인 가입자 및 피부양자가 보조기기를 구입할 경우 구입금액의 일부를 장애인보조기기 급여비로 지급한다. 동일 보조기기는 유형별 내구연한내 1인당 1회 지급을 원칙으로 하며 구입금액이 유형별 기준액 이내인 경우는 실비의 90%를 지급하고 기준액을 초과한 경우에는 기준액의 90%를 지급한다. 고가의 보조기기인 전동휠체어, 전동스쿠터의 경우는 의사의 처방전을 발급받아 보조기기 구입 전에 보조기기 급여신청서와 함께 공단에 제출하여 급여승인결정을 통보받아야 한다.

• 질문 6 **현역으로 군에 복무중인 자가 요양기관으로 지정된 민간 의료기관에서 진료를 받을 경우 건강보험 적용을 받을 수 있는지요?**

• 답 변 대통령령이 정하는 치료 즉 진찰검사, 약제, 치료재료, 처치수술, 입원 등에 대해서는 요양급여를 받을 수 있다. 이를 위하여 국방부장관 등 해당 기관장은 요양급여비용을 공단에 예탁하여야 한다.

현역병(단기하사 포함), 전환복무된 사람, 군간부후보생으로 군에 복무중인 가입자 또는 피부양자 및 교도소 기타 이에 준하는 시설에 수용되어 있는 가입자 또는 피부양자가 요양기관을 이용한 경우 요양급여비용을 본인이 부담한다.

• 질문 7 급여제한여부 조회제도란 무엇인지요?

• 답 변 요양기관에서 가입자 등이 급여제한사유에 해당하거나 제3자의 행위로 인한 보험사고에 해당되나 이미 제3자로부터 손해배상을 받은 때로 판단되는 경우에도 요양급여를 실시하되 지체없이 공단에 급여제한여부를 조회하여 공단의 결정에 따르도록 하는 제도이다. 요양기관이 임의로 판단하여 가입자 등의 보험급여를 제한하여 선의의 피해자가 발생하지 않도록 가입자의 수급권을 보호하고 보험질서를 확립하기 위한 제도이다.

• 질문 8 본인부담금 환급금이란?

• 답 변 병원에서 진료 후 납부한 본인부담금을 건강보험심사평가원에서 심사한 결과 과다하게 납부되었음을 확인하였거나 병원 현지조사 결과 본인부담금을 과다하게 수납하였음이 확인된 경우에 해당 병원에 지급할 진료비에서 그 과다하게 수납한 금액을 공제 후 진료받은 사람에게 돌려주는 금액이다.

제10장

의료보수 지불방법 및 수가체계

제1절 의료보수 및 지불방법

1 의료보수

의료보수란 의료인이 환자에게 의료서비스를 제공하고 이에 상응하는 대가로 받는 돈을 말한다.

2 의료보수 지불방법

1) 진료행위별수가제(Fee for Service)

진료행위별수가제는 제공된 의료서비스의 단위당 가격에 서비스의 양을 곱하여 보상하는 방식이다. 즉, 진료에 소요된 약제, 재료대 및 의료인이 제공한 진료행위마다 일정한 가격을 정하여 의료비를 지급하는 제도이다.

(1) 장 점

① 의사의 재량권과 자율성이 크므로 일반적으로 의사들이 선호한다. 일반의보다는 전문의 보수지불에 더욱 적합하다.

② 의료서비스의 양과 질을 최대화하는 경향이 있어 의료의 발전에 기여한다.
③ 양질의 의료서비스를 충분히 제공하려고 하기 때문에 의사와 환자 간의 관계가 돈독해진다.

(2) 단 점

① 과잉진료와 의료 남용의 소지가 있다. 진료행위별수가제에서 의료공급자는 수입을 높이기 위하여 서비스의 양을 늘리게 될 우려가 있다.
② 행정적으로 복잡하여 관리 운영비가 많이 들어간다. 행정비용 측면에서 보면 행위별수가제는 복잡한 청구절차를 거치므로 처리비용이 많이 들게 된다.
③ 의료비 상승의 직접적인 요인으로 작용하게 된다.
④ 예방서비스보다는 치료서비스에 치중하게 된다.

2) 봉급제

봉급제란 의료인 각자의 경력, 기술수준 및 직책에 따라 보수가 결정되는 방식이다. 서비스의 양이나 환자수에 관계없이 일정기간에 따라 보수가 지불된다.

대체적으로 사회주의 국가에서는 1차의료에도 봉급제를 택하고 있다. 자본주의국가에서는 병원급 의료기관에 고용된 의사들에게는 이러한 봉급제를 적용하고 있다.

봉급제의 장점으로는 의사의 수입과 직장이 안정되어 불필요한 경쟁이 없어지게 된다. 그러나 단점으로는 개인적인 경제적 동기가 적기 때문에 진료의 질을 높인다거나 효율성을 높인다든가 하는 점에서 열의가 적을 수 밖에 없다. 따라서 진료가 형식적으로 이루어지거나 관료주의화되는 경향이 있다. 또한 의사들이 환자의 진료보다 승진이나 보직을 맡는 데 더 관심을 기울이게 된다.

3) 인두제

인두제란 문자 그대로 의료인이 맡고 있는 주민수(등록인수)에다 일정금액을 곱하여 보수가 결정되는 방식이다. 즉 일정지역의 주민수에 주민 1인당 단가인 일정금액을 곱하여 의료인에 대한 보수를 지불하는 방식이다. 영국, 이탈리아, 네덜란드, 덴마크 등에서 인두제를 채택하고 있다.

(1) 장 점

① 질병의 치료보다는 질병예방에 관심을 기울인다.
② 환자와 지속적인 관계를 유지하게 된다.
③ 행정적 업무나 절차가 간단하여 관리운영이 간편하다.

(2) 단 점

① 의료서비스의 양을 최소화하여 과소진료의 우려가 있다.
② 환자의 후송이 늘어나게 된다.
③ 의사의 수입이 제한적이다.

4) 포괄수가제

포괄수가제는 의료서비스의 항목을 분리해서 가격을 산정하지 않고 건당 일정액을 산정하는 방식이다. 흔히 진단명 기준 환자군(DRG) 분류체계에 기초를 둔 포괄수가제를 이용하고 있다.

(1) 장 점

① 의료비 상승을 억제하게 된다. 꼭 필요한 의료서비스만 하게 되고 불필요한 투약, 입원기간의 연장을 막음으로써 의료비의 절감을 도모할 수 있다.
② 진단명에 따라 진료비를 미리 정해 놓기 때문에 불필요한 진료를 줄이게 된다.
③ 진료비 심사, 청구 업무가 간편해진다. 행정비용 절감, 행위별수가체계 하에서 발생될 수 있는 보험자, 의료인 사이의 적정진료 여부에 대한 마찰을 감소시킬 수 있다.

(2) 단 점

① 의료의 질적 수준 저하를 가져오게 된다. 최소한의 의료서비스만 제공하려 하기 때문에 의료서비스 제공량이 적정선 이하로 내려갈 수 있다.
② 의료서비스가 최소화되거나 규격화되는 경향이 있다.
③ 의료기관의 환자 선택 또는 기피현상이 나타날 우려가 있다.

합병증이 심할 것으로 예상되는 환자 또는 많은 의료서비스가 필요할 것으로 예측되는 환자들은 병의원에서 기피대상이 될 것이다. 비용-효과가 가장 좋은 환자만 선택하여 치료하려는 경향이 생길 수 있다.

5) 총액계약제

총액계약제(Negotiation system)란 보험자단체와 의사단체가 사전에 진료보수 총액에 대하여 계약을 체결하고 지불하면 의사단체에서는 이를 각 의사들에게 진료량에 따라 지불하는 방식이다. 이 방식은 독일에서 실시되고 있는 의료보수 지불방식으로 일정지역의 보험자단체와 의사단체가 지역 주민수 및 연간 진료건수를 기준으로 연간 진료비 총액을 계약하고 보험자단체가 월별 또는 분기별로 총진료비를 분할하여 의사단체에 지불하면 의사단체는 자율적으로 정한 진료보수 평가기준(진료행위별 수가기준과 유사)에 의하여 그 진료비를 배분하는 방법을 말한다.

총액계약제는 진료행위별 수가제와 인두제의 장점을 취합한 혼합형 의료보수 지불방식인데 이 방식하에서는 과잉진료나 과잉청구의 문제가 거의 해소된다. 한편 단위 지역내 연간 진료비 총액은 그 지역의 의사수에 의하여 결정되는 것이 아니라 지역내 인구수에 의하여 결정되므로 지역간 의사수의 편중 문제도 의사들의 자율적 의사결정으로 조정될 수 있다.

또한 보험자 업무 중에서 큰 비중을 차지하고 있는 진료비에 대한 심사·지불 업무를 의사단체에 위임함으로써 의사들이 스스로 이와 같은 기능을 수행하게 되는 장점이 있다. 즉 진료내역이나 기타 전문적인 의료서비스에 관하여 지역사회에서 가장 정확하게 알고 있으며 진료형태나 수입에 대해서도 규범적으로 잘 이해할 수 있다.

(1) 장 점

① 자율적인 규제를 통하여 적정진료를 촉진하게 된다. 한 의사가 과잉진료로 부당청구를 하게 되면 다른 의사의 진료비 배분액이 감소되므로 자율적으로 규제할 수 밖에 없다.

② 지역간 의사수의 편중문제를 자율적으로 해소할 수 있다.

③ 진료비 심사지불을 의사단체에서 하기 때문에 분쟁이 비교적 적다.

(2) 단 점

① 연간 진료비 총액을 계약할 때 보험자단체와 의사단체 간에 합일점을 찾기가 쉽지

않다.

② 진료비 총액을 일정 수준으로 묶어 놓게 되면 현실적인 보수지불이 어렵게 되고, 이에 대한 의사단체의 저항이 커지게 된다.

3 의료보수 지불방법의 비교

의료보수 지불방법은 각기 장단점을 지니고 있지만 대표적인 진료행위별수가제와 인두제를 비교하면 다음과 같다.

첫째, 의료서비스의 내용을 보면 진료행위별수가제에서는 의사가 질병의 예방보다는 환자의 치료에 더 중점을 두지만 인두제에서는 의사가 질병의 예방에 더 많은 관심을 가지게 된다.

둘째, 의료서비스의 질을 보면 진료행위별수가제에서는 의사가 값비싼 고급의 진료를 하여 의료서비스의 질이 높아지게 되지만 인두제에서는 의사가 복잡한 진료를 기피하고 과소진료의 우려가 있어 의료서비스의 질이 낮아지게 된다.

셋째, 의사와 환자간의 관계를 보면 진료행위별수가제에서는 일반적으로 의료비가 많이 발생되는 환자들에 대하여 즉시 친절하고 충분한 서비스를 제공함으로써 환자와 의사와의 관계가 돈독하게 된다. 한편 인두제에서는 진료의 생산성이 낮아서 환자가 진료를 받기 위하여 많이 기다려야 하는 경우가 있다. 또한 의사가 시간과 비용의 제약으로 과소진료를 하며 복잡한 진료가 요구되는 환자를 과다하게 상급병원으로 이송하여 의사와 환자의 관계가 불편할 우려가 있다. 그러나 의사가 환자 및 그 가족의 주치의로서 계속적으로 장기간 맡게 되므로 진료 이상의 인간적 관계를 형성할 수 있다.

넷째, 보건의료인력 및 시설의 보건의료자원 분포를 보면 진료행위별수가제에서는 의사와 보건의료시설이 대도시에 편중되고 고수익 의료수요에 편중될 우려가 있다. 그러나 인두제에서는 의사와 보건의료시설이 지역적으로 균형적인 분포를 하게 되며 일반적으로 의료수요에 따라 의사와 보건의료시설이 골고루 분포되어 있다.

다섯째, 진료비 심사 측면을 보면 진료행위별수가제에서는 진료건수의 증가에 따라 진료비 심사기구가 방대해지고 막대한 심사비가 소요된다. 그러나 인두제에서는 진료건별로 심사를 하지 않기 때문에 방대한 심사기구가 필요하지 않으므로 진료비 지불업무에 필요한 최소한의 관리비만 소요된다.

여섯째, 의료비 억제 측면을 보면 진료행위별수가제의 경우에는 의사와 보험자간의 진료비 심사지불에 관한 분쟁이 끊임없이 발생하고 적정진료에 대한 의사의 자율적인 협조가 없으면 의료비 억제가 곤란하다. 한편, 인두제의 경우에는 연간 총진료비를 보험자가 사전에 예측하여 적정규모로 유지할 수 있으므로 의료비가 효과적으로 억제되며 진료비는 의사에 의하여 자율적으로 규제되거나 배분되므로 진료비 심사지불에 관한 분쟁이 거의 발생하지 않는다.

일곱째, 의료공급에 대한 효과를 보면 진료행위별수가제의 경우에는 의사의 개업, 이동 등이 자유로우며 새로운 의료장비의 도입에 따른 고액진료가 가능하므로 의료의 공급이 원활하다. 그러나 인두제에서는 특정 지역 내에 거주하는 주민수가 일정하기 때문에 그 지역의 연간 총진료비는 크게 증가하지 않는다. 예산상의 문제로 의료장비의 도입이 자유롭지 못하여 의료장비의 부족현상이 발생할 수 있다. 따라서 인두제의 경우에는 의료의 공급이 원활하지 못하며 의료의 인력 및 장비가 부족하고 의료의 질이 저하될 우려가 있다.

여덟째, 의료의 효율성 측면에서 보면 진료행위별수가제에서는 의사가 이윤극대화를 추구하지만 인두제에서는 이윤추구 동기가 없으며 보건의료자원에 대한 안배를 할 수 있기 때문에 의료서비스 배분의 효율성을 가져오게 된다.

[표 10-1] 진료행위별수가제와 인두제의 비교

구 분	진료행위별수가제	인두제
서비스의 중점	치료에 중점	예방에 중점
의료서비스의 질	고급진료, 과잉진료	과소진료
의사와 환자간의 관계	친절서비스로 관계 돈독	과소진료로 관계 불편 우려
의료자원의 분포	대도시 편중	균형적 분포
심사 지불업무	관리비 증가	관리비 최소화
의료비의 억제	의료비 억제에 한계	비용감소, 진료비 억제 가능
의료공급에 대한 효과	공급증가, 충분한 장비확보	공급증가 억제
의료의 효율성	생산성 극대화	배분의 효율성

제2절 건강보험 수가체계

1 진료수가

진료수가란 진료행위에 대한 가격을 의미한다. 일반적으로 수가는 원가에다 적정이윤을 합해서 결정된다. 그러나 의료서비스는 원가개념에 의한 산정이 용이하지 않다.

진료수가는 우리나라에서 건강보험 실시 전에 사용하던 의료기관마다 임의로 결정한 일반수가와 건강보험 실시 후에 의약계 단체와 보험자 간에 협약하여 고시하는 건강보험수가로 구분할 수 있다.

과거에 우리나라에서 건강보험이 실시되기 전에는 의료기관마다 의료수가를 나름대로 정해서 적용하였기 때문에 의료기관에 따라서 수가가 달랐다. 이를 일반수가 또는 관행수가라 한다. 일반수가는 정확히 원가 계산에 근거하지 않고 의료기관 임의대로 결정한 후 매년 물가상승률을 기준으로 하여 인상 조정하여 왔다.

일반수가는 의사 또는 의료기관이 일반환자에게 임의로 적용하는 수가이다. 임의로 적용하기 때문에 굴신제(Sliding scale of fees)가 적용될 여지가 있다.

한편 건강보험수가는 의약계 단체와 보험자 간에 협약에 의한 협정수가이다. 계약체결의 대상은 각 요양급여의 상대가치 점수의 점수당 단가로 하되, 요양급여의 상대가치 점수, 약제・치료재료에 대한 비용은 보건복지부장관이 고시하도록 규정하고 있다. 우리나라 건강보험수가에서는 약품과 재료대에 대한 이윤을 인정하고 있지 않다. 즉 약제비나 진료재료대는 생산자 또는 판매자와 수요자 사이에 시장에서 결정된 가격인 실거래가로 보상하게 된다.

2 진료수가의 영향요인

자본주의 체제에서 진료수가는 다음과 같은 요인들에 의하여 영향을 받게 되므로 적정한 수가의 산정이 어렵다.

첫째, 의료서비스 제공에 소요된 다양한 비용이 고려된다. 즉 진료실 건축비 및 유지보수비, 시설장비 투자비, 서비스 제공 소요시간 비용 등이 포함된다.

둘째, 환자수, 환자의 지불능력 등의 의료수요가 고려된다.

셋째, 제공된 의료서비스의 가치가 고려된다. 즉 진료행위의 복잡성, 기술의 고급도, 환자의 생사에 미칠 질병의 중증도, 진료결과의 성공여부 등이 포함된다.

넷째, 지역사회의 관행이 작용한다.

다섯째, 단골 환자인지의 여부 등이 진료수가에 영향을 미치게 된다.

의료기술의 발달과 의료비의 관계를 살펴보면, 일반 상품에서 기술의 발달은 생산성의 증가나 품질의 향상을 가져오게 되며, 일반적으로 상품의 가격이 낮아지는 결과를 가져오게 된다. 그러나 보건의료산업에서 의료기술의 발달은 그 동안 치료를 하지 못했거나, 진단을 제대로 못했던 질병의 진단이나 치료를 정확히 하고 빨리 치료하는 데는 도움을 주지만, 의료비의 인하를 가져오는 것은 아니다. 왜냐하면 의료기술의 발전을 위한 연구비나, 새로운 의료장비 개발에 투입되는 자금이 많을수록 의료비용을 상승시켜서 진료수가는 높아지기 때문이다.

3 건강보험 수가체계

1) 과거 건강보험 수가체계의 검토

우리나라 건강보험제도의 수가체계는 행위별수가제를 근간으로 하고 있다. 건강보험 출발 당시부터 건강보험 수가기준에 대한 많은 논란이 있어 왔다. 이는 건강보험 수가제도 자체의 문제점보다는 수가체계 내에서의 구조적인 문제점과 운영상의 문제점이라 할 수 있다.

수가구조상의 문제점으로 수가모형의 불합리, 수가조정체계의 미흡, 수가항목의 불충분, 수가항목간의 불균형으로 요약할 수 있다.

(1) 수가모형의 불합리

과거의 수가구조는 점수제가 아닌 금액제이기 때문에 수가를 인상할 때마다 항목간의 균형성에 위협을 줄 수 있으며, 물가와 관련된 부분과 상대적 가치를 조정해야 하는 부분이 있다. 점수제인 경우 점수와 환산지수를 분리하여 운영하기에 물가와 관련된 인상은 환산지수의 변경으로 운영할 수 있으며, 점수의 일부만을 조정하여 항목간의 균형성을 유지할 수 있다.

(2) 수가조정체계의 미흡

의료수가 인상률을 의료기관 경영수지 분석을 통하여 결정하는데, 우선 병·의원 회계자료의 신뢰성과 객관성에 대한 문제가 있었다. 또한 항목별 조정률은 결정된 인상총액을 각 행위에 배분하는 과정에서 각 행위의 빈도자료를 활용하여 결정하게 되는데, 이해에 따라 결정될 가능성이 있었다.

(3) 수가항목의 불충분

과거 수가항목은 의학기술의 급속한 발달에 부응할 수 있는 진료수가 항목으로 불충분하여 실제 의료기관에서 시행하는 의료행위를 적절히 반영하지 못하고 있었다. 건강보험 요양급여 및 진료수가기준집에는 약 3천여 항목인 데 반해 한국표준의료행위분류는 8천여 항목을 포함하고 있다.

(4) 수가항목간의 불균형

우리나라 건강보험수가는 미국의 상대가치기준 의료수가와 비교해 볼 때 항목간에 불균형이 심한 것으로 나타났다. 수가항목간의 상대가치가 균형을 유지하지 못하면 진료행태와 자원배분을 왜곡하고 의료인의 배출 및 분포에는 악영향을 미치게 된다.

이와 같은 문제로 인하여 정부에서는 진료수가 항목개선, 의료행위별 상대가치 개발, 건강보험수가 수준의 조정을 단계별로 도입하였다.

2) 자원기준 상대가치체계

자원기준 상대가치체계(Resourse Based Relative Value Scale : RBRVS)란 미국 하버드대학의 Hsiao교수가 투입자원에 근거한 행위별 수가산정 모형으로 의료행위에 투입되는 자원의 양을 기준으로 다른 의료행위와 비교하여 부여한 가치를 의미한다. 미국에서는 1992년부터 Medicare의 의사행위료 상환제도의 수가산정에 활용되고 있다.

상대가치수가 = 상대가치(의사업무량, 위험도, 재료비용, 진료비용) × 환산지수

[그림 10-1] 수가모형

자원기준 상대가치체계는 크게 3단계로 구분할 수 있다.

(1) 상대가치의 산출

상대가치는 의사업무량에 대한 상대가치와 진료비용의 상대가치로 구분하며 의사업무량에 대한 상대가치는 기본적으로 해당 의료행위 수행에 소요되는 시간 및 업무량 강도에 해당되는 육체적 노력, 정신적 노력, 스트레스 등으로 측정하며 진료비용에 대한 상대가치는 총비용 중에서 의사인건비, 약품비, 직접 보상되는 재료비를 제외한 것으로 인건비, 재료비, 관리비, 보조부문으로 나누어 비용항목들에 대한 원가를 의료행위별로 배분한다.

(2) 상대가치의 종합 및 조정

별도의 과정을 거쳐 산출된 의사업무량, 진료비용, 행위별 위험도, 별도의 보상이 필요한 재료비용 등의 상대가치를 하나의 척도로 종합한다.

(3) 환산지수의 개발

상대가치를 금액으로 바꾸어 주는 환산지수의 개발이 필요하다.

정부에서는 자원기준 상대가치체계 모형을 근간으로 우리나라 실정에 맞게 개정한 상대가치수가제도를 준비하여 2001년 1월부터 시행하고 있다. 2008년부터는 의사비용과 진료비용의 분리, 위험도 반영, 치료재료비용의 분리 등 상대가치점수체계를 개선하여 반영하고 있다.

3) 상대가치점수

요양급여에 드는 시간·노력 등 업무량, 인력·시설·장비 등 자원의 양, 요양급여의 위험도 및 요양급여에 따른 사회적 편익 등을 고려하여 산정한 요양급여의 가치를 각 항목 사이에 상대적 점수로 나타낸 것이다(국민건강보험법 시행령 제21조).

상대가치점수는 소요된 자원 소모량을 기준으로 요양급여 의료행위의 가치를 상대적으로 비교한 점수이다. 건강보험수가는 행위별 상대가치점수에 환산지수(점수당 단가)를 곱하여 결정된다.

건강보험수가 = 상대가치점수 × 환산지수(점수당 단가)

예를 들어 조영제를 사용하지 않는 경우 두부 전산화 단층촬영(CT)의 상대가치점수가 800점, 종합병원의 환산지수가 80(원)이라 가정하자. 두부 전산화 단층촬영의 건강보험수가는 800점 × 80원 = 64,000원이지만 우리나라는 건강보험수가에 의료기관 종별 가산율이 적용되므로 종합병원의 종별가산율 125%를 적용하면 실제로는 64,000원 × 125% = 80,000원이 된다.

상대가치수가제도가 실시되면서 진료수가 항목별 금액을 항목별 상대가치점수와 공통으로 적용하여 환산지수인 점수당 단가를 고시하고 있다. 또한 수가개정시에도 환산지수의 갱신으로 수가의 조정이 용이하게 된다.

4) 질병군별 포괄수가제

정부는 행위별수가제의 문제점으로 지적되는 의료비용의 상승, 의료공급형태의 왜곡, 진료비 청구심사에 따른 행정업무의 과중, 보험자와 의료인 간의 마찰, 수가관리의 어려움 등을 해결하기 위한 방안으로 1997년에 54개 요양기관을 대상으로 5개 질병군, 즉 수정체수술, 편도선수술, 맹장염수술, 정상분만, 제왕절개분만 등에 대하여 시범사업을 실시하였으며 2000년에는 1,047개 요양기관에서 소화기내과계 질병군, 외과계 질병군의 일부에 대하여 시범사업을 실시하였으며, 2001년도 1월부터 질병군별 포괄수가제도를 시범사업이 아닌 본사업으로 실시하고 있다. 그 후 4개과(안과, 이비인후과, 일반외과, 산부인과) 8개 질병군(수정체수술, 편도선수술, 항문수술, 탈장수술, 충수절제술, 자궁 및 자궁부속기수술, 제왕절개분만, 정상분만)을 대상으로 시행하다가, 2003년 9월부터 정상분만을 제외한 4개 진료과 7개 질병군을 대상으로 실시하였다. 2012년 7월부터는 모든 병의원에 확대 적용하였고 2013년 7월부터는 종합병원급 이상 모든 의료기관을 대상으로 확대 적용하였다. 또한, 고령화 및 생활수준 향상에 따라 노인성 및

[표 10-2] 포괄수가제 적용 질병군

진료과	대상 질병군	분류기준
산부인과	제왕절개 분만	중증정도
	자궁 및 자궁부속기 수술(악성종양 제외)	중증정도, 복강경 이용 여부
일반외과	충수절제술(맹장염 수술)	복잡한 주진단 여부
	항문 및 항문 주위 수술(치질 수술)	중증정도
	서혜 및 대퇴부 탈장 수술	18세 기준, 한쪽 또는 양쪽
안과	수정체 수술(백내장 수술)	중증정도, 18세 기준, 한쪽 또는 양쪽
이비인후과	편도 및 아데노이드 수술	18세 기준, 중증정도

만성질환 위주의 장기요양 의료서비스 수요가 증대됨에 따라 장기요양 입원환자의 특성을 고려한 요양병원형 일당정액수가제를 2008년부터 도입하여 시행하고 있다.

포괄수가제 시행 초기에는 질병군별 포괄수가제의 참여를 희망하여 지정을 받은 요양기관만 적용하였으나 2012년 7월에는 병·의원급에 당연적용하였고, 2013년 7월에는 종합병원급 이상 모든 의료기관을 대상으로 적용하였다. 포괄수가제 질병군으로 수술을 받았을 때 본인일부부담금은 요양기관종별, 입원일수, 합병증 등에 따라 달라진다. 포괄수가제 도입에 따른 기대효과는 다음과 같다.

첫째, 행위별수가제하에서 발생하는 과잉진료에 따른 진료량 증대억제로 보험재정의 안정을 도모할 수 있다.

둘째, 진료비 심사시 의료기관의 마찰 감소 및 진료비 청구업무의 간소화에 따른 행정비용을 절감할 수 있다.

셋째, 진료비 계산방식의 단순화로 환자의 이해가 용이하다.

넷째, 의료기관 스스로의 질관리 활동 유인 및 경영기법의 효율화 계기를 제공한다.

5) 신포괄수가제 시범사업

그동안 실시되고 있는 7개 질병군에 대한 포괄수가제는 비교적 단순한 수술에 적합한 모형으로 중증질환 등 복잡한 수술을 포함한 전체 질병군으로 확대하기 어려웠다.

신포괄수가제는 입원기간 동안 발생한 입원료, 처치 등 진료에 필요한 기본적인 항목들은 포괄수가로 하고 의사의 수술 및 시술 등은 행위별수가제로 보상하는 혼합형 지불제도이다.

7개 질병군 포괄수가제는 비교적 단순한 일부 외과수술에만 적용하지만 신포괄수가제는 4대 중증질환(암·뇌·심장·희귀난치성질환)과 같이 복잡한 질환까지 포함시켜 더 많은 입원환자가 혜택을 받을 수 있게 하였다.

2009년부터 국민건강보험공단 일산병원을 대상으로 신포괄수가제 시범사업을 실시하였고 지역 거점병원, 민간병원 등으로 확대하여 2024년 말 현재 94개 병원에서 567개 질병군을 대상으로 시범사업을 실시하고 있다.

제 11 장

의료보장재정과 의료비

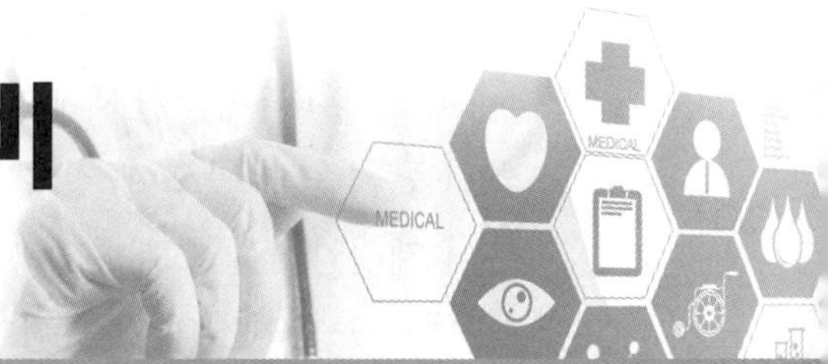

제1절 건강보험 재정관리

1 건강보험재정의 의의

보건의료서비스를 원활하게 제공하기 위해서는 적절한 재정의 마련이 매우 중요하다. 일반적으로 재정(財政)이라 함은 국가 또는 지방자치단체가 행정활동이나 공공정책을 시행하기 위하여 재원을 조달하고 지출을 관리하는 경제활동을 말한다.

따라서 건강보험재정이란 건강보험사업을 수행하기 위하여 재원을 마련하고 지출하며 이를 관리하는 경제활동이라 할 수 있다. 그러므로 건강보험재정 관리는 건강보험사업에 소요되는 재원을 조달하고, 확보된 자금의 관리운영 등에 관한 전반적인 활동을 의미한다. 나라마다 구체적인 재원조달 방식과 운용방식에는 차이가 있지만 일반적인 사회보험방식으로는 근로자와 사용자가 일정한도 내에서 보수의 일정비율을 갹출하여 보험급여 비용에 소요되는 재원을 마련하고 있다. 또한 일부 국가에서는 정부가 보험급여 비용의 일부를 부담하는 경우도 있다.

그리고 의료보장에 소요되는 재원을 조달하는 방식과 재정운용방식도 국가에 따라 상이하다. 사회보험을 실시하고 있는 국가에서 건강보험의 재원은 대부분 가입자 및 사용자의 보험료에 의하여 조달되며, 국민보건서비스(NHS)방식을 채택하고 있는 국가에서는 조세에 의하여 조달된다.

건강보험의 재원조달방식은 일반적으로 각국의 사회경제적인 여건과 적용대상에 따라 상이하게 결정되므로 각국의 재원조달 방식과 재정운용방식은 그 나름대로의 특성과 장·단점을 갖고 있어 그 효율성을 평가하기가 어려운 실정이다.

1977년부터 시작된 우리나라의 건강보험제도는 비교적 큰 재정적 난관없이 확대와 발전을 거듭해 왔으나 전국민 건강보험이 실시되면서 지역가입자들에 대한 국고 부담분이 재정압박을 초래하게 되었으며 관리운영방식의 변경에 따른 보험재정수지의 불균형 내지 보험재정의 안정성이 사회적 이슈로 떠오르게 되었다.

1) 국민건강보험 수입

국민건강보험의 수입은 보험료, 정부지원금, 기타 수입 등이다. 정부지원금은 국민건강보험법 제108조의2에 의한 해당 연도 건강보험료 예상수입액의 20%에 상당하는 금액인 국고지원금(14%)과 국민건강증진법 부칙에 의한 국민건강증진기금(6%)이다. 기타 수입은 연체료, 부당이득금, 기타 징수금 등이다.

국민건강보험에 대한 국고 지원은 1988년 지역의료보험 도입 당시에 직장가입자와 달리 사용자가 별도로 존재하지 않는 지역가입자 보험료의 1/2을 지원한다는 취지에서 출발하였다.

2) 국민건강보험 지출

국민건강보험의 지출은 보험급여비(현물급여비, 현금급여비 등), 관리운영비 등이다.

[표 11-1] 연도별 건강보험재정 현황 (단위 : 억원)

구 분		2005	2010	2015	2023
계	수입(A)	203,325	335,605	524,009	949,113
	지출(B)	191,537	348,599	482,281	907,837
	수지율(B/A)	94.2	103.9	92.0	95.7
지역	수입(A)	77,116	–	–	–
	지출(B)	81,844	–	–	–
	수지율(B/A)	106.1	–	–	–
직장	수입(A)	126,209	–	–	–
	지출(B)	109,693	–	–	–
	수지율(B/A)	86.9	–	–	–

자료 : 각년도 보건복지백서

2 보험재정관리의 기본 원칙

1) 재정 수지상등의 원칙

재정 수지상등의 원칙이란 보험료의 총액과 보험급여의 총액이 같아야 한다는 원칙이다. 사회보험의 재정에서 수지균형은 적자부분을 국고보조에 의하여 유지할 수 없는 경우 근로자와 사용자가 주로 부담하는 보험료 수입에 의존해야 하고 이 경우 수지상등의 원칙을 배제시킬 수 없는 것이다. 그러면 수지상등의 원칙을 간단히 살펴보기로 한다.

$$nP = rZ$$

P : 순보험료의 금액　　n : 보험에 가입되어 있는 모든 건수
Z : 보험금의 금액　　r : 보험사고가 실제 발생한 경우의 수

상기 식은 실제로 균일각출과 균일급여에만 적용되는 식이다. 실제 보험에서는 우변이 크기 때문에 좌변과 우변이 동일하도록 하기 위해서는 좌변에 α를 더해 주어야 한다. 즉 $nP+\alpha=rZ$로 표현할 수 있는데 여기서 α를 국가부양성 또는 사회부양성이라 할 수 있다.

2) 보험료 부담의 공평성 원칙

사회보험과 사보험의 차이점 중의 하나는 사회보험에 있어서 보험료는 능력비례 부담원칙을 적용한다는 점이다. 사회보험에서는 재원을 마련함에 있어 가입자의 제 특성이나 보험사고의 크기를 고려하지 않고 다만 가입자의 부담능력을 기준으로 하여 보험료를 산정하게 된다.

우리는 흔히 공평하다고 하면 똑같다 또는 균일하다라고 생각하지만 사회보험에서 부담의 공평성이란 각자의 소득수준 능력에 비례한 부담을 의미한다. 그러므로 사회보험의 재원조달에서 가입자 각자의 소득수준을 정확하게 파악하고 반영할 때 부담의 공평성이 있다고 말할 수 있다.

3) 보험료 공동부담의 원칙

사회보험은 사회적 연대를 기초로 하기 때문에 직접적으로 수혜를 받는 수익자뿐만 아니라 사회 각층에 비용을 분담시키는 부양주의를 채택한다. 역사적으로 볼 때 사회보

험의 비용부담은 사용자와 근로자가 분담하는 식으로 발전해 왔다. 따라서 보험료의 공동부담이란 근로자와 사용자가 공동으로 보험료를 부담하는 것을 말한다.

국가에 따라 사용자와 근로자가 부담하는 비율은 상이하다. 상당수의 국가에서 보험료의 부담을 사용자가 근로자보다 더 많이 부담하고 있다. 우리나라 건강보험 직장가입자의 경우 보험료의 부담을 근로자와 사용자가 50%씩 공동으로 부담하고 있다.

국제노동기구(ILO)에서는 근로자가 부담하는 비율이 50%를 넘지 않아야 한다는 사회보장의 원칙을 규정하고 있기 때문에, 어느 나라도 근로자가 부담하는 비율이 50%를 넘지 않는 것이 통상적이다.

4) 보험료 불가침의 원칙

보험료로 갹출된 재원은 가입자와 피부양자의 보험급여 비용으로만 쓰여지는 것을 보험료 불가침의 원칙이라 한다. 따라서 행정관리비나 사무비로 들어가는 비용은 대개 국가가 보조를 하게 된다.

3 의료보장의 재원조달

의료보장의 재원은 타 사회보장의 재원과 마찬가지로 궁극적으로는 국민으로부터 나온다. 의료보장의 재원을 어떻게 조달할 것인가에 대한 문제는 사회적 가치와 주어진 현실의 여건에 따라 달라지는 것이 일반적이다.

의료보장의 재원조달은 의료서비스 이용자가 직접 진료비를 지불하는 직접적인 지불기전을 통한 조달방식과 진료비를 직접 지불하지 않는 간접적인 기전을 통한 재원조달방식으로 나눌 수 있다. 여기서는 간접적인 기전을 통한 재원조달방식을 중심으로 설명하기로 한다.

1) 조 세

조세에 의한 일반재정은 의료서비스를 지원하는 매우 중요한 공공분야의 재원 조달원이다. 일반재정은 직접세와 간접세로 나눌 수 있으며 직접세는 주로 소득과 관련된 세금으로 징수되는 수입이고 간접세는 소비와 관련되어 징수되는 수입이라 하겠다. 직접세에는 소득세, 상속세, 종부세, 자동차세 등이 있으며, 조세부담자와 납세의무자가 일치한다. 간접세에는 주세, 부가가치세, 증권거래세 등이 있으며, 조세부담자와 납세의무자가 일치하지 않는다.

일반재정은 통상 중앙정부의 세 수입에 의한 재정으로 일반세라고도 한다. 지방자치제가 발달한 국가에서는 국민들의 보건의료문제를 지방정부의 책임으로 하여 재원도 지방정부의 재원으로 하는 경우가 있다.

영국은 의료공급을 국영화시키고 그 재원을 국가의 조세에 의한 일반재정으로 충당하는 형태이다. 그렇다고 모든 의료보장의 재원조달이 조세에 의한 일반재정으로만 마련되지는 않는다. 영국은 국가 보건의료재정의 약 75% 정도만 일반재정에서 조달하고 나머지는 사회보험료(20%) 및 의료이용에 따른 환자의 일부부담 내지는 자비부담 환자의 본인부담금(2%), 기타 NHS 트러스트 수입 등으로 충당한다.

스웨덴이나 덴마크와 같은 국가들은 의료서비스의 공급을 지방정부의 책임 아래 두고 보건의료의 재원을 주로 지방정부의 일반재정에서 마련하고 있다. 물론 이들 국가에서도 중앙정부가 의료비의 일부를 지방 교부금으로 지원할 뿐만 아니라 국립병원을 설립하여 국립병원의 운영에 대한 재원은 중앙정부의 일반재정에서 충당하고 있다. 다만, 의료보장의 주된 재원이 지방정부의 재정이라는 의미이다.

한편, 보건의료서비스의 제공에 쓰일 재원을 확보하기 위하여 상품의 소비를 기준으로 하여 목적세를 두는 방법이 있다. 목적세는 모든 상품의 판매에 대하여 일률적으로 적용하는 방법과 특정 상품의 판매에 대하여 부과하는 특별세 방법이 있다.

특별세는 사람들의 소비행동이나 활동 중 건강에 해로운 것들에 대해 부과된다. 알콜과 담배소비, 교통사고와 위험한 운동이 초래하는 건강문제에 엄청난 돈이 들어 가게 된다. 따라서 이러한 위험한 생활양식의 결과에 대하여 적당한 부담을 지우는 것이 적절하다는 논리이다. 즉, 담배나 알콜의 소비는 외부비용을 발생시키기 때문에 그에 상당하는 정도의 건강부담금을 부과하는 것이 타당하다는 논리가 제시되고 있다.

프랑스는 자동차보험료, 담배, 알콜 등에 대해서 특별세를 부과하여 건강보험재정의 일부로 사용하고 있으며, 핀란드, 스웨덴 등의 국가에서는 술에 대하여도 건강부담금을 부과하고 있다.

이와 같은 특별세를 설정하는 목적은, 국민들이 위험스러운 행동이나 행위를 줄이도록 하고 또한 위험스러운 활동들의 결과로 발생되는 비용을 충당하기 위해서이다.

(1) 일반세의 장단점

조세방식 중 일반세로 의료보장의 재원을 조달할 때의 장점은 첫째, 조세는 정부가 공공수요를 충족시키기 위하여 민간부문으로부터 강제적으로 징수하는 재원이기 때문에 국가 공권력에 의한 재원조달이 용이하다. 둘째, 별도의 보험조직을 두지 않아도 되므로 관리운영비를 절감시킬 수 있다. 셋째, 조세방식에 의한 의료보장 재원조달은 국가의 보건의료서비스 제공을 전적으로 국가의 책임하에 두게 됨으로써 보건의료서비스를 탈상품화 시킬 수 있다. 이는 경제적으로 어려운 계층의 보건의료 문제를 해결하기가 용이하다.

한편, 조세방식 중 일반세로 의료보장의 재원을 마련할 때의 단점은 첫째, 국민에게 세금을 많이 부과해야 하므로 조세저항이 커지게 된다. 둘째, 집권 정당에 따라 보건의료정책의 우선순위가 바뀔 수 있으므로 의료보장 재원조달에 불안정성을 초래할 우려가 있다.

(2) 목적세의 장단점

조세에 의한 의료보장 재원조달 방식에는 일반세에 의한 것 이외에도 목적세에 의한 것이 있다. 목적세에 의한 의료보장 재원조달의 장점은 첫째, 일반세와는 달리 세금에 대한 저항을 어느 정도 줄일 수 있다. 둘째, 목적세에 의한 세금과 지출을 연계시킬 수 있으므로 재원조달이 효과적이다. 그러나 부담의 역진현상이 나타날 수 있는 단점이 있다.

2) 보험방식

(1) 사회보험

사회보험으로서 건강보험의 주기능은 질병이라는 사회적인 위험에 대하여 공동체에 속한 사람들이 공동으로 대처함으로서 사회연대를 통하여 위험을 분산 관리하는 것이다. 공동체에 속한 사람들이 공동으로 대처하여 위험을 분산시키는 구체적인 방법은 바로 보험료를 가입자로부터 갹출하여 이를 공동으로 사용하는 것이다.

사회보험은 의료보장재원을 조달하기 위한 하나의 사회적인 제도로서 보험료의 징수를 통하여 재원이 마련된다. 사회보험의 적용자는 보험료의 납부를 전제로 수급권이 발생하는데, 보험료는 위험발생률을 기초로 하는 것이 아니라 지불능력을 기초로 산정된다. 반면, 사보험은 위험발생률을 기초로 보험료가 부과되는 특징이 있다.

대부분의 나라에서 사회보험방식에 의하여 의료보장 재원을 마련하고 있다. 사회보험방식에 의한 재원마련의 장단점을 살펴보면 다음과 같다.

사회보험방식의 장점으로는 첫째, 조세저항을 피하면서 의료보장 재원을 마련할 수 있다. 둘째, 근로자와 사용자가 공동으로 비용를 부담함으로써 재원조달이 용이하다. 그러나 단점으로는 첫째, 경제적으로 어려운 계층의 보험료 부담이 문제가 된다. 둘째, 조세방식에 비하여 관리운영비의 지출이 많아지게 된다.

(2) 사보험

사회보험제도가 없는 나라에서는 민간 건강보험제도의 도입을 통하여 국민들의 의료문제를 해결하고 있다. 대표적인 나라가 미국이다. 그리고 사회보험이나 국민보건서비스제도를 도입한 국가들도 민간 건강보험을 통하여 재원의 일부를 조달하기도 한다.

3) 기업의 지원

산업화가 진전됨에 따라 의료비 조달에 있어서 기업의 역할이 증대되었다. 기업이 근로자들에 대한 의료지원을 근로자들의 생산성을 제고하기 위한 투자의 일환으로 이해할 수 있다.

공적인 의료보장 재원조달체계가 잘 갖추어지지 못한 개발도상국가들의 경우 기업이 근로자를 위하여 의료비를 부담하거나 의료서비스를 제공하는 경우가 있다. 기업에 따라 근로자의 가족도 포함시켜 의료비 내지는 의료서비스를 제공하는 경우를 볼 수 있다. 이러한 형태는 우리나라에서도 사업장 내에 의료기관을 개설하여 근로자들의 건강관리뿐만 아니라 그 가족들에 대하여도 일차수준의 의료서비스를 제공하는 것을 볼 수 있다.

4) 기 타

위에서 언급한 의료보장의 재원조달 이외에도 자선단체의 지원, 복권방식, 지역사회의 재원조달 등이 있다.

자선단체의 지원은 중세기부터 수도원이나 종교단체의 병원이 어려운 사람들에 대한 의료를 담당해 왔다. 그러나 의료비가 급격하게 증가하고 보건의료에 대한 국가의 역할이 증대되면서 이러한 시설들은 공공의료기관으로 전환되거나 폐쇄되었다.

복권방식은 단기간에 기금조성에 유리한 방법이다. 중남미의 일부 국가에서는 복권방식에 의한 의료보장재원을 조달하기도 한다. 그러나 복권방식은 국민들의 사행심을 조장할 우려가 있다. 그리고 지역사회의 재원조달은 지역사회 단위에서 기금을 조성하여 의료자원을 확보하고 의료를 해결하는 방법으로 이용되기도 한다.

제2절 국민의료비

1 경상의료비의 개념

선진국의 경우 나름대로의 의료재원 조달원을 갖추고 있어 의료비의 조달방법이나 조달 규모에 있어서 큰 문제가 없으나 의료비의 증가가 경제성장률을 상회하고 계속 증가하고 있기 때문에 이에 대한 관리가 보건의료 분야의 주요 정책과제로 등장하고 있다.

개발도상국가들은 국민의료비의 지출 수준이 국내총생산의 3~4% 수준에 지나지 않고 있으며 의료비의 재원조달원도 매우 제한적이다.

국민의료비에 대한 정의는 학자에 따라 다양하지만 OECD에서 정의한 국민의료비에 대한 정의를 보면 일정기간 중 국민이 건강의 회복, 유지 및 증진을 위하여 국내에서 보건의료분야의 서비스 및 재화를 구입하는데, 지출한 직접비용과 미래의 의료서비스 공급능력 확대를 위한 투자 지출의 합계를 의미한다. 즉, 현재 및 미래에 있어서 건강을 목적으로 하는 경상적 및 자본적 지출을 의미하며 총량지표로서 일정기간 동안, 국내의 보건의료 분야내에서 발생한 모든 거래활동의 결과를 화폐적 가치로 표현한 것이다.

국민경제에서 보건의료산업이 차지하는 비중과 의미가 커지면서 보건의료에 투입되는 자원의 규모를 측정하는 과제가 세계 각국에서 그 중요도를 더해 가고 있다.

그 동안 사용해 온 국민의료비 개념은 OECD 보건계정체계의 총보건의료비(Total Health Expenditure)의 개념이었다. 그러나 신보건계정체계(OECD/SHA: System of Health Account, 2011)에서는 국가간 의료비 비교를 위한 총량지표로서 경상의료비(Total Current Health Expenditure)를 이용하기로 하였다.

경상의료비는 개인의료비와 집합보건의료비의 합계이다. 개인의료비는 개인에게 이루어지는 의료서비스와 재화에 대한 지출이며, 집합보건의료비는 질병예방 등의 공중보건사업과 보건행정관리에 대한 지출이다.

한편, 총보건의료비는 개인의료비, 집합보건의료비, 자본형성으로 구성된다. 개인의료비는 개인에게 직접 주어지는 서비스나 재화에 대한 지출로서 흔히 병의원이나 약국 등에서 이루어지는 서비스나 재화에 대한 지출이다. 집합보건의료비는 공중을 대상으로 하는 보건의료 관련 지출로서 크게 예방 및 공중보건사업이나 보건행정관리비가 해당된다. 그리고 자본형성이란 공장, 기계, 건물 등 고정자본과 원료재고품 등을 포함한 자본의 합계가 사회적으로 증가하는 것을 말하는데, 특히 건물 등 고정자본의 증가만을 가리켜 '고정자본 형성'이라고 한다. 보건의료 관련 신규건물(병의원, 보건소 등)의 건설 또는 증축, 대형장비의 구입 등이 이에 해당된다.

경상의료비의 규모를 상대적으로 파악하는 데는 국민총생산(GNP)보다는 국내총생산(GDP)을 이용하고 있다. 이는 경상의료비는 국민들이 외국으로 나가서 치료를 받는 것은 제외되기 때문에 국내 경제활동으로 인한 총생산인 국내총생산(GDP)을 가지고 비교하게 된다.

[표 11-2]는 주요 선진국의 국내총생산(GDP) 대비 경상의료비의 비율을 나타낸 것이다. 2022년 현재 이미 경상의료비가 국내총생산의 약 11% 수준에 이르고 있으며, 선진국 중 국민보건서비스제도를 채택하고 있는 영국이 약 11.3%이며, 민간 건강보험제도를 채택하고 있는 미국의 경우 약 16.6%로 가장 높았다.

[표 11-2] 주요국의 국내총생산(GDP) 대비 경상의료비의 비율 (단위 : %)

국가	1990	1995	2010	2020	2022
미국	12.4	13.9	17.6	18.8	16.6
영국	5.8	6.9	9.6	12.2	11.3
독일	9.3	10.5	11.6	12.7	12.7
스웨덴	8.8	9.1	9.6	11.3	10.7
캐나다	9.2	9.7	11.4	13.0	11.2
프랑스	8.9	10.0	11.6	12.1	11.9
이탈리아	8.1	8.1	9.3	9.6	9.0
일본	6.1	7.3	9.5	11.0	11.5
호주	8.3	8.4	9.1	10.7	10.0
네덜란드	8.7	9.4	12.0	11.2	11.2
한국	4.8	4.7	6.5	8.4	9.7

자료 : OECD, Health Data File 2017, 정영호 외, 국민의료비 산출모형 개발 및 추계, 한국보건사회연구원, 2000. 정형선, 2013년 국민의료비 및 국민보건계정, 보건복지부, 2014. 2023 보건복지통계연보. OECD, http://stats.oecd.org(Health, 2023. 6)

[표 11-3]은 우리나라 국민의료비의 증가 추이를 나타낸 것이다. 우리나라 국내총생산(GDP) 대비 경상의료비의 비율은 9.7% 수준으로 선진국에 비하여 낮지만 1인당 국민의료비는 국내총생산(GDP)의 증가보다 더 빠른 증가를 보이고 있다.

[표 11-3] 우리나라 경상의료비의 증가추이 : 1990~2022 (단위 : 경상가격 10억원, %)

구분	국민의료비	전년대비 국민 의료비 증가율	전년대비 GDP증가율	국민의료비 /GDP	1인당 국민 의료비(천원)
1990	8,549	20.74	20.65	4.78	199.2
1995	17,619	16.55	16.68	4.67	390.7
2000	26,817	–	–	4.40	570.0
2005	48,942	–	–	5.70	1,017.0
2010	86,052	–	–	6.80	1,742.0
2020	(162,046)	–	–	8.4	3,124.0
2022	(209,046)	–	–	(9.7)	–

자료 : 정영호, OECD보건계 및 국민의료비 지출동향, 한국보건경제학회 2000년 추계학술발표회
2014 보건복지통계연보, 보건복지부, 2014. 보건복지부, 국민보건계정, 2017, 2023.
※ ( )는 경상의료비

우리나라 국민의료비의 재원별 구성을 보면 [표 11-4]와 같다. 표에서 보는 바와 같이 우리나라 국민의료비 중에서 공공부문의 비율은 62.6%이며 사회보장부문이 차지하는 비율은 50.6%이다.

우리나라에서 정부 및 사회보장 재정 즉 공공부문의 재정이 차지하는 비율이 선진국 72% 수준에 비하여 너무 낮기 때문에 이에 대한 비율을 훨씬 높여야 할 것이다. 공공부문의 재정 비율이 높아지지 않고 건강보험에서 제공하는 의료서비스의 수준이 만족할 만한 수준이 되기 위해서는 결국은 가계지출인 본인부담이 증가하기 때문이다.

[표 11-4] 우리나라 국민의료비의 재원별 구성 (단위 : %)

연도	공공			민간			국민의료비
	정부	사회보장	계	가계	기타	계	
1985	5.77	20.86	26.63	58.89	14.48	73.37	100.0
1990	9.99	26.71	36.61	52.99	10.40	63.39	100.0
1995	11.10	25.38	36.48	51.07	12.45	63.52	100.0
2000	11.1	37.6	48.7	41.5	9.8	51.3	100.0
2005	12.2	40.8	53.0	37.9	9.2	47.1	100.0
2010	13.1	45.1	58.2	32.1	9.7	41.8	100.0
2013	11.5	42.8	54.3	35.2	10.5	45.7	100.0
2020*	12.0	50.6	62.6	27.7	9.7	37.4	100.0

자료 : 정형선, 2013년 국민의료비 및 국민보건계정, 보건복지부, 2014.
* 2020 국민보건계정, 보건복지부, 2022.

제3절 의료비 증가원인 및 억제방안

1 의료비의 증가원인

의료비의 증가는 의료의 공급을 확대하여 국민 건강수준을 높여줄 수 있다는 긍정적인 면이 있으나, 지나친 의료비 증가로 인하여 국가 자원의 효율적인 배분이 파괴되고 경제성장에 부의 효과를 가져올 수도 있으며, 나아가 의료부문의 인플레이션은 경제 전반적인 물가수준의 상승까지 초래하는 등 부정적인 결과를 유발할 수도 있다. 제한된 자원 속에서 계속 늘어나기만 하는 의료수요 충당에 소요되는 의료비를 어떻게 통제할 것인가 하는 문제는 세계 각국의 공통된 관심사일 수밖에 없다. 의료비 증가의 일반적 원인은 다음과 같다.

1) 인구의 증가와 고령화

인구증가 및 인구구조의 변화가 국민의료비를 증가시킨다는 점에 대해서는 많은 학자들이 동의하고 있다. 즉 우리나라의 경우 연평균 인구증가율이 약 1%로 그만큼의 의료비 증가는 불가피하다. 이와 함께 고령인구 비율이 증가하고 있다. 2024년에는 65세 이상의 고령인구가 전체인구의 19.2%로 우리나라도 이미 고령사회에 접어 들었다. 정부에서는 고령인구의 구성비가 빠르게 증가하여 2025년에 20.3%, 2036년 30%를 넘어설 것으로 전망하고 있다. 즉, 고령인구 증가로 만성퇴행성질환이 늘어남에 따라 의료비도 증가하게 된다.

2) 소득의 증가

소득이 일정한 수준을 넘어서면 의료에 대한 수요가 크게 늘어난다. 이는 소득이 높아질수록 건강에 대한 관심이 높아지게 되고 또한 질병 발생으로 인하여 발생되는 소득상실 비용이 커지게 되므로 의료에 대한 수요가 늘어나기 때문이다. 의료는 소득수요탄력성이 상당히 크다고 할 수 있다.

3) 건강보험의 실시

건강보험의 적용인구 확대와 보험급여 수준의 확대로 수요자의 비용부담 인식이 약화되어 의료수요가 증가하게 된다. 수요자의 입장에서는 건강보험의 제3자 지불비용만큼 의료의 가격이 하락했다고 느끼게 되어 보다 많은 의료를 이용하게 되지만, 실제 의료의 시장가격은 불변이므로 의료비가 증가하게 된다. 또한 건강보험으로 인해 소비자의 의료비 부담액이 줄어들었다고 느낀 공급자가 전반적인 의료비 증가를 고려하지 않고 의료의 공급을 늘릴 때에도 의료비는 증가하게 된다.

의료서비스의 가격을 낮추어 줌으로써 의료에 대한 접근도를 높이기 위해 도입된 건강보험은 의료의 수요자나 공급자를 모두 비용에 대한 인식을 약하게 함으로써 의료의 남용 및 과잉공급을 초래하여 의료비를 상승시킬 수 있다.

4) 의료 생산비용의 상승

의료의 생산에 투여되는 요소의 가격이 상승하게 되면 의료의 가격이 상승하게 되고 나아가 의료비를 증가시키게 된다. 의료서비스 공급자는 임금의 인상이나 고가의료장비 등을 사용하여 의료의 생산비용이 증가하게 되면 의료의 공급가격에 반영하게 된다.

5) 의료공급자의 비용 증가적인 행동

의료공급자가 일정수준 이상의 환자 확보를 위해 다른 공급자의 설비 수준과 격차를 극소화시키기 위해 전시용에 가까운 고가의료장비를 설치하려는 경향이 있는데, 이는

[표 11-5] 의료기관 의료이용 횟수(연간 입・내원 일수) (단위 : 회)

구 분		1990년	2000년	2010년	2020년	2022년
계	입・내원일수	8.0	11.7	18.57	18.71	20.57
	– 입원일수	0.7	0.9	2.13	2.74	2.64
	– 내원일수	7.3	10.8	16.44	15.97	17.93
직장	입・내원일수	8.3	12.2	18.83	–	–
	– 입원일수	0.6	0.8	1.97	–	–
	– 내원일수	7.7	11.3	16.85	–	–
지역	입・내원일수	7.6	11.2	18.06	–	–
	– 입원일수	0.7	0.9	2.42	–	–
	– 내원일수	6.9	10.3	15.65	–	–

자료 : 국민건강보험공단, 건강보험 주요통계, 2005, 2017, 2023.

급격한 의료비 상승의 원인이 되고 있다. 또한 의료공급자가 자신의 소득을 결정할 때 사회의 다른 계층과의 상대적 격차를 고려하여 소득의 목표액을 정할 수 있다. 이렇게 설정된 목표 소득을 달성하기 위해서 공급자는 소비자의 수요를 창출해 냄으로써 의료를 과잉공급할 수 있는데, 이때에도 의료비가 증가하게 된다. 또한 의료사고로 인한 분쟁을 우려하는 의사들의 자기방어적 진료가 의료비를 증가시키는 요인이 된다.

6) 진료비 지불방식

의료공급자에 대한 보상액은 진료행위별수가제 하에서는 제공한 서비스의 양에 따라 사후에 진료비가 결정된다. 이는 의료공급자로 하여금 과잉서비스를 제공하는 요인을 준다. 진료행위별수가제에서 의사에 대한 보상 총액이 증가하므로 공급자에게 의료공급을 늘리고자 하는 요인을 줄 수 있는 것이다. 진료행위별수가제의 진료비 보상방법은 앞의 요인들과 상승작용을 일으켜 의료비 증가를 더욱 가속화시킬 수 있다.

7) 의료기술의 발달

의료기술 중 어떤 것은 비용을 절감할 수 있는 새로운 기술도 있지만 재정적 유인이나 전문기술적 유인 등에 의하여 여러 가지 검사를 많이 받도록 하여 검사당 비용은 낮아져도 환자 1인당 검사비용은 오히려 높아진다.

2 의료비의 억제방안

한정된 국가 자원을 효율적으로 활용하기 위해서는 의료비 증가를 억제시키고 적정 수준의 의료비를 유지해야 하며 의료서비스의 질이나 의료이용의 접근도를 항상 염두에 두어야 할 것이다.

1) 공중보건사업의 강화

질병예방에 대한 보건서비스, 보건교육 및 환경개선 등에 대한 투자를 통해 국민의 건강을 유지 증진시키고, 결과적으로 병원이나 의사이용, 약국이용 등을 줄임으로써 의료비 지출의 감소를 꾀하는 방안이다. 특히 여러 보건경제학자들은 보건교육을 통한 질병예방이나 질병의 조기발견 및 건강 생활을 유지하는 생활태도의 개선 등이 의료서비스의 제공보다 건강 향상에 보다 효과적이라고 지적하고 있다.

2) 공적 통제의 강화

의료에 대한 신규투자를 규제함으로써 중복투자를 막기 위한 고가 의료시설 및 장비 필요증명서(Certificate of Need)를 발급한다든지 전문적으로 체계화된 입원 및 치료 지침에 의하여 불필요한 의료서비스를 억제함으로써 진료비 문제와 양질의 의료서비스를 보장하기 위한 의료수준 검토기구(Professional Standard Review Organization)와 동료심사기구(Peer Review Organization)를 통해 의료서비스 이용의 타당성을 검토하거나 의료수가를 직접 통제하는 등의 방법을 활용하는 방안이다. 병상의 과잉공급은 불필요한 입원을 창출하고, 고가장비의 중복 투자는 자원을 비효율적으로 활용하게 되는 원인이 된다.

3) 공급자의 의료행태의 변화유도

의료공급자의 행태에 초점을 맞추어 공급자가 비용을 의식하도록 행태를 변화시키고자 하는 노력이다. 그 구체적인 방안은 의료비 지불단위를 개개의 의료행위나 소모한 하나 하나의 약, 기타 재료로 하지 않고 크게 묶어 이를 선불상환제와 연계시킴으로써 공급자에게 강한 비용억제 유인책을 제시해주고자 하는 것이다. 최근 미국에서 실시하고 있는 진단명 기준 환자군(DRG)을 이용한 진료비 지불방식을 통한 의료비 절감 방안이 있다. 또한 집단개업을 유도함으로써 관리비의 절감을 기하여 의료수가의 인상요인을 억제하여야 할 것이다.

제12장

한방의료와 건강보험

제1절 한방의료의 개요

1 한방의료의 의의

19세기말 서양의학이 우리나라에 도입되기 이전까지는 전통적으로 한방의료 중심으로 이루어져 왔다. 따라서 한방의학은 민족의학으로서 우리 역사와 함께 면면히 이어져 왔으며, 한방의료는 우리 민족의 유일한 의료수단이었다고 할 수 있다.

그러나 일제시대 때에는 식민정책의 일환으로 민족성이 있는 교육, 문화 등을 말살하는 차원에서 한의사를 의생으로 격하시켰으며 한방의료를 억압함에 따라 큰 발전을 기대할 수 없었다. 그리고 1945년 광복 이후에도 우리나라의 의료정책은 미국의 서양의학 중심의 정책이 근간을 이루게 되었다.

한편으로는 우리 민족 전래의 의술을 되살리자는 한방의학 부흥운동이 일어나 1947년에는 한의과대학의 모체가 되는 동양대학관이 설립되었고, 1951년 제정된 국민의료법에 따라 1952년 한의사제도 설치와 함께 한방의료는 새로운 발전의 계기를 마련하게 되었다. 1986년 의료법이 개정되면서 명칭도 종래의 한의학(漢醫學)에서 우리나라 고유의 전통의학이라는 의미에서 한의학(韓醫學)으로 개칭되었다.

현재 전국에 11개의 한의과대학과 1개의 한의학전문대학원이 설립되어 있다. 1964년부터는 한의과 대학 교육과정도 일반 의과대학과 동일하게 예과 2년, 본과 4년으로 연장되면서, 교양과목, 의학 및 약학 등의 기초과목이 포함되고 한의학 전문과목도 대폭 확충되어 본격적인 교육제도가 확립되었다.

한의사는 의료법상 의료인이며, 한의원이나 한방병원은 의료기관으로서 국민건강보험법상 요양기관에 해당된다. 1977년 우리나라에서 사회보험으로서 건강보험이 실시될 때 한방 의료기관도 요양기관으로 지정되어, 건강보험에 참여했어야 하나, 한방의료의 특수성과 한약재의 규격화의 어려움 등으로 인하여 요양기관으로 지정을 받지 못했다.

1982년 대한한의사협회에서는 한방건강보험을 실시할 것을 촉구하는 건의서를 정부에 제출하였다. 이에 1984년에는 한약에 대한 시장조사에 착수하여 본격적인 수가 및 약가개발이 시작되었다. 동시에 한방건강보험 시범사업의 접근방법, 급여의 범위 및 실시지역의 선정 등에 대한 연구가 이루어졌다. 그 결과 1984년 12월 1일부터 청주시, 청원군 지역 주민들을 대상으로 진찰, 입원, 침・구・부항의 시술과 96개 한약재에 의한 63개 처방(첩약)을 급여범위로 하여 한방건강보험 시범사업을 하게 되었다.

2 한방의료자원

우리나라 2022년 말 현재 한방 요양기관의 수는 15,968개소이며 그 중 한방병원이 547개소, 한의원이 14,599개소, 그리고 한약국이 822개소이다. 한편 한의사수는 27,469명이며 한의사는 한방의료와 한방 보건지도를 임무로 한다.

한방건강보험이 실시된 1987년 이후 한의과대학이 6개나 설립되어 전국에 총 11개 대학과 1개의 한의학전문대학원이 있다. 입학정원은 750명이며 재학생수는 약 4,500명에 이른다.

부산대학교에 국립한의학 전문대학원이 설립되어 한방의료기술 연구, 한방전문인력 양성 및 한의약 관련 제품의 임상시험 등 한의학 발전의 계기가 되고 있다.

그리고 국립의료원, 순천의료원, 청주의료원에 한방진료부가 설치되어 있고, 1998년부터 농어촌지역 보건소에 공중보건 한의사를 배치하여 2001년부터 한방 지역보건사업을 실시하고 있다.

3 한방의료의 확대

1951년 국민의료법이 제정된 이후 오늘에 이르기까지 우리나라의 의료제도 기본 골격은 양방의료와 한방의료가 각각 이원화된 형태로 유지 발전되어 왔다. 따라서 의학교육이나 의료공급도 양분된 상태로 이루어지고 있다. 국민들의 생활수준이 향상됨에 따라 국민들의 다양한 의료요구가 증대되고 있으며, 질병양상이 감염성질환에서 만성퇴행성질환으로 변화함에 따라 이들 환자들에 대한 동・서 의학의 상호 보완적 접근이 제기되고 있는 실정이다.

한의사는 의료법상 의료인으로서 국민 보건의 향상을 도모하고 국민의 건강한 생활 보호에 기여함을 사명으로 하고 있으며, 한방의료와 한방보건지도에 종사함을 임무로 한다. 여기서 한방보건지도라 함은 한약재의 효능에 대한 계몽, 건강증진, 소아의 제반 허약증 및 만성질환에 대한 식이요법 및 한방요법의 계몽, 체질에 따른 질병의 예방법, 부인과의 특수처리(산후생화탕 복용, 임신태교, 전통 쑥찜 등), 전통 민간요법의 한의학적인 지도, 보약에 관한 지도 등을 말한다

한편 현행 의료기사법 제1조를 보면 의료기사를 지도할 수 있는 의료인의 자격에 의사와 치과의사만 명시되어 있어 실질적으로는 한의사를 제외하고 있다. 즉, 한의사는 의료기사 등으로 하여금 의료행위를 하게 할 수 없고 의사・한의사 면허를 함께 소지한 자가 한방의료기관에 근무하는 경우도 의료기사에 대한 지도를 행할 수 없으며, 다만 검사 등을 의뢰할 수는 있도록 제한하고 있다.

보건복지부는 1988년에 국・공립 의료기관에 한방진료부를 설치할 목적으로 우선 국립의료원에 한방진료부를 시범적으로 설치・운영한 다음 그 성과를 토대로 다른 국・공립병원에도 한방진료부를 설치하는 계획을 추진하였다. 1990년부터 국립의료원에서 한방진료를 시작할 예정이었으나 예산 확보가 어려워 진료시기를 미루어 오다가 1991년부터 한방진료부를 개설하여 한방진료를 실시하고 있다. 한편 2006년 순천의료원에, 2007년 청주의료원에, 2009년 부산의료원에 한방진료부가 설치되었다.

4 한방의료의 과제

우리나라는 세계에 없는 한의사제도를 가지고 있다. 한의학은 서양의학의 대체의학과는 그 수준이나 깊이에 있어서 비교가 안 될 정도로 발전되어 왔고 중국의 중의학과도 어깨를 겨눌 정도로 우수성을 인정받고 있다.

우리나라에서 한방의료의 성장은 괄목할 만하다 하겠다. 국민건강보험 급여 중 전체 진료비가 1990년에 비하여 2001년에 4.8배로 증가한 반면, 한방의료는 1990년에 비하

여 2001년에 무려 86.9배로 증가하였고, 전체 진료비 중에 한방의료 진료비가 차지하는 비중도 1990년 0.7%에서 2008년 3.9%로 급속한 성장을 하였다.

우리나라 국민들의 한방의료에 대한 선호가 높음을 감안하여 1993년 6월 보건복지부에 최초의 한의약 전담부서인 한방의료담당관실이 설치되었던 것이 한의약정책을 효율적으로 수행하기 위하여 2008년에 한의약정책관실로 확대 개편되었다. 한방의료에 대한 앞으로의 과제는 한방의료 장기발전 비전을 제시하고 이를 달성하기 위한 구체적인 전략을 마련하고 추진하는 것이라 하겠다. 한방의료의 발전과제를 크게 3가지로 요약할 수 있다.

첫째, 한방의료가 치료의학으로써 자리매김 되도록 과학화, 표준화하는 것이다.

둘째, 한방의료가 궁극적으로 국민의 건강을 유지하고 증진하는데 기여할 수 있도록 공공의료로서 역할을 키우는 것이다.

셋째, 국민경제에 기여할 수 있도록 한방산업화를 기하는 것이다.

제2절 한의약의 개요

1 한의약의 역사적 의의

지금까지 많은 경우 전통의학은 비과학적이라는 이유로 무시되거나 그 유용성이 인정되지 아니하였으나 현재 세계는 전통의학에 대하여 다른 관점에서 많은 관심을 보이고 있다. 한의약은 무엇보다 독창적 학문체계 및 유용한 경험방을 보유하고 있다는 장점이 있다.

지금부터 약 1000년 전에 이미 향약(鄕藥)이란 말이 사용되었듯이 자생 약재로 질병을 치료하려는 우리의 자주적 의학정신이 높았고, 1613년에 편찬된 '동의보감'은 역대 한의서를 정리하고 독특한 방식으로 편집하여 향약(鄕藥)의 연구와 보급 및 질병퇴치에 획기적인 업적을 이룩하였으며, 현재까지도 동양 각 국에서 임상에 활용되고 있다. 그리고 1894년 이제마는 '동의수세보원'을 통하여 '사상의학'이란 독창적 '체질의학론'을 주장함으로써 지금까지도 지대한 영향을 끼치고 있다. 이 체질의학론은 인본사상에 기초를 두고 질병을 사람 개개인의 성격과 습관 등에 초점을 맞추어 보다 독특한 의학으로 발전시켰다.

한의약이 발전과정에서 중국의학의 영향을 받은 것은 사실이지만 끊임없는 노력과 시도를 통하여 중국의학과 다른 이론적, 학문적 체계를 갖춘 한의학을 정립하였고, 이에 바탕을 둔 임상경험을 갖게 되었다.

2 한의약의 강 · 약점

그리고 최근에는 한의약이 노인성질환 및 난치성질환 치료에 상당한 경쟁력을 가지고 있는 것으로 평가받고 있다. 이는 한의약이 갖는 강점이라 할 수 있다.

그러나 한의약의 약점은 다음과 같다. 첫째, 전통적인 비방의 상품화가 미흡하다. 한의약은 세대를 이어 전해져 내려오는 많은 경험방, 즉 비방을 보유하고 있는 것으로 알려져 있으나 오늘날 이러한 전통적인 비방을 상품화할 수 있는 기반은 매우 미흡하다. 우선, 전통비방을 발굴하여 상품화하고 표준화 작업을 할 수 있는 전문적인 연구가 부족하다. 이는 한의과대학을 졸업한 한의사 면허소지자들이 대부분 개업하거나 병원에 근무함으로써 한방분야 기초연구 인력이 부족한 상황에서 기인한다고 할 수 있다.

둘째, 전통비방의 유효성을 증명하기 위한 체계적이고 전문적인 임상시스템이 구축되지 못하였다. 지금까지 한방치료가 한의사끼리의 "나홀로" 시행됨으로 인하여 치료기술의 객관성이 낮고, 처방을 과학적 토대위에서 입증할 만한 기반이 마련되지 못하였다. 앞으로는 다학제적 연구로 전환하여 기초연구 전문가와 임상학적 경험을 갖춘 한의사가 협력하여 연구를 수행하는 노력이 필요하다.

셋째, 국내 한약재 생산기반이 취약하다. 첩약에 대한 소비수요가 감소되고, 국산 한약재가 수입 한약재에 비하여 가격경쟁력을 잃어 가면서 한약재 재배농가에 대한 소득보장이 이루어지지 않고, 유인책이 마련되지 않음에 따라 한약재 재배농가수는 현저히 감소하고 있다.

또한 최근 직접 한약에 사용되는 한약재 수요의 감소추세에도 불구하고, 건강보조식품, 한방 기능성식품 등으로 이용되는 한약재의 수요는 오히려 크게 늘고 있지만 이 또한 국산 한약재의 가격 경쟁력이 떨어져 업체에서는 대부분 중국산 수입 한약재를 이용하고 있다.

국내에 약품으로서 유통되는 한약재의 80% 이상이 중국으로부터 수입되고 있는 것으로 파악되고 있다. 이로 인하여 국내 한약재 재배 면적이 감소하였으며, 국내 한약재

생산량도 감소추세에 있다. 이러한 추세는 중국 한약재가 저가에 유입되는 한 계속 이어질 것으로 전망되고 있다.

제3절 한방공공보건사업

한방에 대한 건강보험급여는 1984년부터 청주시와 청원군에서 2년간 실시된 한방의료보험 시범사업을 거쳐 1987년에 한방의료보험이 전국적으로 실시되었다. 처음에는 진찰・입원・침・뜸・부항 등에 대하여 급여가 실시되었으나, 후에 68개 단미엑스산제와 24개 혼합엑스산제에 대한 급여가 추가되었고, 현재는 56개 혼합엑스산제에 대한 보험급여가 이루어지고 있다.

최근 인구의 고령화 추세와 생활양식의 변화로 만성퇴행성 질환이 증가하여 주요사망 원인이 되고, 생활수준 향상으로 국민들의 건강에 대한 욕구가 다양해지고 있으며 특히 한의학에 대한 관심이 높아짐에 따라 1998년부터 농어촌지역 보건소에 배치되기 시작한 공중보건한의사를 활용하여 2001년부터 한방 지역보건사업을 실시하게 되었다.

농어촌지역 보건소에 배치된 공중보건한의사 및 한방보건인력을 통하여 지역주민 특히 노인층 및 저소득층을 대상으로 한방진료서비스를 제공하고, 중풍예방교육, 한방금연교육, 사상체질 건강교육 등의 한방건강증진 프로그램을 운영하고 있다. 한편, 2005년부터는 종래 보건소에서 추진하는 환자중심의 한방진료에서 벗어나, 지역주민이 손쉽고 폭넓게 접근할 수 있는 전문화된 양질의 한방건강증진사업을 본격 실시하기 위하여 한방건강증진 Hub(중심)보건사업을 실시하고 있다.

이 사업은 선정된 한방건강증진 Hub보건소 등 각 지역 보건소의 한방건강증진 사업팀(한의사, 간호사 등)을 중심으로 지역사회 건강증진자원인 의료기관, 보건인력, 건강관련단체, 생활체육동호회 등과 연계하여 중풍 예방교육, 한방식이교실, 기공체조교실 등 지역 특성에 맞는 다양한 건강증진프로그램을 지역주민에게 집중적으로 제공하는 것이다.

이를 위하여 2002년도부터 농어촌 보건소에 매년 300여명의 공중보건한의사를 확대배치하여 지역주민들이 한방의료서비스를 지속적으로 받을 수 있도록 하고 있으며, 필요한 장비를 지원함으로서 한의학의 역할을 확대해 나가고 있다. 2011년에는 전국 204개 보건소의 한방진료실 운영, 한의약 건강증진기반 구축을 위한 의료장비 구입, 한방건강증진 Hub보건소를 70개소로 확대하였다.

보건소의 건강증진사업 중 한방공공보건사업을 개별적 프로그램 중심에서 대상자 중심으로 재구성하여 사업수행의 자율성을 보장하면서 지역주민들의 실질적인 도움이 되도록 하였다. 5대 관리대상자군(중풍예방 관리군, 골관절계 질환예방 및 관리군, 면역기능 관리군, 정신보건 관리군, 한・양방 원스톱 만성질환 관리군)별로 표준화된 프로그램을 제공하는 방향으로 하였다.

제4절 한방건강보험사업

1 한방건강보험의 시범사업

1977년 7월 1일부터 500인 이상 근로자를 가진 사업장으로부터 출발한 건강보험제도의 급여범위가 양방으로 국한하여 실시되고 우리나라 국민이 예로부터 널리 이용하여 온 한방의료는 한약의 규격과 가격 등의 기준 설정이 곤란하다는 이유로 유보되어 왔다. 그 후 1984년 12월 1일부터 1986년 11월 30일까지 2년간 충청북도 청주시, 청원군 지역피보험자 및 피부양자 약 182만명을 대상으로 한방건강보험 시범사업을 실시하였으며, 급여범위는 진찰, 입원 및 침・구・부항의 시술과 96개 한약재에 의한 63개 처방(첩약)으로 하였고, 여기에 참여한 한방의료기관은 24개 한의원이었다.

2 한방건강보험의 확대실시

한방건강보험은 그 동안의 시범사업을 바탕으로 1987년 2월부터 전국에 확대 실시하게 되었다. 급여범위는 우선 진찰, 입원 및 시술행위인 침・구・부황으로 하였으며 약제급여는 첩약의 경우 국민의 호응도는 높으나 규격, 등급, 가격 등 관리의 어려움과 한약업사의 참여문제로 한약급여의 처방범위와 대상의 전국확대가 곤란하여 1987년 4월 1일부터 68종의 단미엑스산제로 조제할 수 있는 26개 처방에 대하여 보험급여를 실시하였다.

그러나 26개 처방으로 적절한 급여가 이루어질 수 없어 1987년 9월 1일에 10개 처방을 추가하여 36개 처방으로 확대 실시하였으며, 전국민건강보험 실시에 즈음하여 한방의료를 이용하는 국민 기대에 부응하고 한방건강보험의 활성화를 도모하기 위하여 시술행위수가체계를 시술의 위험도, 난이도 등 한방진료의 특성을 반영하여 세분화하였고, 약제처방의 확대를 위하여 관계 전문가의 의견을 수렴하여 1990년 2월 1일에 20개 약제처방을 추가함으로써 현재 56개 처방으로 확대 실시하였다. 2019년에는 근골격계 질환에 대한 추나요법이 건강보험의 적용을 받게 되었다.

한방 병의원은 의약분업 적용대상에서 제외되고 종전과 같이 한방의료 행위를 하게 된다. 즉 한의사가 자신의 치료용으로 사용하는 한약 및 한약제제를 직접 조제할 수 있다.

3 한방건강보험의 급여

1) 한방건강보험급여 범위

(1) 기본진료료

① 외래환자 진찰료

② 입원환자 입원료

(2) 투약 및 처방 · 조제료

(3) 한방검사료

양도락검사, 맥전도검사, 경락기능검사 등 3종

(4) 한방시술 및 처치료

① **시술료** : 침 · 구 · 부항, 변증기술료 등 14종목

② **처치료** : 관장, 체위변경처치, 회음부 간호, 침상목욕 간호, 통목욕 간호, 총관도수법, 첩대총관도수법, 일반처치, 산소흡입, 비위관삽관술, 비강내영양 등 11종

(5) 한약제제

① **단미엑스산제** : 56개 기준처방에 의한 68종

② **혼합엑스산제** : 56종

2) 본인부담률이 100분의 100인 급여항목(12종)

(1) 한방검사료

맥파검사, 골도법검사, 현훈검사, 인성검사, 치매검사, 사상체질검사 등 6종

(2) 한방시술 및 처치료

약침술(1종)

(3) 한방정신요법료

개인정신치료, 정신과적 개인력조사, 가족치료, 자율훈련법, 색채요법 등 5종

3) 한방 비급여항목

(1) 상급병실이용료, 선택진료료 등

(2) 한방첩약 및 기성한의서의 처방 등을 근거로 한 한방생약제제

4) 외래 본인부담금

(1) 한의원

기관종별	요양급여비용 총액 조건	환자연령	본인부담액
한의원	1만 5천원 초과	65세 미만	요양급여비용 총액의 30%
	1만 5천원 이하	65세 이상	1,500원
		65세 미만	요양급여비용 총액의 30%

※ 노인의 경우 1만5천원 초과시 투약처방 유무 및 의료비에 따라 본인부담률 10~30% 차등 적용

(2) 한방병원

기관종별	소재지	본인부담액
한방병원	동지역(일반환자)	요양급여비용 총액의 40%
	읍면지역(일반환자)	요양급여비용 총액의 35%

제13장

의약분업

제1절 의약분업의 의의

1 의약분업이란

의약분업이란 환자의 치료에 사용되는 의약품을 의사가 환자의 증상을 진단하여 처방하고, 그 처방전에 따라 의약품을 조제·판매하는 약사가 복약지도 후 환자가 사용하도록 하는 제도이다. 다시 말하면 의사가 진단·처방하고 약사는 의사의 처방에 따라 의약품을 조제하는 것이다. 의약분업은 약물의 오용 및 남용을 억제하여 국민의 건강을 향상시키고 의사와 약사의 기능분화와 역할 분담을 통하여 전문성을 보장하여 줌으로써 양질의 의료서비스를 제공하게 된다. 또한 장기적으로 의약품의 적정사용으로 국민 의료비의 절감을 기하게 된다.

2 의약분업의 필요성

1) 의약품의 오남용 예방

우리나라에서는 의약분업 실시 전에 마약·향정신성의약품 등 일부 의약품을 제외하고는 소비자가 자유롭게 의약품을 구입할 수 있어 의약품 오남용이 만연하였다. 의약분업의 실시로 전문의약품은 의사의 처방전 없이 약국에서 구입할 수 없으므로 소비자의 의약품 오남용을 제도적으로 예방할 수 있다.

한편, 약가마진 등 경제적인 이윤 동기나 환자유치 차원에서 의약품을 과다하게 사용하고, 특히 의료기관은 약국과의 차별을 위해 주사제를 과다하게 사용하는 경향이 있었다. 의약분업의 실시로 의약품 사용에 따른 약가마진이 없어지고 처방전이 공개됨으로써 처방에 보다 신중하게 되며, 약사의 임의조제 금지로 의약품 과다 사용이 억제될 수 있다.

2) 의약품의 적정사용으로 약제비 절감

의약분업은 의약품의 필요(Needs)와 사용을 일치시킴으로써 과잉투약을 방지하고, 불필요한 의약품의 소비감소와 주사제의 경구제로의 대체 등을 통하여 약제비를 절감시키게 된다.

그리고 의약분업의 경제적인 효과는 장기적으로 약제비 절감, 의약품 오남용 감소에 따른 국민의료비의 절감 등 사회적인 비용감소로 나타난다.

3) 환자의 알권리 및 의약서비스의 수준 향상

의사의 처방전이 공개되고 의약품의 포장마다 제조업소명 및 제품명이 표시되어 환자 자신이 복약하는 약에 대한 정보를 공유하게 된다.

처방전 공개에 따라 의사는 적정한 처방인지 여부를 한 번 더 생각하고, 약사는 처방전에 의심이 나는 경우 이를 확인해야 할 법적 의무가 있어 처방 의약품의 배합 및 상호작용 등을 점검함으로써 약화사고를 예방할 수 있다. 또한, 의사는 종전과 달리 자신의 구비하고 있는 의약품에 상관없이 필요한 의약품을 처방할 수 있어 의약품의 사용폭이 확대된다.

즉, 의사의 처방과 약사의 조제를 통한 상호 견제·보완 및 이중 점검으로 의약품 사용을 합리화하고, 국민에게는 양질의 의약서비스를 제공할 수 있는 체계가 구축된다.

약사는 임의조제가 금지됨으로써 복약지도·약력관리 등 본연의 전문 영역에서 업무를 수행하게 되어 투약서비스의 수준이 향상된다.

특히 노인환자와 같이 복합질병으로 다른 의료기관에서 각기 여러 종류의 의약품을 투약받는 경우 약사가 이를 취합하여 중복처방을 방지하고 처방 의약품간의 배합금기 및 상호작용 등을 관리할 수 있다.

4) 제약산업의 발전 및 의약품 유통구조의 정상화

국내 제약산업은 신제품 개발보다는 복제품 생산에 치중하고, 도매상을 통한 거래보다는 의료기관 및 약국과의 직접 거래를 선호하였다. 이는 의사 및 약사에게 오리지널 제품에 비해 상대적으로 높은 약가마진을 제시할 수 있어 제품의 품질보다는 가격경쟁이 가능하였다.

의약분업의 실시로 약가마진 등 경제적 이윤동기에 의해 의약품을 사용할 필요가 없으므로 품질 및 치료효과가 의약품 사용의 기준이 된다. 이에 따라 제약기업은 가격경쟁을 지양하고 품질경쟁, 신제품 개발에 주력하며, 의약품 영업전략도 직거래보다는 도매상을 활용하고 제품설명 등 학술적 차원의 마케팅으로 발전할 것이다.

또한 대부분의 의약품이 약국을 통해 사용되고, 소품종을 다량 구비하는 것보다 다품종을 골고루 비축하는 것이 약국 경쟁력의 핵심이 되므로 도매유통이 보다 활성화되어 의약품 유통체계가 정상화될 것이다.

3 의약분업의 구분

의약분업은 의사와 약사의 기능을 분담하여 전문성을 살리려는 제도로서 의사는 진료와 처방만을 하고 약사는 처방전에 따라 조제를 하도록 하는 것이다. 이는 의사와 약사의 역할을 구분하고 전문화하여 상호협조 및 통제를 통하여 투약의 안전성을 높이고 불필요한 투약을 방지하여 궁극적으로는 국민의 건강을 향상시키고자 하는 것이다. 의약분업은 분업의 정도와 법적 강제력에 따라 다음과 같이 구분할 수 있다.

1) 분업의 정도에 따른 분류

(1) 완전분업

완전분업은 의약품을 전문의약품과 일반의약품으로 구분하여 전문의약품은 모두 의사의 처방이 있어야만 조제, 판매할 수 있다. 일반의약품은 일명 OTC(Over-The-Counter)라고 하는데, 의사의 처방이 없어도 판매할 수 있는 간단한 소화제, 진통제, 영양제 정도를 말한다.

(2) 부분분업

부분분업은 전문의약품 모두를 분업대상 의약품으로 하지 않고 일부 의약품에 대해서는 의사의 처방이 있어야 하고 나머지 일부에 대하여는 의사와 약사가 모두 임의로 처방, 조제, 판매할 수 있도록 하는 것이다. 예를 들어 항생제, 스테로이드, 향정신성의약품 등에 대하여는 반드시 의사의 처방을 받도록 하고 나머지 약은 약사의 처방, 조제를 허용하는 것을 말한다.

2) 법적 강제력에 따른 분류

(1) 강제분업

강제분업이란 법에 의하여 의사의 처방과 약사의 조제가 완전히 분리되는 경우이다. 의약분업을 실시하고 있는 대부분의 국가들이 이에 해당한다.

(2) 임의분업

임의분업은 환자가 의사나 약사를 선택하여 조제를 요구할 수 있다. 즉, 의사는 처방전을 발행할 수도 있으며 자신이 직접 조제할 수 있다. 우리나라에서 목포의 의약분업 시범사업에서 임의분업이 시행된 적이 있다.

4 의약품의 분류

의약품을 사용시 인체의 위험정도를 감안하여 전문의약품과 일반의약품으로 분류하고 있다. 의약분업 대상의약품을 국내에서 제조하거나 수입되는 모든 의약품으로서 전문의약품은 의사의 처방없이는 환자가 직접 구매할 수 없으며, 약사도 의사의 처방에 의해서만 조제·판매가 가능한 의약품이다. 일반의약품은 의사의 처방 없이도 약사가 직접 판매할 수 있는 의약품이지만 조제는 금지하고 있다.

[표 13-1] 우리나라 의약품 등재 현황

계	급여			비급여
	소계	전문의약품	일반의약품	
28,374 (100.0%)	21,740 (77.0%)	18,040	3,700	6,634 (23.4%)

자료 : 보건복지백서, 2005

제2절 주요국의 의약분업제도

의약분업을 실시하고 있는 어느 나라를 막론하고 의사는 질병의 진단과 처방을, 약사는 의약품 조제와 투약이라는 의약분업의 기본 골격에는 큰 차이를 보이지 않는다. 그런데 의사와 약사의 역할 분담, 즉 직능에 대한 고유한 업무 범위의 설정은 각국의 보건의료체계 특성, 보건의료자원의 분포, 보건의료전달체계, 건강보험체계 등과 직접, 간접적으로 관련되어 있기 때문에 다소의 차이가 있다. 따라서 우리나라와 보건의료체계가 가장 유사한 미국과 일본의 의약분업제도에 대하여 살펴보기로 한다.

1 미국의 의약분업

미국의 약사관련 법령은 1900년에 개정된 통일 주약사법(Uniform State Pharmacy Law)이 기준이 되고 있는데, 각 주에서는 이를 기초하여 주약사법(State Pharmacy Law)을 제정하였다. 이 법에 의하면 약국은 약사가 개설하고 관리하며 약사는 처방 없이는 조제를 할 수 없도록 하고 있으나, 의사는 약국을 개설하지 않더라도 자기 환자에게 의약품을 줄 수 있도록 규정하고 있다.

즉 약사는 임의로 의약품을 조제할 수 없도록 제도적으로 엄격히 규제하고 있으나 의사에 대한 규제사항은 명문화되어 있지 않아 의사는 처방은 물론 조제도 모두 가능하다. 현재 뉴욕, 워싱턴, 캘리포니아주 등 많은 주정부에서는 의사가 자기 환자에게 아무런 제한 없이 조제를 할 수 있게 허용하고 있다.

그러나 일부의 주정부에서는 의사의 조제를 제한적으로 허용하고 있는데 주로 응급상황, 약국이 없는 벽오지에서의 투약, 제약회사에서 제공한 견본품 등만을 제한적으로 허용하고 있다. 이밖에 의약품 조제는 주정부가 인정한 조제의사에 국한하는 경우도 있으며, 한편으로는 조제 의약품에 대한 마진을 제한하거나 소비자를 위하여 의약품 선택의 자유를 보장하고 조제기록을 보관하는 등 의사의 조제에 대한 제한요건을 규정하고 있다.

이와 같이 미국의 의약분업제도는 법률에 의한 강제성을 띠고 있지는 않다. 그러나 의사와 약사의 주된 수입원인 메디케어(Medicare), 메디케이드(Medicaid) 등의 의료보장제도와 민간보험에서 의사의 조제나 투약행위에 대해서는 별도의 수가를 지불하지 않기 때문에 실질적으로는 완전의약분업의 체계를 갖추고 있다.

2 일본의 의약분업

일본의 의약분업제도가 처음으로 명문화된 것은 1874년의 의제(醫制)에서 시작된다. 의제는 요즈음의 의료법에 해당한다. 이 의제에는 의사의 조제와 판매를 금지하고 약국에서 의약품을 취급하도록 하는 등 의약분업의 원칙이 들어 있었으나 당시 약사수가 적어 의사의 조제행위를 허용할 수밖에 없어 이 원칙은 명목상의 의약분업으로 그치고 실제로 시행되지 못하였다.

그런데 1949년 일본에 진주한 연합군 총사령부가 일본정부에 의약분업 실시를 권고한 것이 계기가 되어 일본의 의약분업은 새로운 전기를 맞게 된다. 정부에서는 1951년 조사위원회를 설치하고, 1953년부터 의약분업 실시 계획에 따라 의약분업법이라고 일컬어지는 이른바 3사법(의사법, 치과의사법, 약제사법)을 개정하여 의사의 처방전 교부를 의무화하는 것으로 의약분업의 기틀을 확정하였다. 그러나 의사회의 계속적인 반발에 직면하여 1955년에는 처방전 교부의무에 대해 포괄적 예외규정을 두는 형태로 의약관계법의 일부가 개정되었다.

1956년에 예정대로 처방전 발행을 의무화한 의약분업법을 시행하였으나 이미 제정된 의사의 처방전 발행 예외 8개 조항으로 의약분업은 유명무실한 것이 되었으며 의약분업에 반대하는 의사들의 비협조로 의약분업이 진척되지 않았다.

1961년 전국민의료보험제도가 실시되면서 처방전료가 신설되었는데 의사들은 약가기준을 인하함과 동시에 기술료를 인상하도록 주장하였으며 이후 의사회의 노력에 의한 기술료의 인상이 의약분업의 확대로 이어지게 되었다.

1966년 약제사회는 분업률 저조로 '의약분업 대책본부'를 설치하여 분업제도를 재검토하기에 이르렀다. 이에 따라 1969년에 의약분업을 일정지역, 특정 의료기관부터 점진적으로 실시하고 5년 후 전국적으로 강제분업을 실시한다는 안이 제시되었으나 시민 등 각계의 반대로 일본의 의약분업은 애초의 완전분업이 아닌 임의 분업형태가 되고 말았다.

일본에서 의약분업이 본격적으로 실현되기 시작한 것은 법률에 의한 규제가 아닌 처방전료가 현실화된 1974년부터라 할 수 있으며, 이 해를 실질적인 의약분업의 원년으로 삼고 있다. 이후 계속적으로 처방전료가 인상됨에 따라서 원외처방률도 점차 증가하기 시작하였다. 그 결과 1973년 분업추진율이 2%에 불과하던 것이 1990년대 말에는 30%를 넘는 것으로 나타났다.

일본의 의약분업과 관련하여 1955년 제정된 법에서는 약사가 아니면 의약품을 조제 또는 판매하지 못하도록 함으로써 의사의 처방권과 약사의 조제권을 분리하고 있다.

그런데 의사법을 통하여 의사가 직접 의약품을 조제할 수 있는 범위로서, 암시적 효과를 기대하거나 환자의 불안으로 치료의 장애가 되는 경우 등에 이르기까지 예외조항을 포괄적으로 규정함으로써 실질적으로는 약사의 조제권이 제대로 발휘되기 어렵게 되어 있다. 이와 같이 일본은 법률에 의한 강제분업은 실패하였으나 정부의 각종 정책에 의하여 의약분업 실시율은 지속적으로 향상되었다. 이러한 의약분업정책은 크게 3가지로 정리할 수 있다.

첫째, 의사가 의약품을 직접 조제함으로써 얻는 경제적 이익을 어느 정도 제한함으로써 원외처방을 유도하는 방법이다. 여기에 속하는 것으로서 먼저 1974년 10월 진료수가를 개정할 때 처방전 발행료를 대폭 인상한 것을 들 수 있다. 의사들이 처방전 발행에 관심을 기울일 만한 경제적인 동기를 제공했는데 그 결과 처방전 발생이 점차 증가한 것으로 나타났다.

둘째, 약사의 역할을 적극적으로 증진시키는 정책의 추진이었다. 1983년 2월에는 조제약국에서 장기 투약과 관련되는 약제 복용시 환자를 지도하였을 때 복약지도료를 받을 수 있도록 하여 약사의 의약품 상담기능을 보험수가로 보장하였다. 1986년에는 복약지도료의 적용범위를 확대하여 조제약국에서 환자의 약력(약제복용력)을 관리하고, 약복용 지도를 한 경우에는 모두 복약지도료를 받을 수 있게 하였다.

셋째, 시범사업 실시를 비롯한 의약분업 추진사업을 지속적으로 진행하였다는 점이다. 일본에서는 1985년부터 전국 8개의 의약분업 시범실시지구를 설정하여 각종 의약분업 추진사업을 실시하였다. 또한 1988에는 5개년 계획으로 '의약분업 기반 정비사업'을 실시하였으며, 이는 1993년 '의약분업 정착 촉진사업'으로 대체되었다. 이 사업은 보건소가 사무국이 되어 삼사회(의사회, 치과의사회, 약제사회)와 지역주민 대표들이 의약분업에 대해 검토하고 이를 정착, 촉진시키는 것을 주목적으로 하였다.

특히 1990년에는 지역의료를 담당하는 핵심적 위치에서 모범적인 약사업무를 행하는 약국에 대해 '기준약국' 인정제도를 실시하여 가능하면 주민들이 기준약국을 자신이 신뢰할 수 있는 단골약국으로 선정하여 이용하도록 권장하고 있다. 일본 약제사회에서는 기준약국이 지역적으로 광범위하게 고루 분포되어 원외처방전을 수용할 수 있도록 조직적으로 투약망을 설정하여 의약분업을 활성화하였다. 또한 약제사회에서는 의약품 구축센터를 설치하여 의약품 공급이 원활하게 이루어지도록 하였으며 약사관련 정보제공, 연수교육 등의 지원체계를 갖추었다.

일본에서는 의약분업 정착을 위한 정부의 여러 가지 정책과 의사회, 약사회의 협조 및 국민들의 의약분업에 대한 인식 변화로 매년 원외처방률이 증가되고 있다.

제3절 우리나라의 의약분업

1 의약분업 실시 배경

우리나라에서 의약분업 전에는 병·의원이나 약국에서도 모든 의약품을 조제·판매할 수 있고, 소비자가 아무런 제한없이 의약품을 자유롭게 구입 사용할 수 있어 무분별한 의약품 사용으로 인한 여러 가지 문제를 유발하였다.

첫째, 의약품의 오남용으로 항생제 내성률이 선진국의 5~7배나 높은 것으로 나타났다.

둘째, 의사의 처방과 약사의 조제 등 역할분담이 되지 않아 상호 전문성을 최대한 발휘·보완하지 못하였다.

셋째, 과다한 의약품 사용으로 국민들에게 과다한 약제비 부담을 주었다. 국민의료비 중 약제비 비중을 보면 미국은 8.4%이지만 우리나라는 30%나 차지하였다. 또한 WHO가 권장하는 주사제 처방빈도는 17.2%인데 반해 우리나라는 56.6%로 매우 높았다.

따라서 의약분업의 실시로 의사의 정확한 진단과 처방에 따라 필요한 약을 필요한 만큼만 안전하게 조제·투약하여 국민의 건강을 보호해야 할 필요성이 대두되었다.

2 의약분업의 연혁

1) 약사법과 의약분업

1963년 약사법 전문 개정시 의약분업의 원칙을 규정하였으나, 시행여건 미비로 1965년 약사법 부칙에 의사의 직접조제를 허용하여 사실상 시행이 유보되었다.

2) 목포시 시범사업 실시

1982~1985년 지역의료보험 시범사업의 일환으로 목포시에서 의약분업 시범사업을 실시하였으나 의·약계의 계약연장 실패로 시범사업이 종결되었다.

3) 3단계 시행방안 및 약국의료보험제도 도입

1988년 전국민의료보험의 확대실시에 따라 '국민의료정책심의위원회' 주관으로 3단계 의약분업 시행방안을 마련하였다.

① 1단계 : 약제비 보험급여 방식(의약분업에 의한 처방·조제에 한해 보험급여 인정)에 의한 임의분업
② 2단계 : 주사제를 제외한 전문의약품에 대하여 강제분업
③ 3단계 : 주사제를 포함한 전문의약품에 대하여 완전분업

입법과정에서 의사·약사 단체간의 합의가 폐기됨에 따라 1989년 7월 국민의 의료관행을 반영하여 의료보험 재정을 안정시킨다는 취지하에 의약분업시까지 한시적으로 약국의료보험제도를 도입하였다.

4) 의약분업 실시 시기의 명문화

1993년 한약분쟁을 계기로 전문직능간 역할을 명확히 하기 위해 1994년 1월 약사법을 개정하여, 의약분업 시행방안에 대한 기본 골격을 마련하고, 대통령령으로 정하는 날부터 의약분업을 실시하도록 규정하였다.

5) 의료개혁위원회 의약분업 실시방안 검토

1997년 12월 국무총리 자문기구인 '의료개혁위원회'에서 의약품 분류방식에 의한 단계별 의약분업 실시 기본모형을 건의하였다.

① 1단계(1999년) : 항생제·스테로이드제제·습관성의약품 등 제한적 전문의약품
② 2단계(2002년) : 주사제를 제외한 전문의약품
③ 3단계(2005년) : 모든 전문의약품

6) 의약분업추진협의회 의약분업 시행원칙 합의

1998년 5월 우리 실정에 맞는 의약분업 시행방안을 마련하기 위하여 소비자단체·언

론계 등 공익대표와 의·약계 인사 등으로 '의약분업추진협의회'를 구성하였다. 1998년 8월 제4차 회의에서 의약분업 시행방안에 합의하였다.

7) 의약분업 시행시기 연기

의사협회·병원협회·약사회는 의약분업추진협의회 제4차 회의 합의사항에 대한 회원들의 반발 등을 이유로 각각 의약분업 실시연기 청원을 국회에 제출하였다(1998년 11월~12월).

국회에서 의사협회 및 약사회의 합의·건의를 받아들여 의원입법으로 의약분업 관련 조항의 개정과 부칙 중 실시시기를 2000년 7월 1일로 1년 연기한 약사법을 1999년 3월에 개정·공포하였다.

8) 의약분업 실행위원회에서 의약분업 시행방안 확정

1999년 6월 의사협회 및 약사회의 합의·건의를 토대로 의·약 관련단체, 소비자시민단체 및 언론계 등으로 '의약분업실행위원회'가 구성되었다.

여러 차례의 분과위원회와 전체회의를 통해 각종 건의사항을 검토하여 국민불편을 최소화하기 위한 세부 시행방안을 확정하였다.

의약분업실행위원회안을 토대로 약사법이 2000년 1월에 개정되었다.

우리나라에서 의약분업에 대한 논의는 오래전부터 되어 왔다. 즉 1963년 약사법 전문개정시 이미 의약분업의 원칙을 규정하였고 1982년부터 1984년까지 3년간 목포시에서 의약분업 시범사업을 실시하였다. 그러나 시범사업을 실시하지 않는 지역에 비해 불편함이 야기되어 주민들이 인접지역에서 약을 구입하는 경우가 빈번하게 발생하였고 의·약계의 협조도 미비하여 시범사업의 효과를 거두지 못하였다. 1993년 약사법을 개정하여 의약분업 시행방안에 대한 기본 골격을 마련하였으며, 1999년 5월 10일 의료계, 약계, 시민단체가 합의한 최종안을 토대로 한 2000년 7월 1일부터 의약분업을 실시하게 되었다.

3 의약분업의 주요 내용

1) 의료기관에서 진료 받은 외래환자는 원내에서 조제·투약을 받을 수 없게 되므로 원외에 있는 약국에서 조제·투약 받아야 하며, 약국에서는 의사 또는 치과의사의

처방전에 의해서 전문의약품과 일반의약품을 조제하여야 한다.

2) 의약품 오·남용 방지라는 분업시행 목적이 훼손되지 않는 범위내에서 국민불편을 줄이기 위해 의료기관에서 직접 조제 받을 수 있는 예외범위는 다음과 같다.
   ① 응급환자, 정신분열증 또는 조울증 등으로 인하여 자신 또는 타인을 해할 우려가 있는 정신질환자
   ② 입원환자, 1급 감염병환자, 사회복지시설 입소자
   ③ 상이등급 1급 내지 3급 해당자, 고엽제후유의증에 따른 고도 장애인, 장애인 1급 및 2급, 파킨슨병환자, 나병환자
   ④ 장기이식환자에 대하여 이에 관련된 치료를 하거나, 후천성 면역결핍증 환자에 대하여 당해 질병을 치료하는 경우
   ⑤ 병역의무 수행 중인 군인·전경·교정시설 경비교도, 교정시설·소년보호시설·외국인보호시설에 수용 중인 자
   ⑥ 결핵환자(보건소·보건지소 및 대한결핵협회 부속의원의 경우에 한함)
   ⑦ 사회봉사활동의 경우
   ⑧ 국가안전보장에 관련된 정보 및 보안을 위하여 처방전을 공개할 수 없는 경우

3) 분업대상 의약품은 모든 전문의약품으로 하되 진단용의약품, 예방접종약, 희귀의약품, 방사성의약품, 신장투석액, 의료기관 조제실제제 등 특수한 의약품은 병·의원에서 직접 조제·투약을 받을 수 있도록 하고 있다.

4) 주사제 중 운반·보관에 안전을 요하는 주사제, 항암제, 검사·수술·처치에 사용하는 주사제 등 환자진료에 필수적인 주사제는 의사가 직접 투약할 수 있도록 하여 의료기관과 약국의 2중 방문에 따른 불편은 최소화하고 있다.

5) 그 동안 약사의 임의조제에 대해 적용하던 약국의료보험제도가 폐지되고, 의사의 처방전에 의해 조제받는 경우에만 의료보험의 적용을 받게 된다.

제14장

의료전달체계

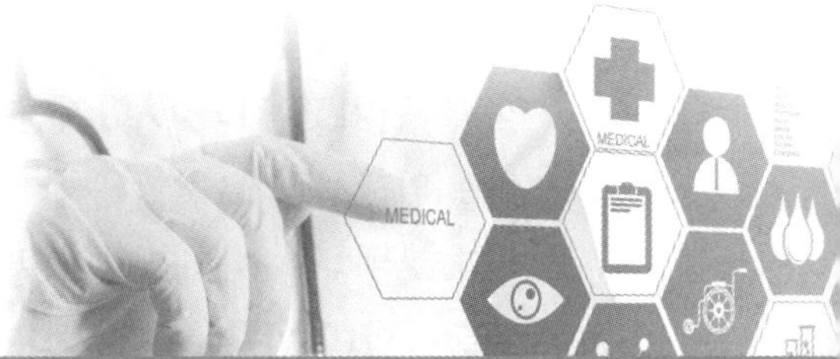

제1절 의료전달체계의 개념

1 의료전달체계의 정의

세계보건기구에서 발간된 보고서에 의하면 의료체계를 의료자원의 개발, 의료자원의 조직화, 의료서비스의 전달, 경제적 지원, 관리 등의 구성요소로 이루어져 있는 것으로 보고 있다. 따라서 의료전달체계는 의료체계 내에서 의료기관의 기능적 분화에 따른 단계적 진료체계의 구축 및 진료권의 설정을 주요 내용으로 하는 하나의 하부구조로 파악하고 있다. 이와 같이 의료전달체계의 개념을 협의의 개념으로 해석할 수도 있겠으나 광의의 개념으로 의료전달체계란 의료서비스를 필요로 하는 모든 사람에게 적정수준의 의료서비스를 동등한 접근도를 유지하면서 효율적이고 체계적으로 제공하는 것과 관련된 체계나 제도를 총칭하는 것이다.

이러한 의료전달체계는 국민들의 의료이용 관행을 선도하고 의료자원의 효율적인 활용과 적정의료의 적기공급을 통하여 국민 건강수준을 향상시키기 위한 의료제도인 동시에 의료질서를 선진화하는 수단으로 볼 수 있다.

2 의료전달체계의 의의

현재 우리나라 의료인력과 시설의 지리적 분포는 불균형을 이루고 있다. 대도시에는 의료자원이 밀집되어 있지만 농어촌 지역은 그렇지 못한 실정에 있다. 이러한 문제 해결을 위해서 의료전달체계 또는 의료의 지역화 개념이 대두된다.

의료는 다른 서비스나 상품과 달리 어디에서나 쉽게 이용할 수 있어야 한다. 아픈 환자들이 멀리 가서 진료받기도 불편하고, 국가 전체적으로 보면 교통비나 기타 간접비가 많이 든다. 뿐만 아니라 대학병원에서의 전문적이고 특수한 진단이나 치료를 필요로 하는 환자의 수는 그렇게 많지 않다. 따라서 국민들이 아플 때 대부분의 환자는 가까운 거리에서 진료를 받아야 한다. 이러한 개념이 의료의 지역화(Regionalization)이다. 일정 지역 내에서 수준이 다른 의료기관끼리 상호 보완적으로 기능을 수행하게 되면 국민들이 쉽게 의료를 이용할 수 있음은 물론 의료시설과 인력 등의 활용을 최대화 할 수 있다.

우리에게 주어진 자원은 한정되어 있다. 의료부문도 마찬가지이다. 이와 같은 여건하에서 의료비의 증가는 소득의 증가를 앞지르고, 의료인력은 계속 전문화, 고급화 추세에 있으며 의료인력이 효율적으로 활용되지 못하고 있음이 지적되고 있다.

우리나라 국민들의 의료이용 행태를 보면 종합볍원에서 진료받는 것을 선호하고 있다. 질병의 경중에 관계없이 간단한 증상에도 직접 종합병원에서 진료를 받으려고 애쓰고 있다. 과연 이러한 것이 바람직한 것은 아닐 것이다.

간단한 질병에 대해서는 가까운 의원이나 보건기관을 이용하고 좀더 전문적인 진료가 필요한 경우에 병원이나 종합병원으로 후송되는 체계가 확립되어져야 할 것이다. 즉 의원, 병원 및 종합병원이 상호 보완적인 입장에서 기능을 발휘하는 의료전달체계가 수립됨으로써 보다 양질의 의료서비스를 기대할 수 있을 것이다.

따라서 의료전달체계의 의의는 의료자원의 효율적인 이용과 종합병원에 대한 환자집중현상을 방지함으로써 의료기관의 균형적 발전을 도모하고 국민의료비 증가억제와 보험재정 안정화를 기하기 위한 것이다.

3 의료전달체계와 관련된 기본적 가치

바람직한 의료전달체계를 수립하는데 고려해야 할 기본적인 가치판단의 기준으로는 효율성, 형평성, 개인의 자유 등 세 가지 기준을 들 수 있다.

1) 효율성

효율성이란 보통 최소의 비용으로 최대의 효과를 발생하는 것을 의미하는 다분히 물질적이고 공급측면만을 지적하는 경우가 있는데 이는 효율의 속성을 충분히 반영한 것이라 볼 수 없다. 효율성이란 공급측면 뿐만 아니라 소비(수요)측면을 고려하여 소비자들에게 최대의 만족을 줄 수 있는 그런 방향으로 생산이 이루어지고 자원이 배분되는 것을 의미한다. 아무리 값싸고 질 좋은 물건을 많이 생산한다 하더라도 그것이 소비자들의 욕구에 부합되지 못하는 것이라면 자원이 효율적으로 사용되었다고 할 수 없는 것이다.

따라서 효율성은 국민들의 복리라는 측면에서 규정되어야 한다. 국민들의 복리를 증진시키려면 자원이 가장 효율적으로 배분될 필요가 있으며 이러한 자원의 최적배분 상태를 파레토 최적상태(Pareto Optimality)라고 칭하고 있다. 파레토 최적상태란 다른 사람의 후생을 감소시키지 않고서는 어느 한 사람의 후생을 증가시키는 것이 불가능하도록 자원이 배분되어 있는 상태이다. 바꾸어 말하여, 자원의 배분방향을 변경시킴으로써 어느 특정 사람이나 집단의 후생이 다른 사람에게는 조금도 해를 끼침이 없이 증가될 수 있다면 파레토 최적상태가 달성되지 않은 것이며 그것은 지금까지 자원이 최적인 상태로 사용되지 않았기 때문이며 기존의 자원배분은 사람들의 욕구를 충분히 충족시키지 못했다는 의미에서 자원의 낭비가 있음을 뜻하고 있는 것이다.

보건의료부문에서의 자원배분도 파레토 최적상태를 지향하는 방향으로 효율성 제고가 이루어져야 하나 실제 자원배분에 있어 파레토 최적상태가 달성되기는 어려우므로 대신 잠재적 파레토 최적상태가 추구되고 있다.

2) 형평성

효율성의 개념과 더불어 보건의료정책을 수립함에 있어서 고려해야 할 매우 중요한 개념이 형평성의 개념이다. 보건의료에 있어서의 형평성의 문제는 다음과 같은 3가지 측면에서 논의되는 경향이 있다.

의료에 있어서의 형평성이란 의료요구가 있는자는 누구나 최소한의 의료서비스 제공을 보장받도록 하는 것이라는 견해, 동일한 의료요구에 대하여 동일한 서비스를 제공하는 것이 형평의 원리에 부합된다는 관점, 모든 사람에게 동등한 의료접근도를 유지시키는 것이 형평에 맞는다는 논리가 그것이다. 그러나 형평이 함유하고 있는 의미는 상술한 3가지 논리가 적절히 복합된 것으로 볼 수 있다.

여기서 간과하지 말아야 할 것은 동등한 의료접근도란 의료이용에 소요되는 비용의 총계에 있어 동등성을 의미한다는 점이다. 의료이용에 소요되는 비용의 총계에는 진료시 부담하는 의료비를 비롯하여 질병으로 인한 소득의 상실, 의료기관 이용시 드는 교통비 및 질병치료에 소요되는 시간 등을 모두 포함한다고 볼 수 있다.

3) 선택의 자유

전술한 효율성 및 형평성의 개념과 더불어 의료전달체계 수립과 관련하여 기본적으로 언급해야 할 문제 중의 하나는 개인의 자유문제이다. 보건의료에 있어서의 개인의 자유는 개인이 의료에 대한 만족감을 느끼는데 커다란 영향을 미치는 요인이라는 점에서 매우 중요하다. 의료소비자의 의사나 의료기관에 대한 선택권과 의료공급자의 개업의 자유, 개업장소 선택의 자유 등이 그것이다.

자유주의자들은 자유를 행위자가 어떤 행위를 하는데 어떤 구속을 받지 않는데 역점을 두는 데 비해 평등주의자는 자유를 여러 가지 대체적 수단중에서 선택의 기회를 실질적으로 가지는 것으로 본다. 예를 들어 경제적으로 어려운 사람이 의료보험의 적용을 받기 전에도 의사를 자유롭게 선택하여 의료를 받을 자유는 지니고 있었지만 의료비 지불능력의 부족으로 의료이용에 많은 제한을 지니고 있었던 것은 평등주의자의 견지에서는 의료에 있어서 진정한 자유를 누리지 못하는 것으로 보고 의료보험의 적용을 통하여 경제적 장애요인이 해소됨으로써 그 사람이 의료이용을 보다 자유롭게 할 수 있을 때 진정으로 자유를 획득했다고 보는 것이다.

따라서 보건정책을 다룸에 있어서 자유의 개념을 단지 제도적인 구속이 없는 자유보다는 실질적인 선택권을 지닐 수 있는 자유의 개념으로 파악하고 그 폭을 넓힐 수 있도록 하여야 할 것이다.

이상으로 의료전달체계와 관련하여 정책수립시 고려해야 할 세 가지의 기본적인 가치문제를 살펴보았는데, 사실상 어떤 정책이든 앞에서 설명한 모든 가치를 동시에 만족시킨다는 것은 거의 불가능하다. 따라서 각 정책이 각각의 가치를 얼마만큼 만족시키고 있느냐를 확인하는 것이 중요함은 물론이고 각 개별기준에 대하여 얼마만큼의 비중을 두어야 하는가의 결정도 정책결정에 있어 매우 중요한 문제이다.

궁극적으로 정책을 결정한다는 것은 정책결정자의 가치판단에 귀결된다고 볼 수 있다.

4 의료전달체계의 분류

의료전달체계에 대한 분류는 학자에 따라 다양하게 분류하고 있다.

뢰머(Roemer)는 의료전달체계를 경제발전과 관련지어서 자유기업형, 사회보험형, 공적부조형, 의료사회화형의 4가지로 분류하였다. 그 후 이것을 수정하여 자유기업형, 복지국가형, 저개발국가형, 개발도상국가형, 사회주의국가형 등 5가지로 재분류하였다. 또한 프라이(Fry)는 자유방임형, 사회보장형, 사회주의형의 3가지로 분류하였다.

1) 뢰머(Roemer)의 분류(1976)

(1) 자유기업형

자유기업형 보건의료제도 하에서는 보건의료비가 개인적으로 조달되는 것이 가장 큰 특징이다. 그리고 보건의료 전문직에 대한 면허나 자격인정을 전문직 단체에서 관장하는 것이 일반적이다. 민간의료보험제도가 활발한 것도 두드러진 현상이다. 미국 보건의료제도의 영향권으로 볼 수 있는 한국의 보건의료제도도 전국민의료보험실시 전까지는 이 유형에 속한다고 볼 수 있다.

(2) 복지국가형

인구의 대부분이 사회보험이나 조세에 의하여 보건의료서비스를 제공받으며, 정부세출에서 보건의료비 지출이 큰 것이 특징이다. 개업의는 통원치료를 위한 자유업종에 종사하고, 진료비는 제3자 지불기구로부터 지급받는다. 대체로 병원급 보건의료기관은 정부나 지방자치단체가 관할한다. 프랑스, 독일, 스칸디나비아 3국 이외에도 일본이나 이스라엘이 이 유형에 해당된다.

(3) 저개발국가형

인구의 대부분이 보건의료비 지불능력이 부족하기 때문에 보건의료의 혜택은 극소수의 지배계급에 국한된다. 전문 보건의료인의 부족으로 인하여 보조인력의 역할이 크며, 보건의료시설의 부족 및 지역적 편중이 심하다. 그러나 대도시에는 일부 상류층을 위한 현대식 고급 보건의료시설이 있으며, 대부분의 지역에서는 민속의료가 차지하는 비중이 크다. 빈곤층의 보건의료는 공적부조 차원에서 다루어지고 있다. 아시아 및 아프리

카의 저개발국이 이 유형에 해당된다.

(4) 개발도상국가형

경제개발정책을 성공적으로 추진하고 있는 개발도상국가에서 볼 수 있는 유형이다. 이 유형은 국가의 정치체제에 따라서 자본주의국가 형태의 변이형 즉 자유기업형, 복지국가형의 혼합형을 갖든지, 아니면 사회주의국가 형태의 보건의료제도를 가지게 된다. 상대적으로 보건의료에 대한 사회적 투자 우선순위와 국민들의 보건의식 수준도 낮은 편이다. 그러나 경제개발이 진행되면서 보건의료자원의 개발이 활발하다. 아시아 및 남미제국의 개발도상국가가 이 유형에 해당된다.

(5) 사회주의국가형

보건의료서비스를 다른 사회복지서비스나 교육, 주택, 고용 등과 마찬가지로 국가가 모든 책임을 지고 제공하는 사회주의국가의 유형이다. 국가의 책임 하에서 보건의료서비스를 사회 전체 구성원에게 일정한 원칙에 따라 분배한다. 사유재산을 인정하지 않는 체제이기 때문에 모든 보건의료인은 국가에 고용되어 있으며, 보건의료시설은 국유화되어 있다. 그러므로 자유기업형이나 공적부조에 의존하는 나라에서 보다 보건의료인력이나 시설, 자원이 풍부하다. 러시아, 중국, 쿠바 등의 사회주의국가가 이 유형에 분류된다.

2) 프라이(Fry)의 분류

(1) 자유방임형

전통적으로 개인의 능력과 자유를 최대한 존중하는 나라에서는 대부분 모든 산업이 자유기업 정신에 따라 민간 중심으로 이루어지고 있다. 그 대표적인 나라가 미국이나 일본이며 우리나라도 이에 해당한다고 할 수 있다.

자유방임형 의료전달체계란 의료서비스의 제공이나 이용에 있어 정부의 통제나 간섭을 별로 받지 않고 민간부문에 의하여 자율적으로 이루어지는 형태를 말한다.

이러한 형태하에서는 국민이 의료인이나 의료기관을 선택할 자유가 최대한 부여되고 의료의 책임도 개인에게 있게 된다. 의료기관도 자유경쟁 원칙하에 운영되므로 매우 효과적일 수 있고 제공되는 의료서비스의 질적 수준이 높으며 의료인에게도 의료의 내용,

수준 결정에 재량권이 충분히 부여되고 있다.

그러나 이러한 형태에 있는 국가들은 의료의 수준이나 자원이 지역적으로나 사회 계층간에 불균형을 이루고 있는 것이 사회적으로 문제가 된다. 비효율적인 의료자원의 활용으로 의료비가 매우 높아지며 또한 의료비의 증가속도가 국민소득의 증가보다 빨라서 개인이나 정부의 의료비 부담이 심각하게 대두된다.

이러한 문제의 해결을 위하여 정부의 관여와 통제가 불가피하게 되며, 주로 재정지원이나 세제상의 혜택 등 행정적 또는 법적인 통제와 규제에 의하여 이루어지고 있다.

(2) 사회보장형

정치적으로는 자유민주주의를 채택하고 사회적으로는 의료, 실업, 교육 등에 대하여 사회보장제도를 실시하여 어려운 계층에 있는 사람들을 보호하는 국가에서는 사회보장형 의료전달체계를 실시하고 있다. 즉 정부가 의료를 관장하면서 사회보장형태로 모든 국민들이 동일한 의료서비스의 수혜를 받을 수 있는 형태를 말한다. 영국이나 호주, 뉴질랜드 및 북유럽의 국가들이 이러한 형태의 대표적인 나라이다. 의료문제는 정부에 의하여 주도되며 보건기획 및 보건의료자원의 효율적인 활용을 기하고 전국민에게 무료의 의료서비스를 제공하게 된다. 한편 국민들이 의사를 선택할 권리도 어느 정도는 보장을 하고 있다.

그러나 대규모 보건의료조직에 의한 의료의 관료화, 행정체계의 비효율성, 의사들에 대한 동기부여 결여 등으로 의료서비스의 수준이 낮아진다는 문제점이 제기된다.

의사에 대한 보수지불방식은 인두제(Capitation)로 의사의 보수는 등록된 주민수에 따라 주로 결정되며 기타 수당이 추가된다.

담당하는 주민들이 질병에 걸리게 되면 의사의 업무량이 늘어나게 되므로 질병의 예방에 중점을 두게 된다. 주민들은 1차적으로 등록된 의사에게 진료를 받게 되며 담당의사의 의뢰에 따라 병원의 전문진료를 받게 된다.

(3) 사회주의형

사회주의형 의료전달체계는 주로 공산주의 국가에서 채택하고 있는 형태이다. 이러한 형태는 국가의 기본 목표가 보건의료자원 및 보건의료서비스의 균등한 분포 및 국민들에게 균등한 서비스의 기회를 제공하는 데 있다.

의료는 다른 분야에 마찬가지로 국가기획에 의하여 주도되며 개인은 의사의 선택에 대한 자유가 없으며 그 지역에 임명된 의사가 그 지역주민들의 의료서비스를 담당한다. 그리고 국민들에게는 무료로 의료서비스가 제공된다.

이 형태의 장점으로는 국가통제에 의한 조직적이고 체계적인 의료전달체계가 확립되며 보건의료자원이 효율적으로 배분된다.

그러나 사회주의체제하에서 의료의 경직성 및 의사에 대한 동기부여가 부족하여 의료수준이 낮은 단점을 지니게 된다.

제2절 우리나라 요양급여체계

1 발전과정

우리나라의 의료공급체계는 의사 및 의료기관의 지역적인 불균형분포, 의료기관간의 기능분담의 취약 및 공공의료부문의 취약 등의 제반 문제를 내포하고 있으므로 이러한 의료공급부문의 문제를 해결하기 위하여 1989년 7월 1일부터 전국민 의료보험 실시와 더불어 국민의료 이용편의와 의료자원의 효율적 이용을 도모하고 지역간, 의료기관간의 균형발전을 유도하며, 국민의료비 및 보험재정의 안정을 도모할 목적으로 진료권의 설정, 의료기관의 기능에 따른 단계적 진료체계와 후송 및 회송체계 확립 및 요양취급기관 지정관리를 주요 내용으로 하는 요양급여체계가 실시되기 시작하였다.

우리나라의 보건의료체계는 공공투자와 정책적 선도가 미흡한 가운데 민간부문의 투자에 의하여 성장해 온 결과 보건의료자원의 지역편중 현상이 더욱 심화되어 도시와 농촌간의 의료자원 분포는 심한 불균형상태를 초래하게 되었다. 이러한 지역간의 의료자원 불균형 분포를 해소하고 보건의료자원의 효율적 활용과 지역주민의 의료자원에 대한 공간접근 용이도를 제고하기 위해서는 의료의 지역화 개념 도입이 요구되므로 우리나라에서도 진료권역을 대진료권 및 중진료권으로 구분하였었다. 전국 진료권은 도단위 행정구역을 중심으로 8개 대진료권으로 나누고 대진료권은 시·군을 기본단위로 하는 중진료권으로 구분하되 시·군의 관할지역이 인접 시·군과 동일 생활권이거나 의료기반이 취약한 경우에는 통합하여 전국을 140개 중진료권으로 구분하였으나 지금은 진료권을 폐지하였다.

2 요양급여체계의 변천

종전에는 건강보험 진료시 종합전문요양기관을 이용하고자 하는 경우에는 종합전문요양기관이 아닌 요양기관에서 진료의뢰서를 발급받도록 하였으며, 종합전문요양기관의 5개 진료과목 즉 안과, 이비인후과, 피부과, 재활의학과, 가정의학과 및 응급, 분만의 경우는 직접이용이 가능하였다.

첫째, 5개 진료과목에 대하여는 종합전문요양기관에서의 1차진료를 허용하였으나 직접이용이 제한된 타 진료과를 이용하기 위한 수단으로 활용되는 경향이 있었다.

둘째, 경미한 증상의 환자들이 종합전문요양기관에 몰리면서 종합전문요양기관 본연의 기능인 전문진료 및 연구수행에 지장을 초래하였다.

셋째, 동네 병·의원에서 치료가 가능한 환자들도 종합전문요양기관을 선호하게 됨에 따라 보험재정의 지출이 상대적으로 증가하였다.

이와 같은 의료전달체계로는 의약분업 실시에 따른 의료기관별 역할 정립 및 의료기관의 균등발전에 지장을 초래하게 되어 의료전달체계를 강화할 필요성이 대두되었다.

따라서 정부에서는 요양기관별, 질병별 수가차등제 뿐만 아니라 분만 및 가정의학과는 종전처럼 종합전문요양기관의 직접이용을 허용하고, 장애인복지법에 의한 등록장애인 또는 단순 물리치료가 아닌 작업치료 등의 재활치료가 필요한 자가 재활의학과를 이용하는 경우에는 직접 이용할 수 있도록 하였다.

3 국민건강보험의 요양급여체계

요양급여는 1단계 요양급여와 2단계 요양급여로 구분하며, 가입자 또는 피부양자는 1단계 요양급여를 받은 후 2단계 요양급여를 받아야 한다.

1단계 요양급여는 상급종합병원을 제외한 요양기관에서 받는 요양급여(건강진단 또는 건강검진을 포함)를 말하며, 2단계 요양급여는 상급종합병원에서 받는 요양급여를 말한다.

상급종합병원은 종합병원 중에서 중증질환에 대하여 난이도가 높은 의료행위를 전문적으로 수행하는 의료기관으로 지정된 종합병원을 말한다. 상급종합병원이 되기 위해서는 20개 이상의 진료과목 구비 및 전속 전문의, 수련병원, 일정 수준 이상의 인력·

시설・장비의 구비, 질병군별 환자구성 비율이 일정 기준에 해당하는 등 일정 요건을 갖추어야 한다.

가입자가 상급종합병원에서 2단계 요양급여를 받을 때에는 요양급여의뢰서 또는 건강진단・건강검진 결과 정상이외의 의사소견이 기재된 요양기관의 건강진단・건강검진 결과서를 건강보험증과 함께 제출하여야 한다.

환자의 상태가 호전되어 적절한 다른 요양기관으로 회송할 때에는 요양급여회송서를 발급하여야 한다.

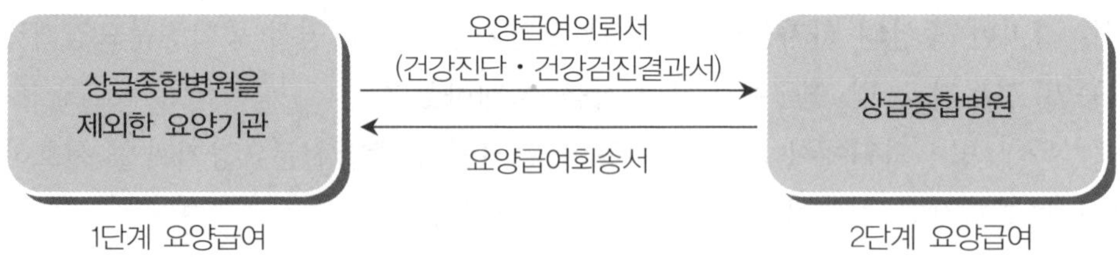

[그림 14-1] 요양급여체계

상급종합병원에서 1단계 요양급여를 받을 수 있는 경우는 다음과 같다.

① 응급의료에 관한 법률 제2조 제1호에 해당하는 응급환자의 경우

② 분만의 경우

③ 치과 요양급여를 받는 경우

④ 장애인복지법 제29조의 규정에 의한 등록장애인 또는 단순 물리치료가 아닌 작업치료・운동치료 등의 재활치료가 필요하다고 인정되는 자가 재활의학과에서 요양급여를 받는 경우

⑤ 가정의학과에서 요양급여를 받는 경우

⑥ 당해 요양기관에서 근무하는 가입자가 요양급여를 받는 경우

⑦ 혈우병환자가 요양급여를 받는 경우

제15장

주요국의 의료보장제도

제1절 영국의 보건의료제도

1 국민보건서비스제도

1) 국민보건서비스 개요

영국의 의료보장제도는 국민보건서비스(National Health Services: NHS)제도이다. NHS제도는 1942년의 베버리지 보고서를 근간으로 하고 있다. 베버리지 보고서는 실업, 질병, 재해, 퇴직에 따른 소득감소를 보충하거나 출생, 사망, 결혼에 따른 특별한 지출을 조달하기 위한 제도의 창설을 주장하였다. 또한 베버리지 보고서는 소득감소가 발생한 원인 그 자체를 제거하는 조치를 강구해야 할 것도 제안하고, 질병의 예방・치료 및 노동능력의 회복을 목적으로 한 포괄적인 보건서비스 및 재활서비스를 전 사회구성원에게 제공할 것을 제안하였다. 이것이 국민보건서비스제도로서 결실을 맺은 것이다.

1948년 NHS제도가 처음 시작할 때의 3가지 중요한 원칙 즉, 모든 사람의 의료요구를 충족할 수 있어야 하고, 무료로 이용할 수 있어야 하고, 의료이용은 지불능력이 아닌 임상적 요구에 따라 치료뿐만 아니라 예방 및 재활 등을 포함한 포괄적 보건의료서비스를 받을 수 있어야 한다는 핵심적 가치는 NHS제도 도입 후 약 70여년의 역사 속에서도 변함없이 유지되고 있다.

국민보건서비스제도는 주로 조세에 의해 재원을 마련하여 공평성에 근거하여 모든 국민을 대상으로 보편적이고 포괄적인 보건의료서비스를 제공하는 제도이다.

국민보건서비스제도는 모든 국민에게 예방의료, 재활서비스 등을 포함한 포괄적인 보건의료서비스를 원칙적으로 무료로 제공하는 제도이나 환자의 본인일부부담제가 도입되고, 정부의 예산지원으로 운영되던 국공립병원에 독립채산제가 도입되는 등 개혁이 이루어지고 있다.

2) 국민보건서비스의 특징

① 보건의료서비스의 재원은 주로 조세로 조달된다.
② 전국민을 대상으로 하며 원칙적으로 무료로 보건의료서비스가 제공된다.
③ 예방, 치료, 재활서비스를 포함한 포괄적 보건의료서비스를 제공한다.
④ 국민들에게 의료를 평등하게 제공하기 위하여 의료공급에 제약을 가한다.

3) 국민보건서비스의 장점 및 단점

국민보건서비스는 전국민에게 균등한 의료를 보장하고, 의료자원의 효율적 배분이 용이하다는 장점이 있지만 국민보건서비스의 문제점으로는 노인인구의 증가, 의료장비의 고가화, 인건비 상승 등으로 인한 의료비 증가로 재정이 악화되고, 의사의 진료의욕 저하, 시설의 노후, 시설부족에 따른 대기환자의 증가 등으로 인한 의료서비스의 질저하가 문제점으로 제기되고 있다.

2 관리운영

보건복지부(Department of Health and Social Care)는 영국 전체의 공중보건서비스, 의료 및 사회서비스에 대한 전략적 리더십 역할과 보건의료 및 사회서비스 제공에 필요한 예산을 조달하는 것에 한정하며, NHS 제도의 직접적인 관리나 운영에는 관여하지 않게 되었다.

NHS England는 보건복지부로부터 독립된 법인체로서 임상책임운영그룹(Clinical Commissioning Groups: CCGs)에 대한 예산배분 및 관리기능과 1차의료서비스에 대한 구매기능만을 수행한다. NHS Trusts 등 2차의료 공급자에 대한 예산배분, 관리 및 감독 기능은 임상책임운영그룹이나 규제기관(Care Quality Commission, Monitor 등)

에서 담당한다.

임상책임운영그룹은 2013년 4월에 없어진 PCTs를 대신하는 조직이지만, 엄격히 말해서 동일한 역할을 수행하는 조직은 아니다. NHS 예산의 약 60%를 사용하는 임상책임운영그룹은 일반의와 간호사 및 상담사 등과 같은 임상전문가들로 구성되며, 병원서비스와 같은 2차의료서비스, 재활, 정신보건 및 응급의료서비스 등의 관리 및 구매 역할을 한다.

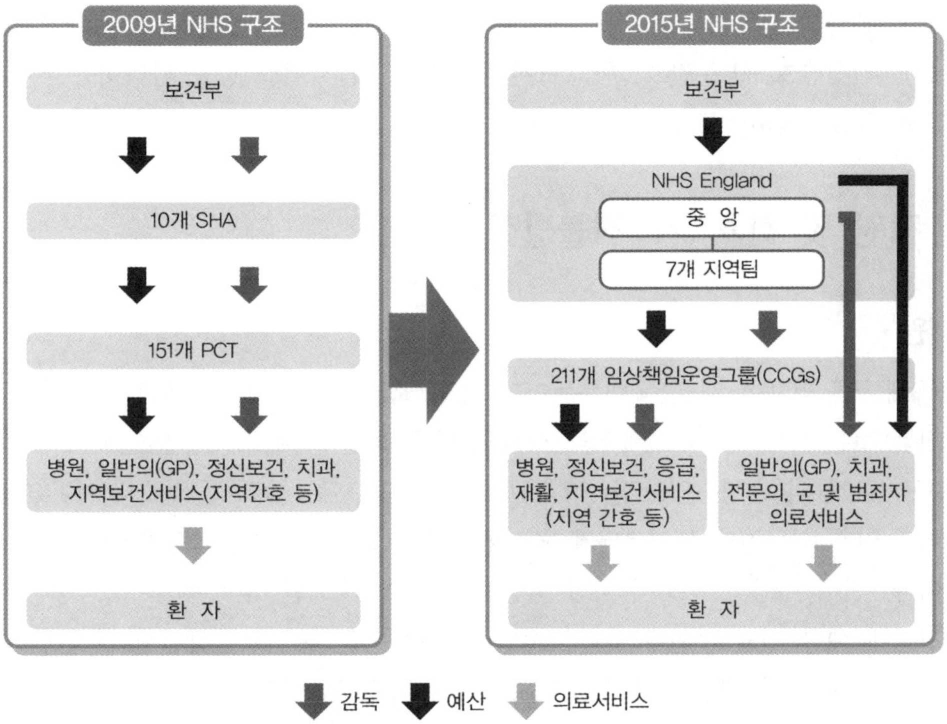

[그림 15-1] NHS제도의 개혁 전후의 조직 변화

자료 : 건강보험정책연구원(2014)과 Marshall L. 등(2014)의 자료를 수정함.

3 의료공급체계

1) 1차의료

NHS제도하에서의 의료전달체계는 1차와 2차로 구분되어 있으며, 1차의료는 일반의(General Practitioner: GP)나 GP진료소(GP practice)에서 담당한다.

1차의료는 일반의를 비롯하여 치과의사, 검안사, NHS 방문센터(NHS walk-in center) 등이 담당하며, 2차의료는 지역에 있는 종합병원이나 전문병원, 대학병원 등이 담당한다.

2) 2차의료

2차의료는 주로 병원이 담당한다. 한편 의료를 담당하는 기관인 트러스트에는 다양한 것들이 있다. 병원서비스나 전문의서비스를 담당하는 병원 트러스트(Hospital Trusts, Acute Trusts라고도 함), 정신보건서비스를 담당하는 정신보건 트러스트(Mental Health Trusts), 응급의료나 환자후송을 담당하는 응급의료 트러스트(Ambulance Services Trusts), 지역간호, 방문간호, 학교보건 및 재가 재활서비스 등을 담당하는 지역보건 트러스트(Community Health Trusts) 등이 있다.

4 재원 및 진료보수 지불방식

1) 재원

NHS제도에 필요한 재원은 대부분이 조세로 조달되지만, 모든 재원이 조세에 의해 충당되는 것은 아니다. NHS제도의 재원 구성을 보면 조세(74%), 보험료 수입(20%), NHS Trust 등의 운영수입(4%), 그리고 환자 본인부담금(2%) 등으로 되어 있다.

약국의 약제비는 정액 본인부담제가 시행되고 있으나, 총 처방건수의 약 85%가 면제 대상이다. 면제 대상자는 16세 미만 아동, 60세 이상 노인, 임산부, 저소득층 등이다. 치과진료에 대한 정률 본인부담제가 시행 중이며 이는 본인부담상한제와 병행하여 시행되고 있으며 면제 대상도 있다. 안경은 과거에는 무료였으나 검안이나 안경에 대해 본인부담제가 있다.

2) 진료보수 지불방식

병원의 근무의사는 일반적으로 봉급제로 보수가 책정되며, 1차의료를 담당하는 일반의는 담당하는 지역의 특성 및 주민들의 연령분포 등에 따라 주민 1인당 산정액이 달라지는 가중인두제(weighted capitation)을 기본으로 한다. 이외에도 기본급, 행위별 진료보수(시간외 근무, 왕진, 출산의료 등), 실비 변제분(사무실 임대료, 보조인력 인건비 등) 등에 의하여 보수가 결정된다.

제2절 일본의 건강보험제도

1 건강보험제도의 개요

일본의 의료보장제도는 1차 세계대전 이후 자본주의의 여러 정책과 함께 독일의 제도를 도입하였기 때문에 유럽 대륙형 제도의 영향을 받고 있다.

일본의 건강보험제도는 전 국민을 대상으로 실시하고 있으며 건강보험은 크게 피용자 건강보험과 지역건강보험으로 분류할 수 있다. 피용자 건강보험에는 전국 건강보험협회관장 건강보험, 조합관장 건강보험, 선원보험, 국가공무원 · 지방공무원 · 사립학교 교직원의 각 공제조합이 있고, 지역건강보험으로는 퇴직자나 자영업자들을 대상으로 하는 국민건강보험이 있다.

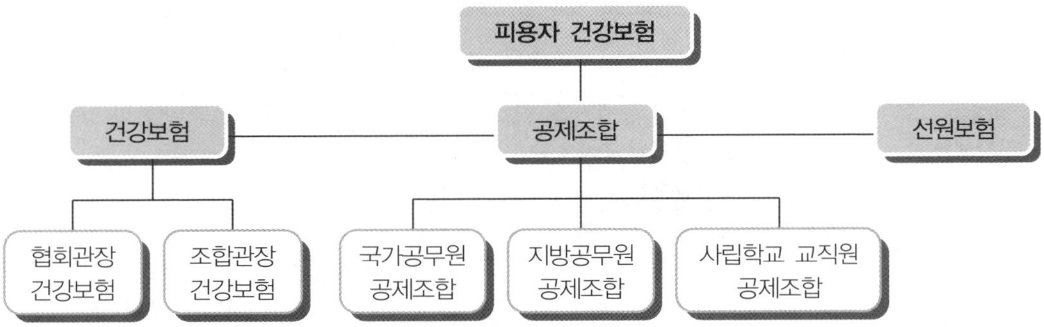

[그림 15-2] 피용자 건강보험

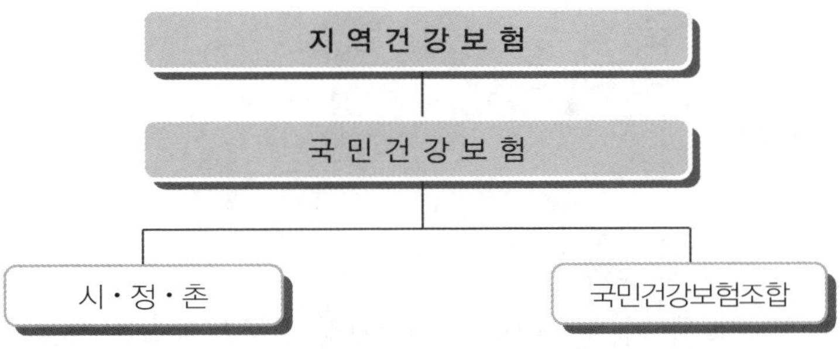

[그림 15-3] 지역건강보험

2 건강보험의 운영체계

일본의 건강보험제도는 피용자의 특성에 따라 건강보험, 공제조합, 선원보험으로 구분되며, 건강보험은 700인 미만 사업장의 근로자를 대상으로 하는 협회관장 건강보험과 700인 이상의 사업장 근로자를 대상으로 하는 조합관장 건강보험으로 나누어진다. 공제조합은 국가공무원 공제조합, 지방공무원등 공제조합, 사립학교교직원 공제조합으로 구분되어 있다. 그리고 선원들을 대상으로 하는 선원보험이 있다.

한편, 지역건강보험에 해당하는 국민건강보험의 관리운영 주체는 시·정·촌(市·町·村) 내에 주소를 두고 타제도의 적용을 받지 않는 자를 대상으로 관리·운영하는 시·정·촌 지방자치단체와 동종의 사업 또는 업무에 종사하는 300인 이상으로 조직된 공법인의 조합원을 대상으로 하는 국민건강보험조합이 있다.

[표 15-1] 일본 건강보험제도의 관리운영체계

구 분		보험자	가입대상자
피용자 건강보험	건강보험	전국 건강보험협회	700인 미만의 사업장 근로자
		건강보험조합	700인 이상의 사업장 근로자
	공제조합	국가공무원 공제조합 지방공무원등 공제조합 사립학교교직원 공제조합	국가공무원과 공제조합 및 연합회 직원 지방공무원 등 사립학교교직원
	선원보험	전국 건강보험협회	선원
지역 건강보험	국민건강 보험	시·정·촌 국민건강보험조합	타제도의 적용을 받지 않는 자영업자등 동종의 사업 또는 업무에 종사하는 300인 이상으로 조직된 공법인의 조합원

3 건강보험의 구분

1) 피용자 건강보험

(1) 건강보험

일본의 건강보험제도 중 가장 오래되고 의료보장의 중심제도인 건강보험은 1922년에 법제화되어 1927년부터 실시되었다.

건강보험의 초기 목적은 근로자를 보호하여 산업발전을 촉진시키는데 있었으므로 초기의 적용대상은 공장이나 광산에 관계된 사업장에 근무하는 근로자에게만 한정하였다가, 1935년부터 5명 이상을 고용하고 있는 사업장의 근로자까지 확대 적용하였고 1939년부터 피부양자까지 확대하였다.

이 제도는 각종 사업장에 고용되어 있는 근로자를 피보험자로 하는 건강보험제도로서 피보험자의 업무외 상병, 사망, 분만과 그 부양가족의 상병, 사망, 분만에 관하여 보험급여를 하고 있다.

① 적용대상

건강보험의 피보험자는 강제적용 피보험자와 임의적용 피보험자로 구분되는데 상시 5명 이상의 근로자를 고용하고 있는 사업장의 근로자는 강제적용 피보험자가 되며, 5명 미만의 근로자를 고용하는 사업장은 근로자 과반수의 동의를 얻어 후생노동성에 건강보험 적용신청을 하여 인가를 얻으면 그 사업장의 근로자 전원은 피보험자가 된다.

② 보험자

건강보험의 보험자로는 전국건강보험협회와 건강보험조합이 있다. 건강보험조합은 700명 이상의 근로자를 고용하는 사업장이 지사의 인가를 얻어 설립한다. 그리고 건강보험조합에서 관리 운영하는 조합관장 건강보험에 포함되지 않는 사업장의 근로자는 전국건강보험협회가 관장하는 건강보험에 가입되어 있다. 따라서 건강보험은 700명 이상 사업장의 근로자를 대상으로 하는 조합관장 건강보험과 700명 미만 사업장의 근로자를 지역별로 결성하여 운영하는 협회관장 건강보험으로 구분된다.

(2) 공제조합

일본의 공제조합제도는 일본 사회보장제도의 일환으로서 독특한 종합보험체계를 이루고 있다. 즉 단기급여로 건강보험을 대행하고 장기급여로 연금제도를 대행하는 종합보험적 성격을 띠고 있다. 이 제도는 의료급여 이외에 조합원과 그 가족의 생활안정과 복지향상에 기여하고 공무의 능률적 수행, 사립학교 진흥 등에 기여하는 데 그 목적이 있다.

공제조합은 그 대상에 따라 국가공무원 공제조합(24개), 지방공무원 등 공제조합(54개), 그리고 사립학교교직원 공제조합(1개)으로 구분된다.

국가공무원 공제조합의 조합원은 국가공무원, 공제조합 직원 및 국가공무원 공제조합 연합회 임직원 등이고, 지방공무원 등 공제조합의 조합원은 지방공무원 등이며, 사립학교 교직원 공제조합의 조합원은 사립학교 교직원이다.

2) 국민건강보험

국민건강보험은 1938년 4월 국민건강보험법이 제정되어 7월부터 시행되었다. 전국민 건강보험 실시를 위하여 1959년에 법을 개정하여 시·정·촌의 조합 설립을 의무화하였으며 1961년 4월부터 전국민 건강보험을 실시하게 되었다.

국민건강보험은 피용자 이외의 일반 국민을 피보험자로 하며 질병, 부상, 출산, 사망에 대하여 의료 및 기타의 보험급여를 제공하는 제도이다.

(1) 적용대상

국민건강보험의 경우는 그 시·정·촌 내에 주소를 두고 있는 자는 법률상 당연히 피보험자로 강제 가입하도록 되어 있다. 다만 건강보험, 선원보험의 피보험자와 그 피부양자, 국가공무원 공제조합, 지방공무원등 공제조합, 사립학교교직원 공제조합의 조합원과 그 피부양자, 생활보호법에 의한 보호를 받고 있는 세대에 속한 자, 기타 특별한 사유가 있는 자로서 시·정·촌의 조례로 정한 자에 해당하는 자는 피보험자에서 제외된다.

(2) 보험자

국민건강보험의 보험자는 시·정·촌과 국민건강보험조합으로 구분되며, 시·정·촌은 국민건강보험을 실시할 법적 의무가 부여되어 있어 사실상 국민건강보험의 실시 운영주체이다. 이에 비해 국민건강보험조합은 동종의 사업 또는 업무에 종사하는 300인 이상으로 조직된 공법인으로서 도·도·부·현 지사의 인가를 받아 설립할 수 있다.

일본에서는 시·정·촌 국민건강보험을 '시·정·촌 국보'라 하고 있으며, 동종의 사업 또는 업무에 종사하는 자로 구성된 국민건강보험조합을 '국보 조합'이라 하여 구분하여 사용하고 있다. 동종의 사업 또는 업무에 종사하는 자로 구성된 국민건강보험조합은 공법인으로 166개가 있으며 피보험자 수는 404만명이다. 이들 국민건강보험조합은 크게 사업이나 업무에 따라 ① 의사, 치과의사 및 약제사들이 피보험자인 92개 조합, ② 건설 관계 종사자들로 구성된 33개 조합, ③ 일반 업종인 식품 관련 종사자들로 구성된 41개 조합 등 크게 3종류로 구분할 수 있다.

4 재원조달

건강보험의 재원은 보험제도별로 약간씩 다르기는 하나, 일반적으로 보험료와 국고에 의해서 충당된다.

피용자 건강보험의 보험료 산정에 기초가 되는 보험료율의 경우 3.0%~9.5% 범위에서 결정하도록 되어 있으며 현재의 조합별 보험료율은 8~9% 수준이다.

국민건강보험의 보험료 산정은 세대별 정액과 능력비례 보험료를 합산하여 이루어지며, 시・정・촌 조합에 따라 보험료 부과방식이 약간 다르다.

한편 건강보험에 대한 국고지원은 일률적이지 않으며, 건강보험제도별로 국고지원 형태가 다르다.

5 보험급여

1) 보험급여의 종류

일본의 건강보험에서 제공하는 급여의 종류로는 다음과 같은 것 들이 있다.

(1) 요양급여

피보험자의 업무 외 상병에 대한 치료, 약제 및 치료재료의 지급, 수술 등의 치료, 가정에서의 요양상 관리 및 간호, 병원 등의 입원 및 요양과 관련된 보살핌(care) 또는 간호 등이 포함된다. 보험적용 의료기관 등에서 요양급여를 받을 때에는 요양비용의 30%를 일부부담금으로 지불한다. 그러나 75세 이상의 고령자는 10%이지만 고령자 중 일정소득 이상자는 20%이다.

(2) 입원시 식사요양비

보험적용 의료기관에 입원하여 식사를 제공 받은 경우에 지급하는 급여이다.

(3) 특정요양비

특별 요양환경의 제공, 틀니 의치제공, 200병상 이상의 의료기관에서의 진료 등의 선정요양을 받은 때, 또는 대학부속병원 등 특정승인 보험적용 의료기관에 있어 후생노동성이 지정한 고도의 첨단의료를 받은 경우, 그 기본진료에 대해 지급하는 급여이다.

(4) 요양비

특별한 사정에 의하여 요양급여를 받을 수 없을 때 보험자가 부득이 하다고 인정한 경우에 지급하는 급여이다.

(5) 방문간호요양비 · 가족방문간호요양비

피보험자 등이 가정에서 계속하여 요양을 받아야 할 상태이고 병의 증세가 안정된 경우 의사의 지시에 따라 지정방문간호 사업자로부터 지정방문간호를 받은 경우에 지급하는 급여이다.

(6) 이송비 · 가족이송비

피보험자 등이 상병으로 이동이 곤란한 때 의사의 지시에 따라 이송된 경우 보험자가 긴급하거나 기타 부득이한 경우라고 인정된 때에 지급하는 급여이다.

(7) 상병수당금

질병이나 부상으로 4일 이상 근무를 하지 못하여 보수가 지급되지 않을 때 지급하는 급여이다. 지급금액은 1일당 표준보수일액의 60%이며 지급기한은 1년 6개월이다.

(8) 출산수당금

출산일 이전 42일부터 출산일 후 56일간 출산으로 결근하여 보수가 지급되지 않을 때 지급하는 급여이다.

(9) 출산육아일시금 · 가족출산육아일시금

피보험자, 피부양자에 관계없이 아동 1명당 정액으로 지급하는 급여이다.

(10) 장제료 · 가족장제료

피보험자가 사망한 때 실제로 장제를 행한 자에게 표준보수의 1개월분을 장제료로 지급하며, 피부양자가 사망한 때에는 가족장제료로 정액을 지급한다.

(11) 가족요양비

피부양자의 상병에 대해서도 가족요양비로서 요양급여, 입원시 식사요양비 및 특정요양비 급여 등이 있다.

(12) 고액요양비

피보험자 및 그 피부양자의 1개월의 본인부담 중 본인부담 한도액을 초과한 경우에 초과한 액이 고액요양비로서 지급된다.

2) 보험급여율

건강보험에 있어서 피보험자와 피부양자의 급여율은 70% 수준이며 지역건강보험인 국민건강보험의 급여율도 같게 됨으로써 제도간 급여면에서 형평성을 이루게 되었다.

한편 과도한 본인부담을 줄이기 위해서 1개월에 본인부담액이 일정액 이상을 넘지 않도록 본인부담 상한제인 고액요양비제도를 운영하고 있다.

또한 75세 이상 고령자에 대한 급여율은 90%이나 일정소득 이상인 고령자의 급여율을 80%로 줄이고 있다. 2002년부터 고령자에 대한 연령상한을 70세에서 75세로 늘리고, 고령자도 소득에 따라 급여율을 차등화하고 있다.

제3절 미국의 의료보장제도

1 미국 의료보장의 개요

미국은 1929년 말 시작된 대공황을 타개하기 위한 루즈벨트 대통령의 뉴딜정책의 일환으로 1935년 사회보장법(Social Security Act)이 제정되어 1937년부터 시행되었다. 이는 노령 및 실업을 보험사고로 한 사회보험제도로서 노령부문은 연방정부가 직접 운영하는 노령·유족보험이고, 실업부문은 연방정부와 주정부가 공동관리하는 실업보험이다. 이처럼 1935년의 사회보장법은 노령·유족보험 분야만 적용시켰으며, 의료보장부문은 1965년 사회보장법이 개정될 때까지 포함되지 않았다.

이러한 배경으로는 미국민은 자유와 자주를 존중하는 국민으로서 의료에 대해서도 개인의 책임으로 처리하는 것이 당연하다고 간주하였기 때문이다. 또한 국민은 민간보험에 가입함으로써 만일의 사고에 대비할 수 있고 민간보험을 발전시킬 수 있다는 것이다. 그리고 의료공급체계가 자유진료를 전통으로 하는 자유방임형으로 발달함에 따라 공적 의료보장제도의 발전이 늦어지게 되었다.

미국은 전국민을 대상으로 한 공적 의료보험제도는 없고 다만 65세 이상의 노인 및 장애자 등 일부 한정된 자를 대상으로 한 노인 및 장애자 의료보험인 메디케어(Medicare) 및 저소득자를 대상으로 한 의료부조제도인 메디케이드(Medicaid)가 공적 의료보장제도에 해당한다. 일반 국민은 민간의료보험에 가입하고 있으며 전혀 의료보험에 가입하고 있지 않는 사람도 전국민의 약 18% 정도인 약 4,700만명에 이르고 있다.

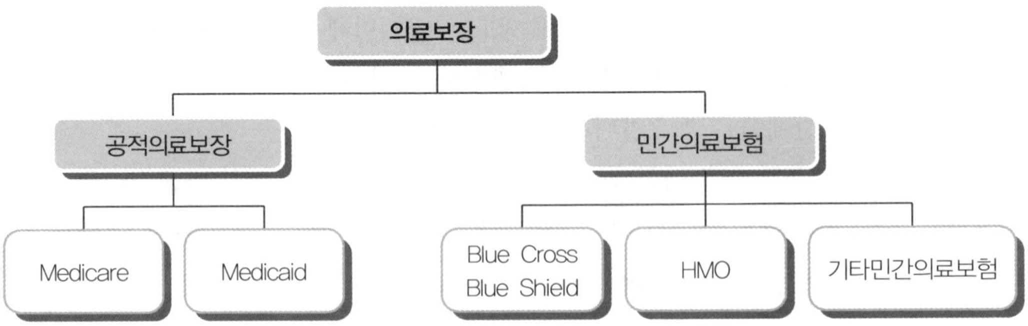

[그림 15-4] 미국의 의료보장체계

2 의료보장제도 종류

1) 공적 의료보장제도

(1) Medicare

① 적용대상

Medicare는 노인 및 장애자 의료보험으로 강제적용의 입원보험(hospital insurance: Part A)과 임의가입의 보충의료보험(supplementary medical insurance: Part B)이 있다.

입원보험의 적용대상자는 일반적으로 메디케어가 보장된 직장에서 10년 이상 근무한 65세 이상인 자이다. 이외에 철도종업원 퇴직자제도에 의하여 매월 연금급여의 수급자격을 가진 자, 24개월 이상 장해연금급여의 수급자격을 가진 65세 미만의 장애자, 신장투석 또는 신장이식을 필요로 하는 말기 신장병 환자, 메디케어의 적용을 받는 일정 공무원 본인과 그 배우자 등이 있다.

보충의료보험의 수급자격은 65세 이상의 자로서 매월 보험료를 지불하는 자, 사회보장 연금급여 또는 철도종업원 퇴직자급여의 수급을 통해 Medicare 입원보험의 수급자격을 갖는 자, 미국민으로 미국에 거주하는 자, 영주권을 합법적으로 소지한 외국인으로서 신청일 직전 5년간 미국에 거주한 자 등이다. 보충의료보험이 정지되는 경우는 보험료를 납부하지 않거나, 희망에 의하여 탈퇴하는 자이다.

이 외 메디케어 우대플랜(Part C)과 처방약 보험(Part D)이 있다.

② 재원조달

메디케어의 재원은 근로자 소득의 2.9%를 근로자와 고용주가 반반씩 납부한 세금과 보충 의료보험 가입자에 의한 보험료에 의하여 재원이 마련된다.

③ 보험급여

입원보험의 급여로는 입원환자에 대한 병원서비스, 응급병원서비스, 퇴원후 전문요양원(Skilled Nursing Home)에서의 요양서비스, 퇴원・퇴소 후 가정의료서비스, 호스피스・간호서비스 등 크게 5가지로 나누어진다.

환자의 본인부담비율은 입원 60일까지는 정액으로 부담하고 61일에서 150일까지는 일당 정액으로 부담하며, 150일 이후는 환자가 전액 부담한다. 보충 의료보험은 의사의 의료서비스, 외래서비스, 물리치료・작업치료 등과 같이 입원보험에서 급여가 되지 않는 기타 의료서비스와 가정의 서비스가 있다.

④ 관리운영

보건복지부(DHHS)는 메디케어와 메디케이드 전반을 관리하며 보건복지부에는 11개의 운영국을 두고 있다. 그 중 하나가 메디케어와 메디케이드 프로그램을 관리하는 메디케어와 메디케이드 서비스센터(Centers for Medicare & Medicaid Service : CMS)이다. 이전의 의료재정청(Health Care Financing Administration : HCFA)이 메디케어와 메디케이드 서비스센터로 전환된 것이다. 이는 단순한 부서 명칭의 변화가 아니라 서비스 질을 향상시키기 위한 조치라 할 수 있다.

⑤ 진료비 지불방식

각 의료서비스의 공급자는 직접 연방정부 또는 Blue-cross와 Blue-shield, 민간

보험회사 등 중간 지불기관과 병원급여의 청구절차에 관한 계약을 체결한다. 그리고 PRO(Professional Review Organization)라는 심사전문기관에서 의료서비스의 적절성, 의학적 필요성, 이용시설의 타당성 등을 심사해 지불여부를 결정한다. 심사방법은 각 PRO별로 차이가 있지만, 일반적으로 입원 사전심사, 입원 계속심사, 입원후 특정 의료행위(진단・수술・이학요법 등)전 심사 등을 한다.

Medicare는 적정요금의 결정에 근거하여 연방정부 및 중간지불기관에서 지불하게 된다. 적정요금의 결정은 각 의료행위 및 의료기자재의 관행요금을 조사하고 전년도 청구사례의 3/4을 보장하는 요금을 조사하여 이 두 조사의 낮은 쪽을 적정요금으로 한다.

지불방식은 지정지불(현물급여)과 본인지불(상환)이 있다. 지정지불의 경우 환자는 본인부담분(20%)만을 의사에게 지불하고 의사는 나머지 80%를 적정요금에 따라 청구하게 된다. 본인지불의 경우, 환자는 일단 전액을 적정요금에 관계없이 의사에게 지불한 후에 적정요금으로 80%를 상환받게 된다.

Medicare 수급자의 대부분은 Medicare에서 지불해주지 않는 의료비를 보충하기 위하여 민간보험에 가입하고 있으며 이와 같은 보충적인 민간의료보험을 Medigap insurance라 부르고 있다.

(2) Medicaid

① 운영

의료부조제도인 Medicaid는 일정한 요건을 갖춘 저소득자에 대해 의료부조를 하는 것으로 연방정부의 지침하에 각 주정부가 운영하고 있다. 연방정부는 급여조건 등에 대하여 일정한 지침을 설정, 각 주의 재정 상황에 따라 보조금을 부담하고 있다. 또 주정부는 수급요건을 정함과 동시에 운영을 책임지고 있다.

Medicaid에서의 연방정부의 역할은 급여자격자의 범위설정과 이에 대한 최저한의 기본서비스에 대해 재정원조를 하고 있을 뿐이며 급여의 범위, 내용, 진료보수 지불방식은 각 주가 각각 설정하고 있다. 따라서 Medicaid는 각 주가 독자적으로 다양한 계획을 수립하고 있다.

② 적용대상

Medicaid의 적용대상은 다른 사회보장 프로그램에 적용받고 있지 않은 저소득자로서 의학적으로 취약한 계층을 적용대상으로 노령자, 장애자, 소득보조 수급자 및 모자가정부조 수급자 등이다.

③ 재원조달

연방정부와 주정부가 합동으로 재원을 마련한다. 연방정부의 부담비율은 관리비용의 50%와 각 주 거주자들의 소득을 감안하여 결정된 비율에 의한다. 연방정부의 지원 규모는 50%에서 83%까지 다양하다. 예외적으로 연방정부가 주정부의 메디케이드 관리운영비의 50%를 보조하는 경우도 있다.

④ 보험급여

급여내용은 주마다 다르지만 연방정부는 제도대상자들에 대한 필수 급여서비스, 주의 임의급여가 가능한 서비스 등을 규정하고 있다. 예를 들면 급여가 의무적인 서비스로는 입원·외래서비스 등이 있으며, 약제와 같이 급여가 인정되는 서비스가 있다.

(3) 기타 공적 의료보장제도

미국의 기타 공적 의료보장제도로는 연방공무원 공제, 군인 및 그 피부양자 서비스, 퇴역군인 의료서비스 등이 있다.

① 연방공무원 공제

연방정부의 공무원은 격주마다 보험료를 지불함에 따라 HMO를 포함한 프로그램에 가입하고 있다. 연금수급자는 연방공무원 의료급여 프로그램 내지 퇴직연방직원 의료급여 프로그램에 가입할 수 있는데, 후자는 특히 연방정부가 보험료를 부과하고 Medicare 보충의료보험에 가입할 수 있는 선택권이 있다. 연방정부의 시설에는 연방공무원을 위한 의료시설이 있고 연방정부는 사무비를 부담하여 운영하고 있다.

② 군인 및 그 피부양자서비스

현역군인이나 퇴직군인과 그 피부양자는 국방부의 의료시설을 이용할 수 있고 Medicare 입원보험의 가입자격자가 아니면 국방부가 운영하는 의료프로그램에 가입하고 본인부담 이외의 의료비를 상환받을 수 있다.

③ 퇴역군인 의료서비스

국방부 퇴역군인국은 명예퇴직 군인을 위해 172개의 의료센터와 226개의 진료소를 운영하고 있다.

2) 민간의료보험제도

미국은 공적보험부문이 전국민의 약 20%를 커버하고 있고 나머지 대부분의 국민들은 민간의료보험에 가입되어 있는데, 민간의료보험조직은 크게 Blue Cross와 Blue Shield, HMO, 일반보험회사 등으로 구분할 수 있다.

(1) Blue Cross, Blue Shield

Blue Cross, Blue Shield는 미국에서 가장 역사가 깊은 최대의 민간의료보험기구이며, 현재 인구의 73% 정도인 약 1억 8천만명이 민간의료보험에 가입되어 있는데 그 중 약 7,100만명이 이 Blue Cross, Blue Shield에 가입되고 있다. 이 가운데는 Medicare 가입자와 연방공무원의 특별요양급여제도에서 혜택을 받지 못하는 급여를 Blue Cross, Blue Shield에서 받기 위한 것이다. Blue Cross, Blue Shield는 시카고에 본부를 둔 비영리 민간보험단체와 연합회를 통칭하는 말로서 현재 71개의 Blue Cross와 Blue Shield 조직이 설립되어 있다.

Blue Cross는 입원보험이고 일반적으로 일정기간의 입원비용, 각종 검사비용, 수술 및 투약 등을 현물급여한다. 이에 비해 Blue Shield는 주로 외래 진료보험이고 의사의 진료보수, 검사비용 등을 현물급여한다.

Blue Cross, Blue Shield는 비영리조직으로 지역의 지도자나 기업, 근로자, 소비자 대표, 의사, 병원 등으로 구성된 이사회에 의하여 운영되는 자율적인 단체이다. 이 단체는 각 주의 주법에 의해 활동이 규제되며, 각 주 보험국의 감독을 받는다. Blue Cross, Blue Shield는 민간의료보험조직으로 오랜 경험을 가지고 있기 때문에 공적의료보험인 Medicare, 공적의료부조인 Medicaid 개설시 이들 프로그램에 상당한 영향을 미쳤다.

(2) 건강유지기구(Health Maintenance Organization; HMO)

미국민은 Medicare나 Medicaid 대상자 이외는 민간의료보험에 가입하고 있는데 민간의료보험의 하나가 건강유지기구이다. 건강유지기구의 최대 특징은 보험자가 제3자 지불기구 없이 의료서비스 그 자체를 피보험자에게 급여로 제공한다. 즉 건강유지기구는 보험자와 의료공급자가 통합된 보험료 선불방식의 회원제 의료공급제도이다.

① 건강유지기구(HMO)의 특징

㉠ HMO는 단지 보험료만을 징수하는 것이 아니라 이것을 재원으로 의료제공자와의 계약에 의해 의료서비스를 제공하고 있다.

㉡ 선불방식・인두할 정액청부방식으로 가입자는 보험료를 가입시 일정액으로 선납하고 그 예산범위내에서 모든 의료서비스를 제공한다.

㉢ 지역보험적 성격이 강하여 지정된 의료기관과 의사가 일정지역으로 한정되어 있다.

㉣ HMO는 역사적으로 의료접근이 쉽지 않은 신흥 산업도시 및 사막의 건설현장에서 생겨난 것이어서 직역별 단체를 통한 집단보험의 경향이 있다.

㉤ 포괄적 의료서비스 제공 및 그룹진료, 관리된 의료(Managed care)를 한다.

㉥ 보험자 단체로서의 HMO의 재정에 대한 의사의 위험분담으로 의사도 당연책임을 지고 있다.

② 건강유지기구(HMO)의 유형

㉠ **Staff Model** : HMO에 고용된 의사가 HMO병원에서 HMO규정에 따라 진료를 담당하는 형태

㉡ **Group Model** : HMO와 계약을 맺은 의사그룹이 HMO가 소유한 병원에서 의료를 제공하는 형태이며, 의사들은 HMO에 고용되어 있지 않다.

㉢ **IPA Model** : 개업의 연합회(Independent Practice Association)와 HMO가 계약에 의하여 개별진료소에서 진료를 하는 형태이며 진료보수는 인두제에 해당된다.

제4절 독일의 질병보험제도

1 질병보험제도 개요

독일은 과거 비스마르크시대에 사회경제체제의 변화에 따른 사회적 불안을 완화하고 근로자의 생활보장을 위하여 1883년 근로자 질병보험법, 1884년 근로자 재해보험법, 1889년 노령, 폐질보험법 등을 제정하여 세계에서 최초로 사회보험제도를 실시하였다.

독일 질병보험제도의 특징은 역사적으로 직종별로 질병보험제도가 발전되어 왔기 때문에 법정의 질병금고가 상당히 많이 있으며 관리운영은 조합주의방식을 채택하고 있다. 그리고 일정소득 이하의 소득자는 질병보험에 강제적으로 가입하도록 되어 있고, 일정소득 이상의 고소득자는 법정 질병보험이나 민간 질병보험에 선택적으로 가입할 수 있도록 되어 있다.

독일 인구 중 약 87%가 법정 질병보험에 가입하고 있으며, 나머지 약 13%가 민간 질병보험 및 의료부조 등에 해당한다. 대부분의 일반 직장인들은 법정 질병보험에 가입의무가 있고 가입의무가 없는 자영업자 및 소득이 높은 직장인들은 민간보험에 임의 가입하고 있다.

2 적용대상

법정 질병보험제도에서는 공무원 및 군인 등 공무원법과 같은 다른 제도에서 의료보조급여를 받는 사람과 소득이 높은 근로자 및 자영업자와 같이 민간 질병보험으로 대응할 수 있는 사람에 대해서는 법정 질병보험의 가입 의무를 면제하고 있다. 그러나 가입의무가 면제되고 있는 사람도 대부분의 경우 법정 질병보험제도에 임의로 가입하는 것이 가능하다.

1) 의무가입자

국민은 법정 질병보험이나 민간 질병보험 중 하나에 의무적으로 가입하여야 하고, 근무지 또는 주거지에 소재하는 질병금고를 자유롭게 선택할 수 있다. 다른 피보험자에게 문호를 개방할지 여부는 각 금고의 자유재량에 맡기고 있다. 그러나 농부, 광부, 선원 등은 해당 질병금고에 가입하여야 한다.

2) 가입의무 면제자

법정 질병보험의 강제가입 의무를 법률의 규정에 의해 자동적으로 또는 신청에 의해 면제받을 수 있다. 가입의무를 면제하고 있는 자는 보호의 필요성이 없거나, 질병 발생 시 다른 법에 의하여 급여를 받는 자이다. 가입의무 면제자는 다음과 같다.

① 연소득 일정액 이상의 고소득근로자
② 군인, 경찰, 소방관, 성직자 그 외 연방・주 등의 공무원으로, 공무원법에 의하여 보조급여 또는 의료보조급여를 받는 자 및 공무원 연금수급자
③ 아르바이트 학생
④ 예술가・저술가・농림업 사업자를 제외한 자영업자

3 보험자

1) 질병금고

질병보험은 각 금고별로 운영되며, 질병금고가 보험자이다. 법정 질병금고에는 지역질병금고, 기업질병금고, 동업질병금고, 농업질병금고, 생산직(사무직)대체금고, 선원질병금고, 광산근로자질병금고 등 8종류로 분류된다. 독일의 질병보험은 직업별, 계층별로 세분화되어 운영되고 있다.

지역질병금고는 다른 금고에 가입하지 않은 그 지역의 거주자를 대상으로 하며, 소규모 직장근로자들이 주로 가입한다.

기업질병금고는 1,000명의 피용자를 상시 고용하는 일반 산업, 건설업 기업화된 농・수산업 등 대기업이 설립하며, 둘 이상의 기업이 공동으로 질병금고 설립이 가능하다. 철도, 우편, 운수 등 3개 연방기관 및 31개의 연방・주・시・군・읍 행정기관 질병금고도 기업질병금고에 포함된다.

동업질병금고는 영세상인, 수공업자 및 자영자 등을 대상으로 하며 이는 최소 1,000명의 보험 가입의무자를 유지해야 한다.

농업질병금고는 농림자영자와 그 가족, 농업 노령보조금수급자 및 65세 이상 노동가능자를 대상으로 하여 각 농업조합별로 설립되어 있다.

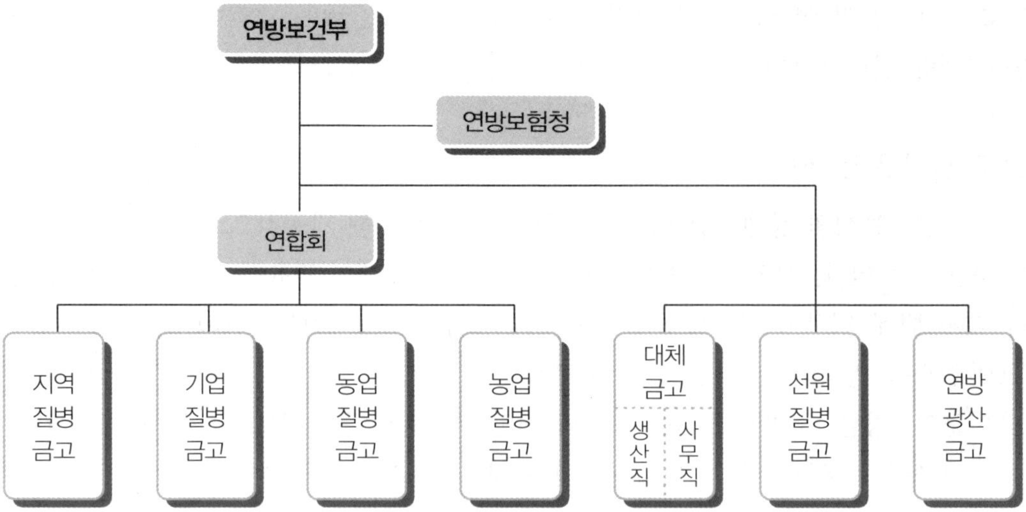

[그림 15-5] 독일 법정 질병금고의 조직

대체(Substitute)금고는 생산직 대체금고와 사무직 대체금고 2종이 있으며, 생산직, 사무직 근로자 등이 가입한다. 대체금고는 피용자만으로 운영하고 있다. 현재 사무직 대체금고는 독일사무직 질병금고, 기술자 질병금고, 상업 질병금고, 무역종사자 질병금고 등 7개가 있다. 한편 생산직 대체금고는 건축목공업 질병금고 등 3개가 있다.

선원질병금고는 외항선승무원과 견습승무원을 대상으로 하며, 해운업 종사자는 임의로 가입할 수 있다. 현재 1개의 질병금고가 있다.

연방광산근로자 질병금고는 광산근로자를 대상으로 한다. 현재 1개의 질병금고가 있다.

질병금고의 가입자수를 보면 2008년 현재 지역질병금고가 가장 많아 약 35%를 상회하고 다음이 사무직 대체금고로 약 31% 정도이다.

한편 법정질병보험에 가입하지 않고 민간의료보험에 가입한 가입자는 독일인구의 약 10.1% 정도이다.

독일은 "보건의료개혁 2007"에 의하여 의료보험체계에 많은 변화를 가져왔다. 2009년부터 연방정부가 보험료율을 전국 단위에서 단일 보험료율을 결정한다. 한편 기존 다수의 연합회를 1개의 연합회로 전환하였다. 가입자·고용주의 보험료와 연방정부 보조금에 의한 의료보험기금을 설치하여 금고에 분배한다.

4 재원

1) 보험료

원칙적으로 보험료 부과기준은 피보험자의 총소득이다. 의무가입 근로자의 경우, 근로소득이 보험료의 부과기준이 되며, 연금수급자의 경우는 배우자의 연금도 평가 대상이 된다. 보험료율은 연방차원에서 단일보험료율이 결정되어 적용한다.

질병보험의 주요 재원은 보험료이다. 법정 질병보험금고의 피보험자는 부담능력에 따라 보험료를 납부하며, 보험료는 피보험자와 사용자가 공동으로 부담한다.

연금수급자의 경우 질병보험료는 질병금고마다 차이가 있지만 일반적으로 연금액에 일반 피보험자와 같은 비율의 보험료율을 곱한 금액을 연금수급자와 연금보험자가 반반씩 부담한다.

2) 국고

독일의 보험재정은 원칙적으로 보험료를 중심으로 운영되며, 국고지원을 받지 않는다. 따라서 각 질병금고에 법정급여를 충족시킬 수 있는 보험료를 징수하고, 독자적으로 재정의 균형을 꾀하도록 되어 있지만, 일부 정책적으로 모성보호법에 의한 출산수당, 학생 보험료, 광산근로자 질병보험, 농업종사자 질병보험에 대하여 국고지원이 있다.

한편 병역의무 또는 병역대체의무를 수행하는 사람들에 대해서는 연방정부가 보험료를 부담한다. 실업급여나 실업부조를 받고 있는 자, 소득유지수당 또는 통합 부조금을 받고 있는 자 등에 대해서는 연방고용청이 이들의 보험료를 부담한다.

5 의료공급체계

1) 개원의

독일에서는 일반개원의 · 전문개원의 · 치과의사가 외래진료시설로 개원하고 있으며, 일반개원의 및 전문개원의 대다수가 보험개원의이고, 그 주 보험의 협회에서 회원으로서 인가를 받아 질병금고와 계약을 맺는다.

2) 병원

독일의 병원은 크게 공립병원, 공익병원, 그리고 사립병원으로 구분된다. 공립병원은 연방, 주, 시・군・읍 등에 의해 운영되고, 공익병원은 적십자를 비롯한 재단 또는 종교단체에 의하여 운영된다.

독일에서는 외래진료와 병원진료 사이에 엄격한 구분이 있어서 대부분의 경우 병원진료에서는 외래진료를 하지 않고, 또 외래진료를 담당하는 의사는 병원진료는 하지 않는다.

6 진료비 지불제도

독일의 진료비 지불은 원칙적으로 행위별수가제에 의해 이루어지나, 주요 비용부문별로 그 예산총액이 정해져 있는 부문별 예산제이다.

개원의에 대한 외래부분의 진료보수는 총액계약제가 적용된다. 각 질병금고는 주 단위로 보험의 협회(의사단체)에 진료비 총액을 일괄 지불한 후, 보험의 협회에서 개별의사에게 총액의 범위 내에서 진료보수 점수표에 따라 행위별 수가제에 근거하여 배분한다.

따라서 질병금고에서는 진료보수청구서 심사업무가 존재하지 않는다. 병원에 대한 진료비 지불 계약은 원칙적으로 병원별로 이루어진다.

병원의 진료보수는 포괄적인 보수로서 건당 포괄지불 및 특별보수와 환자 1인 1일당 정액인 수진과목별 요양비 및 기초요양비를 혼합시킨 방식을 취하고 있다.

건당 포괄지불은 질병 패턴별로 통상 예상되는 진료행위 비용을 포괄적으로 평가하여 지불하는 것으로, 적용되고 있는 부분은 주로 외과적 치료부분으로 독일판 DRG라고도 한다.

제16장

의료급여

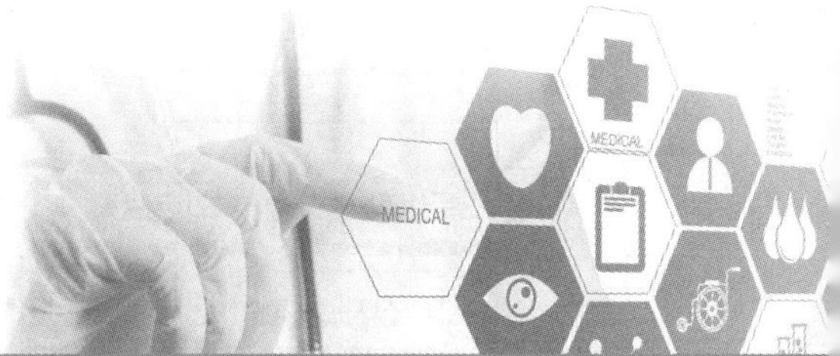

제1절 의료급여 개요 및 수급권자

1 의료급여 개요

1) 의료급여의 의의

의료급여제도는 생활유지 능력이 없거나 경제능력을 상실한 사람들을 대상으로 정부가 의료서비스를 제공하는 공공부조로, 저소득층의 의료보장을 통한 건강증진과 복지향상을 목적으로 하는 사회보장제도의 하나이다. 1977년부터 의료보호라는 이름으로 시작된 의료급여제도는 저소득층을 위한 의료보장제도로서 많은 발전을 거듭해 왔다. 우리나라 사회보장체계는 [그림 16-1]과 같다.

2) 의료급여의 연혁

우리나라 의료급여의 연혁을 보면 다음과 같다.

- 1961년 : 생활보호법 제정으로 무료 진료 제공
- 1977년 : 1월 의료보호에 관한 규칙 제정, 12월 의료보호법 제정
- 1979년 : 의료보호법에 따라 의료보호사업 실시
- 2001년 : 의료급여법에 의한 의료급여 실시

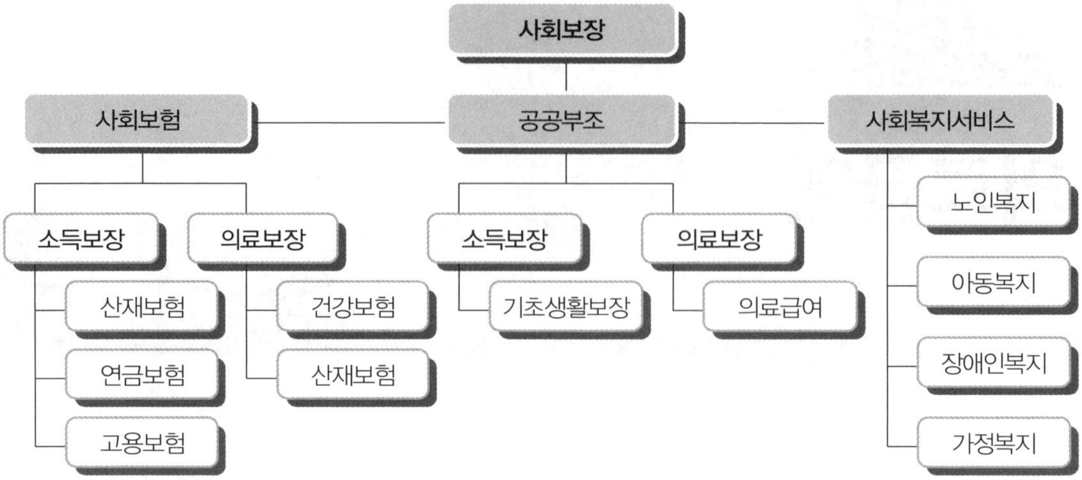

[그림 16-1] 우리나라 사회보장체계와 의료급여

2 의료급여 수급권자

1) 의료급여 수급권자 선정

의료급여는 국민기초생활보장법에 의한 수급권자와 이재민, 의사상자, 국가유공자 및 중요 무형문화재 보유자 등 타법에 의한 대상자 및 법령상 일정한 조건을 갖춘 행려환자를 의료급여 수급권자로 선정한다.

2) 의료급여 수급권자 유형

의료급여 수급권자 중 국민기초생활보장법에 의한 수급권자는 1종 및 2종 수급권자로 구분하여 본인부담금에 차등을 두고 있다. 1종과 2종을 구분하는 근거는 근로능력의 유무인데 국민기초생활보장법에 의한 의료수급자 중 근로능력이 없는 세대의 구성원은 1종, 근로능력이 있는 세대의 구성원은 2종이 된다.

1종 수급권자는 ① 국민기초생활보장법에 의한 의료수급자 중 근로무능력자(18세 미만인자, 65세 이상인 자, 중증장애인, 치료 또는 요양 필요자 중 시·군·구청장이 판정한 근로무능력자, 임산부, 병역중인 자, 보건복지부장관이 인정한 근로무능력자 등)로만 구성된 세대의 구성원, 그 밖에 결핵질환, 희귀난치성질환 및 중증질환 등록자 그리고 보장시설 수급자, ② 국내 입양 18세 미만 아동, ③ 국가유공자, ④ 국가무형문화재의 보유자, ⑤ 이재민, ⑥ 의상자 및 의사자, ⑦ 북한이탈주민, ⑧ 5·18 민주화운동 관련자, ⑨ 노숙인, 행려환자 등 법령의 규정에 의한 요건을 가진 자가 해당된다.

2종 수급권자는 국민기초생활보장법에 의한 의료수급자 중 근로능력이 있는 수급자(18세 이상 65세 미만)를 포함하는 세대의 구성원으로 구분하여 책정한다.

[표 16-1] 의료급여 종별 수급권자 (2023년)

구 분	수 급 권 자
1종	• 국민기초생활보장법에 의한 의료수급자 중 근로능력이 없는 자로만 구성된 세대의 구성원 – 결핵질환, 희귀난치성질환, 중증질환 등록자 – 보장시설 수급자 • 국민기초생활보장법 이외의 타법에 의한 수급권자 – 이재민(재해구호법)으로서 의료급여가 필요다고 인정한 사람 – 의상자 및 의사자의 유족 – 국내 입양된 18세 미만 아동 – 독립유공자, 국가유공자, 보훈보상대상자 및 그 유족·가족으로서 의료급여가 필요하다고 인정한 사람 – 국가무형문화재보유자 및 그 가족으로서 의료급여가 필요하다고 인정한 사람 – 북한이탈주민과 그 가족으로서 의료급여가 필요하다고 인정한 사람 – 5·18 민주화운동 관련자 및 그 유족·가족으로서 의료급여가 필요하다고 인정한 사람 – 노숙인 등으로서 보건복지부장관이 의료급여가 필요하다고 인정한 사람 • 행려환자
2종	• 국민기초생활보장법에 의한 의료수급자 중 근로능력이 있는 자를 포함한 세대의 구성원 • 보건복지부장관이 2종 의료급여가 필요하다고 인정한 사람

제2절 의료급여 수준 및 수가체계

1 의료급여 수준 및 본인부담

1) 의료급여 수준

의료급여는 수급권자에게 국가 재정으로 질병이나 부상, 출산 등에 대한 진찰, 검사, 약제·치료재료의 지급, 처치·수술과 그 밖의 치료, 예방·재활, 입원, 간호, 이송, 기타의 의료목적 달성을 위한 조치를 제공한다. 국가는 법령에서 정한 수급권자의 법정 본인부담금을 제외한 금액의 전액을 지원하는데, 법정 본인부담금은 수급권자의 종별,

구분에 따라 달라진다.

2) 본인부담금

의료급여 1종 수급권자는 외래진료에 대해서만 본인부담금을 부과하고, 입원진료는 식대(20%)를 제외하고는 전액 무료이다. 1종 수급권자의 외래 본인부담금은 1차 의료급여기관 방문시 1,000원, 2차 의료급여기관 방문시 1,500원, 3차 의료급여기관 방문시 2,000원, 약국은 처방전 당 500원을 부과한다.

반면 2종 수급권자는 입원과 외래 모두 본인부담금을 부과하며, 입원시 총 진료비의 10%, 외래의 경우 1차 의료급여기관 방문시 1,000원, 2차 또는 3차 의료급여기관의 총 진료비 중 15%, 약국 방문시에는 500원 본인이 부담한다.

3) 부담 완화제도

수급권자들의 부담을 완화하기 위해 대지급금제도, 본인부담보상제, 본인부담상한제 등을 두고 있다.

(1) 대지급금제도

대지급금제도는 의료급여 2종 수급권자에 대해서만 적용되며, 진료비의 15%를 부담하는 2종 수급권자가 최저 생계비 이하의 계층임을 고려하여 입원진료시 본인부담금이 20만원 이상인 경우 20만원 초과분은 의료급여기금에서 대지급하여 주고 무이자로 분할 상환하는 제도이다. 이를 통해 수급권자들의 국가에 대한 의타심을 배제시키고 자활 의지를 고취시키도록 하고 있다. 대지급금제도는 과거에는 대불제도로 불리어졌다.

대지급금 상환의무자는 대지급금을 받은 자(수급권자) 또는 부양의무자이며, 시장·군수·구청장에게 상환한다. 대지급금은 총액을 3개월마다 같은 액수로 분할하여 상환하여야 한다.

① 대지급 금액이 10만원 미만은 3회
② 대지급 금액이 10만원 이상 30만원 미만은 8회
③ 대지급 금액이 30만원 이상은 12회

(2) 본인부담보상제

본인부담보상제는 일정 기간 동안 본인부담금이 법령이 정한 금액을 초과하는 경우 초과 금액의 50%를 되돌려주는 제도로, 1종 수급권자는 매 30일간 2만원, 2종 수급권자는 매 30일간 20만원 초과 여부가 적용기준이 된다.

(3) 본인부담상한제

본인부담상한제는 일정 기간 동안 본인부담금이 법령이 정한 금액을 초과할 경우 초과 금액의 전부를 되돌려주는 제도로, 1종 수급권자는 매 30일간 5만원, 2종 수급권자는 연간 80만원을 초과할 경우 초과금의 전액을 사후에 보상한다.

[표 16-2] 의료급여 수급권자의 본인부담금

구 분		본 인 부 담 금
1종	외래	• 보건소·보건지소 및 보건진료소에서 진료하는 경우 : 없음 • 1차 의료급여기관 1,000원 • 2차 의료급여기관 1,500원 • 3차 의료급여기관 2,000원 • PET, MRI, CT 등 : 급여비용의 5%
	입원	• 무료
	약국	• 500원
2종	외래	• 보건소·보건지소 및 보건진료소에서 진료하는 경우 : 없음 • 1차 의료급여기관 1,000원 • 2차 의료급여기관 : 급여비용의 15% • 3차 의료급여기관 : 급여비용의 15% • PET, MRI, CT 등 : 급여비용의 15%
	입원	• 의료급여기관의 입원 진료 : 10%
	약국	• 500원

보건복지부장관이 고시하는 경증질환으로 종합병원 이상급 기관에서 원외처방전을 발급받아 약국에서 조제 받는 경우 급여비용의 3%

2 의료급여 수가체계

의료급여 수가수준은 건강보험 행위별 수가를 준용하여 산정(단, 정신질환 및 혈액투석 외래 수가는 건강보험과 달리 정액수가로 운영)하고, 요양기관 종별 가산율에 다소간의 차이가 있다.

[표 16-3] 의료급여기관 종별 가산율

구 분	3차 의료급여기관	종합병원	병원	의원
의료급여 가산율	8%	5%	2%	0%
건강보험 가산율	15%	10%	5%	0%

제3절 진료체계 및 관리체계

1 의료급여 진료체계

1) 의료급여기관

제1차 의료급여기관은 의료법에 따라 시장·군수·구청장에게 개설 신고한 의료기관, 보건소·보건의료원 및 보건지소, 약국 및 한국희귀·필수의약품센터가 포함되며, 제2차 의료급여기관은 의료법에 따라 시·도지사가 개설 허가한 의료기관이다. 아울러, 제3차 의료급여기관은 제2차 의료급여기관 중에서 보건복지부장관이 지정하는 의료기관이다.

2) 의료급여 진료절차

의료급여 수급권자는 의료급여법 시행규칙, 제3조의 규정에 따라, 제1차 의료급여기관 → 제2차 의료급여기관 → 제3차 의료급여기관에서 단계적으로 진료를 받을 수 있다.

[표 16-4] 의료급여기관의 종류

구 분	비 고
제1차 의료급여기관	• 의원급 의료기관 • 보건기관(보건소, 보건지소, 보건의료원) • 약국, 한국희귀·필수의약품센터 등
제2차 의료급여기관	• 병원급 의료기관 • 병원, 종합병원 등
제3차 의료급여기관	• 2차의료급여기관 중 보건복지부장관이 지정하는 의료기관 • 종합병원, 상급종합병원 중 지역적 특성 고려

2 관리운영체계

의료급여 업무의 관리운영체계는 의료급여 사업기관인 보건복지부와 지방자치단체, 국민건강보험공단, 건강보험심사평가원으로 나누어 의료급여 수급권자가 원활한 의료급여를 받을 수 있도록 각각의 역할을 부여하고 있다.

보건복지부는 의료급여 주요 정책 개발·결정 및 의료급여사업의 총괄적인 조정 및 지도감독 업무를 수행하고, 보장기관인 시·도는 의료급여기금 관리·운영 및 보장기관에 대한 지도감독 업무를 담당한다. 시·도지사는 기금에서 추정급여비용을 급여비용지급기관에 예탁하여야 한다. 시·군·구는 수급권자의 자격선정과 관리업무를 수행한다. 이외에 건강보험심사평가원은 진료비 심사 및 급여 적정성 평가를, 국민건강보험공단은 진료비 지급업무, 수급권자 자격 및 개인별 급여내역의 전산관리 등을 각각 위탁받아 업무를 수행하고 있다.

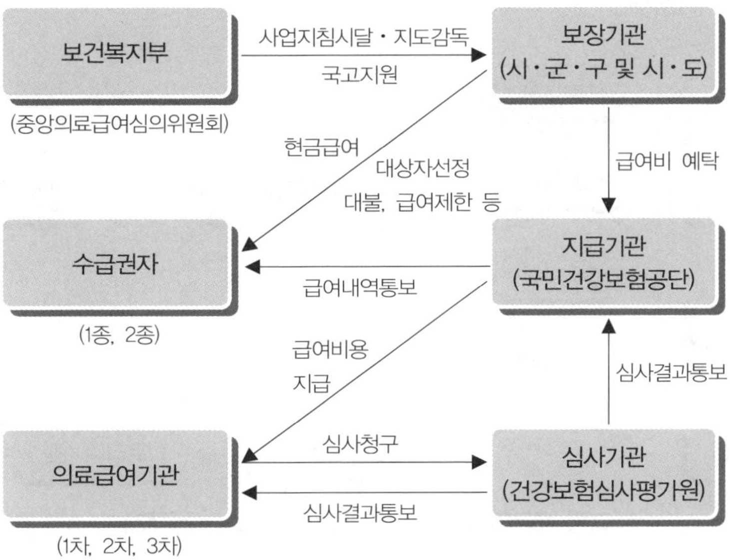

[그림 16-2] 의료급여 관리운영체계

3 기금운용 및 관리

의료급여비용의 지급을 충당하기 위해 시도에 일반회계와 구분하여 의료급여기금을 설치하고 있다. 의료급여기금은 국고보조금과 지방자치단체 출연금, 대지급금 상환금, 부당이득금, 과징금, 기금의 결산상 잉여금 및 그 밖의 수입금으로 조성된다.

국고보조금의 비율은 보조금의 예산 및 관리에 관한 법령에 따라 서울은 50%, 기타 80%를 적용하고 지방재정법 시행령 제33조 제1항의 규정에 의한 지방자치단체 경비부담의 기준 등에 관한 규칙 중 별표에 따라 특별시 및 광역시의 자치구는 부담비율이 없고 시는 6%, 군은 4%를 부담하도록 하고 있다.

[표 16-5] 의료급여기금의 국고보조금 및 지방비 출연금

구 분	서울특별시		광역시		도		
	시	자치구	시	자치구	도	시	군
지방비	50%	없음	20%	없음	14-16%	6%	4%
국 비	50%		80%		80%		
합 계	100%		100%		100%		

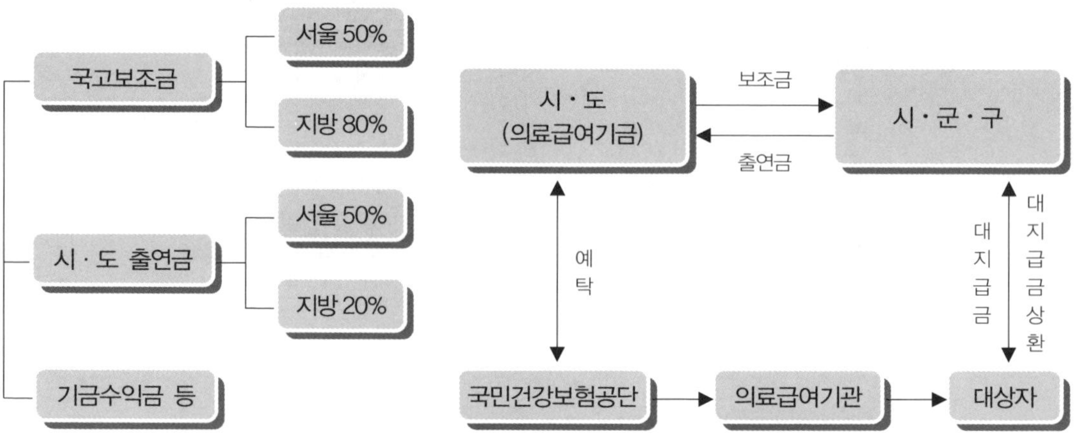

[그림 16-3] 의료급여기금 조성 및 운용체계

제17장

노인장기요양보험

제1절 노인장기요양보험의 개요

1 장기요양서비스의 의의

경제협력개발기구(OECD)에서는 장기요양서비스를 허약한 노인 또는 이미 의존적인 상태에 있거나 생활상의 장애를 지닌 노인에게, 정해져 있는 종료시점이 없이 장기간에 걸쳐서, 일상생활 수행능력을 도와주기 위하여 제공되는 모든 형태의 요양서비스로 간주하고 있다. 또한 근래에는 장기요양서비스를 "기본적인 일상생활 수행능력에 있어 도움에 의존하는 자에게 필요한 일련의 서비스"로 정의하였다.

여기서 중심적인 서비스는 대인적 케어(돌봄)이지만, 기본적인 의료적 서비스 즉 상처치료, 통증관리, 투약, 건강모니터링 및 예방, 재활, 완화케어 서비스 등도 결합적으로 제공하는 것으로 하고 있다.

일본의 개호보험법에서는 "요개호 상태란 신체상 혹은 정신상 장애로 인하여 목욕, 배설, 식사 등 일상생활에서 기본적으로 필요한 동작의 전부 혹은 일부가 불가능하여 일정 기간 동안 항상 개호를 필요로 한다고 여겨지는 상태"로 정의하고 있다.

장기요양서비스는 수급자가 되기 위해서는 일상생활 수행능력(Activities of Daily Living; ADL) 및 수단적 일상생활 수행능력(Instrumental Activities of Daily Living;

IADL)의 지표를 통해 측정되는 일상적인 생활기능의 제한이나 장애가 있어야 하며, 장기(long-term)의 개념 구성이 일치하지는 않지만 그 상태가 오랜 기간 지속되어야 한다는 점이다. 일상생활 수행능력은 노인의 신체적 기능상태를 측정하는 대표적인 지표로 옷입기, 세수학, 화장실 이용하기 등의 자가 생존능력 여부를 측정하고, 수단적 일상생활 수행능력은 집안일하기, 교통수단 이용하기, 식사준비하기, 전화 걸고 받기 등의 사회적 활동에 있어 독립적인 수행능력을 측정한다.

2 노인장기요양보험

1) 노인장기요양보험의 목적

노인장기요양보험은 고령이나 노인성 질병 등의 사유로 일상생활을 혼자서 수행하기 어려운 노인 등에게 신체활동 또는 가사활동 지원 등의 장기요양급여를 제공하여 노후의 건강증진 및 생활안정을 도모하고 그 가족의 부담을 덜어줌으로써 국민의 삶의 질을 향상하도록 함을 목적으로 시행하는 사회보험제도이다.

2) 노인장기요양보험의 연혁

노인장기요양보험의 연혁을 살펴보면 다음과 같다.

- 2001. 08. 15 : 대통령 광복절 경축사에서 노인요양보장제도 도입 제시
- 2003. 03 ~ 2004. 02 : 공적 노인요양보장 추진기획단 설치, 운영
- 2004. 03 : 공적 노인요양보장제도 실행위원회 구성, 운영
- 2005. 07 ~ 2006. 03 : 1차 시범사업 실시
  - 6개 시·군·구 65세 이상 기초생활보장 수급 노인 대상
- 2006. 02 : 정부 입법 국회 제출
- 2006. 04 ~ 2007. 04 : 2차 시범사업 실시
  - 8개 시·군·구 65세 이상 노인 대상
- 2007. 04 : 국회 통과
- 2007. 05 ~ 2008. 06 : 3차 시범사업 실시
  - 13개 시·군·구 65세 이상 노인 대상
- 2008. 07 : 노인장기요양보험제도 시행

3) 노인장기요양보험의 특징

(1) 건강보험제도와는 별도로 운영

노인 등에 대한 요양에 대한 필요성 부각이 용이하며, 건강보험 재정에 얽매이지 않고 장기요양급여의 운영 및 장기요양제도의 특성을 살릴 수 있다.

(2) 사회보험방식 및 국고 지원 부가방식

우리나라 장기요양보장제도는 사회보험방식을 근간으로 하고, 일부는 공적부조방식을 가미한 형태로 운영되고 있다. 국민건강보험법의 적용을 받는 건강보험가입자가 장기요양보험료를 납부하며, 장기요양보험료 예상 수입액의 20%와 공적부조의 적용을 받는 의료급여 수급권자의 장기요양 급여비용을 국가 및 지방자치단체가 부담한다.

(3) 보험자 및 관리운영 기관의 일원화

국민건강보험공단은 노인장기요양보험의 보험자이며, 이 제도를 관리 및 운영한다.

(4) 노인 중심의 급여

노인장기요양보험은 65세 이상의 노인 또는 65세 미만의 자로서 치매, 뇌혈관성 질환, 파킨슨병 등 노인성 질병을 가진 자 중 6개월 이상 혼자서 일상생활을 수행하기 어렵다고 인정되는 자를 그 수급대상자로 하고 있다. 65세 미만자의 노인성 질병이 없는 일반적인 장애인은 제외된다.

제2절 노인장기요양보험의 재원

노인장기요양보험의 운영에 필요한 재원은 가입자가 납부하는 노인장기요양 보험료 및 국가, 지방자치단체의 부담금, 장기요양급여 이용자가 부담하는 본인 일부부담금으로 마련된다.

1 노인장기요양 보험료

노인장기요양보험 가입자는 국민건강보험 가입자와 동일하며, 노인장기요양 보험료는 국민건강보험료액에 건강보험료율 대비 장기요양보험료율(2025년 0.9182%)의 비율을 곱하여 산정한다. 노인장기요양 보험료율은 매년 재정상황 등을 고려하여 보건복지부장관 소속 장기요양위원회의 심의를 거쳐 대통령령으로 정하고 있다.

2 국가 및 지방자치단체의 부담

1) 국고 지원금

국가는 매년 예산의 범위 안에서 당해 연도 노인장기요양 보험료 예상 수입액의 20%에 상당하는 금액을 국민건강보험공단에 지원한다.

2) 국가 및 지방자치단체 부담금

국가와 지방자치단체는 의료급여 수급권자에 대한 장기요양 급여비용, 의사소견서 발급비용, 방문간호지시서 발급비용 중 국민건강보험공단이 부담해야 할 비용 및 관리운영비의 전액을 부담한다.

3 본인 일부부담금

재가 및 시설급여 비용 중 수급자의 본인 일부부담금은 다음과 같다.

1) **재가급여** : 장기요양급여비용의 15%
2) **시설급여** : 장기요양급여비용의 20%
3) 국민기초생활보장법에 따른 의료급여 수급자는 본인 일부부담금을 전액 면제한다.
4) 의료급여법의 수급권자(국민기초생활보장법에 따른 의료급여 수급자 제외), 소득·재산 등이 보건복지부장관이 정하여 고시하는 일정 금액 이하인 자, 천재지변 등 보건복지부령으로 정하는 사유로 인하여 생계가 곤란한 자 등은 본인 일부부담금의 60%를 감경한다.

제3절 노인장기요양보험의 적용 및 인정

1 적용 대상

국민건강보험 가입자는 노인장기요양보험의 가입자가 된다. 이는 국민건강보험의 적용에서와 같이 법률상 강제 가입이다. 또한 공공부조의 영역에 속하는 의료급여 수급권자의 경우 국민건강보험과 노인장기요양보험의 가입자에서는 제외되지만, 국가 및 지방자치단체의 부담으로 노인장기요양보험의 적용 대상이다.

2 장기요양인정

노인장기요양보험 가입자 및 그 피부양자나 의료급여 수급권자 누구나 장기요양급여를 받을 수 있는 것은 아니다. 일정한 절차에 따라 장기요양급여를 받을 수 있는 권리인 수급권이 부여되는데 이를 장기요양인정이라 한다.

1) 장기요양인정 신청자격

노인장기요양보험 가입자 및 그 피부양자 또는 의료급여수급권자 중 65세 이상의 노인 또는 65세 미만 자로서 치매, 뇌혈관성 질환, 파킨슨병 등 노인성 질병을 가진 자로서 6개월 이상의 기간 동안 혼자서 일상생활을 수행하기 어렵다고 인정되는 자이다.

2) 장기요양인정 및 이용절차

장기요양 인정절차는 먼저 국민건강보험공단에 장기요양 인정신청을 하면 국민건강보험공단 직원의 방문에 의한 인정조사와 등급판정위원회의 등급판정 그리고 장기요양인정서와 개인별장기요양이용계획서의 작성 및 송부로 이루어진다.

첫째, 장기요양인정 신청 및 방문조사(국민건강보험공단)

둘째, 장기요양인정 및 장기요양 등급판정(등급판정위원회)

셋째, 장기요양인정서 및 개인별장기요양이용계획서 송부(국민건강보험공단)

넷째, 장기요양급여 이용계약 및 장기요양급여 제공(장기요양기관)

3) 등급판정

(1) 등급판정 기준

등급판정은 주관적인 개념이 아닌 심신의 기능상태에 따라 일상생활에서 도움이 얼마나 필요한가를 지표화한 장기요양 인정점수를 기준으로 한다. 장기요양 인정점수를 기준으로 다음과 같은 6개 등급으로 판정한다.

[표 17-1] 장기요양 등급과 심신의 기능상태

장기요양 등급	심신의 기능상태
1등급	심신의 기능상태 장애로 일상생활에서 전적으로 다른 사람의 도움이 필요한 자로서 장기요양인정 점수가 95점 이상인 자
2등급	심신의 기능상태 장애로 일상생활에서 상당 부분 다른 사람의 도움이 필요한 자로서 장기요양인정 점수가 75점 이상 95점 미만인 자
3등급	심신의 기능상태 장애로 일상생활에서 부분적으로 다른 사람의 도움이 필요한 자로서 장기요양인정 점수가 60점 이상 75점 미만인 자
4등급	심신의 기능상태 장애로 일상생활에서 일정 부분 다른 사람의 도움이 필요한 자로서 장기요양인정 점수가 51점 이상 60점 미만인 자
5등급	치매환자로서(노인장기요양보험법 시행령 제2조에 따른 노인성 질병으로 한정) 장기요양인정 점수가 45점 이상 51점 미만인 자
인지지원등급	치매환자로서(노인장기요양보험법 시행령 제2조에 따른 노인성 질병으로 한정) 장기요양인정 점수가 45점 미만인 자

(2) 등급판정 절차

① 방문조사

㉠ 장기요양인정 신청을 하게 되면 국민건강보험공단 소속 간호사, 사회복지사, 물리치료사 등으로 구성된 장기요양 직원이 직접 방문하여 장기요양인정 조사표에 의해 조사

㉡ 장기요양인정 조사표(일반사항, 장기요양인정・욕구사항)

[표 17-2] 장기요양인정 조사의 영역과 항목

영역	항목		
신체기능(13항목)	• 옷 벗고 입기 • 세수하기 • 양치질하기 • 식사하기 • 목욕하기	• 체위변경하기 • 머리감기 • 일어나 앉기 • 옮겨 앉기 • 방밖으로 나오기	• 화장실 사용하기 • 대변 조절하기 • 소변 조절하기
사회생활기능(10항목)	• 집안일 하기 • 빨래하기 • 물건사기 • 교통수단 이용하기	• 몸 단장하기 • 식사 준비하기 • 금전관리 • 전화사용하기	• 근거리 외출하기 • 약 챙겨먹기
인지기능(10항목)	• 단기 기억장애 • 지시불인지 • 날짜불인지 • 상황판단력 감퇴	• 계산장애 • 장소불인지 • 의사소통/전달장애 • 나이/생년월일 불인지	• 하루일과 불이해 • 가족, 친지 불인지
행동변화(22항목)	• 망상 • 서성거림, 안절부절못함 • 물건 망가트리기 • 환청, 환각 • 길을 잃음 • 돈/물건 감추기 • 슬픈 상태, 울기도 함 • 화기관리 못함	• 혼자시 두려움 • 고함지름 • 부적절한 성적 행동 • 폭언, 위협행동 • 부적절한 옷입기 • 불규칙수면, 주야혼돈 • 밖으로 나가려함 • 대/소변 불결행위	• 도움에 저항 • 의미없거나 부적절한 행동 • 아무거나 먹음 • 간섭 및 참견 • 식사거부 • 따라다님
간호처치(10항목)	• 기관지절개관 간호 • 경관영양 • 도뇨관리 • 흡인	• 욕창간호 • 장루간호 • 산소요법 • 암성통증간호	• 투석간호 • 당뇨발 간호
복지용구(18항목)	• 이동변기 • 안전손잡이 • 지팡이 • 요실금팬티 • 수동침대 • 목욕리프트	• 목욕의자 • 미끄럼 방지용품 • 욕창예방방석 • 수동휠체어 • 욕창예방 매트리스 • 배회감지기	• 성인용보행기 • 간이변기 • 자세변환용구 • 전동침대 • 이동욕조 • 경사로
지원형태(3항목)	• 주수발자	• 주수발자의 도움영역	• 하루종일 혼자 있음
환경평가(10항목)	• 조명 • 주방 • 좌변기 여부 • 화장실 세면대 설치여부	• 바닥과 벽지 • 문턱여부 • 온수여부 • 계단	• 난방과 환기 • 욕조여부

시력·청력상태(2항목)	•시력상태	•청력상태		
질병 및 증상(2항목)	•질병 및 증상	•주요 질병 및 증상		
재활(10항목)	운동장애(4항목)		관절제한(6항목)	
	•우측상지 •우측하지	•좌측상지 •좌측하지	•어깨관절 •팔꿈치관절 •손목 및 수지관절	•고관절 •무릎관절 •발목관절

② 등급판정

㉠ 장기요양인정 점수 산정(신청인의 심신상태 조사결과를 가지고 장기요양인정 점수를 산정), 의견소견서 제출, 등급판정위원회 심의 판정(방문조사 결과, 의사소견서, 특기사항 등을 기초로 신청인의 기능상태 및 장기요양이 필요한 정도 등을 등급판정 기준에 따라 심의 및 판정)

㉡ 등급: 1~5, 인지지원등급, 등급외

4) 장기요양급여 이용 절차

수급자는 장기요양 인정서에 적힌 장기요양 등급, 장기요양인정 유효기간과 급여종류 및 내용에 따라 적절한 장기요양기관을 선택하여 급여계약을 체결한 후 장기요양급여를 받을 수 있다.

(1) 장기요양 인정서 등의 수령

① 장기요양 인정서

수급자에게 주는 증서로 장기요양등급, 급여 종류 및 내용, 장기요양인정 유효기간 등이 기재되어 있다. 장기요양인정 유효기간은 최소 1년이며 갱신 신청결과, 직전 등급과 같은 등급으로 판정된 경우 유효기간이 연장된다.

㉠ 장기요양 1등급의 경우 : 4년

㉡ 장기요양 2등급~4등급의 경우 : 3년

㉢ 장기요양 5등급 및 인지지원등급의 경우 : 2년

② 개인별장기요양이용계획서

수급자가 장기요양급여를 원활히 이용할 수 있도록 발급하는 이용계획서로 장기요양기관과 급여계약체결 시 장기요양 인정서와 함께 제시한다.

③ 복지용구 급여확인서

수급자의 심신상태 등에 따라 구입 또는 대여할 수 있는 품목을 기재한 증서로 복지용구 구입 및 대여 시 제시한다.

(2) 장기요양급여의 제공 시기

수급자는 장기요양인정서가 도달한 날부터 장기요양급여를 받을 수 있다. 단, 돌볼 가족이 없는 경우 등 대통령령으로 정하는 사유가 있는 경우는 장기요양인정 신청서를 제출한 날부터 장기요양 인정서가 도달되는 날까지의 기간 중에도 장기요양급여를 받을 수 있다.

(3) 장기요양기관의 선택

이용하고자 하는 장기요양기관을 선택하고 선택한 장기요양기관과 급여계약을 체결한다.

(4) 장기요양 인정자의 급여 이용

체결한 급여계약 내용에 따라 장기요양급여를 이용한다.

제4절 노인장기요양보험의 급여

장기요양급여의 종류에는 재가급여, 시설급여, 특별 현금급여 등이 있다.

1 재가급여

재가급여는 요양보호사, 간호사 등이 수급자의 가정을 방문하여 신체활동 및 가사활동 등을 지원하는 서비스이다. 재가급여에는 방문요양, 방문목욕, 방문간호, 주·야간보호, 단기보호, 기타 재가급여(복지용구 대여 및 구입 등)가 있다.

1) 방문요양

장기요양요원이 수급자의 가정 등을 방문하여 신체활동 및 가사활동 등을 지원하는 장기요양급여이다. 한편, 인지활동형 방문요양은 치매증상이 있는 장기요양 1~5등급 수급자에게 인지자극 활동 및 잔존 기능 유지・향상을 위한 사회훈련을 제공하는 급여이다. 이는 방문요양과는 달리 빨래, 식사준비 등의 가사지원은 제공할 수 없으나, 잔존기능 유지・향상을 위한 사회활동 훈련을 제공하는 방법으로 수급자와 함께 옷개기, 요리하기 등은 가능하다.

2) 방문목욕

장기요양요원이 목욕설비를 갖춘 장비를 이용하여, 수급자의 가정을 방문하여 목욕을 제공하는 급여이다.

3) 방문간호

장기요양요원인 간호사 등이 의사, 한의사 또는 치과의사의 방문간호지시서에 따라 수급자의 가정 등을 방문하여 간호, 진료의 보조, 요양에 관한 상담 또는 구강위생 등을 제공하는 급여이다.

4) 주・야간보호

수급자를 하루 중 일정한 시간 동안 장기요양기관에 보호하여 신체활동 지원 및 심신기능의 유지・향상을 위한 교육, 훈련 등을 제공하는 급여이다.

5) 단기보호

수급자를 월 9일 이내 기간 동안 장기요양기관에 보호하여 신체활동 지원 및 심신기능의 유지・향상을 위한 교육, 훈련 등을 제공하는 급여이다.

6) 기타 재가급여

수급자의 일상생활 또는 신체활동 지원 및 인지기능의 유지・향상에 필요한 용구를 제공하거나 가정을 방문하여 재활에 관한 지원 등을 제공하는 급여이다. 보건복지부장관이 정하여 고시하는 필요한 용구를 제공하거나 대여하는 것으로는 휠체어, 전동・수동침대, 욕창방지 매트리스・방석, 욕조용 리프트, 이동욕조, 보행기 등이 있다.

2 시설급여

시설급여는 장기요양기관이 운영하는 노인의료복지시설 즉, 노인요양시설, 노인요양 공동생활가정 등에 장기간 입소하여 신체활동 지원, 심신기능의 유지, 향상을 위한 교육・훈련 등을 제공하는 장기요양급여이다.

노인요양시설은 치매・중풍 등 노인성 질환 등으로 심신에 상당한 장애가 발생하여 도움을 필요로 하는 자를 입소시켜 급식, 요양과 그 밖에 일상생활에 필요한 편의를 제공하는 시설이며, 노인요양 공동생활가정은 치매, 중풍 등 노인성 질환 등으로 심신에 상당한 장애가 발생하여 도움을 필요로 하는 자에게 가정과 같은 주거 여건(입소정원 5~9명)과 급식, 요양 및 그 밖에 일상생활에 필요한 편의를 제공하는 시설이다.

3 특별 현금급여

특별 현금급여에는 가족요양비, 특례요양비, 요양병원 간병비 등이 있다.

1) 가족요양비

가족요양비는 수급자가 섬・벽지에 거주하거나 천재지변, 신체・정신 또는 성격 등의 사유로 장기요양급여를 지정된 시설에서 받지 못하고, 그 가족 등으로부터 방문요양에 상당하는 장기요양 급여를 받을 때 지급하는 현금급여이다.

가족요양비 적용대상자는 다음과 같다.

(1) 섬・벽지 등 장기요양기관이 현저히 부족한 지역에 거주하는 경우

(2) 천재지변이나 그 밖에 이와 유사한 사유로 인하여 장기요양기관이 제공하는 장기요양급여를 이용하기가 어렵다고 보건복지부장관이 인정하는 경우

(3) 신체・정신 또는 성격 등으로 인하여 가족 등으로부터 장기요양을 받아야 하는 경우

① 「감염병의 예방 및 관리에 관한 법률」에 따른 감염병 환자로서 감염의 위험성이 있는 경우

② 「장애인복지법」에 따라 등록한 장애인 중 시행령 별표 1(장애인의 종류 및 기준)

의 규정에 의한 정신장애인

③ 신체적 변형 등의 사유로 대인과의 접촉을 기피하는 경우 : 신체적 변형과 대인기피 사유를 충족하여야 하며 신체적 변형은 안면기형(변형), 안면화상, 한센병에 한하여 적용함

요양제공자는 가족요양비 수급자의 주거에서 비직업적으로 방문요양에 상당한 서비스를 제공하는 자를 말하며 가족 및 친지, 이웃 등을 폭넓게 인정한다.

가족요양비 급여기준을 보면 가족요양비 수급자는 재가급여, 시설급여를 중복하여 받을 수 없으나, 기타 재가급여(복지용구)는 가족요양비와 중복 수급이 가능하다. 가족요양비 지급액은 매월 수급자에게 229,070원 지급한다.

2) 특례요양비

수급자가 장기요양기관이 아닌 노인요양시설 등의 기관 또는 시설에서 재가급여 또는 시설급여에 상당한 장기요양급여를 받은 경우 해당 장기요양급여비용의 일부를 지급할 수 있다.

3) 요양병원 간병비

수급자가 「의료법」에 따른 요양병원에 입원한 때에는 대통령령으로 정하는 기준에 따라 장기요양에 사용되는 비용의 일부를 요양병원 간병비로 지급할 수 있다.

제5절 노인장기요양보험 관리운영기관

1 국민건강보험공단

국민건강보험공단은 노인장기요양보험의 보험자로서 다음의 업무를 관장한다.

1) 장기요양보험가입자 및 그 피부양자와 의료급여수급권자의 자격관리
2) 장기요양보험료의 부과·징수
3) 장기요양인정 신청인에 대한 조사
4) 등급판정위원회의 운영 및 장기요양등급 판정

5) 장기요양인정서의 작성 및 개인별장기요양 이용계획서의 제공
6) 장기요양급여의 관리 및 평가
7) 수급자 및 그 가족에 대한 정보제공・안내・상담 등 장기요양급여 관련 이용지원에 관한 사항
8) 재가 및 시설 급여비용의 심사 및 지급과 특별현금급여의 지급
9) 장기요양급여 제공내용 확인
10) 장기요양사업에 관한 조사・연구 및 홍보
11) 노인성 질환 예방사업
12) 노인장기요양보험법에 따른 부당이득금의 부과・징수 등
13) 장기요양급여의 제공기준을 개발하고 장기요양급여비용의 적정성을 검토하기 위한 장기요양기관의 설치 및 운영
14) 그 밖에 장기요양사업과 관련하여 보건복지부장관이 위탁한 업무

2 장기요양위원회

장기요양위원회는 보건복지부장관 소속 노인장기요양보험제도의 심의기구로 장기요양 보험료율, 가족요양비, 특례요양비, 요양병원 간병비의 지급기준, 재가 및 시설 급여비용 등을 심의한다.

3 장기요양 심사위원회

국민건강보험공단 내 설치된 장기요양 심사위원회는 장기요양을 담당하는 상임이사가 위원장이 되며, 장기요양인정, 장기요양등급, 장기요양급여, 장기요양 급여비용, 부당이득, 장기요양 보험료에 관한 사항에 대한 심사청구를 심리 및 의결하는 기구이다.

제18장

산업재해보상보험

제1절 산업재해보상보험 개요

1 산재보험의 의의

산업재해보상보험(산재보험)은 산업재해 근로자와 그 가족의 생활을 보장하기 위하여 국가가 책임을 지는 의무보험이다. 산재보험은 공업화가 진전되면서 급격히 증가하는 산업재해 근로자를 보호하기 위하여 1964년 우리나라에서 처음으로 도입한 사회보험제도이다.

초기의 산업재해는 건설 현장과 위험한 기계 및 기구를 사용하는 사업장에서 주로 발생하였으나 산업사회의 고도화·정보화 등으로 재해발생 원인도 신종 직업병과 과로, 스트레스 등에 기인한 재해가 급격히 증가하고 있다. 산업재해로부터 근로자를 보호하기 위해서는 산업재해 자체를 예방하는 것이 가장 바람직하지만 산업재해로 인하여 부상 또는 사망한 경우는 그 산재 근로자나 가족을 보호 내지 보상해 주기 위하여 산재보험이 갖는 의미는 크다 할 것이다.

산재보험제도가 처음 시행된 1964년에는 상시 근로자 500인 이상을 고용하는 대규모의 광업 및 제조업 부문에만 적용하고, 근로기준법에 규정한 재해보상을 행하였으나 그 후 산재보험 적용 범위가 점차 확대되어 2000년 7월 1일부터는 근로자 1인 이상을 고용하는 사업장의 근로자에게까지 적용이 확대되었고, 고용보험 및 산업재해보상보험의 보험료 징수에 관한 법률이 제정되어 2005년 1월 1일부터 시행되었다.

2 산재보험의 목적

산업재해보상보험법은 산업재해보상보험 사업을 시행하여 근로자의 업무상의 재해를 신속하고 공정하게 보상하며, 재해 근로자의 재활 및 사회 복귀를 촉진하기 위하여 이에 필요한 보험시설을 설치·운영하고, 재해 예방과 그 밖에 근로자의 복지 증진을 위한 사업을 시행하여 근로자 보호에 이바지하는 것을 목적으로 한다.

여기서 업무상의 재해란 업무상의 사유에 따른 근로자의 부상·질병·장해 또는 사망을 말한다. 한편 산업재해보상보험 사업은 고용노동부장관이 관장한다.

3 업무상의 재해의 인정기준

1) 근로자가 다음의 어느 하나에 해당하는 사유로 부상·질병 또는 장해가 발생하거나 사망하면 업무상의 재해로 본다. 다만, 업무와 재해 사이에 상당인과관계(相當因果關係)가 없는 경우에는 그러하지 아니하다.

(1) 업무상 사고

① 근로자가 근로계약에 따른 업무나 그에 따르는 행위를 하던 중 발생한 사고
② 사업주가 제공한 시설물 등을 이용하던 중 그 시설물 등의 결함이나 관리소홀로 발생한 사고
③ 사업주가 주관하거나 사업주의 지시에 따라 참여한 행사나 행사준비 중에 발생한 사고
④ 휴게시간 중 사업주의 지배 관리하에 있다고 볼 수 있는 행위로 발생한 사고
⑤ 그 밖에 업무와 관련하여 발생한 사고

(2) 업무상 질병

① 업무수행 과정에서 물리적 인자(因子), 화학물질, 분진, 병원체, 신체에 부담을 주는 업무 등 근로자의 건강에 장해를 일으킬 수 있는 요인을 취급하거나 그에 노출

되어 발생한 질병

② 업무상 부상이 원인이 되어 발생한 질병

③ 직장 내 괴롭힘, 고객의 폭언 등으로 인한 업무상 정신적 스트레스가 원인이 되어 발생한 질병

④ 그 밖에 업무와 관련하여 발생한 질병

2) 근로자의 고의·자해행위나 범죄행위 또는 그것이 원인이 되어 발생한 부상·질병·장해 또는 사망은 업무상의 재해로 보지 아니한다. 다만, 그 부상·질병·장해 또는 사망이 정상적인 인식능력 등이 뚜렷하게 낮아진 상태에서 한 행위로 발생한 경우로서 대통령령으로 정하는 사유가 있으면 업무상의 재해로 본다.

3) 업무상의 재해의 구체적인 인정기준은 대통령령으로 정한다.

4 산재보험의 특징

사회보험으로서 산재보험이 지니는 특징은 다음과 같다.

1) 근로자의 업무상 재해에 대하여 사용자에게는 고의나 과실의 유무를 불문하는 무과실책임주의이다.

2) 보험사업에 소요되는 재원인 보험료는 원칙적으로 사업주가 전액 부담한다.

3) 자진 신고 및 자진 납부를 원칙으로 하고 있다.

4) 다른 사회보험과는 달리 산재보험은 사업장 중심의 관리가 이루어진다.

5) 산재보험급여는 재해 발생에 따른 손해 전체를 보상하는 것이 아니라 평균임금을 기초로 하는 정률보상방식으로 이루어진다.

6) 재해보상과 관련되는 이의신청을 신속히 하기 위하여 심사 및 재심사 청구제도를 운영한다.

제2절 산재보험 운영체계

1 운영체계

산업재해보상보험 사업은 고용노동부장관이 관장하며, 산재보험의 실제 업무는 근로복지공단이 담당한다. 한편 보험료 납부 등 제반 의무를 이행하는 보험가입자, 보험급여를 받을 권리가 있는 수급권자가 있다.

2 근로복지공단

산업재해보상보험법에 의한 근로복지공단의 업무 내용은 다음과 같다.

1) 보험가입자와 수급권자에 관한 기록의 관리・유지
2) 보험료징수법에 따른 보험료와 그 밖의 징수금의 징수
3) 보험급여의 결정과 지급
4) 보험급여 결정 등에 관한 심사 청구의 심리・결정
5) 산업재해보상보험 시설의 설치・운영
6) 업무상 재해를 입은 근로자 등의 진료・요양 및 재활
7) 재활보조기구의 연구개발・검정 및 보급
8) 보험급여 결정 및 지급을 위한 업무상 질병 관련 연구
9) 근로자 등의 건강을 유지・증진하기 위하여 필요한 건강진단 등 예방사업
10) 근로자의 복지 증진을 위한 사업
11) 그 밖에 정부로부터 위탁받은 사업

제3절 산재보험급여

1 요양급여

1) 요양급여의 의의

요양급여는 근로자가 업무상의 사유로 부상을 당하거나 질병에 걸린 경우에 그 근로자에게 지급한다. 요양급여는 산재보험 의료기관에서 요양을 하게 한다. 다만, 부득이한 경우에는 요양을 갈음하여 요양비를 지급할 수 있다. 부상 또는 질병이 3일 이내의 요양으로 치유될 수 있으면 요양급여를 지급하지 아니한다.

2) 요양급여의 범위

(1) 진찰 및 검사
(2) 약제 또는 진료재료와 의지(義肢) 그 밖의 보조기의 지급
(3) 처치, 수술, 그 밖의 치료
(4) 재활치료
(5) 입원
(6) 간호 및 간병
(7) 이송
(8) 그 밖에 고용노동부령으로 정하는 사항

근로복지공단이 설치 또는 지정한 의료기관에서 요양을 하고 비용을 의료기관에 직접 지급하는 것을 원칙으로 하고 있지만, 부득이한 사유로 인해 근로자가 요양을 먼저 하고 진료를 부담한 경우 및 급여의 성격상 근로자에게 직접 지급하여야 할 비용을 근로자에게 직접 지급한다.

업무상의 재해를 입은 근로자가 요양할 산재보험 의료기관이 상급종합병원인 경우에는 응급환자이거나 그 밖에 부득이한 사유가 있는 경우를 제외하고는 근로자가 상급종합병원에서 요양할 필요가 있다는 의학적 소견이 있어야 한다.

2 휴업급여

휴업급여는 업무상 사유로 부상을 당하거나 질병에 걸린 근로자에게 요양으로 취업하지 못한 기간에 대하여 지급하는 급여이다. 이는 피해 근로자와 그 가족의 생활보호를 위하여 지급하는 보험급여이다.

휴업급여는 1일당 지급액은 평균임금의 100분의 70에 상당하는 금액으로 한다. 다만, 취업하지 못한 기간이 3일 이내이면 지급하지 아니한다.

3 장해급여

장해급여는 근로자가 업무상의 사유로 부상을 당하거나 질병에 걸려 치유된 후 신체 등에 장해가 있는 경우에 그 근로자에게 지급하는 급여이다. 이는 업무상 재해를 당한 근로자가 요양 후 치유되었으나 정신적 또는 신체적 결손이 남게 되는 경우 그 장해로 인한 노동력 손실보전을 위하여 지급되는 보험급여이다.

장해급여는 장해등급에 따라 장해보상연금 또는 장해보상일시금으로 하되, 그 장해등급의 기준은 대통령령으로 정한다.

장해급여 지급대상에 해당될 경우 장해등급에 해당되는 지급일수에 평균임금을 곱하

[표 18-1] 장해등급에 따른 장해보상연금과 장해보상일시금 (평균임금기준)

장해등급	장해보상연금	장해보상일시금
제1급	329일분	1,474일분
제2급	291일분	1,309일분
제3급	257일분	1,155일분
제4급	224일분	1,012일분
제5급	193일분	869일분
제6급	164일분	737일분
제7급	138일분	616일분
제8급		495일분
제9급		385일분
제10급		297일분
제11급		220일분
제12급		154일분
제13급		99일분
제14급		55일분

여 지급된다.

1) **장해 1급~3급까지** : 연금으로만 지급되며, 1년~4년 분의 50%에 해당하는 금액을 선급으로 지급받을 수 있다.
2) **장해 4급~7급까지** : 일시금과 연금 중에 선택할 수 있으며, 연금으로 선택할 시 그 연금의 2년 분의 50%에 해당하는 금액을 선급 받을 수 있다.
3) **장해 8급~14급까지** : 일시금으로만 지급한다.

4 간병급여

간병급여는 요양급여를 받은 사람 중 치유 후 의학적으로 상시 또는 수시로 간병이 필요하여 실제로 간병을 받는 사람에게 지급하는 급여이다.

간병급여의 지급 기준과 지급 방법 등에 관하여 필요한 사항은 대통령령으로 정한다.

[표 18-2] 상시간병 급여대상과 수시간병 급여대상

구분	내용
상시간병 급여대상	1. 신경계통의 기능, 정신기능 또는 흉복부 장기의 기능에 장해등급 제1급에 해당하는 장해가 남아 일상생활에 필요한 동작을 하기 위하여 항상 다른 사람의 간병이 필요한 사람 2. 눈, 두 팔 또는 두 다리 중 어느 하나의 부위에 장해등급 제1급에 해당하는 장해가 남고, 다른 부위에 제7급 이상에 해당하는 장해가 남아 일상생활에 필요한 동작을 하기 위하여 항상 다른 사람의 간병이 필요한 사람
수시간병 급여대상	1. 신경계통의 기능, 정신기능 또는 흉복부 장기의 기능에 장해등급 제2급에 해당하는 장해가 남아 일상생활에 필요한 동작을 하기 위하여 수시로 다른 사람의 간병이 필요한 사람 2. 장해등급 제1급에 해당하는 장해가 남아 일상생활에 필요한 동작을 하기 위하여 수시로 다른 사람의 간병이 필요한 사람

5 유족급여

유족급여는 근로자가 업무상의 사유로 사망한 경우에 유족에게 지급하는 급여이다.

유족급여는 유족보상연금이나 유족보상일시금으로 하되, 유족보상일시금은 근로자가 사망할 당시 유족보상연금을 받을 수 있는 자격이 있는 사람이 없는 경우에 지급한다.

유족보상연금을 받을 수 있는 자격이 있는 사람이 원하면 유족보상일시금의 100분의 50에 상당하는 금액을 일시금으로 지급하고 유족보상연금은 100분의 50을 감액하여 지급한다.

유족보상연금을 받던 사람이 그 수급자격을 잃은 경우 다른 수급자격자가 없고 이미 지급한 연금액을 지급 당시의 각각의 평균임금으로 나누어 산정한 일수의 합계가 1,300일에 못 미치면 그 못 미치는 일수에 수급자격 상실 당시의 평균임금을 곱하여 산정한 금액을 수급자격 상실 당시의 유족에게 일시금으로 지급한다.

유족보상연금의 지급기준 및 방법, 그 밖에 필요한 사항은 대통령령으로 정한다.

1) 유족보상연금 수급자격자의 범위

유족보상연금을 받을 수 있는 자격이 있는 사람(유족보상연금 수급자격자)은 근로자가 사망할 당시 그 근로자와 생계를 같이 하고 있던 유족(근로자가 사망할 당시 대한민국 국민이 아닌 사람으로서 외국에서 거주하고 있던 유족은 제외) 중 배우자와 다음 각 호의 어느 하나에 해당하는 사람으로 한다.

(1) 부모 또는 조부모로서 각각 60세 이상인 사람
(2) 자녀로서 25세 미만인 사람
(3) 손자녀로서 25세 미만인 사람
(4) 형제자매로서 19세 미만이거나 60세 이상인 사람
(5) 위의 규정 중 어느 하나에 해당하지 아니하는 자녀・부모・손자녀・조부모 또는 형제자매로서 장애인복지법에 따른 장애인 중 고용노동부령으로 정한 장애 정도에 해당하는 사람

2) 유족보상연금 수급자격자의 순위

유족보상연금 수급자격자 중 유족보상연금을 받을 권리의 순위는 배우자, 자녀, 부모, 손자녀, 조부모 및 형제자매의 순서로 한다.

6 상병보상연금

상병보상연금은 요양급여를 받는 근로자가 요양을 시작한 지 2년이 지난 날 이후에 다음의 요건 모두에 해당하는 상태가 계속되면 휴업급여 대신 상병보상연금을 그 근로자에게 지급한다.

1) 그 부상이나 질병이 치유되지 아니한 상태일 것

[표 18-3] 유족급여의 종류

유족급여의 종류	유족급여의 금액
유족보상연금	유족보상연금액은 다음의 기본금액과 가산금액을 합한 금액으로 한다. • 기본금액 급여기초연액(평균임금에 365를 곱하여 얻은 금액)의 100분의 47에 상당하는 금액 • 가산금액 유족보상연금수급권자 및 근로자가 사망할 당시 그 근로자와 생계를 같이 하고 있던 유족보상연금수급자격자 1인당 급여기초연액의 100분의 5에 상당하는 금액의 합산액. 다만, 그 합산금액이 급여기초연액의 100분의 20을 넘을 때에는 급여기초연액의 100분의 20에 상당하는 금액으로 한다.
유족보상일시금	평균임금의 1,300일분

2) 그 부상이나 질병에 따른 중증요양상태의 정도가 대통령령으로 정하는 중증요양상태등급 기준에 해당할 것

3) 요양으로 인하여 취업하지 못하였을 것

상병보상연금은 상병보상연금표에 따른 중증요양상태등급에 따라 지급한다.

[표 18-4] 상병보상연금표

중증요양상태등급	상병보상연금
제1급	평균임금의 329일분
제2급	평균임금의 291일분
제3급	평균임금의 257일분

7 장례비

장례비는 근로자가 업무상의 사유로 사망한 경우에 지급하되, 평균임금의 120일분에 상당하는 금액을 그 장례를 지낸 유족에게 지급하는 급여이다. 다만, 장례를 지낼 유족이 없거나 그 밖에 부득이한 사유로 유족이 아닌 사람이 장례를 지낸 경우에는 평균임금의 120일분에 상당하는 금액의 범위에서 실제 드는 비용을 그 장례를 지낸 사람에게 지급한다.

8 직업재활급여

직업재활급여의 종류는 다음의 경우와 같다.

1) 장해급여 또는 진폐보상연금을 받은 사람이나 장해급여를 받을 것이 명백한 사람으로서 대통령령으로 정하는 사람(장해급여자) 중 취업을 위하여 직업훈련이 필요한 사람(훈련대상자)에 대하여 실시하는 직업훈련에 드는 비용 및 직업훈련수당
2) 업무상의 재해가 발생할 당시의 사업에 복귀한 장해급여자에 대하여 사업주가 고용을 유지하거나 직장적응훈련 또는 재활운동을 실시하는 경우에 각각 지급하는 직장복귀지원금, 직장적응훈련비 및 재활운동비

9 장해특별급여

보험가입자의 고의 또는 과실로 발생한 업무상의 재해로 근로자가 대통령령으로 정하는 장해등급 또는 진폐장해등급에 해당하는 장해를 입은 경우에 수급권자가 민법에 따른 손해배상청구를 갈음하여 장해특별급여를 청구하면 장해급여 또는 진폐보상연금 외에 대통령령으로 정하는 장해특별급여를 지급할 수 있다. 다만, 근로자와 보험가입자 사이에 장해특별급여에 관하여 합의가 이루어진 경우에 한정한다.

수급권자가 장해특별급여를 받으면 동일한 사유에 대하여 보험가입자에게 민법이나 그 밖의 법령에 따른 손해배상을 청구할 수 없다. 근로복지공단은 장해특별급여를 지급하면 대통령령으로 정하는 바에 따라 그 급여액 모두를 보험가입자로부터 징수한다.

10 유족특별급여

보험가입자의 고의 또는 과실로 발생한 업무상의 재해로 근로자가 사망한 경우에 수급권자가 민법에 따른 손해배상청구를 갈음하여 유족특별급여를 청구하면 유족급여 또는 진폐유족연금 외에 대통령령으로 정하는 유족특별급여를 지급할 수 있다.

참고문헌

건강보험심사평가원, 월간심평, 2003. 1

고용노동부, 2016년판 고용노동백서, 2016

국민건강보험공단, 2023년 건강보험통계연보, 2024

국민건강보험공단, 건강보험 주요통계, 2024

국민건강보험공단, 외국의 건강보장제도 동향조사, 2003

국민건강보험공단, 외국보험자의 관리운영체계 비교조사, 2004

국민건강보험공단, OECD 국가의 의료보장제도, 2003

강복수 외, 예방의학과 공중보건, 계축문화사, 2006

김상균, 현대사회와 사회정책, 서울대학교 출판부, 1990

김영모, 현대사회보장론, 한국복지정책연구소, 1988

김춘배 외, 의료의 질경영 따라잡기, 계축문화사, 2001

대한의사협회, 의료정책포럼, 2003

문재우, 국민의료보험론, 계축문화사, 2011

문옥륜, 의료체계의 정책분석론, 의학출판사, 1992

문옥륜 외, 의료보장론, 신광출판사, 2005

문옥륜, 한국의료보험체계의 개혁, 고려의학, 1994

범의료계 의료보험제도 개선위원회, DRG 지불제도 시범사업평가 및 도입타당성 검토, 2000

신상문 외, 세계의 보건의료제도, 한울아카데미, 2002

신수식, 사회보장론, 박영사, 1998

보건복지부, 보건복지백서, 2024

보건복지부, 보건복지통계연보, 2024

보건복지가족부, 의약분업 종합편람, 2000

서울대학교 의과대학 의료관리학교실, 사회보장의 기초이론, 눌원문고, 한울, 1996

양봉민, 보건경제학, 나남출판, 2005

의료보험관리공단, 주요국의 의료보장, 1990

의료연구회, 한국의 의료, 보건의료의 정치경제학, 1990

이규식, 의료보장과 의료체계, 계축문화사, 2002
이두호, 국민의료보장론, 나남출판, 1992
정형선, 2013년 국민의료비 및 국민보건계정, 보건복지부, 2014
정형선 외, 공급부문 국민보건계정의 구축을 위한 기반조사 및 활용, 국민건강보험공단, 2004
정형선 외, 재원, 기능 및 공급부문별 국민보건계정을 위한 시계열 데이터의 구축, 보건복지부, 2005
정영호, 국민의료비 산출모형 개발 및 추계, 한국보건사회연구원, 2000
OECD, 보건통계 및 국민의료비 지출동향, 한국보건경제학회, 추계학술발표회, 2000
한국보건사회연구원, 의료보험 재정안정화 방안, 진료비 상승억제 측면, 1990
한국보건의료관리연구원, 의료보험수가구조 개편을 위한 상대가치 개발, 1997
한국인구보건연구원, 전국민의료보험실시를 위한 제도 연구, 1985
한국의학원, 21세기 한국보건의료정책 개혁방향, 2002
ILO, Medical Care Recommendation, International Labor Conventions and Recommendations 1918-1981, Geneva, 1982
Milton I. Roemer, The Organization of Medical Care under Social Security, International Labor Organization, 1969
Milton I. Roemer, National Health Systems of the World, Oxford University press, New York, USA, 1993
OECD, Health Data File, 2015
OECD, Long-Term Care for Older People, Paries, 2005.
Paul Feldstein, Health Care Economics, Wiley Medical Publication, 1970
Social Security Programs throughout the World, 1987
William Beveridge, Social Insurance and Allied Services, 1942
田中滋、『醫療政策とヘルスエコノミクス』、日本評論社、1993
J.E.スティグリッツ、(著)藪下史朗(譯)、公共經濟學(上・下)、東洋經濟新聞社、2000
http://www.ameli.fr
http://www.nhic.or.kr
http://www.mw.go.kr
http://www.hira.or.kr
http://www.law.go.kr

부 록

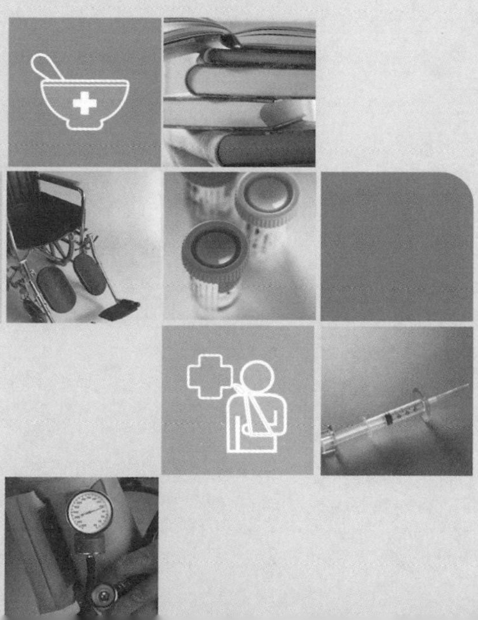

국민건강보험법 〔1999 · 2 · 8 법률 제5854호〕

[일부개정 2024. 10. 22. 법률 제20505호]

제1장 총 칙

제1조(목적) 이 법은 국민의 질병·부상에 대한 예방·진단·치료·재활과 출산·사망 및 건강증진에 대하여 보험급여를 실시함으로써 국민보건 향상과 사회보장 증진에 이바지함을 목적으로 한다.

제2조(관장) 이 법에 따른 건강보험사업은 보건복지부장관이 맡아 주관한다.

제3조(정의) 이 법에서 사용하는 용어의 뜻은 다음과 같다.

1. "근로자"란 직업의 종류와 관계없이 근로의 대가로 보수를 받아 생활하는 사람(법인의 이사와 그 밖의 임원을 포함한다)으로서 공무원 및 교직원을 제외한 사람을 말한다.
2. "사용자"란 다음 각 목의 어느 하나에 해당하는 자를 말한다.
   가. 근로자가 소속되어 있는 사업장의 사업주
   나. 공무원이 소속되어 있는 기관의 장으로서 대통령령으로 정하는 사람
   다. 교직원이 소속되어 있는 사립학교(「사립학교교직원 연금법」 제3조에 규정된 사립학교를 말한다. 이하 이 조에서 같다)를 설립·운영하는 자
3. "사업장"이란 사업소나 사무소를 말한다.
4. "공무원"이란 국가나 지방자치단체에서 상시 공무에 종사하는 사람을 말한다.
5. "교직원"이란 사립학교나 사립학교의 경영기관에서 근무하는 교원과 직원을 말한다.

제3조의2(국민건강보험종합계획의 수립 등) ① 보건복지부장관은 이 법에 따른 건강보험(이하 "건강보험"이라 한다)의 건전한 운영을 위하여 제4조에 따른 건강보험정책심의위원회(이하 이 조에서 "건강보험정책심의위원회"라 한다)의 심의를 거쳐 5년마다 국민건강보험종합계획(이하 "종합계획"이라 한다)을 수립하여야 한다. 수립된 종합계획을 변경할 때도 또한 같다.

② 종합계획에는 다음 각 호의 사항이 포함되어야 한다.

1. 건강보험정책의 기본목표 및 추진방향
2. 건강보험 보장성 강화의 추진계획 및 추진방법
3. 건강보험의 중장기 재정 전망 및 운영
4. 보험료 부과체계에 관한 사항
5. 요양급여비용에 관한 사항
6. 건강증진 사업에 관한 사항
7. 취약계층 지원에 관한 사항
8. 건강보험에 관한 통계 및 정보의 관리에 관한 사항
9. 그 밖에 건강보험의 개선을 위하여 필요한 사항으로 대통령령으로 정하는 사항

③ 보건복지부장관은 종합계획에 따라 매년 연도별 시행계획(이하 "시행계획"이라 한다)을 건강보험정책심의위원회의 심의를 거쳐 수립·시행하여야 한다.

④ 보건복지부장관은 매년 시행계획에 따른 추진실적을 평가하여야 한다.

⑤ 보건복지부장관은 다음 각 호의 사유가 발생한 경우 관련 사항에 대한 보고서를 작성하여 지

체 없이 국회 소관 상임위원회에 보고하여야 한다.
1. 제1항에 따른 종합계획의 수립 및 변경
2. 제3항에 따른 시행계획의 수립
3. 제4항에 따른 시행계획에 따른 추진실적의 평가

⑥ 보건복지부장관은 종합계획의 수립, 시행계획의 수립·시행 및 시행계획에 따른 추진실적의 평가를 위하여 필요하다고 인정하는 경우 관계 기관의 장에게 자료의 제출을 요구할 수 있다. 이 경우 자료의 제출을 요구받은 자는 특별한 사유가 없으면 이에 따라야 한다.

⑦ 그 밖에 제1항에 따른 종합계획의 수립 및 변경, 제3항에 따른 시행계획의 수립·시행 및 제4항에 따른 시행계획에 따른 추진실적의 평가 등에 필요한 사항은 대통령령으로 정한다.

[본조신설 2016.2.3.]

제4조(건강보험정책심의위원회) ① 건강보험정책에 관한 다음 각 호의 사항을 심의·의결하기 위하여 보건복지부장관 소속으로 건강보험정책심의위원회(이하 "심의위원회"라 한다)를 둔다. 〈개정 2016.2.3., 2024.1.9., 2024.2.6.〉

1. 제3조의2제1항 및 제3항에 따른 종합계획 및 시행계획에 관한 사항(의결은 제외한다)
2. 제41조제3항에 따른 요양급여의 기준
3. 제45조제3항 및 제46조에 따른 요양급여비용에 관한 사항
4. 제73조제1항에 따른 직장가입자의 보험료율
5. 제73조제3항에 따른 지역가입자의 보험료율과 재산보험료부과점수당 금액

5의2. 보험료 부과 관련 제도 개선에 관한 다음 각 목의 사항(의결은 제외한다)
   가. 건강보험 가입자(이하 "가입자"라 한다)의 소득 파악 실태에 관한 조사 및 연구에 관한 사항
   나. 가입자의 소득 파악 및 소득에 대한 보험료 부과 강화를 위한 개선 방안에 관한 사항
   다. 그 밖에 보험료 부과와 관련된 제도 개선 사항으로서 심의위원회 위원장이 회의에 부치는 사항

6. 그 밖에 건강보험에 관한 주요 사항으로서 대통령령으로 정하는 사항

② 심의위원회는 위원장 1명과 부위원장 1명을 포함하여 25명의 위원으로 구성한다.

③ 심의위원회의 위원장은 보건복지부차관이 되고, 부위원장은 제4항제4호의 위원 중에서 위원장이 지명하는 사람이 된다.

④ 심의위원회의 위원은 다음 각 호에 해당하는 사람을 보건복지부장관이 임명 또는 위촉한다.

1. 근로자단체 및 사용자단체가 추천하는 각 2명
2. 시민단체(「비영리민간단체지원법」 제2조에 따른 비영리민간단체를 말한다. 이하 같다), 소비자단체, 농어업인단체 및 자영업자단체가 추천하는 각 1명
3. 의료계를 대표하는 단체 및 약업계를 대표하는 단체가 추천하는 8명
4. 다음 각 목에 해당하는 8명
   가. 대통령령으로 정하는 중앙행정기관 소속 공무원 2명
   나. 국민건강보험공단의 이사장 및 건강보험심사평가원의 원장이 추천하는 각 1명
   다. 건강보험에 관한 학식과 경험이 풍부한 4명

⑤ 심의위원회 위원(제4항제4호가목에 따른 위원은 제외한다)의 임기는 3년으로 한다. 다만, 위원의 사임 등으로 새로 위촉된 위원의 임기는 전임위원 임기의 남은 기간으로 한다.

⑥ 보건복지부장관은 심의위원회가 제1항제5호의2에 따라 심의한 사항을 국회에 보고하여야 한다. 〈신설 2024.1.9.〉

⑦ 심의위원회의 운영 등에 필요한 사항은 대통령령으로 정한다. 〈개정 2024.1.9.〉

제2장 가입자

제5조(적용 대상 등) ① 국내에 거주하는 국민은 건강보험의 가입자 또는 피부양자가 된다. 다만,

다음 각 호의 어느 하나에 해당하는 사람은 제외한다. 〈개정 2016.2.3., 2024.1.9.〉

1. 「의료급여법」에 따라 의료급여를 받는 사람(이하 "수급권자"라 한다)
2. 「독립유공자예우에 관한 법률」 및 「국가유공자 등 예우 및 지원에 관한 법률」에 따라 의료보호를 받는 사람(이하 "유공자등 의료보호대상자"라 한다). 다만, 다음 각 목의 어느 하나에 해당하는 사람은 가입자 또는 피부양자가 된다.
   가. 유공자등 의료보호대상자 중 건강보험의 적용을 보험자에게 신청한 사람
   나. 건강보험을 적용받고 있던 사람이 유공자등 의료보호대상자로 되었으나 건강보험의 적용배제신청을 보험자에게 하지 아니한 사람

② 제1항의 피부양자는 다음 각 호의 어느 하나에 해당하는 사람 중 직장가입자에게 주로 생계를 의존하는 사람으로서 소득 및 재산이 보건복지부령으로 정하는 기준 이하에 해당하는 사람을 말한다. 〈개정 2017.4.18.〉

1. 직장가입자의 배우자
2. 직장가입자의 직계존속(배우자의 직계존속을 포함한다)
3. 직장가입자의 직계비속(배우자의 직계비속을 포함한다)과 그 배우자
4. 직장가입자의 형제·자매

③ 제2항에 따른 피부양자 자격의 인정 기준, 취득·상실시기 및 그 밖에 필요한 사항은 보건복지부령으로 정한다.

제6조(가입자의 종류) ① 가입자는 직장가입자와 지역가입자로 구분한다.

② 모든 사업장의 근로자 및 사용자와 공무원 및 교직원은 직장가입자가 된다. 다만, 다음 각 호의 어느 하나에 해당하는 사람은 제외한다. 〈개정 2016.5.29.〉

1. 고용 기간이 1개월 미만인 일용근로자
2. 「병역법」에 따른 현역병(지원에 의하지 아니하고 임용된 하사를 포함한다), 전환복무된 사람 및 군간부후보생
3. 선거에 당선되어 취임하는 공무원으로서 매월 보수 또는 보수에 준하는 급료를 받지 아니하는 사람
4. 그 밖에 사업장의 특성, 고용 형태 및 사업의 종류 등을 고려하여 대통령령으로 정하는 사업장의 근로자 및 사용자와 공무원 및 교직원

③ 지역가입자는 직장가입자와 그 피부양자를 제외한 가입자를 말한다.

④ 삭제 〈2018.12.11.〉

제7조(사업장의 신고) 사업장의 사용자는 다음 각 호의 어느 하나에 해당하게 되면 그 때부터 14일 이내에 보건복지부령으로 정하는 바에 따라 보험자에게 신고하여야 한다. 제1호에 해당되어 보험자에게 신고한 내용이 변경된 경우에도 또한 같다.

1. 제6조제2항에 따라 직장가입자가 되는 근로자·공무원 및 교직원을 사용하는 사업장(이하 "적용대상사업장"이라 한다)이 된 경우
2. 휴업·폐업 등 보건복지부령으로 정하는 사유가 발생한 경우

제8조(자격의 취득 시기 등) ① 가입자는 국내에 거주하게 된 날에 직장가입자 또는 지역가입자의 자격을 얻는다. 다만, 다음 각 호의 어느 하나에 해당하는 사람은 그 해당되는 날에 각각 자격을 얻는다.

1. 수급권자이었던 사람은 그 대상자에서 제외된 날
2. 직장가입자의 피부양자이었던 사람은 그 자격을 잃은 날
3. 유공자등 의료보호대상자이었던 사람은 그 대상자에서 제외된 날
4. 제5조제1항제2호가목에 따라 보험자에게 건강보험의 적용을 신청한 유공자등 의료보호대상자는 그 신청한 날

② 제1항에 따라 자격을 얻은 경우 그 직장가입자의 사용자 및 지역가입자의 세대주는 그 명세를 보건복지부령으로 정하는 바에 따라 자격을 취득한 날부터 14일 이내에 보험자에게 신고하여야 한다.

제9조(자격의 변동 시기 등) ① 가입자는 다음 각 호의 어느 하나에 해당하게 된 날에 그 자격이 변동된다.

1. 지역가입자가 적용대상사업장의 사용자로 되거나, 근로자·공무원 또는 교직원(이하 "근로자등"이라 한다)으로 사용된 날
2. 직장가입자가 다른 적용대상사업장의 사용자로 되거나 근로자등으로 사용된 날
3. 직장가입자인 근로자등이 그 사용관계가 끝난 날의 다음 날
4. 적용대상사업장에 제7조제2호에 따른 사유가 발생한 날의 다음 날
5. 지역가입자가 다른 세대로 전입한 날

② 제1항에 따라 자격이 변동된 경우 직장가입자의 사용자와 지역가입자의 세대주는 다음 각 호의 구분에 따라 그 명세를 보건복지부령으로 정하는 바에 따라 자격이 변동된 날부터 14일 이내에 보험자에게 신고하여야 한다.

1. 제1항제1호 및 제2호에 따라 자격이 변동된 경우: 직장가입자의 사용자
2. 제1항제3호부터 제5호까지의 규정에 따라 자격이 변동된 경우: 지역가입자의 세대주

③ 법무부장관 및 국방부장관은 직장가입자나 지역가입자가 제54조 제3호 또는 제4호에 해당하면 보건복지부령으로 정하는 바에 따라 그 사유에 해당된 날부터 1개월 이내에 보험자에게 알려야 한다.

제9조의2(자격 취득·변동 사항의 고지) 공단은 제96조제1항에 따라 제공받은 자료를 통하여 가입자 자격의 취득 또는 변동 여부를 확인하는 경우에는 자격 취득 또는 변동 후 최초로 제79조에 따른 납부의무자에게 보험료 납입 고지를 할 때 보건복지부령으로 정하는 바에 따라 자격 취득 또는 변동에 관한 사항을 알려야 한다.
[본조신설 2019.1.15.]

제10조(자격의 상실 시기 등) ① 가입자는 다음 각 호의 어느 하나에 해당하게 된 날에 그 자격을 잃는다.

1. 사망한 날의 다음 날
2. 국적을 잃은 날의 다음 날
3. 국내에 거주하지 아니하게 된 날의 다음 날
4. 직장가입자의 피부양자가 된 날
5. 수급권자가 된 날
6. 건강보험을 적용받고 있던 사람이 유공자등 의료보호대상자가 되어 건강보험의 적용배제신청을 한 날

② 제1항에 따라 자격을 잃은 경우 직장가입자의 사용자와 지역가입자의 세대주는 그 명세를 보건복지부령으로 정하는 바에 따라 자격을 잃은 날부터 14일 이내에 보험자에게 신고하여야 한다.

제11조(자격취득 등의 확인) ① 가입자 자격의 취득·변동 및 상실은 제8조부터 제10조까지의 규정에 따른 자격의 취득·변동 및 상실의 시기로 소급하여 효력을 발생한다. 이 경우 보험자는 그 사실을 확인할 수 있다.

② 가입자나 가입자이었던 사람 또는 피부양자나 피부양자이었던 사람은 제1항에 따른 확인을 청구할 수 있다.

제12조(건강보험증) ① 국민건강보험공단은 가입자 또는 피부양자가 신청하는 경우 건강보험증을 발급하여야 한다. 〈개정 2018.12.11.〉

② 가입자 또는 피부양자가 요양급여를 받을 때에는 제1항의 건강보험증을 제42조제1항에 따른 요양기관(이하 "요양기관"이라 한다)에 제출하여야 한다. 다만, 천재지변이나 그 밖의 부득이한 사유가 있으면 그러하지 아니하다.

③ 가입자 또는 피부양자는 제2항 본문에도 불구하고 주민등록증(모바일 주민등록증을 포함한다), 운전면허증, 여권, 그 밖에 보건복지부령으

로 정하는 본인 여부를 확인할 수 있는 신분증명서(이하 "신분증명서"라 한다)로 요양기관이 그 자격을 확인할 수 있으면 건강보험증을 제출하지 아니할 수 있다. 〈개정 2023.12.26.〉

④ 요양기관은 가입자 또는 피부양자에게 요양급여를 실시하는 경우 보건복지부령으로 정하는 바에 따라 건강보험증이나 신분증명서로 본인 여부 및 그 자격을 확인하여야 한다. 다만, 요양기관이 가입자 또는 피부양자의 본인 여부 및 그 자격을 확인하기 곤란한 경우로서 보건복지부령으로 정하는 정당한 사유가 있을 때에는 그러하지 아니하다. 〈신설 2023.5.19.〉

⑤ 가입자·피부양자는 제10조제1항에 따라 자격을 잃은 후 자격을 증명하던 서류를 사용하여 보험급여를 받아서는 아니 된다. 〈신설 2013.5.22., 2023.5.19.〉

⑥ 누구든지 건강보험증이나 신분증명서를 다른 사람에게 양도(讓渡)하거나 대여하여 보험급여를 받게 하여서는 아니 된다. 〈신설 2013.5.22., 2023.5.19.〉

⑦ 누구든지 건강보험증이나 신분증명서를 양도 또는 대여를 받거나 그 밖에 이를 부정하게 사용하여 보험급여를 받아서는 아니 된다. 〈개정 2013.5.22., 2023.5.19.〉

⑧ 제1항에 따른 건강보험증의 신청 절차와 방법, 서식과 그 교부 및 사용 등에 필요한 사항은 보건복지부령으로 정한다. 〈개정 2013.5.22., 2018.12.11., 2023.5.19.〉

제3장 국민건강보험공단

제13조(보험자) 건강보험의 보험자는 국민건강보험공단(이하 "공단"이라 한다)으로 한다.

제14조(업무 등) ① 공단은 다음 각 호의 업무를 관장한다. 〈개정 2017.2.8.〉

1. 가입자 및 피부양자의 자격 관리
2. 보험료와 그 밖에 이 법에 따른 징수금의 부과·징수
3. 보험급여의 관리
4. 가입자 및 피부양자의 질병의 조기발견·예방 및 건강관리를 위하여 요양급여 실시 현황과 건강검진 결과 등을 활용하여 실시하는 예방사업으로서 대통령령으로 정하는 사업
5. 보험급여 비용의 지급
6. 자산의 관리·운영 및 증식사업
7. 의료시설의 운영
8. 건강보험에 관한 교육훈련 및 홍보
9. 건강보험에 관한 조사연구 및 국제협력
10. 이 법에서 공단의 업무로 정하고 있는 사항
11. 「국민연금법」, 「고용보험 및 산업재해보상보험의 보험료징수 등에 관한 법률」, 「임금채권보장법」 및 「석면피해구제법」(이하 "징수위탁근거법"이라 한다)에 따라 위탁받은 업무
12. 그 밖에 이 법 또는 다른 법령에 따라 위탁받은 업무
13. 그 밖에 건강보험과 관련하여 보건복지부장관이 필요하다고 인정한 업무

② 제1항제6호에 따른 자산의 관리·운영 및 증식사업은 안정성과 수익성을 고려하여 다음 각 호의 방법에 따라야 한다.

1. 체신관서 또는 「은행법」에 따른 은행에의 예입 또는 신탁
2. 국가·지방자치단체 또는 「은행법」에 따른 은행이 직접 발행하거나 채무이행을 보증하는 유가증권의 매입
3. 특별법에 따라 설립된 법인이 발행하는 유가증권의 매입
4. 「자본시장과 금융투자업에 관한 법률」에 따른 신탁업자가 발행하거나 같은 법에 따른 집합투자업자가 발행하는 수익증권의 매입
5. 공단의 업무에 사용되는 부동산의 취득 및 일부 임대
6. 그 밖에 공단 자산의 증식을 위하여 대통령령으로 정하는 사업

③ 공단은 특정인을 위하여 업무를 제공하거나 공단 시설을 이용하게 할 경우 공단의 정관으로 정하는 바에 따라 그 업무의 제공 또는 시설의 이용에 대한 수수료와 사용료를 징수할 수 있다.
④ 공단은 「공공기관의 정보공개에 관한 법률」에 따라 건강보험과 관련하여 보유·관리하고 있는 정보를 공개한다.

제15조(법인격 등) ① 공단은 법인으로 한다.
② 공단은 주된 사무소의 소재지에서 설립등기를 함으로써 성립한다.

제16조(사무소) ① 공단의 주된 사무소의 소재지는 정관으로 정한다.
② 공단은 필요하면 정관으로 정하는 바에 따라 분사무소를 둘 수 있다.

제17조(정관) ① 공단의 정관에는 다음 각 호의 사항을 적어야 한다.
1. 목적
2. 명칭
3. 사무소의 소재지
4. 임직원에 관한 사항
5. 이사회의 운영
6. 재정운영위원회에 관한 사항
7. 보험료 및 보험급여에 관한 사항
8. 예산 및 결산에 관한 사항
9. 자산 및 회계에 관한 사항
10. 업무와 그 집행
11. 정관의 변경에 관한 사항
12. 공고에 관한 사항

② 공단은 정관을 변경하려면 보건복지부장관의 인가를 받아야 한다.

제18조(등기) 공단의 설립등기에는 다음 각 호의 사항을 포함하여야 한다.
1. 목적
2. 명칭
3. 주된 사무소 및 분사무소의 소재지
4. 이사장의 성명·주소 및 주민등록번호

제19조(해산) 공단의 해산에 관하여는 법률로 정한다.

제20조(임원) ① 공단은 임원으로서 이사장 1명, 이사 14명 및 감사 1명을 둔다. 이 경우 이사장, 이사 중 5명 및 감사는 상임으로 한다.
② 이사장은 「공공기관의 운영에 관한 법률」 제29조에 따른 임원추천위원회(이하 "임원추천위원회"라 한다)가 복수로 추천한 사람 중에서 보건복지부장관의 제청으로 대통령이 임명한다.
③ 상임이사는 보건복지부령으로 정하는 추천 절차를 거쳐 이사장이 임명한다.
④ 비상임이사는 다음 각 호의 사람을 보건복지부장관이 임명한다.
1. 노동조합·사용자단체·시민단체·소비자단체·농어업인단체 및 노인단체가 추천하는 각 1명
2. 대통령령으로 정하는 바에 따라 추천하는 관계 공무원 3명

⑤ 감사는 임원추천위원회가 복수로 추천한 사람 중에서 기획재정부장관의 제청으로 대통령이 임명한다.
⑥ 제4항에 따른 비상임이사는 정관으로 정하는 바에 따라 실비변상(實費辨償)을 받을 수 있다.
⑦ 이사장의 임기는 3년, 이사(공무원인 이사는 제외한다)와 감사의 임기는 각각 2년으로 한다.

제21조(징수이사) ① 상임이사 중 제14조제1항제2호 및 제11호의 업무를 담당하는 이사(이하 "징수이사"라 한다)는 경영, 경제 및 사회보험에 관한 학식과 경험이 풍부한 사람으로서 보건복지부령으로 정하는 자격을 갖춘 사람 중에서 선임한다.
② 징수이사 후보를 추천하기 위하여 공단에 이사를 위원으로 하는 징수이사추천위원회(이하 "추천위원회"라 한다)를 둔다. 이 경우 추천위원회의 위원장은 이사장이 지명하는 이사로 한다.
③ 추천위원회는 주요 일간신문에 징수이사 후보의 모집 공고를 하여야 하며, 이와 별도로 적임자로 판단되는 징수이사 후보를 조사하거나 전문단체에 조사를 의뢰할 수 있다.

④ 추천위원회는 제3항에 따라 모집한 사람을 보건복지부령으로 정하는 징수이사 후보 심사기준에 따라 심사하여야 하며, 징수이사 후보로 추천될 사람과 계약 조건에 관하여 협의하여야 한다.
⑤ 이사장은 제4항에 따른 심사와 협의 결과에 따라 징수이사 후보와 계약을 체결하여야 하며, 이 경우 제20조제3항에 따른 상임이사의 임명으로 본다.
⑥ 제4항에 따른 계약 조건에 관한 협의, 제5항에 따른 계약 체결 등에 필요한 사항은 보건복지부령으로 정한다.

제22조(임원의 직무) ① 이사장은 공단을 대표하고 업무를 총괄하며, 임기 중 공단의 경영성과에 대하여 책임을 진다.
② 상임이사는 이사장의 명을 받아 공단의 업무를 집행한다.
③ 이사장이 부득이한 사유로 그 직무를 수행할 수 없을 때에는 정관으로 정하는 바에 따라 상임이사 중 1명이 그 직무를 대행하고, 상임이사가 없거나 그 직무를 대행할 수 없을 때에는 정관으로 정하는 임원이 그 직무를 대행한다.
④ 감사는 공단의 업무, 회계 및 재산 상황을 감사한다.

제23조(임원 결격사유) 다음 각 호의 어느 하나에 해당하는 사람은 공단의 임원이 될 수 없다.
1. 대한민국 국민이 아닌 사람
2. 「공공기관의 운영에 관한 법률」 제34조제1항 각 호의 어느 하나에 해당하는 사람

제24조(임원의 당연퇴임 및 해임) ① 임원이 제23조 각 호의 어느 하나에 해당하게 되거나 임명 당시 그에 해당하는 사람으로 확인되면 그 임원은 당연퇴임한다.
② 임명권자는 임원이 다음 각 호의 어느 하나에 해당하면 그 임원을 해임할 수 있다.
1. 신체장애나 정신장애로 직무를 수행할 수 없다고 인정되는 경우
2. 직무상 의무를 위반한 경우
3. 고의나 중대한 과실로 공단에 손실이 생기게 한 경우
4. 직무 여부와 관계없이 품위를 손상하는 행위를 한 경우
5. 이 법에 따른 보건복지부장관의 명령을 위반한 경우

제25조(임원의 겸직 금지 등) ① 공단의 상임임원과 직원은 그 직무 외에 영리를 목적으로 하는 사업에 종사하지 못한다.
② 공단의 상임임원이 임명권자 또는 제청권자의 허가를 받거나 공단의 직원이 이사장의 허가를 받은 경우에는 비영리 목적의 업무를 겸할 수 있다.

제26조(이사회) ① 공단의 주요 사항(「공공기관의 운영에 관한 법률」 제17조제1항 각 호의 사항을 말한다)을 심의·의결하기 위하여 공단에 이사회를 둔다.
② 이사회는 이사장과 이사로 구성한다.
③ 감사는 이사회에 출석하여 발언할 수 있다.
④ 이사회의 의결 사항 및 운영 등에 필요한 사항은 대통령령으로 정한다.

제27조(직원의 임면) 이사장은 정관으로 정하는 바에 따라 직원을 임면(任免)한다.

제28조(벌칙 적용 시 공무원 의제) 공단의 임직원은 「형법」 제129조부터 제132조까지의 규정을 적용할 때 공무원으로 본다.

제29조(규정 등) 공단의 조직·인사·보수 및 회계에 관한 규정은 이사회의 의결을 거쳐 보건복지부장관의 승인을 받아 정한다.

제30조(대리인의 선임) 이사장은 공단 업무에 관한 모든 재판상의 행위 또는 재판 외의 행위를 대행하게 하기 위하여 공단의 이사 또는 직원 중에서 대리인을 선임할 수 있다.

제31조(대표권의 제한) ① 이사장은 공단의 이익과 자기의 이익이 상반되는 사항에 대하여는 공단을 대표하지 못한다. 이 경우 감사가 공단을 대표한다.
② 공단과 이사장 사이의 소송은 제1항을 준용한다.

제32조(이사장 권한의 위임) 이 법에 규정된 이사장의 권한 중 급여의 제한, 보험료의 납입고지 등 대통령령으로 정하는 사항은 정관으로 정하는 바에 따라 분사무소의 장에게 위임할 수 있다.

제33조(재정운영위원회) ① 제45조제1항에 따른 요양급여비용의 계약 및 제84조에 따른 결손처분 등 보험재정에 관련된 사항을 심의·의결하기 위하여 공단에 재정운영위원회를 둔다.

② 재정운영위원회의 위원장은 제34조제1항제3호에 따른 위원 중에서 호선(互選)한다.

제34조(재정운영위원회의 구성 등) ① 재정운영위원회는 다음 각 호의 위원으로 구성한다.

1. 직장가입자를 대표하는 위원 10명
2. 지역가입자를 대표하는 위원 10명
3. 공익을 대표하는 위원 10명

② 제1항에 따른 위원은 다음 각 호의 사람을 보건복지부장관이 임명하거나 위촉한다.

1. 제1항제1호의 위원은 노동조합과 사용자단체에서 추천하는 각 5명
2. 제1항제2호의 위원은 대통령령으로 정하는 바에 따라 농어업인 단체·도시자영업자단체 및 시민단체에서 추천하는 사람
3. 제1항제3호의 위원은 대통령령으로 정하는 관계 공무원 및 건강보험에 관한 학식과 경험이 풍부한 사람

③ 재정운영위원회 위원(공무원인 위원은 제외한다)의 임기는 2년으로 한다. 다만, 위원의 사임 등으로 새로 위촉된 위원의 임기는 전임위원 임기의 남은 기간으로 한다.

④ 재정운영위원회의 운영 등에 필요한 사항은 대통령령으로 정한다.

제35조(회계) ① 공단의 회계연도는 정부의 회계연도에 따른다.

② 공단은 직장가입자와 지역가입자의 재정을 통합하여 운영한다.

③ 공단은 건강보험사업 및 징수위탁근거법의 위탁에 따른 국민연금사업·고용보험사업·산업재해보상보험사업·임금채권보장사업에 관한 회계를 공단의 다른 회계와 구분하여 각각 회계처리하여야 한다. 〈개정 2018.1.16.〉

제36조(예산) 공단은 회계연도마다 예산안을 편성하여 이사회의 의결을 거친 후 보건복지부장관의 승인을 받아야 한다. 예산을 변경할 때에도 또한 같다. 〈개정 2016.3.22.〉

제37조(차입금) 공단은 지출할 현금이 부족한 경우에는 차입할 수 있다. 다만, 1년 이상 장기로 차입하려면 보건복지부장관의 승인을 받아야 한다.

제38조(준비금) ① 공단은 회계연도마다 결산상의 잉여금 중에서 그 연도의 보험급여에 든 비용의 100분의 5 이상에 상당하는 금액을 그 연도에 든 비용의 100분의 50에 이를 때까지 준비금으로 적립하여야 한다.

② 제1항에 따른 준비금은 부족한 보험급여 비용에 충당하거나 지출할 현금이 부족할 때 외에는 사용할 수 없으며, 현금 지출에 준비금을 사용한 경우에는 해당 회계연도 중에 이를 보전(補塡)하여야 한다.

③ 제1항에 따른 준비금의 관리 및 운영 방법 등에 필요한 사항은 보건복지부장관이 정한다.

제39조(결산) ① 공단은 회계연도마다 결산보고서와 사업보고서를 작성하여 다음해 2월 말일까지 보건복지부장관에게 보고하여야 한다.

② 공단은 제1항에 따라 결산보고서와 사업보고서를 보건복지부장관에게 보고하였을 때에는 보건복지부령으로 정하는 바에 따라 그 내용을 공고하여야 한다.

제39조의2(재난적의료비 지원사업에 대한 출연) 공단은 「재난적의료비 지원에 관한 법률」에 따른 재난적의료비 지원사업에 사용되는 비용에 충당하기 위하여 매년 예산의 범위에서 출연할 수 있다. 이 경우 출연 금액의 상한 등에 필요한 사항은 대통령령으로 정한다.

[본조신설 2018.1.16.]

제40조(「민법」의 준용) 공단에 관하여 이 법과

「공공기관의 운영에 관한 법률」에서 정한 사항 외에는 「민법」 중 재단법인에 관한 규정을 준용한다.

제4장 보험급여

제41조(요양급여) ① 가입자와 피부양자의 질병, 부상, 출산 등에 대하여 다음 각 호의 요양급여를 실시한다.

1. 진찰·검사
2. 약제(藥劑)·치료재료의 지급
3. 처치·수술 및 그 밖의 치료
4. 예방·재활
5. 입원
6. 간호
7. 이송(移送)

② 제1항에 따른 요양급여(이하 "요양급여"라 한다)의 범위(이하 "요양급여대상"이라 한다)는 다음 각 호와 같다. 〈신설 2016.2.3.〉

1. 제1항 각 호의 요양급여(제1항제2호의 약제는 제외한다): 제4항에 따라 보건복지부장관이 비급여대상으로 정한 것을 제외한 일체의 것
2. 제1항제2호의 약제: 제41조의3에 따라 요양급여대상으로 보건복지부장관이 결정하여 고시한 것

③ 요양급여의 방법·절차·범위·상한 등의 기준은 보건복지부령으로 정한다. 〈개정 2016.2.3.〉

④ 보건복지부장관은 제3항에 따라 요양급여의 기준을 정할 때 업무나 일상생활에 지장이 없는 질환에 대한 치료 등 보건복지부령으로 정하는 사항은 요양급여대상에서 제외되는 사항(이하 "비급여대상"이라 한다)으로 정할 수 있다. 〈개정 2016.2.3.〉

제41조의2(약제에 대한 요양급여비용 상한금액의 감액 등) ① 보건복지부장관은 「약사법」 제47조제2항의 위반과 관련된 제41조제1항제2호의 약제에 대하여는 요양급여비용 상한금액(제41조제3항에 따라 약제별 요양급여비용의 상한으로 정한 금액을 말한다. 이하 같다)의 100분의 20을 넘지 아니하는 범위에서 그 금액의 일부를 감액할 수 있다. 〈신설 2018.3.27.〉

② 보건복지부장관은 제1항에 따라 요양급여비용의 상한금액이 감액된 약제가 감액된 날부터 5년의 범위에서 대통령령으로 정하는 기간 내에 다시 제1항에 따른 감액의 대상이 된 경우에는 요양급여비용 상한금액의 100분의 40을 넘지 아니하는 범위에서 요양급여비용 상한금액의 일부를 감액할 수 있다. 〈신설 2018.3.27.〉

③ 보건복지부장관은 제2항에 따라 요양급여비용의 상한금액이 감액된 약제가 감액된 날부터 5년의 범위에서 대통령령으로 정하는 기간 내에 다시 「약사법」 제47조제2항의 위반과 관련된 경우에는 해당 약제에 대하여 1년의 범위에서 기간을 정하여 요양급여의 적용을 정지할 수 있다. 〈개정 2018.3.27.〉

④ 제1항부터 제3항까지의 규정에 따른 요양급여비용 상한금액의 감액 및 요양급여 적용 정지의 기준, 절차, 그 밖에 필요한 사항은 대통령령으로 정한다. 〈개정 2018.3.27.〉

[본조신설 2014.1.1.]

[제목개정 2018.3.27.]

제41조의3(행위·치료재료 및 약제에 대한 요양급여대상 여부의 결정 및 조정) ① 제42조에 따른 요양기관, 치료재료의 제조업자·수입업자 등 보건복지부령으로 정하는 자는 요양급여대상 또는 비급여대상으로 결정되지 아니한 제41조제1항제1호·제3호·제4호의 요양급여에 관한 행위 및 제41조제1항제2호의 치료재료(이하 "행위·치료재료"라 한다)에 대하여 요양급여대상 여부의 결정을 보건복지부장관에게 신청하여야 한다.

② 「약사법」에 따른 약제의 제조업자·수입업자 등 보건복지부령으로 정하는 자(이하 "약제의 제조업자등"이라 한다)는 요양급여대상에 포함되지 아니한 제41조제1항제2호의 약제(이하 이 조에서 "약제"라 한다)에 대하여 보건복지부장관에게 요

양급여대상 여부의 결정을 신청할 수 있다. 〈개정 2023.5.19.〉

③ 제1항 및 제2항에 따른 신청을 받은 보건복지부장관은 정당한 사유가 없으면 보건복지부령으로 정하는 기간 이내에 요양급여대상 또는 비급여대상의 여부를 결정하여 신청인에게 통보하여야 한다.

④ 보건복지부장관은 제1항 및 제2항에 따른 신청이 없는 경우에도 환자의 진료상 반드시 필요하다고 보건복지부령으로 정하는 경우에는 직권으로 행위·치료재료 및 약제의 요양급여대상의 여부를 결정할 수 있다.

⑤ 보건복지부장관은 제41조제2항제2호에 따라 요양급여대상으로 결정하여 고시한 약제에 대하여 보건복지부령으로 정하는 바에 따라 요양급여대상 여부, 범위, 요양급여비용 상한금액 등을 직권으로 조정할 수 있다. 〈신설 2023.5.19.〉

⑥ 제1항 및 제2항에 따른 요양급여대상 여부의 결정 신청의 시기, 절차, 방법 및 업무의 위탁 등에 필요한 사항, 제3항과 제4항에 따른 요양급여대상 여부의 결정 절차 및 방법, 제5항에 따른 직권 조정 사유·절차 및 방법 등에 관한 사항은 보건복지부령으로 정한다. 〈개정 2023.5.19.〉

[본조신설 2016.2.3.]

[제목개정 2023.5.19.]

제41조의4(선별급여) ① 요양급여를 결정함에 있어 경제성 또는 치료효과성 등이 불확실하여 그 검증을 위하여 추가적인 근거가 필요하거나, 경제성이 낮아도 가입자와 피부양자의 건강회복에 잠재적 이득이 있는 등 대통령령으로 정하는 경우에는 예비적인 요양급여인 선별급여로 지정하여 실시할 수 있다.

② 보건복지부장관은 대통령령으로 정하는 절차와 방법에 따라 제1항에 따른 선별급여(이하 "선별급여"라 한다)에 대하여 주기적으로 요양급여의 적합성을 평가하여 요양급여 여부를 다시 결정하고, 제41조제3항에 따른 요양급여의 기준을 조정하여야 한다.

[본조신설 2016.3.22.]

제41조의5(방문요양급여) 가입자 또는 피부양자가 질병이나 부상으로 거동이 불편한 경우 등 보건복지부령으로 정하는 사유에 해당하는 경우에는 가입자 또는 피부양자를 직접 방문하여 제41조에 따른 요양급여를 실시할 수 있다.

[본조신설 2018.12.11.]

제42조(요양기관) ① 요양급여(간호와 이송은 제외한다)는 다음 각 호의 요양기관에서 실시한다. 이 경우 보건복지부장관은 공익이나 국가정책에 비추어 요양기관으로 적합하지 아니한 대통령령으로 정하는 의료기관 등은 요양기관에서 제외할 수 있다. 〈개정 2018.3.27.〉

1. 「의료법」에 따라 개설된 의료기관
2. 「약사법」에 따라 등록된 약국
3. 「약사법」 제91조에 따라 설립된 한국희귀·필수의약품센터
4. 「지역보건법」에 따른 보건소·보건의료원 및 보건지소
5. 「농어촌 등 보건의료를 위한 특별조치법」에 따라 설치된 보건진료소

② 보건복지부장관은 효율적인 요양급여를 위하여 필요하면 보건복지부령으로 정하는 바에 따라 시설·장비·인력 및 진료과목 등 보건복지부령으로 정하는 기준에 해당하는 요양기관을 전문요양기관으로 인정할 수 있다. 이 경우 해당 전문요양기관에 인정서를 발급하여야 한다.

③ 보건복지부장관은 제2항에 따라 인정받은 요양기관이 다음 각 호의 어느 하나에 해당하는 경우에는 그 인정을 취소한다.

1. 제2항 전단에 따른 인정기준에 미달하게 된 경우
2. 제2항 후단에 따라 발급받은 인정서를 반납한 경우

④ 제2항에 따라 전문요양기관으로 인정된 요양기관 또는 「의료법」 제3조의4에 따른 상급종합병

원에 대하여는 제41조제3항에 따른 요양급여의 절차 및 제45조에 따른 요양급여비용을 다른 요양기관과 달리 할 수 있다. 〈개정 2016.2.3.〉

⑤ 제1항ㆍ제2항 및 제4항에 따른 요양기관은 정당한 이유 없이 요양급여를 거부하지 못한다.

제42조의2(요양기관의 선별급여 실시에 대한 관리) ① 제42조제1항에도 불구하고, 선별급여 중 자료의 축적 또는 의료 이용의 관리가 필요한 경우에는 보건복지부장관이 해당 선별급여의 실시 조건을 사전에 정하여 이를 충족하는 요양기관만이 해당 선별급여를 실시할 수 있다.

② 제1항에 따라 선별급여를 실시하는 요양기관은 제41조의4제2항에 따른 해당 선별급여의 평가를 위하여 필요한 자료를 제출하여야 한다.

③ 보건복지부장관은 요양기관이 제1항에 따른 선별급여의 실시 조건을 충족하지 못하거나 제2항에 따른 자료를 제출하지 아니할 경우에는 해당 선별급여의 실시를 제한할 수 있다.

④ 제1항에 따른 선별급여의 실시 조건, 제2항에 따른 자료의 제출, 제3항에 따른 선별급여의 실시 제한 등에 필요한 사항은 보건복지부령으로 정한다.

[본조신설 2016.3.22.]

제43조(요양기관 현황에 대한 신고) ① 요양기관은 제47조에 따라 요양급여비용을 최초로 청구하는 때에 요양기관의 시설ㆍ장비 및 인력 등에 대한 현황을 제62조에 따른 건강보험심사평가원(이하 "심사평가원"이라 한다)에 신고하여야 한다.

② 요양기관은 제1항에 따라 신고한 내용(제45조에 따른 요양급여비용의 증감에 관련된 사항만 해당한다)이 변경된 경우에는 그 변경된 날부터 15일 이내에 보건복지부령으로 정하는 바에 따라 심사평가원에 신고하여야 한다.

③ 제1항 및 제2항에 따른 신고의 범위, 대상, 방법 및 절차 등에 필요한 사항은 보건복지부령으로 정한다.

제44조(비용의 일부부담) ① 요양급여를 받는 자는 대통령령으로 정하는 바에 따라 비용의 일부(이하 "본인일부부담금"이라 한다)를 본인이 부담한다. 이 경우 선별급여에 대해서는 다른 요양급여에 비하여 본인일부부담금을 상향 조정할 수 있다. 〈개정 2016.3.22.〉

② 본인이 연간 부담하는 다음 각 호의 금액의 합계액이 대통령령으로 정하는 금액(이하 이 조에서 "본인부담상한액"이라 한다)을 초과한 경우에는 공단이 그 초과 금액을 부담하여야 한다. 이 경우 공단은 당사자에게 그 초과 금액을 통보하고, 이를 지급하여야 한다. 〈신설 2016.3.22., 2023.5.19., 2024.2.20.〉

1. 본인일부부담금의 총액
2. 제49조제1항에 따른 요양이나 출산의 비용으로 부담한 금액(요양이나 출산의 비용으로 부담한 금액이 보건복지부장관이 정하여 고시한 금액보다 큰 경우에는 그 고시한 금액으로 한다)에서 같은 항에 따라 요양비로 지급받은 금액을 제외한 금액

③ 제2항에 따른 본인부담상한액은 가입자의 소득수준 등에 따라 정한다. 〈신설 2016.3.22.〉

④ 제2항 각 호에 따른 금액 및 합계액의 산정 방법, 본인부담상한액을 넘는 금액의 지급 방법 및 제3항에 따른 가입자의 소득수준 등에 따른 본인부담상한액 설정 등에 필요한 사항은 대통령령으로 정한다. 〈신설 2016.3.22., 2024.2.20.〉

제45조(요양급여비용의 산정 등) ① 요양급여비용은 공단의 이사장과 대통령령으로 정하는 의약계를 대표하는 사람들의 계약으로 정한다. 이 경우 계약기간은 1년으로 한다.

② 제1항에 따라 계약이 체결되면 그 계약은 공단과 각 요양기관 사이에 체결된 것으로 본다.

③ 제1항에 따른 계약은 그 직전 계약기간 만료일이 속하는 연도의 5월 31일까지 체결하여야 하며, 그 기한까지 계약이 체결되지 아니하는 경우 보건복지부장관이 그 직전 계약기간 만료일이 속하는 연도의 6월 30일까지 심의위원회의 의결을

거쳐 요양급여비용을 정한다. 이 경우 보건복지부장관이 정하는 요양급여비용은 제1항 및 제2항에 따라 계약으로 정한 요양급여비용으로 본다. 〈개정 2013.5.22.〉

④ 제1항 또는 제3항에 따라 요양급여비용이 정해지면 보건복지부장관은 그 요양급여비용의 명세를 지체 없이 고시하여야 한다.

⑤ 공단의 이사장은 제33조에 따른 재정운영위원회의 심의·의결을 거쳐 제1항에 따른 계약을 체결하여야 한다.

⑥ 심사평가원은 공단의 이사장이 제1항에 따른 계약을 체결하기 위하여 필요한 자료를 요청하면 그 요청에 성실히 따라야 한다.

⑦ 제1항에 따른 계약의 내용과 그 밖에 필요한 사항은 대통령령으로 정한다.

제46조(약제·치료재료에 대한 요양급여비용의 산정) 제41조제1항제2호의 약제·치료재료(이하 "약제·치료재료"라 한다)에 대한 요양급여비용은 제45조에도 불구하고 요양기관의 약제·치료재료 구입금액 등을 고려하여 대통령령으로 정하는 바에 따라 달리 산정할 수 있다.

제47조(요양급여비용의 청구와 지급 등) ① 요양기관은 공단에 요양급여비용의 지급을 청구할 수 있다. 이 경우 제2항에 따른 요양급여비용에 대한 심사청구는 공단에 대한 요양급여비용의 청구로 본다.

② 제1항에 따라 요양급여비용을 청구하려는 요양기관은 심사평가원에 요양급여비용의 심사청구를 하여야 하며, 심사청구를 받은 심사평가원은 이를 심사한 후 지체 없이 그 내용을 공단과 요양기관에 알려야 한다.

③ 제2항에 따라 심사 내용을 통보받은 공단은 지체 없이 그 내용에 따라 요양급여비용을 요양기관에 지급한다. 이 경우 이미 낸 본인일부부담금이 제2항에 따라 통보된 금액보다 더 많으면 요양기관에 지급할 금액에서 더 많이 낸 금액을 공제하여 해당 가입자에게 지급하여야 한다.

④ 공단은 제3항 전단에 따라 요양급여비용을 요양기관에 지급하는 경우 해당 요양기관이 제77조제1항제1호에 따라 공단에 납부하여야 하는 보험료 또는 그 밖에 이 법에 따른 징수금을 체납한 때에는 요양급여비용에서 이를 공제하고 지급할 수 있다. 〈신설 2022.12.27.〉

⑤ 공단은 제3항 후단에 따라 가입자에게 지급하여야 하는 금액을 그 가입자가 내야 하는 보험료와 그 밖에 이 법에 따른 징수금(이하 "보험료등"이라 한다)과 상계(相計)할 수 있다. 〈개정 2022.12.27.〉

⑥ 공단은 심사평가원이 제47조의4에 따라 요양급여의 적정성을 평가하여 공단에 통보하면 그 평가 결과에 따라 요양급여비용을 가산하거나 감액 조정하여 지급한다. 이 경우 평가 결과에 따라 요양급여비용을 가산하거나 감액하여 지급하는 기준은 보건복지부령으로 정한다. 〈개정 2022.6.10., 2022.12.27.〉

⑦ 요양기관은 제2항에 따른 심사청구를 다음 각 호의 단체가 대행하게 할 수 있다. 〈개정 2022.12.27.〉

1. 「의료법」 제28조제1항에 따른 의사회·치과의사회·한의사회·조산사회 또는 같은 조 제6항에 따라 신고한 각각의 지부 및 분회
2. 「의료법」 제52조에 따른 의료기관 단체
3. 「약사법」 제11조에 따른 약사회 또는 같은 법 제14조에 따라 신고한 지부 및 분회

⑧ 제1항부터 제7항까지의 규정에 따른 요양급여비용의 청구·심사·지급 등의 방법과 절차에 필요한 사항은 보건복지부령으로 정한다. 〈개정 2022.12.27.〉

제47조의2(요양급여비용의 지급 보류) ① 제47조제3항에도 불구하고 공단은 요양급여비용의 지급을 청구한 요양기관이 「의료법」 제4조제2항, 제33조제2항·제8항 또는 「약사법」 제20조제1항, 제21조제1항을 위반하였거나, 「의료법」 제33조제10항 또는 「약사법」 제6조제3항·제4항을

위반하여 개설·운영되었다는 사실을 수사기관의 수사 결과로 확인한 경우에는 해당 요양기관이 청구한 요양급여비용의 지급을 보류할 수 있다. 이 경우 요양급여비용 지급 보류 처분의 효력은 해당 요양기관이 그 처분 이후 청구하는 요양급여비용에 대해서도 미친다. 〈개정 2020.12.29., 2023.7.11.〉

② 공단은 제1항에 따라 요양급여비용의 지급을 보류하기 전에 해당 요양기관에 의견 제출의 기회를 주어야 한다.

③ 공단은 요양기관이 「의료법」 제4조제2항, 제33조제2항·제8항 또는 「약사법」 제20조제1항, 제21조제1항을 위반한 혐의나 「의료법」 제33조제10항 또는 「약사법」 제6조제3항·제4항을 위반하여 개설·운영된 혐의에 대하여 법원에서 무죄 판결이 선고된 경우 그 선고 이후 실시한 요양급여에 한정하여 해당 요양기관이 청구하는 요양급여비용을 지급할 수 있다. 〈신설 2024.2.20.〉

④ 법원의 무죄 판결이 확정되는 등 대통령령으로 정하는 사유로 제1항에 따른 요양기관이 「의료법」 제4조제2항, 제33조제2항·제8항 또는 「약사법」 제20조제1항, 제21조제1항을 위반한 혐의나 「의료법」 제33조제10항 또는 「약사법」 제6조제3항·제4항을 위반하여 개설·운영된 혐의가 입증되지 아니한 경우에는 공단은 지급보류 처분을 취소하고, 지급 보류된 요양급여비용에 지급 보류된 기간 동안의 이자를 가산하여 해당 요양기관에 지급하여야 한다. 이 경우 이자는 「민법」 제379조에 따른 법정이율을 적용하여 계산한다. 〈개정 2020.12.29., 2023.7.11., 2024.2.20.〉

⑤ 제1항 및 제2항에 따른 지급 보류 절차 및 의견 제출의 절차 등에 필요한 사항, 제3항에 따른 지급 보류된 요양급여비용 및 이자의 지급 절차 등에 필요한 사항은 대통령령으로 정한다. 〈개정 2024.2.20.〉

[본조신설 2014.5.20.]

[헌법불합치, 2018헌바433, 2023.3.23, 1. 구 국민건강보험법(2014.5.20. 법률 제12615호로 개정되고, 2020.12.29. 법률 제17772호로 개정되기 전의 것) 제47조의2 제1항 중 '의료법 제33조 제2항'에 관한 부분은 헌법에 합치되지 아니한다. 법원 기타 국가기관 및 지방자치단체는 위 법률조항의 적용을 중지하여야 한다. 2. 국민건강보험법(2020.12.29. 법률 제17772호로 개정된 것) 제47조의2 제1항 전문 중 '의료법 제33조 제2항'에 관한 부분은 헌법에 합치되지 아니한다. 위 법률조항은 2024.12.31.을 시한으로 개정될 때까지 계속 적용된다.]

제47조의3(요양급여비용의 차등 지급) 지역별 의료자원의 불균형 및 의료서비스 격차의 해소 등을 위하여 지역별로 요양급여비용을 달리 정하여 지급할 수 있다.

[본조신설 2020.12.29.]

제47조의4(요양급여의 적정성 평가) ① 심사평가원은 요양급여에 대한 의료의 질을 향상시키기 위하여 요양급여의 적정성 평가(이하 이 조에서 "평가"라 한다)를 실시할 수 있다.

② 심사평가원은 요양기관의 인력·시설·장비, 환자안전 등 요양급여와 관련된 사항을 포함하여 평가할 수 있다.

③ 심사평가원은 평가 결과를 평가대상 요양기관에 통보하여야 하며, 평가 결과에 따라 요양급여비용을 가산 또는 감산할 경우에는 그 결정사항이 포함된 평가 결과를 가감대상 요양기관 및 공단에 통보하여야 한다.

④ 제1항부터 제3항까지에 따른 평가의 기준·범위·절차·방법 등에 필요한 사항은 보건복지부령으로 정한다.

[본조신설 2022.6.10.]

제48조(요양급여 대상 여부의 확인 등) ① 가입자나 피부양자는 본인일부부담금 외에 자신이 부담한 비용이 제41조제4항에 따라 요양급여 대상에서 제외되는 비용인지 여부에 대하여 심사평가원에 확인을 요청할 수 있다. 〈개정 2016.2.3.〉

② 제1항에 따른 확인 요청을 받은 심사평가원은

그 결과를 요청한 사람에게 알려야 한다. 이 경우 확인을 요청한 비용이 요양급여 대상에 해당되는 비용으로 확인되면 그 내용을 공단 및 관련 요양기관에 알려야 한다.

③ 제2항 후단에 따라 통보받은 요양기관은 받아야 할 금액보다 더 많이 징수한 금액(이하 "과다본인부담금"이라 한다)을 지체 없이 확인을 요청한 사람에게 지급하여야 한다. 다만, 공단은 해당 요양기관이 과다본인부담금을 지급하지 아니하면 해당 요양기관에 지급할 요양급여비용에서 과다본인부담금을 공제하여 확인을 요청한 사람에게 지급할 수 있다.

④ 제1항부터 제3항까지에 따른 확인 요청의 범위, 방법, 절차, 처리기간 등 필요한 사항은 보건복지부령으로 정한다. 〈신설 2022.6.10.〉

제49조(요양비) ① 공단은 가입자나 피부양자가 보건복지부령으로 정하는 긴급하거나 그 밖의 부득이한 사유로 요양기관과 비슷한 기능을 하는 기관으로서 보건복지부령으로 정하는 기관(제98조제1항에 따라 업무정지기간 중인 요양기관을 포함한다. 이하 "준요양기관"이라 한다)에서 질병·부상·출산 등에 대하여 요양을 받거나 요양기관이 아닌 장소에서 출산한 경우에는 그 요양급여에 상당하는 금액을 보건복지부령으로 정하는 바에 따라 가입자나 피부양자에게 요양비로 지급한다. 〈개정 2020.12.29.〉

② 준요양기관은 보건복지부장관이 정하는 요양비 명세서나 요양 명세를 적은 영수증을 요양을 받은 사람에게 내주어야 하며, 요양을 받은 사람은 그 명세서나 영수증을 공단에 제출하여야 한다. 〈개정 2020.12.29.〉

③ 제1항 및 제2항에도 불구하고 준요양기관은 요양을 받은 가입자나 피부양자의 위임이 있는 경우 공단에 요양비의 지급을 직접 청구할 수 있다. 이 경우 공단은 지급이 청구된 내용의 적정성을 심사하여 준요양기관에 요양비를 지급할 수 있다. 〈신설 2020.12.29.〉

④ 제3항에 따른 준요양기관의 요양비 지급 청구, 공단의 적정성 심사 등에 필요한 사항은 보건복지부령으로 정한다. 〈신설 2020.12.29.〉

제50조(부가급여) 공단은 이 법에서 정한 요양급여 외에 대통령령으로 정하는 바에 따라 임신·출산 진료비, 장제비, 상병수당, 그 밖의 급여를 실시할 수 있다. 〈개정 2013.5.22.〉

제51조(장애인에 대한 특례) ① 공단은 「장애인복지법」에 따라 등록한 장애인인 가입자 및 피부양자에게는 「장애인·노인 등을 위한 보조기기 지원 및 활용촉진에 관한 법률」 제3조제2호에 따른 보조기기(이하 이 조에서 "보조기기"라 한다)에 대하여 보험급여를 할 수 있다. 〈개정 2019.4.23.〉

② 장애인인 가입자 또는 피부양자에게 보조기기를 판매한 자는 가입자나 피부양자의 위임이 있는 경우 공단에 보험급여를 직접 청구할 수 있다. 이 경우 공단은 지급이 청구된 내용의 적정성을 심사하여 보조기기를 판매한 자에게 보조기기에 대한 보험급여를 지급할 수 있다. 〈신설 2020.12.29.〉

③ 제1항에 따른 보조기기에 대한 보험급여의 범위·방법·절차, 제2항에 따른 보조기기 판매업자의 보험급여 청구, 공단의 적정성 심사 및 그 밖에 필요한 사항은 보건복지부령으로 정한다. 〈개정 2019.4.23., 2020.12.29.〉

제52조(건강검진) ① 공단은 가입자와 피부양자에 대하여 질병의 조기 발견과 그에 따른 요양급여를 하기 위하여 건강검진을 실시한다.

② 제1항에 따른 건강검진의 종류 및 대상은 다음 각 호와 같다. 〈신설 2018.12.11.〉

1. 일반건강검진: 직장가입자, 세대주인 지역가입자, 20세 이상인 지역가입자 및 20세 이상인 피부양자
2. 암검진: 「암관리법」 제11조제2항에 따른 암의 종류별 검진주기와 연령 기준 등에 해당하는 사람
3. 영유아건강검진: 6세 미만의 가입자 및 피부

양자

③ 제1항에 따른 건강검진의 검진항목은 성별, 연령 등의 특성 및 생애 주기에 맞게 설계되어야 한다. 〈신설 2018.12.11.〉

④ 제1항에 따른 건강검진의 횟수·절차와 그 밖에 필요한 사항은 대통령령으로 정한다. 〈개정 2018.12.11.〉

제53조(급여의 제한) ① 공단은 보험급여를 받을 수 있는 사람이 다음 각 호의 어느 하나에 해당하면 보험급여를 하지 아니한다.

1. 고의 또는 중대한 과실로 인한 범죄행위에 그 원인이 있거나 고의로 사고를 일으킨 경우
2. 고의 또는 중대한 과실로 공단이나 요양기관의 요양에 관한 지시에 따르지 아니한 경우
3. 고의 또는 중대한 과실로 제55조에 따른 문서와 그 밖의 물건의 제출을 거부하거나 질문 또는 진단을 기피한 경우
4. 업무 또는 공무로 생긴 질병·부상·재해로 다른 법령에 따른 보험급여나 보상(報償) 또는 보상(補償)을 받게 되는 경우

② 공단은 보험급여를 받을 수 있는 사람이 다른 법령에 따라 국가나 지방자치단체로부터 보험급여에 상당하는 급여를 받거나 보험급여에 상당하는 비용을 지급받게 되는 경우에는 그 한도에서 보험급여를 하지 아니한다.

③ 공단은 가입자가 대통령령으로 정하는 기간 이상 다음 각 호의 보험료를 체납한 경우 그 체납한 보험료를 완납할 때까지 그 가입자 및 피부양자에 대하여 보험급여를 실시하지 아니할 수 있다. 다만, 월별 보험료의 총체납횟수(이미 납부된 체납보험료는 총체납횟수에서 제외하며, 보험료의 체납기간은 고려하지 아니한다)가 대통령령으로 정하는 횟수 미만이거나 가입자 및 피부양자의 소득·재산 등이 대통령령으로 정하는 기준 미만인 경우에는 그러하지 아니하다. 〈개정 2018.12.11., 2024.2.6.〉

1. 제69조제4항제2호에 따른 보수 외 소득월액보험료
2. 제69조제5항에 따른 세대단위의 보험료

④ 공단은 제77조제1항제1호에 따라 납부의무를 부담하는 사용자가 제69조제4항제1호에 따른 보수월액보험료를 체납한 경우에는 그 체납에 대하여 직장가입자 본인에게 귀책사유가 있는 경우에 한하여 제3항의 규정을 적용한다. 이 경우 해당 직장가입자의 피부양자에게도 제3항의 규정을 적용한다. 〈개정 2019.4.23.〉

⑤ 제3항 및 제4항에도 불구하고 제82조에 따라 공단으로부터 분할납부 승인을 받고 그 승인된 보험료를 1회 이상 낸 경우에는 보험급여를 할 수 있다. 다만, 제82조에 따른 분할납부 승인을 받은 사람이 정당한 사유 없이 5회(같은 조 제1항에 따라 승인받은 분할납부 횟수가 5회 미만인 경우에는 해당 분할납부 횟수를 말한다. 이하 이 조에서 같다) 이상 그 승인된 보험료를 내지 아니한 경우에는 그러하지 아니하다. 〈개정 2019.4.23.〉

⑥ 제3항 및 제4항에 따라 보험급여를 하지 아니하는 기간(이하 이 항에서 "급여제한기간"이라 한다)에 받은 보험급여는 다음 각 호의 어느 하나에 해당하는 경우에만 보험급여로 인정한다. 〈개정 2019.4.23.〉

1. 공단이 급여제한기간에 보험급여를 받은 사실이 있음을 가입자에게 통지한 날부터 2개월이 지난 날이 속한 달의 납부기한 이내에 체납된 보험료를 완납한 경우
2. 공단이 급여제한기간에 보험급여를 받은 사실이 있음을 가입자에게 통지한 날부터 2개월이 지난 날이 속한 달의 납부기한 이내에 제82조에 따라 분할납부 승인을 받은 체납보험료를 1회 이상 낸 경우. 다만, 제82조에 따른 분할납부 승인을 받은 사람이 정당한 사유 없이 5회 이상 그 승인된 보험료를 내지 아니한 경우에는 그러하지 아니하다.

제54조(급여의 정지) 보험급여를 받을 수 있는 사람이 다음 각 호의 어느 하나에 해당하면 그 기

간에는 보험급여를 하지 아니한다. 다만, 제3호 및 제4호의 경우에는 제60조에 따른 요양급여를 실시한다. 〈개정 2020.4.7.〉

1. 삭제 〈2020. 4. 7.〉
2. 국외에 체류하는 경우
3. 제6조제2항제2호에 해당하게 된 경우
4. 교도소, 그 밖에 이에 준하는 시설에 수용되어 있는 경우

제55조(급여의 확인) 공단은 보험급여를 할 때 필요하다고 인정되면 보험급여를 받는 사람에게 문서와 그 밖의 물건을 제출하도록 요구하거나 관계인을 시켜 질문 또는 진단하게 할 수 있다.

제56조(요양비 등의 지급) 공단은 이 법에 따라 지급의무가 있는 요양비 또는 부가급여의 청구를 받으면 지체 없이 이를 지급하여야 한다.

제56조의2(요양비등수급계좌) ① 공단은 이 법에 따른 보험급여로 지급되는 현금(이하 "요양비등"이라 한다)을 받는 수급자의 신청이 있는 경우에는 요양비등을 수급자 명의의 지정된 계좌(이하 "요양비등수급계좌"라 한다)로 입금하여야 한다. 다만, 정보통신장애나 그 밖에 대통령령으로 정하는 불가피한 사유로 요양비등수급계좌로 이체할 수 없을 때에는 직접 현금으로 지급하는 등 대통령령으로 정하는 바에 따라 요양비등을 지급할 수 있다.

② 요양비등수급계좌가 개설된 금융기관은 요양비등수급계좌에 요양비등만이 입금되도록 하고, 이를 관리하여야 한다.

③ 제1항 및 제2항에 따른 요양비등수급계좌의 신청 방법·절차와 관리에 필요한 사항은 대통령령으로 정한다.

[본조신설 2014.5.20.]

제57조(부당이득의 징수) ① 공단은 속임수나 그 밖의 부당한 방법으로 보험급여를 받은 사람·준요양기관 및 보조기기 판매업자나 보험급여 비용을 받은 요양기관에 대하여 그 보험급여나 보험급여 비용에 상당하는 금액을 징수한다. 〈개정 2020.12.29., 2023.5.19.〉

② 공단은 제1항에 따라 속임수나 그 밖의 부당한 방법으로 보험급여 비용을 받은 요양기관이 다음 각 호의 어느 하나에 해당하는 경우에는 해당 요양기관을 개설한 자에게 그 요양기관과 연대하여 같은 항에 따른 징수금을 납부하게 할 수 있다. 〈신설 2013.5.22., 2020.12.29., 2023.7.11.〉

1. 「의료법」 제33조제2항을 위반하여 의료기관을 개설할 수 없는 자가 의료인의 면허나 의료법인 등의 명의를 대여받아 개설·운영하는 의료기관
2. 「약사법」 제20조제1항을 위반하여 약국을 개설할 수 없는 자가 약사 등의 면허를 대여받아 개설·운영하는 약국
3. 「의료법」 제4조제2항 또는 제33조제8항·제10항을 위반하여 개설·운영하는 의료기관
4. 「약사법」 제21조제1항을 위반하여 개설·운영하는 약국
5. 「약사법」 제6조제3항·제4항을 위반하여 면허를 대여받아 개설·운영하는 약국

③ 사용자나 가입자의 거짓 보고나 거짓 증명(제12조제6항을 위반하여 건강보험증이나 신분증명서를 양도·대여하여 다른 사람이 보험급여를 받게 하는 것을 포함한다), 요양기관의 거짓 진단이나 거짓 확인(제12조제4항을 위반하여 건강보험증이나 신분증명서로 가입자 또는 피부양자의 본인 여부 및 그 자격을 확인하지 아니한 것을 포함한다) 또는 준요양기관이나 보조기기를 판매한 자의 속임수 및 그 밖의 부당한 방법으로 보험급여가 실시된 경우 공단은 이들에게 보험급여를 받은 사람과 연대하여 제1항에 따른 징수금을 내게 할 수 있다. 〈개정 2013.5.22., 2018.12.11., 2020.12.29., 2023.5.19.〉

④ 공단은 속임수나 그 밖의 부당한 방법으로 보험급여를 받은 사람과 같은 세대에 속한 가입자(속임수나 그 밖의 부당한 방법으로 보험급여를 받은 사람이 피부양자인 경우에는 그 직장가입자

를 말한다)에게 속임수나 그 밖의 부당한 방법으로 보험급여를 받은 사람과 연대하여 제1항에 따른 징수금을 내게 할 수 있다. 〈개정 2013.5.22.〉

⑤ 요양기관이 가입자나 피부양자로부터 속임수나 그 밖의 부당한 방법으로 요양급여비용을 받은 경우 공단은 해당 요양기관으로부터 이를 징수하여 가입자나 피부양자에게 지체 없이 지급하여야 한다. 이 경우 공단은 가입자나 피부양자에게 지급하여야 하는 금액을 그 가입자 및 피부양자가 내야 하는 보험료등과 상계할 수 있다. 〈개정 2013.5.22.〉

제57조의2(부당이득 징수금 체납자의 인적사항등 공개) ① 공단은 제57조제2항 각 호의 어느 하나에 해당하여 같은 조 제1항 및 제2항에 따라 징수금을 납부할 의무가 있는 요양기관 또는 요양기관을 개설한 자가 제79조제1항에 따라 납입 고지 문서에 기재된 납부기한의 다음 날부터 1년이 경과한 징수금을 1억원 이상 체납한 경우 징수금 발생의 원인이 되는 위반행위, 체납자의 인적사항 및 체납액 등 대통령령으로 정하는 사항(이하 이 조에서 "인적사항등"이라 한다)을 공개할 수 있다. 다만, 체납된 징수금과 관련하여 제87조에 따른 이의신청, 제88조에 따른 심판청구가 제기되거나 행정소송이 계류 중인 경우 또는 그 밖에 체납된 금액의 일부 납부 등 대통령령으로 정하는 사유가 있는 경우에는 그러하지 아니하다.

② 제1항에 따른 인적사항등의 공개 여부를 심의하기 위하여 공단에 부당이득징수금체납정보공개심의위원회를 둔다.

③ 공단은 부당이득징수금체납정보공개심의위원회의 심의를 거친 인적사항등의 공개대상자에게 공개대상자임을 서면으로 통지하여 소명의 기회를 부여하여야 하며, 통지일부터 6개월이 경과한 후 체납자의 납부이행 등을 고려하여 공개대상자를 선정한다.

④ 제1항에 따른 인적사항등의 공개는 관보에 게재하거나 공단 인터넷 홈페이지에 게시하는 방법으로 한다.

⑤ 제1항부터 제4항까지에서 규정한 사항 외에 인적사항등의 공개 절차 및 부당이득징수금체납정보공개심의위원회의 구성·운영 등에 필요한 사항은 대통령령으로 정한다.

[본조신설 2019.12.3.]

제58조(구상권) ① 공단은 제3자의 행위로 보험급여사유가 생겨 가입자 또는 피부양자에게 보험급여를 한 경우에는 그 급여에 들어간 비용 한도에서 그 제3자에게 손해배상을 청구할 권리를 얻는다.

② 제1항에 따라 보험급여를 받은 사람이 제3자로부터 이미 손해배상을 받은 경우에는 공단은 그 배상액 한도에서 보험급여를 하지 아니한다.

제59조(수급권 보호) ① 보험급여를 받을 권리는 양도하거나 압류할 수 없다. 〈개정 2014.5.20.〉

② 제56조의2제1항에 따라 요양비등수급계좌에 입금된 요양비등은 압류할 수 없다. 〈신설 2014.5.20.〉

제60조(현역병 등에 대한 요양급여비용 등의 지급) ① 공단은 제54조제3호 및 제4호에 해당하는 사람이 요양기관에서 대통령령으로 정하는 치료 등(이하 이 조에서 "요양급여"라 한다)을 받은 경우 그에 따라 공단이 부담하는 비용(이하 이 조에서 "요양급여비용"이라 한다)과 제49조에 따른 요양비를 법무부장관·국방부장관·경찰청장·소방청장 또는 해양경찰청장으로부터 예탁 받아 지급할 수 있다. 이 경우 법무부장관·국방부장관·경찰청장·소방청장 또는 해양경찰청장은 예산상 불가피한 경우 외에는 연간(年間) 들어갈 것으로 예상되는 요양급여비용과 요양비를 대통령령으로 정하는 바에 따라 미리 공단에 예탁하여야 한다. 〈개정 2014.11.19., 2017.7.26., 2018.12.11.〉

② 요양급여, 요양급여비용 및 요양비 등에 관한 사항은 제41조, 제41조의4, 제42조, 제42조의2, 제44조부터 제47조까지, 제47조의2, 제48조, 제49조, 제55조, 제56조, 제56조의2 및 제59조제

2항을 준용한다. 〈개정 2016.3.22., 2018.12.11.〉
[제목개정 2018.12.11.]

제61조(요양급여비용의 정산) 공단은 「산업재해보상보험법」 제10조에 따른 근로복지공단이 이 법에 따라 요양급여를 받을 수 있는 사람에게 「산업재해보상보험법」 제40조에 따른 요양급여를 지급한 후 그 지급결정이 취소되어 해당 요양급여의 비용을 청구하는 경우에는 그 요양급여가 이 법에 따라 실시할 수 있는 요양급여에 상당한 것으로 인정되면 그 요양급여에 해당하는 금액을 지급할 수 있다.

제5장 건강보험심사평가원

제62조(설립) 요양급여비용을 심사하고 요양급여의 적정성을 평가하기 위하여 건강보험심사평가원을 설립한다.

제63조(업무 등) ① 심사평가원은 다음 각 호의 업무를 관장한다. 〈개정 2022.6.10.〉

1. 요양급여비용의 심사
2. 요양급여의 적정성 평가
3. 심사기준 및 평가기준의 개발
4. 제1호부터 제3호까지의 규정에 따른 업무와 관련된 조사연구 및 국제협력
5. 다른 법률에 따라 지급되는 급여비용의 심사 또는 의료의 적정성 평가에 관하여 위탁받은 업무
6. 그 밖에 이 법 또는 다른 법령에 따라 위탁받은 업무
7. 건강보험과 관련하여 보건복지부장관이 필요하다고 인정한 업무
8. 그 밖에 보험급여 비용의 심사와 보험급여의 적정성 평가와 관련하여 대통령령으로 정하는 업무

② 제1항제8호에 따른 보험급여의 적정성 평가의 기준·절차·방법 등에 필요한 사항은 보건복지부장관이 정하여 고시한다. 〈개정 2022.6.10.〉

제64조(법인격 등) ① 심사평가원은 법인으로 한다.
② 심사평가원은 주된 사무소의 소재지에서 설립등기를 함으로써 성립한다.

제65조(임원) ① 심사평가원에 임원으로서 원장, 이사 15명 및 감사 1명을 둔다. 이 경우 원장, 이사 중 4명 및 감사는 상임으로 한다. 〈개정 2016.2.3.〉
② 원장은 임원추천위원회가 복수로 추천한 사람 중에서 보건복지부장관의 제청으로 대통령이 임명한다.
③ 상임이사는 보건복지부령으로 정하는 추천 절차를 거쳐 원장이 임명한다.
④ 비상임이사는 다음 각 호의 사람 중에서 10명과 대통령령으로 정하는 바에 따라 추천한 관계 공무원 1명을 보건복지부장관이 임명한다.

1. 공단이 추천하는 1명
2. 의약관계단체가 추천하는 5명
3. 노동조합·사용자단체·소비자단체 및 농어업인단체가 추천하는 각 1명

⑤ 감사는 임원추천위원회가 복수로 추천한 사람 중에서 기획재정부장관의 제청으로 대통령이 임명한다.
⑥ 제4항에 따른 비상임이사는 정관으로 정하는 바에 따라 실비변상을 받을 수 있다.
⑦ 원장의 임기는 3년, 이사(공무원인 이사는 제외한다)와 감사의 임기는 각각 2년으로 한다.

제66조(진료심사평가위원회) ① 심사평가원의 업무를 효율적으로 수행하기 위하여 심사평가원에 진료심사평가위원회(이하 "심사위원회"라 한다)를 둔다.
② 심사위원회는 위원장을 포함하여 90명 이내의 상근 심사위원과 1천명 이내의 비상근 심사위원으로 구성하며, 진료과목별 분과위원회를 둘 수 있다. 〈개정 2016.2.3.〉
③ 제2항에 따른 상근 심사위원은 심사평가원의 원장이 보건복지부령으로 정하는 사람 중에서 임

명한다.

④ 제2항에 따른 비상근 심사위원은 심사평가원의 원장이 보건복지부령으로 정하는 사람 중에서 위촉한다.

⑤ 심사평가원의 원장은 심사위원이 다음 각 호의 어느 하나에 해당하면 그 심사위원을 해임 또는 해촉할 수 있다.

1. 신체장애나 정신장애로 직무를 수행할 수 없다고 인정되는 경우
2. 직무상 의무를 위반하거나 직무를 게을리한 경우
3. 고의나 중대한 과실로 심사평가원에 손실이 생기게 한 경우
4. 직무 여부와 관계없이 품위를 손상하는 행위를 한 경우

⑥ 제1항부터 제5항까지에서 규정한 사항 외에 심사위원회 위원의 자격·임기 및 심사위원회의 구성·운영 등에 필요한 사항은 보건복지부령으로 정한다.

제66조의2(진료심사평가위원회 위원의 겸직) ①「고등교육법」 제14조제2항에 따른 교원 중 교수·부교수 및 조교수는 「국가공무원법」 제64조 및 「사립학교법」 제55조제1항에도 불구하고 소속대학 총장의 허가를 받아 진료심사평가위원회 위원의 직무를 겸할 수 있다.

② 제1항에 따라 대학의 교원이 진료심사평가위원회 위원을 겸하는 경우 필요한 사항은 대통령령으로 정한다.

[본조신설 2023.5.19.]

제67조(자금의 조달 등) ① 심사평가원은 제63조제1항에 따른 업무(같은 항 제5호에 따른 업무는 제외한다)를 하기 위하여 공단으로부터 부담금을 징수할 수 있다.

② 심사평가원은 제63조제1항제5호에 따라 급여비용의 심사 또는 의료의 적정성 평가에 관한 업무를 위탁받은 경우에는 위탁자로부터 수수료를 받을 수 있다.

③ 제1항과 제2항에 따른 부담금 및 수수료의 금액·징수 방법 등에 필요한 사항은 보건복지부령으로 정한다.

제68조(준용 규정) 심사평가원에 관하여 제14조제3항·제4항, 제16조, 제17조(같은 조 제1항제6호 및 제7호는 제외한다), 제18조, 제19조, 제22조부터 제32조까지, 제35조제1항, 제36조, 제37조, 제39조 및 제40조를 준용한다. 이 경우 "공단"은 "심사평가원"으로, "이사장"은 "원장"으로 본다. 〈개정 2013.5.22.〉

제6장 보험료

제69조(보험료) ① 공단은 건강보험사업에 드는 비용에 충당하기 위하여 제77조에 따른 보험료의 납부의무자로부터 보험료를 징수한다.

② 제1항에 따른 보험료는 가입자의 자격을 취득한 날이 속하는 달의 다음 달부터 가입자의 자격을 잃은 날의 전날이 속하는 달까지 징수한다. 다만, 가입자의 자격을 매월 1일에 취득한 경우 또는 제5조제1항제2호가목에 따른 건강보험 적용 신청으로 가입자의 자격을 취득하는 경우에는 그 달부터 징수한다. 〈개정 2019.12.3.〉

③ 제1항 및 제2항에 따라 보험료를 징수할 때 가입자의 자격이 변동된 경우에는 변동된 날이 속하는 달의 보험료는 변동되기 전의 자격을 기준으로 징수한다. 다만, 가입자의 자격이 매월 1일에 변동된 경우에는 변동된 자격을 기준으로 징수한다.

④ 직장가입자의 월별 보험료액은 다음 각 호에 따라 산정한 금액으로 한다. 〈개정 2017.4.18., 2024.2.6.〉

1. 보수월액보험료: 제70조에 따라 산정한 보수월액에 제73조제1항 또는 제2항에 따른 보험료율을 곱하여 얻은 금액
2. 보수 외 소득월액보험료: 제71조제1항에 따라 산정한 보수 외 소득월액에 제73조제1항 또는

제2항에 따른 보험료율을 곱하여 얻은 금액

⑤ 지역가입자의 월별 보험료액은 다음 각 호의 구분에 따라 산정한 금액을 합산한 금액으로 한다. 이 경우 보험료액은 세대 단위로 산정한다. 〈개정 2024.2.6.〉

1. 소득: 제71조제2항에 따라 산정한 지역가입자의 소득월액에 제73조제3항에 따른 보험료율을 곱하여 얻은 금액
2. 재산: 제72조에 따라 산정한 재산보험료부과점수에 제73조제3항에 따른 재산보험료부과점수당 금액을 곱하여 얻은 금액

⑥ 제4항 및 제5항에 따른 월별 보험료액은 가입자의 보험료 평균액의 일정비율에 해당하는 금액을 고려하여 대통령령으로 정하는 기준에 따라 상한 및 하한을 정한다. 〈신설 2017.4.18.〉

제70조(보수월액) ① 제69조제4항제1호에 따른 직장가입자의 보수월액은 직장가입자가 지급받는 보수를 기준으로 하여 산정한다. 〈개정 2017.4.18.〉

② 휴직이나 그 밖의 사유로 보수의 전부 또는 일부가 지급되지 아니하는 가입자(이하 "휴직자등"이라 한다)의 보수월액보험료는 해당 사유가 생기기 전 달의 보수월액을 기준으로 산정한다.

③ 제1항에 따른 보수는 근로자등이 근로를 제공하고 사용자·국가 또는 지방자치단체로부터 지급받는 금품(실비변상적인 성격을 갖는 금품은 제외한다)으로서 대통령령으로 정하는 것을 말한다. 이 경우 보수 관련 자료가 없거나 불명확한 경우 등 대통령령으로 정하는 사유에 해당하면 보건복지부장관이 정하여 고시하는 금액을 보수로 본다.

④ 제1항에 따른 보수월액의 산정 및 보수가 지급되지 아니하는 사용자의 보수월액의 산정 등에 필요한 사항은 대통령령으로 정한다.

제71조(소득월액) ①직장가입자의 보수 외 소득월액은 제70조에 따른 보수월액의 산정에 포함된 보수를 제외한 직장가입자의 소득(이하 "보수 외 소득"이라 한다)이 대통령령으로 정하는 금액을 초과하는 경우 다음의 계산식에 따른 값을 보건복지부령으로 정하는 바에 따라 평가하여 산정한다. 〈개정 2017.4.18., 2024.2.6.〉

(연간 보수외소득 – 대통령령으로 정하는 금액) × 1/12

② 지역가입자의 소득월액은 지역가입자의 연간 소득을 12개월로 나눈 값을 보건복지부령으로 정하는 바에 따라 평가하여 산정한다. 〈신설 2024.2.6.〉

③ 제1항 및 제2항에 따른 소득의 구체적인 범위, 소득월액을 산정하는 기준, 방법 등 소득월액의 산정에 필요한 사항은 대통령령으로 정한다. 〈개정 2024.2.6.〉

제72조(재산보험료부과점수) ① 제69조제5항제2호에 따른 재산보험료부과점수는 지역가입자의 재산을 기준으로 산정한다. 다만, 대통령령으로 정하는 지역가입자가 실제 거주를 목적으로 대통령령으로 정하는 기준 이하의 주택을 구입 또는 임차하기 위하여 다음 각 호의 어느 하나에 해당하는 대출을 받고 그 사실을 공단에 통보하는 경우에는 해당 대출금액을 대통령령으로 정하는 바에 따라 평가하여 재산보험료부과점수 산정 시 제외한다. 〈개정 2017.4.18., 2019.12.3., 2024.2.6., 2024.2.20.〉

1. 「금융실명거래 및 비밀보장에 관한 법률」 제2조제1호에 따른 금융회사등(이하 "금융회사등"이라 한다)으로부터 받은 대출
2. 「주택도시기금법」에 따른 주택도시기금을 재원으로 하는 대출 등 보건복지부장관이 정하여 고시하는 대출

② 제1항에 따라 재산보험료부과점수의 산정방법과 산정기준을 정할 때 법령에 따라 재산권의 행사가 제한되는 재산에 대하여는 다른 재산과 달리 정할 수 있다. 〈개정 2024.2.6.〉

③ 지역가입자는 제1항 단서에 따라 공단에 통보

할 때 「신용정보의 이용 및 보호에 관한 법률」 제2조제1호에 따른 신용정보, 「금융실명거래 및 비밀보장에 관한 법률」 제2조제2호에 따른 금융자산, 같은 조 제3호에 따른 금융거래의 내용에 대한 자료・정보 중 대출금액 등 대통령령으로 정하는 자료・정보(이하 "금융정보등"이라 한다)를 공단에 제출하여야 하며, 제1항 단서에 따른 재산보험료부과점수 산정을 위하여 필요한 금융정보등을 공단에 제공하는 것에 대하여 동의한다는 서면을 함께 제출하여야 한다. 〈신설 2019.12.3., 2022.6.10., 2024.2.6.〉

④ 제1항 및 제2항에 따른 재산보험료부과점수의 산정방법・산정기준 등에 필요한 사항은 대통령령으로 정한다. 〈개정 2019.12.3., 2024.2.6.〉

[제목개정 2024.2.6.]

제72조의2 삭제 〈2024.1.9.〉

제72조의3(보험료 부과제도에 대한 적정성 평가) ① 보건복지부장관은 제5조에 따른 피부양자 인정기준(이하 이 조에서 "인정기준"이라 한다)과 제69조부터 제72조까지의 규정에 따른 보험료, 보수월액, 소득월액 및 재산보험료부과점수의 산정 기준 및 방법 등(이하 이 조에서 "산정기준"이라 한다)에 대하여 적정성을 평가하고, 이 법 시행일로부터 4년이 경과한 때 이를 조정하여야 한다. 〈개정 2024.2.6.〉

② 보건복지부장관은 제1항에 따른 적정성 평가를 하는 경우에는 다음 각 호를 종합적으로 고려하여야 한다. 〈개정 2024.1.9.〉

1. 제4조제1항제5호의2나목에 따라 심의위원회가 심의한 가입자의 소득 파악 현황 및 개선방안
2. 공단의 소득 관련 자료 보유 현황
3. 「소득세법」 제4조에 따른 종합소득(종합과세되는 종합소득과 분리과세되는 종합소득을 포함한다) 과세 현황
4. 직장가입자에게 부과되는 보험료와 지역가입자에게 부과되는 보험료 간 형평성
5. 제1항에 따른 인정기준 및 산정기준의 조정으로 인한 보험료 변동
6. 그 밖에 적정성 평가 대상이 될 수 있는 사항으로서 보건복지부장관이 정하는 사항

③ 제1항에 따른 적정성 평가의 절차, 방법 및 그 밖에 적정성 평가를 위하여 필요한 사항은 대통령령으로 정한다.

[본조신설 2017.4.18.]

제73조(보험료율 등) ① 직장가입자의 보험료율은 1천분의 80의 범위에서 심의위원회의 의결을 거쳐 대통령령으로 정한다.

② 국외에서 업무에 종사하고 있는 직장가입자에 대한 보험료율은 제1항에 따라 정해진 보험료율의 100분의 50으로 한다.

③ 지역가입자의 보험료율과 재산보험료부과점수당 금액은 심의위원회의 의결을 거쳐 대통령령으로 정한다. 〈개정 2024.2.6.〉

제74조(보험료의 면제) ① 공단은 직장가입자가 제54조제2호부터 제4호까지의 어느 하나에 해당하는 경우(같은 조 제2호에 해당하는 경우에는 1개월 이상의 기간으로서 대통령령으로 정하는 기간 이상 국외에 체류하는 경우에 한정한다. 이하 이 조에서 같다) 그 가입자의 보험료를 면제한다. 다만, 제54조제2호에 해당하는 직장가입자의 경우에는 국내에 거주하는 피부양자가 없을 때에만 보험료를 면제한다. 〈개정 2020.4.7.〉

② 지역가입자가 제54조제2호부터 제4호까지의 어느 하나에 해당하면 그 가입자가 속한 세대의 보험료를 산정할 때 그 가입자의 제71조제2항에 따른 소득월액 및 제72조에 따른 재산보험료부과점수를 제외한다. 〈개정 2024.2.6.〉

③ 제1항에 따른 보험료의 면제나 제2항에 따라 보험료의 산정에서 제외되는 소득월액 및 재산보험료부과점수에 대하여는 제54조제2호부터 제4호까지의 어느 하나에 해당하는 급여정지 사유가 생긴 날이 속하는 달의 다음 달부터 사유가 없어진 날이 속하는 달까지 적용한다. 다만, 다음 각

호의 어느 하나에 해당하는 경우에는 그 달의 보험료를 면제하지 아니하거나 보험료의 산정에서 소득월액 및 재산보험료부과점수를 제외하지 아니한다. 〈개정 2020.4.7., 2024.2.6.〉

1. 급여정지 사유가 매월 1일에 없어진 경우
2. 제54조제2호에 해당하는 가입자 또는 그 피부양자가 국내에 입국하여 입국일이 속하는 달에 보험급여를 받고 그 달에 출국하는 경우

제75조(보험료의 경감 등) ① 다음 각 호의 어느 하나에 해당하는 가입자 중 보건복지부령으로 정하는 가입자에 대하여는 그 가입자 또는 그 가입자가 속한 세대의 보험료의 일부를 경감할 수 있다.

1. 섬·벽지(僻地)·농어촌 등 대통령령으로 정하는 지역에 거주하는 사람
2. 65세 이상인 사람
3. 「장애인복지법」에 따라 등록한 장애인
4. 「국가유공자 등 예우 및 지원에 관한 법률」 제4조제1항제4호, 제6호, 제12호, 제15호 및 제17호에 따른 국가유공자
5. 휴직자
6. 그 밖에 생활이 어렵거나 천재지변 등의 사유로 보험료를 경감할 필요가 있다고 보건복지부장관이 정하여 고시하는 사람

② 제77조에 따른 보험료 납부의무자가 다음 각 호의 어느 하나에 해당하는 경우에는 대통령령으로 정하는 바에 따라 보험료를 감액하는 등 재산상의 이익을 제공할 수 있다. 〈신설 2013.5.22., 2019.4.23., 2023.5.19.〉

1. 제81조의6제1항에 따라 보험료의 납입 고지 또는 독촉을 전자문서로 받는 경우
2. 보험료를 계좌 또는 신용카드 자동이체의 방법으로 내는 경우

③ 제1항에 따른 보험료 경감의 방법·절차 등에 필요한 사항은 보건복지부장관이 정하여 고시한다. 〈개정 2013.5.22.〉

[제목개정 2013.5.22.]

제76조(보험료의 부담) ① 직장가입자의 보수월액보험료는 직장가입자와 다음 각 호의 구분에 따른 자가 각각 보험료액의 100분의 50씩 부담한다. 다만, 직장가입자가 교직원으로서 사립학교에 근무하는 교원이면 보험료액은 그 직장가입자가 100분의 50을, 제3조제2호다목에 해당하는 사용자가 100분의 30을, 국가가 100분의 20을 각각 부담한다. 〈개정 2014.1.1.〉

1. 직장가입자가 근로자인 경우에는 제3조제2호가목에 해당하는 사업주
2. 직장가입자가 공무원인 경우에는 그 공무원이 소속되어 있는 국가 또는 지방자치단체
3. 직장가입자가 교직원(사립학교에 근무하는 교원은 제외한다)인 경우에는 제3조제2호다목에 해당하는 사용자

② 직장가입자의 보수 외 소득월액보험료는 직장가입자가 부담한다. 〈개정 2024.2.6.〉

③ 지역가입자의 보험료는 그 가입자가 속한 세대의 지역가입자 전원이 연대하여 부담한다.

④ 직장가입자가 교직원인 경우 제3조제2호다목에 해당하는 사용자가 부담액 전부를 부담할 수 없으면 그 부족액을 학교에 속하는 회계에서 부담하게 할 수 있다. 〈신설 2014.1.1.〉

제77조(보험료 납부의무) ① 직장가입자의 보험료는 다음 각 호의 구분에 따라 그 각 호에서 정한 자가 납부한다. 〈개정 2024.2.6.〉

1. 보수월액보험료: 사용자. 이 경우 사업장의 사용자가 2명 이상인 때에는 그 사업장의 사용자는 해당 직장가입자의 보험료를 연대하여 납부한다.
2. 보수 외 소득월액보험료: 직장가입자

② 지역가입자의 보험료는 그 가입자가 속한 세대의 지역가입자 전원이 연대하여 납부한다. 다만, 소득 및 재산이 없는 미성년자와 소득 및 재산 등을 고려하여 대통령령으로 정하는 기준에 해당하는 미성년자는 납부의무를 부담하지 아니한다. 〈개정 2017.4.18.〉

③ 사용자는 보수월액보험료 중 직장가입자가 부담하여야 하는 그 달의 보험료액을 그 보수에서 공제하여 납부하여야 한다. 이 경우 직장가입자에게 공제액을 알려야 한다.

제77조의2(제2차 납부의무) ① 법인의 재산으로 그 법인이 납부하여야 하는 보험료, 연체금 및 체납처분비를 충당하여도 부족한 경우에는 해당 법인에게 보험료의 납부의무가 부과된 날 현재의 무한책임사원 또는 과점주주(「국세기본법」 제39조 각 호의 어느 하나에 해당하는 자를 말한다)가 그 부족한 금액에 대하여 제2차 납부의무를 진다. 다만, 과점주주의 경우에는 그 부족한 금액을 그 법인의 발행주식 총수(의결권이 없는 주식은 제외한다) 또는 출자총액으로 나눈 금액에 해당 과점주주가 실질적으로 권리를 행사하는 주식 수(의결권이 없는 주식은 제외한다) 또는 출자액을 곱하여 산출한 금액을 한도로 한다.

② 사업이 양도·양수된 경우에 양도일 이전에 양도인에게 납부의무가 부과된 보험료, 연체금 및 체납처분비를 양도인의 재산으로 충당하여도 부족한 경우에는 사업의 양수인이 그 부족한 금액에 대하여 양수한 재산의 가액을 한도로 제2차 납부의무를 진다. 이 경우 양수인의 범위 및 양수한 재산의 가액은 대통령령으로 정한다.

[본조신설 2016.2.3.]

제78조(보험료의 납부기한) ① 제77조제1항 및 제2항에 따라 보험료 납부의무가 있는 자는 가입자에 대한 그 달의 보험료를 그 다음 달 10일까지 납부하여야 한다. 다만, 직장가입자의 보수 외 소득월액보험료 및 지역가입자의 보험료는 보건복지부령으로 정하는 바에 따라 분기별로 납부할 수 있다. 〈개정 2013.5.22., 2024.2.6.〉

② 공단은 제1항에도 불구하고 납입 고지의 송달 지연 등 보건복지부령으로 정하는 사유가 있는 경우 납부의무자의 신청에 따라 제1항에 따른 납부기한부터 1개월의 범위에서 납부기한을 연장할 수 있다. 이 경우 납부기한 연장을 신청하는 방법, 절차 등에 필요한 사항은 보건복지부령으로 정한다. 〈신설 2013.5.22.〉

제78조의2(가산금) ① 사업장의 사용자가 대통령령으로 정하는 사유에 해당되어 직장가입자가 될 수 없는 자를 제8조제2항 또는 제9조제2항을 위반하여 거짓으로 보험자에게 직장가입자로 신고한 경우 공단은 제1호의 금액에서 제2호의 금액을 뺀 금액의 100분의 10에 상당하는 가산금을 그 사용자에게 부과하여 징수한다.

1. 사용자가 직장가입자로 신고한 사람이 직장가입자로 처리된 기간 동안 그 가입자가 제69조제5항에 따라 부담하여야 하는 보험료의 총액
2. 제1호의 기간 동안 공단이 해당 가입자에 대하여 제69조제4항에 따라 산정하여 부과한 보험료의 총액

② 제1항에도 불구하고, 공단은 가산금이 소액이거나 그 밖에 가산금을 징수하는 것이 적절하지 아니하다고 인정되는 등 대통령령으로 정하는 경우에는 징수하지 아니할 수 있다.

[본조신설 2016.3.22.]

제79조(보험료등의 납입 고지) ① 공단은 보험료등을 징수하려면 그 금액을 결정하여 납부의무자에게 다음 각 호의 사항을 적은 문서로 납입 고지를 하여야 한다.

1. 징수하려는 보험료등의 종류
2. 납부해야 하는 금액
3. 납부기한 및 장소

② 삭제 〈2023.5.19.〉

③ 삭제 〈2023.5.19.〉

④ 직장가입자의 사용자가 2명 이상인 경우 또는 지역가입자의 세대가 2명 이상으로 구성된 경우 그 중 1명에게 한 고지는 해당 사업장의 다른 사용자 또는 세대 구성원인 다른 지역가입자 모두에게 효력이 있는 것으로 본다.

⑤ 휴직자등의 보험료는 휴직 등의 사유가 끝날 때까지 보건복지부령으로 정하는 바에 따라 납입 고지를 유예할 수 있다.

⑥ 공단은 제77조의2에 따른 제2차 납부의무자에게 납입의 고지를 한 경우에는 해당 법인인 사용자 및 사업 양도인에게 그 사실을 통지하여야 한다. 〈개정 2016.2.3.〉

제79조의2(신용카드등으로 하는 보험료등의 납부) ① 공단이 납입 고지한 보험료등을 납부하는 자는 보험료등의 납부를 대행할 수 있도록 대통령령으로 정하는 기관 등(이하 이 조에서 "보험료등납부대행기관"이라 한다)을 통하여 신용카드, 직불카드 등(이하 이 조에서 "신용카드등"이라 한다)으로 납부할 수 있다. 〈개정 2017.2.8.〉

② 제1항에 따라 신용카드등으로 보험료등을 납부하는 경우에는 보험료등납부대행기관의 승인일을 납부일로 본다.

③ 보험료등납부대행기관은 보험료등의 납부자로부터 보험료등의 납부를 대행하는 대가로 수수료를 받을 수 있다.

④ 보험료등납부대행기관의 지정 및 운영, 수수료 등에 필요한 사항은 대통령령으로 정한다.

[본조신설 2014.5.20.]

제80조(연체금) ① 공단은 보험료등의 납부의무자가 납부기한까지 보험료등을 내지 아니하면 그 납부기한이 지난 날부터 매 1일이 경과할 때마다 다음 각 호에 해당하는 연체금을 징수한다. 〈개정 2016.2.3., 2019.1.15.〉

1. 제69조에 따른 보험료 또는 제53조제3항에 따른 보험급여 제한 기간 중 받은 보험급여에 대한 징수금을 체납한 경우: 해당 체납금액의 1천500분의 1에 해당하는 금액. 이 경우 연체금은 해당 체납금액의 1천분의 20을 넘지 못한다.
2. 제1호 외에 이 법에 따른 징수금을 체납한 경우: 해당 체납금액의 1천분의 1에 해당하는 금액. 이 경우 연체금은 해당 체납금액의 1천분의 30을 넘지 못한다.

② 공단은 보험료등의 납부의무자가 체납된 보험료등을 내지 아니하면 납부기한 후 30일이 지난 날부터 매 1일이 경과할 때마다 다음 각 호에 해당하는 연체금을 제1항에 따른 연체금에 더하여 징수한다. 〈개정 2016.2.3., 2019.1.15., 2024.2.6.〉

1. 제69조에 따른 보험료 또는 제53조제3항에 따른 보험급여 제한 기간 중 받은 보험급여에 대한 징수금을 체납한 경우: 해당 체납금액의 6천분의 1에 해당하는 금액. 이 경우 연체금(제1항제1호의 연체금을 포함한 금액을 말한다)은 해당 체납금액의 1천분의 50을 넘지 못한다.
2. 제1호 외에 이 법에 따른 징수금을 체납한 경우: 해당 체납금액의 3천분의 1에 해당하는 금액. 이 경우 연체금(제1항제2호의 연체금을 포함한 금액을 말한다)은 해당 체납금액의 1천분의 90을 넘지 못한다.

③ 공단은 제1항 및 제2항에도 불구하고 천재지변이나 그 밖에 보건복지부령으로 정하는 부득이한 사유가 있으면 제1항 및 제2항에 따른 연체금을 징수하지 아니할 수 있다.

제81조(보험료등의 독촉 및 체납처분) ① 공단은 제57조, 제77조, 제77조의2, 제78조의2, 제101조 및 제101조의2에 따라 보험료등을 내야 하는 자가 보험료등을 내지 아니하면 기한을 정하여 독촉할 수 있다. 이 경우 직장가입자의 사용자가 2명 이상인 경우 또는 지역가입자의 세대가 2명 이상으로 구성된 경우에는 그 중 1명에게 한 독촉은 해당 사업장의 다른 사용자 또는 세대 구성원인 다른 지역가입자 모두에게 효력이 있는 것으로 본다. 〈개정 2016.2.3., 2016.3.22., 2023.5.19.〉

② 제1항에 따라 독촉할 때에는 10일 이상 15일 이내의 납부기한을 정하여 독촉장을 발부하여야 한다.

③ 공단은 제1항에 따른 독촉을 받은 자가 그 납부기한까지 보험료등을 내지 아니하면 보건복지부장관의 승인을 받아 국세 체납처분의 예에 따라 이를 징수할 수 있다.

④ 공단은 제3항에 따라 체납처분을 하기 전에

보험료등의 체납 내역, 압류 가능한 재산의 종류, 압류 예정 사실 및 「국세징수법」 제41조제18호에 따른 소액금융재산에 대한 압류금지 사실 등이 포함된 통보서를 발송하여야 한다. 다만, 법인 해산 등 긴급히 체납처분을 할 필요가 있는 경우로서 대통령령으로 정하는 경우에는 그러하지 아니하다. 〈신설 2018.3.27., 2020.12.29.〉

⑤ 공단은 제3항에 따른 국세 체납처분의 예에 따라 압류하거나 제81조의2제1항에 따라 압류한 재산의 공매에 대하여 전문지식이 필요하거나 그 밖에 특수한 사정으로 직접 공매하는 것이 적당하지 아니하다고 인정하는 경우에는 「한국자산관리공사 설립 등에 관한 법률」에 따라 설립된 한국자산관리공사(이하 "한국자산관리공사"라 한다)에 공매를 대행하게 할 수 있다. 이 경우 공매는 공단이 한 것으로 본다. 〈개정 2018.3.27., 2019.11.26., 2022.12.27.〉

⑥ 공단은 제5항에 따라 한국자산관리공사가 공매를 대행하면 보건복지부령으로 정하는 바에 따라 수수료를 지급할 수 있다. 〈개정 2018.3.27.〉

제81조의2(부당이득 징수금의 압류) ① 제81조에도 불구하고 공단은 보험급여 비용을 받은 요양기관이 다음 각 호의 요건을 모두 갖춘 경우에는 제57조제1항에 따른 징수금의 한도에서 해당 요양기관 또는 그 요양기관을 개설한 자(같은 조 제2항에 따라 해당 요양기관과 연대하여 징수금을 납부하여야 하는 자를 말한다. 이하 이 조에서 같다)의 재산을 보건복지부장관의 승인을 받아 압류할 수 있다.

1. 「의료법」 제33조제2항 또는 「약사법」 제20조제1항을 위반하였다는 사실로 기소된 경우
2. 요양기관 또는 요양기관을 개설한 자에게 강제집행, 국세 강제징수 등 대통령령으로 정하는 사유가 있어 그 재산을 압류할 필요가 있는 경우

② 공단은 제1항에 따라 재산을 압류하였을 때에는 해당 요양기관 또는 그 요양기관을 개설한 자에게 문서로 그 압류 사실을 통지하여야 한다.

③ 공단은 다음 각 호의 어느 하나에 해당할 때에는 제1항에 따른 압류를 즉시 해제하여야 한다.

1. 제2항에 따른 통지를 받은 자가 제57조제1항에 따른 징수금에 상당하는 다른 재산을 담보로 제공하고 압류 해제를 요구하는 경우
2. 법원의 무죄 판결이 확정되는 등 대통령령으로 정하는 사유로 해당 요양기관이 「의료법」 제33조제2항 또는 「약사법」 제20조제1항을 위반한 혐의가 입증되지 아니한 경우

④ 제1항에 따른 압류 및 제3항에 따른 압류 해제에 관하여 이 법에서 규정한 것 외에는 「국세징수법」을 준용한다.

[본조신설 2022.12.27.]

[종전 제81조의2는 제81조의3으로 이동 〈2022.12.27.〉]

제81조의3(체납 또는 결손처분 자료의 제공) ① 공단은 보험료 징수 및 제57조에 따른 징수금(같은 조 제2항 각 호의 어느 하나에 해당하여 같은 조 제1항 및 제2항에 따라 징수하는 금액에 한정한다. 이하 이 조에서 "부당이득금"이라 한다)의 징수 또는 공익목적을 위하여 필요한 경우에 「신용정보의 이용 및 보호에 관한 법률」 제25조제2항제1호의 종합신용정보집중기관에 다음 각 호의 어느 하나에 해당하는 체납자 또는 결손처분자의 인적사항・체납액 또는 결손처분액에 관한 자료(이하 이 조에서 "체납등 자료"라 한다)를 제공할 수 있다. 다만, 체납된 보험료나 부당이득금과 관련하여 행정심판 또는 행정소송이 계류 중인 경우, 제82조제1항에 따라 분할납부를 승인받은 경우 중 대통령령으로 정하는 경우, 그 밖에 대통령령으로 정하는 사유가 있을 때에는 그러하지 아니하다. 〈개정 2023.5.19., 2023.7.11.〉

1. 이 법에 따른 납부기한의 다음 날부터 1년이 지난 보험료 및 그에 따른 연체금과 체납처분비의 총액이 500만원 이상인 자
2. 이 법에 따른 납부기한의 다음 날부터 1년이 지난 부당이득금 및 그에 따른 연체금과 체납

처분비의 총액이 1억원 이상인 자
3. 제84조에 따라 결손처분한 금액의 총액이 500만원 이상인 자

② 공단은 제1항에 따라 종합신용정보집중기관에 체납등 자료를 제공하기 전에 해당 체납자 또는 결손처분자에게 그 사실을 서면으로 통지하여야 한다. 이 경우 통지를 받은 체납자가 체납액을 납부하거나 체납액 납부계획서를 제출하는 경우 공단은 종합신용정보집중기관에 체납등 자료를 제공하지 아니하거나 체납등 자료의 제공을 유예할 수 있다. 〈신설 2023.5.19.〉

③ 체납등 자료의 제공절차에 필요한 사항은 대통령령으로 정한다. 〈개정 2023.5.19.〉

④ 제1항에 따라 체납등 자료를 제공받은 자는 이를 업무 외의 목적으로 누설하거나 이용하여서는 아니 된다. 〈개정 2023.5.19.〉

[본조신설 2013.5.22.]

[제81조의2에서 이동, 종전 제81조의3은 제81조의4로 이동 〈2022.12.27.〉]

제81조의4(보험료의 납부증명) ① 제77조에 따른 보험료의 납부의무자(이하 이 조에서 "납부의무자"라 한다)는 국가, 지방자치단체 또는 「공공기관의 운영에 관한 법률」 제4조에 따른 공공기관(이하 이 조에서 "공공기관"이라 한다)으로부터 공사·제조·구매·용역 등 대통령령으로 정하는 계약의 대가를 지급받는 경우에는 보험료와 그에 따른 연체금 및 체납처분비의 납부사실을 증명하여야 한다. 다만, 납부의무자가 계약대금의 전부 또는 일부를 체납한 보험료로 납부하려는 경우 등 대통령령으로 정하는 경우에는 그러하지 아니하다.

② 납부의무자가 제1항에 따라 납부사실을 증명하여야 할 경우 제1항의 계약을 담당하는 주무관서 또는 공공기관은 납부의무자의 동의를 받아 공단에 조회하여 보험료와 그에 따른 연체금 및 체납처분비의 납부여부를 확인하는 것으로 제1항에 따른 납부증명을 갈음할 수 있다.

[본조신설 2016.2.3.]

[제81조의3에서 이동, 종전 제81조의4는 제81조의5로 이동 〈2022.12.27.〉]

제81조의5(서류의 송달) 제79조 및 제81조에 관한 서류의 송달에 관한 사항과 전자문서에 의한 납입 고지 등에 관하여 제81조의6에서 정하지 아니한 사항에 관하여는 「국세기본법」 제8조(같은 조 제2항 단서는 제외한다)부터 제12조까지의 규정을 준용한다. 다만, 우편송달에 의하는 경우 그 방법은 대통령령으로 정하는 바에 따른다. 〈개정 2023.5.19.〉

[본조신설 2019.4.23.]

[제81조의4에서 이동 〈2022.12.27.〉]

제81조의6(전자문서에 의한 납입 고지 등) ① 납부의무자가 제79조제1항에 따른 납입 고지 또는 제81조제1항에 따른 독촉을 전자문서교환방식 등에 의한 전자문서로 해줄 것을 신청하는 경우에는 공단은 전자문서로 고지 또는 독촉할 수 있다. 이 경우 전자문서 고지 및 독촉에 대한 신청 방법·절차 등에 필요한 사항은 보건복지부령으로 정한다.

② 공단이 제1항에 따라 전자문서로 고지 또는 독촉하는 경우에는 전자문서가 보건복지부령으로 정하는 정보통신망에 저장되거나 납부의무자가 지정한 전자우편주소에 입력된 때에 납입 고지 또는 독촉이 그 납부의무자에게 도달된 것으로 본다.

[본조신설 2023.5.19.]

제82조(체납보험료의 분할납부) ① 공단은 보험료를 3회 이상 체납한 자가 신청하는 경우 보건복지부령으로 정하는 바에 따라 분할납부를 승인할 수 있다. 〈개정 2018.3.27.〉

② 공단은 보험료를 3회 이상 체납한 자에 대하여 제81조제3항에 따른 체납처분을 하기 전에 제1항에 따른 분할납부를 신청할 수 있음을 알리고, 보건복지부령으로 정하는 바에 따라 분할납부 신청의 절차·방법 등에 관한 사항을 안내하

여야 한다. 〈신설 2018.3.27.〉

③ 공단은 제1항에 따라 분할납부 승인을 받은 자가 정당한 사유 없이 5회(제1항에 따라 승인받은 분할납부 횟수가 5회 미만인 경우에는 해당 분할납부 횟수를 말한다) 이상 그 승인된 보험료를 납부하지 아니하면 그 분할납부의 승인을 취소한다. 〈개정 2018.3.27., 2019.4.23.〉

④ 분할납부의 승인과 취소에 관한 절차·방법·기준 등에 필요한 사항은 보건복지부령으로 정한다. 〈개정 2018.3.27.〉

제83조(고액·상습체납자의 인적사항 공개) ① 공단은 이 법에 따른 납부기한의 다음 날부터 1년이 경과한 보험료, 연체금과 체납처분비(제84조에 따라 결손처분한 보험료, 연체금과 체납처분비로서 징수권 소멸시효가 완성되지 아니한 것을 포함한다)의 총액이 1천만원 이상인 체납자가 납부능력이 있음에도 불구하고 체납한 경우 그 인적사항·체납액 등(이하 이 조에서 "인적사항등"이라 한다)을 공개할 수 있다. 다만, 체납된 보험료, 연체금과 체납처분비와 관련하여 제87조에 따른 이의신청, 제88조에 따른 심판청구가 제기되거나 행정소송이 계류 중인 경우 또는 그 밖에 체납된 금액의 일부 납부 등 대통령령으로 정하는 사유가 있는 경우에는 그러하지 아니하다. 〈개정 2019.4.23.〉

② 제1항에 따른 체납자의 인적사항등에 대한 공개 여부를 심의하기 위하여 공단에 보험료정보공개심의위원회를 둔다.

③ 공단은 보험료정보공개심의위원회의 심의를 거친 인적사항등의 공개대상자에게 공개대상자임을 서면으로 통지하여 소명의 기회를 부여하여야 하며, 통지일부터 6개월이 경과한 후 체납액의 납부이행 등을 감안하여 공개대상자를 선정한다.

④ 제1항에 따른 체납자 인적사항등의 공개는 관보에 게재하거나 공단 인터넷 홈페이지에 게시하는 방법에 따른다.

⑤ 제1항부터 제4항까지의 규정에 따른 체납자 인적사항등의 공개와 관련한 납부능력의 기준, 공개절차 및 위원회의 구성·운영 등에 필요한 사항은 대통령령으로 정한다.

제84조(결손처분) ① 공단은 다음 각 호의 어느 하나에 해당하는 사유가 있으면 재정운영위원회의 의결을 받아 보험료등을 결손처분할 수 있다.

1. 체납처분이 끝나고 체납액에 충당될 배분금액이 그 체납액에 미치지 못하는 경우
2. 해당 권리에 대한 소멸시효가 완성된 경우
3. 그 밖에 징수할 가능성이 없다고 인정되는 경우로서 대통령령으로 정하는 경우

② 공단은 제1항제3호에 따라 결손처분을 한 후 압류할 수 있는 다른 재산이 있는 것을 발견한 때에는 지체 없이 그 처분을 취소하고 체납처분을 하여야 한다.

제85조(보험료등의 징수 순위) 보험료등은 국세와 지방세를 제외한 다른 채권에 우선하여 징수한다. 다만, 보험료등의 납부기한 전에 전세권·질권·저당권 또는 「동산·채권 등의 담보에 관한 법률」에 따른 담보권의 설정을 등기 또는 등록한 사실이 증명되는 재산을 매각할 때에 그 매각대금 중에서 보험료등을 징수하는 경우 그 전세권·질권·저당권 또는 「동산·채권 등의 담보에 관한 법률」에 따른 담보권으로 담보된 채권에 대하여는 그러하지 아니하다.

제86조(보험료등의 충당과 환급) ① 공단은 납부의무자가 보험료등·연체금 또는 체납처분비로 낸 금액 중 과오납부(過誤納付)한 금액이 있으면 대통령령으로 정하는 바에 따라 그 과오납금을 보험료등·연체금 또는 체납처분비에 우선 충당하여야 한다. 〈개정 2019.12.3.〉

② 공단은 제1항에 따라 충당하고 남은 금액이 있는 경우 대통령령으로 정하는 바에 따라 납부의무자에게 환급하여야 한다. 〈개정 2019.12.3.〉

③ 제1항 및 제2항의 경우 과오납금에 대통령령으로 정하는 이자를 가산하여야 한다. 〈신설 2019.12.3.〉

제7장 이의신청 및 심판청구 등

제87조(이의신청) ① 가입자 및 피부양자의 자격, 보험료등, 보험급여, 보험급여 비용에 관한 공단의 처분에 이의가 있는 자는 공단에 이의신청을 할 수 있다.
② 요양급여비용 및 요양급여의 적정성 평가 등에 관한 심사평가원의 처분에 이의가 있는 공단, 요양기관 또는 그 밖의 자는 심사평가원에 이의신청을 할 수 있다.
③ 제1항 및 제2항에 따른 이의신청(이하 "이의신청"이라 한다)은 처분이 있음을 안 날부터 90일 이내에 문서(전자문서를 포함한다)로 하여야 하며 처분이 있은 날부터 180일을 지나면 제기하지 못한다. 다만, 정당한 사유로 그 기간에 이의신청을 할 수 없었음을 소명한 경우에는 그러하지 아니하다.
④ 제3항 본문에도 불구하고 요양기관이 제48조에 따른 심사평가원의 확인에 대하여 이의신청을 하려면 같은 조 제2항에 따라 통보받은 날부터 30일 이내에 하여야 한다.
⑤ 제1항부터 제4항까지에서 규정한 사항 외에 이의신청의 방법·결정 및 그 결정의 통지 등에 필요한 사항은 대통령령으로 정한다.

제88조(심판청구) ① 이의신청에 대한 결정에 불복하는 자는 제89조에 따른 건강보험분쟁조정위원회에 심판청구를 할 수 있다. 이 경우 심판청구의 제기기간 및 제기방법에 관하여는 제87조제3항을 준용한다.
② 제1항에 따라 심판청구를 하려는 자는 대통령령으로 정하는 심판청구서를 제87조제1항 또는 제2항에 따른 처분을 한 공단 또는 심사평가원에 제출하거나 제89조에 따른 건강보험분쟁조정위원회에 제출하여야 한다.
③ 제1항 및 제2항에서 규정한 사항 외에 심판청구의 절차·방법·결정 및 그 결정의 통지 등에 필요한 사항은 대통령령으로 정한다.

제89조(건강보험분쟁조정위원회) ① 제88조에 따른 심판청구를 심리·의결하기 위하여 보건복지부에 건강보험분쟁조정위원회(이하 "분쟁조정위원회"라 한다)를 둔다.
② 분쟁조정위원회는 위원장을 포함하여 60명 이내의 위원으로 구성하고, 위원장을 제외한 위원 중 1명은 당연직위원으로 한다. 이 경우 공무원이 아닌 위원이 전체 위원의 과반수가 되도록 하여야 한다. 〈개정 2014.1.1., 2018.12.11.〉
③ 분쟁조정위원회의 회의는 위원장, 당연직위원 및 위원장이 매 회의마다 지정하는 7명의 위원을 포함하여 총 9명으로 구성하되, 공무원이 아닌 위원이 과반수가 되도록 하여야 한다. 〈개정 2018.12.11.〉
④ 분쟁조정위원회는 제3항에 따른 구성원 과반수의 출석과 출석위원 과반수의 찬성으로 의결한다.
⑤ 분쟁조정위원회를 실무적으로 지원하기 위하여 분쟁조정위원회에 사무국을 둔다. 〈신설 2014.1.1.〉
⑥ 제1항부터 제5항까지에서 규정한 사항 외에 분쟁조정위원회 및 사무국의 구성 및 운영 등에 필요한 사항은 대통령령으로 정한다. 〈개정 2014.1.1.〉
⑦ 분쟁조정위원회의 위원 중 공무원이 아닌 사람은 「형법」 제129조부터 제132조까지의 규정을 적용할 때 공무원으로 본다. 〈신설 2016.2.3.〉

제90조(행정소송) 공단 또는 심사평가원의 처분에 이의가 있는 자와 제87조에 따른 이의신청 또는 제88조에 따른 심판청구에 대한 결정에 불복하는 자는 「행정소송법」에서 정하는 바에 따라 행정소송을 제기할 수 있다.

제8장 보칙

제91조(시효) ① 다음 각 호의 권리는 3년 동안 행사하지 아니하면 소멸시효가 완성된다. 〈개정

2016.3.22.〉

1. 보험료, 연체금 및 가산금을 징수할 권리
2. 보험료, 연체금 및 가산금으로 과오납부한 금액을 환급받을 권리
3. 보험급여를 받을 권리
4. 보험급여 비용을 받을 권리
5. 제47조제3항 후단에 따라 과다납부된 본인일부부담금을 돌려받을 권리
6. 제61조에 따른 근로복지공단의 권리

② 제1항에 따른 시효는 다음 각 호의 어느 하나의 사유로 중단된다.

1. 보험료의 고지 또는 독촉
2. 보험급여 또는 보험급여 비용의 청구

③ 휴직자등의 보수월액보험료를 징수할 권리의 소멸시효는 제79조제5항에 따라 고지가 유예된 경우 휴직 등의 사유가 끝날 때까지 진행하지 아니한다.

④ 제1항에 따른 소멸시효기간, 제2항에 따른 시효 중단 및 제3항에 따른 시효 정지에 관하여 이 법에서 정한 사항 외에는 「민법」에 따른다.

제92조(기간 계산) 이 법이나 이 법에 따른 명령에 규정된 기간의 계산에 관하여 이 법에서 정한 사항 외에는 「민법」의 기간에 관한 규정을 준용한다.

제93조(근로자의 권익 보호) 제6조제2항 각 호의 어느 하나에 해당하지 아니하는 모든 사업장의 근로자를 고용하는 사용자는 그가 고용한 근로자가 이 법에 따른 직장가입자가 되는 것을 방해하거나 자신이 부담하는 부담금이 증가되는 것을 피할 목적으로 정당한 사유 없이 근로자의 승급 또는 임금 인상을 하지 아니하거나 해고나 그 밖의 불리한 조치를 할 수 없다.

제94조(신고 등) ① 공단은 사용자, 직장가입자 및 세대주에게 다음 각 호의 사항을 신고하게 하거나 관계 서류(전자적 방법으로 기록된 것을 포함한다. 이하 같다)를 제출하게 할 수 있다. 〈개정 2013.5.22.〉

1. 가입자의 거주지 변경
2. 가입자의 보수·소득
3. 그 밖에 건강보험사업을 위하여 필요한 사항

② 공단은 제1항에 따라 신고한 사항이나 제출받은 자료에 대하여 사실 여부를 확인할 필요가 있으면 소속 직원이 해당 사항에 관하여 조사하게 할 수 있다.

③ 제2항에 따라 조사를 하는 소속 직원은 그 권한을 표시하는 증표를 지니고 관계인에게 보여주어야 한다.

제95조(소득 축소·탈루 자료의 송부 등) ① 공단은 제94조제1항에 따라 신고한 보수 또는 소득 등에 축소 또는 탈루(脫漏)가 있다고 인정하는 경우에는 보건복지부장관을 거쳐 소득의 축소 또는 탈루에 관한 사항을 문서로 국세청장에게 송부할 수 있다.

② 국세청장은 제1항에 따라 송부받은 사항에 대하여 「국세기본법」 등 관련 법률에 따른 세무조사를 하면 그 조사 결과 중 보수·소득에 관한 사항을 공단에 송부하여야 한다.

③ 제1항 및 제2항에 따른 송부 절차 등에 필요한 사항은 대통령령으로 정한다.

제96조(자료의 제공) ① 공단은 국가, 지방자치단체, 요양기관, 「보험업법」에 따른 보험회사 및 보험료율 산출 기관, 「공공기관의 운영에 관한 법률」에 따른 공공기관, 그 밖의 공공단체 등에 대하여 다음 각 호의 업무를 수행하기 위하여 주민등록·가족관계등록·국세·지방세·토지·건물·출입국관리 등의 자료로서 대통령령으로 정하는 자료를 제공하도록 요청할 수 있다. 〈개정 2014.5.20.〉

1. 가입자 및 피부양자의 자격 관리, 보험료의 부과·징수, 보험급여의 관리 등 건강보험사업의 수행
2. 제14조제1항제11호에 따른 업무의 수행

② 심사평가원은 국가, 지방자치단체, 요양기관, 「보험업법」에 따른 보험회사 및 보험료율 산출 기

관, 「공공기관의 운영에 관한 법률」에 따른 공공기관, 그 밖의 공공단체 등에 대하여 요양급여비용을 심사하고 요양급여의 적정성을 평가하기 위하여 주민등록·출입국관리·진료기록·의약품공급 등의 자료로서 대통령령으로 정하는 자료를 제공하도록 요청할 수 있다. 〈개정 2014.5.20.〉

③ 보건복지부장관은 관계 행정기관의 장에게 제41조의2에 따른 약제에 대한 요양급여비용 상한금액의 감액 및 요양급여의 적용 정지를 위하여 필요한 자료를 제공하도록 요청할 수 있다. 〈신설 2018.3.27.〉

④ 제1항부터 제3항까지의 규정에 따라 자료 제공을 요청받은 자는 성실히 이에 따라야 한다. 〈개정 2018.3.27.〉

⑤ 공단 또는 심사평가원은 요양기관, 「보험업법」에 따른 보험회사 및 보험료율 산출 기관에 제1항 또는 제2항에 따른 자료의 제공을 요청하는 경우 자료 제공 요청 근거 및 사유, 자료 제공 대상자, 대상기간, 자료 제공 기한, 제출 자료 등이 기재된 자료제공요청서를 발송하여야 한다. 〈신설 2016.3.22., 2018.3.27.〉

⑥ 제1항 및 제2항에 따른 국가, 지방자치단체, 요양기관, 「보험업법」에 따른 보험료율 산출 기관 그 밖의 공공기관 및 공공단체가 공단 또는 심사평가원에 제공하는 자료에 대하여는 사용료와 수수료 등을 면제한다. 〈개정 2016.3.22., 2018.3.27.〉

제96조의2(금융정보등의 제공 등) ① 공단은 제72조제1항 단서에 따른 지역가입자의 재산보험료부과점수 산정을 위하여 필요한 경우 「신용정보의 이용 및 보호에 관한 법률」 제32조 및 「금융실명거래 및 비밀보장에 관한 법률」 제4조제1항에도 불구하고 지역가입자가 제72조제3항에 따라 제출한 동의 서면을 전자적 형태로 바꾼 문서에 의하여 「신용정보의 이용 및 보호에 관한 법률」 제2조제6호에 따른 신용정보집중기관 또는 금융회사등(이하 이 조에서 "금융기관등"이라 한다)의 장에게 금융정보등을 제공하도록 요청할 수 있다. 〈개정 2022.6.10., 2024.2.6.〉

② 제1항에 따라 금융정보등의 제공을 요청받은 금융기관등의 장은 「신용정보의 이용 및 보호에 관한 법률」 제32조 및 「금융실명거래 및 비밀보장에 관한 법률」 제4조에도 불구하고 명의인의 금융정보등을 제공하여야 한다. 〈개정 2022.6.10.〉

③ 제2항에 따라 금융정보등을 제공한 금융기관등의 장은 금융정보등의 제공 사실을 명의인에게 통보하여야 한다. 다만, 명의인이 동의한 경우에는 「신용정보의 이용 및 보호에 관한 법률」 제32조제7항, 제35조제2항 및 「금융실명거래 및 비밀보장에 관한 법률」 제4조의2제1항에도 불구하고 통보하지 아니할 수 있다. 〈개정 2022.6.10.〉

④ 제1항부터 제3항까지에서 규정한 사항 외에 금융정보등의 제공 요청 및 제공 절차 등에 필요한 사항은 대통령령으로 정한다. 〈개정 2022.6.10.〉

[본조신설 2019.12.3.]

[제목개정 2022.6.10.]

[종전 제96조의2는 제96조의3으로 이동 〈2020.12.29.〉]

제96조의3(가족관계등록 전산정보의 공동이용)

① 공단은 제96조제1항 각 호의 업무를 수행하기 위하여 「전자정부법」에 따라 「가족관계의 등록 등에 관한 법률」 제9조에 따른 전산정보자료를 공동이용(「개인정보 보호법」 제2조제2호에 따른 처리를 포함한다)할 수 있다.

② 법원행정처장은 제1항에 따라 공단이 전산정보자료의 공동이용을 요청하는 경우 그 공동이용을 위하여 필요한 조치를 취하여야 한다.

③ 누구든지 제1항에 따라 공동이용하는 전산정보자료를 그 목적 외의 용도로 이용하거나 활용하여서는 아니 된다.

[본조신설 2020.12.29.]

[종전 제96조의3은 제96조의4로 이동 〈2020.12.29.〉]

제96조의4(서류의 보존) ① 요양기관은 요양급여가 끝난 날부터 5년간 보건복지부령으로 정하는 바에 따라 제47조에 따른 요양급여비용의 청구에 관한 서류를 보존하여야 한다. 다만, 약국 등 보

건복지부령으로 정하는 요양기관은 처방전을 요양급여비용을 청구한 날부터 3년간 보존하여야 한다.

② 사용자는 3년간 보건복지부령으로 정하는 바에 따라 자격 관리 및 보험료 산정 등 건강보험에 관한 서류를 보존하여야 한다.

③ 제49조제3항에 따라 요양비를 청구한 준요양기관은 요양비를 지급받은 날부터 3년간 보건복지부령으로 정하는 바에 따라 요양비 청구에 관한 서류를 보존하여야 한다. 〈신설 2020.12.29.〉

④ 제51조제2항에 따라 보조기기에 대한 보험급여를 청구한 자는 보험급여를 지급받은 날부터 3년간 보건복지부령으로 정하는 바에 따라 보험급여 청구에 관한 서류를 보존하여야 한다. 〈신설 2020.12.29.〉

[본조신설 2013.5.22.]

[제96조의3에서 이동 〈2020.12.29.〉]

제97조(보고와 검사) ① 보건복지부장관은 사용자, 직장가입자 또는 세대주에게 가입자의 이동·보수·소득이나 그 밖에 필요한 사항에 관한 보고 또는 서류 제출을 명하거나, 소속 공무원이 관계인에게 질문하게 하거나 관계 서류를 검사하게 할 수 있다.

② 보건복지부장관은 요양기관(제49조에 따라 요양을 실시한 기관을 포함한다)에 대하여 요양·약제의 지급 등 보험급여에 관한 보고 또는 서류 제출을 명하거나, 소속 공무원이 관계인에게 질문하게 하거나 관계 서류를 검사하게 할 수 있다.

③ 보건복지부장관은 보험급여를 받은 자에게 해당 보험급여의 내용에 관하여 보고하게 하거나, 소속 공무원이 질문하게 할 수 있다.

④ 보건복지부장관은 제47조제7항에 따라 요양급여비용의 심사청구를 대행하는 단체(이하 "대행청구단체"라 한다)에 필요한 자료의 제출을 명하거나, 소속 공무원이 대행청구에 관한 자료 등을 조사·확인하게 할 수 있다. 〈개정 2022.12.27.〉

⑤ 보건복지부장관은 제41조의2에 따른 약제에 대한 요양급여비용 상한금액의 감액 및 요양급여의 적용 정지를 위하여 필요한 경우에는 「약사법」 제47조제2항에 따른 의약품공급자에 대하여 금전, 물품, 편익, 노무, 향응, 그 밖의 경제적 이익 등 제공으로 인한 의약품 판매 질서 위반 행위에 관한 보고 또는 서류 제출을 명하거나, 소속 공무원이 관계인에게 질문하게 하거나 관계 서류를 검사하게 할 수 있다. 〈신설 2018.3.27.〉

⑥ 제1항부터 제5항까지의 규정에 따라 질문·검사·조사 또는 확인을 하는 소속 공무원은 그 권한을 표시하는 증표를 지니고 관계인에게 보여주어야 한다. 〈개정 2018.3.27.〉

⑦ 보건복지부장관은 제1항부터 제5항까지에 따른 질문·검사·조사 또는 확인 업무를 효율적으로 수행하기 위하여 대통령령으로 정하는 바에 따라 공단 또는 심사평가원으로 하여금 그 업무를 지원하게 할 수 있다. 〈개정 2024.1.23.〉

⑧ 제1항부터 제6항까지에 따른 질문·검사·조사 또는 확인의 내용·절차·방법 등에 관하여 이 법에서 정하는 사항을 제외하고는 「행정조사기본법」에서 정하는 바에 따른다. 〈신설 2024.1.23.〉

제98조(업무정지) ① 보건복지부장관은 요양기관이 다음 각 호의 어느 하나에 해당하면 그 요양기관에 대하여 1년의 범위에서 기간을 정하여 업무정지를 명할 수 있다. 이 경우 보건복지부장관은 그 사실을 공단 및 심사평가원에 알려야 한다. 〈개정 2016.2.3., 2024.1.23.〉

1. 속임수나 그 밖의 부당한 방법으로 보험자·가입자 및 피부양자에게 요양급여비용을 부담하게 한 경우
2. 제97조제2항에 따른 명령에 위반하거나 거짓 보고를 하거나 거짓 서류를 제출하거나, 소속 공무원의 검사 또는 질문을 거부·방해 또는 기피한 경우
3. 정당한 사유 없이 요양기관이 제41조의3제1항에 따른 결정을 신청하지 아니하고 속임수나 그 밖의 부당한 방법으로 행위·치료재료

를 가입자 또는 피부양자에게 실시 또는 사용하고 비용을 부담시킨 경우

② 제1항에 따라 업무정지 처분을 받은 자는 해당 업무정지기간 중에는 요양급여를 하지 못한다.

③ 제1항에 따른 업무정지 처분의 효과는 그 처분이 확정된 요양기관을 양수한 자 또는 합병 후 존속하는 법인이나 합병으로 설립되는 법인에 승계되고, 업무정지 처분의 절차가 진행 중인 때에는 양수인 또는 합병 후 존속하는 법인이나 합병으로 설립되는 법인에 대하여 그 절차를 계속 진행할 수 있다. 다만, 양수인 또는 합병 후 존속하는 법인이나 합병으로 설립되는 법인이 그 처분 또는 위반사실을 알지 못하였음을 증명하는 경우에는 그러하지 아니하다.

④ 제1항에 따른 업무정지 처분을 받았거나 업무정지 처분의 절차가 진행 중인 자는 행정처분을 받은 사실 또는 행정처분절차가 진행 중인 사실을 보건복지부령으로 정하는 바에 따라 양수인 또는 합병 후 존속하는 법인이나 합병으로 설립되는 법인에 지체 없이 알려야 한다.

⑤ 제1항에 따른 업무정지를 부과하는 위반행위의 종류, 위반 정도 등에 따른 행정처분기준이나 그 밖에 필요한 사항은 대통령령으로 정한다.

제99조(과징금) ① 보건복지부장관은 요양기관이 제98조제1항제1호 또는 제3호에 해당하여 업무정지 처분을 하여야 하는 경우로서 그 업무정지 처분이 해당 요양기관을 이용하는 사람에게 심한 불편을 주거나 보건복지부장관이 정하는 특별한 사유가 있다고 인정되면 업무정지 처분을 갈음하여 속임수나 그 밖의 부당한 방법으로 부담하게 한 금액의 5배 이하의 금액을 과징금으로 부과·징수할 수 있다. 이 경우 보건복지부장관은 12개월의 범위에서 분할납부를 하게 할 수 있다. 〈개정 2016.2.3.〉

② 보건복지부장관은 제41조의2제3항에 따라 약제를 요양급여에서 적용 정지하는 경우 다음 각 호의 어느 하나에 해당하는 때에는 요양급여의 적용 정지에 갈음하여 대통령령으로 정하는 바에 따라 다음 각 호의 구분에 따른 범위에서 과징금을 부과·징수할 수 있다. 이 경우 보건복지부장관은 12개월의 범위에서 분할납부를 하게 할 수 있다. 〈신설 2014.1.1., 2018.3.27., 2021.6.8.〉

1. 환자 진료에 불편을 초래하는 등 공공복리에 지장을 줄 것으로 예상되는 때: 해당 약제에 대한 요양급여비용 총액의 100분의 200을 넘지 아니하는 범위
2. 국민 건강에 심각한 위험을 초래할 것이 예상되는 등 특별한 사유가 있다고 인정되는 때: 해당 약제에 대한 요양급여비용 총액의 100분의 60을 넘지 아니하는 범위

③ 보건복지부장관은 제2항 전단에 따라 과징금 부과 대상이 된 약제가 과징금이 부과된 날부터 5년의 범위에서 대통령령으로 정하는 기간 내에 다시 제2항 전단에 따른 과징금 부과 대상이 되는 경우에는 대통령령으로 정하는 바에 따라 다음 각 호의 구분에 따른 범위에서 과징금을 부과·징수할 수 있다. 〈신설 2018.3.27., 2021.6.8.〉

1. 제2항제1호에서 정하는 사유로 과징금 부과대상이 되는 경우: 해당 약제에 대한 요양급여비용 총액의 100분의 350을 넘지 아니하는 범위
2. 제2항제2호에서 정하는 사유로 과징금 부과대상이 되는 경우: 해당 약제에 대한 요양급여비용 총액의 100분의 100을 넘지 아니하는 범위

④ 제2항 및 제3항에 따라 대통령령으로 해당 약제에 대한 요양급여비용 총액을 정할 때에는 그 약제의 과거 요양급여 실적 등을 고려하여 1년간의 요양급여 총액을 넘지 않는 범위에서 정하여야 한다. 〈신설 2014.1.1., 2018.3.27.〉

⑤ 보건복지부장관은 제1항에 따른 과징금을 납부하여야 할 자가 납부기한까지 이를 내지 아니하면 대통령령으로 정하는 절차에 따라 그 과징금 부과 처분을 취소하고 제98조제1항에 따른 업

무정지 처분을 하거나 국세 체납처분의 예에 따라 이를 징수한다. 다만, 요양기관의 폐업 등으로 제98조제1항에 따른 업무정지 처분을 할 수 없으면 국세 체납처분의 예에 따라 징수한다. 〈개정 2016.3.22., 2018.3.27.〉

⑥ 보건복지부장관은 제2항 또는 제3항에 따른 과징금을 납부하여야 할 자가 납부기한까지 이를 내지 아니하면 국세 체납처분의 예에 따라 징수한다. 〈신설 2016.3.22., 2018.3.27.〉

⑦ 보건복지부장관은 과징금을 징수하기 위하여 필요하면 다음 각 호의 사항을 적은 문서로 관할 세무관서의 장 또는 지방자치단체의 장에게 과세정보의 제공을 요청할 수 있다. 〈개정 2014.1.1., 2016.3.22., 2018.3.27.〉

1. 납세자의 인적사항
2. 사용 목적
3. 과징금 부과 사유 및 부과 기준

⑧ 제1항부터 제3항까지의 규정에 따라 징수한 과징금은 다음 각 호 외의 용도로는 사용할 수 없다. 이 경우 제2항제1호 및 제3항제1호에 따라 징수한 과징금은 제3호의 용도로 사용하여야 한다. 〈개정 2014.1.1., 2016.3.22., 2018.1.16., 2018.3.27., 2021.6.8.〉

1. 제47조제3항에 따라 공단이 요양급여비용으로 지급하는 자금
2. 「응급의료에 관한 법률」에 따른 응급의료기금의 지원
3. 「재난적의료비 지원에 관한 법률」에 따른 재난적의료비 지원사업에 대한 지원

⑨ 제1항부터 제3항까지의 규정에 따른 과징금의 금액과 그 납부에 필요한 사항 및 제8항에 따른 과징금의 용도별 지원 규모, 사용 절차 등에 필요한 사항은 대통령령으로 정한다. 〈개정 2014.1.1., 2016.3.22., 2018.3.27.〉

제100조(위반사실의 공표) ① 보건복지부장관은 관련 서류의 위조·변조로 요양급여비용을 거짓으로 청구하여 제98조 또는 제99조에 따른 행정처분을 받은 요양기관이 다음 각 호의 어느 하나에 해당하면 그 위반 행위, 처분 내용, 해당 요양기관의 명칭·주소 및 대표자 성명, 그 밖에 다른 요양기관과의 구별에 필요한 사항으로서 대통령령으로 정하는 사항을 공표할 수 있다. 이 경우 공표 여부를 결정할 때에는 그 위반행위의 동기, 정도, 횟수 및 결과 등을 고려하여야 한다.

1. 거짓으로 청구한 금액이 1천 500만원 이상인 경우
2. 요양급여비용 총액 중 거짓으로 청구한 금액의 비율이 100분의 20 이상인 경우

② 보건복지부장관은 제1항에 따른 공표 여부 등을 심의하기 위하여 건강보험공표심의위원회(이하 이 조에서 "공표심의위원회"라 한다)를 설치·운영한다.

③ 보건복지부장관은 공표심의위원회의 심의를 거친 공표대상자에게 공표대상자인 사실을 알려 소명자료를 제출하거나 출석하여 의견을 진술할 기회를 주어야 한다.

④ 보건복지부장관은 공표심의위원회가 제3항에 따라 제출된 소명자료 또는 진술된 의견을 고려하여 공표대상자를 재심의한 후 공표대상자를 선정한다.

⑤ 제1항부터 제4항까지에서 규정한 사항 외에 공표의 절차·방법, 공표심의위원회의 구성·운영 등에 필요한 사항은 대통령령으로 정한다.

제101조(제조업자 등의 금지행위 등) ① 「약사법」에 따른 의약품의 제조업자·위탁제조판매업자·수입자·판매업자 및 「의료기기법」에 따른 의료기기 제조업자·수입업자·수리업자·판매업자·임대업자(이하 "제조업자등"이라 한다)는 약제·치료재료와 관련하여 제41조의3에 따라 요양급여대상 여부를 결정하거나 제46조에 따라 요양급여비용을 산정할 때에 다음 각 호의 행위를 하여 보험자·가입자 및 피부양자에게 손실을 주어서는 아니 된다. 〈개정 2016.2.3.〉

1. 제98조제1항제1호에 해당하는 요양기관의 행

위에 개입
2. 보건복지부, 공단 또는 심사평가원에 거짓 자료의 제출
3. 그 밖에 속임수나 보건복지부령으로 정하는 부당한 방법으로 요양급여대상 여부의 결정과 요양급여비용의 산정에 영향을 미치는 행위

② 보건복지부장관은 제조업자등이 제1항에 위반한 사실이 있는지 여부를 확인하기 위하여 그 제조업자등에게 관련 서류의 제출을 명하거나, 소속 공무원이 관계인에게 질문을 하게 하거나 관계 서류를 검사하게 하는 등 필요한 조사를 할 수 있다. 이 경우 소속 공무원은 그 권한을 표시하는 증표를 지니고 이를 관계인에게 보여주어야 한다.

③ 공단은 제1항을 위반하여 보험자·가입자 및 피부양자에게 손실을 주는 행위를 한 제조업자등에 대하여 손실에 상당하는 금액(이하 이 조에서 "손실 상당액"이라 한다)을 징수한다. 〈신설 2016.2.3.〉

④ 공단은 제3항에 따라 징수한 손실 상당액 중 가입자 및 피부양자의 손실에 해당되는 금액을 그 가입자나 피부양자에게 지급하여야 한다. 이 경우 공단은 가입자나 피부양자에게 지급하여야 하는 금액을 그 가입자 및 피부양자가 내야하는 보험료등과 상계할 수 있다. 〈신설 2016.2.3.〉

⑤ 제3항에 따른 손실 상당액의 산정, 부과·징수절차 및 납부방법 등에 관하여 필요한 사항은 대통령령으로 정한다. 〈신설 2016.2.3.〉

제101조의2(약제에 대한 쟁송 시 손실상당액의 징수 및 지급) ① 공단은 제41조의2에 따른 요양급여비용 상한금액의 감액 및 요양급여의 적용 정지 또는 제41조의3에 따른 조정(이하 이 조에서 "조정등"이라 한다)에 대하여 약제의 제조업자등이 청구 또는 제기한 「행정심판법」에 따른 행정심판 또는 「행정소송법」에 따른 행정소송에 대하여 행정심판위원회 또는 법원의 결정이나 재결, 판결이 다음 각 호의 요건을 모두 충족하는 경우에는 조정등이 집행정지된 기간 동안 공단에 발생한 손실에 상당하는 금액을 약제의 제조업자등에게서 징수할 수 있다.
1. 행정심판위원회 또는 법원이 집행정지 결정을 한 경우
2. 행정심판이나 행정소송에 대한 각하 또는 기각(일부 기각을 포함한다) 재결 또는 판결이 확정되거나 청구취하 또는 소취하로 심판 또는 소송이 종결된 경우

② 공단은 제1항의 심판 또는 소송에 대한 결정이나 재결, 판결이 다음 각 호의 요건을 모두 충족하는 경우에는 조정등으로 인하여 약제의 제조업자등에게 발생한 손실에 상당하는 금액을 지급하여야 한다.
1. 행정심판위원회 또는 법원의 집행정지 결정이 없거나 집행정지 결정이 취소된 경우
2. 행정심판이나 행정소송에 대한 인용(일부 인용을 포함한다) 재결 또는 판결이 확정된 경우

③ 제1항에 따른 손실에 상당하는 금액은 집행정지 기간 동안 공단이 지급한 요양급여비용과 집행정지가 결정되지 않았다면 공단이 지급하여야 할 요양급여비용의 차액으로 산정한다. 다만, 요양급여대상에서 제외되거나 요양급여의 적용을 정지하는 내용의 조정등의 경우에는 요양급여비용 차액의 100분의 40을 초과할 수 없다.

④ 제2항에 따른 손실에 상당하는 금액은 해당 조정등이 없었다면 공단이 지급하여야 할 요양급여비용과 조정등에 따라 공단이 지급한 요양급여비용의 차액으로 산정한다. 다만, 요양급여대상에서 제외되거나 요양급여의 적용을 정지하는 내용의 조정등의 경우에는 요양급여비용 차액의 100분의 40을 초과할 수 없다.

⑤ 공단은 제1항 또는 제2항에 따라 손실에 상당하는 금액을 징수 또는 지급하는 경우 대통령령으로 정하는 이자를 가산하여야 한다.

⑥ 그 밖에 제1항에 따른 징수절차, 제2항에 따른 지급절차, 제3항 및 제4항에 따른 손실에 상당하는 금액의 산정기준 및 기간, 제5항에 따른

가산금 등 징수 및 지급에 필요한 세부사항은 보건복지부령으로 정한다.

[본조신설 2023.5.19.]

제102조(정보의 유지 등) 공단, 심사평가원 및 대행청구단체에 종사하였던 사람 또는 종사하는 사람은 다음 각 호의 행위를 하여서는 아니 된다. 〈개정 2016.3. 22., 2019.4.23.〉

1. 가입자 및 피부양자의 개인정보(「개인정보 보호법」 제2조제1호의 개인정보를 말한다. 이하 "개인정보"라 한다)를 누설하거나 직무상 목적 외의 용도로 이용 또는 정당한 사유 없이 제3자에게 제공하는 행위
2. 업무를 수행하면서 알게 된 정보(제1호의 개인정보는 제외한다)를 누설하거나 직무상 목적 외의 용도로 이용 또는 제3자에게 제공하는 행위

[제목개정 2016.3.22.]

제103조(공단 등에 대한 감독 등) ① 보건복지부장관은 공단과 심사평가원의 경영목표를 달성하기 위하여 다음 각 호의 사업이나 업무에 대하여 보고를 명하거나 그 사업이나 업무 또는 재산상황을 검사하는 등 감독을 할 수 있다. 〈개정 2022. 6.10.〉

1. 제14조제1항제1호부터 제13호까지의 규정에 따른 공단의 업무 및 제63조제1항제1호부터 제8호까지의 규정에 따른 심사평가원의 업무
2. 「공공기관의 운영에 관한 법률」 제50조에 따른 경영지침의 이행과 관련된 사업
3. 이 법 또는 다른 법령에서 공단과 심사평가원이 위탁받은 업무
4. 그 밖에 관계 법령에서 정하는 사항과 관련된 사업

② 보건복지부장관은 제1항에 따른 감독상 필요한 경우에는 정관이나 규정의 변경 또는 그 밖에 필요한 처분을 명할 수 있다.

제104조(포상금 등의 지급) ① 공단은 다음 각 호의 어느 하나에 해당하는 자 또는 재산을 신고한 사람에 대하여 포상금을 지급할 수 있다. 다만, 공무원이 그 직무와 관련하여 제4호에 따른 은닉재산을 신고한 경우에는 그러하지 아니한다. 〈개정 2020.12.29., 2022.12.27.〉

1. 속임수나 그 밖의 부당한 방법으로 보험급여를 받은 사람
2. 속임수나 그 밖의 부당한 방법으로 다른 사람이 보험급여를 받도록 한 자
3. 속임수나 그 밖의 부당한 방법으로 보험급여 비용을 받은 요양기관 또는 보험급여를 받은 준요양기관 및 보조기기 판매업자
4. 제57조에 따라 징수금을 납부하여야 하는 자의 은닉재산

② 공단은 건강보험 재정을 효율적으로 운영하는 데에 이바지한 요양기관에 대하여 장려금을 지급할 수 있다. 〈신설 2013.5.22.〉

③ 제1항제4호의 "은닉재산"이란 징수금을 납부하여야 하는 자가 은닉한 현금, 예금, 주식, 그 밖에 재산적 가치가 있는 유형·무형의 재산을 말한다. 다만, 다음 각 호의 어느 하나에 해당하는 재산은 제외한다. 〈신설 2022.12.27.〉

1. 「민법」 제406조 등 관계 법령에 따라 사해행위(詐害行爲) 취소소송의 대상이 되어 있는 재산
2. 공단이 은닉사실을 알고 조사 또는 강제징수 절차에 착수한 재산
3. 그 밖에 은닉재산 신고를 받을 필요가 없다고 인정되어 대통령령으로 정하는 재산

④ 제1항 및 제2항에 따른 포상금 및 장려금의 지급 기준과 범위, 절차 및 방법 등에 필요한 사항은 대통령령으로 정한다. 〈개정 2013.5.22., 2022. 12.27.〉

[제목개정 2013.5.22.]

제105조(유사명칭의 사용금지) ① 공단이나 심사평가원이 아닌 자는 국민건강보험공단, 건강보험심사평가원 또는 이와 유사한 명칭을 사용하지 못한다.

② 이 법으로 정하는 건강보험사업을 수행하는 자가 아닌 자는 보험계약 또는 보험계약의 명칭에 국민건강보험이라는 용어를 사용하지 못한다.

제106조(소액 처리) 공단은 징수하여야 할 금액이나 반환하여야 할 금액이 1건당 2천원 미만인 경우(제47조제5항, 제57조제5항 후단 및 제101조제4항 후단에 따라 각각 상계 처리할 수 있는 본인일부부담금 환급금 및 가입자나 피부양자에게 지급하여야 하는 금액은 제외한다)에는 징수 또는 반환하지 아니한다. 〈개정 2013.5.22., 2016.2.3., 2022.12.27.〉

제107조(끝수 처리) 보험료등과 보험급여에 관한 비용을 계산할 때 「국고금관리법」 제47조에 따른 끝수는 계산하지 아니한다.

제108조 삭제 〈2023.6.13.〉

제108조의2(보험재정에 대한 정부지원) ① 국가는 매년 예산의 범위에서 해당 연도 보험료 예상 수입액의 100분의 14에 상당하는 금액을 국고에서 공단에 지원한다.

② 공단은 「국민건강증진법」에서 정하는 바에 따라 같은 법에 따른 국민건강증진기금에서 자금을 지원받을 수 있다.

③ 공단은 제1항에 따라 지원된 재원을 다음 각 호의 사업에 사용한다.

1. 가입자 및 피부양자에 대한 보험급여
2. 건강보험사업에 대한 운영비
3. 제75조 및 제110조제4항에 따른 보험료 경감에 대한 지원

④ 공단은 제2항에 따라 지원된 재원을 다음 각 호의 사업에 사용한다.

1. 건강검진 등 건강증진에 관한 사업
2. 가입자와 피부양자의 흡연으로 인한 질병에 대한 보험급여
3. 가입자와 피부양자 중 65세 이상 노인에 대한 보험급여

[본조신설 2023.6.13.]

[법률 제19445호(2023.6.13.) 제108조의2의 개정규정은 같은 법 부칙 제2조의 규정에 의하여 2027년 12월 31일까지 유효함]

제109조(외국인 등에 대한 특례) ① 정부는 외국 정부가 사용자인 사업장의 근로자의 건강보험에 관하여는 외국 정부와 한 합의에 따라 이를 따로 정할 수 있다.

② 국내에 체류하는 재외국민 또는 외국인(이하 "국내체류 외국인등"이라 한다)이 적용대상사업장의 근로자, 공무원 또는 교직원이고 제6조제2항 각 호의 어느 하나에 해당하지 아니하면서 다음 각 호의 어느 하나에 해당하는 경우에는 제5조에도 불구하고 직장가입자가 된다. 〈개정 2016.3.22.〉

1. 「주민등록법」 제6조제1항제3호에 따라 등록한 사람
2. 「재외동포의 출입국과 법적 지위에 관한 법률」 제6조에 따라 국내거소신고를 한 사람
3. 「출입국관리법」 제31조에 따라 외국인등록을 한 사람

③ 제2항에 따른 직장가입자에 해당하지 아니하는 국내체류 외국인등이 다음 각 호의 요건을 모두 갖춘 경우에는 제5조에도 불구하고 지역가입자가 된다. 〈신설 2016.3.22., 2019.1.15.〉

1. 보건복지부령으로 정하는 기간 동안 국내에 거주하였거나 해당 기간 동안 국내에 지속적으로 거주할 것으로 예상할 수 있는 사유로서 보건복지부령으로 정하는 사유에 해당될 것
2. 다음 각 목의 어느 하나에 해당할 것
   가. 제2항제1호 또는 제2호에 해당하는 사람
   나. 「출입국관리법」 제31조에 따라 외국인등록을 한 사람으로서 보건복지부령으로 정하는 체류자격이 있는 사람

④ 제2항 각 호의 어느 하나에 해당하는 국내체류 외국인등이 다음 각 호의 요건을 모두 갖춘 경우에는 제5조에도 불구하고 공단에 신청하면 피부양자가 될 수 있다. 〈신설 2016.3.22., 2024.1.2.〉

1. 직장가입자와의 관계가 제5조제2항 각 호의

어느 하나에 해당할 것
2. 제5조제3항에 따른 피부양자 자격의 인정 기준에 해당할 것
3. 국내 거주기간 또는 거주사유가 제3항제1호에 따른 기준에 해당할 것. 다만, 직장가입자의 배우자 및 19세 미만 자녀(배우자의 자녀를 포함한다)에 대해서는 그러하지 아니하다.

⑤ 제2항부터 제4항까지의 규정에도 불구하고 다음 각 호에 해당되는 경우에는 가입자 및 피부양자가 될 수 없다. 〈신설 2016.3.22., 2019.1.15.〉
1. 국내체류가 법률에 위반되는 경우로서 대통령령으로 정하는 사유가 있는 경우
2. 국내체류 외국인등이 외국의 법령, 외국의 보험 또는 사용자와의 계약 등에 따라 제41조에 따른 요양급여에 상당하는 의료보장을 받을 수 있어 사용자 또는 가입자가 보건복지부령으로 정하는 바에 따라 가입 제외를 신청한 경우

⑥ 제2항부터 제5항까지의 규정에서 정한 사항 외에 국내체류 외국인등의 가입자 또는 피부양자 자격의 취득 및 상실에 관한 시기·절차 등에 필요한 사항은 제5조부터 제11조까지의 규정을 준용한다. 다만, 국내체류 외국인등의 특성을 고려하여 특별히 규정해야 할 사항은 대통령령으로 다르게 정할 수 있다. 〈신설 2016.3.22.〉

⑦ 가입자인 국내체류 외국인등이 매월 2일 이후 지역가입자의 자격을 취득하고 그 자격을 취득한 날이 속하는 달에 보건복지부장관이 고시하는 사유로 해당 자격을 상실한 경우에는 제69조제2항 본문에도 불구하고 그 자격을 취득한 날이 속하는 달의 보험료를 부과하여 징수한다. 〈신설 2016.3.22.〉

⑧ 국내체류 외국인등(제9항 단서의 적용을 받는 사람에 한정한다)에 해당하는 지역가입자의 보험료는 제78조제1항 본문에도 불구하고 그 직전 월 25일까지 납부하여야 한다. 다만, 다음 각 호에 해당되는 경우에는 공단이 정하는 바에 따라 납부하여야 한다. 〈신설 2016.3.22., 2019.1.15.〉
1. 자격을 취득한 날이 속하는 달의 보험료를 징수하는 경우
2. 매월 26일 이후부터 말일까지의 기간에 자격을 취득한 경우

⑨ 제7항과 제8항에서 정한 사항 외에 가입자인 국내체류 외국인등의 보험료 부과·징수에 관한 사항은 제69조부터 제86조까지의 규정을 준용한다. 다만, 대통령령으로 정하는 국내체류 외국인등의 보험료 부과·징수에 관한 사항은 그 특성을 고려하여 보건복지부장관이 다르게 정하여 고시할 수 있다. 〈신설 2016.3.22.〉

⑩ 공단은 지역가입자인 국내체류 외국인등(제9항 단서의 적용을 받는 사람에 한정한다)이 보험료를 대통령령으로 정하는 기간 이상 체납한 경우에는 제53조제3항에도 불구하고 체납일부터 체납한 보험료를 완납할 때까지 보험급여를 하지 아니한다. 이 경우 제53조제3항 각 호 외의 부분 단서 및 같은 조 제5항·제6항은 적용하지 아니한다. 〈신설 2019.1.15., 2024.10.22.〉

⑪ 제10항에도 불구하고 체류자격 및 체류기간 등 국내체류 외국인등의 특성을 고려하여 특별히 규정하여야 할 사항은 대통령령으로 다르게 정할 수 있다. 〈신설 2024.10.22.〉

[2024.10.22. 법률 제20505호에 의하여 2023.9.26. 헌법재판소에서 헌법불합치 결정된 이 조 제10항을 개정함.]

제110조(실업자에 대한 특례) ① 사용관계가 끝난 사람 중 직장가입자로서의 자격을 유지한 기간이 보건복지부령으로 정하는 기간 동안 통산 1년 이상인 사람은 지역가입자가 된 이후 최초로 제79조에 따라 지역가입자 보험료를 고지받은 날부터 그 납부기한에서 2개월이 지나기 이전까지 공단에 직장가입자로서의 자격을 유지할 것을 신청할 수 있다. 〈개정 2013.5.22., 2018.1.16.〉

② 제1항에 따라 공단에 신청한 가입자(이하 "임의계속가입자"라 한다)는 제9조에도 불구하고 대

통령령으로 정하는 기간 동안 직장가입자의 자격을 유지한다. 다만, 제1항에 따른 신청 후 최초로 내야 할 직장가입자 보험료를 그 납부기한부터 2개월이 지난 날까지 내지 아니한 경우에는 그 자격을 유지할 수 없다. 〈신설 2013.5.22.〉

③ 임의계속가입자의 보수월액은 보수월액보험료가 산정된 최근 12개월간의 보수월액을 평균한 금액으로 한다. 〈개정 2013.5.22., 2018.1.16.〉

④ 임의계속가입자의 보험료는 보건복지부장관이 정하여 고시하는 바에 따라 그 일부를 경감할 수 있다. 〈개정 2013.5.22.〉

⑤ 임의계속가입자의 보수월액보험료는 제76조제1항 및 제77조제1항제1호에도 불구하고 그 임의계속가입자가 전액을 부담하고 납부한다. 〈개정 2013.5.22.〉

⑥ 임의계속가입자가 보험료를 납부기한까지 내지 아니하는 경우 그 급여제한에 관하여는 제53조제3항·제5항 및 제6항을 준용한다. 이 경우 "제69조제5항에 따른 세대단위의 보험료"는 "제110조제5항에 따른 보험료"로 본다. 〈개정 2013.5.22.〉

⑦ 임의계속가입자의 신청 방법·절차 등에 필요한 사항은 보건복지부령으로 정한다. 〈개정 2013.5.22.〉

제111조(권한의 위임) 이 법에 따른 보건복지부장관의 권한은 대통령령으로 정하는 바에 따라 그 일부를 특별시장·광역시장·특별자치시장·도지사 또는 특별자치도지사에게 위임할 수 있다. [전문개정 2024.1.2.]

제112조(업무의 위탁) ① 공단은 대통령령으로 정하는 바에 따라 다음 각 호의 업무를 체신관서, 금융기관 또는 그 밖의 자에게 위탁할 수 있다.

1. 보험료의 수납 또는 보험료납부의 확인에 관한 업무
2. 보험급여비용의 지급에 관한 업무
3. 징수위탁근거법의 위탁에 따라 징수하는 연금보험료, 고용보험료, 산업재해보상보험료, 부담금 및 분담금 등(이하 "징수위탁보험료등"이라 한다)의 수납 또는 그 납부의 확인에 관한 업무

② 공단은 그 업무의 일부를 국가기관, 지방자치단체 또는 다른 법령에 따른 사회보험 업무를 수행하는 법인이나 그 밖의 자에게 위탁할 수 있다. 다만, 보험료와 징수위탁보험료등의 징수 업무는 그러하지 아니하다. 〈개정 2016.2.3.〉

③ 제2항에 따라 공단이 위탁할 수 있는 업무 및 위탁받을 수 있는 자의 범위는 보건복지부령으로 정한다.

제113조(징수위탁보험료등의 배분 및 납입 등) ① 공단은 자신이 징수한 보험료와 그에 따른 징수금 또는 징수위탁보험료등의 금액이 징수하여야 할 총액에 부족한 경우에는 대통령령으로 정하는 기준, 방법에 따라 이를 배분하여 납부 처리하여야 한다. 다만, 납부의무자가 다른 의사를 표시한 때에는 그에 따른다.

② 공단은 징수위탁보험료등을 징수한 때에는 이를 지체 없이 해당 보험별 기금에 납입하여야 한다.

제114조(출연금의 용도 등) ① 공단은 「국민연금법」, 「산업재해보상보험법」, 「고용보험법」 및 「임금채권보장법」에 따라 국민연금기금, 산업재해보상보험및예방기금, 고용보험기금 및 임금채권보장기금으로부터 각각 지급받은 출연금을 제14조제1항제11호에 따른 업무에 소요되는 비용에 사용하여야 한다.

② 제1항에 따라 지급받은 출연금의 관리 및 운용 등에 필요한 사항은 대통령령으로 정한다.

제114조의2(벌칙 적용에서 공무원 의제) 제4조제1항에 따른 심의위원회 및 제100조제2항에 따른 건강보험공표심의위원회 위원 중 공무원이 아닌 사람은 「형법」 제127조 및 제129조부터 제132조까지의 규정을 적용할 때에는 공무원으로 본다. [본조신설 2019.1.15.]

제9장 벌칙

제115조(벌칙) ① 제102조제1호를 위반하여 가입자 및 피부양자의 개인정보를 누설하거나 직무상 목적 외의 용도로 이용 또는 정당한 사유 없이 제3자에게 제공한 자는 5년 이하의 징역 또는 5천만원 이하의 벌금에 처한다. 〈신설 2016.3.22., 2019.4.23.〉

② 다음 각 호의 어느 하나에 해당하는 자는 3년 이하의 징역 또는 3천만원 이하의 벌금에 처한다. 〈개정 2016.3.22., 2019.4.23.〉

1. 대행청구단체의 종사자로서 거짓이나 그 밖의 부정한 방법으로 요양급여비용을 청구한 자
2. 제102조제2호를 위반하여 업무를 수행하면서 알게 된 정보를 누설하거나 직무상 목적 외의 용도로 이용 또는 제3자에게 제공한 자

③ 제96조의3제3항을 위반하여 공동이용하는 전산정보자료를 같은 조 제1항에 따른 목적 외의 용도로 이용하거나 활용한 자는 3년 이하의 징역 또는 1천만원 이하의 벌금에 처한다. 〈개정 2020.12.29.〉

④ 거짓이나 그 밖의 부정한 방법으로 보험급여를 받거나 타인으로 하여금 보험급여를 받게 한 사람은 2년 이하의 징역 또는 2천만원 이하의 벌금에 처한다. 〈신설 2019.4.23., 2020.12.29.〉

⑤ 다음 각 호의 어느 하나에 해당하는 자는 1년 이하의 징역 또는 1천만원 이하의 벌금에 처한다. 〈개정 2013.5.22., 2016.3.22., 2019.4.23., 2020.12.29., 2022.12.27.〉

1. 제42조의2제1항 및 제3항을 위반하여 선별급여를 제공한 요양기관의 개설자
2. 제47조제7항을 위반하여 대행청구단체가 아닌 자로 하여금 대행하게 한 자
3. 제93조를 위반한 사용자
4. 제98조제2항을 위반한 요양기관의 개설자
5. 삭제 〈2019.4.23.〉

제116조(벌칙) 제97조제2항을 위반하여 보고 또는 서류 제출을 하지 아니한 자, 거짓으로 보고하거나 거짓 서류를 제출한 자, 검사나 질문을 거부·방해 또는 기피한 자는 1천만원 이하의 벌금에 처한다.

제117조(벌칙) 제42조제5항을 위반한 자 또는 제49조제2항을 위반하여 요양비 명세서나 요양 명세를 적은 영수증을 내주지 아니한 자는 500만원 이하의 벌금에 처한다.

제118조(양벌 규정) ① 법인의 대표자나 법인 또는 개인의 대리인, 사용인, 그 밖의 종사자가 그 법인 또는 개인의 업무에 관하여 제115조부터 제117조까지의 규정 중 어느 하나에 해당하는 위반행위를 하면 그 행위자를 벌하는 외에 그 법인 또는 개인에게도 해당 조문의 벌금형을 과(科)한다. 다만, 법인 또는 개인이 그 위반행위를 방지하기 위하여 해당 업무에 관하여 상당한 주의와 감독을 게을리하지 아니한 경우에는 그러하지 아니하다.

제119조(과태료) ① 삭제 〈2013.5.22.〉

② 삭제 〈2013.5.22.〉

③ 다음 각 호의 어느 하나에 해당하는 자에게는 500만원 이하의 과태료를 부과한다. 〈개정 2016.3.22., 2018.3.27.〉

1. 제7조를 위반하여 신고를 하지 아니하거나 거짓으로 신고한 사용자
2. 정당한 사유 없이 제94조제1항을 위반하여 신고·서류제출을 하지 아니하거나 거짓으로 신고·서류제출을 한 자
3. 정당한 사유 없이 제97조제1항, 제3항, 제4항, 제5항을 위반하여 보고·서류제출을 하지 아니하거나 거짓으로 보고·서류제출을 한 자
4. 제98조제4항을 위반하여 행정처분을 받은 사실 또는 행정처분절차가 진행 중인 사실을 지체 없이 알리지 아니한 자
5. 정당한 사유 없이 제101조제2항을 위반하여 서류를 제출하지 아니하거나 거짓으로 제출한 자

④ 다음 각 호의 어느 하나에 해당하는 자에게는 100만원 이하의 과태료를 부과한다. 〈개정 2013.

5.22., 2016.3.22., 2019.12.3., 2020.12.29., 2023.5.19.〉

1. 삭제 〈2016.3.22.〉
2. 삭제 〈2018.12.11.〉
3. 제12조제4항을 위반하여 정당한 사유 없이 건강보험증이나 신분증명서로 가입자 또는 피부양자의 본인 여부 및 그 자격을 확인하지 아니하고 요양급여를 실시한 자
4. 제96조의4를 위반하여 서류를 보존하지 아니한 자
5. 제103조에 따른 명령을 위반한 자
6. 제105조를 위반한 자

⑤ 제3항 및 제4항에 따른 과태료는 대통령령으로 정하는 바에 따라 보건복지부장관이 부과·징수한다. 〈개정 2013.5.22.〉

부 칙 〈제20505호, 2024.10.22.〉

이 법은 공포 후 6개월이 경과한 날부터 시행한다.

국민건강보험법 시행령 (2000 · 6 · 23 대통령령 제16853호)

[일부개정 2024. 12. 10. 대통령령 제35054호]

제1장 총 칙

제1조(목적) 이 영은 「국민건강보험법」에서 위임된 사항과 그 시행에 필요한 사항을 규정함을 목적으로 한다.

제2조(사용자인 기관장) 「국민건강보험법」(이하 "법"이라 한다) 제3조제2호나목에서 "대통령령으로 정하는 사람"이란 별표 1에 따른 기관장을 말한다. 다만, 법 제13조에 따른 국민건강보험공단(이하 "공단"이라 한다)은 소관 업무를 능률적으로 처리하기 위하여 필요하다고 인정할 때에는 기관의 소재지, 인원, 그 밖의 사정을 고려하여 별표 1에 따른 기관장에게 소속되어 있는 기관의 장을 사용자인 기관의 장으로 따로 지정할 수 있다.

제2조의2(국민건강보험종합계획의 수립 등) ① 보건복지부장관은 법 제3조의2제1항 전단에 따른 국민건강보험종합계획(이하 "종합계획"이라 한다) 및 같은 조 제3항에 따른 연도별 시행계획(이하 "시행계획"이라 한다)을 수립하는 경우에는 다음 각 호의 구분에 따른 시기까지 수립하여야 한다.

1. 종합계획: 시행 연도 전년도의 9월 30일까지
2. 시행계획: 시행 연도 전년도의 12월 31일까지

② 보건복지부장관은 종합계획 및 시행계획을 수립하거나 변경한 경우에는 다음 각 호의 구분에 따른 방법으로 공표하여야 한다.

1. 종합계획: 관보에 고시
2. 시행계획: 보건복지부 인터넷 홈페이지에 게시

③ 보건복지부장관은 종합계획 및 시행계획을 수립하거나 변경한 경우에는 관계 중앙행정기관의 장, 공단의 이사장 및 법 제62조에 따른 건강보험심사평가원(이하 "심사평가원"이라 한다)의 원장에게 그 내용을 알려야 한다.

④ 보건복지부장관은 법 제3조의2제4항에 따라 시행계획에 따른 추진실적을 평가한 경우에는 그 평가결과를 다음에 수립하는 종합계획 및 시행계획에 각각 반영하여야 한다.

⑤ 제1항부터 제4항까지에서 규정한 사항 외에 종합계획 또는 시행계획의 수립·시행·평가 등에 필요한 세부사항은 보건복지부장관이 정하여 고시한다.

[본조신설 2016.8.2.]

제2조의3(종합계획에 포함될 사항) 법 제3조의2제2항제9호에서 "대통령령으로 정하는 사항"이란 다음 각 호의 사항을 말한다.

1. 건강보험의 제도적 기반 조성에 관한 사항
2. 건강보험과 관련된 국제협력에 관한 사항
3. 그 밖에 건강보험의 개선을 위하여 보건복지부장관이 특히 필요하다고 인정하는 사항

[본조신설 2016.8.2.]

제3조(심의위원회의 심의·의결사항) 법 제4조제1항제6호에서 "대통령령으로 정하는 사항"이란 다음 각 호의 사항을 말한다. 〈개정 2016.8.2., 2024.1.2.〉

1. 제21조제2항에 따른 요양급여 각 항목에 대한 상대가치점수
2. 제22조에 따른 약제·치료재료별 요양급여비용의 상한
3. 그 밖에 제23조에 따른 부가급여에 관한 사항

등 건강보험에 관한 주요사항으로서 법 제4조에 따른 건강보험정책심의위원회(이하 "심의위원회"라 한다)의 위원장이 회의에 부치는 사항

제4조(공무원인 위원) 법 제4조제4항제4호가목에서 "대통령령으로 정하는 중앙행정기관 소속 공무원"이란 기획재정부와 보건복지부 소속의 3급 공무원 또는 고위공무원단에 속하는 일반직공무원 중에서 그 소속 기관의 장이 1명씩 지명하는 사람을 말한다.

제4조의2(심의위원회 위원의 해임 및 해촉) 보건복지부장관은 법 제4조제4항 각 호에 따른 심의위원회 위원이 다음 각 호의 어느 하나에 해당하는 경우에는 해당 심의위원회 위원을 해임하거나 해촉(解囑)할 수 있다.

1. 심신장애로 인하여 직무를 수행할 수 없게 된 경우
2. 직무와 관련된 비위사실이 있는 경우
3. 직무태만, 품위손상이나 그 밖의 사유로 인하여 위원으로 적합하지 아니하다고 인정되는 경우
4. 위원 스스로 직무를 수행하는 것이 곤란하다고 의사를 밝히는 경우

[본조신설 2015.12.31.]

제5조(심의위원회의 위원장 등) ① 심의위원회의 위원장은 심의위원회를 대표하며, 그 업무를 총괄한다.

② 심의위원회의 부위원장은 위원장을 보좌하며, 위원장이 부득이한 사유로 직무를 수행할 수 없을 때에는 그 직무를 대행한다.

제6조(심의위원회의 회의) ① 심의위원회의 위원장은 심의위원회의 회의를 소집하고, 그 의장이 된다.

② 심의위원회의 회의는 재적위원 3분의 1 이상이 요구할 때 또는 위원장이 필요하다고 인정할 때에 소집한다.

③ 심의위원회의 회의는 재적위원 과반수의 출석으로 개의(開議)하고, 출석위원 과반수의 찬성으로 의결한다.

④ 심의위원회의 위원장은 제3항에 따른 의결에 참여하지 아니한다. 다만, 가부동수(可否同數)일 때에는 위원장이 정한다.

⑤ 심의위원회는 효율적인 심의를 위하여 필요한 경우에는 분야별로 소위원회를 구성할 수 있다.

⑥ 제1항부터 제5항까지에서 규정한 사항 외에 심의위원회와 소위원회의 운영 등에 필요한 사항은 심의위원회의 의결을 거쳐 위원장이 정한다.

제7조(심의위원회의 간사) ① 심의위원회의 사무를 처리하기 위하여 심의위원회에 간사 1명을 둔다.

② 간사는 보건복지부 소속 4급 이상 공무원 또는 고위공무원단에 속하는 일반직공무원 중에서 위원장이 지명한다.

제8조(심의위원회 위원의 수당 등) 심의위원회의 회의에 출석한 위원에 게는 예산의 범위에서 수당·여비, 그 밖에 필요한 경비를 지급할 수 있다. 다만, 공무원인 위원이 소관 업무와 직접 관련하여 출석하는 경우에는 그러하지 아니하다.

제2장 가입자

제9조(직장가입자에서 제외되는 사람) 법 제6조제2항제4호에서 "대통령령으로 정하는 사업장의 근로자 및 사용자와 공무원 및 교직원"이란 다음 각 호의 어느 하나에 해당하는 사람을 말한다.

1. 비상근 근로자 또는 1개월 동안의 소정(所定) 근로시간이 60시간 미만인 단시간근로자
2. 비상근 교직원 또는 1개월 동안의 소정근로시간이 60시간 미만인 시간제공무원 및 교직원
3. 소재지가 일정하지 아니한 사업장의 근로자 및 사용자
4. 근로자가 없거나 제1호에 해당하는 근로자만을 고용하고 있는 사업장의 사업주

제3장 국민건강보험공단

제9조의2(공단의 업무) 법 제14조제1항제4호에서 "대통령령으로 정하는 사업"이란 다음 각 호의 사업을 말한다.

1. 가입자 및 피부양자의 건강관리를 위한 전자적 건강정보시스템의 구축·운영
2. 생애주기별·사업장별·직능별 건강관리 프로그램 또는 서비스의 개발 및 제공
3. 연령별·성별·직업별 주요 질환에 대한 정보 수집, 분석·연구 및 관리방안 제공
4. 고혈압·당뇨 등 주요 만성질환에 대한 정보 제공 및 건강관리 지원
5. 「지역보건법」 제2조제1호에 따른 지역보건의료기관과의 연계·협력을 통한 지역별 건강관리 사업 지원
6. 그 밖에 제1호부터 제5호까지에 준하는 사업으로서 가입자 및 피부양자의 건강관리를 위하여 보건복지부장관이 특히 필요하다고 인정하는 사업

[본조신설 2017.8.1.]

제10조(공무원인 임원) 법 제20조제4항제2호에 따라 기획재정부장관, 보건복지부장관 및 인사혁신처장은 해당 기관 소속의 3급 공무원 또는 고위공무원단에 속하는 일반직공무원 중에서 각 1명씩을 지명하는 방법으로 공단의 비상임이사를 추천한다. 〈개정 2013.3.23., 2014.11.19., 2015.6.30.〉

제11조(이사회의 심의·의결사항) 법 제26조제4항에 따라 다음 각 호의 사항은 공단의 이사회(이하 "이사회"라 한다)의 심의·의결을 거쳐야 한다. 다만, 법 제4조제1항에 따른 심의위원회의 심의·의결사항 및 법 제33조에 따른 재정운영위원회(이하 "재정운영위원회"라 한다)의 심의·의결사항은 제외한다.

1. 사업운영계획 등 공단 운영의 기본방침에 관한 사항
2. 예산 및 결산에 관한 사항
3. 정관 변경에 관한 사항
4. 규정의 제정·개정 및 폐지에 관한 사항
5. 보험료와 그 밖의 법에 따른 징수금(이하 "보험료등"이라 한다) 및 보험급여에 관한 사항
6. 법 제37조에 따른 차입금에 관한 사항
7. 법 제38조에 따른 준비금, 그 밖에 중요재산의 취득·관리 및 처분에 관한 사항
8. 그 밖에 공단 운영에 관한 중요 사항

제12조(이사회의 회의) ① 이사회의 회의는 정기회의와 임시회의로 구분한다.

② 정기회의는 매년 2회 정관으로 정하는 시기에 이사회의 의장이 소집한다.

③ 임시회의는 재적이사(이사장을 포함한다. 이하 같다) 3분의 1 이상이 요구할 때 또는 이사장이 필요하다고 인정할 때에 이사회의 의장이 소집한다.

④ 이사회의 회의는 재적이사 과반수의 출석으로 개의하고, 재적이사 과반수의 찬성으로 의결한다.

⑤ 이사회의 의장은 이사장이 된다.

⑥ 이사회의 회의 소집 절차 등 이사회 운영에 필요한 그 밖의 사항은 공단의 정관으로 정한다.

제13조(이사장 권한의 위임) 법 제32조에서 "대통령령으로 정하는 사항"이란 다음 각 호의 권한을 말한다.

1. 법 제5조 및 제8조부터 제10조까지의 규정에 따른 자격 관리에 관한 권한
2. 법 제7조에 따른 사업장 관리에 관한 권한
3. 법 제53조에 따른 보험급여의 제한에 관한 권한
4. 법 제57조·제69조·제79조 및 제81조에 따른 보험료 등의 부과·징수, 납입 고지, 독촉 및 국세체납 처분의 예에 따른 징수에 관한 권한
5. 법 제58조에 따른 손해배상을 청구할 권리의 행사에 관한 권한
6. 법 제75조에 따른 보험료의 경감에 관한 권한
7. 법 제82조에 따른 분할납부 승인 및 승인취소에 관한 권한

8. 법 제109조 및 제110조에 따른 가입자 및 피부양자의 자격관리, 보험급여 제한 및 보험료의 부과·징수에 관한 권한
9. 「국민연금법」, 「고용보험 및 산업재해보상보험의 보험료징수 등에 관한 법률」, 「임금채권보장법」 및 「석면피해구제법」(이하 "징수위탁근거법"이라 한다)에 따라 위탁받은 연금보험료, 고용보험료, 산업재해보상보험료, 부담금 및 분담금 등(이하 "징수위탁보험료등"이라 한다)의 납입 고지 및 독촉·체납처분 등 징수에 관한 권한
10. 그 밖에 법에 따른 공단 업무의 효율적인 수행을 위하여 공단의 정관으로 정하는 권한

제14조(재정운영위원회의 구성) ① 법 제34조제2항제2호에 따라 농어업인 단체, 도시자영업자단체 및 시민단체는 다음 각 호의 구분에 따라 같은 조 제1항제2호에 따른 위원을 추천한다.
1. 농어업인 단체 및 도시자영업자단체: 각각 3명씩 추천
2. 시민단체: 4명 추천

② 법 제34조제2항제3호에서 "대통령령으로 정하는 관계 공무원"이란 기획재정부장관 및 보건복지부장관이 해당 기관 소속의 4급 이상 공무원 또는 고위공무원단에 속하는 일반직공무원 중에서 각각 1명씩 지명하는 사람을 말한다.

제15조(재정운영위원회의 운영) ① 재정운영위원회의 회의는 정기회의와 임시회의로 구분한다.
② 정기회의는 매년 1회 정관으로 정하는 시기에 재정운영위원회의 위원장이 소집한다.
③ 임시회의는 공단 이사장 또는 재적위원 3분의 1 이상이 요구할 때 또는 재정운영위원회의 위원장이 필요하다고 인정할 때에 위원장이 소집한다.
④ 재정운영위원회의 위원장은 재정운영위원회 회의의 의장이 되며, 회의는 재적위원 과반수의 출석으로 개의하고, 출석위원 과반수의 찬성으로 의결한다.
⑤ 재정운영위원회의 회의 소집 절차 등 재정운영위원회 운영에 필요한 그 밖의 사항은 공단의 정관으로 정한다.

제16조(재정운영위원회의 간사) ① 재정운영위원회의 사무를 처리하기 위하여 재정운영위원회에 간사 1명을 둔다.
② 간사는 공단 소속 직원 중에서 위원장이 지명한다.

제17조(재정운영위원회의 회의록) ① 위원장은 재정운영위원회의 회의록을 작성하여 보관하여야 한다.
② 제1항에 따른 회의록에는 회의 경과, 심의사항 및 의결사항을 기록하고 위원장과 출석한 위원이 서명하거나 날인하여야 한다.

제17조의2(재난적의료비 지원사업에 대한 출연금액의 상한) 법 제39조의2에 따라 공단이 「재난적의료비 지원에 관한 법률」에 따른 재난적의료비 지원사업에 출연하는 금액의 상한은 전전년도 보험료 수입액의 1천분의 1로 한다.
[본조신설 2021.10.14.]

제4장 보험급여

제18조(요양기관에서 제외되는 의료기관 등) ① 법 제42조제1항 각 호 외의 부분 후단에서 "대통령령으로 정하는 의료기관 등"이란 다음 각 호의 의료기관 또는 약국을 말한다. 〈개정 2017.3.20.〉
1. 「의료법」 제35조에 따라 개설된 부속 의료기관
2. 「사회복지사업법」 제34조에 따른 사회복지시설에 수용된 사람의 진료를 주된 목적으로 개설된 의료기관
3. 제19조제1항에 따른 본인일부부담금을 받지 아니하거나 경감하여 받는 등의 방법으로 가입자나 피부양자를 유인(誘引)하는 행위 또는 이와 관련하여 과잉 진료행위를 하거나 부당하게 많은 진료비를 요구하는 행위를 하여 다음 각 목의 어느 하나에 해당하는 업무정지 처분 등을 받은 의료기관

가. 법 제98조에 따른 업무정지 또는 법 제99조에 따른 과징금 처분을 5년 동안 2회 이상 받은 의료기관
나. 「의료법」 제66조에 따른 면허자격정지 처분을 5년 동안 2회 이상 받은 의료인이 개설·운영하는 의료기관
4. 법 제98조에 따른 업무정지 처분 절차가 진행 중이거나 업무정지 처분을 받은 요양기관의 개설자가 개설한 의료기관 또는 약국

② 제1항제1호 및 제2호에 따른 의료기관은 요양기관에서 제외되려면 보건복지부장관이 정하는 바에 따라 요양기관 제외신청을 하여야 한다.

③ 의료기관 등이 요양기관에서 제외되는 기간은 제1항제3호의 경우에는 1년 이하로 하고, 제1항제4호의 경우에는 해당 업무정지기간이 끝나는 날까지로 한다.

제18조의2(약제에 대한 요양급여비용 상한금액의 감액 및 요양급여의 적용 정지 기준 등) ① 보건복지부장관은 법 제41조의2에 따라 약제에 대한 요양급여비용의 상한금액(법 제41조제3항에 따라 약제별 요양급여비용의 상한으로 정한 금액을 말한다. 이하 "상한금액"이라 한다)을 감액하거나 요양급여의 적용을 정지한 경우에는 그 사실을 공단과 심사평가원에 통보하여 상한금액 감액 및 요양급여의 적용 정지 내역을 기록·관리하도록 하여야 한다.

② 법 제41조의2제2항 및 제3항에서 "대통령령으로 정하는 기간"이란 각각 5년을 말한다. 〈개정 2019.6.11.〉

③ 보건복지부장관은 법 제41조의2제1항 또는 제2항에 따른 상한금액 감액의 대상이 되는 약제 중 다음 각 호의 어느 하나에 해당하는 약제에 대해서는 상한금액을 감액하지 아니할 수 있다.

1. 퇴장방지의약품(환자의 진료에 반드시 필요하나 경제성이 없어 「약사법」에 따른 제조업자·위탁제조판매업자·수입자가 생산 또는 수입을 기피하는 약제로서 보건복지부장관이 지정·고시하는 의약품을 말한다. 이하 같다)
2. 희귀의약품(적절한 대체의약품이 없어 긴급히 생산 또는 수입하여야 하는 약제로서 식품의약품안전처장이 정하는 의약품을 말한다. 이하 같다)
3. 저가의약품(상한금액이 보건복지부장관이 정하여 고시하는 기준금액 이하인 약제로서 보건복지부장관이 정하여 고시하는 의약품을 말한다)

④ 법 제41조의2제1항부터 제3항까지의 규정에 따른 약제에 대한 상한금액의 감액 및 요양급여의 적용 정지 기준은 별표 4의2와 같다.

[전문개정 2018.9.28.]

제18조의3 삭제 〈2018.9.28.〉

제18조의4(선별급여) ① 법 제41조의4제1항에 따른 선별급여(이하 "선별급여"라 한다)를 실시할 수 있는 경우는 다음 각 호와 같다.

1. 경제성 또는 치료효과성 등이 불확실하여 그 검증을 위하여 추가적인 근거가 필요한 경우
2. 경제성이 낮아도 가입자와 피부양자의 건강회복에 잠재적 이득이 있는 경우
3. 제1호 또는 제2호에 준하는 경우로서 요양급여에 대한 사회적 요구가 있거나 국민건강 증진의 강화를 위하여 보건복지부장관이 특히 필요하다고 인정하는 경우

② 법 제41조의4제2항에 따른 선별급여의 적합성평가(이하 "적합성평가"라 한다)는 다음 각 호의 구분에 따른다.

1. 평가주기: 선별급여를 실시한 날부터 5년마다 평가할 것. 다만, 보건복지부장관은 해당 선별급여의 내용·성격 또는 효과 등을 고려하여 신속한 평가가 필요하다고 인정하는 경우에는 그 평가주기를 달리 정할 수 있다.
2. 평가항목: 다음 각 목의 사항을 평가할 것
   가. 치료 효과 및 치료 과정의 개선에 관한 사항
   나. 비용 효과에 관한 사항
   다. 다른 요양급여와의 대체가능성에 관한 사항

라. 국민건강에 대한 잠재적 이득에 관한 사항
마. 그 밖에 가목부터 라목까지의 규정에 준하는 사항으로서 보건복지부장관이 적합성평가를 위하여 특히 필요하다고 인정하는 사항

3. 평가방법: 서면평가의 방법으로 실시할 것. 다만, 보건복지부장관이 필요하다고 인정하는 경우에는 현장조사·문헌조사 또는 설문조사 등의 방법을 추가하여 실시할 수 있다.

③ 보건복지부장관은 적합성평가와 관련하여 전문적·심층적 검토가 필요하다고 인정하는 경우에는 보건의료 관련 연구기관·단체 또는 전문가 등에게 그 평가를 의뢰하여 실시할 수 있다.

④ 보건복지부장관은 적합성평가를 위하여 필요하다고 인정하는 경우에는 관계 중앙행정기관, 지방자치단체, 「공공기관의 운영에 관한 법률」에 따른 공공기관 또는 보건의료 관련 법인·단체·전문가 등에게 필요한 자료 또는 의견의 제출을 요청할 수 있다.

⑤ 제2항부터 제4항까지에서 규정한 사항 외에 적합성평가의 절차 및 방법 등에 필요한 사항은 보건복지부장관이 정하여 고시한다.

[본조신설 2017.3.20.]

제19조(비용의 본인부담) ① 법 제44조제1항에 따른 본인일부부담금(이하 "본인일부부담금"이라 한다)의 부담률 및 부담액은 별표 2와 같다.

② 본인일부부담금은 요양기관의 청구에 따라 요양급여를 받는 사람이 요양기관에 납부한다. 이 경우 요양기관은 법 제41조제3항 및 제4항에 따라 보건복지부령으로 정하는 요양급여사항 또는 비급여사항 외에 입원보증금 등 다른 명목으로 비용을 청구해서는 아니 된다.

③ 법 제44조제2항제1호에 따른 본인일부부담금의 총액은 요양급여를 받는 사람이 연간 부담하는 본인일부부담금을 모두 더한 금액으로 한다. 다만, 다음 각 호의 어느 하나에 해당하는 본인일부부담금은 더하지 않는다. 〈개정 2018.6.26., 2019.4.2., 2019.6.11., 2019.10.22., 2020.10.7., 2021.6.29., 2023.6.20., 2023.11.7., 2024.4.19., 2024.8.20.〉

1. 별표 2 제1호가목1)에 따라 상급종합병원·종합병원·병원·한방병원·요양병원(「장애인복지법」 제58조제1항제4호에 따른 장애인 의료재활시설로서 「의료법」 제3조의2의 요건을 갖춘 의료기관인 요양병원으로 한정한다)·정신병원 일반입원실의 2인실·3인실 및 정신과 입원실의 2인실·3인실을 이용한 경우 그 입원료로 부담한 금액

1의2. 별표 2 제1호다목3)에 따라 보건복지부장관이 정하여 고시하는 질병을 주 질병·부상으로 상급종합병원에서 받은 외래진료에 대해 같은 표 제1호나목 또는 제3호너목에 따라 부담한 금액. 다만, 다음 각 목의 어느 하나에 해당하는 사람이 부담한 금액은 제외한다.
가. 임신부
나. 6세 미만의 사람
다. 별표 2 제1호 나목에 따른 의약분업 예외 환자
라. 별표 2 제3호카목에 따라 보건복지부장관이 정하여 고시하는 난임진료를 받은 사람
마. 다음 법률 규정에 따라 의료지원을 받는 의료지원 대상자
1) 「5·18민주유공자예우 및 단체설립에 관한 법률」 제33조
2) 「고엽제후유의증 등 환자지원 및 단체설립에 관한 법률」 제6조제2항
3) 「국가유공자 등 예우 및 지원에 관한 법률」 제41조
4) 「독립유공자예우에 관한 법률」 제17조
5) 「보훈보상대상자 지원에 관한 법률」 제50조
6) 「제대군인지원에 관한 법률」 제20조
7) 「참전유공자 예우 및 단체설립에 관한 법률」 제7조

8) 「특수임무유공자 예우 및 단체설립에 관한 법률」 제32조
2. 별표 2 제3호라목5)·6)·9) 및 10)에 따라 부담한 금액
3. 별표 2 제3호사목 및 거목에 따라 부담한 금액
4. 별표 2 제4호에 따라 부담한 금액
4의2. 별표 2 제5호의2에 따라 부담한 금액
5. 별표 2 제6호에 따라 부담한 금액

④ 법 제44조제2항 각 호 외의 부분 전단에 따른 본인부담상한액(이하 "본인부담상한액"이라 한다)은 별표 3의 산정방법에 따라 산정된 금액을 말한다. 〈개정 2023.11.7., 2024.8.20.〉

⑤ 법 제44조제2항 각 호 외의 부분 후단에 따라 공단이 본인부담상한액을 넘는 금액을 지급하는 경우에는 당사자가 지정하는 예금계좌(「우체국예금·보험에 관한 법률」에 따른 체신관서 및 「은행법」에 따른 은행에서 개설된 예금계좌 등 보건복지부장관이 정하는 예금계좌를 말한다)로 지급해야 한다. 다만, 해당 예금계좌로 입금할 수 없는 불가피한 사유가 있는 경우에는 보건복지부장관이 정하는 방법으로 지급할 수 있다. 〈개정 2019.6.11., 2023.11.7., 2024.8.20.〉

⑥ 제2항 및 제5항에서 정한 사항 외에 본인일부부담금의 납부방법이나 본인부담상한액을 넘는 금액의 지급방법 등에 필요한 사항은 보건복지부장관이 정하여 고시한다.

[전문개정 2017.3.20.]

제20조(요양급여비용계약의 당사자) 법 제45조제1항에 따른 요양급여비용의 계약 당사자인 의약계를 대표하는 사람은 다음 각 호와 같다. 〈개정 2018.6.26., 2021.6.29.〉

1. 「의료법」 제3조제2항제1호가목에 따른 의원에 대한 요양급여비용: 같은 법 제28조제1항에 따른 의사회의 장
2. 「의료법」 제3조제2항제1호나목 및 제3호나목에 따른 치과의원 및 치과병원에 대한 요양급여비용: 같은 법 제28조제1항에 따른 치과의사회의 장
3. 「의료법」 제3조제2항제1호다목 및 제3호다목에 따른 한의원 및 한방병원에 대한 요양급여비용: 같은 법 제28조제1항에 따른 한의사회의 장
4. 「의료법」 제3조제2항제2호에 따른 조산원에 대한 요양급여비용: 같은 법 제28조제1항에 따른 조산사회 또는 간호사회의 장 중 1명
5. 「의료법」 제3조제2항제3호가목 및 라목부터 바목까지의 규정에 따른 병원·요양병원·정신병원 및 종합병원에 대한 요양급여비용: 같은 법 제52조에 따른 단체의 장
6. 「약사법」 제2조제3호에 따른 약국 및 같은 법 제91조에 따른 한국희귀·필수의약품센터에 대한 요양급여비용: 같은 법 제11조제1항에 따른 대한약사회의 장
7. 「지역보건법」에 따른 보건소·보건의료원 및 보건지소와 「농어촌 등 보건의료를 위한 특별조치법」에 따라 설치된 보건진료소에 대한 요양급여비용: 보건복지부장관이 지정하는 사람

제21조(계약의 내용 등) ① 법 제45조제1항에 따른 계약은 공단의 이사장과 제20조 각 호에 따른 사람이 유형별 요양기관을 대표하여 체결하며, 계약의 내용은 요양급여의 각 항목에 대한 상대가치점수의 점수당 단가를 정하는 것으로 한다.

② 제1항에 따른 요양급여 각 항목에 대한 상대가치점수는 요양급여에 드는 시간·노력 등 업무량, 인력·시설·장비 등 자원의 양, 요양급여의 위험도 및 요양급여에 따른 사회적 편익 등을 고려하여 산정한 요양급여의 가치를 각 항목 사이에 상대적인 점수로 나타낸 것으로 하며, 보건복지부장관이 심의위원회의 심의·의결을 거쳐 보건복지부령으로 정하는 바에 따라 고시한다. 〈개정 2017.3.20.〉

③ 제2항에도 불구하고 다음 각 호의 경우에는 다음 각 호의 구분에 따른 방법으로 요양급여의 상대가치점수를 산정할 수 있다. 〈개정 2015.6.30.,

2015.11.18., 2017.7.24., 2019.7.2., 2021.6.29.〉

1. 「의료법」 제3조제2항제3호라목에 따른 요양병원(「장애인복지법」 제58조제1항제4호에 따른 장애인 의료재활시설로서 「의료법」 제3조의2의 요건을 갖춘 의료기관인 요양병원은 제외한다)에서 입원진료를 받는 경우: 해당 진료에 필요한 요양급여 각 항목의 점수와 약제·치료재료의 비용을 합산하여 증세의 경중도(輕重度)의 구분에 따른 1일당 상대가치점수로 산정
2. 「의료법」 제3조제2항제1호가목에 따른 의원, 같은 항 제3호가목 및 라목부터 바목까지의 규정에 따른 병원·요양병원·정신병원·종합병원, 같은 법 제3조의4에 따른 상급종합병원 또는 「지역보건법」 제12조에 따른 보건의료원에서 보건복지부장관이 정하여 고시하는 질병군[진단명, 시술명, 중증도(重症度), 나이 등을 기준으로 분류한 환자집단을 말한다]에 대하여 입원진료를 받는 경우: 해당 진료에 필요한 요양급여 각 항목의 점수와 약제·치료재료의 비용을 포괄하여 입원 건당 하나의 상대가치점수로 산정
3. 「호스피스·완화의료 및 임종과정에 있는 환자의 연명의료결정에 관한 법률」 제28조에 따라 호스피스·완화의료를 받는 경우: 해당 진료에 필요한 요양급여 각 항목의 점수와 약제·치료재료의 비용을 합산하여 1일당 상대가치점수로 산정

④ 제1항에 따라 계약을 체결할 때 상대가치점수가 고시되지 아니한 새로운 요양급여 항목의 비용에 대한 계약은 제2항에 따라 보건복지부장관이 같은 항목의 상대가치점수를 고시하는 날에 체결된 것으로 본다. 이 경우 그 계약은 그 고시일 이후 최초로 실시된 해당 항목의 요양급여부터 적용한다.

제22조(약제·치료재료의 요양급여비용) ① 법 제46조에 따라 법 제41조제1항제2호의 약제·치료재료(제21조제2항 및 제3항에 따른 상대가치점수가 적용되는 약제·치료재료는 제외한다. 이하 이 조에서 같다)에 대한 요양급여비용은 다음 각 호의 구분에 따라 결정한다. 이 경우 구입금액(요양기관이 해당 약제 및 치료재료를 구입한 금액을 말한다. 이하 이 조에서 같다)이 상한금액(보건복지부장관이 심의위원회의 심의를 거쳐 해당 약제 및 치료재료별 요양급여비용의 상한으로 고시하는 금액을 말한다. 이하 같다)보다 많을 때에는 구입금액은 상한금액과 같은 금액으로 한다. 〈개정 2013.1.28., 2013.3.23., 2014.8.29.〉

1. 한약제: 상한금액
2. 한약제 외의 약제: 구입금액
3. 삭제 〈2014.8.29.〉
4. 치료재료: 구입금액

② 제1항에 따른 약제 및 치료재료에 대한 요양급여비용의 결정 기준·절차, 그 밖에 필요한 사항은 보건복지부장관이 정하여 고시한다.

제22조의2(요양급여비용의 지급 보류 등) ① 공단은 법 제47조의2제1항 전단에 따라 요양급여비용의 지급을 보류하려는 경우에는 해당 요양기관에 미리 다음 각 호의 사항을 적은 문서로 통지해야 한다. 〈개정 2021.6.29.〉

1. 해당 요양기관의 명칭, 대표자 및 주소
2. 지급 보류의 원인이 되는 사실과 지급 보류의 대상이 되는 요양급여비용 및 법적 근거
3. 제2호의 사항에 대하여 의견을 제출할 수 있다는 뜻과 의견을 제출하지 아니하는 경우의 처리방법

② 제1항에 따라 통지를 받은 요양기관은 지급 보류에 이의가 있는 경우에는 통지를 받은 날부터 7일 이내에 요양급여비용의 지급 보류에 대한 의견서에 이의 신청의 취지와 이유를 적고 필요한 자료를 첨부하여 공단에 제출하여야 한다.

③ 공단은 제2항에 따라 요양기관이 제출한 의견서를 검토한 후 그 결과를 문서로 통보하여야 한다.

④ 법 제47조의2제4항 전단에서 "법원의 무죄 판

결이 확정되는 등 대통령령으로 정하는 사유"란 다음 각 호의 어느 하나에 해당하는 사유를 말한다. 다만, 제2호 또는 제3호의 경우 불송치 또는 불기소를 받은 이후 해당 사건이 다시 수사 및 기소되어 법원의 판결에 따라 유죄가 확정된 경우는 제외한다. 〈개정 2020.12.29., 2024.8.20.〉

1. 무죄 판결의 확정
2. 불송치(혐의없음 또는 죄가안됨으로 한정한다. 이하 같다)
3. 불기소(혐의없음 또는 죄가안됨으로 한정한다. 이하 같다)

⑤ 법 제47조의2제1항 전단에 따라 요양급여비용의 지급 보류 결정을 받은 요양기관은 무죄 판결이나 불송치 또는 불기소를 받은 경우 그 사실을 공단에 통지해야 한다. 〈개정 2020.12.29., 2021.6.29.〉

⑥ 제5항에 따라 통지를 받은 공단은 지체 없이 지급 보류된 요양급여비용과 지급 보류된 기간 동안의 이자를 지급해야 한다. 〈개정 2024.8.20.〉

⑦ 제1항부터 제6항까지에서 규정한 사항 외에 요양급여비용의 지급 보류 등에 필요한 해당 요양기관에 통지할 의견서 서식과 의견이 제출된 경우의 처리방법 등 세부사항은 공단이 정한다. [본조신설 2014.11.20.]

제23조(부가급여) ① 법 제50조에 따른 부가급여는 임신·출산(유산 및 사산을 포함한다. 이하 같다) 진료비로 한다. 〈개정 2017.9.19.〉

② 제1항에 따른 임신·출산 진료비 지원 대상은 다음 각 호와 같다. 〈개정 2018.12.24., 2021.6.29.〉

1. 임신·출산한 가입자 또는 피부양자
2. 2세 미만인 가입자 또는 피부양자(이하 "2세 미만 영유아"라 한다)의 법정대리인(출산한 가입자 또는 피부양자가 사망한 경우에 한정한다)

③ 공단은 제2항 각 호의 어느 하나에 해당하는 사람에게 다음 각 호의 구분에 따른 비용을 결제할 수 있는 임신·출산 진료비 이용권(이하 "이용권"이라 한다)을 발급할 수 있다. 〈개정 2018.12.24., 2020.6.2., 2021.6.29.〉

1. 임신·출산한 가입자 또는 피부양자의 진료에 드는 비용
2. 임신·출산한 가입자 또는 피부양자의 약제·치료재료의 구입에 드는 비용
3. 2세 미만 영유아의 진료에 드는 비용
4. 2세 미만 영유아에게 처방된 약제·치료재료의 구입에 드는 비용

④ 이용권을 발급받으려는 사람(이하 이 조에서 "신청인"이라 한다)은 보건복지부령으로 정하는 발급 신청서에 제2항 각 호의 어느 하나에 해당한다는 사실을 확인할 수 있는 증명서를 첨부해 공단에 제출해야 한다. 〈개정 2018.12.24.〉

⑤ 제4항에 따라 이용권 발급 신청을 받은 공단은 신청인이 제2항 각 호의 어느 하나에 해당하는지를 확인한 후 신청인에게 이용권을 발급해야 한다. 〈개정 2018.12.24.〉

⑥ 이용권을 사용할 수 있는 기간은 제5항에 따라 이용권을 발급받은 날부터 다음 각 호의 구분에 따른 날까지로 한다. 〈개정 2018.12.24., 2021.6.29.〉

1. 임신·출산한 가입자 또는 피부양자: 출산일(유산 및 사산의 경우 그 해당일)부터 2년이 되는 날
2. 2세 미만 영유아의 법정대리인: 2세 미만 영유아의 출생일부터 2년이 되는 날

⑦ 이용권으로 결제할 수 있는 금액의 상한은 다음 각 호의 구분에 따른다. 다만, 보건복지부장관이 필요하다고 인정하여 고시하는 경우에는 다음 각 호의 상한을 초과하여 결제할 수 있다. 〈개정 2018.12.24., 2021.6.29.〉

1. 하나의 태아를 임신·출산한 경우: 100만원
2. 둘 이상의 태아를 임신·출산한 경우: 140만원

⑧ 제2항부터 제7항까지에서 규정한 사항 외에 임신·출산 진료비의 지급 절차와 방법, 이용권의 발급과 사용 등에 필요한 사항은 보건복지부

령으로 정한다. 〈개정 2016.6.30.〉

제24조 삭제 〈2018.12.24.〉

제25조(건강검진) ① 법 제52조에 따른 건강검진(이하 "건강검진"이라 한다)은 2년마다 1회 이상 실시하되, 사무직에 종사하지 않는 직장가입자에 대해서는 1년에 1회 실시한다. 다만, 암검진은 「암관리법 시행령」에서 정한 바에 따르며, 영유아 건강검진은 영유아의 나이 등을 고려하여 보건복지부장관이 정하여 고시하는 바에 따라 검진주기와 검진횟수를 다르게 할 수 있다.

② 건강검진은 「건강검진기본법」 제14조에 따라 지정된 건강검진기관(이하 "검진기관"이라 한다)에서 실시해야 한다.

③ 공단은 건강검진을 실시하려면 건강검진의 실시에 관한 사항을 다음 각 호의 구분에 따라 통보해야 한다.

1. 일반건강검진 및 암검진: 직장가입자에게 실시하는 건강검진의 경우에는 해당 사용자에게, 직장가입자의 피부양자 및 지역가입자에게 실시하는 건강검진의 경우에는 검진을 받는 사람에게 통보
2. 영유아건강검진: 직장가입자의 피부양자인 영유아에게 실시하는 건강검진의 경우에는 그 직장가입자에게, 지역가입자인 영유아에게 실시하는 건강검진의 경우에는 해당 세대주에게 통보

④ 건강검진을 실시한 검진기관은 공단에 건강검진의 결과를 통보해야 하며, 공단은 이를 건강검진을 받은 사람에게 통보해야 한다. 다만, 검진기관이 건강검진을 받은 사람에게 직접 통보한 경우에는 공단은 그 통보를 생략할 수 있다.

⑤ 건강검진의 검사항목, 방법, 그에 드는 비용, 건강검진 결과 등의 통보 절차, 그 밖에 건강검진을 실시하는 데 필요한 사항은 보건복지부장관이 정하여 고시한다.

[전문개정 2018.12.24.]

제26조(급여의 제한) ① 법 제53조제3항 각 호 외의 부분 본문에서 "대통령령으로 정하는 기간"이란 1개월을 말한다.

② 법 제53조제3항 각 호 외의 부분 단서에서 "대통령령으로 정하는 횟수"란 6회를 말한다.

③ 법 제53조제3항 각 호 외의 부분 단서에서 "대통령령으로 정하는 기준 미만인 경우"란 다음 각 호의 요건을 모두 충족한 경우를 말한다. 이 경우 소득은 제41조제1항에 따른 소득을 말하고, 재산은 제42조제1항제1호에 따른 재산을 말한다. 〈신설 2019.6.11., 2021.12.31., 2024.5.7.〉

1. 법 제53조제3항제2호의 보험료를 체납한 가입자가 속한 세대의 소득이 336만원 미만이고, 그 세대의 재산에 대한 「지방세법」 제10조의2부터 제10조의6까지의 규정에 따른 과세표준(이하 "과세표준"이라 한다)이 450만원 미만일 것. 다만, 가입자가 미성년자, 65세 이상인 사람 또는 「장애인복지법」에 따라 등록한 장애인인 경우에는 그 소득 및 재산에 대한 과세표준이 각각 공단이 정하는 금액 미만일 것
2. 법 제53조제3항제2호의 보험료를 체납한 가입자가 「소득세법」 제168조제1항에 따른 사업자등록을 한 사업에서 발생하는 소득이 없을 것

④ 제3항에 따른 소득 및 재산의 확인 절차, 방법 및 시기 등에 관한 구체적인 사항은 공단이 정한다. 〈신설 2019.6.11.〉

[제목개정 2019.6.11.]

제26조의2(요양비등수급계좌의 신청 방법 및 절차 등) ① 법 제56조의2제1항 본문에 따라 요양비등을 수급자 명의의 지정된 계좌(이하 "요양비등수급계좌"라 한다)로 받으려는 사람은 요양비 지급청구서와 보조기기 급여 지급청구서 등에 요양비등수급계좌의 계좌번호를 기재하고, 예금통장(계좌번호가 기록되어 있는 면을 말한다) 사본을 첨부하여 공단에 제출해야 한다. 요양비등수급계좌를 변경하는 경우에도 또한 같다. 〈개정 2019.6.11., 2022.8.31.〉

② 공단은 법 제56조의2제1항 단서에 따라 수급자가 요양비등수급계좌를 개설한 금융기관이 폐업 또는 업무정지나 정보통신장애 등으로 정상영업이 불가능하거나 이에 준하는 불가피한 사유로 이체할 수 없을 때에는 직접 현금으로 지급한다.
[본조신설 2014.11.20.]

제26조의3(부당이득 징수금 체납자의 인적사항 공개 및 공개 제외 사유 등) ① 법 제57조의2제1항 본문에서 "대통령령으로 정하는 사항"이란 징수금 발생의 원인이 되는 위반행위, 체납자의 성명(법인의 대표자 성명을 포함한다), 상호(법인의 명칭을 포함한다), 나이, 주소, 체납액(체납된 징수금, 연체금 및 체납처분비를 말한다. 이하 이 조에서 같다)의 종류·납부기한·금액 및 체납요지 등을 말한다.

② 법 제57조의2제1항 단서에서 "체납된 금액의 일부 납부 등 대통령령으로 정하는 사유가 있는 경우"란 다음 각 호의 어느 하나에 해당하는 경우를 말한다.

1. 법 제57조의2제3항에 따른 통지 당시 체납액의 100분의 10 이상을 그 통지일부터 6개월 이내에 납부한 경우
2. 「채무자 회생 및 파산에 관한 법률」 제243조에 따른 회생계획인가의 결정에 따라 체납액의 징수를 유예받고 그 유예기간 중에 있거나 체납액을 회생계획의 납부일정에 따라 납부하고 있는 경우
3. 징수금 발생의 원인이 되는 위반행위로 인하여 수사가 진행 중이거나 형사재판이 계속 중인 경우
4. 재해 등으로 재산에 심한 손실을 입은 경우 등으로서 법 제57조의2제2항에 따른 부당이득징수금체납정보공개심의위원회(이하 "부당이득징수금체납정보공개심의위원회"라 한다)가 같은 조 제1항에 따른 인적사항등을 공개할 실익이 없다고 인정하는 경우

③ 공단은 법 제57조의2제3항에 따른 통지를 할 때에는 체납액의 납부를 촉구하고, 같은 조 제1항 단서에 따른 경우에 해당하면 그에 관한 소명자료를 제출하도록 안내해야 한다.
[본조신설 2020.6.2.]

제26조의4(부당이득징수금체납정보공개심의위원회의 구성 및 운영) ① 부당이득징수금체납정보공개심의위원회는 위원장 1명을 포함한 9명의 위원으로 구성한다.

② 부당이득징수금체납정보공개심의위원회의 위원장은 공단의 임원 중 해당 업무를 담당하는 상임이사가 되고, 위원은 공단의 이사장이 임명하거나 위촉하는 다음 각 호의 사람으로 한다.

1. 공단 소속 직원 3명
2. 보험급여 비용의 부당이득 징수에 관한 사무를 담당하는 보건복지부 소속 4급 또는 5급 공무원 1명
3. 법률, 회계 또는 사회보험에 관한 학식과 경험이 풍부한 사람 4명

③ 제2항제3호에 따른 위원의 임기는 2년으로 하며, 한 차례만 연임할 수 있다.

④ 부당이득징수금체납정보공개심의위원회의 회의는 위원장을 포함한 재적위원 과반수의 출석으로 개의하고, 출석위원 과반수의 찬성으로 의결한다.

⑤ 제1항부터 제4항까지에서 규정한 사항 외에 부당이득징수금체납정보공개심의위원회의 구성 및 운영에 필요한 사항은 공단이 정한다.
[본조신설 2020.6.2.]

제27조(현역병 등에 대한 요양급여비용 등의 지급) ① 법 제60조제1항 전단에서 "대통령령으로 정하는 치료 등"이란 법 제41조제1항제1호부터 제3호까지 및 제5호에 따른 요양급여를 말한다.

② 법 제60조제1항 후단에 따라 법무부장관·국방부장관·경찰청장·소방청장 또는 해양경찰청장(이하 이 조에서 "기관장"이라 한다)은 해당 기관에서 연간 들어갈 것으로 예상되는 요양급여비용과 법 제49조에 따른 요양비(이하 "요양비"라

한다)를 공단이 지정한 계좌에 예탁해야 한다. 〈개정 2014.11.19., 2017.7.26., 2019.6.11.〉

③ 공단은 예탁금 집행 현황을 분기별로 보건복지부장관 및 해당 기관장에게 통보하여야 한다.

④ 공단은 제2항에 따라 기관장이 예탁한 요양급여비용과 요양비가 공단이 부담해야 할 요양급여비용과 요양비에 미치지 못할 때에는 기관장에게 이를 즉시 청구하고, 기관장은 공단의 청구에 따라 요양급여비용과 요양비를 공단에 지급해야 한다. 〈개정 2019.6.11.〉

⑤ 공단은 제2항에 따라 기관장이 예탁한 요양급여비용과 요양비에서 발생한 이자를 공단이 부담해야 할 요양급여비용에 사용할 수 있다. 〈개정 2019.6.11.〉

[제목개정 2019.6.11.]

제5장 건강보험심사평가원

제28조(업무) ① 법 제63조제1항제8호에서 "대통령령으로 정하는 업무"란 다음 각 호의 업무를 말한다. 〈개정 2013.1.28., 2022.12.27.〉

1. 법 제47조에 따른 요양급여비용의 심사청구와 관련된 소프트웨어의 개발·공급·검사 등 전산 관리
2. 법 제47조의4에 따른 요양급여의 적정성 평가 결과의 공개
3. 법 제49조제1항에 따라 지급되는 요양비 중 보건복지부령으로 정하는 기관에서 받은 요양비에 대한 심사
4. 법 제63조제1항제1호부터 제7호까지 및 이 항 제1호부터 제3호까지의 업무를 수행하기 위한 환자 분류체계 및 요양급여 관련 질병·부상 분류체계의 개발·관리
5. 법 제63조제1항제1호부터 제7호까지 및 이 항 제1호부터 제4호까지의 업무와 관련된 교육·홍보

② 제1항제1호·제2호·제4호에 따른 전산 관리, 적정성 평가 결과의 공개, 환자 분류체계 및 요양급여 관련 질병·부상 분류체계의 개발·관리의 절차·기준·방법과 그 밖에 필요한 사항은 보건복지부장관이 정하여 고시한다. 〈개정 2013.1.28., 2022.12.27.〉

제29조(공무원인 임원) 법 제65조제4항에 따라 보건복지부장관은 보건복지부의 3급 공무원 또는 고위공무원단에 속하는 공무원 중에서 1명을 지명하는 방법으로 심사평가원의 비상임이사를 추천한다. 〈개정 2016.8.2.〉

제29조의2(진료심사평가위원회 위원의 겸직) ① 법 제66조의2제1항에 따라 진료심사평가위원회(이하 이 조에서 "심사위원회"라 한다) 위원의 직무를 겸하려는 교수·부교수 및 조교수(이하 "교수등"이라 한다)는 소속대학 총장에게 겸직 허가를 신청해야 한다. 이 경우 신청을 받은 소속대학 총장은 지체 없이 허가 여부를 해당 교수등에게 통보해야 한다.

② 제1항에서 규정한 사항 외에 근무조건, 보수 등 교수등이 심사위원회의 위원을 겸하기 위하여 필요한 세부 사항은 심사평가원의 정관으로 정한다.

[본조신설 2023.11.7.]

제30조(원장 권한의 위임) 법 제68조에 따라 준용되는 법 제32조에 따라 심사평가원의 원장이 분사무소의 장에게 위임할 수 있는 사항은 「의료법」 제3조의4에 따른 상급종합병원을 제외한 요양기관에 대한 다음 각 호의 권한으로 한다.

1. 법 제43조제1항 및 제2항에 따른 요양기관 현황신고 및 변경신고에 대한 처리 권한
2. 법 제47조제2항에 따른 요양급여비용에 대한 심사 권한
3. 법 제48조제1항 및 제2항에 따른 요양급여 대상 여부의 확인 요청에 대한 처리 권한
4. 법 제87조제2항에 따른 이의신청에 대한 결정 권한
5. 그 밖에 법에 따른 심사평가원 업무의 효율적인 수행을 위하여 심사평가원의 정관으로 정

하는 권한

[전문개정 2024.12.10.]

제31조(준용 규정) 심사평가원 이사회의 심의·의결사항 및 회의에 관하여는 제11조(제5호는 제외한다) 및 제12조를 준용한다. 이 경우 "공단"은 "심사평가원"으로, "이사장"은 "원장"으로 본다.

제6장 보험료

제32조(월별 보험료액의 상한과 하한) 법 제69조제6항에 따른 월별 보험료액의 상한 및 하한은 다음 각 호의 구분에 따른다. 〈개정 2022.8.31., 2022.12.27., 2024.1.2., 2024.5.7.〉

1. 월별 보험료액의 상한은 다음 각 목과 같다.
   가. 직장가입자의 보수월액보험료: 보험료가 부과되는 연도의 전전년도 직장가입자 평균 보수월액보험료(이하 이 조에서 "전전년도 평균 보수월액보험료"라 한다)의 30배에 해당하는 금액을 고려하여 보건복지부장관이 정하여 고시하는 금액
   나. 직장가입자의 보수 외 소득월액보험료 및 지역가입자의 월별 보험료액: 보험료가 부과되는 연도의 전전년도 평균 보수월액보험료의 15배에 해당하는 금액을 고려하여 보건복지부장관이 정하여 고시하는 금액
2. 월별 보험료액의 하한은 다음 각 목과 같다.
   가. 직장가입자의 보수월액보험료: 보험료가 부과되는 연도의 전전년도 평균 보수월액보험료의 1천분의 50 이상 1천분의 85 미만의 범위에서 보건복지부장관이 정하여 고시하는 금액
   나. 지역가입자의 월별 보험료액: 가목에 따른 보수월액보험료의 100분의 90 이상 100분의 100 이하의 범위에서 보건복지부장관이 정하여 고시하는 금액

[전문개정 2018.3.6.]

제33조(보수에 포함되는 금품 등) ① 법 제70조제3항 전단에서 "대통령령으로 정하는 것"이란 근로의 대가로 받은 봉급, 급료, 보수, 세비(歲費), 임금, 상여, 수당, 그 밖에 이와 유사한 성질의 금품으로서 다음 각 호의 것을 제외한 것을 말한다. 〈개정 2015.6.30.〉

1. 퇴직금
2. 현상금, 번역료 및 원고료
3. 「소득세법」에 따른 비과세근로소득. 다만, 「소득세법」 제12조제3호차목·파목 및 거목에 따라 비과세되는 소득은 제외한다.

② 법 제70조제3항 후단에서 "보수 관련 자료가 없거나 불명확한 경우 등 대통령령으로 정하는 사유"란 다음 각 호의 어느 하나에 해당하는 경우를 말한다.

1. 보수 관련 자료가 없거나 불명확한 경우
2. 「최저임금법」 제5조에 따른 최저임금액 등을 고려할 때 보수 관련 자료의 신뢰성이 없다고 공단이 인정하는 경우

③ 보수의 전부 또는 일부가 현물(現物)로 지급되는 경우에는 그 지역의 시가(時價)를 기준으로 공단이 정하는 가액(價額)을 그에 해당하는 보수로 본다.

④ 법 제70조제3항 후단에 따라 보건복지부장관이 고시하는 금액이 적용되는 기간 중에 사업장 근로자의 보수가 확인되는 경우에는 공단이 확인한 날이 속하는 달의 다음 달부터 그 고시 금액을 적용하지 아니한다.

제34조(직장가입자에 대한 보수월액보험료 부과의 원칙) ① 법 제70조제1항에 따라 직장가입자에 대한 보수월액보험료는 매년 다음 각 호의 구분에 따라 산정된 보수월액을 기준으로 하여 부과하고, 다음 해에 확정되는 해당 연도의 보수 총액을 기준으로 제39조에 따라 보수월액을 다시 산정하여 정산한다. 다만, 법 제70조제3항 후단에 따라 보건복지부장관이 고시하는 금액이 적용되는 직장가입자에 대해서는 그 고시하는 금액이 적용되는 기간 동안 부과한 보수월액보험료의 정

산을 생략할 수 있다.
1. 직장가입자의 자격을 취득하거나, 다른 직장가입자로 자격이 변동되거나, 지역가입자에서 직장가입자로 자격이 변동된 사람: 제37조에 따른 자격 취득 또는 변동 시의 보수월액
2. 제1호에 해당하지 아니하는 직장가입자: 전년도에 받은 보수의 총액을 기준으로 제36조에 따라 산정한 보수월액

② 제1항 각 호에 따른 보수월액의 적용기간은 다음 각 호와 같다. 〈개정 2013.9.26.〉
1. 제1항제1호의 가입자: 자격 취득 또는 변동일이 속하는 달(매월 2일 이후에 자격이 변동된 경우에는 그 자격 변동일이 속한 달의 다음 달을 말한다)부터 다음 해 3월까지
2. 제1항제2호의 가입자: 매년 4월부터 다음 해 3월까지

제35조(보수월액 산정을 위한 보수 등의 통보) ① 사용자는 법 제70조제1항에 따른 보수월액의 산정을 위하여 매년 3월 10일까지 전년도 직장가입자에게 지급한 보수의 총액(법 제70조 및 이 영 제33조에 따라 산정된 금액으로서 가입자별로 1월부터 12월까지 지급한 보수의 총액을 말한다. 이하 같다)과 직장가입자가 해당 사업장·국가·지방자치단체·사립학교 또는 그 학교경영기관(이하 "사업장등"이라 한다)에 종사한 기간 등 보수월액 산정에 필요한 사항을 공단에 통보하여야 한다. 이 경우 법 제70조제3항 후단의 적용을 받는 직장가입자에 대해서는 통보를 생략할 수 있다. 〈개정 2013.9.26.〉

② 사용자는 법 제70조제1항에 따른 보수월액 산정을 위하여 그 사업장이 다음 각 호의 어느 하나에 해당하면 그때까지 사용·임용 또는 채용한 모든 직장가입자(제3호의 경우에는 해당 직장가입자를 말한다)에게 지급한 보수의 총액 등 보수월액 산정에 필요한 사항을 공단에 통보하여야 한다.
1. 사업장이 폐업·도산하거나 이에 준하는 사유가 발생한 경우
2. 사립학교가 폐교된 경우
3. 일부 직장가입자가 퇴직한 경우

③ 제1항 전단에도 불구하고 사용자가 「소득세법」 제164조의3제1항에 따라 전년도 직장가입자에게 지급한 보수의 총액에 관한 간이지급명세서를 원천징수 관할 세무서장, 지방국세청장 또는 국세청장에게 제출한 경우에는 제1항 전단에 따른 통보를 한 것으로 본다. 다만, 공단이 해당 간이지급명세서에서 기재 사항의 누락·오류 등으로 인하여 보수월액 산정에 필요한 사항을 확인할 수 없는 경우에는 그러하지 아니하다. 〈신설 2024.8.20.〉

제36조(보수월액의 결정 등) ① 공단은 제35조에 따라 통보받은 보수의 총액을 전년도 중 직장가입자가 그 사업장등에 종사한 기간의 개월수로 나눈 금액을 매년 보수월액으로 결정한다. 다만, 사용자가 그 사업장등의 해당 연도 보수의 평균 인상률 또는 인하율을 공단에 통보한 경우에는 본문에 따라 계산한 금액에 그 평균 인상률 또는 인하율을 반영하여 산정한 금액을 매년 보수월액으로 결정한다.

② 사용자는 해당 직장가입자의 보수가 인상되거나 인하되었을 때에는 공단에 보수월액의 변경을 신청할 수 있다. 다만, 상시 100명 이상의 근로자가 소속되어 있는 사업장의 사용자는 다음 각 호에 따라 공단에 그 보수월액의 변경을 신청하여야 한다. 〈개정 2015.12.22.〉
1. 해당 월의 보수가 14일 이전에 변경된 경우: 해당 월의 15일까지
2. 해당 월의 보수가 15일 이후에 변경된 경우: 해당 월의 다음 달 15일까지

③ 공단은 사용자가 제35조에 따른 통보를 하지 아니하거나 통보 내용이 사실과 다른 경우에는 법 제94조에 따라 그 사실을 조사하여 보수월액을 산정·변경할 수 있으며, 제2항에 따른 보수월액의 변경신청을 받은 경우에는 보수가 인상된

달 또는 인하된 달부터 보수월액을 변경할 수 있다.
④ 직장가입자가 둘 이상의 건강보험 적용 사업장에서 보수를 받고 있는 경우에는 각 사업장에서 받고 있는 보수를 기준으로 각각 보수월액을 결정한다.
⑤ 직장가입자의 보수월액을 제33조부터 제38조까지의 규정에 따라 산정하기 곤란하거나 보수를 확인할 수 있는 자료가 없는 경우 보수월액의 산정방법과 보수의 인상·인하 시 보수월액의 변경신청 등 필요한 사항은 재정운영위원회의 의결을 거쳐 공단의 정관으로 정한다.

제37조(직장가입자의 자격 취득·변동 시 보수월액의 결정) 공단은 직장가입자의 자격을 취득하거나, 다른 직장가입자로 자격이 변동되거나, 지역가입자에서 직장가입자로 자격이 변동된 사람이 있을 때에는 다음 각 호의 구분에 따른 금액을 해당 직장가입자의 보수월액으로 결정한다.

1. 연·분기·월·주 또는 그 밖의 일정기간으로 보수가 정해지는 경우: 그 보수액을 그 기간의 총 일수로 나눈 금액의 30배에 상당하는 금액
2. 일(日)·시간·생산량 또는 도급(都給)으로 보수가 정해지는 경우: 직장가입자의 자격을 취득하거나 자격이 변동된 달의 전 1개월 동안에 그 사업장에서 해당 직장가입자와 같은 업무에 종사하고 같은 보수를 받는 사람의 보수액을 평균한 금액
3. 제1호 및 제2호에 따라 보수월액을 산정하기 곤란한 경우: 직장가입자의 자격을 취득하거나 자격이 변동된 달의 전 1개월 동안 같은 업무에 종사하고 있는 사람이 받는 보수액을 평균한 금액

제38조(보수가 지급되지 않는 사용자의 보수월액 결정) ① 법 제70조제4항에 따른 보수가 지급되지 아니하는 사용자의 보수월액은 다음 각 호의 방법으로 산정한다. 이 경우 사용자는 매년 5월 31일까지[「소득세법」 제70조의2에 따라 세무서장에게 성실신고확인서를 제출한 사용자(이하 이 항에서 "성실신고사용자"라 한다)인 경우에는 6월 30일까지] 수입을 증명할 수 있는 자료를 제출하거나 수입금액을 공단에 통보하여야 하며, 산정된 보수월액은 매년 6월부터 다음 해 5월까지(성실신고사용자의 경우에는 매년 7월부터 다음 해 6월까지) 적용한다. 〈개정 2013.9.26.〉

1. 해당 연도 중 해당 사업장에서 발생한 보건복지부령으로 정하는 수입으로서 객관적인 자료를 통하여 확인된 금액
2. 수입을 확인할 수 있는 객관적인 자료가 없는 경우에는 사용자의 신고금액

② 보수가 지급되지 아니하는 사용자의 보수월액을 결정하거나 변경하는 절차 등에 관하여는 제34조제1항, 제35조제2항 및 제36조를 준용한다. 〈신설 2013.9.26.〉
③ 제1항 및 제2항에도 불구하고 다음 각 호의 어느 하나에 해당하는 경우 사용자의 보수월액은 그 각 호에서 정하는 금액으로 한다. 〈개정 2020.12.29.〉

1. 제1항제1호 및 제2호에 따른 확인금액 또는 신고금액을 기준으로 산정한 보수월액이 해당 사업장에서 가장 높은 보수월액을 적용받는 근로자의 보수월액보다 낮은 경우(제2호나목에 해당하는 경우는 제외한다): 해당 사업장에서 가장 높은 보수월액을 적용받는 근로자의 보수월액
2. 다음 각 목의 어느 하나에 해당하는 경우: 해당 사업장 근로자의 보수월액을 평균한 금액
   가. 사용자가 제1항 각 호 외의 부분 후단에 따른 자료 제출과 수입금액 통보를 하지 않고, 같은 항 제1호에 따른 수입을 확인할 수 있는 객관적인 자료도 없는 경우
   나. 제1항제1호에 따른 확인금액이 0원 이하인 경우

[제목개정 2020.12.29.]

제39조(보수월액보험료의 정산 및 분할납부) ① 공

단은 원래 산정·징수한 보수월액보험료의 금액이 제34조부터 제38조까지의 규정에 따라 다시 산정한 보수월액보험료의 금액을 초과하는 경우에는 그 초과액을 사용자에게 반환하여야 하며, 부족한 경우에는 그 부족액을 사용자로부터 추가로 징수하여야 한다.

② 사용자는 직장가입자의 사용·임용·채용 관계가 끝난 경우에는 해당 직장가입자가 납부한 보수월액보험료를 다시 산정하여 근로자와 정산한 후 공단과 정산 절차를 거쳐야 한다. 다만, 법 제70조제3항 후단에 따라 보건복지부장관이 고시하는 금액이 적용되는 직장가입자에 대해서는 그 고시하는 금액이 적용되는 기간에 부과한 보수월액보험료의 정산을 생략할 수 있다.

③ 사용자는 제1항에 따라 반환받은 금액 또는 추가 납부한 금액 중 직장가입자가 반환받을 금액 및 부담하여야 할 금액에 대해서는 해당 직장가입자와 정산하여야 한다.

④ 공단은 제1항에 따라 추가로 징수해야 할 금액(이하 "추가징수금액"이라 한다) 중 직장가입자가 부담하는 금액이 해당 직장가입자가 부담하는 보수월액보험료(추가징수금액을 고지하는 날이 속하는 달의 보수월액보험료를 말한다) 이상인 경우에는 사용자의 신청에 따라 12회 이내의 범위에서 분할하여 납부하게 할 수 있다. 〈개정 2024.5.7.〉

⑤ 제1항부터 제4항까지에서 규정한 사항 외에 보수월액보험료의 정산 및 분할납부에 필요한 세부 사항은 공단의 정관으로 정한다. 〈신설 2018.3.20.〉

제40조(공무원의 전출 시의 보수월액보험료 납부) 공무원인 직장가입자가 다른 기관으로 전출된 경우 전출된 날이 속하는 달의 보수월액보험료는 전출 전 기관의 장이 전출된 공무원에게 지급할 보수에서 이를 공제하여 납부한다. 다만, 전출한 기관의 장이 전출한 날이 속하는 달의 보수를 지급하지 아니한 경우에는 전입받은 기관의 장이 보수에서 공제하여 납부한다.

제41조(소득월액) ① 소득월액(직장가입자의 경우에는 법 제71조제1항에 따른 보수 외 소득월액을 말하고, 지역가입자의 경우에는 같은 조 제2항에 따른 소득월액을 말한다. 이하 같다) 산정에 포함되는 소득은 다음 각 호와 같다. 이 경우 「소득세법」에 따른 비과세소득은 제외한다. 〈개정 2020.10.7., 2022.6.30., 2024.5.7.〉

1. 이자소득: 「소득세법」 제16조에 따른 소득
2. 배당소득: 「소득세법」 제17조에 따른 소득
3. 사업소득: 「소득세법」 제19조에 따른 소득
4. 근로소득: 「소득세법」 제20조에 따른 소득
5. 연금소득: 「소득세법」 제20조의3에 따른 소득. 다만, 같은 조 제1항제1호의 공적연금소득의 경우에는 같은 조 제2항을 적용하지 않고 해당 과세기간에 발생한 연금소득 전부를 연금소득으로 한다.
6. 기타소득: 「소득세법」 제21조에 따른 소득

② 제1항 각 호의 소득의 구체적인 산정방법은 보건복지부령으로 정한다. 〈신설 2020.10.7.〉

③ 제1항 각 호의 소득 자료의 반영시기는 다음 각 호의 구분에 따른다. 다만, 천재지변 등 부득이한 사유가 발생한 경우에는 공단의 정관으로 정하는 바에 따라 반영시기를 조정할 수 있다. 〈신설 2022.8.31., 2024.5.7.〉

1. 매년 1월부터 10월까지의 소득월액 산정 시: 소득월액보험료(직장가입자의 경우에는 보수 외 소득월액보험료를 말하고, 지역가입자의 경우에는 소득에 대한 월별 보험료를 말한다. 이하 같다)가 부과되는 연도의 전전년도 자료. 다만, 제1항제5호의 연금소득 자료는 소득월액보험료가 부과되는 연도의 전년도 자료로 한다.
2. 매년 11월 및 12월의 소득월액 산정 시: 소득월액보험료가 부과되는 연도의 전년도 자료

④ 법 제71조제1항 계산식 외의 부분 및 같은 항의 계산식에서 "대통령령으로 정하는 금액"이란

각각 연간 2천만원을 말한다. 〈개정 2018.3.6., 2020.10.7., 2022.8.31.〉

⑤ 제1항부터 제4항까지에서 규정한 사항 외에 소득 자료의 구체적인 종류 등 소득월액의 산정에 필요한 세부 사항은 공단의 정관으로 정한다. 〈신설 2022.8.31., 2024.5.7.〉

제41조의2(소득월액의 조정 등) ① 가입자는 폐업, 경영 실적의 변동 등 공단의 정관으로 정하는 사유로 제41조제1항 각 호의 어느 하나에 해당하는 소득(이하 이 조에서 "사업소득등"이라 한다)이 감소하거나 증가한 경우 그 사유에 해당함을 증명하는 서류를 첨부하여 소득월액보험료가 부과되는 시점의 사업소득등 자료를 소득월액 산정에 반영하여 조정해 줄 것을 공단에 신청할 수 있다. 〈개정 2024.5.7., 2024.8.20.〉

② 제1항의 조정 신청을 받은 공단은 제41조제3항에도 불구하고 소득월액보험료 부과 시점의 사업소득등 자료를 소득월액 산정에 반영하여 소득월액을 조정할 수 있으며, 이후 부과하는 해당 연도의 소득월액보험료는 조정된 소득월액을 기준으로 산정한다.

③ 제1항의 조정 신청을 한 가입자는 제2항에 따라 소득월액을 조정한 이후에 해당 연도의 사업소득등이 발생한 경우에는 그 사업소득등이 발생한 날이 속하는 달의 다음 달 1일부터 1개월 이내에 사업소득등의 발생 사실과 그 금액을 공단에 신고해야 하며, 그 이후 공단이 부과하는 해당 연도의 소득월액보험료는 신고한 사업소득등을 반영하여 조정된 소득월액을 기준으로 산정한다. 〈신설 2023.6.20., 2024.5.7.〉

④ 공단은 제2항 또는 제3항에 따라 소득월액을 조정한 이후에 해당 연도의 사업소득등이 확인된 경우에는 그 확인된 사업소득등을 기준으로 해당 연도의 소득월액을 다시 산정하여 소득월액보험료를 정산할 수 있다. 〈개정 2023.6.20.〉

⑤ 공단은 제2항 또는 제3항에 따라 소득월액을 조정하여 산정한 소득월액보험료의 금액이 제4항에 따라 다시 정산한 소득월액보험료의 금액보다 적은 경우에는 그 부족액을 가입자로부터 추가로 징수해야 한다. 〈개정 2023.6.20., 2024.5.7.〉

⑥ 공단은 제5항에 따라 추가로 징수하는 소득월액보험료를 12회 이내의 범위에서 분할하여 납부하게 할 수 있다. 〈개정 2023.6.20., 2024.5.7.〉

⑦ 공단은 제2항 또는 제3항에 따라 소득월액을 조정하여 산정한 소득월액보험료의 금액이 제4항에 따라 다시 정산한 소득월액보험료의 금액보다 많은 경우에는 그 초과액을 가입자에게 지급해야 한다. 이 경우 공단은 가입자에게 지급해야 하는 금액을 그 가입자가 내야 하는 보험료등과 상계할 수 있다. 〈신설 2024.8.20.〉

⑧ 제1항부터 제7항까지에서 규정한 사항 외에 소득월액의 조정 신청 절차, 소득월액의 조정 이후 사업소득등의 발생 신고 절차, 소득월액보험료의 산정·정산 및 분할 납부 등에 필요한 세부사항은 공단의 정관으로 정한다. 〈개정 2023.6.20., 2024.8.20.〉

[본조신설 2022.8.31.]

제42조(재산보험료부과점수의 산정기준) ① 법 제72조제1항에 따른 재산보험료부과점수(이하 "재산보험료부과점수"라 한다)는 다음 각 호의 재산을 고려하여 산정하되, 구체적인 산정방법은 별표 4와 같다.

1. 「지방세법」 제105조에 따른 재산세의 과세대상이 되는 토지, 건축물, 주택, 선박 및 항공기. 다만, 종중재산(宗中財産), 마을 공동재산, 그 밖에 이에 준하는 공동의 목적으로 사용하는 건축물 및 토지는 제외한다.
2. 주택을 소유하지 않은 지역가입자의 경우에는 임차주택에 대한 보증금 및 월세금액

② 제1항에서 규정한 사항 외에 재산보험료부과점수의 산정에 필요한 세부 사항은 공단의 정관으로 정한다.

[전문개정 2024.5.7.]

제42조의2(주택 관련 대출금액의 재산보험료부과

점수 제외) ① 법 제72조제1항 단서에서 "대통령령으로 정하는 지역가입자"란 다음 각 호의 어느 하나에 해당하는 지역가입자를 말한다. 〈개정 2022. 12.27., 2023.11.7.〉

1. 보건복지부장관이 정하여 고시하는 1세대 1주택 세대에 속하는 지역가입자로서 다음 각 목의 요건을 모두 갖춘 지역가입자(이하 "1세대 1주택자"라 한다)
   가. 해당 세대가 소유한 주택에 거주하기 위하여 소유자(소유자와 주민등록상 동일 세대를 구성하는 배우자나 직계존비속을 포함한다)가 「금융실명거래 및 비밀보장에 관한 법률」에 따른 금융회사등(이하 "금융회사등"이라 한다)으로부터 주택을 담보로 하는 대출 등 보건복지부장관이 정하여 고시하는 대출[대출 이자율을 낮추거나 대출 기간을 연장하기 위하여 해당 주택을 담보로 새로 대출을 받아 대출일과 같은 날 종전의 대출을 상환한 경우 새로 받은 대출(이하 이 조에서 "주택담보전환대출"이라 한다)을 포함한다. 이하 이 조에서 "주택담보대출등"이라 한다]을 받을 것
   나. 해당 세대가 주택에 대하여 최초로 주택담보대출등(주택담보전환대출은 제외한다)을 받은 날이 주택 소유권을 취득한 날의 전후 3개월 이내일 것
2. 보건복지부장관이 정하여 고시하는 1세대 무주택 세대에 속하는 지역가입자로서 다음 각 목의 요건을 모두 갖춘 지역가입자(이하 "1세대 무주택자"라 한다)
   가. 해당 세대가 임차한 주택에 거주하기 위하여 임차인(임차인과 주민등록상 동일 세대를 구성하는 배우자나 직계존비속을 포함한다)이 금융회사등으로부터 임차주택의 보증금을 담보로 하는 대출 등 보건복지부장관이 정하여 고시하는 대출[대출 이자율을 낮추거나 대출 기간을 연장하기 위하여 해당 임차주택의 보증금을 담보로 새로 대출을 받아 대출일과 같은 날 종전의 대출을 상환한 경우 새로 받은 대출(이하 이 조에서 "보증금담보전환대출"이라 한다)을 포함한다. 이하 이 조에서 "보증금담보대출등"이라 한다]을 받을 것
   나. 해당 세대가 주택에 대하여 최초로 보증금담보대출등(보증금담보전환대출은 제외한다)을 받은 날이 「주택임대차보호법」 제3조의2제2항에 따른 임대차계약증서의 입주일과 전입일(외국인의 경우에는 「출입국관리법」에 따른 외국인등록표의 체류지 등록일 또는 변경신고일, 「재외동포의 출입국과 법적 지위에 관한 법률」에 따른 국내거소신고일 또는 이전신고일을 말한다) 중 빠른 날부터 전후 3개월(임대차계약을 변경·연장 또는 갱신하면서 대출받는 경우에는 임대차계약 변경일, 연장일 또는 갱신일부터 전후 3개월을 말한다) 이내일 것

② 법 제72조제1항 단서에서 "대통령령으로 정하는 기준 이하의 주택"이란 다음 각 호의 구분에 따른 요건을 충족하는 주택을 말한다. 〈개정 2022. 8.31.〉

1. 1세대1주택자의 경우: 주택담보대출등을 받아 구입한 주택의 재산세 과세표준금액이 「소득세법」 제52조제5항 본문에 따른 주택 기준시가에 「지방세법 시행령」 제109조의 공정시장가액비율을 곱한 금액 이하일 것
2. 1세대무주택자의 경우: 보증금담보대출등을 받아 임차한 임차주택의 보증금 및 월세금액을 보건복지부령으로 정하는 기준에 따라 평가한 금액이 「소득세법」 제52조제5항 본문에 따른 주택 기준시가의 30퍼센트 이하인 주택일 것

③ 법 제72조제1항 단서에 따라 대출금액을 평가한 금액은 다음 각 호의 구분에 따른 금액으로 한다. 이 경우 주택담보전환대출 금액이나 보증금

담보전환대출 금액이 종전의 대출금액보다 큰 경우에는 그 차액을 제외한 대출금액을 기준으로 평가한다. 〈개정 2022.8.31., 2022.12.27.〉

1. 1세대1주택자의 경우: 주택담보대출등 금액의 합산액(상환한 금액은 제외한다)에 「지방세법 시행령」 제109조의 공정시장가액비율을 곱한 금액. 이 경우 그 금액이 해당 주택의 재산세 과세표준금액보다 큰 경우에는 재산세 과세표준금액으로 하며, 그 금액이 5천만원을 넘는 경우에는 5천만원으로 한다.
2. 1세대무주택자의 경우: 보증금담보대출등 금액의 합산액(상환한 금액은 제외한다)의 30퍼센트. 이 경우 그 금액이 보증금의 30퍼센트에 해당하는 금액보다 큰 경우에는 보증금의 30퍼센트로 한다.

④ 법 제72조제3항에서 "대출금액 등 대통령령으로 정하는 자료·정보"란 다음 각 호의 자료·정보를 말한다. 〈개정 2024.5.7.〉

1. 주택담보대출등 또는 보증금담보대출등을 받은 사람의 성명과 주민등록번호
2. 주택담보대출등 또는 보증금담보대출등의 종류, 기간, 금액, 담보 등 현황에 관한 정보
3. 그 밖에 재산보험료부과점수 산정에 필요한 자료·정보로서 보건복지부장관이 정하여 고시하는 자료·정보

⑤ 제1항부터 제4항까지에서 규정한 사항 외에 법 제72조제1항 단서에 따른 대출금액 평가에 필요한 세부 사항은 보건복지부장관이 정하여 고시한다.

[본조신설 2022.6.30.]

[제목개정 2024.5.7.]

[종전 제42조의2는 제42조의3으로 이동 〈2022.6.30.〉]

제42조의3 삭제 〈2024.5.7.〉

제42조의4 삭제 〈2024.5.7.〉

제42조의5 삭제 〈2024.5.7.〉

제42조의6 삭제 〈2024.5.7.〉

제42조의7(보험료 부과제도에 대한 적정성 평가) ① 보건복지부장관은 법 제72조의3제1항에 따른 적정성 평가(이하 "적정성 평가"라 한다)를 위한 조사 및 연구를 실시할 수 있다.

② 보건복지부장관은 제1항에 따라 실시하는 조사 및 연구를 보험료 부과제도에 관한 전문성을 갖춘 연구기관, 대학, 비영리법인 또는 단체 등에 의뢰하여 실시할 수 있다.

③ 보건복지부장관은 관계 중앙행정기관, 지방자치단체 및 「공공기관의 운영에 관한 법률」에 따른 공공기관 등에 대하여 적정성 평가에 관한 의견 또는 자료의 제출을 요청할 수 있다.

④ 보건복지부장관은 제1항에 따른 적정성 평가를 실시한 경우 그 결과를 심의위원회에 알려야 한다. 〈개정 2024.5.7.〉

[본조신설 2018.3.6.]

[제42조의6에서 이동 〈2022.6.30.〉]

제43조(지역가입자의 세대 분리) 공단은 지역가입자가 다음 각 호의 어느 하나의 사람에 해당하는 경우에는 그 가입자를 해당 세대에서 분리하여 별도 세대로 구성할 수 있다. 〈개정 2013.9.26., 2017.3.20., 2020.6.30., 2020.10.7.〉

1. 해당 세대와 가계단위 및 생계를 달리하여 공단에 세대 분리를 신청한 사람
2. 별표 2 제3호라목에 따른 희귀난치성질환자등으로서 본인부담액을 경감받는 사람
3. 「병역법」 제21조 또는 제26조에 따라 소집되어 상근예비역 또는 사회복무요원으로 복무하는 사람
4. 「대체역의 편입 및 복무 등에 관한 법률」 제17조에 따라 소집되어 대체복무요원으로 복무하는 사람

제44조(보험료율 및 재산보험료부과점수당 금액) ① 법 제73조제1항에 따른 직장가입자의 보험료율 및 같은 조 제3항에 따른 지역가입자의 보험료율은 각각 1만분의 709로 한다. 〈개정 2012.12.27., 2013.9.26., 2014.11.20., 2015.12.22., 2017.12.29., 2018.12.24., 2019.12.31., 2020.12.29., 2021.

12.7., 2022.12.27., 2024.5.7.〉

② 법 제73조제3항에 따른 지역가입자의 재산보험료부과점수당 금액은 208.4원으로 한다. 〈개정 2012.12.27., 2013.9.26., 2014.11.20., 2015.12.22., 2017.12.29., 2018.12.24., 2019.12.31., 2020.12.29., 2021.12.7., 2022.12.27., 2024.5.7.〉

[제목개정 2024.5.7.]

제44조의2(보험료가 면제되는 국외 체류기간) 법 제74조제1항 본문에서 "대통령령으로 정하는 기간"이란 3개월을 말한다. 다만, 업무에 종사하기 위해 국외에 체류하는 경우라고 공단이 인정하는 경우에는 1개월을 말한다. 〈개정 2021.10.14.〉

[본조신설 2020.7.7.]

제45조(보험료 경감 대상지역) 법 제75조제1항제1호에서 "섬・벽지(僻地)・농어촌 등 대통령령으로 정하는 지역"이란 다음 각 호의 어느 하나에 해당하는 지역을 말한다. 〈개정 2015.6.30.〉

1. 요양기관까지의 거리가 멀거나 대중교통으로 이동하는 시간이 오래 걸리는 지역으로서 보건복지부장관이 정하여 고시하는 섬・벽지 지역
2. 다음 각 목의 어느 하나에 해당하는 농어촌지역
   가. 군 및 도농복합 형태 시의 읍・면 지역
   나. 「지방자치법」 제2조제1항제2호에 따른 시와 군의 지역 중 동(洞) 지역으로서 「국토의 계획 및 이용에 관한 법률」 제36조제1항제1호에 따라 지정된 주거지역・상업지역 및 공업지역을 제외한 지역
   다. 「농어촌주민의 보건복지 증진을 위한 특별법」 제33조에 해당하는 지역
3. 요양기관의 이용이 제한되는 근무지의 특성을 고려하여 보건복지부장관이 인정하는 지역

제45조의2(계좌이체자 등에 대한 보험료 감액 등) 공단은 법 제75조제2항에 따라 전자문서로 납입고지를 받거나 계좌 또는 신용카드 자동이체의 방법으로 보험료를 내는 납부의무자에 대해서는 그에 따라 절감되는 우편요금 등 행정비용의 범위에서 공단의 정관으로 정하는 바에 따라 보험료를 감액하거나 감액하는 금액에 상당하는 금품을 제공할 수 있다. 〈개정 2013.9.26., 2019.10.22.〉

[제47조에서 이동 〈2013.9.26.〉]

제46조(지역가입자의 보험료 연대납부의무 면제 대상 미성년자) 법 제77조제2항 단서에서 "대통령령으로 정하는 기준에 해당하는 미성년자"란 다음 각 호의 어느 하나에 해당하는 미성년자를 말한다. 다만, 제41조제1항제2호의 배당소득 또는 같은 항 제3호의 사업소득으로서 「소득세법」 제168조제1항에 따른 사업자등록을 한 사업에서 발생하는 소득이 있는 미성년자는 제외한다. 〈개정 2015.12.22., 2018.12.24., 2024.2.13., 2024.5.7.〉

1. 다음 각 목의 요건을 모두 갖춘 미성년자
   가. 제41조제1항에 따른 소득의 합이 연간 100만원 이하일 것
   나. 제42조제1항제1호에 해당하는 재산이 없을 것
2. 부모가 모두 사망한 미성년자로서 제1호가목의 요건을 갖춘 미성년자

제46조의2(사업의 양도・양수에 따른 제2차 납부의무) ① 법 제77조의2제2항 후단에 따라 제2차 납부의무를 지는 사업의 양수인은 사업장별로 그 사업에 관한 모든 권리(미수금에 관한 것은 제외한다)와 모든 의무(미지급금에 관한 것은 제외한다)를 포괄적으로 승계한 자로 한다.

② 법 제77조의2제2항 후단에 따라 제2차 납부의무의 한도가 되는 사업양수 재산의 가액은 다음 각 호의 금액으로 한다. 다만, 제2호에 따른 금액은 제1호에 따른 금액이 없거나 불분명한 경우에 한정하여 적용한다.

1. 양수인이 양도인에게 지급하였거나 지급하여야 할 금액이 있는 경우에는 그 금액
2. 양수한 자산 및 부채를 공단이 「상속세 및 증여세법」 제60조부터 제66조까지의 규정을 준용하여 평가한 후 그 자산총액에서 부채총액을 뺀 가액

③ 제2항에도 불구하고 다음 각 호의 어느 하나에 해당하는 경우에 사업양수 재산의 가액은 같은 항 제1호의 방법에 따라 산정한 금액과 제2호의 방법에 따라 산정한 금액 중 큰 금액으로 한다.

1. 제2항제1호에 따른 금액과 「상속세 및 증여세법」 제60조에 따른 시가의 차액이 3억원 이상인 경우
2. 제2항제1호에 따른 금액과 「상속세 및 증여세법」 제60조에 따른 시가의 차액이 그 시가의 100분의 30에 상당하는 금액 이상인 경우

[본조신설 2016.8.2.]

[종전 제46조의2는 제46조의3으로 이동 〈2016.8.2.〉]

제46조의3(가산금) ① 법 제78조의2제1항 각 호 외의 부분에서 "대통령령으로 정하는 사유"란 다음 각 호의 어느 하나에 해당하는 경우를 말한다.

1. 근로자, 공무원 또는 교직원이 아닌 경우
2. 법 제6조제2항 각 호의 어느 하나에 해당하는 경우

② 법 제78조의2제2항에서 "가산금이 소액이거나 그 밖에 가산금을 징수하는 것이 적절하지 아니하다고 인정되는 등 대통령령으로 정하는 경우"란 다음 각 호의 어느 하나에 해당하는 경우를 말한다.

1. 가산금(법 제78조의2제1항에 따른 가산금을 말한다. 이하 같다)이 3천원 미만인 경우
2. 가산금을 징수하는 것이 적절하지 아니하다고 공단이 인정하는 부득이한 사유가 있는 경우

[본조신설 2016.9.22.]

[종전 제46조의3은 제46조의4로 이동 〈2016.9.22.〉]

제46조의4(신용카드등에 의한 보험료등의 납부)

① 삭제 〈2017.3.20.〉

② 법 제79조의2제1항에서 "대통령령으로 정하는 기관 등"이란 다음 각 호의 기관을 말한다.

1. 「민법」 제32조에 따라 금융위원회의 허가를 받아 설립된 금융결제원
2. 정보통신망을 이용하여 신용카드, 직불카드 등(이하 이 조에서 "신용카드등"이라 한다)에 의한 결제를 수행하는 기관 중 시설, 업무수행 능력 및 자본금 규모 등을 고려하여 공단이 지정하는 기관

③ 법 제79조의2제3항에 따른 납부대행 수수료는 공단이 납부대행기관의 운영경비 등을 종합적으로 고려하여 승인한다. 이 경우 납부대행 수수료는 해당 보험료등 납부금액의 1천분의 10을 초과할 수 없다.

④ 공단은 신용카드등에 의한 보험료등의 납부에 필요한 사항을 정할 수 있다.

[본조신설 2014.8.29.]

[제46조의3에서 이동 〈2016.9.22.〉]

제46조의5(보험료등의 체납처분 전 통보 예외) 법 제81조제4항 단서에서 "대통령령으로 정하는 경우"란 보험료등을 체납한 자가 다음 각 호의 어느 하나에 해당하는 경우를 말한다. 〈개정 2023.6.20.〉

1. 국세의 체납으로 체납처분을 받는 경우
2. 지방세 또는 공과금(「국세기본법」 제2조제8호 또는 「지방세기본법」 제2조제1항제26호에 따른 공과금을 말한다. 이하 같다)의 체납으로 체납처분을 받는 경우
3. 강제집행을 받는 경우
4. 「어음법」 및 「수표법」에 따른 어음교환소에서 거래정지처분을 받는 경우
5. 경매가 시작된 경우
6. 법인이 해산한 경우
7. 재산의 은닉·탈루, 거짓 계약이나 그 밖의 부정한 방법으로 체납처분의 집행을 면하려는 행위가 있다고 인정되는 경우

[본조신설 2018.9.28.]

제46조의6(부당이득 징수금의 압류 등) ① 법 제81조의2제1항제2호에서 "강제집행, 국세 강제징수 등 대통령령으로 정하는 사유"란 다음 각 호의 어느 하나에 해당하는 경우를 말한다.

1. 국세, 지방세 또는 공과금의 체납으로 강제징수 또는 체납처분이 시작된 경우

2. 강제집행이 시작된 경우
3. 「어음법」 및 「수표법」에 따른 어음교환소에서 거래정지처분을 받은 경우
4. 경매가 시작된 경우
5. 법인이 해산한 경우
6. 재산의 은닉・탈루, 거짓 계약이나 그 밖의 부정한 방법으로 징수금을 면탈하려는 행위가 있다고 인정되는 경우
7. 「채무자 회생 및 파산에 관한 법률」에 따른 회생절차개시, 간이회생절차개시 또는 파산선고의 결정이 있는 경우
8. 국내에 주소 또는 거소를 두지 않게 된 경우
9. 법 제57조제1항 또는 제2항에 따른 징수금이 5억원 이상인 경우

② 법 제81조의2제3항제2호에서 "법원의 무죄판결이 확정되는 등 대통령령으로 정하는 사유"란 다음 각 호의 어느 하나에 해당하는 경우를 말한다.
1. 법원의 무죄 판결이 확정된 경우
2. 검사가 공소를 취소한 경우

[본조신설 2023.6.20.]

제47조(체납 또는 결손처분 자료 제공의 제외 사유) ① 법 제81조의3제1항 각 호 외의 부분 단서에서 "대통령령으로 정하는 경우"란 법 제82조제1항에 따라 공단의 분할납부 승인을 받고 1회 이상 승인된 보험료를 납부하는 경우를 말한다. 다만, 법 제82조제3항에 따라 분할납부의 승인이 취소된 경우는 제외한다. 〈신설 2024.1.2.〉

② 법 제81조의3제1항 각 호 외의 부분 단서에서 "대통령령으로 정하는 사유가 있을 때"란 다음 각 호의 어느 하나에 해당하는 때를 말한다. 〈개정 2023.6.20., 2024.1.2.〉
1. 체납자가 「채무자 회생 및 파산에 관한 법률」 제243조에 따른 회생계획인가의 결정에 따라 체납액의 징수를 유예받고 그 유예기간 중에 있거나 체납액을 회생계획의 납부일정에 따라 내고 있는 때
2. 체납자가 다음 각 목의 어느 하나에 해당하는 사유로 체납액을 낼 수 없다고 공단이 인정하는 때
   가. 재해 또는 도난으로 재산이 심하게 손실되었을 때
   나. 사업이 현저하게 손실을 입거나 중대한 위기에 처하였을 때

[본조신설 2013.9.26.]

[종전 제47조는 제45조의2로 이동 〈2013.9.26.〉]

제47조의2(체납 또는 결손처분 자료의 제공절차)

① 삭제 〈2023.11.7.〉

② 공단은 법 제81조의3제1항에 따라 「신용정보의 이용 및 보호에 관한 법률」 제25조제2항제1호의 종합신용정보집중기관(이하 "신용정보집중기관"이라 한다)에 체납등 자료(법 제81조의3제1항 각 호 외의 부분 본문에 따른 체납등 자료를 말한다. 이하 이 조에서 같다)를 제공할 때에는 문서로 제공하거나 정보통신망을 이용하여 전자적인 형태의 파일(자기테이프, 자기디스크, 그 밖에 이와 유사한 매체에 체납등 자료가 기록・보관된 것을 말한다)로 제공할 수 있다. 〈개정 2023.11.7.〉

③ 공단은 제2항에 따라 체납등 자료를 제공한 후 체납액의 납부, 결손처분의 취소 등의 사유가 발생한 경우에는 해당 사실을 그 사유가 발생한 날부터 15일 이내에 해당 체납등 자료를 제공한 신용정보집중기관에 알려야 한다.

④ 제2항 및 제3항에서 규정한 사항 외에 체납등 자료의 제공에 필요한 사항은 공단이 정한다. 〈개정 2023.11.7.〉

[본조신설 2013.9.26.]

제47조의3(보험료의 납부증명 등) ① 법 제81조의4제1항 본문에서 "공사・제조・구매・용역 등 대통령령으로 정하는 계약"이란 다음 각 호의 어느 하나에 해당하는 계약을 말한다. 〈개정 2016.11.29., 2023.6.20.〉
1. 「국가를 당사자로 하는 계약에 관한 법률」 제2조에 따른 계약. 다만, 「국고금 관리법 시행

령」 제31조에 따른 관서운영경비로 그 대가를 지급받는 계약은 제외한다.
2. 「지방자치단체를 당사자로 하는 계약에 관한 법률」 제2조에 따른 계약. 다만, 「지방회계법 시행령」 제38조에 따른 일상경비로 그 대가를 지급받는 계약은 제외한다.
3. 「공공기관의 운영에 관한 법률」에 따른 공공기관이 체결하는 계약. 다만, 일상경비적 성격의 자금으로서 보건복지부장관이 정하여 고시하는 자금으로 그 대가를 지급받는 계약은 제외한다.

② 법 제81조의4제1항 단서에서 "납부의무자가 계약대금의 전부 또는 일부를 체납한 보험료로 납부하려는 경우 등 대통령령으로 정하는 경우"란 다음 각 호의 어느 하나에 해당하는 경우를 말한다. 〈개정 2023.6.20.〉

1. 납부의무자가 지급받는 대가의 전부를 보험료와 그에 따른 연체금 및 체납처분비로 납부하거나 그 대가의 일부를 보험료와 그에 따른 연체금 및 체납처분비 전액으로 납부하려는 경우

2. 법 제81조에 따른 체납처분에 따라 공단이 그 계약 대가를 지급받는 경우

3. 「채무자 회생 및 파산에 관한 법률」에 따른 파산관재인이 납부증명을 하지 못하여 관할법원이 파산절차를 원활하게 진행하기 곤란하다고 인정하는 경우로서 파산관재인이 공단에 납부증명의 예외를 요청하는 경우

4. 「채무자 회생 및 파산에 관한 법률」에 따른 회생계획에서 보험료와 그에 따른 연체금 및 체납처분비의 징수를 유예하거나 체납처분에 의한 재산의 환가를 유예하는 내용을 정한 경우. 이 경우 납부사실을 증명하지 아니하여도 되는 보험료와 그에 따른 연체금 및 체납처분비는 해당 징수유예 또는 환가유예된 금액만 해당한다.

③ 법 제77조에 따른 보험료 납부의무자가 법 제81조의4제1항 본문에 따라 보험료와 그에 따른 연체금 및 체납처분비 납부사실의 증명을 받으려는 경우에는 보건복지부장관이 정하여 고시하는 바에 따라 공단에 그 증명을 요청해야 한다. 다만, 계약 대가를 지급받는 자가 원래의 계약자가 아닌 경우에는 다음 각 호의 구분에 따른 자가 납부사실의 증명을 요청해야 한다. 〈개정 2023. 6. 20.〉

1. 채권양도로 인한 경우: 양도인과 양수인
2. 법원의 전부명령(轉付命令)에 따르는 경우: 압류채권자
3. 「하도급거래 공정화에 관한 법률」 제14조제1항제1호 및 제2호에 따라 건설공사의 하도급대금을 직접 지급받는 경우: 수급사업자

[본조신설 2016.8.2.]

제47조의4(우편송달) 공단이 법 제81조의5 단서에 따라 법 제79조 및 제81조에 따른 서류를 우편으로 송달할 때에는 일반우편으로 송달할 수 있다. 〈개정 2023.6.20.〉

[본조신설 2019.10.22.]

제48조(고액·상습체납자의 인적사항 공개 및 공개 제외 사유 등) ① 법 제83조제1항 단서에서 "체납된 금액의 일부 납부 등 대통령령으로 정하는 사유가 있는 경우"란 다음 각 호의 어느 하나에 해당하는 경우를 말한다. 〈개정 2020.6.2.〉

1. 법 제83조제3항에 따른 통지 당시 체납된 보험료, 연체금 및 체납처분비(이하 이 조에서 "체납액"이라 한다)의 100분의 30 이상을 그 통지일부터 6개월 이내에 납부한 경우
2. 「채무자 회생 및 파산에 관한 법률」 제243조에 따른 회생계획인가의 결정에 따라 체납액의 징수를 유예받고 그 유예기간 중에 있거나 체납액을 회생계획의 납부일정에 따라 내고 있는 경우
3. 재해 등으로 재산에 심한 손실을 입었거나 사업이 중대한 위기에 처한 경우 등으로서 법 제83조제2항에 따른 보험료정보공개심의위원회(이하 "보험료정보공개심의위원회"라 한다)가 체납자의 인적사항·체납액 등(이하 "인적

사항등"이라 한다)을 공개할 실익이 없다고 인정하는 경우

② 공단과 보험료정보공개심의위원회는 법 제83조제3항에 따른 인적사항등의 공개대상자를 선정할 때에는 체납자의 재산상태, 소득수준, 미성년자 여부, 그 밖의 사정을 종합적으로 고려하여 납부능력이 있는지를 판단하여야 한다.

③ 공단은 법 제83조제3항에 따라 인적사항등 공개대상자임을 통지할 때에는 체납액의 납부를 촉구하고, 같은 조 제1항 단서에 따른 인적사항등의 공개 제외 사유에 해당하면 그에 관한 소명자료를 제출하도록 안내하여야 한다.

④ 공단은 법 제83조제4항에 따라 인적사항등을 공개할 때에는 체납자의 성명, 상호(법인의 명칭을 포함한다), 나이, 업종·직종, 주소, 체납액의 종류·납부기한·금액, 체납요지 등을 공개해야 하고, 체납자가 법인인 경우에는 법인의 대표자를 함께 공개해야 한다. 〈개정 2023.6.20.〉

제49조(보험료정보공개심의위원회의 구성 및 운영) ① 위원회는 위원장 1명을 포함한 11명의 위원으로 구성한다.

② 보험료정보공개심의위원회의 위원장은 공단의 임원 중 해당 업무를 담당하는 상임이사가 되고, 위원은 공단의 이사장이 임명하거나 위촉하는 다음 각 호의 사람으로 한다.

1. 공단 소속 직원 4명
2. 보험료 징수에 관한 사무를 담당하는 보건복지부 소속 3급 또는 4급 공무원 1명
3. 국세청의 3급 또는 4급 공무원 1명
4. 법률, 회계 또는 사회보험에 관한 학식과 경험이 풍부한 사람 4명

③ 제2항제4호에 따른 위원의 임기는 2년으로 한다.

④ 보험료정보공개심의위원회의 회의는 재적위원 과반수의 출석으로 개의하고, 출석위원 과반수의 찬성으로 의결한다.

⑤ 제1항부터 제4항까지에서 규정한 사항 외에 보험료정보공개심의위원회의 구성 및 운영에 필요한 사항은 공단이 정한다.

제50조(결손처분) 법 제84조제1항제3호에서 "대통령령으로 정하는 경우"란 다음 각 호의 경우를 말한다.

1. 체납자의 재산이 없거나 체납처분의 목적물인 총재산의 견적가격이 체납처분비에 충당하고 나면 남을 여지가 없음이 확인된 경우
2. 체납처분의 목적물인 총재산이 보험료등보다 우선하는 국세, 지방세, 전세권·질권·저당권 또는 「동산·채권 등의 담보에 관한 법률」에 따른 담보권에 따라 담보된 채권 등의 변제에 충당하고 나면 남을 여지가 없음이 확인된 경우
3. 그 밖에 징수할 가능성이 없다고 재정운영위원회에서 의결한 경우

제51조(과오납금의 충당 순서) ① 공단은 법 제86조제1항에 따라 같은 항에 따른 과오납금(이하 "과오납금"이라 한다)을 다음 각 호의 구분에 따라 각 목의 순서대로 충당해야 한다. 〈개정 2016.9.22., 2020.6.2.〉

1. 보험료와 그에 따른 연체금을 과오납부(過誤納付)한 경우
   가. 체납처분비
   나. 체납된 보험료와 그에 따른 연체금
   다. 앞으로 내야 할 1개월분의 보험료(납부의무자가 동의한 경우만 해당한다)
2. 법 제57조에 따른 징수금(이하 이 호에서 "징수금"이라 한다)과 그에 따른 연체금을 과오납부한 경우
   가. 체납처분비
   나. 체납된 징수금과 그에 따른 연체금
3. 가산금과 그에 따른 연체금을 과오납부한 경우
   가. 체납처분비
   나. 체납된 가산금과 그에 따른 연체금

② 공단은 제1항제1호부터 제3호까지의 규정에 따라 충당한 후 남은 금액이 있는 경우에는 다음

각 호의 구분에 따라 충당할 수 있다. 〈개정 2016. 9.22.〉

1. 제1항제1호에 따라 충당하고 남은 금액이 있는 경우: 같은 항 제2호 각 목의 순서에 따라 충당하고, 그 다음에 같은 항 제3호 각 목의 순서에 따라 충당할 것
2. 제1항제2호에 따라 충당하고 남은 금액이 있는 경우: 같은 항 제1호 각 목의 순서에 따라 충당하고, 그 다음에 같은 항 제3호 각 목의 순서에 따라 충당할 것
3. 제1항제3호에 따라 충당하고 남은 금액이 있는 경우: 같은 항 제1호 각 목의 순서에 따라 충당하고, 그 다음에 같은 항 제2호 각 목의 순서에 따라 충당할 것

[제목개정 2020.6.2.]

제52조(과오납금의 충당 · 지급 시 가산 이자 등) ① 공단은 법 제86조제1항에 따라 과오납금을 보험료등 · 연체금 또는 체납처분비에 충당하거나 같은 조 제2항에 따라 충당하고 남은 금액을 환급하려는 경우에는 그 사실을 문서로 납부의무자에게 알려야 한다. 〈신설 2020.6.2.〉

② 법 제86조제3항에서 "대통령령으로 정하는 이자"란 다음 각 호의 구분에 따른 날부터 과오납금을 보험료등 · 연체금 또는 체납처분비에 충당하는 날(환급의 경우에는 환급통지서를 발송한 날을 말한다)까지의 기간에 대하여 과오납금에 「국세기본법 시행령」 제43조의3제2항 본문에 따른 국세환급가산금의 이자율을 곱하여 산정한 금액을 말한다. 〈개정 2013.9.26., 2020.6.2.〉

1. 보험료등, 연체금 또는 체납처분비가 2회 이상 분할 납부된 경우에는 다음 각 목의 구분에 따른 분할납부일의 다음 날
   가. 해당 환급금이 최종 분할납부된 금액보다 적거나 같은 경우: 최종 분할납부일
   나. 해당 환급금이 최종 분할납부된 금액보다 많은 경우: 해당 환급금이 가목의 경우에 해당될 때까지 최근 분할납부일의 순서로 소급하여 산정한 각 분할납부일
2. 공단이 제39조제1항에 따라 그 초과액을 사용자에게 반환하는 경우에는 다음 각 목의 구분에 따른 날
   가. 사용자가 제35조 및 제38조에 따라 직장가입자에게 지급한 보수의 총액 등을 그 통보기한까지 공단에 통보한 경우 그 통보기한일부터 7일이 지난 날. 다만, 그 통보기한을 지나서 통보한 경우에는 통보일부터 7일이 지난 날
   나. 사용자가 제36조제2항(제38조제2항에서 준용하는 경우를 포함한다)에 따라 공단에 보수월액 변경을 신청한 경우 그 신청일부터 7일이 지난 날
3. 제38조제2항에서 준용하는 제35조제2항 각 호의 사유로 사용자의 보수월액보험료를 정산하는 경우나 직장가입자의 사용 · 임용 · 채용 관계가 끝나 공단이 제39조제2항에 따라 사용자와 보수월액보험료를 다시 정산하여 반환하는 경우에는 다음 각 목의 구분에 따른 날
   가. 법 제9조제1항에 따른 자격 변동이 있는 경우: 자격 변동 신고를 한 날부터 7일이 지난 날
   나. 법 제10조제1항에 따른 자격 상실이 있는 경우: 자격 상실 신고를 한 날부터 7일이 지난 날
4. 제1호부터 제3호까지의 규정 외의 경우에는 과오납부한 날의 다음 날

[제목개정 2020.6.2.]

제7장 이의신청 및 심판청구 등

제53조(이의신청위원회) 법 제87조제1항 및 제2항에 따른 이의신청을 효율적으로 처리하기 위하여 공단 및 심사평가원에 각각 이의신청위원회를 설치한다.

제54조(이의신청위원회의 구성 등) ① 제53조에

따른 이의신청위원회(이하 "이의신청위원회"라 한다)는 각각 위원장 1명을 포함한 25명의 위원으로 구성한다.

② 공단에 설치하는 이의신청위원회의 위원장은 공단의 이사장이 지명하는 공단의 상임이사가 되고, 위원은 공단의 이사장이 임명하거나 위촉하는 다음 각 호의 사람으로 한다.

1. 공단의 임직원 1명
2. 사용자단체 및 근로자단체가 각각 4명씩 추천하는 8명
3. 시민단체, 소비자단체, 농어업인단체 및 자영업자단체가 각각 2명씩 추천하는 8명
4. 변호사, 사회보험 및 의료에 관한 학식과 경험이 풍부한 사람 7명

③ 심사평가원에 설치하는 이의신청위원회의 위원장은 심사평가원의 원장이 지명하는 심사평가원의 상임이사가 되고, 위원은 심사평가원의 원장이 임명하거나 위촉하는 다음 각 호의 사람으로 한다.

1. 심사평가원의 임직원 1명
2. 가입자를 대표하는 단체(시민단체를 포함한다)가 추천하는 사람 5명
3. 변호사, 사회보험에 관한 학식과 경험이 풍부한 사람 4명
4. 의약 관련 단체가 추천하는 사람 14명

④ 제2항과 제3항에 따라 위촉된 위원의 임기는 3년으로 한다.

제55조(이의신청위원회의 운영) ① 이의신청위원회의 위원장은 이의신청위원회 회의를 소집하고, 그 의장이 된다. 이 경우 위원장이 부득이한 사유로 직무를 수행할 수 없을 때에는 위원장이 지명하는 위원이 그 직무를 대행한다.

② 이의신청위원회의 회의는 위원장과 위원장이 회의마다 지명하는 6명의 위원으로 구성한다.

③ 이의신청위원회의 회의는 제2항에 따른 구성원 과반수의 출석으로 개의하고, 출석위원 과반수의 찬성으로 의결한다.

④ 이의신청위원회의 회의에 출석한 위원장 및 소속 임직원을 제외한 나머지 위원에게는 예산의 범위에서 수당과 여비, 그 밖에 필요한 경비를 지급할 수 있다.

⑤ 이의신청위원회의 회의에 부치는 안건의 범위, 그 밖에 이의신청위원회의 운영에 필요한 사항은 이의신청위원회의 의결을 거쳐 위원장이 정한다.

제56조(이의신청 등의 방식) 법 제87조제1항 및 제2항에 따른 이의신청 및 그에 대한 결정은 보건복지부령으로 정하는 서식에 따른다.

제57조(이의신청 결정의 통지) 공단과 심사평가원은 이의신청에 대한 결정을 하였을 때에는 지체 없이 신청인에게 결정서의 정본(正本)을 보내고, 이해관계인에게는 그 사본을 보내야 한다.

제58조(이의신청 결정기간) ① 공단과 심사평가원은 이의신청을 받은 날부터 60일 이내에 결정을 하여야 한다. 다만, 부득이한 사정이 있는 경우에는 30일의 범위에서 그 기간을 연장할 수 있다.

② 공단과 심사평가원은 제1항 단서에 따라 결정기간을 연장하려면 결정기간이 끝나기 7일 전까지 이의신청을 한 자에게 그 사실을 알려야 한다.

제59조(심판청구서의 제출 등) ① 법 제88조제1항에 따라 심판청구를 하려는 자는 다음 각 호의 사항을 적은 심판청구서를 공단, 심사평가원 또는 법 제89조에 따른 건강보험분쟁조정위원회(이하 "분쟁조정위원회"라 한다)에 제출하여야 한다. 이 경우 정당한 권한이 없는 자에게 심판청구서가 제출되었을 때에는 심판청구서를 받은 자는 그 심판청구서를 정당한 권한이 있는 자에게 보내야 한다.

1. 청구인과 처분을 받은 자의 성명・주민등록번호 및 주소(법인인 경우에는 법인의 명칭, 법인등록번호 및 주사무소의 소재지를 말한다. 이하 제60조제1호에서 같다)
2. 처분을 한 자(공단 이사장 또는 심사평가원 원장의 위임을 받아 분사무소의 장이 처분을 한

경우에는 그 분사무소의 장을 말한다. 이하 같다)
3. 처분의 요지 및 처분이 있음을 안 날
4. 심판청구의 취지 및 이유
5. 청구인이 처분을 받은 자가 아닌 경우에는 처분을 받은 자와의 관계
6. 첨부서류의 표시
7. 심판청구에 관한 고지의 유무 및 그 내용

② 공단과 심사평가원은 제1항에 따라 심판청구서를 받으면 그 심판청구서를 받은 날부터 10일 이내에 그 심판청구서에 처분을 한 자의 답변서 및 이의신청 결정서 사본을 첨부하여 분쟁조정위원회에 제출하여야 한다.

③ 분쟁조정위원회는 제1항에 따라 심판청구서를 받으면 지체 없이 그 사본 또는 부본(副本)을 공단 또는 심사평가원 및 이해관계인에게 보내고, 공단 또는 심사평가원은 그 사본 또는 부본을 받은 날부터 10일 이내에 처분을 한 자의 답변서 및 이의신청 결정서 사본을 분쟁조정위원회에 제출하여야 한다.

④ 제1항 후단에 따라 심판청구서를 정당한 권한이 있는 자에게 보냈을 때에는 지체 없이 그 사실을 청구인에게 알려야 한다.

⑤ 법 제88조제1항 후단에 따른 심판청구 제기기간을 계산할 때에는 제1항에 따라 공단, 심사평가원, 분쟁조정위원회 또는 정당한 권한이 없는 자에게 심판청구서가 제출된 때에 심판청구가 제기된 것으로 본다.

제60조(심판청구 결정의 통지) 분쟁조정위원회의 위원장은 심판청구에 대하여 결정을 하였을 때에는 다음 각 호의 사항을 적은 결정서에 서명 또는 기명날인하여 지체 없이 청구인에게는 결정서의 정본을 보내고, 처분을 한 자 및 이해관계인에게는 그 사본을 보내야 한다.
1. 청구인의 성명·주민등록번호 및 주소
2. 처분을 한 자
3. 결정의 주문(主文)
4. 심판청구의 취지
5. 결정 이유
6. 결정 연월일

제61조(심판청구 결정기간) ① 분쟁조정위원회는 제59조제1항에 따라 심판청구서가 제출된 날부터 60일 이내에 결정을 하여야 한다. 다만, 부득이한 사정이 있는 경우에는 30일의 범위에서 그 기간을 연장할 수 있다.

② 제1항 단서에 따라 결정기간을 연장하려면 결정기간이 끝나기 7일 전까지 청구인에게 그 사실을 알려야 한다.

제62조(분쟁조정위원회의 구성 등) ① 분쟁조정위원회의 위원장은 보건복지부장관의 제청으로 대통령이 임명하고, 위원은 다음 각 호의 사람 중에서 보건복지부장관이 임명하거나 위촉한다. 〈개정 2014.6.30.〉
1. 4급 이상 공무원 또는 고위공무원단에 속하는 일반직공무원으로 재직 중이거나 재직하였던 사람
2. 판사·검사 또는 변호사 자격이 있는 사람
3. 「고등교육법」 제2조제1호부터 제3호까지의 규정에 따른 학교에서 사회보험 또는 의료와 관련된 분야에 부교수 이상으로 재직하고 있는 사람
4. 사회보험 또는 의료에 관한 학식과 경험이 풍부한 사람

② 법 제89조제2항에 따른 당연직위원은 제1항제1호의 위원 중 법 제88조에 따른 심판청구에 관한 업무를 담당하는 공무원으로 한다.

제62조의2(분쟁조정위원회 위원의 해임 및 해촉) 보건복지부장관은 제62조제1항 각 호에 따른 분쟁조정위원회 위원이 다음 각 호의 어느 하나에 해당하는 경우에는 해당 분쟁조정위원회 위원을 해임하거나 해촉할 수 있다.
1. 심신장애로 인하여 직무를 수행할 수 없게 된 경우
2. 직무와 관련된 비위사실이 있는 경우

3. 직무태만, 품위손상이나 그 밖의 사유로 인하여 위원으로 적합하지 아니하다고 인정되는 경우
4. 제65조의2제1항 각 호의 어느 하나에 해당하는 데에도 불구하고 회피하지 아니한 경우
5. 위원 스스로 직무를 수행하는 것이 곤란하다고 의사를 밝히는 경우

[본조신설 2015.12.31.]

제63조(분쟁조정위원회 위원장의 직무) ① 분쟁조정위원회의 위원장은 분쟁조정위원회를 대표하고, 분쟁조정위원회의 사무를 총괄한다.

② 분쟁조정위원회의 위원장이 부득이한 사유로 직무를 수행할 수 없을 때에는 위원장이 지명하는 위원이 그 직무를 대행한다.

제64조(분쟁조정위원회 위원의 임기) 분쟁조정위원회 위원의 임기는 3년으로 한다. 다만, 제62조제1항제1호에 따른 위원 중 공무원인 위원의 임기는 그 직위에 재임하는 기간으로 한다.

제65조(분쟁조정위원회의 회의) ① 분쟁조정위원회의 위원장은 분쟁조정위원회의 회의를 소집하고, 그 의장이 된다.

② 이 영에서 규정한 사항 외에 분쟁조정위원회 운영에 필요한 사항은 분쟁조정위원회의 의결을 거쳐 위원장이 정한다.

제65조의2(분쟁조정위원회 위원의 제척 · 기피 · 회피) ① 분쟁조정위원회의 위원(이하 이 조에서 "위원"이라 한다)이 다음 각 호의 어느 하나에 해당하는 경우에는 분쟁조정위원회의 심리 · 의결에서 제척(除斥)된다.

1. 위원 또는 그 배우자나 배우자였던 사람이 해당 안건의 당사자가 되거나 그 안건의 당사자와 공동권리자 또는 공동의무자인 경우
2. 위원이 해당 안건의 당사자와 친족이거나 친족이었던 경우
3. 위원이 해당 안건에 대하여 증언 · 진술 · 자문 · 연구 또는 용역을 한 경우
4. 위원이나 위원이 속한 법인이 해당 안건의 당사자의 대리인이거나 대리인이었던 경우
5. 위원이 해당 안건의 원인이 된 처분이나 부작위에 관여하거나 관여하였던 경우

② 당사자는 위원에게 공정한 심리 · 의결을 기대하기 어려운 사정이 있는 경우에는 분쟁조정위원회에 기피(忌避) 신청을 할 수 있고, 분쟁조정위원회는 의결로 이를 결정한다. 이 경우 기피 신청의 대상인 위원은 그 의결에 참여하지 못한다.

③ 위원은 제1항 각 호에 따른 제척 사유에 해당하는 경우에는 스스로 해당 안건의 심리 · 의결에서 회피(回避)하여야 한다.

[본조신설 2014.6.30.]

제66조(분쟁조정위원회의 간사) ① 분쟁조정위원회의 사무를 처리하기 위하여 분쟁조정위원회에 간사 1명을 둔다.

② 간사는 보건복지부 소속 공무원 중에서 보건복지부장관이 지명한다.

제67조(분쟁조정위원회 위원의 수당) 분쟁조정위원회에 출석한 위원에게는 예산의 범위에서 수당과 여비, 그 밖에 필요한 경비를 지급할 수 있다. 다만, 공무원인 위원이 소관 업무와 직접 관련하여 출석하는 경우에는 그러하지 아니하다.

제8장 보칙

제68조(소득 축소 · 탈루 자료의 송부 절차) ① 공단은 법 제95조제1항에 따라 다음 각 호의 어느 하나에 해당하는 경우에는 제2항에 따른 소득축소탈루심사위원회의 심사를 거쳐 관련 자료를 보건복지부장관에게 제출하고 국세청장에게 송부하여야 한다.

1. 법 제94조제1항에 따라 사용자, 직장가입자 및 세대주가 신고한 보수 또는 소득 등(이하 "소득등"이라 한다)이 다음 각 목의 어느 하나에 해당하는 경우
   가. 국세청에 신고한 소득등과 차이가 있는 경우

나. 해당 업종·직종별 평균 소득등보다 낮은 경우
다. 임금대장이나 그 밖의 소득 관련 서류 또는 장부 등의 내용과 다른 경우
2. 다음 각 목의 어느 하나에 해당하는 경우로서 소득등의 축소 또는 탈루가 있다고 인정되는 경우
가. 법 제94조제1항에 따른 자료 제출을 하지 아니하거나 3개월 이상 늦게 제출한 경우
나. 법 제94조제2항에 따른 조사를 3회 이상 거부·방해·기피한 경우

② 법 제95조제1항에 따른 소득등의 축소 또는 탈루 여부에 관한 사항을 심사하기 위하여 공단에 소득축소탈루심사위원회(이하 "소득축소탈루심사위원회"라 한다)를 둔다.
③ 소득축소탈루심사위원회는 위원장 1명을 포함한 5명의 위원으로 구성한다.
④ 소득축소탈루심사위원회의 위원장은 공단 소속 임직원 중에서 공단의 이사장이 임명한다.
⑤ 소득축소탈루심사위원회의 위원은 공단의 이사장이 임명하거나 위촉하는 다음 각 호의 사람으로 한다.
1. 공단의 직원 1명
2. 보건복지부 및 국세청 소속의 5급 이상 공무원 또는 고위공무원단에 속하는 일반직공무원 중에서 소속 기관의 장이 각각 1명씩 지명하는 사람 2명
3. 세무사 또는 공인회계사 1명

⑥ 제3항부터 제5항까지에서 규정한 사항 외에 소득축소탈루심사위원회 운영에 필요한 사항은 공단의 이사장이 정한다.

제69조(국세청 회신자료의 반영) 법 제95조제2항에 따라 국세청장으로부터 보수·소득에 관한 사항을 송부받은 공단은 그 결과를 해당 가입자의 보수 또는 소득에 반영하여야 한다.

제69조의2(제공 요청 자료 등) ① 법 제96조제1항에서 "대통령령으로 정하는 자료"란 별표 4의3 제1호에 따른 자료를 말한다.
② 법 제96조제2항에서 "대통령령으로 정하는 자료"란 별표 4의3 제2호에 따른 자료를 말한다.
③ 법 제96조제1항 또는 제2항에 따라 자료의 제공을 요청받은 국가, 지방자치단체, 요양기관, 「보험업법」에 따른 보험회사 및 보험료율 산출 기관, 「공공기관의 운영에 관한 법률」에 따른 공공기관, 그 밖의 공공단체 등은 제1항 또는 제2항의 자료가 디스켓, 자기테이프, 마이크로필름, 광디스크 등 전산기록장치 또는 전산프로그램을 이용하여 저장되어 있는 경우에는 해당 형태로 자료를 제공할 수 있다.
[본조신설 2014.11.20.]

제69조의3(질문·검사·조사·확인 업무의 지원) 보건복지부장관은 법 제97조제7항에 따라 공단 또는 심사평가원으로 하여금 같은 조 제1항부터 제5항까지의 규정에 따른 질문·검사·조사·확인 업무를 지원하게 하려는 경우에는 공단 또는 심사평가원에 다음 각 호의 사항을 미리 통보해야 한다.
1. 해당 업무를 수행하는 공무원의 성명 및 직위
2. 공단 또는 심사평가원의 업무지원 내용 및 방법
3. 공단 또는 심사평가원의 업무지원 인력의 편성 규모 및 운영 계획
4. 그 밖에 공단 또는 심사평가원의 업무지원을 위해 보건복지부장관이 필요하다고 인정하는 사항

[본조신설 2024.5.7.]

제70조(행정처분기준) ① 법 제98조제1항 및 제99조제1항에 따른 요양기관에 대한 업무정지 처분 및 과징금 부과의 기준은 별표 5와 같다.
② 제1항에 따른 과징금의 징수 절차는 보건복지부령으로 정한다.

제70조의2(과징금의 부과기준) ① 보건복지부장관은 법 제41조의2제3항에 따른 요양급여의 적용 정지 대상인 약제가 요양급여의 적용 정지 처분을 한 날이 속한 연도 또는 그 전년도에 요양기

관으로부터 요양급여비용이 청구된 약제(제2항 각 호에 해당하는 약제는 제외한다)인 경우에는 법 제99조제2항제1호 또는 같은 조 제3항제1호에 따라 요양급여의 적용 정지를 갈음하여 과징금을 부과할 수 있다. 〈신설 2021.12.7.〉

② 보건복지부장관은 법 제41조의2제3항에 따른 요양급여의 적용 정지 대상인 약제가 다음 각 호의 어느 하나에 해당하는 경우에는 법 제99조제2항제2호 또는 같은 조 제3항제2호에 따라 요양급여의 적용 정지를 갈음하여 과징금을 부과할 수 있다. 〈개정 2014.8.29., 2016.8.2., 2018.9.28., 2021.12.7.〉

1. 퇴장방지의약품
2. 희귀의약품
3. 법 제41조제3항에 따라 요양급여의 대상으로 고시한 약제가 단일 품목으로서 동일제제(투여경로·성분·함량 및 제형이 동일한 제품을 말한다)가 없는 의약품
4. 그 밖에 보건복지부장관이 특별한 사유가 있다고 인정한 약제

③ 법 제99조제3항에서 "대통령령으로 정하는 기간"이란 5년을 말한다. 〈신설 2018.9.28., 2021.12.7.〉

④ 제1항 및 제2항에 따른 과징금의 부과기준은 별표 4의2와 같다. 〈개정 2018.9.28., 2021.12.7.〉

[본조신설 2014.6.30.]

제70조의3(과징금의 부과 및 납부) ① 보건복지부장관은 법 제99조제1항부터 제3항까지의 규정에 따라 과징금을 부과하려는 때에는 과징금 부과대상이 되는 위반행위, 과징금의 금액, 납부기한 및 수납기관 등을 명시하여 이를 납부할 것을 서면으로 통지하여야 한다. 〈개정 2018.9.28.〉

② 제1항에 따라 통지를 받은 자는 과징금 납입고지서에 기재된 납부기한까지 과징금을 수납기관에 납부해야 한다. 〈개정 2023.12.12.〉

③ 제2항에 따른 수납기관은 과징금을 받은 경우 납부자에게 영수증을 내어주고, 지체 없이 납부사실을 보건복지부장관에게 통보하여야 한다.

[본조신설 2014.6.30.]

제70조의4(과징금 미납자에 대한 처분) ① 보건복지부장관은 법 제99조제1항에 따라 과징금을 납부하여야 할 자가 납부기한까지 과징금을 내지 아니하면 같은 조 제5항 본문에 따라 납부기한이 지난 후 15일 이내에 독촉장을 발급하여야 한다. 이 경우 납부기한은 독촉장을 발급하는 날부터 10일 이내로 하여야 한다. 〈개정 2018.9.28.〉

② 보건복지부장관은 과징금을 납부하여야 할 자가 제1항에 따른 독촉장을 받고도 그 납부기한까지 과징금을 내지 아니하면 법 제99조제5항 본문에 따라 과징금 부과처분을 취소하고 법 제98조제1항에 따른 업무정지 처분을 하거나 국세 체납처분의 예에 따라 징수하여야 한다. 〈개정 2018.9.28.〉

③ 보건복지부장관은 법 제99조제5항 본문에 따라 과징금 부과처분을 취소하고 법 제98조제1항에 따른 업무정지 처분을 하는 경우에는 처분대상자에게 서면으로 그 내용을 통지하여야 한다. 이 경우 그 서면에는 처분의 변경사유와 업무정지 처분의 기간 등 업무정지 처분에 필요한 사항이 포함되어야 한다. 〈개정 2018.9.28.〉

[본조신설 2016.9.22.]

제71조(과징금의 지원 규모 등) ① 법 제99조제1항, 같은 조 제2항제2호 또는 같은 조 제3항제2호에 따라 징수한 과징금의 용도별 지원 규모는 다음 각 호와 같다. 〈개정 2014.6.30., 2016.9.22., 2018.5.1., 2018.9.28., 2021.12.7., 2023.11.7.〉

1. 「재난적의료비 지원에 관한 법률」에 따른 재난적의료비 지원사업에 대한 지원: 과징금 수입의 100분의 65
2. 「응급의료에 관한 법률」에 따른 응급의료기금 지원: 과징금 수입의 100분의 35

② 공단의 이사장과 「응급의료에 관한 법률」 제19조제2항에 따라 응급의료기금의 관리·운용을 위탁받은 자는 제1항에 따라 지원받은 과징금의 다음 해 운용계획서와 전년도 사용실적을 매년 4월

30일까지 보건복지부장관에게 제출하여야 한다.

③ 보건복지부장관은 제2항에 따라 제출받은 과징금 운용계획서와 과징금 사용실적을 고려하여 다음 해 과징금 지원액을 정한 후 이를 국가재정법령에서 정하는 바에 따라 예산에 반영하여야 한다.

제72조(공표 사항) 법 제100조제1항 각 호 외의 부분 전단에서 "대통령령으로 정하는 사항"이란 다음 각 호의 사항을 말한다. 〈개정 2024.1.2.〉

1. 해당 요양기관의 종류와 그 요양기관 대표자의 면허번호
2. 의료기관의 개설자가 법인인 경우에는 의료기관의 장의 성명
3. 그 밖에 다른 요양기관과의 구별을 위하여 법 제100조제2항에 따른 건강보험공표심의위원회(이하 "공표심의위원회"라 한다)가 필요하다고 인정하는 사항

제73조(공표심의위원회의 구성 · 운영 등) ① 공표심의위원회는 위원장 1명을 포함한 9명의 위원으로 구성한다.

② 공표심의위원회의 위원장은 제1호부터 제4호까지의 위원 중에서 호선(互選)하고, 위원은 보건복지부장관이 임명하거나 위촉하는 다음 각 호의 사람으로 한다.

1. 소비자단체가 추천하는 사람 1명
2. 언론인 1명
3. 변호사 등 법률 전문가 1명
4. 건강보험에 관한 학식과 경험이 풍부한 사람으로서 의약계를 대표하는 단체가 추천하는 사람 3명
5. 보건복지부의 고위공무원단에 속하는 일반직 공무원 1명
6. 공단의 이사장 및 심사평가원의 원장이 각각 1명씩 추천하는 사람 2명

③ 공표심의위원회 위원(제2항제5호의 위원은 제외한다)의 임기는 2년으로 한다.

④ 공표심의위원회의 위원장은 공표심의위원회를 대표하고, 공표심의위원회의 업무를 총괄한다.

⑤ 공표심의위원회의 위원장이 부득이한 사유로 직무를 수행할 수 없을 때에는 위원장이 지명하는 위원이 그 직무를 대행한다.

⑥ 공표심의위원회의 회의는 재적위원 과반수의 출석으로 개의하고, 출석위원 과반수의 찬성으로 의결한다.

⑦ 제1항부터 제6항까지에서 규정한 사항 외에 공표심의위원회의 구성 · 운영 등에 필요한 사항은 공표심의위원회의 의결을 거쳐 위원장이 정한다.

제73조의2(공표심의위원회 위원의 해임 및 해촉) 보건복지부장관은 제73조제2항 각 호에 따른 공표심의위원회 위원이 다음 각 호의 어느 하나에 해당하는 경우에는 해당 공표심의위원회 위원을 해임하거나 해촉할 수 있다.

1. 심신장애로 인하여 직무를 수행할 수 없게 된 경우
2. 직무와 관련된 비위사실이 있는 경우
3. 직무태만, 품위손상이나 그 밖의 사유로 인하여 위원으로 적합하지 아니하다고 인정되는 경우
4. 위원 스스로 직무를 수행하는 것이 곤란하다고 의사를 밝히는 경우

[본조신설 2015.12.31.]

제74조(공표 절차 및 방법 등) ① 보건복지부장관은 법 제100조제3항에 따라 공표대상자인 사실을 통지받은 요양기관에 대하여 그 통지를 받은 날부터 20일 동안 소명자료를 제출하거나 출석하여 의견을 진술할 기회를 주어야 한다.

② 보건복지부장관은 법 제100조제4항에 따라 공표대상자로 선정된 요양기관에 대하여 보건복지부, 공단, 심사평가원, 관할 특별시 · 광역시 · 특별자치시 · 도 · 특별자치도와 시 · 군 · 자치구 및 보건소의 홈페이지에 6개월 동안 같은 조 제1항에 따른 공표 사항을 공고해야 하며, 추가로 게시판 등에도 공고할 수 있다. 〈개정 2020.6.2.〉

③ 보건복지부장관은 법 제100조제4항에 따라 공

표대상자로 선정된 요양기관이 같은 조 제1항 각 호에 해당하는 거짓 청구를 반복적으로 하거나 그 거짓 청구가 중대한 위반행위에 해당하는 경우 등 추가 공표가 필요하다고 인정하는 경우에는 제2항에 따른 공고 외에 「신문 등의 진흥에 관한 법률」에 따른 신문 또는 「방송법」에 따른 방송에 추가로 공표할 수 있다.

④ 제2항에 따른 공고 대상인 요양기관을 관할하는 특별시장・광역시장・특별자치시장・도지사・특별자치도지사, 시장・군수・구청장 또는 보건소의 장은 「의료법」 제33조제5항에 따른 변경허가・변경신고 등으로 제2항에 따른 공고기간 중 법 제100조제1항에 따른 공표 사항이 변경된 사실이 확인되었을 때에는 지체 없이 보건복지부장관에게 그 사실을 알려야 한다. 이 경우 보건복지부장관은 그 변경 사항이 제2항에 따른 공고 내용에 즉시 반영되도록 필요한 조치를 해야 한다. 〈개정 2020.6.2.〉

⑤ 제1항부터 제4항까지에서 규정한 사항 외에 공표 절차 및 방법, 공표 사항의 변경 등에 필요한 사항은 보건복지부장관이 정한다.

제74조의2(손실 상당액 산정기준 등) ① 법 제101조제3항에 따라 공단이 「약사법」에 따른 의약품의 제조업자・위탁제조판매업자・수입자・판매업자 및 「의료기기법」에 따른 의료기기 제조업자・수입업자・수리업자・판매업자・임대업자(이하 "제조업자등"이라 한다)에 대하여 징수하는 손실에 상당하는 금액(이하 이 조에서 "손실 상당액"이라 한다)은 같은 조 제1항제1호부터 제3호까지의 위반행위로 보험자・가입자 및 피부양자가 부당하게 부담하게 된 요양급여비용 전액으로 한다.

② 공단은 제조업자등이 동일한 약제・치료재료에 대하여 법 제101조제1항제1호부터 제3호까지의 위반행위 중 둘 이상의 위반행위를 한 경우에는 각 위반행위에 따른 손실 상당액 중 가장 큰 금액을 손실 상당액으로 징수한다.

③ 공단은 법 제101조제3항에 따라 손실 상당액을 징수하려는 경우에는 다음 각 호의 사항을 포함한 문서로 약제・치료재료의 제조업자등에게 알려야 한다.

1. 위반행위의 내용 및 법적근거에 관한 사항
2. 징수금액 및 산정내역 등에 관한 사항
3. 납부기한, 납부방법 및 납부장소 등 납부에 필요한 사항

[본조신설 2016.8.2.]

제74조의3(약제에 대한 쟁송 시 가산금 산정) 법 제101조의2제5항에서 "대통령령으로 정하는 이자"란 법 제101조의2제3항 또는 제4항에 따라 산정된 금액에 「국세기본법 시행령」 제43조의3제2항 본문에 따른 이자율을 곱하여 산정한 금액을 말한다.

[본조신설 2023.11.7.]

제75조(포상금의 지급 기준 등) ① 법 제104조제1항 각 호의 어느 하나에 해당하는 자 또는 은닉재산을 신고하려는 사람은 공단이 정하는 바에 따라 공단에 신고해야 한다. 이 경우 2명 이상이 공동명의로 신고할 때에는 대표자를 지정해야 한다. 〈개정 2023.6.20.〉

② 공단은 제1항에 따라 신고를 받으면 그 내용을 확인한 후 포상금 지급 여부를 결정하여 신고인(2명 이상이 공동명의로 신고한 경우에는 제1항 후단에 따른 대표자를 말한다. 이하 이조에서 같다)에게 통보하여야 한다.

③ 제2항에 따라 포상금 지급 결정을 통보받은 신고인은 공단이 정하는 바에 따라 공단에 포상금 지급을 신청하여야 한다.

④ 공단은 제3항에 따라 포상금 지급 신청을 받은 날부터 1개월 이내에 신고인에게 별표 6의 포상금 지급 기준에 따른 포상금을 지급하여야 한다.

⑤ 제1항에 따른 신고를 받은 후에 신고된 내용과 같은 내용의 신고를 한 사람에게는 포상금을 지급하지 아니한다.

⑥ 법 제104조제3항제3호에서 "대통령령으로 정하는 재산"이란 법 제57조에 따른 징수금을 납부

해야 하는 자의 명의로 등기 또는 등록된 재산으로서 국내에 있는 재산을 말한다. 〈신설 2023.6.20.〉

⑦ 제1항부터 제6항까지에서 규정한 사항 외에 포상금의 지급 기준과 방법·절차 등에 관하여 필요한 사항은 공단이 정한다. 〈개정 2023.6.20.〉

제75조의2(장려금의 지급 등) ① 공단은 법 제104조제2항에 따라 다음 각 호의 어느 하나에 해당하는 방법으로 건강보험 재정 지출을 절감하는 데에 이바지한 요양기관에 장려금을 지급한다. 〈개정 2014.8.29., 2021.12.7.〉

1. 성분 또는 효능이 같아 대체사용이 가능한 약제 중 요양급여비용이 보다 저렴한 약제를 처방하거나 조제하였을 것
2. 제70조의2제2항제1호에 따라 퇴장방지의약품으로 지정·고시된 약제 중에서 다른 약제에 비하여 저가이면서 약제의 특성상 다른 약제를 대체하는 효과가 있는 약제를 처방하거나 조제하였을 것
3. 보건복지부장관이 정하여 고시하는 기간 동안 의약품을 상한금액보다 저렴하게 구입하거나 전년도 약제 사용량보다 사용량을 줄였을 것

② 장려금은 제1항에 따른 처방 또는 조제로 인하여 건강보험 재정 지출에서 절감된 금액의 100분의 70을 넘지 아니하는 금액으로 한다.

③ 제1항제1호 및 제2호에 따라 장려금을 지급받으려는 요양기관은 법 제47조제2항에 따라 심사평가원에 요양급여비용의 심사청구를 할 때 함께 장려금 지급을 청구하여야 한다. 〈신설 2014.8.29.〉

④ 제1항제3호에 따라 지급하는 장려금은 심사평가원이 그 금액을 산출하여 보건복지부장관의 승인을 받아 공단에 통보한다. 〈신설 2014.8.29.〉

⑤ 제1항부터 제4항까지에서 규정한 사항 외에 장려금의 지급 기준과 방법·절차 등에 관하여 필요한 사항은 보건복지부장관이 정하여 고시한다. 〈개정 2014.8.29.〉

[본조신설 2013.9.26.]

제76조(외국인 등의 가입자 및 피부양자 자격취득 제한) 법 제109조제5항제1호에서 "대통령령으로 정하는 사유"란 다음 각 호의 어느 하나에 해당하는 경우를 말한다.

1. 「출입국관리법」 제25조 및 「재외동포의 출입국과 법적 지위에 관한 법률」 제10조제2항에 따라 체류기간 연장허가를 받지 아니하고 체류하는 경우
2. 「출입국관리법」 제59조제3항에 따라 강제퇴거명령서를 발급받은 경우

[전문개정 2016.9.22.]

제76조의2(외국인 등의 가입자 자격취득 시기 등) ① 국내에 체류하는 재외국민 또는 외국인(이하 "국내체류 외국인등"이라 한다)은 법 제109조제6항 단서에 따라 다음 각 호의 구분에 따른 날에 가입자의 자격을 얻는다. 〈개정 2019.7.16.〉

1. 법 제109조제3항제2호에 해당하는 사람으로서 같은 항 제1호에 따른 기간 동안 국내에 거주한 경우: 해당 기간이 경과한 날
2. 법 제109조제3항제2호에 해당하는 사람으로서 같은 항 제1호에 따라 국내에 지속적으로 거주할 것으로 예상할 수 있는 사유에 해당하는 경우: 국내에 입국한 날
3. 그 밖에 보건복지부장관이 체류자격, 체류기간 및 체류경위 등을 고려하여 그 자격취득 시기를 국내거주 국민과 다르게 정할 필요가 있다고 인정하여 고시하는 경우: 해당 고시에서 정하는 날

② 국내체류 외국인등은 법 제109조제6항 본문에서 준용하는 법 제10조에 따라 같은 조 제1항 제1호·제4호 및 제5호에 따른 날에 가입자의 자격을 잃는다. 다만, 법 제109조제6항 단서에 따라 다음 각 호의 구분에 따른 날에도 그 자격을 잃는다. 〈개정 2019.6.11., 2019.7.16.〉

1. 직장가입자: 다음 각 목의 어느 하나에 해당하는 날

   가. 「출입국관리법」 제10조의2제1항제2호 및 「재외동포의 출입국과 법적 지위에 관한

법률」 제10조제1항에 따른 체류기간이 종료된 날의 다음 날

나. 「출입국관리법」 제59조제3항에 따른 강제퇴거명령서를 발급받은 날의 다음 날

다. 법 제109조제5항제2호에 따라 사용자가 직장가입자의 가입 제외를 신청한 날. 다만, 법 제8조제2항에 따라 직장가입자 자격취득 신고를 한 날부터 14일 이내에 가입 제외를 신청한 경우에는 그 자격취득일로 한다.

라. 그 밖에 보건복지부장관이 체류자격, 체류기간 및 체류경위 등을 고려하여 그 자격상실 시기를 국내거주 국민과 다르게 정할 필요가 있다고 인정하여 고시하는 경우: 해당 고시에서 정하는 날

2. 지역가입자: 다음 각 목의 어느 하나에 해당하는 날

가. 제1호가목 및 나목에 따른 날

나. 재외국민 또는 체류기간이 종료되지 아니한 외국인이 출국 후 1개월이 지난 경우: 그 출국한 날의 다음 날

다. 법 제109조제5항제2호에 따라 지역가입자가 가입 제외를 신청한 날. 다만, 보험료를 납부하지 않은 지역가입자 또는 최초로 보험료를 납부한 날부터 14일이 지나지 않은 지역가입자가 보건복지부장관이 정하여 고시하는 요건을 갖추고 가입 제외를 신청하는 경우에는 그 자격을 취득한 날로 한다.

라. 그 밖에 보건복지부장관이 체류자격, 체류기간 및 체류경위 등을 고려하여 그 자격상실 시기를 국내 거주 국민과 다르게 정할 필요가 있다고 인정하여 고시하는 경우: 해당 고시에서 정하는 날

[본조신설 2016.9.22.]

제76조의3(외국인 등의 피부양자 자격취득 시기 등) ① 국내체류 외국인등은 법 제109조제6항 단서에 따라 다음 각 호의 구분에 따른 날에 피부양자의 자격을 얻는다. 〈개정 2024.4.19.〉

1. 직장가입자의 자녀(배우자의 자녀를 포함한다)인 「모자보건법」 제2조제4호에 따른 신생아의 경우: 출생한 날

2. 법 제109조제2항 각 호에 따른 주민등록, 국내거소신고 또는 외국인등록(이하 이 조에서 "주민등록등"이라 한다)을 한 날부터 90일 이내에 피부양자 자격취득을 신청한 경우

가. 피부양자 자격취득 신청일 기준으로 법 제109조제4항 각 호에 따른 요건을 모두 충족한 경우: 해당 주민등록등을 한 날. 다만, 주민등록등을 한 이후에 직장가입이 된 경우에는 해당 직장가입이 된 날로 한다.

나. 피부양자 자격취득 신청일 기준으로 법 제109조제4항제3호에 따른 요건만을 충족하지 못한 경우: 법 제109조제4항제3호에 따른 요건을 충족하게 된 날

3. 주민등록등을 한 날부터 90일이 경과하여 피부양자 자격취득을 신청한 경우

가. 피부양자 자격취득 신청일 기준으로 법 제109조제4항 각 호에 따른 요건을 모두 충족한 경우: 자격취득 신청일. 다만, 주민등록등을 한 이후에 직장가입이 된 경우로서 해당 직장가입이 된 날부터 90일 이내에 피부양자 자격취득을 신청한 경우에는 그 직장가입이 된 날로 한다.

나. 피부양자 자격취득 신청일 기준으로 법 제109조제4항제3호에 따른 요건만을 충족하지 못한 경우: 법 제109조제4항제3호에 따른 요건을 충족하게 된 날

4. 그 밖에 보건복지부장관이 체류자격, 체류기간 및 체류경위 등을 고려하여 그 자격취득 시기를 국내거주 국민과 다르게 정할 필요가 있다고 인정하여 고시하는 경우: 해당 고시에서 정하는 날

② 국내체류 외국인등은 법 제109조제6항 본문에서 준용하는 법 제5조에 따라 같은 조 제3항에서 정한 날(사망, 부양자의 직장가입자 자격상실 또는 의료급여를 받는 경우만 해당한다)에 피부양자의 자격을 잃는다. 다만, 법 제109조제6항 단서에 따라 다음 각 호의 어느 하나에 해당하는 날에도 그 자격을 잃는다. 〈개정 2019.6.11.〉

1. 「출입국관리법」 제10조의2제1항제2호 및 「재외동포의 출입국과 법적 지위에 관한 법률」 제10조제1항에 따른 체류기간이 종료된 날의 다음 날
2. 「출입국관리법」 제59조제3항에 따른 강제퇴거명령서를 발급받은 날의 다음 날
3. 그 밖에 보건복지부장관이 체류자격, 체류기간 및 체류경위 등을 고려하여 그 자격상실 시기를 국내거주 국민과 다르게 정할 필요가 있다고 인정하여 고시하는 경우: 해당 고시에서 정하는 날

[본조신설 2016.9.22.]

제76조의4(보험료 부과 · 징수 특례 대상 외국인) 법 제109조제9항 단서에서 "대통령령으로 정하는 국내체류 외국인등"이란 지역가입자인 국내체류 외국인등 중에서 다음 각 호의 어느 하나에 해당하지 않는 사람을 말한다.

1. 「출입국관리법 시행령」 별표 1의2에 따른 결혼이민(F-6)의 체류자격이 있는 사람
2. 「출입국관리법 시행령」 별표 1의3에 따른 영주(F-5)의 체류자격이 있는 사람
3. 그 밖에 보건복지부장관이 체류경위, 체류목적 및 체류기간 등을 고려하여 국내거주 국민과 같은 보험료 부과 · 징수 기준을 적용할 필요가 있다고 인정하여 고시하는 체류자격이 있는 사람

[전문개정 2018.12.24.]

제77조(임의계속가입자 적용기간) ① 법 제110조제2항 본문에서 "대통령령으로 정하는 기간"이란 사용관계가 끝난 날의 다음 날부터 기산(起算)하여 36개월이 되는 날을 넘지 아니하는 범위에서 다음 각 호의 구분에 따른 기간을 말한다.

1. 법 제110조제1항에 따라 공단에 신청한 가입자(이하 "임의계속가입자"라 한다)가 법 제9조제1항제2호에 따라 자격이 변동되기 전날까지의 기간
2. 임의계속가입자가 법 제10조제1항에 따라 그 자격을 잃기 전날까지의 기간

② 「의료급여법」 제3조제1항제2호에 따른 수급권자가 되어 법 제10조제1항제5호에 따라 가입자의 자격이 상실된 임의계속가입자가 법 제8조제1항제1호에 따라 가입자의 자격을 다시 취득한 경우로서 다시 취득한 날이 제1항에 따른 사용관계가 끝난 날의 다음 날부터 36개월 이내이면 공단이 정하는 기간 안에 임의계속가입의 재적용을 신청할 수 있다. 이 경우 신청자는 가입자의 자격을 다시 취득한 날부터 제1항에 따른 기간 동안 임의계속가입자로서의 자격을 유지한다.

③ 제2항에서 규정한 사항 외에 임의계속가입의 재적용 신청에 필요한 신청기간, 절차, 방법 등은 공단이 정하는 바에 따른다.

[전문개정 2018.6.26.]

제78조(업무의 위탁) 공단은 법 제112조제1항에 따라 같은 항 각 호의 업무를 체신관서, 금융기관 또는 그 밖의 자에게 위탁하려면 위탁받을 기관의 선정 및 위탁계약의 내용에 관하여 공단 이사회의 의결을 거쳐야 한다.

제79조(보험료 및 징수위탁보험료등의 배분 등) 공단이 납부의무자의 신청에 따라 보험료 및 징수위탁보험료등을 1개의 납입고지서로 통합하여 징수한 경우(법 제81조 및 징수위탁근거법에 따라 체납처분의 방법으로 징수한 경우는 제외한다)에 징수한 보험료와 그에 따른 징수금 또는 징수위탁보험료등의 금액이 징수하여야 할 총액에 미치지 못하는 경우로서 납부의무자가 이를 납부하는 날까지 특별한 의사를 표시하지 아니한 경우에는 법 제113조제1항 본문에 따라 공단이 징

수하려는 각 보험별 금액(법 및 징수위탁근거법에 따른 연체금 및 가산금을 제외한 금액을 말한다)의 비율로 배분하여 납부 처리하여야 한다.

제80조(출연금의 관리) 공단은 법 제114조제1항에 따른 출연금을 각각 별도의 계정을 설정하여 관리하여야 한다.

제81조(민감정보 및 고유식별정보의 처리) ① 공단(법 제112조에 따라 공단의 업무를 위탁받은 자를 포함한다)은 다음 각 호의 사무를 수행하기 위하여 불가피한 경우 「개인정보 보호법」 제23조에 따른 건강에 관한 정보, 같은 법 시행령 제18조제2호에 따른 범죄경력자료에 해당하는 정보, 같은 영 제19조 각 호에 따른 주민등록번호, 여권번호, 운전면허의 면허번호 또는 외국인등록번호가 포함된 자료를 처리할 수 있다. 〈개정 2013.9.26., 2014.11.20., 2022.6.30., 2023.6.20.〉

1. 법 제7조에 따른 사업장의 신고에 관한 사무
2. 법 제14조제1항에 따른 업무에 관한 사무
3. 법 제60조에 따른 현역병 등에 대한 요양급여비용 지급에 관한 사무
4. 법 제61조에 따른 요양급여비용의 정산에 관한 사무

4의2. 법 제72조 및 제96조의2에 따른 금융정보 등의 제공 요청에 관한 사무

4의3. 법 제81조의3에 따른 자료의 제공에 관한 사무

5. 법 제83조에 따른 체납자 인적사항등의 공개에 관한 사무
6. 법 제87조 및 제90조에 따른 이의신청 및 행정소송에 관한 사무
7. 법 제94조에 따른 신고 등에 관한 사무
8. 법 제95조에 따른 소득 축소·탈루 자료의 송부에 관한 사무

8의2. 법 제96조에 따른 자료의 제공 요청에 관한 사무

9. 법 제104조에 따른 포상금 지급에 관한 사무
10. 법 제112조에 따른 업무의 위탁에 관한 사무

② 심사평가원은 다음 각 호의 사무를 수행하기 위하여 불가피한 경우 「개인정보 보호법」 제23조에 따른 건강에 관한 정보, 같은 법 시행령 제19조에 따른 주민등록번호, 여권번호, 운전면허의 면허번호 또는 외국인등록번호가 포함된 자료를 처리할 수 있다. 〈개정 2013.9.26., 2014.11.20., 2017.3.27.〉

1. 법 제43조에 따른 요양기관의 시설·장비 및 인력 등의 현황 신고에 관한 사무

1의2. 법 제48조에 따른 요양급여 대상 여부의 확인 등에 관한 사무

2. 법 제63조제1항에 따른 업무에 관한 사무
3. 법 제87조 및 제90조에 따른 이의신청 및 행정소송에 관한 사무
4. 법 제96조에 따른 자료의 제공 요청에 관한 사무

③ 요양기관(제2호의 경우에는 법 제47조제7항에 따라 요양기관을 대행하는 단체를 포함한다)은 다음 각 호의 사무를 수행하기 위하여 불가피한 경우 「개인정보 보호법」 제23조에 따른 건강에 관한 정보나 같은 법 시행령 제19조에 따른 주민등록번호, 여권번호, 운전면허의 면허번호 또는 외국인등록번호가 포함된 자료를 처리할 수 있다. 〈신설 2017.3.27., 2023.6.20.〉

1. 법 제41조제1항에 따른 요양급여의 실시에 관한 사무
2. 법 제47조제1항 또는 제2항에 따른 요양급여비용의 청구에 관한 사무

④ 법 제49조제1항에 따른 준요양기관(이하 "준요양기관"이라 한다)은 법 제49조제3항에 따른 요양비 지급 청구에 관한 사무를 수행하기 위하여 불가피한 경우에는 「개인정보 보호법」 제23조에 따른 건강에 관한 정보나 같은 법 시행령 제19조에 따른 주민등록번호, 여권번호, 운전면허의 면허번호 또는 외국인등록번호가 포함된 자료를 처리할 수 있다. 〈신설 2021.6.29., 2023.6.20.〉

⑤ 법 제51조제2항에 따른 보조기기를 판매한 자

(이하 "보조기기 판매업자"라 한다)는 법 제51조제2항 전단에 따른 보험급여 지급 청구에 관한 사무를 수행하기 위하여 불가피한 경우에는 「개인정보 보호법」 제23조에 따른 건강에 관한 정보나 같은 법 시행령 제19조에 따른 주민등록번호, 여권번호, 운전면허의 면허번호 또는 외국인등록번호가 포함된 자료를 처리할 수 있다. 〈신설 2021.6.29., 2023.6.20.〉

⑥ 보건복지부장관(법 제111조에 따라 보건복지부장관의 권한을 위임받거나 위탁받은 자를 포함한다)은 다음 각 호의 사무를 수행하기 위하여 불가피한 경우 제1항에 따른 자료를 처리할 수 있다. 〈개정 2017.3.27., 2021.6.29.〉

1. 법 제81조제3항에 따른 체납처분 승인에 관한 사무
2. 법 제88조에 따른 심판청구에 관한 사무
3. 법 제97조에 따른 보고와 검사 등에 관한 사무
4. 법 제98조에 따른 업무정지 처분에 관한 사무
5. 법 제99조에 따른 과징금 부과·징수에 관한 사무
6. 법 제100조에 따른 위반사실 공표에 관한 사무

제81조의2(규제의 재검토) ① 보건복지부장관은 제18조의2제4항 및 별표 4의2 제2호에 따른 약제의 상한금액 감액 및 요양급여의 적용 정지 기준에 대하여 2019년 7월 1일을 기준으로 5년마다(매 5년이 되는 해의 기준일과 같은 날 전까지를 말한다) 그 타당성을 검토하여 개선 등의 조치를 해야 한다.

② 보건복지부장관은 제19조제1항 및 별표 2에 따른 본인일부부담금의 부담률 및 부담액에 대하여 2022년 1월 1일을 기준으로 3년마다(매 3년이 되는 해의 1월 1일 전까지를 말한다) 그 타당성을 검토하여 개선 등의 조치를 해야 한다.

[전문개정 2022.3.8.]

제9장 벌칙

제82조(과태료의 부과기준) 법 제119조에 따른 과태료의 부과기준은 별표 7과 같다.

부 칙 〈제35054호, 2024.12.10.〉

제1조(시행일) 이 영은 2025년 1월 1일부터 시행한다.

제2조(요양급여비용의 본인일부부담금 부담률 및 부담액에 관한 적용례) 별표 2 제1호가목1) 본문, 같은 표 제3호가목1), 같은 호 라목8) 및 같은 호 아목의 개정규정은 이 영 시행 이후 실시하는 요양급여부터 적용한다.

[별표 1] 〈개정 2013.3.23〉

사용자인 기관장(제2조 관련)

구 분	기 관 장
1. 입법부	국회사무총장, 국회도서관장
2. 행정부	가. 감사원장, 대통령비서실장, 국가정보원장, 방송통신위원회위원장 나. 국무조정실장, 공정거래위원회 위원장, 금융위원회 위원장, 국민권익위원회 위원장 다. 중앙행정기관의 장 라. 특별시장, 광역시장, 도지사, 특별자치도지사, 시장, 군수, 구청장(자치구의 구청장을 말한다) 마. 대학교 및 대학의 장, 전문대학의 장 바. 교육감, 교육장
3. 사법부	법원행정처장, 각급 법원 및 법원 지원(支院)의 장
4. 헌법재판소	사무처장
5. 선거관리위원회	중앙선거관리위원회 사무총장, 특별시·광역시·도선거관리위원회, 선거관리위원회 사무처장

〔별표 2〕 〈개정 2024.12.10.〉

본인일부부담금의 부담률 및 부담액(제19조제1항 관련)

1. 가입자 또는 피부양자는 요양급여비용 중 다음 각 목의 어느 하나에 해당하는 금액(100원 미만은 제외한다)을 부담한다. 다만, 입원진료의 경우에는 100원 미만의 금액도 부담한다.
   가. 입원진료(나목의 표 중 보건복지부장관이 정하는 의료장비를 이용한 진료의 경우는 제외한다) 및 보건복지부장관이 정하는 요양급여를 받은 경우(약국 또는 한국희귀·필수의약품센터인 요양기관에서 처방전에 따라 의약품을 조제받는 경우를 포함한다)는 다음의 구분에 따라 계산한 금액
      1) 요양급여비용 총액(보건복지부장관이 정하여 고시하는 식대와 장애인 치과진료에 대한 가산금액은 제외한다)의 100분의 20에 입원기간 중 식대[입원환자의 식사의 질과 서비스에 영향을 미치는 부가적 요소에 드는 비용에 해당하는 가산금액(이하 "식대가산금액"이라 한다)을 포함한다. 이하 이 호, 제2호 및 제3호가목·나목에서 같다]의 100분의 50을 더한 금액. 다만, 상급종합병원에서 법 제43조에 따라 신고한 입원병실 중 일반입원실의 2인실·3인실·4인실 및 정신과 입원실의 2인실·3인실·4인실을 이용한 경우에는 그 입원료에 한정하여 각각 100분의 50·100분의 40·100분의 30으로 하고, 종합병원·병원·한방병원·요양병원(「장애인복지법」 제58조제1항제4호에 따른 장애인 의료재활시설로서 「의료법」 제3조의2의 요건을 갖춘 의료기관인 요양병원으로 한정한다)·정신병원에서 법 제43조에 따라 신고한 입원병실 중 일반입원실의 2인실·3인실 및 정신과 입원실의 2인실·3인실을 이용한 경우에는 그 입원료에 한정하여 각각 100분의 40·100분의 30으로 하며, 보건복지부장관이 정하여 고시하는 격리 입원에 대해서는 그 입원료에 한정하여 100분의 10으로 한다.
      2) 「의료법」 제3조제2항제3호라목에 따른 요양병원(「장애인복지법」 제58조제1항제4호에 따른 장애인 의료재활시설로서 「의료법」 제3조의2의 요건을 갖춘 의료기관인 요양병원은 제외한다)에서 입원진료를 받는 사람 중 입원치료보다는 요양시설이나 외래진료를 받는 것이 적합한 환자로서 보건복지부장관이 정하여 고시하는 환자군에 해당하는 경우에는 요양급여비용 총액의 100분의 40에 입원기간 중 식대의 100분의 50을 더한 금액
   나. 외래진료의 경우 및 보건복지부장관이 정하는 의료장비·치료재료를 이용한 진료의 경우에는 다음 표의 구분에 따라 계산한 금액

기관 종류	소재지	환자 구분	본인일부부담금
상급종합병원	모든 지역	일반환자	진찰료 총액 + (요양급여비용 총액 - 진찰료총액) × 60/100. 다만, 임신부 외래진료의 경우에는 요양급여비용 총액의 40/100, 1세 미만 영유아 외래진료의 경우에는 요양급여비용 총액의 20/100으로 한다.
		의약분업 예외환자	진찰료 총액 + (요양급여비용 총액 - 약값 총액 - 진찰료 총액) × 60/100 + 약값 총액 × 30/100. 다만, 임신부 외래진료의 경우에는 (요양급여비용 총액 - 약값 총액) × 40/100 + 약값 총액 × 30/100, 1세 미만 영유아 외래진료의 경우에는 (요양급여비용 총액 - 약값 총액) × 20/100 + 약값 총액 × 21/100로 한다.
종합병원	동 지역	일반환자	요양급여비용 총액 × 50/100(임신부 외래진료의 경우에는 30/100, 1세 미만 영유아 외래진료의 경우에는 15/100)
		의약분업 예외환자	(요양급여비용 총액 - 약값 총액) × 50/100(임신부 외래진료의 경우에는 30/100, 1세 미만 영유아 외래진료의 경우에는 15/100) + 약값 총액 × 30/100(1세 미만 영유아의 경우에는 21/100)

	읍·면 지역	일반환자	요양급여비용 총액 × 45/100(임신부 외래진료의 경우에는 30/100, 1세 미만 영유아 외래진료의 경우에는 15/100)
		의약분업 예외환자	(요양급여비용 총액 - 약값 총액) × 45/100(임신부 외래진료의 경우에는 30/100, 1세 미만 영유아 외래진료의 경우에는 15/100) + 약값 총액 × 30/100(1세 미만 영유아의 경우에는 21/100)
병원, 치과병원, 한방병원, 요양병원, 정신병원	동 지역	일반환자	요양급여비용 총액 × 40/100(임신부 외래진료의 경우에는 20/100, 1세 미만 영유아 외래진료의 경우에는 10/100)
		의약분업 예외환자	(요양급여비용 총액 - 약값 총액) × 40/100(임신부 외래진료의 경우에는 20/100, 1세 미만 영유아 외래진료의 경우에는 10/100) + 약값 총액 × 30/100(1세 미만 영유아의 경우에는 21/100)
	읍·면 지역	일반환자	요양급여비용 총액 × 35/100(임신부 외래진료의 경우에는 20/100, 1세 미만 영유아 외래진료의 경우에는 10/100)
		의약분업 예외환자	(요양급여비용 총액 - 약값 총액) × 35/100(임신부 외래진료의 경우에는 20/100, 1세 미만 영유아 외래진료의 경우에는 10/100) + 약값 총액 × 30/100(1세 미만 영유아의 경우에는 21/100)
의원, 치과의원, 한의원, 보건의료원	모든 지역	일반환자	요양급여비용 총액 × 30/100(임신부 외래진료의 경우에는 10/100, 1세 미만 영유아 외래진료의 경우에는 5/100). 다만, 요양급여를 받는 사람이 65세 이상이면서 해당 요양급여비용 총액이 보건복지부령으로 정하는 금액을 넘지 않으면 보건복지부령으로 정하는 금액을 본인일부부담금으로 한다.
		의약분업예외환자	(요양급여비용 총액 - 약값 총액) × 30/100(임신부 외래진료의 경우에는 10/100, 1세 미만 영유아 외래진료의 경우에는 5/100) + 약값 총액 × 30/100(1세 미만 영유아의 경우에는 21/100). 다만, 요양급여를 받는 사람이 65세 이상이면서 해당 요양급여비용 총액이 보건복지부령으로 정하는 금액을 넘지 않으면 보건복지부령으로 정하는 금액을 본인일부부담금으로 한다.
보건소, 보건지소, 보건진료소	모든 지역		요양급여비용 총액 × 30/100. 다만, 요양급여비용 총액이 보건복지부령으로 정하는 금액을 넘지 않으면 보건복지부령으로 정하는 금액을 본인일부부담금으로 한다.

비고

1. 위 표에서 "의약분업 예외환자"란 「약사법」 제23조제4항제3호 중 조현병(調絃病) 또는 조울증 등으로 자신 또는 타인을 해칠 우려가 있는 정신질환자, 같은 항 제4호 중 「감염병의 예방 및 관리에 관한 법률」에 따른 제1군감염병환자 및 같은 항 제8호·제9호에 해당하는 환자를 말한다. 다만, 제1호가목에 따라 요양급여비용 총액의 100분의 20을 적용받는 사람은 제외한다.
2. 위 표에서 "약값 총액"이란 요양기관이 해당 약제를 구입한 금액의 총액을 말한다.
3. 보건복지부장관이 정하는 의료장비를 이용한 입원진료인 경우의 요양급여비용 총액은 의료장비를 이용한 비용의 총액으로 한정한다.
4. 요양기관의 외래진료를 통하여 주기적으로 의사의 처방에 따라 구입(사용)하여야 하는 치료재료 중 보건복지부장관이 정하여 고시하는 치료재료의 경우에는 해당 치료재료 비용 및 관련 행위(교체를 위한 직접적 행위에 한정한다. 이하 같다) 비용을 제외한 요양급여비용 총액을 위 표의 요양급여비용 총액으로 하여 위 표에 따라 산정한 금액에 해당 치료재료 비용 및 관련 행위 비용의 100분의 20(1세 미만 영유아의 경우에는 14/100)을 더한 금액을 본인일부부담금으로 한다. 다만, 제3호마목이 적용되는 중증질환자는 제외한다.
5. 보건복지부장관이 정하는 질병의 환자가 요양기관(의원으로 한정한다)에 보건복지부장관이 정하는 절차 또는 방법에 따라 외래진료를 지속적으로 받겠다는 의사를 표시한 경우에는 해당 질병에 대하여 그 다음 진

료부터 (진찰료 총액 × 20/100) + [(요양급여비용 총액 - 진찰료 총액) × 30/100]에 해당하는 금액을 본인일부부담금으로 한다. 다만, 요양급여를 받는 사람이 65세 이상인 경우에는 요양급여비용 총액이 보건복지부령으로 정하는 금액을 넘지 않으면 보건복지부령으로 정하는 금액을 본인일부부담금으로 한다. 6. 임신부가 유산 또는 사산을 한 경우 해당 유산 또는 사산에 따른 외래진료는 위 표에 따른 임신부 외래진료에 포함한다.

다. 약국 또는 한국희귀·필수의약품센터의 경우

1) 진료를 담당한 의사 또는 치과의사가 발행한 처방전에 따라 의약품을 조제받은 경우에는 요양급여비용 총액의 100분의 30(요양급여를 받는 사람이 65세 이상인 경우 요양급여비용 총액이 보건복지부령으로 정하는 금액을 넘지 않으면 보건복지부령으로 정하는 금액). 다만, 제1호가목 중 보건복지부장관이 정하는 요양급여를 받은 경우(약국 또는 한국희귀·필수의약품센터인 요양기관에서 처방전에 따라 의약품을 조제받는 경우를 포함한다)는 제외한다.

2) 「약사법」 제23조제3항제1호에 따라 의료기관이 없는 지역에서 조제하는 경우로서 진료를 담당한 의사 또는 치과의사가 발행한 처방전에 따르지 않고 의약품을 조제받은 경우에는 다음의 구분에 따라 산정한 금액

가) 요양급여비용 총액이 보건복지부령으로 정하는 금액을 넘는 경우에는 요양급여비용 총액의 100분의 40

나) 요양급여비용 총액이 보건복지부령으로 정하는 금액을 넘지 않는 경우에는 보건복지부령으로 정하는 금액

3) 1)에도 불구하고 상급종합병원 또는 종합병원의 의사가 발행한 처방전에 따라 질병의 중증도를 고려하여 보건복지부장관이 정하여 고시하는 질병에 대한 의약품을 조제받은 경우[읍·면 지역 소재 종합병원의 의사가 발행한 처방전에 따라 의약품을 조제받거나 「한국보훈복지의료공단법」에 따른 보훈병원의 의사나 「독립유공자예우에 관한 법률」, 「국가유공자 등 예우 및 지원에 관한 법률」, 「보훈보상대상자 지원에 관한 법률」, 「5·18민주유공자예우 및 단체설립에 관한 법률」, 「참전유공자예우 및 단체설립에 관한 법률」, 「고엽제후유의증 등 환자지원 및 단체설립에 관한 법률」, 「특수임무유공자 예우 및 단체설립에 관한 법률」 및 「제대군인지원에 관한 법률」에 따라 국가보훈부장관이 진료를 위탁한 상급종합병원 또는 종합병원의 의사가 해당 법률에서 정한 의료지원대상자에게 발행한 처방전에 따라 의약품을 조제받은 경우는 제외한다]에는 다음의 금액

가) 상급종합병원의 의사가 발행한 처방전에 따라 의약품을 조제받은 경우: 요양급여비용 총액의 100분의 50

나) 종합병원의 의사가 발행한 처방전에 따라 의약품을 조제받은 경우: 요양급여비용 총액의 100분의 40

2. 제1호에도 불구하고 제21조제3항제2호에 따라 보건복지부장관이 정하여 고시하는 질병군에 대하여 입원진료를 받는 경우에는 다음 각 목의 구분에 따라 계산한 금액에 입원기간 중 식대의 100분의 50을 더한 금액을 부담한다. 이 경우 질병군 분류번호 결정 요령, 평균 입원 일수, 입원실 이용 비용 등 해당 질병군의 본인일부부담금 산정에 필요한 사항은 보건복지부장관이 정하여 고시한다.

가. 다음 계산식에 따라 계산한 금액과 보건복지부장관이 정하여 고시하는 추가 산정액을 합한 금액의 100분의 20

[질병군별 기준 상대가치점수 + (입원 일수 - 질병군별 평균 입원 일수) × 질병군별 일당 상대가치점수] × 제21조제1항에 따라 정해진 상대가치점수의 점수당 단가

비고
1. 위 표에서 "질병군별 기준 상대가치점수"란 질병군별 평균 입원 일수만큼 입원했을 때 발생하는 입원 건당 상대가치점수를 말한다.
2. 위 표에서 "질병군별 일당 상대가치점수"란 입원 일수가 1일 증가함에 따라 추가되는 질병군별 상대가치점수를 말한다.

나. 가목에도 불구하고 보건복지부장관이 정하여 고시하는 입원실을 이용한 경우에는 가목에 따라 계산한 금액에 보건복지부장관이 정하여 고시하는 입원료 계산식에 따라 계산한 금액을 더한 금액

다. 삭제 〈2021.11.1.〉

라. 가목 및 나목에도 불구하고 제1호나목에 따라 보건복지부장관이 정하는 의료장비를 이용한 진료의 경우에는 가목 또는 나목에 따라 계산한 금액에 제1호나목 표의 구분에 따라 계산한 금액을 더한 금액

3. 제1호와 제2호에도 불구하고 다음 각 목의 어느 하나에 해당하는 경우에는 그 각 목에서 정하는 금액을 부담한다. 다만, 상급종합병원・종합병원・병원・한방병원・요양병원(「장애인복지법」 제58조제1항제4호에 따른 장애인 의료재활시설로서 「의료법」 제3조의2의 요건을 갖춘 의료기관인 요양병원으로 한정한다)・정신병원에서 법 제43조에 따라 신고한 입원병실 중 일반입원실의 2인실・3인실 및 정신과 입원실의 2인실・3인실을 이용한 경우는 그 입원료에 한정하여 제1호가목1) 단서에서 정하는 금액을 부담한다.

가. 다음의 경우에는 입원기간 중 식대의 100분의 50

1) 자연분만 및 제왕절개분만에 대한 요양급여

2) 2세 미만 영유아 및 보건복지부장관이 정하여 고시하는 기준에 해당하는 2세 이상 영유아에 대한 입원진료로서 보건복지부장관이 정하는 요양급여

3) 보건복지부장관이 정하여 고시하는 결핵 질환을 가진 사람에 대하여 보건복지부장관이 정하는 요양급여

4) 「장기등 이식에 관한 법률」 제4조제2호에 따른 장기등기증자(뇌사자 또는 사망한 사람만 해당한다)의 장기등(같은 법 제4조제1호에 따른 장기등을 말한다) 적출에 대하여 보건복지부장관이 정하는 요양급여

나. 다음의 경우(라목에 해당하는 사람에 대한 요양급여는 제외한다)에는 요양급여비용 총액의 100분의 10에 입원기간 중 식대의 100분의 50을 더한 금액

1) 삭제 〈2017.9.29.〉

2) 보건복지부장관이 정하여 고시하는 희귀난치성 질환을 가진 사람에 대하여 보건복지부장관이 정하는 요양급여

3) 보건복지부장관이 정하여 고시하는 고위험 임신부에 대한 입원진료로서 보건복지부장관이 정하는 요양급여

4) 삭제 〈2018.12.24.〉

다. 다음의 경우에는 본인이 부담할 비용의 부담률의 100분의 70에 해당하는 금액

1) 1세 이상 6세 미만인 가입자 또는 피부양자가 상급종합병원, 종합병원, 병원, 치과병원, 한방병원, 요양병원, 정신병원, 의원, 치과의원, 한의원 및 보건의료원에서 외래진료를 받는 경우

2) 6세 미만인 가입자 또는 피부양자가 보건소, 보건지소 및 보건진료소에서 외래진료를 받는 경우로서 요양급여비용 총액이 보건복지부령으로 정하는 금액을 넘는 경우. 다만, 요양급여비용 총액이 보건복지부령으로 정하는 금액을 넘지 않는 경우에는 제1호 나목 표에 따른 금액을 부담한다.

3) 6세 미만인 가입자 또는 피부양자가 약국 또는 한국희귀・필수의약품센터인 요양기관에서 처방전에 따라 의약품을 조제받는 경우

라. 보건복지부장관이 정하여 고시하는 희귀난치성질환 또는 중증질환(이하 "희귀난치성질환등"이라 한다)을 가진 사람, 희귀난치성질환등 외의 질환으로 6개월 이상 치료를 받고 있거나 6개월 이상 치료가 필요한 사람 또는 18세 미만의 아동(이하 "희귀난치성질환자등"이라 한다) 중 해당 환자가 속한 세대(배우자를 포함한다)의 소득 및 재산을 더하여 계산한 가액(이하 "소득인정액"이라 한다)이 「국민기초생활 보장법」 제2조제11호에 따른 기준 중위소득의 100분의 50 이하이고, 희귀난치성질환자등의 1촌의 직계혈족 및 그 배우자(이하 "부양의무자"라 한다)가 없거나 부양의무자가 있어도 부양능력이 없거나 부양을 받을 수 없는 사람으로서 보건복지부령으로 정하는 바에 따라 공단의 본인일부부담금 경감 인정 신청(이하 "경감인정신청"이라 한다)을 하여 그 경감 인정을 받은 사람 또는 희귀난치성질환자등 중 본인일부부담금의 경감이 필요하다고 보건복지부장관이 정하는 사람으로서 경감인정신청을 한 사람에 대한 요양급여의 경우에는 다음의 구분에 따라 계산한 금액. 이 경우 소득인정액 산정의 기준이 되는 세대의 범위, 소득 및 재산의 범위, 소득인정액 산정방법 등 소득인정액의 산정에 필요한 사항 및 부양의무자가 부양능력이 없거나 부양을 받을 수 없는 경우의 구체적인 기준은 보건복지부령으로 정한다.

1) 희귀난치성질환등을 가진 사람인 경우에는 입원기간 중 식대(식대가산금액은 제외한다. 이하 이 목에서 같다)의 100분의 20

2) 희귀난치성질환등 외의 질환으로 6개월 이상 치료를 받고 있거나 6개월 이상 치료가 필요한 사람 또는 18세 미만의 아동인 경우에는 다음 표에 해당하는 금액에 입원기간 중 식대의 100분의 20을 더한 금액. 다만, 가목에 해당하거나 6세 미만 아동의 입원진료 또는 보건복지부장관이 정하여 고시하는 중증질환으로 요양급여를 받는 경우에는 입원기간 중 식대의 100분의 20만을 부담한다.

기관 종류	구분	본인일부부담금
상급종합병원	외래진료 및 입원진료	요양급여비용 총액의 100분의 14에 해당하는 금액. 다만, 다음의 어느 하나에 해당하는 경우에는 그 다음의 구분에 따라 계산한 금액을 부담한다. 가) 정신건강의학과 입원진료 또는 나목 2)(치매는 제외한다)에 따라 보건복지부장관이 정하는 요양급여를 받는 경우에는 해당 요양급여비용 총액의 100분의 10 나) 제1호나목(임신부 외래진료만 해당한다), 이 호 나목2)(치매만 해당한다)・3), 마목, 차목 또는 하목에 따라 보건복지부장관이 정하는 요양급여를 받는 경우에는 해당 요양급여비용 총액의 100분의 5 다) 자목(6세 이상 15세 이하 아동의 입원진료만 해당한다)에 따라 보건복지부장관이 정하는 요양급여를 받는 경우에는 해당 요양급여비용 총액의 100분의 3 라) 1세 미만 영유아 외래진료의 경우에는 요양급여비용 총액의 100분의 5

<table>
<tr>
<td rowspan="3">종합병원,
병원,
치과병원,
한방병원,
요양병원,
정신병원</td>
<td rowspan="2">「의료급여법 시행령」 별표 1 제2호가목2)가)에 따른 만성질환자에 해당하는 사람이 그 만성질환에 대하여 외래진료를 받거나 해당 만성질환자가 나목2)(치매를 제외한다) 또는 마목에 따른 외래진료에 대하여 보건복지부장관이 정하는 요양급여를 받는 경우</td>
<td>「약사법」 제23조제4항에 따라 의사 또는 치과의사가 의약품을 직접 조제하는 경우와 법률 제8365호 약사법 전부개정법률 부칙 제8조에 따라 한의사가 한약 및 한약제제를 직접 조제하는 경우</td>
<td>1,500원. 다만, 1세 미만 영유아 외래진료의 경우에는 본인일부부담금 없음</td>
</tr>
<tr>
<td>그 밖의 외래진료</td>
<td>1,000원. 다만, 1세 미만 영유아 외래진료의 경우에는 본인일부부담금 없음</td>
</tr>
<tr>
<td colspan="2">그 밖의 외래진료 및 입원진료</td>
<td>요양급여비용 총액의 100분의 14에 해당하는 금액. 다만, 다음의 어느 하나에 해당하는 경우에는 그 다음의 구분에 따라 계산한 금액을 부담한다.
가) 정신건강의학과 입원진료 또는 나목2)(치매는 제외한다)에 따라 보건복지부장관이 정하는 요양급여를 받는 경우에는 해당 요양급여비용 총액의 100분의 10
나) 제1호나목(임신부 외래진료만 해당한다), 이 호 나목2)(치매만 해당한다)ㆍ3), 마목, 차목 또는 하목에 따라 보건복지부장관이 정하는 요양급여를 받는 경우에는 해당 요양급여비용 총액의 100분의 5
다) 자목(6세 이상 15세 이하 아동의 입원진료만 해당한다)에 따라 보건복지부장관이 정하는 요양급여를 받는 경우에는 해당 요양급여비용 총액의 100분의 3
라) 1세 미만 영유아 외래진료의 경우에는 요양급여비용 총액의 100분의 5</td>
</tr>
<tr>
<td rowspan="3">의원,
치과의원,
한의원,
보건의료원</td>
<td rowspan="2">외래진료</td>
<td>「약사법」 제23조제4항에 따라 의사 또는 치과의사가 의약품을 직접 조제하는 경우와 법률 제8365호 약사법 전부개정법률 부칙 제8조에 따라 한의사가 한약 및 한약제제를 직접 조제하는 경우</td>
<td>1,500원. 다만, 1세 미만 영유아 외래진료의 경우에는 본인일부부담금 없음</td>
</tr>
<tr>
<td>그 밖의 외래진료</td>
<td>1,000원. 다만, 1세 미만 영유아 외래진료의 경우에는 본인일부부담금 없음</td>
</tr>
<tr>
<td colspan="2">입원진료</td>
<td>요양급여비용 총액의 100분의 14에 해당하는 금액. 다만, 다음의 어느 하나에 해당하는 경우에는 그 다음의 구분에 따라 계산한 금액을 부담한다.</td>
</tr>
</table>

		가) 정신건강의학과 입원진료 또는 나목 2)(치매는 제외한다)에 따라 보건복지부장관이 정하는 요양급여를 받는 경우에는 해당 요양급여비용 총액의 100분의 10 나) 나목2)(치매만 해당한다)·3), 마목 또는 차목(입원진료만 해당한다)에 따라 보건복지부장관이 정하는 요양급여를 받는 경우에는 해당 요양급여비용 총액의 100분의 5 다) 자목(6세 이상 15세 이하 아동의 입원진료만 해당한다)에 따라 보건복지부장관이 정하는 요양급여를 받는 경우에는 해당 요양급여비용 총액의 100분의 3
보건소, 보건지소, 보건진료소	외래진료 및 입원진료	없음
약국, 한국희귀·필수의약품센터	「약사법」 제23조제3항 단서에 따라 처방전에 따르지 않고 직접 조제한 경우	900원
	보건소, 보건지소 및 보건진료소를 제외한 요양기관에서 발급한 처방전에 따라 조제한 경우	500원
	보건소, 보건지소 및 보건진료소에서 발급한 처방전에 따라 조제한 경우	없음

비고
1. 「약사법」 제23조제4항에 따라 의사 또는 치과의사가 의약품을 직접 조제하거나 법률 제8365호 약사법 전부개정법률 부칙 제8조에 따라 한의사가 한약 및 한약제제를 직접 조제하고 처방전을 함께 발급하는 경우에는 1,000원을 부담한다.
2. 외래진료로서 전산화단층촬영(CT), 자기공명영상진단(MRI) 등 보건복지부장관이 정하여 고시하는 장비를 이용한 진료에 대해서는 그 의료장비를 이용한 비용 총액의 100분의 14[나목2)(치매는 제외한다)에 따른 환자의 경우에는 100분의 10, 나목2)(치매만 해당한다), 마목, 하목 또는 제1호나목(임신부 외래진료만 해당한다)에 따른 환자 및 1세 미만 영유아 외래진료의 경우에는 100분의 5]를 부담한다.
3. 제21조제3항제2호에 따른 질병군에 대한 입원 진료의 경우 본인일부부담금은 제2호가목, 나목 또는 라목에 따라 계산한 금액에 위 표의 해당 기관 종류별 입원진료에 해당하는 본인부담률을 곱한 금액으로 한다.
4. 보건복지부장관이 정하여 고시하는 격리 입원에 대해서는 그 입원료에 한정하여 해당 입원료의 100분의 5를 부담한다.
5. 임신부가 유산 또는 사산을 한 경우 해당 유산 또는 사산에 따른 외래진료는 위 표에 따른 임신부 외래진료에 포함한다.

3) 희귀난치성질환등을 가진 사람 중 65세 이상인 사람이 틀니 요양급여를 받는 경우에는 해당 요양급여비용 총액의 100분의 5
4) 희귀난치성질환등 외의 질환으로 6개월 이상 치료를 받고 있거나 6개월 이상 치료가 필요한 사람 중 65세 이상인 사람이 틀니 요양급여를 받는 경우에는 해당 요양급여비용 총액의 100분의 15
5) 희귀난치성질환등을 가진 사람 중 65세 이상인 사람이 치과임플란트 요양급여를 받는 경우에는 해당 요양급여비용 총액의 100분의 10
6) 희귀난치성질환등 외의 질환으로 6개월 이상 치료를 받고 있거나 6개월 이상 치료가 필요한 사람 중

65세 이상인 사람이 치과임플란트 요양급여를 받는 경우에는 해당 요양급여비용 총액의 100분의 20

7) 2)에도 불구하고 희귀난치성질환등 외의 질환으로 6개월 이상 치료를 받고 있거나 6개월 이상 치료가 필요한 사람 또는 18세 미만의 아동이 상급종합병원 또는 종합병원의 의사가 발행한 처방전에 따라 질병의 중증도를 고려하여 보건복지부장관이 정하여 고시하는 질병에 대한 의약품을 조제받은 경우[읍·면 지역 소재 종합병원의 의사가 발행한 처방전에 따라 의약품을 조제받거나 「한국보훈복지의료공단법」에 따른 보훈병원의 의사나 「독립유공자예우에 관한 법률」, 「국가유공자 등 예우 및 지원에 관한 법률」, 「보훈보상대상자 지원에 관한 법률」, 「5·18민주유공자예우 및 단체설립에 관한 법률」, 「참전유공자예우 및 단체설립에 관한 법률」, 「고엽제후유의증 등 환자지원 및 단체설립에 관한 법률」, 「특수임무유공자 예우 및 단체설립에 관한 법률」 및 「제대군인지원에 관한 법률」에 따라 국가보훈부장관이 진료를 위탁한 상급종합병원 또는 종합병원의 의사가 해당 법률에서 정한 의료지원대상자에게 발행한 처방전에 따라 의약품을 조제받은 경우는 제외한다]에는 요양급여비용 총액의 100분의 3. 다만, 본인일부부담금이 500원 미만이 되는 경우에는 500원을 본인일부부담금으로 한다.

8) 삭제 〈2024.12.10.〉

9) 희귀난치성질환등을 가진 사람이 보건복지부장관이 정하여 고시하는 추나요법에 대하여 보건복지부장관이 정하는 요양급여를 받는 경우에는 해당 요양급여비용의 100분의 30. 다만, 보건복지부장관이 따로 정하여 고시하는 추나요법에 대하여 요양급여를 받는 경우에는 해당 요양급여비용의 100분의 80으로 한다.

10) 희귀난치성질환등 외의 질환으로 6개월 이상 치료를 받고 있거나 6개월 이상 치료가 필요한 사람 또는 18세 미만 아동이 보건복지부장관이 정하여 고시하는 추나요법에 대하여 보건복지부장관이 정하는 요양급여를 받는 경우에는 해당 요양급여비용의 100분의 40. 다만, 보건복지부장관이 따로 정하여 고시하는 추나요법에 대하여 요양급여를 받는 경우에는 해당 요양급여비용의 100분의 80으로 한다.

마. 보건복지부장관이 정하여 고시하는 중증질환자에 대하여 보건복지부장관이 정하는 요양급여(라목에 해당하는 사람에 대한 요양급여는 제외한다)의 경우에는 요양급여비용 총액의 100분의 5에 입원기간 중 식대의 100분의 50을 더한 금액

바. 65세 이상인 사람이 틀니 요양급여(라목에 해당하는 사람에 대한 요양급여는 제외한다)를 받는 경우에는 그 요양급여비용 총액의 100분의 30

사. 65세 이상인 사람이 치과임플란트 요양급여(라목에 해당하는 사람에 대한 요양급여는 제외한다)를 받는 경우에는 해당 요양급여비용 총액의 100분의 30

아. 삭제 〈2024.12.10.〉

자. 15세 이하 아동의 입원진료에 대하여 보건복지부장관이 정하는 요양급여[가목2) 및 라목에 해당하는 사람에 대한 요양급여는 제외한다]를 받는 경우에는 해당 요양급여비용 총액의 100분의 5에 입원기간 중 식대의 100분의 50을 더한 금액

차. 18세 이하 아동의 치아홈메우기 외래진료 또는 16세 이상 18세 이하 아동의 치아홈메우기 입원진료에 대하여 보건복지부장관이 정하는 요양급여(라목에 해당하는 사람에 대한 요양급여는 제외한다)를 받는 경우에는 해당 요양급여비용 총액의 100분의 10

카. 보건복지부장관이 정하여 고시하는 난임진료(인공수정 및 체외수정시술을 포함한다)에 대하여 보건복지부장관이 정하는 요양급여(라목에 해당하는 사람에 대한 요양급여는 제외한다)를 받는 경우에는 해당 요양급여비용 총액의 100분의 30

타. 다음의 경우에는 본인일부부담금은 없는 것으로 한다.

1) 제25조제3항제1호에 따른 일반건강검진 결과에 따라 보건복지부장관이 정하여 고시하는 질환이나 질병에 대하여 추가적인 진료 또는 검사의 필요성이 인정되는 사람이 그 질환이나 질병에 대하여 일반건강

검진을 받은 날이 속하는 연도의 다음 연도 1월 31일까지 보건복지부장관이 정하여 고시하는 요양급여(의원 및 병원만 해당하되, 결핵에 대한 진료 또는 검사의 경우에는 종합병원 및 상급종합병원도 해당한다)를 받는 경우

2) 「의료법」 제34조에 따른 원격의료에 대하여 보건복지부장관이 정하여 고시하는 요양급여를 받는 경우

3) 요양급여를 의뢰받은 요양기관이 환자의 상태가 호전됨에 따라 요양급여를 의뢰한 요양기관 등으로 환자를 회송(回送)하는 경우로서 해당 환자가 회송과 관련하여 보건복지부장관이 정하여 고시하는 요양급여를 받는 경우

파. 보건복지부장관이 정하여 고시하는 항목에 대해 정신건강의학과 외래진료를 받은 경우(라목에 해당하는 사람에 대한 요양급여는 제외한다)에는 다음 표에 따라 계산한 금액에 제1호나목에 따라 계산한 금액(다음 표에 따라 보건복지부장관이 정하여 고시하는 항목에 대한 요양급여비용을 계산한 금액은 제외한다)을 더한 금액. 다만, 6세 미만의 경우에는 본인이 부담할 비용의 부담률(제1호나목 및 다음 표에 따른 부담률을 말한다)의 100분의 70에 해당하는 금액으로 하고, 65세 이상인 경우에는 요양급여비용 총액이 보건복지부령으로 정하는 금액을 넘지 않으면 보건복지부령으로 정하는 금액으로 한다.

기관 종류	본인일부부담금
상급종합병원	보건복지부장관이 정하여 고시하는 항목에 대한 요양급여비용 × 40/100
종합병원	보건복지부장관이 정하여 고시하는 항목에 대한 요양급여비용 × 30/100
병원, 치과병원, 한방병원, 요양병원, 정신병원	보건복지부장관이 정하여 고시하는 항목에 대한 요양급여비용 × 20/100
의원, 치과의원, 한의원, 보건의료원	보건복지부장관이 정하여 고시하는 항목에 대한 요양급여비용 × 10/100

하. 보건복지부장관이 정하여 고시하는 조산아(早産兒)와 저체중 출생아의 외래진료(출생일부터 5년이 되는 날까지의 외래진료를 말한다)에 대한 요양급여로서 보건복지부장관이 정하는 요양급여의 경우에는 요양급여비용 총액의 100분의 5

1) 삭제 〈2019.10.22.〉

2) 삭제 〈2019.10.22.〉

3) 삭제 〈2019.10.22.〉

거. 가목1)·2)·3), 나목, 다목1), 마목, 자목 및 하목에도 불구하고 보건복지부장관이 정하여 고시하는 추나요법에 대하여 보건복지부장관이 정하는 요양급여를 받는 경우에는 해당 요양급여비용의 100분의 50. 다만, 보건복지부장관이 따로 정하여 고시하는 추나요법에 대하여 요양급여를 받는 경우에는 해당 요양급여비용의 100분의 80으로 한다.

너. 보건복지부장관이 정하여 고시하는 경증질환자가 상급종합병원에서 외래진료를 받는 경우에는 요양급여비용 총액에 보건복지부장관이 정하여 고시하는 본인부담률을 곱한 금액

더. 보건복지부장관이 정하여 고시하는 만성질환자가 의원에서 보건복지부장관이 정하여 고시하는 항목의 외래진료를 받는 경우에는 해당 요양급여비용의 100분의 20(1세 이상 6세 미만의 아동은 해당 요양급여비용의 100분의 14). 다만, 다음의 어느 하나에 해당하는 사람이 외래진료를 받는 경우에는 제외한다.

1) 임신부

2) 1세 미만의 영유아

3) 65세 이상인 사람(해당 요양급여비용이 보건복지부장관이 정하여 고시하는 금액 이하인 경우로 한정한다)

4) 희귀난치성질환등을 가진 사람

5) 소득인정액이 「국민기초생활 보장법」 제2조제11호에 따른 기준 중위소득의 100분의 50 이하인 사람으로서 보건복지부장관이 정하여 고시하는 요건에 해당하는 사람

러. 나목, 다목, 라목2), 너목 및 더목에도 불구하고 「감염병의 예방 및 관리에 관한 법률」 제2조제1호에 따른 감염병의 발생·유행 상황을 고려하여 보건복지부장관이 정하여 고시하는 감염병환자가 보건복지부장관이 정하여 고시하는 항목의 요양급여를 받는 경우에는 다음의 구분에 따라 산정한 금액

1) 해당 요양급여비용 총액에 보건복지부장관이 정하여 고시하는 본인부담률을 곱한 금액

2) 1)에도 불구하고 소득인정액이 「국민기초생활 보장법」 제2조제11호에 따른 기준 중위소득의 100분의 50 이하에 해당하는 등 보건복지부장관이 정하여 고시하는 요건에 해당하는 경우에는 해당 요양급여비용 총액의 100분의 20 범위에서 보건복지부장관이 정하여 고시하는 금액

4. 제1호부터 제3호까지의 규정에도 불구하고 법 제41조의4 및 이 영 제18조의4에 따른 선별급여 항목의 경우에는 요양급여비용의 100분의 100의 범위에서 보건복지부장관이 정하여 고시하는 금액을 부담한다.

5. 제1호 및 제3호에도 불구하고 「의료법」 제3조제2항제3호라목에 따른 요양병원 및 같은 호 마목에 따른 정신병원 외의 요양기관에서 입원진료를 받는 경우로서 법 제43조에 따라 신고한 입원병실 중 일반입원실에 16일 이상 연속하여 입원하는 환자의 경우에는 요양급여비용 총액 중 입원료에 한정하여 다음 표의 구분에 따라 계산한 금액을 부담한다. 다만, 제21조제3항제2호에 따라 보건복지부장관이 정하여 고시하는 질병군에 대하여 입원진료를 받는 경우 및 질병 또는 환자 특성상 16일 이상 장기입원이 불가피한 경우로 보건복지부장관이 정하여 고시하는 경우는 제외한다.

구분	본인일부부담금	
	입원일수 16일 이상 30일 이하	입원일수 31일 이상
가. 상급종합병원의 5인실 이상, 요양기관의 4인실 이상	16일째 입원일부터 30일째 입원일까지의 입원료 × 25/100	31일째 입원일부터의 입원료 × 30/100
나. 상급종합병원의 4인실, 종합병원·병원·한방병원의 3인실	16일째 입원일부터 30일째 입원일까지의 입원료 × 35/100	31일째 입원일부터의 입원료 × 40/100
다. 상급종합병원의 3인실, 종합병원·병원·한방병원의 2인실	16일째 입원일부터 30일째 입원일까지의 입원료 × 45/100	31일째 입원일부터의 입원료 × 50/100
라. 상급종합병원의 2인실	16일째 입원일부터 30일째 입원일까지의 입원료 × 55/100	31일째 입원일부터의 입원료 × 60/100

5의2. 제1호, 제3호(너목은 제외한다) 및 제4호에도 불구하고 연간 외래진료 횟수가 365회를 초과하는 사람은 그 초과 외래진료에 대한 요양급여비용 총액의 100분의 90을 부담한다. 다만, 다음 각 목의 어느 하나에 해당하는 경우에는 그렇지 않다.

가. 「아동복지법」에 따른 아동

나. 「모자보건법」에 따른 임산부

다. 다음의 사람 중에서 보건복지부장관이 정하여 고시하는 사람

1) 「장애인복지법」 제2조제2항에 따른 장애인

2) 희귀난치성질환등을 가진 사람

3) 제3호마목에 따른 중증질환자

4) 그 밖에 1)부터 3)까지의 규정에 준하는 사람으로서 불가피하게 연간 365회를 초과하는 외래진료가 필요한 사람

6. 제1호부터 제5호까지의 규정에도 불구하고 다음 각 목의 어느 하나에 해당하는 경우에는 보건복지부령으로

정하는 항목의 요양급여비용의 100분의 100의 범위에서 보건복지부령으로 정하는 금액을 부담한다.
가. 법 제53조제3항에 따라 급여가 제한되는 경우
나. 법 제54조제3호 및 제4호에 따라 급여가 정지되는 경우
다. 법 제109조제10항에 따라 공단이 보험급여를 하지 않는 경우
라. 「학교폭력 예방 및 대책에 관한 법률」 제2조제1호에 따른 학교폭력 중 학생 간의 폭행에 의한 경우
마. 보험재정에 상당한 부담을 준다고 인정되는 경우
바. 그 밖에 보건복지부령으로 정하는 경우

[별표 3] 〈개정 2024.8.20〉

본인부담상한액의 산정방법(제19조제4항 관련)

1. 본인부담상한액은 지역가입자의 세대별 보험료 부담수준 또는 직장가입자의 개인별 보험료 부담수준(이하 "상한액기준보험료"라 한다)을 구간으로 구분하여 다음 각 목의 구분에 따른 금액으로 한다.
   가. 2024년 본인부담상한액: 다음 표에 따른 금액

구분	상한액기준보험료 구간	120일 초과 입원	그 밖의 경우
지역가입자, 직장가입자 및 피부양자	1구간	138만원	87만원
	2구간	174만원	108만원
	3구간	235만원	167만원
	4구간	388만원	313만원
	5구간	557만원	428만원
	6구간	669만원	514만원
	7구간	1,050만원	808만원

비고: 위 표에서 "120일 초과 입원"이란 「의료법」 제3조제2항제3호라목에 따른 요양병원(「장애인복지법」 제58조제1항제4호에 따른 장애인 의료재활시설로서 「의료법」 제3조의2의 요건을 갖춘 의료기관인 요양병원은 제외한다)에 입원한 기간이 같은 연도에 120일을 초과하는 경우를 말한다.

   나. 2025년 이후 본인부담상한액: 다음 계산식에 따른 금액

해당 연도 본인부담상한액 = 전년도 본인부담상한액 × (1 + 전국소비자물가변동률)

비고
1. 위 계산식에서 "본인부담상한액"이란 상한액기준보험료 구간별 금액을 말한다.
2. 위 계산식에서 "전국소비자물가변동률"이란 「통계법」에 따라 통계청장이 매년 고시하는 전전년도와 대비한 전년도 전국소비자물가변동률을 말하며, 전국소비자물가변동률이 100분의 5를 넘는 경우에는 100분의 5로 한다.
3. 위 계산식에 따라 산정한 금액 중 1만원 미만의 금액은 버린다.

2. 제1호의 상한액기준보험료 구간은 다음 표와 같다. 이 경우 상한액기준보험료의 구체적인 산정 기준・방법 등에 관하여 필요한 사항은 보건복지부장관이 정하여 고시한다.

구분	상한액기준보험료 구간	
지역가입자	1구간	상한액기준보험료가 전체 지역가입자의 하위 100분의 10에 상당하는 금액으로서 보건복지부장관이 정하여 고시하는 금액을 넘지 않는 경우
	2구간	상한액기준보험료가 전체 지역가입자의 하위 100분의 10에 상당하는 금액으로서 보건복지부장관이 정하여 고시하는 금액을 넘고 하위 100분의 30에 상당하는 금액으로서 보건복지부장관이 고시하는 금액을 넘지 않는 경우
	3구간	상한액기준보험료가 전체 지역가입자의 하위 100분의 30에 상당하는 금액으로서 보건복지부장관이 정하여 고시하는 금액을 넘고 하위 100분의 50에 상당하는 금액으로서 보건복지부장관이 고시하는 금액을 넘지 않는 경우
	4구간	상한액기준보험료가 전체 지역가입자의 하위 100분의 50에 상당하는 금액으로서 보건복지부장관이 정하여 고시하는 금액을 넘고 하위 100분의 70에 상당하는 금액으로서 보건복지부장관이 고시하는 금액을 넘지 않는 경우
	5구간	상한액기준보험료가 전체 지역가입자의 하위 100분의 70에 상당하는 금액으로서 보건복지부장관이 정하여 고시하는 금액을 넘고 하위 100분의 80에 상당하는 금액으로서 보건복지부장관이 고시하는 금액을 넘지 않는 경우
	6구간	상한액기준보험료가 전체 지역가입자의 하위 100분의 80에 상당하는 금액으로서 보건복지부장관이 정하여 고시하는 금액을 넘고 하위 100분의 90에 상당하는 금액으로서 보건복지부장관이 고시하는 금액을 넘지 않는 경우
	7구간	상한액기준보험료가 전체 지역가입자의 하위 100분의 90에 상당하는 금액으로서 보건복지부장관이 정하여 고시하는 금액을 넘는 경우
직장가입자 및 피부양자	1구간	상한액기준보험료가 전체 직장가입자의 하위 100분의 10에 상당하는 금액으로서 보건복지부장관이 정하여 고시하는 금액을 넘지 않는 경우
	2구간	상한액기준보험료가 전체 직장가입자의 하위 100분의 10에 상당하는 금액으로서 보건복지부장관이 정하여 고시하는 금액을 넘고 하위 100분의 30에 상당하는 금액으로서 보건복지부장관이 고시하는 금액을 넘지 않는 경우
	3구간	상한액기준보험료가 전체 직장가입자의 하위 100분의 30에 상당하는 금액으로서 보건복지부장관이 정하여 고시하는 금액을 넘고 하위 100분의 50에 상당하는 금액으로서 보건복지부장관이 고시하는 금액을 넘지 않는 경우
	4구간	상한액기준보험료가 전체 직장가입자의 하위 100분의 50에 상당하는 금액으로서 보건복지부장관이 정하여 고시하는 금액을 넘고 하위 100분의 70에 상당하는 금액으로서 보건복지부장관이 고시하는 금액을 넘지 않는 경우
	5구간	상한액기준보험료가 전체 직장가입자의 하위 100분의 70에 상당하는 금액으로서 보건복지부장관이 정하여 고시하는 금액을 넘고 하위 100분의 80에 상당하는 금액으로서 보건복지부장관이 고시하는 금액을 넘지 않는 경우
	6구간	상한액기준보험료가 전체 직장가입자의 하위 100분의 80에 상당하는 금액으로서 보건복지부장관이 정하여 고시하는 금액을 넘고 하위 100분의 90에 상당하는 금액으로서 보건복지부장관이 고시하는 금액을 넘지 않는 경우
	7구간	상한액기준보험료가 전체 직장가입자의 하위 100분의 90에 상당하는 금액으로서 보건복지부장관이 정하여 고시하는 금액을 넘는 경우

비고: 상한액기준보험료가 제32조제2호나목에 따른 월별 보험료액 하한 금액 이하인 지역가입자는 위 표에도 불구하고 1구간에 해당하는 것으로 본다.

〔별표 4〕 〈개정 2024.5.7.〉

재산보험료부과점수의 산정방법(제42조제1항 관련)

1. 재산보험료부과점수는 지역가입자가 속한 세대의 재산보험료 부담능력을 표시하는 점수로서 다음 각 목의 금액을 합산한 금액에서 1억원 및 제42조의2제3항 각 호의 구분에 따른 금액을 뺀 금액을 등급별로 구분하여 산정한다. 이 경우 재산의 등급별 점수는 제3호의 표에 따른다.
   가. 제42조제1항제1호에 따른 토지, 건축물, 주택, 선박 및 항공기의 재산세 과세표준금액
   나. 제42조제1항제2호에 따른 임차주택에 대한 보증금 및 월세금액을 보건복지부령으로 정하는 기준에 따라 평가한 금액
2. 삭제 〈2022.8.31.〉
3. 재산등급별 점수

등급	재산금액(만원)	점수	등급	재산금액(만원)	점수
1	450 이하	22	31	38,800 초과 ~ 43,200 이하	757
2	450 초과 ~ 900 이하	44	32	43,200 초과 ~ 48,100 이하	785
3	900 초과 ~ 1,350 이하	66	33	48,100 초과 ~ 53,600 이하	812
4	1,350 초과 ~ 1,800 이하	97	34	53,600 초과 ~ 59,700 이하	841
5	1,800 초과 ~ 2,250 이하	122	35	59,700 초과 ~ 66,500 이하	881
6	2,250 초과 ~ 2,700 이하	146	36	66,500 초과 ~ 74,000 이하	921
7	2,700 초과 ~ 3,150 이하	171	37	74,000 초과 ~ 82,400 이하	961
8	3,150 초과 ~ 3,600 이하	195	38	82,400 초과 ~ 91,800 이하	1,001
9	3,600 초과 ~ 4,050 이하	219	39	91,800 초과 ~ 103,000 이하	1,041
10	4,050 초과 ~ 4,500 이하	244	40	103,000 초과 ~ 114,000 이하	1,091
11	4,500 초과 ~ 5,020 이하	268	41	114,000 초과 ~ 127,000 이하	1,141
12	5,020 초과 ~ 5,590 이하	294	42	127,000 초과 ~ 142,000 이하	1,191
13	5,590 초과 ~ 6,220 이하	320	43	142,000 초과 ~ 158,000 이하	1,241
14	6,220 초과 ~ 6,930 이하	344	44	158,000 초과 ~ 176,000 이하	1,291
15	6,930 초과 ~ 7,710 이하	365	45	176,000 초과 ~ 196,000 이하	1,341
16	7,710 초과 ~ 8,590 이하	386	46	196,000 초과 ~ 218,000 이하	1,391
17	8,590 초과 ~ 9,570 이하	412	47	218,000 초과 ~ 242,000 이하	1,451
18	9,570 초과 ~ 10,700 이하	439	48	242,000 초과 ~ 270,000 이하	1,511
19	10,700 초과 ~ 11,900 이하	465	49	270,000 초과 ~ 300,000 이하	1,571
20	11,900 초과 ~ 13,300 이하	490	50	300,000 초과 ~ 330,000 이하	1,641
21	13,300 초과 ~ 14,800 이하	516	51	330,000 초과 ~ 363,000 이하	1,711
22	14,800 초과 ~ 16,400 이하	535	52	363,000 초과 ~ 399,300 이하	1,781
23	16,400 초과 ~ 18,300 이하	559	53	399,300 초과 ~ 439,230 이하	1,851
24	18,300 초과 ~ 20,400 이하	586	54	439,230 초과 ~ 483,153 이하	1,921
25	20,400 초과 ~ 22,700 이하	611	55	483,153 초과 ~ 531,468 이하	1,991
26	22,700 초과 ~ 25,300 이하	637	56	531,468 초과 ~ 584,615 이하	2,061
27	25,300 초과 ~ 28,100 이하	659	57	584,615 초과 ~ 643,077 이하	2,131
28	28,100 초과 ~ 31,300 이하	681	58	643,077 초과 ~ 707,385 이하	2,201
29	31,300 초과 ~ 34,900 이하	706	59	707,385 초과 ~ 778,124 이하	2,271
30	34,900 초과 ~ 38,800 이하	731	60	778,124 초과	2,341

4. 삭제 〈2024.2.13.〉

국민건강보험법 시행규칙 〔2000 · 6 · 30 보건복지부령 제157호〕

[일부개정 2024. 10. 4. 보건복지부령 제1061호]

제1조(목적) 이 규칙은 「국민건강보험법」 및 같은 법 시행령에서 위임된 사항과 그 시행에 필요한 사항을 규정함을 목적으로 한다. 〈개정 2015.7.24.〉

제2조(피부양자 자격의 인정기준 등) ① 「국민건강보험법」(이하 "법"이라 한다) 제5조제2항에 따른 피부양자 자격의 인정기준은 다음 각 호의 요건을 모두 충족하는 것으로 한다. 〈개정 2013.6.28., 2018.3.6.〉

1. 별표 1에 따른 부양요건에 해당할 것
2. 별표 1의2에 따른 소득 및 재산요건에 해당할 것

② 피부양자는 다음 각 호의 어느 하나에 해당하는 날에 그 자격을 취득한다.

1. 신생아의 경우: 출생한 날
2. 직장가입자의 자격 취득일 또는 가입자의 자격 변동일부터 90일 이내에 피부양자의 자격취득 신고를 한 경우: 직장가입자의 자격 취득일 또는 해당 가입자의 자격 변동일
3. 직장가입자의 자격 취득일 또는 가입자의 자격 변동일부터 90일을 넘겨 피부양자 자격취득 신고를 한 경우: 법 제13조에 따른 국민건강보험공단(이하 "공단"이라 한다)에 별지 제1호서식의 피부양자 자격(취득·상실) 신고서를 제출한 날. 다만, 천재지변, 질병·사고 등 공단이 정하는 본인의 책임이 없는 부득이한 사유로 90일을 넘겨 피부양자 자격취득 신고를 한 경우에는 직장가입자의 자격 취득일 또는 가입자의 자격 변동일로 한다.

③ 피부양자는 다음 각 호의 어느 하나에 해당하게 된 날에 그 자격을 상실한다. 〈개정 2023.9.11., 2024.5.13.〉

1. 사망한 날의 다음 날
2. 대한민국의 국적을 잃은 날의 다음 날
3. 국내에 거주하지 아니하게 된 날의 다음 날
4. 직장가입자가 자격을 상실한 날
5. 법 제5조제1항제1호에 따른 수급권자가 된 날
6. 법 제5조제1항제2호에 따른 유공자등 의료보호대상자인 피부양자가 공단에 건강보험의 적용배제 신청을 한 날의 다음 날
7. 직장가입자 또는 다른 직장가입자의 피부양자 자격을 취득한 경우에는 그 자격을 취득한 날
8. 피부양자 자격을 취득한 사람이 본인의 신고에 따라 피부양자 자격 상실 신고를 한 경우에는 신고한 날의 다음 날
9. 제1항에 따른 요건을 충족하지 아니하는 경우에는 공단이 그 요건을 충족하지 아니한다고 확인한 날의 다음 날
10. 제9호에도 불구하고 「국민건강보험법 시행령」(이하 "영"이라 한다) 제41조의2제3항에 따라 영 제41조제1항제3호 및 제4호의 소득(이하 "사업소득등"이라 한다)의 발생 사실과 그 금액을 신고하여 공단이 제1항제2호에 따른 소득요건을 충족하지 않는다고 확인한 경우에는 그 사업소득등이 발생한 날이 속하는 달의 다음 달 말일
11. 제9호에도 불구하고 영 제41조의2제3항에 따라 사업소득등의 발생 사실과 그 금액을 신고하지 않았으나 공단이 제1항제2호에 따른 소득요건을 충족하지 않음을 확인한 경우에는 그

사업소득등이 발생한 날이 속하는 달의 말일

12. 제9호부터 제11호까지의 규정에도 불구하고 거짓이나 그 밖의 부정한 방법으로 영 제41조의2제1항에 따른 소득월액의 조정 신청 또는 이 규칙에 따른 피부양자 자격 취득 신고를 하여 피부양자 자격을 취득한 것을 공단이 확인한 경우에는 그 자격을 취득한 날

④ 직장가입자가 피부양자 자격 취득 또는 상실 신고를 하거나 피부양자가 제3항제8호에 따른 자격 상실 신고를 하려면 별지 제1호서식의 피부양자 자격(취득·상실) 신고서에 다음 각 호의 서류(자격 취득 신고의 경우만 해당한다)를 첨부하여 공단에 제출하여야 한다. 다만, 공단이 법 제96조에 따라 국가 등으로부터 제공받은 자료로 피부양자 자격 취득 또는 상실 대상자를 확인할 수 있는 경우에는 신고서를 제출하지 아니한다. 〈개정 2013.6.28., 2018.3.6., 2018.6.29., 2023.9.11.〉

1. 가족관계등록부의 증명서 1부(주민등록표 등본으로 제1항 각 호의 요건 충족 여부를 확인할 수 없는 경우만 해당한다)
2. 「장애인복지법」 제32조에 따라 등록된 장애인, 「국가유공자 등 예우 및 지원에 관한 법률」 제4조·제73조 및 제74조에 따른 국가유공자 등(법률 제11041호로 개정되기 전의 「국가유공자 등 예우 및 지원에 관한 법률」 제73조의2에 따른 국가유공자 등을 포함한다)으로서 같은 법 제6조의4에 따른 상이등급 판정을 받은 사람과 「보훈보상대상자 지원에 관한 법률」 제2조에 따른 보훈보상대상자로서 같은 법 제6조에 따른 상이등급 판정을 받은 사람임을 증명할 수 있는 서류 1부(장애인, 국가유공자 등 또는 보훈보상대상자의 경우만 해당한다)
3. 「도시 및 주거환경정비법」에 따른 주택재건축사업의 사업자등록증 사본 등 별표 1의2 제1호다목에 해당하는 사실을 확인하기 위하여 공단이 요구하는 서류(피부양자가 되려는 사람이 별표 1의2 제1호다목에 따른 인정을 받으려는 경우만 해당한다)

⑤ 삭제 〈2013.6.28.〉

제3조(사업장의 적용·변경·탈퇴 신고) ① 사용자는 해당 사업장이 법 제6조제2항에 따라 직장가입자가 되는 근로자·공무원 및 교직원을 사용하는 사업장이 된 경우에는 그 때부터 14일 이내에 별지 제2호서식의 사업장(기관) 적용신고서에 통장 사본 1부(자동이체를 신청하는 경우만 해당한다)를 첨부하여 공단에 제출해야 한다. 이 경우 공단은 「전자정부법」 제36조제2항에 따른 행정정보의 공동이용을 통하여 사업자등록증명 및 법인등기사항증명서를 확인해야 하며, 신고인이 사업자등록증명을 확인하는 것에 동의하지 않는 경우에는 사업자등록증 사본을 첨부하도록 해야 한다. 〈개정 2024.8.1.〉

② 사용자는 제1항에 따라 공단에 신고한 내용이 변경된 경우에는 변경된 날부터 14일 이내에 별지 제3호서식의 사업장(기관)변경신고서를 공단에 제출해야 한다. 이 경우 공단은 「전자정부법」 제36조제2항에 따른 행정정보의 공동이용을 통하여 사업자등록증명 및 법인 등기사항증명서를 확인해야 하며, 신고인이 사업자등록증명을 확인하는 것에 동의하지 않는 경우에는 사업자등록증 사본을 첨부하도록 해야 한다. 〈개정 2024.8.1.〉

③ 사용자는 사업장이 다음 각 호의 어느 하나에 해당하게 된 경우에는 그 날부터 14일 이내에 별지 제4호서식의 사업장 탈퇴신고서에 사업장 탈퇴 사실을 증명할 수 있는 서류를 첨부하여 공단에 제출하여야 한다. 이 경우 공단은 「전자정부법」 제36조제2항에 따른 행정정보의 공동이용을 통하여 휴업·폐업 사실 증명원(사업장이 휴업·폐업한 경우만 해당한다) 및 법인 등기사항증명서를 확인하여야 하며, 신고인이 휴업·폐업 사실 증명원을 확인하는 것에 동의하지 아니하는 경우에는 이를 첨부하도록 하여야 한다. 〈개정 2023.9.11.〉

1. 사업장이 휴업·폐업되는 경우
2. 사업장이 합병되는 경우
3. 사업장이 폐쇄되는 경우
4. 사업장에 근로자가 없게 되거나 영 제9조제1호에 따른 근로자만을 고용하게 되는 경우

제4조(가입자 자격의 취득·변동·상실의 신고) ① 세대주는 그 세대의 구성원이 법 제6조제3항·제8조제1항 및 제9조제1항에 따라 지역가입자의 자격을 취득한 경우 또는 지역가입자로 자격이 변동된 경우에는 별지 제5호서식의 지역가입자 자격 취득·변동 신고서에 보험료 감면 증명자료를 첨부(법 제74조 및 제75조에 따라 보험료가 면제되거나 일부를 경감받는 사람만 해당하며, 공단이 법 제96조에 따라 국가 등으로부터 제공받은 자료로 보험료 감면 대상자임을 확인할 수 있는 경우에는 첨부하지 않는다)해 공단에 제출해야 한다. 다만, 제4항제2호에 따라 사용자가 별지 제8호서식의 직장가입자 자격상실 신고서를 공단에 제출한 경우에는 별지 제5호서식의 지역가입자자격취득·변동신고서를 제출한 것으로 본다. 〈개정 2018.12.18.〉

② 사용자는 법 제6조제2항·제4항, 제8조제1항 및 제9조제1항에 따라 근로자·공무원 및 교직원이 다음 각 호의 어느 하나에 해당하는 경우에는 별지 제6호서식의 직장가입자 자격취득 신고서를 공단에 제출해야 한다. 이 경우 제2조제1항 각 호의 요건을 갖추었는지 여부를 주민등록표 등본으로 확인할 수 없을 때에는 가족관계등록부의 증명서 1부를 첨부해야 한다. 〈개정 2018.12.18.〉

1. 직장가입자가 아닌 사람이 직장가입자인 근로자·사용자·공무원 및 교직원이 된 경우
2. 직장가입자인 근로자·사용자가 다른 사업장의 직장가입자가 되거나 직장가입자인 공무원·교직원이 된 경우
3. 직장가입자인 공무원·교직원이 직장가입자인 근로자·사용자가 되거나 소속 기관장을 달리하는 기관으로 전출된 경우

③ 법 제9조제3항에 따라 국방부장관 또는 법무부장관이 공단에 통지해야 할 사항은 다음 각 호와 같다. 〈개정 2018.12.18.〉

1. 국방부장관: 법 제54조제3호에 해당하는 사람의 성명·주민등록번호·입대일·전역일 및 전환복무일
2. 법무부장관: 법 제54조제4호에 해당하는 사람의 성명·주민등록번호·입소일·출소일·수용기관명칭·코드 및 신분 구분

④ 법 제10조제2항에 따른 자격상실의 신고는 다음 각 호의 구분에 따라 해야 한다. 〈개정 2018.12.18.〉

1. 지역가입자: 세대주가 별지 제7호서식의 지역가입자 자격상실 신고서를 공단에 제출
2. 직장가입자: 사용자가 별지 제8호서식의 직장가입자 자격상실 신고서를 공단에 제출

⑤ 사용자는 제2항에 따라 공단에 신고한 직장가입자의 내용이 변경된 경우에는 변경된 날부터 14일 이내에 별지 제9호서식의 직장가입자 내용변경 신고서를 공단에 제출해야 한다. 〈개정 2018.12.18.〉

제4조의2(가입자 자격의 취득·변동의 고지사항) 공단은 법 제9조의2에 따라 자격 취득 또는 변동에 관한 사항을 알리는 경우에는 제48조에 따른 납입고지서에 다음 각 호의 사항을 명시해야 한다.

1. 가입자 자격의 취득 또는 변동이 발생한 가입자의 성명
2. 취득 또는 변동이 발생한 자격

[본조신설 2019.6.12.]

제5조(건강보험증의 발급 신청 등) ① 가입자 또는 피부양자는 법 제12조제1항에 따른 건강보험증을 발급받으려면 별지 제10호서식의 건강보험증 발급 신청서를 공단에 제출해야 한다. 이 경우 「정보통신망 이용촉진 및 정보보호 등에 관한 법률」 제2조제1항제1호에 따른 정보통신망(이하 "정보통신망"이라 한다)을 통하여 해당 서류를 제출할 수 있다.

② 공단은 제1항에 따른 신청을 받으면 지체 없이 별지 제11호서식 또는 별지 제11호의2서식의 건강보험증을 신청인에게 발급해야 한다. 〈개정 2020.10.30.〉

③ 공단은 법 제96조에 따라 제공받은 자료를 이용하여 가입자 또는 피부양자의 자격 취득·변동 사실을 확인한 경우에는 제2항에도 불구하고 가입자 또는 피부양자의 신청 없이 건강보험증을 발급할 수 있다. 〈개정 2024.5.28.〉

④ 제2항 또는 제3항에 따라 건강보험증을 발급받은 가입자 또는 피부양자는 건강보험증에 기재된 내용이 변경된 경우에는 변경된 날부터 30일 이내에 별지 제10호서식의 건강보험증 기재사항 변경 신청서를 공단에 제출해야 한다.

[전문개정 2019.6.12.]

제6조 삭제 〈2019.6.12.〉

제7조(건강보험증을 대체하는 신분증명서) 법 제12조제3항에서 "보건복지부령으로 정하는 본인 여부를 확인할 수 있는 신분증명서"란 다음 각 호의 증명서 또는 서류(관계 법령에서 인정하고 있는 전자적 방식의 증명서 또는 전자문서를 포함한다. 이하 이 조에서 같다)를 말한다. 이 경우 그 증명서 또는 서류에 유효기간이 적혀 있는 경우에는 그 유효기간이 지나지 않아야 한다. 〈개정 2020.10.30., 2023.11.14., 2024.5.28.〉

1. 행정기관이나 공공기관이 발행한 증명서로서 사진이 붙어 있고, 주민등록번호 또는 외국인등록번호가 포함되어 본인임을 확인할 수 있는 국가보훈등록증, 장애인 등록증, 외국인 등록증, 그 밖에 신분을 확인할 수 있는 증명서
2. 행정기관이나 공공기관이 기록·관리하는 것으로서 사진이 붙어 있고, 주민등록번호 또는 외국인등록번호가 포함되어 본인임을 확인할 수 있는 서류
3. 「전자서명법」 제2조제2호에 따른 전자서명(서명자의 실지명의를 확인할 수 있는 것을 말한다)이 첨부되어 있거나 「정보통신망 이용촉진 및 정보보호 등에 관한 법률」 제23조의3에 따른 본인확인기관이 제공하는 등 보건복지부장관이 정하여 고시하는 방법에 따라 본인 여부를 확인할 수 있는 증명서 또는 서류

제7조의2(본인 여부 및 자격 확인 등) ① 법 제12조제4항 본문에 따라 요양기관이 가입자 또는 피부양자의 본인 여부 및 그 자격을 확인하는 경우에는 공단이 운영하는 정보시스템(공단이 가입자 또는 피부양자 자격 및 보험급여 관리를 위하여 구축·운영하는 정보시스템을 말한다. 이하 이 조에서 같다)을 통하여 그 자격을 확인해야 한다. 다만, 불가피한 사유로 정보시스템을 통한 자격 확인이 불가능한 경우에는 공단의 이사장이 정하는 방법으로 그 자격을 확인해야 한다.

② 법 제12조제4항 단서에서 "보건복지부령으로 정하는 정당한 사유"란 다음 각 호의 어느 하나에 해당하는 경우를 말한다. 〈개정 2024.10.4.〉

1. 「응급의료에 관한 법률」 제2조제1호에 따른 응급환자에게 요양급여를 실시하는 경우 등 요양급여 실시가 지체되면 가입자 또는 피부양자의 생명 또는 신체에 위해가 발생할 우려가 있거나 그 밖에 이에 준하는 사유로 건강보험증이나 신분증명서를 제출하기 곤란한 경우
2. 그 밖에 가입자 또는 피부양자에 대한 본인 여부 및 자격 확인이 환자 진료에 불편이나 지장을 초래하는 등 부득이한 경우로서 보건복지부장관이 정하여 고시하는 경우

[본조신설 2024.5.28.]

제8조(상임이사 후보 추천 절차 등) ① 법 제20조제3항에 따른 상임이사 후보를 추천하기 위하여 공단에 상임이사추천위원회(이하 "상임이사추천위원회"라 한다)를 둔다.

② 상임이사추천위원회는 위원장을 포함한 5명의 위원으로 구성한다. 이 경우 위원장은 공단의 인사업무를 담당하는 상임이사(인사업무를 담당하는 상임이사 후보를 추천하는 경우에는 이사장이 지명하는 이사)로 하고, 위원은 이사장이 위촉

하는 다음 각 호의 사람으로 한다.
1. 공단의 비상임이사 2명
2. 공단의 업무에 관한 전문지식과 경험이 풍부한 사람으로서 공단의 임직원이 아닌 사람 2명
③ 제1항과 제2항에서 규정한 사항 외에 후보자 심사 및 추천 방법, 위원의 제척(除斥)·기피·회피 등 상임이사추천위원회 운영 등에 필요한 사항은 공단의 정관 또는 내규(內規)로 정한다.

제9조(징수이사 후보의 자격기준 및 심사기준 등) ① 법 제21조제1항에서 "보건복지부령으로 정하는 자격을 갖춘 사람"이란 법 제21조제2항에 따른 징수이사추천위원회(이하 "징수이사추천위원회"라 한다)가 정하는 단위 부서장 이상의 경력이 있는 사람으로서 법 제14조제1항제2호 및 제11호에 따른 업무에 관한 전문지식 및 경험을 갖추고 경영혁신을 추진할 수 있는 사람을 말한다.
② 법 제21조제4항에 따른 심사는 징수이사추천위원회가 징수이사 후보가 다음 각 호의 요소를 갖추고 있는지를 평가하여 이를 점수로 환산하는 방법으로 한다. 이 경우 각 호의 요소별 배점이나 그 밖에 심사에 필요한 사항은 징수이사추천위원회가 정한다.
1. 경영, 경제 및 사회보험에 관한 학식
2. 문제에 대한 예측 및 예방조치 능력
3. 조직관리 능력
4. 그 밖에 징수이사로서의 자질과 능력을 평가할 수 있는 것으로서 징수이사추천위원회가 정하는 요소
③ 징수이사추천위원회는 법 제21조제4항에 따라 징수이사 후보로 추천될 사람과 다음 각 호의 계약 조건에 대하여 협의하여야 한다.
1. 법에 따라 징수하는 보험료, 「국민연금법」, 「고용보험 및 산업재해보상보험의 보험료징수 등에 관한 법률」, 「임금채권보장법」, 「석면피해구제법」의 위탁에 따라 징수하는 연금보험료, 고용보험료, 산업재해보상보험료, 부담금 및 분담금 등의 징수 목표 및 민원관리에 관한 사항
2. 보수와 상벌 등 근로 조건에 관한 사항
3. 해임 사유에 관한 사항
4. 그 밖에 고용관계의 성립·소멸 등에 필요한 사항
④ 징수이사추천위원회의 회의는 재적위원 과반수의 출석으로 개의(開議)하고, 출석위원 과반수의 찬성으로 의결한다.

제10조(결산보고서 등의 공고) 공단은 법 제39조제2항에 따라 결산보고서 및 사업보고서를 작성하여 보건복지부장관에게 보고한 경우에는 그 개요를 「신문 등의 진흥에 관한 법률」 제9조제1항에 따라 전국을 보급지역으로 등록한 일반일간신문, 인터넷 홈페이지나 그 밖의 효과적인 방법으로 공고해야 한다. 〈개정 2021.1.7.〉

제11조(요양기관의 인정 등) ① 법 제42조제2항에 따른 전문요양기관의 인정기준은 별표 2와 같다.
② 법 제42조제2항에 따라 전문요양기관으로 인정받으려는 요양기관은 별지 제12호서식의 전문요양기관 인정신청서에 다음 각 호의 서류를 첨부하여 보건복지부장관에게 제출하여야 한다.
1. 시설, 장비 및 진료과목별 인력 현황 1부
2. 최근 6개월 동안의 입원환자 진료실적 1부
③ 보건복지부장관은 요양기관을 전문요양기관으로 인정한 경우에는 별지 제13호서식의 전문요양기관 인정서를 발급하여야 한다.
④ 제1항부터 제3항까지의 규정에 따른 인정기준의 세부 내용, 그 밖에 전문요양기관의 인정에 필요한 사항은 보건복지부장관이 정하여 고시한다.

제12조(요양기관 현황 신고 등) ① 요양기관은 법 제43조제1항에 따라 시설·장비 및 인력 등에 대한 현황을 신고하려면 별지 제14호서식의 요양기관 현황신고서[약국 및 「약사법」 제91조제1항에 따라 설립된 한국희귀·필수의약품센터(이하 "한국희귀·필수의약품센터"라 한다)의 경우에는 별지 제15호서식의 요양기관 현황 신고서(약국 및 한국희귀·필수의약품센터용)를 말한다] 및 별지 제16호서식의 의료장비 현황(변경) 신고서에 다

음 각 호의 구분에 따른 서류를 첨부하여 건강보험심사평가원(이하 "심사평가원"이라 한다)에 제출하여야 한다. 다만, 법 제42조제1항제4호 및 제5호에 따른 요양기관은 다음 각 호의 구분에 따른 서류를 첨부하지 아니한다. 〈개정 2018.6.29.〉

1. 요양기관 현황 신고서의 경우에는 다음 각 목의 서류
   가. 의료기관 개설신고증, 의료기관 개설허가증, 약국 개설등록증 또는 한국희귀의약품센터 설립허가증 사본 1부
   나. 삭제 〈2018.9.28.〉
   다. 요양기관의 인력에 관한 면허나 자격을 확인할 수 있는 서류
   라. 통장 사본 1부
2. 의료장비 현황 신고서의 경우에는 다음 각 목의 서류
   가. 장비의 허가·신고·등록을 확인할 수 있는 서류
   나. 장비의 검사나 검사면제에 관한 사항을 확인할 수 있는 서류
   다. 장비를 구입하였거나 임차한 사실을 확인할 수 있는 서류

② 요양기관은 법 제43조제2항에 따라 요양기관의 인력·시설·장비 등의 내용이 변경된 경우에는 별지 16호서식의 의료장비 현황(변경) 신고서 및 별지 제17호서식의 요양기관 현황 변경신고서에 변경된 사항을 증명하는 서류를 첨부하여 심사평가원에 제출하여야 한다. 다만, 요양급여비용 수령 계좌를 변경하려는 경우에는 개설자나 대표자의 인감증명서(법인인 경우에는 법인 인감증명서를 말한다) 또는 「본인서명사실 확인 등에 관한 법률」 제2조제3호에 따른 본인서명사실확인서를 첨부하여야 하며, 별지 제17호서식의 요양기관 현황 변경신고서에 그 등록된 인감을 날인하거나 본인서명사실확인서와 동일한 서명을 하여야 한다. 〈개정 2018.6.29.〉

③ 제1항 및 제2항에 따른 신고서를 제출받은 심사평가원은 「전자정부법」 제36조제2항에 따른 행정정보의 공동이용을 통하여 사업자등록증명(신고인이 법 제42조제1항제4호 및 제5호에 따른 요양기관인 경우는 제외한다) 및 법인 등기사항증명서(법인인 경우만 해당한다)를 확인해야 하며, 신고인이 사업자등록증명을 확인하는 것에 동의하지 않는 경우에는 사업자등록증 사본을 첨부하도록 해야 한다. 〈신설 2018.9.28., 2024.8.1.〉

④ 제1항 및 제2항에도 불구하고 심사평가원은 특별시장·광역시장·특별자치시장·도지사·특별자치도지사(이하 "시·도지사"라 한다) 또는 시장·군수·구청장(자치구의 구청장을 말한다. 이하 같다)으로부터 다음 각 호의 사항을 통보받은 경우에는 요양기관이 별표 2의2 각 호의 구분에 따라 요양기관 현황(변경) 신고서 또는 의료장비 현황(변경) 신고서 및 첨부 서류를 심사평가원에 제출한 것으로 본다. 〈신설 2015.7.24., 2018.6.29., 2018.9.28., 2020.10.30.〉

1. 「의료법 시행규칙」 제30조의2제2항에 따라 처리한 사항
2. 「약사법 시행규칙」 제9조의2제2항에 따라 처리한 사항
3. 「진단용 방사선 발생장치의 안전관리에 관한 규칙」 제3조의2제2항에 따라 처리한 사항
4. 「특수의료장비의 설치 및 운영에 관한 규칙」 제4조의2제2항에 따라 처리한 사항
5. 「약사법」 제23조제5항에 따라 보건복지부장관이 정하는 의료기관이 없는 지역 또는 약국이 없는 지역에 해당한다는 사실

⑤ 심사평가원은 제2항에 따라 제출받은 요양기관 현황 변경 신고사항 중 다음 각 호의 사항을 소관 시·도지사 또는 시장·군수·구청장에게 통보하여야 한다. 〈신설 2015.7.24., 2018.9.28.〉

1. 「의료법」 제33조제5항 및 같은 법 시행규칙 제26조제1항제2호에 따른 의료기관 개설자가 입원, 해외 출장 등으로 다른 의사·치과의사·한의사 또는 조산사에게 진료하게 할 경우 그

기간 및 해당 의사 등의 인적 사항
2. 「의료법」 제33조제5항 및 같은 법 시행규칙 제26조제1항제6호에 따른 의료기관의 의료인 수
3. 「의료법」 제33조제5항 및 같은 법 시행규칙 제28조제1항제5호에 따른 의료기관의 의료인 수

⑥ 심사평가원은 제1항과 제2항에 따라 신고받은 사항 중 요양급여비용 지급을 위하여 필요한 다음 각 호의 사항을 공단에 통보하여야 한다. 〈개정 2015.7.24., 2018.9.28.〉
1. 요양기관의 명칭, 기호 및 소재지
2. 대표자의 성명 및 주민등록번호
3. 개설 신고(허가·등록)일, 폐업일
4. 사업자등록번호
5. 금융기관의 계좌명세 등

⑦ 요양기관이 제1항 및 제2항에 따라 심사평가원에 신고하여야 하는 장비 등 요양기관의 현황을 관리하는 데에 필요한 사항은 보건복지부장관이 정하여 고시한다. 〈개정 2015.7.24., 2018.9.28.〉

제12조의2(보건의료자원 통합신고포털의 설치·운영) ① 심사평가원은 제12조에 따른 요양기관 현황신고 등과 관련된 업무를 처리하기 위하여 「전자정부법」 제9조제2항에 따른 전자민원창구(이하 "보건의료자원 통합신고포털"이라 한다)를 설치하여 운영할 수 있다.

② 요양기관은 보건의료자원 통합신고포털을 통하여 제12조제1항부터 제4항까지의 규정에 따른 요양기관 현황 등에 대하여 신고하거나 그 내역 등을 확인할 수 있다. 〈개정 2020.9.8.〉

③ 보건복지부장관, 시·도지사, 시장·군수·구청장 및 심사평가원은 보건의료자원 통합신고포털과 보건복지부장관 및 각 지방자치단체가 운영하는 정보시스템을 연계하여 다음 각 호의 업무를 처리할 수 있다. 〈개정 2020.9.8.〉
1. 시·도지사 및 시장·군수·구청장이 제12조제4항에 따라 심사평가원에 하는 통보
2. 심사평가원이 제12조제5항에 따라 시·도지사 및 시장·군수·구청장에 하는 통보
3. 심사평가원이 법 제96조제2항 및 영 제69조의2에 따라 요청하는 영 별표 4의3 제2호마목·카목 및 타목에 해당하는 자료의 제공
4. 그 밖에 요양기관의 시설·장비 및 인력 등 보건의료자원의 통합신고를 위하여 필요하다고 심사평가원이 보건복지부장관의 승인을 받아 정한 사항

④ 보건복지부장관, 시·도지사, 시장·군수·구청장 및 심사평가원은 제3항 각 호의 업무를 위하여 불가피한 경우 「개인정보 보호법 시행령」 제19조제1호 또는 제4호에 따른 주민등록번호 또는 외국인등록번호가 포함된 자료를 처리할 수 있다.

⑤ 보건의료자원 통합신고포털의 설치·운영 방법, 정보시스템의 연계 운영 방법, 그 밖에 보건의료자원 통합신고포털을 관리하는 데에 필요한 사항은 보건복지부장관이 정하여 고시한다.

[본조신설 2015.7.24.]

제13조(외래진료 등의 경우 요양급여비용 총액에 관한 조건 등) ① 외래진료 및 고가(高價)의 특수의료장비를 이용한 진료의 경우에 영 별표 2 제1호나목 및 제3호파목에 따른 요양급여비용 총액에 관한 조건 및 본인부담액은 별표 3과 같다. 〈개정 2018.6.29.〉

② 약국 또는 한국희귀·필수의약품센터를 이용한 경우에 영 별표 2 제1호다목에 따른 요양급여비용 총액에 관한 조건 및 본인부담액은 별표 4와 같다. 〈개정 2018.6.29.〉

제14조(본인부담액 경감 인정) ① 영 별표 2 제3호라목에 따라 본인부담액을 경감받을 수 있는 요건을 갖춘 희귀난치성질환자등은 본인부담액 경감 인정을 받으려면 경감 인정 신청서(전자문서를 포함한다)에 다음 각 호의 서류(전자문서를 포함한다)를 첨부하여 특별자치도지사·시장·군수·구청장에게 제출하여야 한다. 〈개정 2013.9.30., 2015.7.24., 2015.12.31.〉
1. 영 별표 2 제3호라목에 따른 부양의무자(이하 "부양의무자"라 한다)와의 관계를 확인할 수

있는 가족관계등록부의 증명서(세대별 주민등록표 등본으로 부양의무자와의 관계를 확인할 수 없는 경우만 해당한다)
2. 임대차계약서(주택을 임대하거나 임차하고 있는 사람만 해당한다)
3. 요양기관이 발급한 진단서 1부(6개월 이상 치료를 받고 있거나 6개월 이상 치료가 필요한 사람만 해당한다)

② 제1항에 따른 신청인의 가족, 친족, 이해관계인 또는 「사회보장급여의 이용・제공 및 수급권자 발굴에 관한 법률」 제43조에 따른 사회복지전담공무원은 신청인이 신체적・정신적인 이유로 신청을 할 수 없는 경우에는 신청인을 대신하여 제1항에 따른 신청을 할 수 있다. 이 경우 다음 각 호의 구분에 따른 서류를 제시하거나 제출해야 한다. 〈개정 2023.11.14.〉
1. 신청인의 가족・친족 또는 이해관계인: 신청인과의 관계를 증명하는 서류
2. 사회복지 전담공무원: 공무원임을 증명하는 신분증

③ 제1항과 제2항에 따른 신청을 받은 특별자치도지사・시장・군수・구청장은 신청인이 제15조에 따른 기준에 해당하는지를 확인하여 부득이한 사유가 없으면 그 결과를 신청일부터 30일 이내에 공단에 통보하여야 한다. 다만, 다음 각 호의 어느 하나에 해당하는 경우에는 신청일부터 60일 이내에 통보할 수 있다. 〈개정 2015.12.31.〉
1. 부양의무자의 소득 조사에 시간이 걸리는 특별한 사유가 있는 경우
2. 제1항에 따른 경감 인정 신청서를 제출한 희귀난치성질환자등 또는 부양의무자가 같은 항 또는 관계 법령에 따른 조사나 자료제출 요구를 거부・방해 또는 기피하는 경우

④ 공단은 제3항에 따른 확인 결과를 통보받았을 때에는 부득이한 사유가 없으면 통보를 받은 날부터 7일 이내에 영 별표 2 제3호라목에 따른 인정 여부를 결정하여 그 결과를 신청인에게 통보하여야 한다. 〈개정 2015.12.31.〉

⑤ 제1항부터 제4항까지에서 규정한 사항 외에 본인부담액의 경감 인정 절차 등에 관하여 필요한 사항은 보건복지부장관이 정한다.

제15조(본인부담액 경감 대상자의 기준) 영 별표 2 제3호라목에 따른 소득인정액 산정의 기준이 되는 세대의 범위, 소득 및 재산의 범위, 소득인정액 산정방법 및 부양의무자가 부양능력이 없거나 부양을 받을 수 없는 경우의 구체적인 기준은 별표 5와 같다.

제16조(요양급여비용의 본인부담) 영 별표 2 제6호에 따라 본인이 요양급여비용을 부담하는 항목 및 부담률은 별표 6과 같다. 〈개정 2013.12.18., 2016.12.30.〉

제17조(본인부담액 경감 적용 시기) 공단은 제14조제4항에 따라 본인부담액 경감 인정 결정을 한 사람에 대해서는 경감 인정 결정을 한 날부터 발생하는 본인부담액부터 경감한다.

제18조(요양급여비용의 가감지급 기준) 법 제47조제5항 후단에 따라 요양급여의 적정성 평가 결과에 따라 요양급여비용을 가산하거나 감액하여 지급하는 금액은 평가대상 요양기관의 평가대상기간에 대한 심사결정 공단부담액의 100분의 10 범위에서 보건복지부장관이 정하여 고시한 기준에 따라 산정한 금액으로 한다. 〈개정 2016.9.23., 2022.12.9.〉

제19조(요양급여비용의 청구) ① 법 제47조제1항에 따라 요양기관 또는 같은 조 제6항에 따른 대행청구단체가 요양급여비용을 청구하려면 요양급여비용 심사청구서에 급여를 받은 사람에 대한 요양급여비용 명세서를 첨부하여 심사평가원에 제출하여야 한다.

② 요양기관 또는 대행청구단체는 제1항에 따른 요양급여비용 명세서에 다음 각 호의 사항을 적어야 한다. 〈개정 2024.7.18.〉
1. 제2호 외의 경우: 다음 각 목의 사항
   가. 가입자(지역가입자의 경우에는 세대주를 말

한다)의 성명 및 건강보험증 번호
나. 요양급여를 받은 사람의 성명 및 주민등록번호
2. 요양급여를 받은 사람이 「위기 임신 및 보호출산 지원과 아동 보호에 관한 특별법」 제2조제3호에 따른 비식별화된 가명 또는 「사회보장급여의 이용·제공 및 수급권자 발굴에 관한 법률」 제7조의2제1항에 따른 전산관리번호를 부여받은 경우: 요양급여를 받은 사람의 성명 또는 가명, 전산관리번호 및 건강보험증 번호
3. 질병명 또는 부상명
4. 요양 개시 연월일 및 요양 일수
5. 요양급여비용의 내용
6. 본인부담금 및 비용청구액
7. 처방전 내용 등

③ 요양급여비용의 청구방법, 요양급여비용 심사청구서 및 요양급여비용 명세서의 서식·작성요령, 그 밖에 요양급여비용의 청구에 필요한 사항은 보건복지부장관이 정하여 고시한다.

[시행일: 2024.7.18.] 제19조의 개정규정 중 「사회보장급여의 이용·제공 및 수급권자 발굴에 관한 법률」 제7조의2제1항제1호부터 제3호까지에 따른 전산관리번호와 관련된 부분

제20조(요양급여비용의 심사·지급) ① 심사평가원은 요양급여비용에 대한 심사청구를 받으면 그 심사청구 내용이 법 제41조제2항부터 제4항까지에 따른 요양급여의 기준 및 법 제45조제4항에 따라 보건복지부장관이 고시한 요양급여비용의 명세에 적합한지를 보건복지부장관이 정하여 고시한 바에 따라 심사한다. 이 경우 심사평가원의 원장은 제12조, 제19조 및 법 제96조에 따라 제공받은 자료의 사실 여부를 확인할 필요가 있으면 소속 직원으로 하여금 현장 조사를 통하여 해당 사항을 확인하게 할 수 있다. 〈개정 2016.7.27., 2019.10.24.〉

② 심사평가원의 원장은 제1항에 따라 심사를 하는 경우에는 요양급여비용에 대한 심사청구를 받은 날부터 40일(정보통신망을 통하여 통보하는 경우에는 15일) 이내에 심사하여 그 내용이 기재된 요양급여비용 심사결과통보서를 공단 및 해당 요양기관에 각각 송부해야 하며, 요양급여비용 심사결과통보서를 받은 공단은 지체 없이 요양급여비용 지급명세가 기재된 요양급여비용 지급통보서에 따른 요양급여비용을 해당 요양기관에 지급해야 한다. 이 경우 심사기간을 산정할 때 심사평가원의 원장이 요양급여비용에 대한 심사를 청구한 요양기관에 심사에 필요한 자료를 요청한 경우 등 특별한 사유가 있는 경우에는 그에 걸리는 기간은 제외한다. 〈개정 2019.6.12.〉

③ 공단은 법 제47조제3항에 따라 요양기관에 지급할 요양급여비용에서 과다하게 납부된 본인부담액을 공제한 경우에는 그 공제 내용을 요양기관에 통보하여야 한다.

④ 요양급여비용 심사결과통보서 및 요양급여비용 지급통보서의 서식과 요양급여비용의 심사·지급에 필요한 사항은 보건복지부장관이 정하여 고시한다.

제21조(요양급여비용 지급 등의 특례) ① 보건복지부장관은 제19조제1항에 따른 요양기관 또는 대행청구단체의 요양급여비용 청구가 있음에도 불구하고 천재지변·파업 등 특별한 사유로 심사평가원이 제20조제2항에 따른 기간 내에 요양급여비용 심사를 하는 것이 불가능하거나 현저히 곤란하다고 판단하는 경우에는 공단으로 하여금 요양급여비용의 전부 또는 일부를 요양기관에 우선 지급하게 할 수 있다.

② 심사평가원은 공단이 제1항에 따라 요양급여비용을 요양기관에 우선 지급한 후 그 요양급여비용에 대하여 심사한 경우에는 요양급여비용 심사결과통보서를 공단 및 해당 요양기관에 각각 송부하여야 한다. 이 경우 공단은 심사평가원의 심사결과에 따라 제1항에 따라 요양기관에 지급한 요양급여비용을 정산하여야 한다.

③ 제1항과 제2항에 따른 요양급여비용의 청구, 지급 및 정산의 방법·절차 등에 관하여 필요한 사항은 보건복지부장관이 정하여 고시한다.

제22조(정보통신망 등에 의한 통보) ① 요양기관은 요양급여비용 심사청구서 및 명세서 등의 서류를 전산매체 또는 정보통신망을 통하여 공단 또는 심사평가원에 제출할 수 있다. 이 경우 영 제28조제2항에 따라 전산 관리에 관하여 보건복지부장관이 고시한 기준에 따라 적정하다고 결정된 소프트웨어를 사용해야 한다. 〈개정 2017.9.7., 2019.6.12.〉

② 심사평가원은 요양급여비용 심사결과통보서 등을, 공단은 요양급여비용 지급통보서 등을 전산매체 또는 정보통신망을 이용하여 요양기관에 송부할 수 있다.

제22조의2(요양급여의 적정성 평가 기준 등) ① 법 제47조의4에 따른 요양급여의 적정성 평가(이하 "적정성평가"라 한다)는 의료의 안전성·효과성·효율성·환자중심성 등을 기준으로 하며, 세부적인 기준은 의약학적 타당성 및 계량화 가능성 등을 고려하여 심사평가원이 정하여 인터넷 홈페이지에 공개한다.

② 심사평가원은 요양기관별, 진료과목별, 지역별 및 질병·부상별로 구분하여 적정성평가를 실시한다.

③ 심사평가원의 원장은 적정성평가를 위하여 법 제96조제2항에 따라 제공받은 자료의 사실 여부를 확인할 필요가 있으면 소속 직원으로 하여금 해당 사항을 확인하게 할 수 있다. 〈신설 2024.5.28.〉

④ 심사평가원은 매년 법 제66조제1항에 따른 진료심사평가위원회(이하 "심사위원회"라 한다)의 심의를 거쳐 다음 해의 적정성평가 계획을 수립해야 한다. 〈개정 2024.5.28.〉

⑤ 제1항부터 제4항까지에서 규정한 사항 외에 적정성평가에 필요한 세부적인 사항은 보건복지부장관이 정하여 고시한다. 〈개정 2024.5.28.〉

[본조신설 2022.12.9.]

제22조의3(요양급여 대상 여부의 확인 방법·절차 등) ① 가입자나 피부양자는 법 제48조제1항에 따라 요양급여 대상에서 제외되는 비용인지 여부에 대한 확인을 요청하려면 별지 제17호의2 서식의 요양급여 대상 여부 확인 요청서에 진료비 또는 약제비 계산서·영수증을 첨부하여 심사평가원에 제출해야 한다.

② 제1항에 따라 확인 요청을 받은 심사평가원은 요청을 받은 날부터 15일 이내에 제1항에 따른 확인 요청인(이하 이 조에서 "요청인"이라 한다)에게 그 결과를 알려야 한다.

③ 법 제48조제2항 후단에 따라 과다본인부담금(요양기관이 요청인으로부터 받아야 할 금액보다 더 많이 징수한 금액을 말한다. 이하 이 조에서 같다)이 있다는 통보를 받은 요양기관은 그 과다본인부담금을 요청인에게 지급할지 여부를 지체 없이 심사평가원에 알려야 한다.

④ 심사평가원은 요양기관이 과다본인부담금을 지급하지 않겠다는 사실을 통보하거나 지급 여부에 대한 통보를 하지 않은 경우에는 그 사실을 공단에 알려야 한다.

⑤ 제4항에 따른 통보를 받은 공단은 지체 없이 해당 요양기관에 지급할 요양급여비용에서 과다본인부담금을 공제하여 이를 요청인에게 지급하고, 그 결과를 관련 요양기관에 알려야 한다.

⑥ 제1항부터 제5항까지에서 규정한 사항 외에 요양급여 대상 여부 확인 요청 및 처리에 필요한 세부적인 사항은 보건복지부장관이 정하여 고시한다.

[본조신설 2022.12.9.]

제23조(요양비) ① 법 제49조제1항에서 "보건복지부령으로 정하는 긴급하거나 그 밖의 부득이한 사유"란 다음 각 호의 어느 하나에 해당하는 경우를 말한다. 〈개정 2013.6.26., 2015.11.13., 2016.12.30., 2018.6.29., 2019.12.31., 2022.10.26.〉

1. 요양기관을 이용할 수 없거나 요양기관이 없는 경우
2. 만성신부전증 환자가 의사의 요양비처방전(의

사의 소견이나 처방기간 등을 적은 서류로서 보건복지부장관이 정하여 고시하는 서류를 말한다. 이하 같다)에 따라 복막관류액 또는 자동복막투석에 사용되는 소모성 재료를 요양기관 외의 의약품판매업소에서 구입・사용한 경우

3. 산소치료를 필요로 하는 환자가 의사의 산소치료 요양비처방전에 따라 보건복지부장관이 정하여 고시하는 방법으로 산소치료를 받는 경우
4. 당뇨병 환자가 의사의 요양비처방전에 따라 혈당검사 또는 인슐린주사에 사용되는 소모성 재료나 당뇨병 관리기기를 요양기관 외의 의료기기판매업소에서 구입・사용한 경우
5. 신경인성 방광환자가 의사의 요양비처방전에 따라 자가도뇨에 사용되는 소모성 재료를 요양기관 외의 의료기기판매업소에서 구입・사용한 경우
6. 보건복지부장관이 정하여 고시하는 질환이 있는 사람으로서 인공호흡기 또는 기침유발기를 필요로 하는 환자가 의사의 요양비처방전에 따라 인공호흡기 또는 기침유발기를 대여받아 사용하는 경우
7. 수면무호흡증 환자가 의사의 요양비처방전에 따라 양압기(수면 중 좁아진 기도에 지속적으로 공기를 불어 넣어 기도를 확보해 주는 기구를 말한다)를 대여받아 사용하는 경우

② 법 제49조제1항에서 "보건복지부령으로 정하는 기관"(이하 "준요양기관"이라 한다)이란 다음 각 호의 어느 하나에 해당하는 기관을 말한다. 〈개정 2013.6.26., 2015.11.13., 2016.12.30., 2018.6.29., 2019.12.31., 2021.6.30.〉

1. 법 제42조제1항 후단에 따라 요양기관에서 제외된 의료기관 등
2. 만성신부전증 환자 중 복막투석으로 요양급여를 받고 있는 사람에게 다음 각 목의 물품을 판매하는 요양기관 외의 의약품판매업소(나목의 경우 공단에 등록한 의약품판매업소만 해당한다)
   가. 복막관류액
   나. 자동복막투석에 사용되는 소모성 재료
3. 산소치료를 필요로 하는 환자에게 의료용 산소발생기 등으로 산소치료 서비스를 제공하는 요양기관 외의 기관으로서 공단에 등록한 기관(해당 환자가 제공받는 경우만 해당한다)
4. 당뇨병 환자에게 혈당검사 또는 인슐린주사에 사용되는 소모성 재료나 당뇨병 관리기기를 판매하는 요양기관 외의 의료기기판매업소로서 공단에 등록한 업소
5. 신경인성 방광환자에게 자가도뇨에 사용되는 소모성 재료를 판매하는 요양기관 외의 의료기기판매업소로서 공단에 등록한 업소
6. 인공호흡기 또는 기침유발기를 필요로 하는 환자에게 이를 대여하는 요양기관 외의 기관으로서 공단에 등록한 기관
7. 양압기를 필요로 하는 환자에게 이를 대여하는 요양기관 외의 기관으로서 공단에 등록한 기관

③ 가입자나 피부양자가 법 제49조제1항에 따른 요양비를 지급받으려면 다음 각 호의 서류를 공단에 제출해야 한다. 〈개정 2013.6.26., 2015.11.13., 2016.12.30., 2018.6.29., 2019.6.12., 2019.12.31., 2021.2.26., 2022.10.26., 2022.12.9., 2023.11.14.〉

1. 제1항제1호에 해당하는 사유로 질병・부상・출산[사산(死産)의 경우에는 임신 16주 이상인 경우를 말한다]에 대하여 요양을 받은 경우에는 별지 제18호서식의 요양비 지급청구서와 다음 각 목의 서류
   가. 요양비 명세서(약국의 경우에는 요양비처방전을 말한다) 또는 세금계산서[「부가가치세법」 제32조제2항에 따른 전자세금계산서(이하 "전자세금계산서"라 한다)를 포함한다. 이하 같다] 사본 1부
   나. 요양기관에서 요양을 받을 수 없었던 사

유를 증명할 수 있는 서류 1부

2. 제1항제2호 또는 제5호에 해당하는 경우에는 별지 제18호서식의 요양비 지급청구서와 다음 각 목의 서류
   가. 의사의 요양비처방전 1부
   나. 세금계산서, 현금영수증 등 가입자나 피부양자가 지출한 금액 명세를 확인할 수 있는 서류 각 1부
3. 제1항제3호에 해당하는 경우에는 별지 제19호서식의 요양비 지급청구서와 다음 각 목의 서류
   가. 의사의 요양비처방전 1부
   나. 산소치료를 하였음을 증명할 수 있는 서류 1부
   다. 세금계산서, 현금영수증 등 가입자나 피부양자가 지출한 금액 명세를 확인할 수 있는 서류 각 1부
4. 제1항제4호에 해당하는 경우에는 별지 제19호의2서식 또는 별지 제19호의3서식의 요양비 지급청구서와 다음 각 목의 서류
   가. 의사의 요양비처방전 1부
   나. 세금계산서, 현금영수증 등 가입자나 피부양자가 지출한 금액 명세를 확인할 수 있는 서류 각 1부
   다. 연속혈당측정용 전극을 구입한 경우에는 해당 전극의 고유식별번호를 확인할 수 있는 서류 1부
5. 제1항제6호에 해당하는 경우에는 별지 제19호의4서식의 요양비지급청구서와 다음 각 목의 서류
   가. 의사의 요양비처방전 1부
   나. 인공호흡기 또는 기침유발기를 대여하였음을 증명할 수 있는 서류 1부
   다. 세금계산서, 현금영수증 등 가입자나 피부양자가 지출한 금액 명세를 확인할 수 있는 서류 각 1부
6. 제1항제7호에 해당하는 경우에는 별지 제19호의5서식의 요양비 지급청구서와 다음 각 목의 서류
   가. 의사의 요양비처방전 1부
   나. 양압기를 대여하였음을 증명할 수 있는 서류 1부
   다. 세금계산서, 현금영수증 등 가입자나 피부양자가 지출한 금액 명세를 확인할 수 있는 서류 각 1부
7. 요양기관 외의 장소에서 출산한 경우에는 별지 제18호서식의 요양비 지급청구서와 출산 사실을 증명할 수 있는 서류 1부

④ 준요양기관이 법 제49조제3항에 따라 공단에 요양비의 지급을 직접 청구하는 경우에는 다음 각 호의 서류를 공단에 제출해야 한다. 〈신설 2021.6.30., 2022.10.26.〉

1. 제3항 각 호의 구분에 따른 서류
2. 별지 제19호의6서식의 요양비 지급청구 위임장 1부
3. 가입자나 피부양자의 신분증 사본 1부
4. 삭제 〈2022.10.26.〉

⑤ 제3항 및 제4항에도 불구하고 다음 각 호의 어느 하나에 해당하는 경우에는 해당 서류의 제출을 생략한다. 〈신설 2022.10.26., 2023.11.14.〉

1. 다음 각 목의 어느 하나에 해당하는 경우: 요양비처방전
   가. 요양비처방전을 발행한 의사가 그 요양비처방전을 요양비 관련 정보통신망(요양비 지급 청구 업무를 수행하기 위하여 공단이 관리·운영하는 정보통신망을 말한다. 이하 같다)을 통해 전송한 경우. 다만, 제1항제1호 및 제2호에 해당하는 경우는 제외한다.
   나. 제1항제3호, 제6호 또는 제7호에 해당하여 요양비를 지급받은 가입자나 피부양자가 같은 종류의 요양비를 지급받으려는 경우로서 이미 제출한 요양비처방전의 처방기간이 지나지 않은 경우

2. 별지 제18호서식, 별지 제19호서식 및 별지 제19호의2서식부터 별지 제19호의5서식까지의 요양비 지급청구서에 전자세금계산서 또는 현금영수증의 승인번호, 작성·거래일 및 합계금액을 모두 기재하여 공단에 제출한 경우: 요양비 지급청구서에 기재된 승인번호에 해당하는 전자세금계산서 및 현금영수증

⑥ 공단은 제3항 또는 제4항에 따라 요양비의 지급청구를 받은 경우에는 청구를 받은 날부터 40일(요양비 관련 정보통신망을 통하여 제출받은 경우에는 15일) 이내에 그 내용의 적정성을 확인한 후 요양비를 지급해야 한다. 다만, 부득이한 사유가 있는 경우에는 30일의 범위에서 그 기한을 연장할 수 있다. 〈개정 2022.10.26.〉

⑦ 제6항에도 불구하고 공단은 제2항제1호에 해당하는 요양기관 등 또는 법 제98조제1항에 따라 업무정지 중인 요양기관에서 요양을 받은 경우의 요양비 지급청구에 대해서는 심사평가원의 심사를 거쳐 요양비를 지급해야 한다. 〈신설 2022.10.26.〉

⑧ 요양비의 지급금액은 보건복지부장관이 정하여 고시하는 금액으로 한다. 〈개정 2021.6.30., 2022.10.26.〉

⑨ 제1항부터 제8항까지에서 규정한 사항 외에 요양비의 지급 기준·절차·방법 및 의약품판매업소 등의 등록 기준·절차·취소와 그 밖에 요양비 지급청구 등에 관하여 필요한 사항은 보건복지부장관이 정하여 고시한다. 〈개정 2022.10.26.〉

제24조(임신·출산 진료비 이용권의 신청 및 발급 등) ① 영 제23조제4항에 따라 임신·출산 진료비 이용권(이하 "이용권"이라 한다)의 발급을 신청하려는 사람은 산부인과전문의 또는 「의료법」 제6조에 따른 조산사가 임신·출산 사실을 확인한 신청서를 공단에 제출해야 한다. 이 경우 임신 사실은 산부인과전문의만 확인할 수 있다.

② 영 제23조제5항에 따라 이용권을 발급받은 사람은 영 제23조제3항 각 호의 비용을 결제하려는 경우 요양기관에 이용권을 제시해야 한다.

③ 공단은 임신·출산과 관련된 진료 등의 사실을 확인한 후 지체 없이 요양기관에게 제2항에 따라 결제된 비용을 지급해야 한다.

④ 제1항부터 제3항까지에서 규정한 사항 외에 이용권의 신청 및 발급 등에 필요한 세부적인 사항은 보건복지부장관이 정하여 고시한다.

[전문개정 2018.12.31.]

제25조 삭제 〈2019.6.12.〉

제26조(장애인 보조기기에 대한 보험급여기준 등) ① 법 제51조제1항에 따른 보조기기(소모품을 포함하며, 이하 "보조기기"라 한다)에 대한 보험급여의 범위 및 공단의 부담금액 등은 별표 7과 같다. 〈개정 2019.10.24., 2024.5.28.〉

② 보조기기[제3항에 따른 활동형 수동휠체어, 틸팅형 수동휠체어(등받이 및 좌석 경사 조절형 수동휠체어를 말한다), 리클라이닝형 수동휠체어(등받이 경사 조절형 수동휠체어를 말한다), 전동휠체어, 의료용 스쿠터, 자세보조용구 및 이동식전동리프트는 제외한다]에 대한 보험급여를 받으려는 사람은 별지 제21호서식의 보조기기 급여 지급청구서에 다음 각 호의 서류를 첨부하여 공단에 제출해야 한다. 〈개정 2013.9.30., 2015.11.13., 2018.6.29., 2018.12.31., 2019.10.24., 2021.2.26., 2021.6.30., 2023.11.14.〉

1. 「의료법」 제77조제4항 및 「전문의의 수련 및 자격 인정 등에 관한 규정」 제3조에 따른 전문과목 중 보조기기 유형별로 보건복지부장관이 정하여 고시하는 과목의 전문의가 발행한 별지 제22호서식 및 별지 제22호의2서식부터 별지 제22호의4서식까지에 따른 보조기기 처방전과 해당 검사 결과 관련 서류 1부. 다만, 지팡이·목발·흰지팡이 또는 보조기기의 소모품[전동휠체어 및 의료용 스쿠터용 전지(電池)로 한정한다]에 대한 보험급여를 받으려는 경우에는 제외한다.

1의2. 별지 제23호서식의 보조기기 검수확인서 1부. 다만, 지팡이·목발·흰지팡이 또는 보

조기기의 소모품(전동휠체어 및 의료용 스쿠터용 전지로 한정한다), 일반형 수동휠체어, 욕창예방방석, 욕창예방매트리스, 전·후방보행차, 돋보기 또는 망원경에 대한 보험급여를 받으려는 경우에는 제외한다.

2. 요양기관 또는 보조기기 제조·판매자가 발행한 세금계산서, 현금영수증 등 가입자나 피부양자가 지출한 금액 명세를 확인할 수 있는 서류 각 1부
3. 별표 7 제1호나목 전단에 따른 보조기기에 대한 보험급여를 받으려는 경우에는 표준코드와 바코드를 확인할 수 있는 보조기기 사진 1장

③ 보조기기 중 활동형 수동휠체어, 틸팅형 수동휠체어, 리클라이닝형 수동휠체어, 전동휠체어, 의료용 스쿠터, 자세보조용구 및 이동식전동리프트에 대한 보험급여를 받으려는 사람은 별지 제24호서식의 보조기기 급여 사전 승인 신청서에 별지 제22호서식 및 별지 제22호의2서식부터 별지 제22호의4서식까지에 따른 보조기기 처방전과 해당 검사 결과 관련 서류를 첨부하여 공단에 보조기기 급여 사전 승인을 신청해야 한다. 〈신설 2013.9.30., 2015.11.13., 2018.6.29., 2019.10.24., 2021.6.30., 2023.11.14.〉

④ 공단은 제3항에 따른 신청을 받으면 해당 처방전에 적힌 장애상태 등을 확인하여 신청인이 급여대상에 해당하는지를 결정·통보해야 하고, 급여대상으로 통보받은 신청인은 별지 제21호서식의 보조기기 급여비 지급청구서에 다음 각 호의 서류를 첨부하여 공단에 제출해야 한다. 〈신설 2013.9.30., 2018.12.31., 2019.10.24., 2021.2.26.〉

1. 별지 제23호서식의 보조기기 검수확인서(자세보조용구만 해당한다)
2. 별표 7 제1호나목 전단에 따른 보조기기에 대한 보험급여를 받으려는 경우에는 표준코드와 바코드를 확인할 수 있는 보조기기 사진 1장
3. 별표 7 제1호다목에 따라 공단에 등록한 보조기기 업소에서 발행한 세금계산서, 현금영수증 등 가입자나 피부양자가 지출한 금액 명세를 확인할 수 있는 서류 각 1부

⑤ 보조기기 판매업자가 법 제51조제2항 전단에 따라 공단에 보조기기 보험급여의 지급을 직접 청구하는 경우에는 다음 각 호의 서류를 공단에 제출해야 한다. 〈개정 2021.6.30., 2023.11.14.〉

1. 제2항 각 호의 서류 또는 제4항 각 호의 서류 1부
2. 별지 제21호의2서식의 보조기기 급여 지급청구 위임장 1부
3. 가입자나 피부양자의 신분증 사본 1부
4. 삭제 〈2022.12.9.〉
5. 「장애인복지법」에 따라 개설된 의지(義肢)·보조기 제조·수리업자이거나 「의료기기법」에 따라 허가받은 수입·제조·판매업자(보조기기 소모품 중 전동휠체어 및 의료용 스쿠터용 전지의 경우는 「의료기기법」에 따라 신고한 수리업자를 말한다)임을 증명하는 서류 1부. 다만, 다음 각 목의 어느 하나에 해당하는 경우에는 제외한다.
   가. 별표 7 제1호다목에 따라 공단에 등록한 보조기기 판매업자
   나. 지팡이, 목발 또는 흰지팡이를 판매한 경우
   다. 보조기기를 제조·수입한 자로서 해당 보조기기의 소모품 중 전동휠체어 및 의료용 스쿠터용 전지를 판매한 경우

⑥ 공단은 제2항, 제4항 및 제5항에 따른 지급청구를 받으면 청구된 내용의 적정성을 지체 없이 확인한 후 지급청구를 한 사람 또는 보조기기 판매업자에게 제1항에 따른 공단의 부담금액을 지급해야 한다. 〈개정 2013.9.30., 2019.10.24., 2021.6.30.〉

⑦ 제1항부터 제6항까지에서 규정한 사항 외에 보조기기의 급여 기준 및 방법에 관한 세부적인 사항은 보건복지부장관이 정하여 고시한다. 〈개정 2013.9.30., 2019.10.24.〉

[제목개정 2019.10.24.]

제27조(급여 제한에 관한 통지) ① 공단은 법 제53조에 따라 보험급여를 제한하는 경우에는 문서로 그 내용과 사유를 가입자에게 알려야 한다.

② 공단은 법 제79조에 따라 보험료의 납입고지를 할 때에는 법 제53조제3항에 따른 급여 제한의 내용을 안내하여야 한다.

제28조(제3자의 행위로 인한 급여 통보) 법 제58조에 따라 가입자(지역가입자의 경우에는 세대주를 포함한다)는 자신이나 피부양자에 대한 보험급여 사유가 제3자의 행위로 인한 것인 경우에는 별지 제25호서식의 제3자의 행위로 인한 급여 통보서를 지체 없이 공단에 제출하여야 한다.

제29조 삭제 〈2022.12.9.〉

제30조(요양비의 심사 대상) 영 제28조제1항제2호에서 "보건복지부령으로 정하는 기관"이란 법 제98조제1항에 따라 업무정지 중인 요양기관 및 영 제18조제1항에 따라 요양기관에서 제외된 의료기관을 말한다.

제31조(상임이사 후보의 추천 절차 등) 법 제65조제3항에 따른 심사평가원의 상임이사 추천 등에 관하여는 제8조를 준용한다. 이 경우 "공단"은 "심사평가원"으로, "이사장"은 "원장"으로 본다.

제32조(심사위원회 위원의 자격) 심사위원회의 위원은 다음 각 호의 어느 하나에 해당하는 사람이어야 한다. 다만, 법 제23조에 따른 결격사유에 해당하는 사람은 제외한다. 〈개정 2018.6.29., 2022.12.9.〉

1. 의사 면허를 취득한 후 10년이 지난 사람으로서 의과대학 또는 의료기관에서 종사한 사람
2. 치과의사 면허를 취득한 후 10년이 지난 사람으로서 치과대학 또는 의료기관에서 종사한 사람
3. 한의사 면허를 취득한 후 10년이 지난 사람으로서 한의과대학 또는 의료기관에서 종사한 사람
4. 약사 면허를 취득한 후 10년이 지난 사람으로서 약학대학·의료기관·약국 또는 한국희귀·필수의약품센터에서 종사한 사람
5. 「고등교육법」 제2조제1호부터 제3호까지의 학교에서 전임강사 이상의 경력을 가진 사람으로서 보건의약관련 분야에 10년 이상 종사한 사람
6. 보건의약 또는 건강보험과 관련된 분야에 10년 이상 종사한 사람 중 보건복지부장관이 심사위원 자격이 있다고 인정하는 사람

제33조(심사위원의 임명 및 위촉) ① 법 제66조제3항에서 "보건복지부령으로 정하는 사람"이란 다음 각 호의 사람을 말한다.

1. 심사평가원 원장이 공개경쟁의 방법으로 선발한 사람
2. 공단 또는 의약계단체가 추천한 사람

② 법 제66조제4항에서 "보건복지부령으로 정하는 사람"이란 관련 의약분야별 전문학회 또는 의약계단체, 공단, 소비자단체 및 심사평가원 이사회가 추천하는 사람을 말한다.

③ 제1항제1호에 따라 공개경쟁의 방법으로 상근 심사위원을 임명하는 절차·방법 등은 심사평가원의 정관으로 정한다.

제34조(심사위원의 임기) 법 제66조제6항에 따라 심사위원의 임기는 2년으로 한다.

제35조(심사위원회의 위원장) ① 심사위원회에는 위원장 1명을 둔다.

② 심사위원회의 위원장은 심사평가원의 원장이 임명한다.

③ 심사위원회의 위원장이 부득이한 사유로 그 직무를 수행할 수 없을 때에는 심사평가원의 원장이 지명하는 위원이 그 직무를 대행한다.

④ 심사위원회 위원장의 임기는 2년으로 한다. 〈신설 2017.4.10.〉

제36조(심사위원회의 회의 등) ① 심사위원회와 법 제66조제2항에 따른 진료과목별 분과위원회의 회의는 재적위원 3분의 1 이상이 요구할 때 또는 심사평가원 원장이나 심사위원회 위원장이 요구할 때에 소집한다.

② 위원장 및 분과위원회의 위원장은 제1항에 따른 각 회의의 의장이 되며, 각 회의는 재적위원 과반수의 출석으로 개의하고, 출석위원 과반수의 찬성으로 의결한다.

③ 제1항과 제2항에서 규정한 사항 외에 심사위원회와 분과위원회의 구성·운영 등에 필요한 사항은 심사평가원의 정관으로 정한다.

제37조(심사위원의 보수 등) 심사위원에게는 예산의 범위에서 보수·수당·여비, 그 밖에 필요한 경비를 지급할 수 있다.

제38조(부담금 등) ① 법 제67조제1항에 따른 부담금(이하 이 조에서 "부담금"이라 한다)은 법 제36조 및 제68조에 따라 보건복지부장관이 승인한 심사평가원의 예산에 계상(計上)된 금액으로 하되, 공단의 전전년도 보험료 수입의 1천분의 30을 넘을 수 없다.

② 법 제67조제2항에 따른 수수료는 심사평가원 원장이 업무를 위탁한 자와 계약으로 정하는 금액으로 하되, 의료급여비용 심사에 관한 비용은 보건복지부장관이 정하는 바에 따른다.

③ 심사평가원은 부담금이 회계연도가 시작되기 전까지 확정되지 아니한 경우에는 전년도 부담금에 준하여 해당 연도 부담금을 징수하고 부담금 확정 후 정산한다.

④ 심사평가원은 부담금을 분기별로 징수하고, 제2항에 따른 수수료는 월별로 징수한다.

⑤ 부담금 및 수수료의 징수·납부 절차 및 방법 등에 관하여 필요한 사항은 보건복지부장관이 정하는 바에 따른다.

제39조(준용 규정) 심사평가원의 결산보고서 등의 공고에 관하여는 제10조를 준용한다. 이 경우 "공단"은 "심사평가원"으로 본다.

제40조(보수 총액 등의 통보) 사용자는 영 제35조에 따라 직장가입자의 보수 총액 및 종사기간 등을 공단에 통보할 때에는 다음 각 호의 구분에 따른 서류를 공단에 제출하여야 한다.

1. 사용관계가 계속되는 경우: 별지 제26호서식의 직장가입자 보수 총액 통보서
2. 연도 중 영 제35조제2항 각 호의 어느 하나에 해당하게 된 경우: 별지 제8호서식의 직장가입자 자격상실 신고서

제41조(보수월액의 변경신청) 사용자는 영 제36조에 따라 직장가입자의 보수월액 변경을 신청하려면 별지 제27호서식의 직장가입자 보수월액 변경신청서를 공단에 제출하여야 한다.

제42조(보수월액의 결정·변경 등의 통지) 공단은 영 제36조부터 제40조까지의 규정에 따라 가입자의 보수월액을 결정·변경한 경우 또는 보수월액보험료의 초과액을 반환하거나 보수월액보험료의 부족액을 추가 징수하는 경우에는 지체 없이 그 사실을 문서로 사용자에게 알려야 하며, 통지를 받은 사용자는 지체 없이 직장가입자에게 알려야 한다.

제43조(보수가 지급되지 아니하는 사용자의 소득) 영 제38조제1항제1호에서 "보건복지부령으로 정하는 수입"이란 「소득세법」 제19조에 따른 사업소득을 말한다.

제44조(소득 산정방법 및 평가기준) ① 영 제41조제2항에 따라 소득월액(직장가입자의 경우에는 법 제71조제1항에 따른 보수 외 소득월액을 말하고, 지역가입자의 경우에는 같은 조 제2항에 따른 소득월액을 말한다) 산정에 포함되는 소득은 다음 각 호의 구분에 따른 금액을 합산한 금액으로 한다. 다만, 제1호 및 제2호에도 불구하고 「소득세법」 제14조제3항제6호에 따른 소득이 1천만원 이하인 경우에는 해당 이자소득과 배당소득은 합산하지 않는다. 〈신설 2020.10.30., 2022.7.1., 2024.5.13.〉

1. 영 제41조제1항제1호의 이자소득: 「소득세법」 제16조제2항에 따라 산정한 이자소득금액
2. 영 제41조제1항제2호의 배당소득: 「소득세법」 제17조제3항에 따라 산정한 배당소득금액
3. 영 제41조제1항제3호의 사업소득: 「소득세법」 제19조제2항에 따라 산정한 사업소득금액. 다

만, 「소득세법」 제64조의2제1항제2호의 세액이 적용되는 같은 법 제14조제3항제7호에 따른 분리과세 주택임대소득에 대한 사업소득금액은 같은 법 제64조의2제2항에 따라 산정한다.

4. 영 제41조제1항제4호의 근로소득: 「소득세법」 제20조제1항 각 호에 따른 소득의 금액의 합계액
5. 영 제41조제1항제5호의 연금소득: 「소득세법」 제20조의3제1항 각 호에 따른 소득의 금액의 합계액
6. 영 제41조제1항제6호의 기타소득: 「소득세법」 제21조제3항에 따라 산정한 기타소득금액

② 법 제71조제1항에 따른 직장가입자의 보수 외 소득월액은 다음 각 호의 구분에 따라 평가한 금액을 합산하여 산정한다. 이 경우 각 호의 구분에 따른 소득은 법 제71조제1항의 계산식을 적용하여 산출한 금액에 법 제71조제1항에 따른 연간 보수 외 소득에서 각 호의 구분에 따른 소득이 차지하는 비율을 곱하여 산출한다. 〈개정 2018.3.6., 2020.10.30., 2022.9.1., 2024.5.13.〉

1. 영 제41조제1항제1호부터 제3호까지 및 제6호의 소득: 해당 소득 전액
2. 영 제41조제1항제4호 및 제5호의 소득: 해당 소득의 100분의 50

③ 법 제71조제2항에 따른 지역가입자의 소득월액 산정방법에 관하여는 제2항 전단을 준용한다. 다만, 지역가입자의 소득월액이 28만원 이하인 경우에는 영 제32조제2호나목에 따른 월별 보험료액의 하한액을 영 제44조제1항에 따른 보험료율로 나누어 얻은 값을 해당 지역가입자의 소득월액으로 한다. 〈개정 2024.5.13.〉

[제목개정 2020.10.30.]

제45조(보증금 및 월세금액의 평가방법) 영 별표 4 제1호나목에서 "보건복지부령으로 정하는 기준"이란 별표 8에 따른 보증금 및 월세금액의 평가방법을 말한다. 〈개정 2024.10.4.〉

제46조(보험료 경감 대상자) 법 제75조제1항 각 호 외의 부분에서 "보건복지부령으로 정하는 가입자"란 다음 각 호의 어느 하나에 해당하는 사람을 말한다. 〈개정 2015.6.30.〉

1. 영 제45조제1호에 해당하는 지역에 거주하는 가입자
2. 영 제45조제2호에 해당하는 지역에 거주하는 지역가입자로서 다음 각 목의 어느 하나에 해당하는 사람. 다만, 영 제45조제2호나목 및 다목에 해당하는 지역의 경우 라목에 해당하는 사람은 제외한다.
   가. 「농어업・농어촌 및 식품산업 기본법」 제3조제2호에 따른 농어업인
   나. 「수산업법」 제2조제12호에 따른 어업인
   다. 「광업법」 제3조제2호에 따른 광업에 종사하는 사람
   라. 「소득세법」 제19조에 따른 사업소득이 연간 500만원 이하인 사람
3. 영 제45조제3호에 해당하는 지역에 거주하는 직장가입자로서 보건복지부장관이 정하여 고시하는 사람
4. 법 제75조제1항제2호부터 제4호까지에 해당하는 지역가입자
5. 법 제75조제1항제5호에 해당하는 직장가입자 중 휴직기간이 1개월 이상인 사람
6. 법 제75조제1항제6호에 해당하는 가입자

제47조(보험료의 분기별 납부) ① 법 제78조제1항 단서에 따라 보험료(직장가입자의 경우에는 보수 외 소득월액보험료를 말한다. 이하 이 조에서 같다)를 분기별로 납부하려는 직장가입자 및 지역가입자는 분기가 시작되는 달의 전달 말일까지 별지 제28호서식의 건강보험료 분기납부 신청서를 공단에 제출하여야 한다. 〈개정 2013.9.30., 2024.5.13.〉

② 법 제78조제1항 단서에 따라 분기별로 납부하는 보험료의 납부기한은 해당 분기가 끝나는 달의 다음 달 10일로 한다. 〈개정 2013.9.30.〉

③ 공단은 분기별로 납부하는 보험료의 납부의무

자가 제2항에 따른 납부기한까지 보험료를 내지 아니하면 공단의 정관으로 정하는 절차에 따라 납부 의사를 확인한 후 분기별 납부를 제한할 수 있다.

제48조(보험료등의 납입고지 기한) 공단은 법 제79조에 따라 보험료와 그 밖에 법에 따른 징수금(이하 "보험료등"이라 한다)의 납입고지를 할 때에는 납부의무자에게 보험료등의 납부기한 10일 전까지 납입고지서를 발급하여야 한다.

제48조의2(납부기한의 연장) ① 법 제78조제2항 전단에서 "납입 고지의 송달 지연 등 보건복지부령으로 정하는 사유가 있는 경우"란 다음 각 호의 어느 하나에 해당하는 경우를 말한다.

1. 납부의무자의 책임 없는 사유로 납입고지서가 납부기한이 지나서 송달된 경우
2. 자동 계좌이체의 방법으로 보험료를 내는 경우로서 정보통신망의 장애 등 납부의무자의 책임 없는 사유로 납부기한까지 이체되지 아니한 경우
3. 그 밖에 보건복지부장관이 인정하는 부득이한 사유가 있는 경우

② 제1항 각 호의 사유로 납부기한의 연장을 신청하려는 사람은 해당 보험료의 납부기한으로부터 1개월 이내에 별지 제28호의2서식의 보험료 납부기한 연장신청서를 공단에 제출하여야 한다.
③ 공단은 제2항에 따른 납부기한 연장 신청을 받으면 그 연장 여부를 결정하여 지체 없이 납부의무자에게 문서 등으로 통지하여야 한다.
[본조신설 2013.9.30.]

제49조
[종전 제49조는 제54조의2로 이동 〈2023.11.14.〉]

제50조(보수월액보험료 납입고지 유예와 그 해지 신청 등) ① 사용자는 법 제79조제5항에 따라 휴직이나 그 밖의 사유로 보수의 전부 또는 일부가 지급되지 아니하는 직장가입자(이하 "휴직자등"이라 한다)의 보수월액보험료에 대한 납입고지를 유예받으려면 휴직 등의 사유가 발생한 날부터 14일 이내에 별지 제30호서식의 휴직자등 직장가입자 보험료 납입고지 유예(유예 해지) 신청서를 공단에 제출하여야 한다.
② 사용자는 제1항에 따른 신청서가 제출된 후 납입 고지 유예 사유가 없어진 경우에는 그 사유가 없어진 날부터 14일 이내에 별지 제30호서식의 휴직자등 직장가입자 보험료 납입고지 유예(유예 해지) 신청서를 공단에 제출하여야 한다.
③ 제1항의 신청에 따라 납입고지가 유예되는 보수월액보험료는 그 사유가 발생한 날이 속하는 달의 다음 달(사유가 발생한 날이 매월 1일인 경우에는 그 사유가 발생한 날이 속하는 달을 말한다)부터 그 사유가 없어진 날이 속하는 달(사유가 없어진 날이 매월 1일인 경우에는 그 사유가 없어진 날이 속하는 달의 직전 달을 말한다)까지에 해당하는 보수월액보험료 및 그 기간 중 영 제39조제1항에 따른 추가 징수 보수월액보험료로 한다.
④ 공단은 제3항에 따라 납입고지가 유예된 보수월액보험료를 법 제70조제2항에 따른 보수월액과 납입고지 유예기간 중의 보험료율을 적용하여 산정한다.
⑤ 사용자는 제3항에 따라 납입고지가 유예된 보수월액보험료를 그 사유가 없어진 후 보수가 지급되는 최초의 달의 보수에서 공제하여 납부하여야 한다. 다만, 납입고지가 유예된 보수월액보험료가 해당 직장가입자의 월 보수월액보험료의 3배 이상이고 해당 직장가입자가 원하는 경우에는 제2항에 따른 납입 고지 유예 해지 신청을 할 때에 해당 보수월액보험료의 분할납부를 함께 신청하여야 한다.
⑥ 사용자가 제5항 단서에 따라 분할납부를 신청한 경우에는 10회의 범위에서 해당 보수월액보험료를 균등하게 분할하여 납부할 수 있다. 이 경우 매월 분할납부하는 금액은 해당 직장가입자의 월 보수월액보험료 이상이어야 한다.

제51조(연체금 징수의 예외) 법 제80조제3항에서 "보건복지부령으로 정하는 부득이한 사유"란 다

음 각 호의 어느 하나에 해당하는 경우를 말한다. 〈개정 2018.12.18.〉

1. 전쟁 또는 사변으로 인하여 체납한 경우
2. 연체금의 금액이 공단의 정관으로 정하는 금액 이하인 경우
3. 사업장 또는 사립학교의 폐업・폐쇄 또는 폐교로 체납액을 징수할 수 없는 경우
4. 화재로 피해가 발생해 체납한 경우
5. 그 밖에 보건복지부장관이 연체금을 징수하기 곤란한 부득이한 사유가 있다고 인정하는 경우

제52조(체납자에 대한 공매대행의 통지 등) ① 공단은 법 제81조제5항에 따라 압류재산의 공매를 대행하게 하는 경우에는 다음 각 호의 사항을 적어 「금융회사부실자산 등의 효율적 처리 및 한국자산관리공사의 설립에 관한 법률」에 따라 설립된 한국자산관리공사(이하 "한국자산관리공사"라 한다)에 공매대행을 의뢰하여야 한다. 〈개정 2018. 9.28.〉

1. 체납자의 성명, 주소 또는 거소
2. 공매할 재산의 종류・수량・품질 및 소재지
3. 압류에 관계되는 보험료등의 납부 연도・금액 및 납부기한
4. 그 밖에 공매대행에 필요한 사항

② 공단은 제1항에 따라 공매대행을 의뢰한 경우에는 그 사실을 체납자, 담보물 소유자 및 그 재산에 전세권・질권・저당권 또는 그 밖의 권리를 가진 자와 압류한 재산을 보관하고 있는 자에게 알려야 한다.

③ 공단이 점유하고 있거나 제3자로 하여금 보관하게 한 압류재산은 한국자산관리공사에 인도할 수 있으며, 이를 인수한 한국자산관리공사는 인계・인수서를 작성하여야 한다. 다만, 제3자로 하여금 보관하게 한 재산에 대해서는 그 제3자가 발행하는 그 재산의 보관증을 인도함으로써 압류재산의 인도를 갈음할 수 있다.

제53조(공매대행 수수료) 법 제81조제6항에 따른 수수료 산정에 관하여는 「국세징수법 시행규칙」 제41조의5를 준용한다. 〈개정 2018.9.28.〉

제54조(공매대행의 세부 사항) 이 규칙에서 규정한 사항 외에 한국자산관리공사가 공매를 대행하는 데에 필요한 사항은 공단이 한국자산관리공사와 협의하여 정한다.

제54조의2(납입고지서의 전자고지 등) ① 법 제81조의6에 따른 전자문서에 의한 납입 고지 및 독촉(이하 "전자고지"라 한다)을 신청・변경・해지하려는 사람은 별지 제30호의2서식의 전자고지 서비스 신규・변경・해지 신청서를 공단에 제출해야 한다. 다만, 다음 각 호의 신고 또는 신청을 할 때에 전자고지를 신청한 경우에는 신청서를 제출한 것으로 본다. 〈개정 2023.11.14.〉

1. 제3조제1항에 따른 사업장 적용신고
2. 제4조제1항에 따른 지역가입자의 자격 취득 또는 변동 신고
3. 제63조에 따른 임의계속가입 신청

② 공단은 제1항에 따라 전자고지 신청을 접수한 경우에는 그 신청에 따라 전자우편, 휴대전화, 공단이 관리하는 전자문서교환시스템 또는 건강보험 업무를 수행하기 위하여 공단이 관리・운영하는 정보통신망을 통해 전자고지를 해야 한다. 다만, 공단은 정보통신망의 장애 등으로 전자고지가 불가능한 경우에는 문서로 보험료등에 대한 납입고지 또는 독촉을 할 수 있다. 〈개정 2015.12. 31., 2022.10.26., 2023.11.14.〉

③ 전자고지의 개시 및 해지는 제1항에 따른 신청서를 접수한 날의 다음 날부터 적용한다.

④ 전자고지의 신청을 해지한 사람은 해지한 날부터 30일이 지난 날 이후에 전자고지를 다시 신청할 수 있다.

⑤ 법 제81조의6제2항에서 "보건복지부령으로 정하는 정보통신망"이란 공단이 관리하는 전자문서교환시스템 또는 건강보험 업무를 수행하기 위하여 공단이 관리・운영하는 정보통신망을 말한다. 〈개정 2022.10.26., 2023.11.14.〉

[제49조에서 이동 〈2023.11.14.〉]

제55조(체납보험료 분할납부의 승인 등) ① 법 제82조에 따라 보험료를 3회 이상 체납한 자가 보험료 분할납부의 승인을 받으려는 경우에는 별지 제31호서식의 건강보험 체납보험료 분할납부 신청서를 공단에 제출하여야 한다.

② 공단은 법 제82조제2항에 따라 체납 보험료 분할납부 신청의 절차·방법 등에 관한 사항을 법 제79조에 따라 보험료등을 징수할 때 납입 고지하는 문서와 법 제81조제4항에 따라 체납처분을 하기 전에 발송하는 통보서에 적어 안내하여야 하며, 필요한 경우에는 별도의 문서에 적거나 전화 통화, 휴대전화 문자전송 등의 방법으로 추가 안내할 수 있다. 〈신설 2018.9.28.〉

③ 공단은 제1항에 따라 분할납부를 신청한 자가 법 제82조제3항에 따라 승인이 취소된 적이 있으면 분할납부의 승인을 하지 아니할 수 있다. 〈개정 2018.9.28.〉

④ 공단은 제1항에 따라 분할납부를 신청한 자가 제3항에 해당하지 않는 경우에는 특별한 사유가 없으면 분할납부를 승인해야 한다. 이 경우 분할납부하는 횟수는 24회 이내로 정하고, 매월 납부할 금액(이하 "분할보험료"라 한다)은 해당 월별로 고지된 보험료 및 연체금 이상[제1항에 따라 분할납부를 신청한 달에 고지된 보험료가 영 제32조제2호에 따른 월별 보험료액의 하한액에 해당하는 가입자가 보험료를 체납한 경우(직장가입자가 보수월액보험료를 체납한 경우는 제외한다)에는 해당 월별로 고지된 보험료 및 연체금의 100분의 50 이상]으로 정하여 신청인에게 통보해야 한다. 〈개정 2018.9.28., 2024.5.28.〉

⑤ 공단은 제4항에 따라 분할납부 승인을 받은 자(이하 "분할납부자"라 한다)에게 매회 납부기일 10일 전까지 분할보험료 납입고지서를 발급하여야 한다. 다만, 분할납부자가 분할납부 승인을 신청할 때에 분할횟수에 해당하는 납입고지서를 모두 발급해 줄 것을 요청하면 이를 한꺼번에 발급할 수 있다. 〈개정 2018.9.28.〉

⑥ 공단은 법 제82조제3항에 따라 분할납부의 승인을 취소한 경우에는 지체 없이 그 사실을 해당 분할납부자에게 통보하여야 한다. 〈개정 2018.9.28.〉

제56조(이의신청의 서식 등) 법 제87조제1항·제2항 및 영 제56조에 따라 공단의 처분에 대한 이의신청과 그 결정은 별지 제32호서식 및 별지 제33호서식에 따르고, 심사평가원의 처분 중 요양급여비용의 심사에 대한 이의신청과 그 결정은 별지 제34호서식 및 별지 제35호서식, 적정성평가에 대한 이의신청과 그 결정은 별지 제36호서식 및 별지 제37호서식에 따른다. 〈개정 2022.12.9.〉

제57조(소득 축소·탈루 자료 송부의 서식 등) 공단이 법 제95조제1항에 따라 국세청장에게 소득 축소·탈루 자료를 송부할 때에는 별지 제38호서식의 소득 축소·탈루 혐의자료 통보서에 따른다. 이 경우 사용자나 세대주가 공단에 신고하거나 제출한 보수 또는 소득에 관한 자료와 공단이 조사한 증명자료를 첨부하여야 한다.

제58조(서류의 보존) ① 요양기관이 법 제96조의4제1항에 따라 보존해야 하는 서류는 다음 각 호와 같다. 〈개정 2013.9.30., 2018.6.29., 2021.6.30., 2022.10.26.〉

1. 요양급여비용 심사청구서 및 요양급여비용 명세서
2. 약제·치료재료, 그 밖의 요양급여의 구성 요소의 구입에 관한 서류
3. 개인별 투약기록 및 처방전(약국 및 한국희귀·필수의약품센터의 경우만 해당한다)
4. 그 밖에 간호관리 등급료의 산정자료 등 요양급여비용 산정에 필요한 서류 및 이를 증명하는 서류
5. 제1호부터 제4호까지의 서류 등을 디스켓, 마그네틱테이프 등 전산기록장치를 이용하여 자기매체에 저장하고 있는 경우에는 해당 자료

② 법 제96조의4제1항 단서에서 "약국 등 보건복지부령으로 정하는 요양기관"이란 약국 및 한국희귀·필수의약품센터를 말한다. 〈개정 2013.9.

30., 2018.6.29., 2021.6.30., 2022.10.26.〉

③ 사용자가 법 제96조의4제2항에 따라 보존해야 하는 서류는 다음 각 호와 같다. 〈신설 2013.9.30., 2021.6.30., 2022.10.26.〉

1. 사업장의 현황, 직장가입자의 자격 취득·변동·상실 및 보험료 산정과 관련하여 관련 규정에 따라 공단에 신고 또는 통보한 내용을 입증할 수 있는 서류
2. 제1호의 서류를 디스켓, 마그네틱테이프 등 전산기록장치를 이용하여 자기매체에 저장하고 있는 경우에는 그 자료

④ 준요양기관(법 제49조제3항에 따라 요양비의 지급을 직접 청구한 경우만 해당한다)이 법 제96조의4제3항에 따라 보존해야 하는 서류는 다음 각 호와 같다. 다만, 요양비 관련 정보통신망을 통하여 제출한 서류와 제23조제5항제1호가목 및 같은 항 제2호에 따라 제출이 생략되는 서류는 제외한다. 〈신설 2021.6.30., 2022.10.26., 2023.11.14.〉

1. 가입자나 피부양자에 대한 의사의 요양비처방전(제23조제5항제1호가목에 따라 제출을 생략한 경우는 제외한다), 요양을 실시하였음을 증명하는 서류, 세금계산서, 현금영수증 등 요양비 청구에 관한 서류
2. 제1호의 서류를 디스켓, 마그네틱테이프 등 전산기록장치를 이용하여 자기매체에 저장하고 있는 경우에는 해당 자료

⑤ 보조기기 판매업자(법 제51조제2항에 따라 보조기기 보험급여의 지급을 직접 청구한 경우만 해당한다)가 법 제96조의4제4항에 따라 보존해야 하는 서류는 다음 각 호와 같다. 〈신설 2021.6.30., 2022.10.26.〉

1. 가입자나 피부양자에 대한 보조기기 처방전, 보조기기 검수확인서, 세금계산서, 현금영수증 등 보조기기에 대한 보험급여 청구에 관한 서류
2. 제1호의 서류를 디스켓, 마그네틱테이프 등 전산기록장치를 이용하여 자기매체에 저장하고 있는 경우에는 해당 자료

제59조(과징금의 징수 절차) 영 제70조제2항에 따른 과징금의 징수 절차에 관하여는 「국고금 관리법 시행규칙」을 준용한다.

제60조(행정처분 사실 등의 통지) 법 제98조제4항에 따라 업무정지 처분을 받았거나 업무정지 처분의 절차가 진행 중인 자는 행정처분을 받은 사실 또는 행정처분절차가 진행 중인 사실을 「우편법 시행규칙」 제25조제1항제4호가목에 따른 내용증명으로 양수인 또는 합병 후 존속하는 법인이나 합병으로 설립되는 법인에 지체 없이 알려야 한다.

제60조의2(약제에 대한 쟁송 시 손실상당액 징수·지급절차 등) ① 공단은 법 제101조의2제1항 또는 제2항에 따라 손실에 상당하는 금액을 징수하거나 지급할 경우에는 미리 다음 각 호의 사항을 법 제41조의3제2항에 따른 약제의 제조업자등(이하 이 조에서 "약제의 제조업자등"이라 한다)에게 통지해야 한다.

1. 법 제41조의2에 따른 요양급여비용 상한금액의 감액 및 요양급여의 적용 정지 또는 법 제41조의3에 따른 조정(이하 "조정등"이라 한다)의 제목 및 조정등의 대상이 된 약제
2. 약제의 제조업자등의 성명(법인인 경우 명칭 또는 상호를 말한다) 및 주소
3. 법 제101조의2제3항 또는 제4항에 따른 손실에 상당하는 금액 및 같은 조 제5항에 따른 가산금의 산정 내역
4. 제3호에 따른 금액의 납부 또는 지급 방법 및 그 기한에 관한 사항
5. 제3호 및 제4호에 대하여 의견을 제출할 수 있다는 뜻과 의견을 제출하지 않는 경우의 처리방법
6. 제5호에 따른 의견제출 기한

② 공단은 제1항제6호에 따른 의견제출 기간을 제1항에 따른 통지를 받은 날부터 10일 이상으로 정해야 한다.

③ 공단은 제1항제6호에 따른 의견제출 기간 내에 정당한 이유 없이 의견 제출이 없거나 제출된 의견에 상당한 이유가 없는 경우에는 약제의 제조업자등에게 지체 없이 다음 각 호의 구분에 따른 문서를 송부해야 한다.

1. 법 제101조의2제1항에 따라 손실에 상당하는 금액을 징수하는 경우: 법 제79조제1항에 따른 납입고지서
2. 법 제101조의2제2항에 따라 손실에 상당하는 금액을 지급하는 경우: 지급이유, 지급액, 지급방법 및 지급예정일이 기재된 문서

④ 공단은 법 제101조의2제2항에 따라 행정심판이나 행정소송에 대한 인용 재결 또는 판결이 확정된 날부터 1년 이내에 손실에 상당하는 금액을 약제의 제조업자등에게 지급해야 한다.

⑤ 법 제101조의2제3항 및 제4항에 따른 손실에 상당하는 금액 및 같은 법 제5항에 따른 가산금의 산정 기준은 별표 8의2에 따른다.

⑥ 제1항부터 제5항까지에서 규정한 사항 외에 손실에 상당하는 금액 및 가산금의 징수·지급절차, 산정기준 및 기간 등 징수 및 지급에 필요한 세부사항은 보건복지부장관의 승인을 받아 공단의 이사장이 정한다.

[본조신설 2023.11.14.]

제61조(외국인 등의 직장가입자 자격취득 신고 등) ① 사용자는 법 제109조제2항에 따라 국내에 체류하는 재외국민 또는 외국인(이하 "국내체류 외국인등"이라 한다)이 직장가입자가 되는 경우에는 그 직장가입자가 된 날부터 14일 이내에 별지 제6호서식의 건강보험 직장가입자 자격취득 신고서에 다음 각 호의 구분에 따른 서류를 첨부하여 공단에 제출하여야 한다. 다만, 공단이 법 제96조에 따라 국가 등으로부터 제공받은 자료로 주민등록, 국내거소신고 및 외국인등록 사실을 확인할 수 있는 경우에는 해당 서류를 첨부하지 아니한다.

1. 재외국민: 주민등록표 등본 1부
2. 외국인: 다음 각 목의 구분에 따른 서류
   가. 「재외동포의 출입국과 법적지위에 관한 법률」 제2조제2호에 따른 외국국적동포: 국내거소신고증 사본 또는 국내거소신고 사실증명 1부
   나. 그 밖의 외국인: 외국인등록증 사본 또는 외국인등록 사실증명 1부

② 사용자는 법 제109조제2항에 따라 직장가입자가 된 국내체류 외국인등이 직장가입자의 자격을 잃은 경우에는 그 자격을 잃은 날부터 14일 이내에 별지 제8호서식의 건강보험 직장가입자 자격상실 신고서를 공단에 제출하여야 한다.

③ 제1항 및 제2항에 따른 국내체류 외국인등의 직장가입자 자격 취득 및 상실 신고의 절차 및 방법 등에 필요한 세부 사항은 보건복지부장관이 정하여 고시한다.

[전문개정 2016.9.23.]

제61조의2(외국인 등의 지역가입자 자격취득 신고 등) ① 법 제109조제3항제1호에서 "보건복지부령으로 정하는 기간"이란 6개월 이상의 기간을 말하고, "보건복지부령으로 정하는 사유"란 다음 각 호의 어느 하나에 해당하는 경우를 말한다. 〈개정 2018.12.18., 2019.7.16., 2021.2.26., 2021.10.14.〉

1. 「출입국관리법」 제10조제2호에 따른 영주자격을 받은 경우
2. 「출입국관리법 시행령」 별표 1의2 제21호에 따른 비전문취업(E-9)의 체류자격을 받은 경우
3. 「출입국관리법 시행령」 별표 1의2 제27호에 따른 결혼이민의 체류자격을 받은 경우
4. 보건복지부장관이 정하여 고시하는 유학 또는 일반연수의 체류자격을 받은 경우

② 법 제109조제3항제2호나목에서 "보건복지부령으로 정하는 체류자격"이란 별표 9에 따른 체류자격을 말한다.

③ 법 제109조제3항에 따라 국내체류 외국인등이 지역가입자가 된 경우에는 별지 제5호서식의

건강보험 지역가입자 자격취득신고서에 다음 각 호의 구분에 따른 서류를 첨부하여 공단에 제출해야 한다. 다만, 공단이 법 제96조에 따라 국가 등으로부터 제공받은 자료로 주민등록, 국내거소신고, 외국인등록 사실 및 보험료 부과에 필요한 사항을 확인할 수 있는 경우에는 그 확인으로 제출을 갈음한다. 〈개정 2018.12.31., 2019.10.24.〉

1. 재외국민: 다음 각 목의 서류
   가. 주민등록표 등본 1부
   나. 소득명세서 등 보험료 부과에 필요한 서류로서 보건복지부장관이 정하여 고시하는 서류 각 1부
2. 외국인: 다음 각 목의 서류
   가. 제61조제1항제2호의 서류 1부
   나. 소득명세서 등 보험료 부과에 필요한 서류로서 보건복지부장관이 정하여 고시하는 서류 각 1부

④ 법 제109조제3항에 따라 지역가입자가 된 국내체류 외국인등이 지역가입자의 자격을 잃은 경우에는 그 자격을 잃은 날부터 14일 이내에 별지 제7호서식의 건강보험 지역가입자 자격상실 신고서를 공단에 제출해야 한다. 〈개정 2019.7.16.〉

⑤ 제1항부터 제4항까지에서 규정한 사항 외에 외국인등의 지역가입자 자격 취득 및 상실의 신청에 필요한 세부적인 사항은 보건복지부장관이 정해 고시한다. 〈개정 2018.12.18.〉

[본조신설 2016.9.23.]

제61조의3(외국인 등의 피부양자 자격취득 신고 등) ① 법 제109조제4항에 따라 국내체류 외국인등이 피부양자의 자격을 얻으려는 경우에는별지 제1호서식의 건강보험 피부양자 자격(취득·상실) 신고서에 다음 각 호의 서류를 첨부하여 공단에 제출하여야 한다. 다만, 공단이 법 제96조에 따라 국가 등으로부터 제공받은 자료로 주민등록, 국내거소신고 및 외국인등록 사실을 확인할 수 있는 경우에는 해당 서류를 첨부하지 아니한다.

1. 제61조제1항 각 호의 구분에 따른 서류 1부
2. 직장가입자와의 관계를 확인할 수 있는 서류로서 보건복지부장관이 정하여 고시하는 서류 1부

② 법 제109조제4항에 따라 피부양자의 자격을 얻은 국내체류 외국인등이 그 자격을 잃은 경우에는 별지 제1호서식의 건강보험 피부양자 자격(취득·상실)신고서에 그 상실 사유를 입증하는 서류를 첨부하여 공단에 제출하여야 한다.

③ 제1항 및 제2항에 따른 국내체류 외국인등의 피부양자 자격취득 및 상실의 신고 절차 및 방법 등에 필요한 세부 사항은 보건복지부장관이 정하여 고시한다.

[본조신설 2016.9.23.]

제61조의4(외국인등의 가입 제외 신청 등) ① 법 제109조제5항제2호에 해당되는 지역가입자가 가입 제외를 신청하려면 지역가입자가 별지 제7호서식의 지역가입자 자격상실 신고서에 제3항 각 호의 구분에 따른 서류를 첨부하여 공단에 제출해야 한다.

② 법 제109조제5항제2호에 해당되는 직장가입자가 가입 제외를 신청하려면 사용자가 별지 제8호서식의 직장가입자 자격상실 신고서에 제3항 각 호의 구분에 따른 서류를 첨부하여 공단에 제출해야 한다.

③ 제1항 또는 제2항에 따라 지역가입자 또는 사용자가 공단에 제출해야 하는 서류는 다음 각 호의 구분에 따른다.

1. 외국의 법령에 따라 의료보장을 받는 경우: 다음 각 목의 서류
   가. 외국 법령의 적용 대상 여부에 대한 확인서 등 의료보장을 받을 수 있음을 증명하는 서류
   나. 국내체류 외국인등이 건강보험에 가입하지 않겠다는 취지를 적은 서류
2. 외국의 보험(법 제109조제2항 각 호에 따른 등록 또는 신고를 하기 전에 가입한 보험으로 한정한다)에 따라 의료보장을 받는 경우: 다

음 각 목의 서류
   가. 보험계약서 등 의료보장을 받을 수 있음을 증명하는 서류
   나. 국내체류 외국인등이 건강보험에 가입하지 않겠다는 취지를 적은 서류
3. 사용자와의 계약 등에 따라 의료보장을 받는 경우: 다음 각 목의 서류
   가. 근로계약서 등 의료보장을 받을 수 있음을 증명하는 서류
   나. 사용자가 의료비를 지급한 사실을 증명하는 서류
   다. 국내체류 외국인등이 건강보험에 가입하지 않겠다는 취지를 적은 서류

④ 제1항 또는 제2항에 따라 가입 제외를 신청한 사람은 보건복지부장관이 정하여 고시하는 기간 동안 가입이 제외되며, 그 기간이 경과한 후 다시 법 제109조제5항제2호에 해당되는 경우에는 제1항 또는 제2항에 따른 가입 제외 신청을 다시 할 수 있다.

⑤ 제1항부터 제4항까지에서 규정한 사항 외에 국내체류 외국인등의 가입 제외 신청의 절차 및 방법 등에 필요한 세부 사항은 보건복지부장관이 정하여 고시한다.

[전문개정 2019.7.16.]

제62조(임의계속가입을 위한 직장가입자 자격 유지 기간) 법 제110조제1항에서 "보건복지부령으로 정하는 기간"이란 사용관계가 끝난 날 이전 18개월간을 말한다.

[전문개정 2018.6.29.]

제63조(임의계속가입 · 탈퇴 및 자격 변동 시기 등) ① 법 제110조제2항에 따른 임의계속가입자(이하 "임의계속가입자"라 한다)가 되려는 사람은 별지 제39호서식의 임의계속가입 신청서에 다음 각 호의 서류를 첨부하여 공단에 제출하여야 한다. 〈개정 2013.6.28., 2013.9.30., 2018.3.6.〉

1. 제2조제4항제1호에 따른 서류(주민등록표 등본으로 피부양자와 해당 임의계속가입자의 관계를 확인할 수 없는 경우만 해당한다)
2. 제2조제4항제2호에 따른 서류(피부양자가 장애인, 국가유공자 등 또는 보훈보상대상자의 경우만 해당한다)
3. 제2조제4항제3호에 따른 서류(피부양자가 별표 1의2 제1호다목에 따른 인정을 받으려는 경우만 해당한다)
4. 제61조제1항제1호 또는 제2호에 따른 서류 1부(재외국민 또는 외국인인 경우만 해당한다)

② 임의계속가입자로서의 자격을 더 이상 유지하지 않으려는 사람은 별지 제39호서식의 임의계속탈퇴 신청서를 공단에 제출하여야 한다. 〈신설 2013.9.30.〉

③ 임의계속가입자는 다음 각 호의 어느 하나에 해당하는 날에 지역가입자 또는 직장가입자로 그 자격이 변동된다. 〈개정 2013.9.30.〉

1. 영 제77조에 따른 기간이 끝나는 날의 다음 날
2. 제2항에 따른 임의계속탈퇴 신청서가 접수된 날의 다음 날
3. 직장가입자인 사용자, 근로자, 공무원 또는 교직원이 된 날

[제목개정 2013.9.30.]

제64조(업무의 위탁) ① 공단은 법 제112조제2항에 따라 국가기관 · 지방자치단체 · 심사평가원 및 「국민연금법」에 따른 국민연금공단에 다음 각 호의 업무를 위탁할 수 있다. 〈개정 2016.7.27., 2018.12.18.〉

1. 가입자의 자격 취득 · 변경 및 상실 신고의 접수 및 처리
2. 건강보험증의 발급 및 가입자의 민원접수 및 처리
3. 요양급여비용의 지급에 관한 업무
4. 체납된 보험료등, 연체금 및 체납처분비의 조회 및 납부 사실 확인에 관한 업무

② 공단은 제1항에 따라 업무를 위탁하려면 수탁기관 및 위탁 업무에 대하여 보건복지부장관의 승인을 받아야 한다.

③ 공단은 법 제112조제2항에 따라 임신·출산 진료비의 신청과 지급에 관한 업무를 다음 각 호의 구분에 따라 위탁한다. 〈개정 2015.6.30., 2017.9.19., 2018.12.31.〉

1. 영 제23조제4항 및 제5항에 따른 이용권의 발급 신청 접수 및 발급에 관한 업무: 「금융산업의 구조개선에 관한 법률」 제2조제1호에 따른 금융기관 또는 「우체국예금·보험에 관한 법률」에 따른 체신관서
2. 제24조제3항에 따른 비용의 지급 및 정산에 관한 업무: 「사회보장급여의 이용·제공 및 수급권자 발굴에 관한 법률」 제29조에 따른 사회보장정보원 및 보건복지부장관이 정하여 고시하는 기관 또는 단체

④ 공단은 부득이한 경우를 제외하고는 매년 임신·출산 진료비의 지급에 들어갈 것으로 예상되는 비용을 제3항제2호에 따른 기관 또는 단체에 미리 예탁(預託)하여야 한다.

제65조(전자문서를 이용한 업무 처리 등) ① 공단 및 심사평가원은 법·영 및 이 규칙에 따른 청구·신청·신고 등을 전자문서로 하도록 할 수 있고, 통지 등의 업무를 전산매체 또는 정보통신망을 이용하여 전자문서로 처리할 수 있다.

② 제1항에 따라 전자문서로 처리하는 경우에는 「전자정부법」 제2조제7호 및 제7조를 준용한다.

제66조(규제의 재검토) ① 삭제 〈2022.12.30.〉

② 보건복지부장관은 제5조에 따른 건강보험증 발급(기재사항 변경) 신청서의 내용에 대하여 2015년 1월 1일을 기준으로 2년마다(매 2년이 되는 해의 기준일과 같은 날 전까지를 말한다) 그 타당성을 검토하여 개선 등의 조치를 해야 한다. 〈개정 2019.6.12.〉

[본조신설 2013.12.31.]

부 칙 〈제1061호, 2024.10.4.〉

이 규칙은 공포한 날부터 시행한다.

〔별표 1〕〈개정 2018.3.6〉

피부양자 자격의 인정기준 중 부양요건(제2조제1항제1호 관련)

가입자와의 관계	부양요건	
	동거 시	비동거 시
1. 배우자	ㅇ부양 인정	ㅇ부양 인정
2. 부모인 직계존속		
가. 부모(아버지 또는 어머니와 재혼한 배우자 포함)	ㅇ부양 인정	ㅇ부모(아버지 또는 어머니와 재혼한 배우자 포함)와 동거하고 있는 형제자매가 없거나, 있어도 보수 또는 소득이 없는 경우 부양 인정
나. 법률상의 부모가 아닌 친생부모(이하 "친생부모"라 한다)	ㅇ부양 인정	ㅇ친생부모의 배우자 또는 동거하고 있는 직계비속이 없거나, 있어도 보수 또는 소득이 없는 경우 부양 인정
3. 자녀(법률상의 자녀가 아닌 친생자녀 포함)인 직계비속	ㅇ부양 인정	ㅇ미혼(이혼·사별한 경우 포함)인 경우 부양 인정. 다만, 이혼·사별한 경우 자녀인 직계비속이 없거나, 있어도 보수 또는 소득이 없는 경우 부양 인정

4. 조부모·외조부모 이상인 직계존속	ㅇ부양 인정	ㅇ조부모·외조부모 이상인 직계존속과 동거하고 있는 직계비속이 없거나, 있어도 보수 또는 소득이 없는 경우 부양 인정
5. 손·외손 이하인 직계비속	ㅇ부모가 없거나, 아버지 또는 어머니가 있어도 보수 또는 소득이 없는 경우 부양 인정	ㅇ미혼(이혼·사별한 경우 포함)으로서 부모가 없는 경우 부양 인정. 다만, 이혼·사별한 경우 자녀인 직계비속이 없거나, 있어도 보수 또는 소득이 없는 경우 부양 인정
6. 직계비속의 배우자	ㅇ부양 인정	ㅇ부양 불인정
7. 배우자의 부모인 직계존속(배우자의 아버지 또는 어머니와 재혼한 배우자 포함)	ㅇ부양 인정	ㅇ배우자의 부모(아버지 또는 어머니와 재혼한 배우자 포함)와 동거하고 있는 배우자의 형제자매가 없거나, 있어도 보수 또는 소득이 없는 경우 부양 인정
8. 배우자의 조부모·외조부모 이상인 직계존속	ㅇ부양 인정	ㅇ배우자의 조부모·외조부모 이상인 직계존속과 동거하고 있는 직계비속이 없거나, 있어도 보수 또는 소득이 없는 경우 부양 인정
9. 배우자의 직계비속	ㅇ미혼(이혼·사별한 경우 포함)인 경우 부양 인정. 다만, 이혼·사별한 경우 자녀인 직계비속이 없거나, 있어도 보수 또는 소득이 없는 경우 부양 인정	ㅇ부양 불인정
10. 다음 각 목의 어느 하나에 해당하는 형제·자매 가. 30세 미만 나. 65세 이상 다. 「장애인복지법」 제32조에 따라 등록한 장애인 라. 「국가유공자 등 예우 및 지원에 관한 법률」 제4조·제73조 및 제74조에 따른 국가유공자 등(법률 제11041호로 개정되기 전의 「국가유공자 등 예우 및 지원에 관한 법률」 제73조의2에 따른 국가유공자 등을 포함한다)으로서 같은 법 제6조의4에 따른 상이등급 판정을 받은 사람 마. 「보훈보상대상자 지원에 관한 법률」 제2조에 따른 보훈보상대상자로서 같은 법 제6조에 따른 상이등급 판정을 받은 사람	ㅇ미혼(이혼·사별한 경우 포함)으로 부모가 없거나, 있어도 부모가 보수 또는 소득이 없는 경우 부양 인정. 다만, 이혼·사별한 경우 자녀인 직계비속이 없거나, 있어도 보수 또는 소득이 없는 경우 부양 인정	ㅇ미혼(이혼·사별한 경우 포함)으로 부모 및 직장가입자 외의 다른 형제·자매가 없거나, 있어도 부모 및 동거하고 있는 형제·자매가 보수 또는 소득이 없는 경우 부양 인정. 다만, 이혼·사별한 경우 자녀인 직계비속이 없거나, 있어도 보수 또는 소득이 없는 경우 부양 인정

〔별표 1의2〕 〈개정 2024.10.4.〉

피부양자 자격의 인정기준 중 소득 및 재산요건(제2조제1항제2호 관련)

1. 직장가입자의 피부양자가 되려는 사람은 다음 각 목에서 정하는 소득요건을 모두 충족하여야 한다.
   가. 영 제41조제1항 각 호에 따른 소득의 합계액이 연간 2천만원 이하일 것
   나. 영 제41조제1항제3호의 사업소득(이하 이 표에서 "사업소득"이라 한다)이 없을 것. 다만, 피부양자가 되려는 사람이 다음의 어느 하나에 해당하고, 사업소득의 합계액이 연간 500만원 이하인 경우에는 사업소득이 없는 것으로 본다.
      1) 사업자등록이 되어 있지 않은 경우(「소득세법」 제19조제1항제12호에 따른 부동산업에서 발생하는 소득 중 주택임대소득이 있는 경우는 제외한다)
      2) 「장애인복지법」 제32조에 따라 장애인으로 등록한 경우
      3) 「국가유공자 등 예우 및 지원에 관한 법률」 제4조·제73조 및 제74조에 따른 국가유공자 등(법률 제11041호로 개정되기 전의 「국가유공자 등 예우 및 지원에 관한 법률」 제73조의2에 따른 국가유공자 등을 포함한다)으로서 같은 법 제6조의4에 따른 상이등급 판정을 받은 경우
      4) 「보훈보상대상자 지원에 관한 법률」 제2조에 따른 보훈보상대상자로서 같은 법 제6조에 따른 상이등급 판정을 받은 경우
   다. 피부양자가 되려는 사람이 「도시 및 주거환경정비법」에 따른 주택재건축사업으로 발생한 사업소득을 제외하면 가목 및 나목의 요건을 충족하는 경우 등 관계 자료에 의하여 공단이 인정한 경우에는 가목 및 나목의 요건을 충족하는 것으로 본다.
   라. 피부양자가 되려는 사람이 기혼자인 경우에는 부부 모두 가목부터 다목까지의 요건을 충족하여야 한다.
2. 직장가입자의 피부양자가 되려는 사람은 각 목에서 정하는 재산요건 중 어느 하나에 해당하여야 한다.
   가. 별표 1의 제1호부터 제9호까지에 해당하는 경우: 다음의 어느 하나에 해당할 것
      1) 영 제42조제1항제1호에 따른 재산에 대한 「지방세법」 제110조에 따른 재산세 과세표준의 합이 5억 4천만원을 초과하면서 9억원 이하이고, 영 제41조제1항 각 호에 따른 소득의 합계액이 연간 1천만원 이하일 것
      2) 영 제42조제1항제1호에 따른 재산에 대한 「지방세법」 제110조에 따른 재산세 과세표준의 합이 5억4천만원 이하일 것
   나. 별표 1의 제10호에 해당하는 경우: 영 제42조제1항제1호에 따른 재산에 대한 「지방세법」 제110조에 따른 재산세 과세표준의 합이 1억8천만원 이하일 것

〔별표 2〕

전문요양기관의 인정기준(제11조제1항 관련)

전문요양기관은 다음 각 호의 어느 하나에 해당하는 요건을 갖추어야 한다.

1. 「의료법」 제3조·제36조에 따른 병원급 이상의 시설·장비·인력 등을 갖추고 결핵, 한센병, 정신질환, 심장질환, 재활치료, 그 밖에 보건복지부장관이 정하는 감염성 질환 및 만성질환 중 1개의 질환을 전문적으로 진료하는 의료기관으로서 해당 특정질환의 진료실적이 총 진료실적의 100분의 80 이상(심장질환을 전문적으로 진료하는 의료기관의 경우에는 심장수술 실적이 연간 300건 이상)이어야 한다.
2. 「전문의의 수련 및 자격 인정 등에 관한 규정 시행규칙」 제7조제1항·제2항 및 제4항에 따른 인턴 수련병원

지정기준 또는 레지던트 수련병원 지정기준을 충족하는 의료기관으로서 해당 과목의 진료실적이 총 진료실적의 100분의 50 이상이어야 한다.

〔별표 2의2〕〈개정 2018.6.29〉

요양기관 및 의료장비 현황(변경) 신고 관련 신고서 및 서류를 제출한 것으로 보는 기준 (제12조제3항 관련)

1. 요양기관이 제12조제1항제1호가목에 따른 의료기관(또는 부속 의료기관) 개설신고증, 의료기관(또는 부속 의료기관) 개설허가증 또는 약국 개설등록증을 심사평가원에 제출한 것으로 보는 경우는 다음 각 목과 같다.
   가. 의료기관 개설신고증을 제출한 것으로 보는 경우: 심사평가원이 시장・군수・구청장으로부터 「의료법」 제33조제3항 및 같은 법 시행규칙 제25조제1항에 따른 별지 제14호서식의 의료기관 개설신고서와 같은 조 제3항에 따른 별지 제15호서식의 의료기관 개설신고증명서를 통보받은 경우
   나. 의료기관 개설허가증을 제출한 것으로 보는 경우: 심사평가원이 시・도지사로부터 「의료법」 제33조제4항 및 같은 법 시행규칙 제27조제1항에 따른 별지 제16호서식의 의료기관 개설허가신청서와 같은 조 제3항에 따른 별지 제17호서식의 의료기관 개설허가증을 통보받은 경우
   다. 부속 의료기관 개설신고증을 제출한 것으로 보는 경우: 심사평가원이 시장・군수・구청장으로부터 「의료법」 제35조제1항 및 같은 법 시행규칙 제32조제1항에 따른 별지 제20호서식의 부속 의료기관 개설신고서와 같은 조 제2항에 따른 별지 제15호의2서식의 부속 의료기관 개설신고증명서를 통보받은 경우
   라. 부속 의료기관 개설허가증을 제출한 것으로 보는 경우: 심사평가원이 시・도지사로부터 「의료법」 제35조제1항 및 같은 법 시행규칙 제32조제1항에 따른 별지 제20호서식의 부속 의료기관 개설허가신청서와 같은 조 제2항에 따른 별지 제17호의2서식의 부속 의료기관 개설허가증을 통보받은 경우
   마. 약국 개설등록증을 제출한 것으로 보는 경우: 심사평가원이 시장・군수・구청장으로부터 「약사법」 제20조제2항 및 같은 법 시행규칙 제7조제1항에 따른 별지 제5호서식의 약국개설등록 신청서(신규등록인 경우에 한정한다)와 「약사법」 제20조제2항 및 같은 법 시행규칙 제8조에 따른 별지 제6호서식의 약국개설등록증을 통보받은 경우

2. 요양기관이 제12조제2항에 따른 별지 제17호서식의 요양기관 현황 변경신고서 및 변경된 사항을 증명하는 서류(개설 장소의 이전, 의료기관의 종류 또는 개설자 변경의 경우에는 제12조제1항에 따른 별지 제14호서식의 요양기관 현황신고서를 포함한다)를 심사평가원에 제출한 것으로 보는 경우는 다음 각 목과 같다.
   가. 심사평가원이 시장・군수・구청장으로부터 「의료법」 제33조제5항 및 같은 법 시행규칙 제26조제1항에 따른 별지 제14호서식의 신고사항 변경신고서(「의료법 시행규칙」 제26조제1항 각 호 외의 부분에 따른 개설 장소의 이전 또는 같은 항 제1호・제3호・제4호 및 제5호 중 하나 이상에 해당하는 개설신고사항에 대하여 변경 사항이 있는 경우에 한정한다)와 같은 조 제3항에 따른 별지 제15호서식의 의료기관 개설신고증명서를 통보받은 경우
   나. 심사평가원이 시・도지사로부터 「의료법」 제33조제5항 및 같은 법 시행규칙 제28조제1항에 따른 별지 제16호서식의 허가사항 변경신청서(「의료법 시행규칙」 제28조제1항 각 호 외의 부분에 따른 개설 장소의 이전 또는 같은 항 제1호・제2호・제3호 및 제4호 중 하나 이상에 해당하는 개설허가 사항에 대하여 변경 사항이 있는 경우에 한정한다)와 같은 조 제3항에 따른 별지 제17호서식의 의료기관 개설허가증을 통보받은 경우

다. 심사평가원이 시장・군수・구청장으로부터 「의료법」 제35조제1항 및 같은 법 시행규칙 제32조제1항에 따른 별지 제20호서식의 부속 의료기관(「의료법」 제35조제1항에 따른 부속 의료기관 중 「국민건강보험법 시행령」 제18조제1항에 따라 요양기관에서 제외되지 아니한 것을 말한다. 이하 같다) 개설 변경신고서와 같은 조 제2항에 따른 별지 제15호의2서식의 부속 의료기관 개설신고증명서를 통보받은 경우. 이 경우 개설신고사항에 대한 변경사항에 대해서는 가목을 준용한다.

라. 심사평가원이 시・도지사로부터 「의료법」 제35조제1항 및 같은 법 시행규칙 제32조제1항에 따른 별지 제20호서식의 부속 의료기관 개설 변경허가신청과 같은 조 제2항에 따른 제17호의2서식의 부속 의료기관 개설허가증을 통보받은 경우. 이 경우 개설허가사항에 대한 변경사항에 대해서는 나목을 준용한다.

마. 심사평가원이 시장・군수・구청장으로부터 「약사법」 제20조제2항 및 같은 법 시행규칙 제7조제1항에 따른 별지 제5호서식의 약국개설등록 신청서(개설자 변경인 경우에 한정한다)와 「약사법」 제20조제2항 및 같은 법 시행규칙 제8조에 따른 별지 제6호서식의 약국개설등록증을 통보받은 경우

바. 심사평가원이 시장・군수・구청장으로부터 「약사법」 제20조제2항 및 같은 법 시행규칙 제9조제1항에 따른 별지 제7호서식의 약국등록사항 변경신청서(「약사법 시행규칙」 제9조제1항제1호 또는 제2호의 어느 하나에 해당하는 등록사항을 변경등록 하는 경우에 한정한다)와 같은 조 제3항에 따른 별지 제6호서식의 약국개설등록증을 통보받은 경우

사. 심사평가원이 시장・군수・구청장으로부터 「의료법」 제40조제1항 및 같은 법 시행규칙 제30조제1항에 따른 별지 제18호서식의 의료기관 폐업 또는 휴업 신고서를 통보받은 경우

아. 심사평가원이 시장・군수・구청장으로부터 「약사법」 제22조 및 같은 법 시행규칙 제12조제1항에 따른 별지 제8호서식의 약국 폐업, 휴업 또는 업무재개 신고서를 통보받은 경우

자. 심사평가원이 시장・군수・구청장으로부터 「약사법」 제23조제5항에 따라 보건복지부장관이 정하는 의료기관이 없는 지역 또는 약국이 없는 지역에 해당한다는 사실을 통보받은 경우

3. 요양기관이 제12조제1항 본문에 따른 별지 제16호서식의 의료장비 현황(변경) 신고서 및 같은 항 제2호 각 목의 서류(「원자력안전법」 제56조제1항에 따른 검사 결과는 제외한다)를 심사평가원에 제출한 것으로 보는 경우는 다음 각 목과 같다.

가. 심사평가원이 시장・군수・구청장으로부터 「의료법」 제37조제1항 및 「진단용 방사선 발생장치의 안전관리에 관한 규칙」 제3조제1항에 따른 별지 제1호서식의 설치, 사용, 또는 재사용 신고서와 같은 조 제2항에 따른 별지 제3호서식의 신고증명서를 통보받은 경우

나. 「의료법」 제38조제1항 및 「특수의료장비의 설치 및 운영에 관한 규칙」 제2조제2항에 따른 별지 제1호서식의 특수의료장비 등록신청서와 같은 조 제3항에 따른 별지 제3호서식의 특수의료장비 등록증명서를 통보 받은 경우

4. 요양기관이 제12조제2항 본문에 따른 별지 제16호서식의 의료장비 현황(변경) 신고서 및 변경된 사항을 증명하는 서류를 심사평가원에 제출한 것으로 보는 경우는 다음 각 목과 같다.

가. 심사평가원이 시장・군수・구청장으로부터 「의료법」 제37조제1항 및 「진단용 방사선 발생장치의 안전관리에 관한 규칙」 제3조제1항에 따른 별지 제2호서식의 사용중지, 양도, 이전 또는 폐기 신고서와 같은 조 제2항에 따른 별지 제3호서식의 신고증명서를 통보받은 경우

나. 심사평가원이 시장・군수・구청장으로부터 「의료법」 제37조제1항 및 「진단용 방사선 발생장치의 안전관리에 관한 규칙」 제3조제4항에 따른 별지 제5호서식의 진단용 방사선 발생장치의 신고사항 변경신고서와 같은 조 제5항에 따른 별지 제3호서식의 신고증명서를 통보받은 경우

다. 심사평가원이 시장・군수・구청장으로부터 「의료법」 제38조제1항 및 「특수의료장비의 설치 및 운영에 관한 규칙」 제4조제1항에 따른 별지 제6호서식의 특수의료장비 시설등록사항, 개설자/의료기관명칭 또는 용도/설치장소(주소) 변경통보서, 같은 조 제2항에 따른 별지 제3호서식의 특수의료장비 등록증명서를 통보받은 경우

라. 심사평가원이 시장・군수・구청장으로부터 「의료법」 제38조제1항 및 「특수의료장비의 설치 및 운영에 관한 규칙」 제4조제3항에 따른 별지 제7호서식의 특수의료장비 양도, 폐기 또는 사용중지 통보서를 통보받은 경우

〔별표 3〕 〈개정 2018.6.29〉

외래진료 등의 요양급여비용 총액에 관한 조건 및 본인부담액(제13조제1항 관련)

1. 영 별표 2 제1호나목 및 제3호파목에 따라 65세 이상인 가입자 및 피부양자가 의원, 치과의원, 한의원 및 보건의료원에서 요양급여를 받는 경우의 본인부담액은 다음과 같다.

<table>
<tr><th>기관 종류</th><th colspan="2">요양급여비용 총액에 관한 조건</th><th>본인부담액</th></tr>
<tr><td rowspan="3">의원・치과의원(의약분업 예외지역은 제외한다) 및 보건의료원(한방과는 제외한다)</td><td colspan="2">요양급여비용 총액이 15,000원을 넘지 않는 경우</td><td>1,500원</td></tr>
<tr><td colspan="2">요양급여비용 총액이 15,000원을 넘고 20,000원을 넘지 않는 경우</td><td>요양급여비용 총액 × 10/100</td></tr>
<tr><td colspan="2">요양급여비용 총액이 20,000원을 넘고 25,000원을 넘지 않는 경우</td><td>요양급여비용 총액 × 20/100</td></tr>
<tr><td rowspan="6">의원・치과의원(의약분업 예외지역만 해당한다), 보건의료원(한방과만 해당한다) 및 한의원</td><td rowspan="3">투약 처방을 하는 경우</td><td>요양급여비용 총액이 15,000원을 넘지 않는 경우</td><td>1,500원</td></tr>
<tr><td>요양급여비용 총액이 15,000원을 넘고 25,000원을 넘지 않는 경우</td><td>요양급여비용 총액 × 10/100</td></tr>
<tr><td>요양급여비용 총액이 25,000원을 넘고 30,000원을 넘지 않는 경우</td><td>요양급여비용 총액 × 20/100</td></tr>
<tr><td rowspan="3">투약 처방을 하지 않는 경우</td><td>요양급여비용 총액이 15,000원을 넘지 않는 경우</td><td>1,500원</td></tr>
<tr><td>요양급여비용 총액이 15,000원을 넘고 20,000원을 넘지 않는 경우</td><td>요양급여비용 총액 × 10/100</td></tr>
<tr><td>요양급여비용 총액이 20,000원을 넘고 25,000원을 넘지 않는 경우</td><td>요양급여비용 총액 × 20/100</td></tr>
</table>

비고

위 표 중 본인부담액이 "요양급여비용 총액 × 20/100"에 해당하는 경우로서, 영 별표 2 제3호파목에 따라 보건복지부장관이 정하여 고시하는 항목(이하 이 비고에서 "고시항목"이라 한다)에 대해 요양급여를 하는 경우 본인부담액은 (요양급여비용 총액 − 고시항목에 대한 요양급여비용) × 20/100 + 고시항목에 대한 요양급여비용 × 10/100으로 한다.

2. 영 별표 2 제1호나목에 따라 보건소, 보건지소, 보건진료소에서 요양급여를 받는 경우 해당 요양급여비용 총액이 12,000원을 넘지 않을 때의 본인부담액은 다음과 같다.

기관 종류	진료내용 또는 투약일수		본인부담액
보건소	의과 치과	처방전만을 발급한 경우	500원
		1일분 이상 3일분 이하의 투약을 한 경우	1,100원
		4일분 이상 6일분 이하의 투약을 한 경우	1,300원
		7일분 이상 투약을 한 경우	1,600원
	한방과	침・뜸(灸)・부항 등의 시술만 한 경우	1,100원
		1일분 투약만 한 경우	1,100원
		2일분 투약만 한 경우	1,300원
		3일분 투약만 한 경우	1,600원
		4일분 이상 투약만 한 경우	2,000원
		침・뜸(灸)・부항 등의 시술과 1일분 투약을 한 경우	1,300원
		침・뜸・부항 등의 시술과 2일분 투약을 한 경우	1,600원
		침・뜸・부항 등의 시술과 3일분 투약을 한 경우	1,800원
		침・뜸・부항 등의 시술과 4일분 이상 투약을 한 경우	2,200원
보건지소	의과 치과	처방전만을 발급한 경우	500원
		1일분 이상 3일분 이하 투약을 한 경우	900원
		4일분 이상 6일분 이하 투약을 한 경우	1,100원
		7일분 이상 투약을 한 경우	1,400원
	한방과	침・뜸・부항 등의 시술만 한 경우	1,100원
		1일분 투약만 한 경우	1,100원
		2일분 투약만 한 경우	1,300원
		3일분 투약만 한 경우	1,600원
		4일분 이상 투약만 한 경우	2,000원
		침・뜸・부항 등의 시술과 1일분 투약을 한 경우	1,300원
		침・뜸・부항 등의 시술과 2일분 투약을 한 경우	1,600원
		침・뜸・부항 등의 시술과 3일분 투약을 한 경우	1,800원
		침・뜸・부항 등의 시술과 4일분 이상 투약을 한 경우	2,200원
보건진료소	모든 경우		900원

비고: 보건소 또는 보건지소의 의과 및 치과에서 재활 및 물리치료를 받고 요양급여비용 총액이 12,000원을 넘지 않는 경우의 본인부담액은 위 표의 진료내용 또는 투약일수에 따른 본인부담액에 1일당 500원(재활 및 물리치료 본인부담액)을 더한 금액으로 한다.

〔별표 4〕〈개정 2018.6.29〉

약국 또는 한국희귀·필수의약품센터를 이용한 경우의 요양급여비용 총액에 관한 조건 및 본인부담액(제13조제2항 관련)

<table>
<tr><th colspan="3">요양급여비용 총액에 관한 조건</th><th>본인부담액</th></tr>
<tr><td rowspan="2">1. 65세 이상인 가입자 또는 피부양자가 처방전에 따라 의약품을 조제받는 경우</td><td colspan="2">요양급여비용 총액이 10,000원을 넘지 않는 경우</td><td>1,000원</td></tr>
<tr><td colspan="2">요양급여비용 총액이 10,000원을 넘고 12,000원을 넘지 않는 경우</td><td>요양급여비용 총액 × 20/100</td></tr>
<tr><td rowspan="4">2. 처방전 없이 의약품을 조제받는 경우</td><td>요양급여비용 총액이 4,000원을 넘는 경우</td><td></td><td>요양급여비용 총액 × 40/100</td></tr>
<tr><td rowspan="3">요양급여비용 총액이 4,000원을 넘지 않는 경우</td><td>투약일수 1일</td><td>1,400원</td></tr>
<tr><td>투약일수 2일</td><td>1,600원</td></tr>
<tr><td>투약일수 3일 이상</td><td>2,000원</td></tr>
</table>

〔별표 5〕〈개정 2024.10.4〉

본인부담액 경감 대상자 기준(제15조 관련)

1. 소득인정액 기준

영 별표 2 제3호라목에 따른 소득인정액은 해당 환자가 속한 세대(이하 "소득인정액 산정기준세대"라 한다)의 소득평가액과 재산의 소득환산액을 더하여 산정한다.

가. 소득인정액 산정기준세대의 범위

구분	구체적 범위
소득인정액 산정기준세대에 포함되는 사람	1) 「주민등록법」 제6조제1항제1호에 따른 거주자 중 같은 법 시행령 제6조제1항에 따른 세대별 주민등록표에 기재된 사람(동거인은 제외한다) 2) 1) 외의 사람으로서 다음 각 항목의 어느 하나에 해당하는 사람 가) 1)에 해당하는 사람의 배우자(사실상 혼인관계에 있는 사람을 포함한다) 나) 1)에 해당하는 사람의 미혼자녀 중 30세 미만인 사람
소득인정액 산정기준세대에서 제외되는 사람	1) 현역군인 등 법률상 의무를 이행하기 위하여 다른 곳에서 거주하면서 의무 이행과 관련하여 생계를 보장받고 있는 사람 2) 외국에 3개월 이상 체류하는 사람 3) 「형의 집행 및 수용자의 처우에 관한 법률」 및 「치료감호법」 등에 따른 교도소·구치소·치료감호시설 등에 수용 중인 사람 4) 「국민기초생활 보장법」 제32조에 따른 보장시설에서 급여를 받고 있는 사람 5) 실종선고 절차가 진행 중인 사람 6) 가출 또는 행방불명의 사유로 경찰서 등 행정관청에 신고되어 1개월이 지난 사람

나. 소득평가액의 범위 및 산정기준은 「국민기초생활 보장법 시행령」 제5조의2를 준용한다. 이 경우 실제소득의 구체적인 범위는 같은 법 시행령 제5조에서 정하는 바에 따르되, 같은 조 제1항제4호나목에 해당하는 금액은 포함하지 아니한다.

다. 재산의 소득환산액은 지원세대의 재산(일반재산, 금융재산, 자동차) 가액(價額)에 소득환산율을 곱하여 산정하되, 소득환산의 대상이 되는 재산의 구체적인 범위, 소득환산액 산정방법, 재산가액 산정기준 및 소득환산율은 각각 다음 항목과 같다.

1) 소득환산의 대상이 되는 재산의 구체적인 범위는 「국민기초생활 보장법 시행령」 제5조의3제1항 각 호에서 정하는 바에 따른다. 다만, 「지방세법」 제124조에 따른 자동차 중 배기량 2,000cc 미만인 차령(車齡) 10년 이상의 자동차는 「국민기초생활 보장법 시행령」 제5조의3제1항제1호에 따른 일반재산에 포함시키고, 제1호가목의 소득인정액 산정기준세대에서 제외되는 사람의 재산을 소득인정액 산정기준세대에 포함되는 사람이 사용·수익하는 경우에는 이를 그 소득인정액 산정기준세대의 재산으로 본다.
2) 재산의 종류에 따른 구체적인 소득환산액 산정방법은 「국민기초생활 보장법 시행령」 제5조의4제1항에서 정하는 바에 따른다. 다만, 일반재산의 소득환산액을 산정하는 경우 같은 항 제1호가목의 경우에는 그 금액의 100분의 250에 해당하는 금액을 뺀다.
3) 재산가액 산정기준 및 소득환산율은 「국민기초생활 보장법 시행령」 제5조의3제3항 및 제5조의4제2항에서 정하는 바에 따른다.

2. 부양의무자 기준
가. 부양의무자가 있어도 부양능력이 없는 경우
1) 부양의무자가 부양해야 하는 본인부담액 경감 대상자가 1명인 경우: 부양의무자의 제1호나목에 따른 실제소득이 「국민기초생활 보장법」 제2조제11호에 따른 기준 중위소득의 100분의 120에 해당하는 금액 미만일 것
2) 부양의무자가 부양해야 하는 본인부담액 경감 대상자가 2명 이상인 경우: 부양의무자의 제1호나목에 따른 실제소득이 「국민기초생활 보장법」 제2조제11호에 따른 기준 중위소득의 100분의 120에 해당하는 금액에 본인부담액 경감 대상자 1명을 초과하는 인원당 기준 중위소득의 100분의 10에 해당하는 금액을 합한 금액 미만일 것
나. 부양의무자가 있어도 부양을 받을 수 없는 경우
1) 「병역법」에 따라 징집되거나 소집된 경우
2) 「해외이주법」 제2조에 따른 해외이주자에 해당하는 경우
3) 제1호가목의 소득인정액 산정기준세대에서 제외되는 자에 해당하는 경우

〔별표 6〕 〈개정 2024.9.12.〉

요양급여비용의 본인부담 항목 및 부담률(제16조 관련)

1. 요양급여비용의 본인부담 항목
가. 다음에 해당하는 경우에는 그에 든 비용 총액(나목 및 라목부터 사목까지의 규정에 해당하는 비용이 있는 경우에는 그 비용을 포함한다)
1) 가입자 또는 피부양자가 「국민건강보험 요양급여의 기준에 관한 규칙」 제2조에 따른 요양급여의 절차에 따르지 않고 요양기관을 이용한 경우
2) 「병역법」에 따른 현역병(지원에 의하지 않고 임용된 하사를 포함한다), 전환복무된 사람 또는 무관후보생으로 군에 복무 중인 가입자 또는 피부양자 및 교도소 또는 그 밖에 이에 준하는 시설에 수용되어 있는 가입자 또는 피부양자가 요양기관을 이용한 경우
3) 법 제53조제3항 및 제4항에 따라 가입자 또는 피부양자가 보험료 체납으로 급여제한을 받은 기간에 요양기관을 이용한 경우
4) 「학교폭력 예방 및 대책에 관한 법률」 제2조제1호에 따른 학교폭력 중 학생 간의 폭행에 의한 부상 또는

질병으로 요양기관을 이용한 경우

5) 「의료법」 제3조제2항제3호라목의 요양병원 중 「장애인복지법」 제58조제1항제4호의 장애인 의료재활시설을 제외한 요양병원에서 입원진료를 받는 가입자 또는 피부양자가 「국민건강보험 요양급여의 기준에 관한 규칙」 제6조제1항에 따라 요양급여를 의뢰하지 않고 다른 요양기관에서 진료를 받는 경우

6) 법 제109조제10항에 따라 보험급여를 하지 않는 기간에 요양기관을 이용한 경우

나. 다음에 해당하는 경우에는 보건복지부장관이 정하여 고시하는 공단이 부담하는 요양급여비용의 상한금액을 초과하는 비용

1) 요양급여의 필요성이 의학적으로 인정되는 약제・치료재료로서 해당 약제・치료재료의 상한금액이 대체 가능한 약제・치료재료의 상한금액의 2배 이상인 경우

2) 약제・치료재료에 대한 요양급여비용이 연간 200억원 이상 들어 보험재정에 상당한 부담을 줄 우려가 있는 약제・치료재료의 경우

다. 다음의 어느 하나에 해당하는 보험급여 항목의 경우에는 해당 보험급여 항목의 성격, 유형 및 빈도 등을 고려하여 보건복지부장관이 정하여 고시하는 비용

1) 보건복지부장관이 정하여 고시하는 고가의 의료장비 또는 의료용품 등을 사용하는 보험급여 항목으로서 해당 항목의 요양급여 비용이 보험재정에 상당한 부담을 준다고 인정되는 경우

2) 대체가능한 다른 요양급여 항목에 비하여 상대적으로 보험급여 비용이 높아 보험재정에 상당한 부담을 준다고 인정되는 경우

라. 삭제 〈2018. 6. 29.〉

마. 혈액성분 채집술을 위한 혈액 제공 적합성 검사에서 부적합으로 판정되어 혈액성분 채집술을 하지 않은 경우 든 검사비용

바. 요양기관의 과실이 없는 상태에서 가입자 또는 피부양자가 기피하여 준비된 혈액을 폐기하였을 경우의 혈액비용과 미리 채혈한 자기혈소판을 수혈하지 못한 경우 이에 든 비용

사. 다음의 어느 하나에 해당하는 비용. 다만, 2) 또는 3)에 해당하는 경우로서 영 별표 2 제1호가목1) 단서에 따라 보건복지부장관이 정하여 고시하는 격리 입원에 관한 요양급여 또는 같은 별표 제3호타목에 따른 요양급여를 받는 경우에는 제외한다.

1) 「응급의료에 관한 법률」에 따라 요양기관의 구급차를 이용하여 이송되었을 경우의 이송처치료

2) 「응급의료에 관한 법률」 제31조의4제1항 및 같은 법 시행규칙 제18조의3제2항에 따라 보건복지부장관이 고시하는 한국 응급환자 중증도 분류기준(이하 "한국 응급환자 중증도 분류기준"이라 한다)에 따른 경증응급환자가 「응급의료에 관한 법률」 제26조에 따른 권역응급의료센터, 같은 법 제29조에 따른 전문응급의료센터 및 같은 법 제30조의2에 따른 권역외상센터(이하 "권역응급의료센터등"이라 한다)를 이용하는 경우 응급실 진료비(「응급의료에 관한 법률」에 따른 응급의료수가 및 그 밖에 응급실에서 실시하는 요양급여의 비용을 말한다. 다만, 「의료법」 제3조의4에 따른 상급종합병원의 진찰료는 제외한다. 이하 같다)

3) 한국 응급환자 중증도 분류기준에 따른 비응급환자가 권역응급의료센터등 또는 「응급의료에 관한 법률」 제30조에 따른 지역응급의료센터를 이용하는 경우 응급실 진료비

아. 삭제 〈2016.12.30.〉

자. 영 별표 2 제2호에 따라 보건복지부장관이 정하여 고시하는 질병군에 대한 입원진료의 경우에는 가목에 해당하는 비용 및 사목 중 이송처치료에 해당하는 비용

차. 「호스피스・완화의료 및 임종과정에 있는 환자의 연명의료결정에 관한 법률」 제28조에 따라 호스피스전문기관으로 지정된 요양기관에서 호스피스・완화의료의 입원진료를 받는 경우에는 가목에 해당하는 비용 및 사목 중 이송처치료에 해당하는 비용

2. **요양급여비용의 본인부담률**: 요양급여비용의 100분의 100. 다만, 다음 각 목의 경우에는 해당 목의 구분에 따른 본인부담률을 적용한다.
   가. 제1호다목: 100분의 70에서 100분의 100 범위에서 보건복지부장관이 정하여 고시하는 부담률
   나. 제1호사목2)·3): 100분의 90

〔별표 7〕〈개정 2024.5.28.〉

보조기기에 대한 보험급여기준(제26조제1항 관련)

1. 일반원칙
   가. 보조기기 중 의지(義肢)·보조기는 「장애인복지법」에 따라 의지·보조기 기사가 제조·수리한 것(팔보조기는 「의료기사 등에 관한 법률」에 따라 의사의 지도를 받아 작업치료사가 제조한 것을 포함한다)이어야 하고, 의료기기는 「의료기기법」에 따라 신고하거나 허가받은 것이어야 하며, 자세보조용구 및 후방보행차는 공단이 정하는 품질 및 안전에 관한 기준을 충족하는 것이어야 하고, 그 밖의 보조기기는 관련 법령 등에 따라 제조·수입 또는 판매된 것이어야 한다.
   나. 수동휠체어, 보청기, 전동휠체어, 의료용 스쿠터, 자세보조용구, 욕창예방방석, 욕창예방매트리스, 이동식전동리프트, 전·후방보행차 및 그 밖에 이에 준하는 것으로서 보건복지부장관이 정하여 고시하는 보조기기는 공단에 등록된 제품으로서 공단이 부여한 제품을 식별하기 위하여 각 제품마다 부여된 코드로서 표준화된 체계에 따라 표기된 영문자와 숫자(이하 "표준코드"라 한다)와 바코드가 표시된 것이어야 한다. 이 경우 해당 제품을 등록하려면 보험급여 대상으로서의 적정성, 적정가격 등에 대한 평가(이하 이 표에서 "제품평가"라 한다)를 거쳐야 하며, 제품 등록의 기준·절차, 제품평가, 등록취소 등에 필요한 사항은 보건복지부장관이 정하여 고시한다.
   다. 의지·보조기, 맞춤형 교정용 신발, 수동휠체어, 보청기, 전동휠체어, 의료용 스쿠터, 자세보조용구, 욕창예방방석, 욕창예방매트리스, 이동식전동리프트, 전·후방보행차 및 의안(義眼)에 대해서는 공단에 등록한 보조기기 판매업자에게 구입한 경우에만 보험급여를 한다. 이 경우 보조기기 판매업자의 등록기준, 등록절차 및 등록취소 등에 필요한 사항은 보건복지부장관이 정하여 고시한다.
   라. 보조기기는 보조기기의 유형별로 각 보조기기의 기능, 형태 등을 고려하여 보건복지부장관이 정하여 고시하는 내구연한 내에 1인당 한 번만 보험급여를 한다. 다만, 다음의 어느 하나에 해당하는 경우에는 각각을 1회로 본다.
      1) 같은 유형의 팔 의지, 다리 의지, 팔 보조기, 다리 보조기, 의안 또는 보청기를 양쪽에 장착하는 경우
      2) 손가락 의지를 2개 이상 장착하는 경우
      3) 몸통 및 골반 지지대를 다음 자세보조용구 중 하나 이상과 동시에 장착한 경우나 몸통 및 골반 지지대를 장착한 후 그 내구연한 내에서 다음 자세보조용구의 하나 이상을 추가로 장착한 경우
         가) 머리 및 목 지지대
         나) 팔 지지대 및 랩트레이(lap tray)
         다) 다리 및 발 지지대
      4) 보청기를 구입한 후 판매자로부터 보청기의 청력개선 효과를 높이기 위한 성능 유지·관리 서비스(이하 "적합관리서비스"라 한다)를 받는 경우
   마. 내구연한이 지나지 않은 보조기기[보조기기의 소모품(이하 "소모품"이라 한다)은 제외한다]에 대해 진료담당 의사가 훼손, 마모 또는 장애인의 성장·신체변형 등으로 계속 장착하기 부적절하거나 그 밖의 부득이한 사유로 교체해야 할 필요가 있다고 판단하여 별지 제22호서식 및 별지 제22호의2서식부터 별지 제22호

의4서식까지에 따른 처방전을 발행한 경우에는 라목에도 불구하고 보험급여를 할 수 있다.

바. 실리콘형 다리 의지는 절단 후 남아 있는 신체부분(stump)이 불안정하여 실리콘형 소켓이 필요하다는 진료담당의사의 의학적 소견이 있는 경우에만 보험급여를 한다.

사. 뇌병변장애인, 심장 및 호흡기 장애인에 대한 수동휠체어는 보행이 불가능하거나 현저하게 제한된 경우에만 보험급여를 한다.

아. 수동휠체어, 보청기, 전동휠체어, 의료용 스쿠터, 자세보조용구, 욕창예방방석, 욕창예방매트리스, 이동식전동리프트 및 전·후방보행차의 보험급여 대상자 및 진료과목 등 급여기준에 관한 세부적인 사항은 보건복지부장관이 정하여 고시한다.

자. 소모품에 대한 보험급여는 장애인인 가입자·피부양자 또는 「의료급여법」 제13조제1항에 따른 급여를 받은 사람이 해당 보조기기를 지속적으로 사용하는 경우 다음의 구분에 따라 지급한다.

1) 전동휠체어 및 의료용 스쿠터용 전지: 전동휠체어 또는 의료용 스쿠터를 구입한 날부터 1년 6개월이 지난 때부터 지급

2) 다리 의지 소켓 및 실리콘라이너: 다리 의지를 구입한 날부터 1년이 지난 때부터 지급하되, 해당 다리 의지의 내구연한 내에 1회에 한하여 지급

차. 「장애인복지법」에 따라 장애인 등록을 한 가입자 및 피부양자가 그 장애인 등록 전 6개월 이내에 구입한 보조기기(해당 장애와 관련하여 해당 과목 전문의가 발행한 보조기기 처방전에 따라 구입한 것으로 한정한다)에 대해서도 보험급여를 한다. 다만, 활동형 수동휠체어, 틸팅형 수동휠체어, 리클라이닝형 수동휠체어, 전동휠체어, 의료용 스쿠터, 자세보조용구 및 이동식전동리프트는 제외한다.

카. 앉기형 자세보조용구에 대한 보험급여는 스스로 앉기 어렵고 독립적으로 앉은 자세를 유지하지 못하는 장애인의 앉은 자세를 고정하거나 유지하기 위하여 해당 장애인의 체형에 맞게 제작된 몸통 및 골반 지지대에 대하여 실시한다. 이 경우 앉은 자세를 고정하거나 유지하기 위하여 머리, 팔 또는 다리를 고정할 필요가 있는 경우에는 다음의 자세보조용구에 대하여도 추가로 보험급여를 실시할 수 있다.

1) 머리 및 목 지지대

2) 팔 지지대 및 랩트레이(lap tray)

3) 다리 및 발 지지대

타. 보청기에 대한 보험급여는 다음의 구분에 따라 실시한다.

1) 제품급여: 보청기 제품에 대하여 다음의 구분에 따른 경우에 실시한다.

가) 2019년 1월 1일부터 12월 31일까지 처방되는 보청기: 보청기 구입 후 1개월이 경과한 날 이후에 그 보청기를 착용한 상태에서 청력개선 효과가 있다고 의사가 검수확인한 경우

나) 2020년 1월 1일부터 처방되는 보청기: 보청기 구입 후 1개월이 경과한 날 이후에 그 보청기를 착용한 상태에서 음장검사한 결과 청력개선 효과가 있다고 의사가 검수확인한 경우

2) 적합관리급여: 적합관리서비스에 대하여 실시한다. 이 경우 적합관리급여의 지급 방법·시기 등 세부적인 사항은 보건복지부장관이 정하여 고시한다.

2. 보조기기의 분류 및 유형 등

분류	유형	용도	구분
가. 팔 의지	1) 어깨가슴 의지 (Scapulo-thoracic disarticulation prostheses)	어깨뼈, 빗장뼈 및 어깨관절을 포함한 팔 전체가 상실된 경우 사용	미관형
			기능형

	2) 어깨관절 의지 (Shoulder disarticulation prostheses)	어깨뼈를 제외하고 어깨관절부터 팔 전체가 상실된 경우 또는 어깨관절부터 위팔뼈 길이의 30% 이하를 남기고 팔이 상실된 경우 사용	미관형 기능형
	3) 위팔 의지 (Trans-humeral prostheses)	어깨관절부터 위팔뼈 길이의 30% ~ 90%를 남기고 팔이 상실된 경우 사용	미관형 기능형
	4) 팔꿈치관절 의지 (Elbow disarticulation prostheses)	어깨관절부터 위팔뼈 길이가 90% 이상 남았거나 팔꿈치관절이 절단된 경우 사용	미관형 기능형
	5) 아래팔 의지 (Trans-radial prostheses)	팔꿈치관절부터 아래팔뼈가 상실되거나 손목관절 바로 위 부위를 남기고(손목관절은 상실) 팔이 상실된 경우 사용	미관형 기능형
	6) 손목관절 의지 (Wrist disarticulation prostheses)	손목관절면을 남기고 손 전체가 상실된 경우 사용	미관형 기능형
	7) 손 의지 (Partial hand prostheses)	손목뼈 또는 손바닥뼈 이하의 일부 또는 전부가 상실된 경우 사용	미관형 기능형
	8) 손가락 의지 (Cosmetic thumb or fingers prostheses)	엄지손가락 또는 그 밖의 손가락의 근위지골 이하가 상실된 경우 사용	미관형
나. 다리 의지	1) 골반 의지 (Trans-pelvic prostheses)	골반 한쪽 및 엉덩이관절을 포함하여 다리 전체가 상실된 경우 사용	
	2) 엉덩이관절 의지 (Hip disarticulation prostheses)	골반을 제외하고 엉덩이관절부터 다리 전체가 상실된 경우 또는 엉덩이관절부터 넓적다리뼈 길이의 25% 미만을 남기고 다리가 상실된 경우 사용	
	3) 넓적다리 의지 (Trans-femoral prostheses)	엉덩이관절부터 넓적다리뼈 길이의 25% 이상을 남기고 다리가 상실된 경우 사용	일반형 실리콘형
	4) 무릎관절 의지 (Knee disarticulation prostheses)	무릎관절이 절단된 경우 사용	일반형 실리콘형
	5) 종아리 의지 (Trans-tibial prostheses)	하퇴부에서 절단되어 다리가 상실된 경우 사용	일반형 실리콘형
	6) 발목 의지 (Ankle disarticulation prostheses)	발목관절 바로 위 정강뼈와 종아리뼈 부위를 남기고(발목관절은 상실) 다리가 상실된 경우 사용	일반형 실리콘형
	7) 발 의지 (Foot prostheses)	발이 상실된 경우 사용	일반형 실리콘형

구분	품목	내용	유형
다. 팔 보조기	1) 어깨 보조기 (Shoulder orthoses)	어깨 부위의 뼈나 근육이 손상되어 어깨관절과 위팔을 받쳐주어 손상 부위를 보호하기 위한 경우 사용	
	2) 팔꿈치-손목-손 보조기 (Elbow-wrist-hand orthoses)	가) 팔꿈치관절 운동을 제한하거나 고정하는 경우 또는 팔꿈치관절과 손목관절을 동시에 고정하는 경우(팔꿈치 및 손목관절 고정 목적) 사용	일반형
		나) 손목의 관절운동을 제한하거나 고정하는 경우 또는 팔꿈치관절과 손목관절을 동시에 고정하는 경우(팔꿈치관절 조절형) 사용	각도조절형
	3) 손목-손 보조기 (Wrist-hand orthoses)	손목과 손가락관절의 운동을 제한하거나 고정 및 가동하는 경우 사용	
	4) 손가락 보조기 (Finger orthoses)	손가락이 마비, 관절구축, 변형된 경우 사용	
라. 척추 보조기	1) 목 보조기 (Cervical orthoses)	가) 머리와 목뼈의 회전 또는 굽히는 것을 제한하는 경우에 중등도 환자에게 사용하는 소형 칼라식 보조기	필라델피아 (Philadelphia)
		나) 목을 굽히고 펼 수 있는 경증 환자에 사용하는 소형 칼라식 보조기	토머스 소프트 칼라 (Thomas soft collar)
		다) 가슴, 목뼈, 상부 등뼈의 운동을 강하게 제한하는 경우 사용하는 플라스틱 또는 금속으로 성형된 보조기	재킷형 (Cervical jacket)
	2) 등 - 허리 보조기 (Thoraco-lumbar orthoses)	등·허리뼈의 관절운동을 모두 제한하거나 고정하는 경우 사용	나이트-테일러식 (Knight taylor type
	3) 허리-엉치 보조기 (Lumbo-sacral orthoses)	허리·엉치뼈의 관절운동을 제한하거나 고정하는 경우 사용	윌리엄식 (William type)
	4) 등-허리-엉치 보조기 (Thoraco-lumbo-sacral orthoses)	등·허리 또는 허리·엉치뼈의 관절운동을 모두 제한하거나 고정하는 경우 사용하는 플라스틱으로 성형된 보조기	TLSO식 재킷 (Jacket)
	5) 허리 보조기 (Lumbar orthoses)	천이나 망사로 허리뼈 및 골반부의 관절운동을 제한하거나 고정하는 경우 사용	코르셋 (Corset)
마. 골반 보조기	골반 보조기 (Pelvic orthoses)	골반운동, 특히 엉덩뼈·엉치뼈의 관절운동을 제한하거나 고정하는 경우 사용	
바. 다리 보조기	1) 엉덩-무릎-발목-발 보조기 (Hip-knee-ankle-foot orthoses)	엉덩이관절을 포함하여 무릎 및 발목의 관절운동을 제한하거나 고정하는 경우 사용	한쪽
			양쪽
	2) 무릎-발목-발 보조기 (Knee-ankle-foot orthoses)	엉덩이관절을 제외한 무릎 및 발목의 관절운동을 제한하거나 고정하는 경우 사용	한쪽

	3) 무릎 보조기 (Knee orthoses)	가) 무릎관절 또는 넓적다리 무릎뼈관절의 운동을 견고하게 제한하거나 고정하는 경우 사용	관절운동 제한장치 부착형
		나) 무릎인대 손상 시 무릎관절 축 회전운동을 방지하기 위한 경우 사용	레녹스힐 (Lenox-hill)
		다) 무릎 안쪽 및 바깥쪽 곁인대 손상 및 앞 십자인대 손상 시 무릎관절축의 회전운동을 방지하기 위하여 경증 환자에게 사용	인대 손상용
	4) 발목-발 보조기 (Ankle-foot orthoses)	가) 플라스틱형 테두리(brim)를 사용한 체중부하장치가 포함된 보조기로 종아리 및 발뼈 또는 발목관절의 안정과 보호를 위한 경우 사용	체중 부하식
		나) 발목관절 없이 전체가 하나로 연결된 보조기로 발목관절의 발등 굽힘 근육과 발바닥 굽힘 근육의 안정 또는 발목의 관절운동 제한을 위한 경우 사용	일체형 (플라스틱)
		다) 발목관절이 있고 전체가 2개의 부분품으로 연결된 보조기로 발목관절의 발등 굽힘 근육과 발바닥 굽힘 근육의 안정 또는 발목의 관절운동 제한을 위한 경우 사용	관절형 (플라스틱)
			관절형 (금속형)
		라) 스프링이 들어있는 금속 발목관절인 크렌자크 발목관절장치를 사용한 보조기로 근력이 약한 발목관절을 보조하는 경우 사용	크렌자크식 (플라스틱)
			크렌자크식 (금속형)
	5) 발 보조기 (Foot orthoses)	18세 이하인 사람으로서 발 변형으로 인한 보행장애를 개선하기 위해 단단한 재질로 발 뒤꿈치를 감싸고, 발 중간 부분(발허리뼈몸통)부터 발 뒷부분까지 받쳐주는 보조기가 필요한 경우 사용	양쪽
사. 교정용 신발류	맞춤형 교정용 신발 (Orthopedic shoes)	가) 19세 이상인 사람으로서 발에 기능장애가 있거나(발에 변형이 없는 사람은 제외) 다리 길이의 차이가 있어 맞춤형 교정용 신발이 필요한 경우 사용	
		나) 18세 이하인 사람으로서 발에 기능장애가 있거나(발에 변형이 없는 사람은 제외) 다리 길이의 차이가 있어 맞춤형 교정용 신발이 필요한 경우 사용	
아. 그 밖의 보조기기	1) 수동휠체어	가) 의지, 보조기, 지팡이 등 다른 보조기기를 사용해도 실외 보행이 곤란한 경우 사용	일반형
		나) 양팔 및 자세균형 제어기능이 양호하여 다른 사람의 도움 없이 휠체어를 안전하게 작동할 수 있는 경우 사용	활동형
		다) 스스로 앉기가 어렵고, 독립적으로 앉은 자세를 유지하지 못하여 압박과 자세관리가 필요한 경우 사용	틸팅형 리클라이닝형

	2) 지팡이	지체장애 및 뇌병변장애에 대한 보행 보조를 위한 보조기구	
	3) 목발 (Crutches)		
	4) 의안 (Ocular prostheses)	실명 시각장애인의 미관 개선을 위한 보조기구	
	5) 저시력 보조안경	시각장애에 대한 시력개선이나 보행 보조를 위한 보조기구	
	6) 콘택트렌즈		
	7) 돋보기		
	8) 망원경		
	9) 흰지팡이		
	10) 보청기(Hearing aid)	청각장애에 대한 청력 개선을 위한 보조기구	
	11) 개인용 음성 증폭기	언어장애에 대한 음성기능 개선을 위한 보조기구	
	12) 전동휠체어	보행이 불가능한 사람으로서 팔기능이 약화되거나 완전히 상실되어 수동휠체어를 혼자서 조작할 수 없는 사람이 다른 사람의 도움 없이 전동휠체어를 안전하게 작동할 수 있는 경우 사용	가군
		가군 전동휠체어 사용자로서 사용자가 스스로 앉은 자세를 변경하기 어려워 전동식 자세변경장치를 이용해 자세관리가 필요한 경우 사용	나군
	13) 의료용 스쿠터	보행이 불가능한 사람으로서 팔 기능에 이상이 있거나, 이상이 없는 경우에도 수동휠체어를 완전하게 조작하기 어렵거나 불가능한 사람이 다른 사람의 도움 없이 의료용 스쿠터를 안전하게 작동할 수 있는 경우 사용	
	14) 자세보조용구		
	가) 앉기형	(1) 앉은 자세를 유지하기 위하여 척추, 골반 또는 엉덩관절을 고정하는 데 사용	몸통 및 골반 지지대
		(2) 앉은 자세를 유지하기 위하여 가눌 수 없거나 흔들림이 심한 머리를 고정할 필요가 있는 경우에 사용	머리 및 목 지지대
		(3) 앉은 자세를 유지하기 위하여 팔을 일정한 자세로 유지하거나 일정한 위치에 고정할 필요가 있는 경우에 사용	팔 지지대 및 랩트레이 (Lap tray)
		(4) 앉은 자세를 유지하기 위하여 다리를 일정한 자세로 유지하거나 일정한 위치에 고정할 필요가 있는 경우에 사용	다리 및 발 지지대
	나) 서기형	18세 이하인 사람이 스스로 서기 어렵거나 기립자세를 유지할 필요가 있는 경우에 사용	기립훈련기
	15) 욕창예방방석	휠체어 사용자가 신경손상, 근 약화 등의 사유로 스스로 체위변환을 할 수 없는 경우 욕창을 예방하기 위하여 사용하는 기구	
	16) 욕창예방매트리스	신경손상, 근 약화 등의 사유로 스스로 체위변환을 할 수 없는 경우 욕창을 예방하기 위하여 사용하는 기구	

	17) 이동식전동리프트	신경손상, 근 약화 등의 사유로 스스로 체위변환 및 이동을 할 수 없어 타인에 의하여 이동을 해야 하는 사람에게 사용하는 이동 보조기구	
	18) 보행차		
	가) 전방	지체장애인 및 뇌병변장애인 중 하지근력 저하 및 강직이 있으나 상지의 보조로 보행이 가능한 경우에 사용하는 보조기구	
	나) 후방	뇌성마비로 인한 뇌병변장애인 중 상지의 보조로 보행이 가능한 경우에 사용하는 보행 보조기구	
자. 소모품	1) 전동휠체어 및 의료용 스쿠터용 전지(2개 1세트)	전동휠체어·의료용 스쿠터의 전력 공급용 장치	
	2) 넓적다리 의지 소켓	절단부위를 연결하는 부품	일반형
			실리콘형
	3) 무릎관절 의지 소켓	절단부위를 연결하는 부품	일반형
			실리콘형
	4) 종아리 의지 소켓	절단부위를 연결하는 부품	일반형
			실리콘형
	5) 발목 의지 소켓	절단부위를 연결하는 부품	실리콘형
	6) 넓적다리 의지 실리콘라이너	절단면의 피부를 감싸는 부분품	
	7) 무릎관절 의지 실리콘라이너	절단면의 피부를 감싸는 부분품	
	8) 종아리 의지 실리콘라이너	절단면의 피부를 감싸는 부분품	
	9) 발목 의지 실리콘라이너	절단면의 피부를 감싸는 부분품	

3. 보조기기에 대한 보험급여는 다음 각 목의 금액 중 가장 낮은 금액(이하 이 호에서 "지급기준금액"이라 한다)의 100분의 90에 해당하는 금액을 가입자·피부양자에게 지급하는 방식으로 실시한다. 다만, 영 별표 2 제3호라목에 해당하는 사람이 구입한 보조기기에 대해서는 지급기준금액의 100분의 100에 해당하는 금액을 지급한다.
   가. 보조기기의 유형 및 구분 항목별로 보건복지부장관이 정하여 고시하는 금액
   나. 보건복지부장관이 제품평가 결과를 고려하여 제품별로 고시하는 금액(제1호나목 후단에 따라 제품평가를 거쳐야 하는 보조기기에 대하여 보험급여를 실시하는 경우에 한정한다)
   다. 가입자·피부양자가 해당 보조기기를 구입한 금액

4. 그 밖의 사항
   가. 보조기기의 제작 또는 장착 등을 위하여 요양기관에서 한 진찰·검사·처치 등은 법 제41조제3항에 따른 요양급여로 본다.
   나. 「의료급여법」 제3조에 따른 의료급여 수급권자였던 가입자 또는 피부양자에게 보조기기에 대한 보험급여를 하는 경우 내구연한은 제1호라목에도 불구하고 「의료급여법」 제13조에 따라 지급받은 보조기기의 급여내용과 연계하여 산정한다.

〔별표 8〕 〈개정 2022.7.1.〉

보증금 및 월세금액의 평가방법(제45조 관련)

1. 영 별표 4 제1호나목2)에 따른 임차주택에 대한 보증금 및 월세금액의 평가방법은 다음과 같다.

[보증금 + (월세금액에 40을 곱한 금액)] × 평가 비율

2. 제1호에서 평가 비율은 100분의 30으로 한다.
3. 제1호에서 {보증금 + (월세금액에 40을 곱한 금액)}(이하 "기준액"이라 한다)이 임대차계약의 변경 또는 갱신으로 인상된 경우(임대차목적물이 변경되어 기준액이 인상된 경우는 제외한다)로서 인상된 금액이 인상 전 기준액의 100분의 10을 초과한 경우에는 그 변경되거나 갱신된 계약기간 동안의 기준액은 인상 후 기준액에서 그 초과 금액을 뺀 금액으로 한다.

〔별표 9〕 〈개정 2024.10.4.〉

체류자격(제61조의2제2항 관련)

외국인의 체류자격(기호)
1. 문화예술(D-1), 유학(D-2), 산업연수(D-3), 일반연수(D-4), 취재(D-5), 종교(D-6), 주재(D-7), 기업투자(D-8), 무역경영(D-9), 구직(D-10) 2. 교수(E-1), 회화지도(E-2), 연구(E-3), 기술지도(E-4), 전문직업(E-5), 예술흥행(E-6), 특정활동(E-7), 계절근로(E-8), 비전문취업(E-9), 선원취업(E-10) 3. 방문동거(F-1), 거주(F-2), 동반(F-3), 재외동포(F-4), 영주(F-5), 결혼이민(F-6) 4. 기타(G-1)(「난민법」에 따라 인도적 체류 허가를 받은 사람과 공단이 정하는 사람으로 한정한다) 5. 관광취업(H-1), 방문취업(H-2)

〔별표 10〕 삭제 〈2019.7.16.〉

국민건강보험공단 정관

[개정 2024. 12. 19.]

제1장 총 칙

제1조(목적) 이 법인은 「국민건강보험법」에 따른 건강보험사업, 「노인장기요양보험법」에 따른 장기요양사업, 그 밖의 다른 법령에 따라 위탁받은 사업을 합리적이고 효율적으로 수행하여 국민보건 및 사회보장을 증진함으로써 국민의 삶의 질 향상에 기여함을 목적으로 한다.

제2조(명칭) 이 법인은 국민건강보험공단(이하 "공단"이라 한다)이라 한다.

제3조(사무소 등) ① 공단은 주된 사무소를 강원특별자치도 원주시에 두고 보건복지부장관의 승인을 얻어 분사무소로 지역본부·지사를, 소속기관으로 제62조에 따른 의료시설과 제70조에 따른 장기요양기관을 둘 수 있다.

② 공단은 「국민건강보험법」(이하 "법"이라 한다) 제14조제1항제9호 및 「노인장기요양보험법」 제48조제2항제10호에 따른 조사연구, 통계관리 등을 수행하기 위하여 보건복지부장관의 승인을 얻어 건강보험연구원을 설치·운영할 수 있다.

③ 공단은 법 제14조제1항제8호에 따른 교육훈련 등을 수행하기 위하여 보건복지부장관의 승인을 얻어 국민건강보험공단인재개발원을 설치·운영할 수 있다.

제4조(공고 방법) 공단의 공고(법 제39조제2항에 따른 공고를 제외한다)는 다음 각 호의 어느 하나에 해당하는 방법으로 한다.

1. 「신문 등의 진흥에 관한 법률」 제9조제1항제9호에 따른 보급지역을 전국으로 등록한 1개 이상의 일반일간신문에 게재
2. 공단의 주된 사무소, 분사무소, 제62조에 따른 의료시설, 제70조에 따른 장기요양기관의 게시판 또는 공단 인터넷 홈페이지에 14일 이상 게시

[전문변경 2012.9.14.]

제5조 (규정 등의 제·개정 등) ① 공단은 공단의 전반적인 운영과 모든 업무수행에 필요한 기본방침 및 절차 등에 관한 기본적 준칙으로서의 규범을 다음 각 호의 구분에 따라 제정 또는 개정(폐지를 포함한다. 이하 같다)한다.

1. 규정: 법령 또는 이 정관에서 위임하거나 법령 또는 이 정관에서 정한 내용을 시행하는 데 필요한 사항, 그 밖에 이사장이 공단 업무와 관련하여 필요하다고 인정하는 사항
2. 규칙: 이 정관 또는 제1호에 따른 규정에서 구체적으로 범위를 정하여 위임하거나 제1호에 따른 규정에서 정한 내용을 시행하는 데 필요한 사항
3. 요령: 이 정관, 제1호에 따른 규정 및 제2호에 따른 규칙에서 구체적으로 범위를 정하여 위임하거나 제2호에 따른 규칙에서 정한 내용을 시행하는 데 필요한 사항

② 제1항 각 호의 규범(이하 "규정등"이라 한다)은 그 종류별로 다음 각 호의 구분에 따른 절차를 거쳐 제정 또는 개정한다.

1. 규정: 이사회의 의결을 거쳐 정함. 이 경우 공단의 조직, 인사, 보수, 회계에 관한 규정은 보건복지부장관의 승인을 얻어야 한다.

2. 규칙 및 요령: 이사장이 정함

③ 규정등을 제정 및 개정하는 구체적인 절차 및 방법, 그 관리 등에 필요한 사항은 규정으로 정한다.

제6조(정관 변경) ① 공단은 정관을 변경하려면 이사회의 의결을 거쳐 보건복지부장관의 인가를 받아야 한다.

② 정관을 변경하는 구체적인 절차, 방법, 그 관리 등에 필요한 사항은 규정으로 정한다.

제2장 임원과 직원

제7조(임원) ① 공단에 임원으로 이사장 1명, 이사 14명 및 감사 1명을 둔다.

② 이사장, 이사 중 5명 및 감사는 상임으로 한다.

제8조(임원의 임명 등) ① 이사장은 제9조에 따른 임원추천위원회가 복수로 추천하는 사람 중에서 보건복지부장관의 제청으로 대통령이 임명한다.

② 상임이사(법 제21조에 따라 선임하는 상임이사는 제외한다)는 상임이사추천위원회가 복수로 추천하는 사람 중에서 이사장이 임명한다. 이 경우 상임이사추천위원회의 구성, 운영 등에 관하여 필요한 사항은 규정으로 정한다. 〈변경 2024.12.19.〉

③ 비상임이사는 다음 각 호의 사람을 보건복지부장관이 임명한다.

1. 노동조합, 사용자단체, 시민단체(「비영리민간단체지원법」 제2조에 따른 비영리민간단체를 말한다. 이하 같다), 소비자단체, 농어업인단체 및 노인단체가 각 1명씩 추천하는 6명
2. 기획재정부장관, 보건복지부장관 및 인사혁신처장이 해당 기관 소속의 3급 공무원 또는 고위공무원단에 속하는 일반직공무원 중에서 각 1명씩을 지명하는 방법으로 추천하는 3명

④ 감사는 제9조에 따른 임원추천위원회가 복수로 추천하여 「공공기관의 운영에 관한 법률」 제8조에 따른 공공기관운영위원회의 심의・의결을 거친 사람 중에서 기획재정부장관의 제청으로 대통령이 임명한다.

⑤ 공단에 「공공기관의 운영에 관한 법률」 제21조 및 같은 법 시행령 제19조에 따라 비상임이사 중에서 호선(互選)하여 선임비상임이사 1명을 둔다.

제9조(임원추천위원회의 구성 등) ① 공단 이사회는 임기만료 등의 사유로 이사장 또는 감사를 새로 선임할 필요가 있는 경우에는 지체 없이 「공공기관의 운영에 관한 법률」 제29조제1항에 따라 임원추천위원회를 구성한다.

② 제1항에 따른 임원추천위원회의 구성・운영, 임원후보의 공개모집 등에 관하여 필요한 사항은 규정으로 정한다.

제10조(임원의 임기) ① 이사장의 임기는 3년으로, 이사와 감사의 임기는 각각 2년으로 한다. 다만, 공무원인 임원의 임기는 그 임명 당시의 직위에 재임 중인 기간으로 한다.

② 임원은 「공공기관의 운영에 관한 법률」에서 정하는 바에 따라 1년을 단위로 연임할 수 있다. 이 경우에는 임원추천위원회, 상임이사추천위원회 및 법 제21조제2항에 따른 징수이사추천위원회의 추천을 거치지 아니한다.

제11조(임원의 직무) ① 이사장은 공단을 대표하며 그 업무를 총괄한다.

② 이사장이 부득이한 사유로 그 직무를 수행할 수 없는 때에는 상임이사가 직제에 관한 규정에서 정하는 순서에 따라 그 직무를 대행하고, 상임이사가 없거나 그 직무를 대행할 수 없을 때에는 보건복지부장관이 지명하는 비상임이사가 그 직무를 대행한다.

③ 이사는 이사회에 부쳐진 안건의 심의 및 의결에 참여한다.

④ 상임이사는 직제를 정하는 규정에서 정하는 업무와 이사장이 명하는 업무를 집행한다.

⑤ 비상임이사는 필요하다고 인정하는 경우에는 비상임이사 2명 이상의 연서(連署)로 공단의 운영과 관련하여 감사(監事)에게 특정 사안에 대한 감사(監査)를 요청할 수 있다. 이 경우 감사는 특

별한 사정이 없는 한 이에 응하여야 한다.

⑥ 비상임이사는 업무를 수행하기 위하여 필요한 자료를 이사장에게 요구할 수 있다. 이 경우 이사장은 특별한 사정이 없으면 그 요구에 따라야 한다.

⑦ 선임비상임이사는 이사회 안건 그 밖에 기관 운영에 관한 사항을 논의하기 위하여 비상임이사 회의를 소집·주재할 수 있다.

⑧ 감사는 「공공감사에 관한 법률」, 같은 법 시행령 및 「공기업·준정부기관 감사 운영규정」에 따라 공단의 업무, 회계 및 재산 상황을 감사하고, 그 의견을 이사회에 제출한다.

제12조(대리인의 선임) 이사장은 공단 업무에 관한 모든 재판상의 행위 또는 재판 외의 행위를 대행하게 하기 위하여 공단의 이사 또는 직원 중에서 대리인을 선임할 수 있다.

제13조(임원의 결격사유) 다음 각 호의 어느 하나에 해당하는 사람은 공단의 임원이 될 수 없다.

1. 대한민국 국민이 아닌 사람
2. 「국가공무원법」 제33조 각 호의 어느 하나에 해당하는 사람
3. 「부패방지 및 국민권익위원회의 설치와 운영에 관한 법률」 제82조에 따른 취업제한 사유에 해당하는 사람
4. 「공공기관의 운영에 관한 법률」 제34조제1항 제2호에 해당하는 사람

제14조(임원의 당연 퇴임·해임) ① 임원이 제13조 각 호의 어느 하나에 해당하거나 임명 당시 그에 해당하였던 것으로 밝혀졌을 때에는 그 임원은 당연히 퇴임한다.

② 임원의 임명권자는 임원이 다음 각 호의 어느 하나에 해당하게 된 경우에는 그 임원을 해임할 수 있다.

1. 신체상 또는 정신상의 장애로 직무를 수행할 수 없다고 인정되는 경우
2. 직무상의 의무를 위반한 경우
3. 고의 또는 중대한 과실로 공단에 손실을 발생하게 한 경우
4. 직무의 내외를 불문하고 품위를 손상하는 행위를 한 경우
5. 법에 따른 보건복지부장관의 명령을 위반한 경우

제14조의2(임원의 의원면직 제한) 임원의 임명권자 또는 임명제청권자는 임원이 다음 각 호의 어느 하나에 해당하는 경우에는 그 임원의 의원면직을 제한할 수 있다.

1. 비위와 관련하여 형사사건으로 기소 중인 경우
2. 비위와 관련하여 검찰, 경찰 등 수사기관에서 수사 중이거나 감사원 등 감사기관 또는 공단 감사가 감사 중인 경우
3. 관련 법률에 따라 해임 건의 중이거나 제5조 제1항제1호에 따른 규정에 따라 해임·정직에 준하는 징계 의결이 요구 중인 경우

[전문변경 2020.09.29.]

제15조(대표권의 제한) ① 이사장은 공단의 이익과 자신의 이익이 상반되는 사항에 대하여 공단을 대표하지 못한다. 이 경우 감사가 공단을 대표한다.

② 공단과 이사장 사이의 소송에 관하여 제1항을 준용한다.

제16조(이사장의 권한의 위임) 이사장은 법 제32조 및 「노인장기요양보험법」 제51조에 따라 분사무소의 장에게 별표에 따른 권한을 위임한다.

제17조(직원의 임면) 이사장은 인사에 관한 사항을 정하는 규정에서 정하는 바에 따라 직원을 임면한다.

제18조(직원의 신분보장) 공단의 직원은 인사에 관한 사항을 정하는 규정에서 정하는 바에 따라 징계 또는 직권면직이 되는 경우를 제외하고는 그 의사에 반하여 해임되지 아니한다.

제19조(임직원의 겸직제한) ① 공단의 상임임원과 직원은 그 직무 외에 영리를 목적으로 하는 업무에 종사하지 못한다. 다만, 영리를 목적으로 하지 않는 다른 업무의 경우에는 공단 직무수행에

지장이 없는 범위에서 임명권자의 사전허가를 받아 겸직할 수 있다.

② 제1항에 따른 영리를 목적으로 하는 업무란 다음 각 호의 어느 하나를 말한다.

1. 상업·공업·금융업 또는 그 밖의 영리를 목적으로 하는 업무를 스스로 경영하여 영리를 추구하는 것이 현저한 업무
2. 상업·공업·금융업 또는 그 밖의 영리를 목적으로 하는 사기업체의 이사·감사 업무를 집행하는 무한책임사원·지배인·발기인 또는 그 밖의 임원이 되는 것
3. 자신의 직무와 관련이 있는 타인의 기업에 투자하는 행위
4. 그 밖에 계속적으로 재산상의 이득을 목적으로 하는 업무

제20조(임직원의 복무) 임직원의 복무에 관한 사항은 인사에 관한 사항을 정하는 규정에서 정하는 바에 따른다.

제21조(임직원의 의무) ① 임직원은 그 직무를 수행할 때에 법령 및 관련 규정을 준수하고 신의에 따라 성실히 수행하여야 한다.

② 임직원은 그 업무상 알게 된 타인의 비밀을 누설하여서는 아니 된다.

제22조(임직원의 보수 등) ① 임직원(비상임이사를 제외한다)은 보수에 관한 사항을 정하는 규정에서 정하는 바에 따라 보수와 그 밖의 업무수행에 따른 실비를 받는다.

② 비상임이사는 그 업무수행에 따른 실비를 받는다.

제23조(조직) 공단의 내부조직, 업무분장 및 정원에 관하여는 직제에 관한 사항을 정하는 규정에서 정하는 바에 따른다.

제3장 이사회

제24조(설치 및 기능) ① 공단 업무와 관련한 다음 각 호의 사항(법 제4조제1항에 따른 건강보험정책심의위원회, 법 제33조에 따른 재정운영위원회 및 「노인장기요양보험법」 제45조에 따른 장기요양위원회의 심의·의결사항은 제외한다)을 심의·의결하기 위하여 공단에 이사장과 이사로 구성되는 이사회를 둔다.

1. 사업운영계획 그 밖의 공단 운영의 기본방침에 관한 사항
2. 건강보험사업 및 장기요양사업의 예산 및 결산에 관한 사항
3. 정관 변경에 관한 사항
4. 보험료(「노인장기요양보험법」에 따른 장기요양보험료를 포함한다) 등에 관한 사항
5. 준비금 그 밖의 중요재산의 취득·관리 및 처분에 관한 사항
6. 제5조제1항제1호에 따른 규정의 제정·개정에 관한 사항
7. 공단의 업무를 위탁받을 기관의 선정, 공단이 위탁하는 업무의 범위 및 위탁계약의 내용에 관한 사항
8. 차입금에 관한 사항
9. 보험급여(「노인장기요양보험법」에 따른 장기요양급여를 포함한다)에 관한 사항
10. 중요한 소송 및 화해에 관한 사항
11. 제62조에 따른 의료시설 및 제70조에 따른 장기요양기관의 설치·운영에 관한 사항
12. 임원추천위원회 위원 선임에 관한 사항
13. 법령 또는 이 정관에서 이사회의 의결을 거치도록 요구하는 사항
14. 그 밖에 공단 운영에 관하여 중요한 사항

② 이사회는 특히 필요하다고 인정할 때에는 일정한 범위를 정하여 이사회의 권한 중 일부를 이사장에게 위임할 수 있다. 이 경우 이사장은 이사회의 위임에 따라 처리한 결과를 다음에 개최되는 이사회 회의에서 보고하여야 한다.

제25조(이사회의 회의소집) ① 이사장은 이사회의 회의(이하 이 장에서 "회의"라 한다)를 소집하고 그 의장이 된다.

② 회의는 정기회의와 임시회의로 나눈다.

③ 정기회의는 매년 2월과 10월 중에 각각 소집하고, 임시회의는 다음 각 호의 어느 하나에 해당하는 경우에 소집한다.

1. 이사장이 필요하다고 인정할 때
2. 재적이사(이사장을 포함한다. 이하 같다) 3분의 1 이상이 회의 목적을 명시하여 서면으로 요구할 때

④ 이사장은 제3항제2호에 따른 소집요구가 있으면 그 요구가 있는 날부터 10일 이내에 회의를 개최하여야 한다.

⑤ 이사장은 회의를 개최할 때에는 회의개최 7일 전까지 개최 일시, 장소 및 안건을 각 이사에게 통지하여야 한다. 다만, 긴급을 요하거나 부득이한 사유가 있는 경우에는 그러하지 아니하다.

제26조(이사의 대리인 선임 등) ① 이사는 다음 각 호의 구분에 따른 사람을 대리인으로 선임하여 그 대리인에게 회의에 출석하여 의결권을 행사하게 할 수 있다. 이 경우 대리인은 그 대리권을 증명하는 서면을 이사회에 제출하여야 한다.

1. 상임이사: 공단 소속 직원
2. 비상임이사의 경우에는 다음 각 목의 사람
   가. 제8조제3항제1호의 단체가 추천한 비상임이사: 그 단체 소속의 임직원
   나. 제8조제3항제2호의 비상임이사: 같은 중앙행정기관 소속 공무원

② 제1항 후단의 대리권을 증명하는 서면에는 대리인의 성명, 생년월일, 주소, 소속 및 대리 행사할 수 있는 의결권의 범위 등을 기재하고 대리인을 선임한 이사가 서명 또는 기명날인하여야 한다.

제27조(의결방법) ① 회의는 재적이사의 과반수의 출석으로 개의하고 재적이사 과반수의 찬성으로 의결한다.

② 회의 안건과 특별한 이해관계가 있는 임원(제26조에 따라 대리인을 선임한 경우에는 그 대리인을 포함한다. 이하 이 장에서 같다)은 그 안건의 의결에 참여할 수 없다. 이 경우 의결에 참여하지 못하는 임원은 제1항에 따른 재적이사 수에 포함되지 아니한다.

③ 회의에 부쳐진 안건 중 그 사안이 경미하거나 또는 긴급을 요하는 경우에는 서면으로 이를 의결할 수 있다. 이 경우 재적이사 과반수의 찬성으로 의결한다.

제28조(회의록의 작성 등) ① 이사장은 회의에 관하여 회의록을 작성하고 이를 갖추어 두어야 한다.

② 제1항에 따른 회의록(이하 이 조에서 "회의록"이라 한다)에는 회의경과 및 심의·의결사항을 기재하고 의장 및 출석한 임원이 서명 또는 날인하여야 한다.

③ 회의록은 경영상 기밀 등 특별한 사항을 제외하고는 공단 인터넷 홈페이지와 「공공기관의 운영에 관한 법률 시행령」 제16조제3항에 따라 기획재정부장관이 지정하는 인터넷 사이트를 통하여 공시해야 하고 공시하지 않는 경우에는 그 사유를 명시하여 공시하여야 한다.

제29조(이사회의 운영) 이사회의 운영 등에 관하여 필요한 사항은 규정으로 정한다.

제4장 재정운영위원회

제30조(설치 및 구성) ① 법 제33조제1항에 따라 다음 각 호의 사항을 심의·의결하기 위하여 공단에 재정운영위원회(이하 이 장에서 "위원회"라 한다)를 둔다.

1. 법 제45조에 따른 요양급여비용 계약 체결에 관한 사항
2. 법 제84조제1항 및 「노인장기요양보험법」 제11조에 따른 결손처분에 관한 사항
3. 「국민건강보험법 시행령」(이하 "영"이라 한다) 제36조제5항에 따른 직장가입자의 보수월액 산정방법 등에 관한 사항
4. 그 밖에 보험재정과 관련된 사항

② 위원회의 위원은 다음 각 호의 사람을 보건복

지부장관이 임명 또는 위촉한다.
1. 직장가입자를 대표하는 위원으로서 노동조합 및 사용자단체가 각각 5명씩 추천하는 10명
2. 지역가입자를 대표하는 위원으로서 다음 각 목의 사람
   가. 농어업인단체 및 도시자영업자단체가 각각 3명씩 추천하는 6명
   나. 시민단체가 추천하는 4명
3. 공익을 대표하는 위원으로서 다음 각 목의 사람
   가. 기획재정부장관 및 보건복지부장관이 그 소속 4급 이상 공무원 또는 고위공무원단에 속하는 일반직 공무원 중에서 각각 1명씩 지명하는 2명
   나. 건강보험에 관한 학식과 경험이 풍부한 8명

③ 위원회의 위원장(이하 이 장에서 "위원장"이라 한다)은 공익을 대표하는 위원 중에서 호선한다.
④ 위원의 임기는 2년으로 한다. 다만, 공무원인 위원의 임기는 그 임명 당시의 직위에 재임 중인 기간으로 하고, 위원의 사임 등으로 새로 임명 또는 위촉된 위원의 임기는 전임위원 임기의 남은 기간으로 한다.
⑤ 위원장은 위원회의 사무를 처리하기 위하여 공단 소속 직원 중에서 간사 1명을 지명한다.

제31조(위원회의 회의소집) ① 위원장은 위원회의 회의(이하 이 장에서 "회의"라 한다)를 소집하고 그 의장이 된다.
② 회의는 정기회의와 임시회의로 나눈다.
③ 정기회의는 매년 3월 중에 소집하고, 임시회의는 다음 각 호의 어느 하나에 해당하는 경우에 소집한다.
1. 이사장의 요구가 있는 경우
2. 재적위원 3분의 1 이상의 요구가 있는 경우
3. 위원장이 필요하다고 인정하는 경우

④ 위원장은 제3항제1호 및 제2호에 따른 소집요구가 있으면 그 요구가 있은 날부터 7일 이내에 회의를 개최하여야 한다.
⑤ 위원장은 회의를 개최하려면 회의개최 5일 전까지 개최 일시, 장소 및 안건을 각 위원에게 통지하여야 한다.

제32조(위원회 위원의 대리인 선임 등) ① 위원(제30조제2항제3호나목의 위원은 제외한다)은 다음 각 호의 구분에 따른 사람을 대리인으로 선임하여 그 대리인에게 회의에 출석하여 의결권을 행사하게 할 수 있다. 이 경우 대리인은 그 대리권을 증명하는 서면을 위원회에 제출하여야 한다.
1. 제30조제2항제1호 · 제2호의 단체가 추천한 위원: 그 추천 단체 소속의 임직원
2. 제30조제2항제3호가목의 위원: 같은 중앙행정기관 소속의 공무원

② 제1항 후단의 대리권을 증명하는 서면에 대해서는 제26조제2항을 준용한다. 이 경우 "이사"를 "위원"으로 본다.

제33조(의결방법) ① 위원회는 재적위원 과반수의 출석으로 개의하고 출석위원 과반수의 찬성으로 의결한다.
② 위원회의 회의에 부쳐진 안건 중 규정으로 정하는 사항은 서면으로 의결할 수 있다. 이 경우 서면결의의 방법 등에 관하여는 규정으로 정한다.

제34조(심의 · 의결사항 통보) 위원장은 제30조제1항 각 호의 사항을 심의 · 의결한 때에는 그 내용을 공단 이사장에게 즉시 통보하여야 한다.

제35조(회의록의 작성 등) ① 위원장은 위원회의 회의에 관하여 회의록을 작성하고 이를 갖추어 두어야 한다.
② 제1항에 따른 회의록에는 회의경과 및 심의 · 의결사항을 기재하고 위원장과 출석한 위원(제32조제1항에 따라 대리인을 선임한 경우에는 그 대리인을 포함한다)이 서명 또는 날인하여야 한다.

제36조(위원회의 운영) 위원회의 운영에 관하여 이 장에서 정한 사항 외에 필요한 사항은 규정으로 정한다. 이 경우 해당 규정의 제정 · 개정은 제5조제2항제1호에도 불구하고 위원회의 의결로 정한다.

[전문변경 2020.09.29.]

제5장 사업 등

제37조(사업) ① 공단은 건강보험사업의 목적을 달성하기 위하여 다음 각 호의 사업을 수행한다.
1. 가입자 및 피부양자의 자격관리
2. 법에 따른 보험료 및 그 밖의 징수금의 부과·징수
3. 보험급여의 관리
4. 가입자 및 피부양자 질병의 조기발견·예방 및 건강관리를 위하여 요양급여 실시 현황과 건강검진 결과 등을 활용하여 실시하는 예방사업
5. 보험급여 비용의 지급
6. 자산의 관리·운영 및 증식사업
7. 의료시설의 운영
8. 건강보험에 관한 교육훈련 및 홍보
9. 건강보험에 관한 조사연구와 국제협력
10. 제1호부터 제9호까지에 해당하는 업무 외에 법에서 공단의 업무로 정하는 사업
11. 법 또는 다른 법령에 따라 위탁받은 업무
12. 그 밖에 건강보험과 관련하여 보건복지부장관이 필요하다고 인정한 업무

② 공단은 장기요양사업의 목적을 달성하기 위하여 다음 각 호의 사업을 수행한다.
1. 장기요양보험가입자 및 그 피부양자와 의료급여수급권자의 자격관리
2. 장기요양보험료 등의 부과·징수
3. 장기요양인정 신청인에 대한 조사
4. 등급판정위원회의 운영 및 장기요양등급 판정
5. 장기요양인정서의 작성 및 개인별장기요양이용계획서의 제공
6. 장기요양급여의 관리 및 평가
7. 수급자 및 그 가족에 대한 정보제공·안내·상담 등 장기요양급여 관련 이용지원에 관한 사항
8. 재가 및 시설 급여비용의 심사 및 지급과 특별현금급여의 지급
9. 장기요양급여 제공내용 확인
10. 장기요양사업에 관한 조사·연구 및 홍보
11. 노인성질환예방사업
12. 「노인장기요양보험법」에 따른 부당이득금의 부과·징수 등
13. 자산의 관리·운영 및 증식사업
14. 장기요양급여의 제공기준을 개발하고 장기요양급여비용의 적정성을 검토하기 위한 장기요양기관의 설치 및 운영
15. 장기요양요원 중 요양보호사의 자질향상을 위하여 필요한 보수교육 실시
16. 그 밖에 장기요양사업과 관련하여 보건복지부장관이 위탁한 업무

③ 공단은 제1항 및 제2항의 사업을 수행함에 있어 공공성 및 공익성을 추구해야 하며, 사회적 가치 실현을 위해 노력해야 한다.

제38조(업무제공 및 시설의 관리운영) 공단이 제공하는 업무 또는 공단 시설의 이용방법 및 수수료·사용료 등 관리운영에 관한 사항은 이사회의 의결을 거쳐 이사장이 정한다.

제39조(보험료 납부기한 연기) 「농어촌주민의 보건복지증진을 위한 특별법」 제30조에 따라 보험료(납부기한 연기를 신청한 날까지 이미 납부한 보험료는 제외한다)의 납부기한을 연기하는 경우 그 연기하는 기간은 납부 연기의 사유가 발생한 날이 속하는 달부터 6개월로 한다.

[제목변경 2020.09.29.]

제40조(보험료의 분기별 납부) ① 「국민건강보험법 시행규칙」(이하 "시행규칙"이라 한다) 제47조제3항에 따라 분기별로 납부하는 보험료의 납부의무자(이하 "분기별 납부의무자"라 한다)가 같은 조 제2항에 따른 납부기한까지 보험료를 내지 않은 경우 해당 보험료 및 연체금을 법 제81조제2항에 따른 최초 독촉 납부기한까지 전액 납부하지 않은 때에는 납부의사가 없는 것으로 본다.

② 공단은 제1항에 따라 납부의사가 없는 것으로 보는 경우에는 그 분기별 납부 신청을 해지할 수 있다. 이 경우 해당 납부의무자는 그 해지일부터 1년 이내에 분기별 납부를 신청할 수 없다.

③ 공단은 제2항에 따라 분기별 납부 신청이 해지된 경우 해당 납부의무자에게 다음 분기 시작월 보험료부터 법 제69조 및 제79조에 따라 매월 보험료를 징수한다.

[전문변경 2014.12.24.]

제41조 삭제

제42조 삭제

제43조(정산보험료 분할납부) ① 공단은 다음 각 호의 어느 하나에 해당하는 경우로서 해당 사용자 또는 가입자가 추가로 납부하여야 하는 금액(시행규칙 제50조제3항에 따라 납입고지가 유예된 보수월액보험료는 제외한다. 이하 이 조에서 "정산보험료"라 한다)이 월 보험료액(정산보험료를 고지한 날이 속하는 달의 월별 보험료액을 말한다)의 100분의 100 이상인 경우에는 이를 12회 이내에서 분할하여 납부하게 할 수 있다. 이 경우 해당 사용자 및 가입자는 공단이 고지한 정산보험료의 납부기한까지 분할납부를 신청하여야 한다. 〈변경 2024.6.4.〉

1. 법 제77조제1항제1호 및 「노인장기요양보험법」 제11조에 따라 납부의무를 부담하는 사용자가 영 제39조제1항에 따라 추가로 납부하여야 하는 경우
2. 법 제77조제1항제2호・제2항, 제110조제5항 및 「노인장기요양보험법」 제11조에 따라 납부의무를 부담하는 가입자가 자격의 취득・상실・변동, 부과자료 변경 등으로 보험료를 추가로 납부하여야 하는 경우

② 공단은 제1항에 따라 분할납부하는 금액을 법 제76조제1항 및 「노인장기요양보험법」 제11조에 따라 부담하는 직장가입자가 그 사업장에서 퇴직하면 남은 회차의 분할납부금액을 그 직장가입자에 대한 퇴직 신고 이후 최초로 산정하는 보험료에 합산하여 고지한다. 다만, 사용자가 원하는 경우에는 남은 회차의 분할납부금액을 계속하여 분할납부하게 할 수 있다.

제43조의2(소득월액 산정에 반영하는 소득 자료 등) ① 영 제41조제3항 본문에 따라 소득월액 산정에 반영하는 소득 자료는 다음 각 호와 같다.

1. 영 제41조제1항제5호에 따른 연금소득: 「공무원연금법」, 「국민연금법」, 「군인연금법」, 「별정우체국법」, 「사립학교교직원 연금법」에 따라 급여를 지급하는 자가 공단에 제공하는 해당 급여 관련 자료
2. 영 제41조제1항(제5호는 제외한다)에 따른 소득: 국세청장이 매년 공단에 제공하는 소득(경정소득을 포함한다)에 관한 자료

② 제1항에 따른 소득 자료의 제공 지연 등 이사장이 정하는 부득이한 사유가 있는 경우 그 소득 자료의 반영기간은 영 제41조제3항 본문에도 불구하고 제30조에 따른 재정운영위원회의 의결을 거쳐 이사장이 정하는 기간으로 한다.

③ 공단은 제1항 각 호의 소득 자료를 소득월액 산정에 반영한 후 해당 소득의 경정이 있은 사실이 확인된 경우에는 그 경정 전 자료가 반영된 소득월액을 경정된 소득을 기준으로 다시 산정한다.

제43조의3(소득월액의 조정 등) ① 영 제41조의2 제1항에서 "공단의 정관으로 정하는 사유"란 휴업, 폐업, 경영 실적의 변동, 근로관계의 종료, 사업개시, 주식배당 또는 그 밖에 소득월액의 조정이 가능하다고 이사장이 인정하는 사유를 말한다. 〈변경 2024.12.19.〉

② 영 제41조의2제1항에 따라 소득월액의 조정을 신청하려는 사람은 다음 각 호의 서류를 방문, 우편 또는 정보통신망을 이용한 제출 등의 방법으로 공단에 제출해야 한다. 다만, 이미 제출하여 추가 제출이 불필요한 경우로서 이사장이 정하는 사유가 있는 경우 제2호의 서류는 생략할 수 있다.

1. 이사장이 정하는 소득월액 조정 신청서
2. 제1항에 따른 소득월액 조정 사유를 증명할

수 있는 서류로서 이사장이 정하는 서류
3. 소득월액 조정 이후 공단이 영 제41조의2제4항에 따라 소득월액보험료를 정산하는 것에 대해 동의한다는 서류로서 이사장이 정하는 서류
4. 그 밖에 소득월액의 조정에 필요하다고 이사장이 인정하는 서류

③ 영 제41조의2제1항에 따라 소득월액의 조정을 신청한 사람은 그 신청일부터 90일 이내에 그 신청을 취소할 수 있다. 다만, 공단이 제6항에 따라 정산한 경우에는 그러하지 아니하다.

④ 공단은 영 제41조의2제1항의 신청에 따라 조정한 소득월액은 그 신청일이 속하는 달의 다음 달부터 그 달이 속하는 해의 12월까지의 소득월액보험료 산정에 반영한다. 다만, 자격의 소급 취득·변동 처리에 따라 부담하는 소득월액보험료에 대한 소득월액의 조정을 신청하는 경우(법 제9조제1항제2호 및 제5호의 사유에 해당하는 경우는 제외한다) 등 소득월액을 조정하여 반영하는 기간을 달리 정할 필요가 있다고 이사장이 인정하는 경우에는 그 반영기간을 달리 정할 수 있다. 〈변경 2024.6.4.〉
1. 삭제
2. 삭제

⑤ 영 제41조의2제3항에 따른 신고를 하려는 사람은 이사장이 정하는 다음 각 호의 서류를 공단에 제출해야 한다. 다만, 공단이 서류 제출이 불필요하다고 인정하는 경우 제2호의 서류는 생략할 수 있다.
1. 소득 발생 신고서
2. 소득 발생 사실을 증명할 수 있는 서류

⑥ 영 제41조의2제4항에 따른 정산은 제4항에 따른 기간이 속하는 연도(이하 이 항에서 "해당연도"라 한다)의 다음 연도에 제43조의2에 따른 자료로 확인되는 해당연도 소득(해당 소득에 대한 경정이 있는 경우에는 그 경정소득을 말한다)을 기준으로 그 해당연도에 속하는 달의 소득월액보험료를 다시 산정하여 부과하는 방법으로 한다. 〈변경 2024.12.19.〉

⑦ 제1항부터 제6항까지의 규정에서 정한 사항 외에 소득월액 조정 기준, 정산 방법 등 소득월액보험료의 조정·정산에 필요한 세부 사항은 이사장이 정한다.

제43조의4(재산보험료부과점수 산정에 반영하는 소득 자료 등) ① 영 제42조제1항에 따른 재산보험료부과점수 산정에 반영하는 재산에 관한 자료로서 다음 각 호의 구분에 따른 자료는 그 호의 달의 재산보험료부과점수 산정에 반영한다. 〈변경 2024.6.4.〉
1. 지방자치단체의 장이 제공하는 영 제42조제1항제1호의 재산에 관한 자료(해당 연도 6월 1일을 기준으로 하는 재산세 과세자료를 말한다): 해당 연도 11월부터 다음 연도 10월까지
2. 영 제42조제1항제2호에 해당하는 보증금 및 월세금액에 관한 자료로서 다음 각 목의 구분에 따른 자료: 그 목에 해당하는 달
   가. 국토교통부장관이 매달 제공하는 「주택임대차보호법」 제3조의6에 따른 확정일자부 중 임대차계약에 관한 자료: 해당 월
   나. 가입자가 제출하거나 공단이 조사 또는 확인한 자료: 이사장이 정하는 달
3. 삭제 〈2024.6.4.〉

② 제1항 각 호의 재산에 관한 자료의 제공 지연 등 이사장이 정하는 부득이한 사유가 있는 경우 그 재산에 관한 자료의 반영기간은 제1항에도 불구하고 제30조에 따른 재정운영위원회의 의결을 거쳐 이사장이 정하는 기간으로 한다. 〈변경 2024.6.4.〉

③ 공단은 제1항 각 호의 재산에 관한 자료를 재산보험료부과점수 산정에 반영한 후 행정안전부장관이 제공하는 재산에 관한 취득세 자료 등으로 보험료 부과자료의 변동 사실이 확인되는 경우에는 그 변동 전 자료가 반영된 재산보험료부과점수를 변동된 자료를 기준으로 다시 산정한

다. 〈변경 2024.6.4.〉

④ 제1항부터 제3항까지의 규정에서 정한 사항 외에 재산보험료부과점수 산정에 필요한 세부 사항은 이사장이 정한다. 〈변경 2024.6.4.〉

[제목변경 2024.6.4.]

제44조(계좌이체자 등에 대한 보험료 감액 등) ① 공단은 보험료 납부의무자가 보험료를 전자문서로 고지받거나 계좌 또는 신용카드 자동이체의 방법으로 납부한 경우에는 우편료 등 발송비용에 상당하는 금액을 보험료에서 차감하거나 그 차감하는 금액에 상당하는 금품을 제공할 수 있다. 다만, 전자고지를 신청한 자가 계속해서 우편으로 고지서의 수령을 원하는 경우에는 그러하지 아니하다.

② 제1항에 따른 차감 금액의 산출기준, 차감 및 금품 제공의 방법과 절차에 관하여 필요한 사항은 이사회의 의결을 거쳐 이사장이 정한다.

제45조 삭제

제46조 삭제

제47조(연체금 징수의 예외) ① 시행규칙 제51조 제2호에서 "공단의 정관으로 정하는 금액"이란 체납된 건강보험료 및 법에 따른 그 밖의 징수금이 남아 있지 않은 연체금으로서 2천원 미만의 금액을 말한다.

② 「노인장기요양보험법」 제11조에 따른 준용에 따라 연체금을 징수하지 아니하는 사유 중 "공단의 정관으로 정하는 금액"이란 장기요양보험료 및 「노인장기요양보험법」에 따른 그 밖의 징수금이 남아 있지 않은 연체금으로서 1천원 미만의 금액을 말한다.

[전문개정 2019.12.6.]

제48조 삭제

제49조 삭제

제50조 삭제

제6장 자산, 회계, 예산 및 결산

제51조(자산의 구분 및 관리) ① 현금, 유가증권, 동산, 토지·건물 등의 부동산 등 공단의 자산은 다음 각 호와 같이 유동자산과 비유동자산으로 구분한다.

1. 유동자산: 1년 이내에 현금으로 전환하거나 소비될 것으로 예상되는 자산
2. 비유동자산: 1년을 초과하는 기간 보유할 것이 예상되는 자산

② 공단은 다음 각 호의 자산을 매매·양도·교환하거나 담보로 제공하려면 이사회의 의결을 거쳐 보건복지부장관의 승인을 얻어야 한다.

1. 토지 및 건물
2. 그 밖에 이사회가 지정하는 중요자산

③ 제1항 각 호의 자산에 대한 관리·운용에 필요한 사항은 규칙으로 정한다.

[전문개정 2020.09.29.]

제52조(회계연도) 공단의 회계연도는 정부의 회계연도에 따른다.

제53조(회계의 구분) ① 공단의 회계는 건강보험사업회계, 장기요양사업회계 및 사회보험통합징수사업회계로 각각 독립하여 구분한다.

② 제1항의 건강보험사업회계 및 장기요양사업회계는 각각 일반회계와 특별회계로 구분한다.

③ 특별회계는 다음 각 호의 어느 하나에 해당하는 경우에 회계에 관한 사항을 정하는 규정으로 정한다.

1. 특정한 사업을 운영하는 경우
2. 특정한 자금을 보유하여 운용하는 경우
3. 그 밖에 특정한 수입으로 특정한 지출에 충당함으로써 일반의 수입·지출과 구분하여 회계처리 할 필요가 있는 경우

④ 공단은 장기요양사업 중 장기요양보험료를 재원으로 하는 사업과 국가·지방자치단체의 부담금을 재원으로 하는 사업의 재정을 구분하여야

한다. 다만, 관리운영에 필요한 재정은 구분하지 아니할 수 있다.

제54조(예산) ① 공단은 그 내용의 성질별로 구분하여 편성한 매 회계연도의 예산안을 이사회의 의결을 거쳐 다음 회계연도 개시 전까지 보건복지부장관(「고용보험 및 산업재해보상보험의 보험료징수 등에 관한 법률」 및 「임금채권보장법」에 따라 위탁받은 업무와 관련된 사항에 대해서는 고용노동부장관을 말한다. 이하 제3항, 제56조제2항에서 같다)의 승인을 얻어야 한다.

② 제1항에 따라 제출하는 예산안은 예산총칙, 추정재무상태표, 추정포괄손익계산서 및 자금계획서를 내용으로 하고 그 내용을 명백히 하기 위하여 다음 각 호의 서류를 첨부하여야 한다.

1. 추정재무상태표의 명세서
2. 추정포괄손익계산서의 명세서
3. 사업계획서
4. 자금 및 자산운용계획서
5. 계속비에 대한 전년도 말까지의 지출액 또는 지출 추정액, 해당 연도 이후의 지출예정액과 사업전체의 계획 및 그 진행상황에 관한 명세서
6. 이사회의 회의록
7. 그 밖에 예산안의 내용을 명백히 하는데 필요한 서류

③ 공단은 제1항에 따라 승인을 얻은 예산을 변경하려면 변경된 예산안을 작성하여 이사회 의결을 거친 후 보건복지부장관의 승인을 얻어야 한다.

제55조(예산성과금의 지급 등) 이사장은 예산의 집행방법 또는 제도의 개선 등으로 공단의 수입이 증가하거나 지출을 절약한 때에는 그에 기여한 사람에게 규정으로 정하는 바에 따라 성과금을 지급할 수 있다.

제56조(예비비) ① 공단은 예측할 수 없는 예산 외의 지출 또는 예산을 초과하는 지출에 충당하기 위하여 예산 편성 시 해당 회계연도의 보험급여비(장기요양사업의 경우에는 장기요양급여비를 말한다)를 제외한 예산액의 100분의 3 이내의 금액을 예비비로서 예산에 반영하여야 한다. 다만, 「공공기관의 운영에 관한 법률」 제50조제1항에 따라 기획재정부장관이 예산에 관한 사항을 정한 지침에 따라 미리 사용목적을 지정해 놓은 예비비는 별도로 예산에 계상할 수 있다.

② 공단은 제1항에 따른 예비비를 사용하려면 보건복지부장관의 승인을 얻어야 한다.

제57조(계속비) 공단은 완성에 2년 이상의 기간이 소요되는 공사, 제조 또는 연구개발사업을 위하여 한 회계연도를 넘어 계속하여 지출할 필요가 있는 경우에는 5년 이내의 기간을 정하여 계속비로서 예산에 반영할 수 있다.

제58조(자금차입) ① 공단은 지출할 현금이 부족한 때에는 자금을 차입(借入)할 수 있다. 이 경우 1년 이상의 장기차입을 하려면 보건복지부장관의 승인을 얻어야 한다.

② 공단은 제1항에 따라 장기차입을 한 경우에는 매 회계연도마다 장기차입금 상환계획을 수립하여 해당 회계연도 개시 전까지 보건복지부장관의 승인을 얻어야 한다. 공단이 장기차입금 상환계획을 변경하려 할 때에도 또한 같다.

제59조(결산) ① 공단은 매 회계연도마다 제53조제1항에 따른 회계(사회보험통합징수사업회계 중 「고용보험 및 산업재해보상보험의 보험료징수 등에 관한 법률」·「임금채권보장법」 및 「석면피해구제법」에 따라 위탁받은 사업에 관한 부분은 제외한다)에 관한 결산서 및 사업보고서를 작성하여 회계연도 종료 후 2개월 이내에 보건복지부장관에게 제출하고 그 승인을 얻어야 한다. 이 경우 결산서는 다음 각 호의 내용으로 구성되는 재무제표와 그 부속명세서로 한다.

1. 재무상태표
2. 포괄손익계산서
3. 자본변동표
4. 현금흐름표
5. 주석(이익잉여금처분계산서 또는 결손금처리계산서 포함)

② 공단은 제1항에 따라 제출하는 결산서 및 사업보고서의 내용을 명백히 하기 위하여 다음 각 호의 서류를 첨부하여야 한다.

1. 결산총평
2. 준비금산출기초 및 실적
3. 사업실적분석보고서
4. 공단이 「공공기관의 운영에 관한 법률」 제43조제1항에 따라 선임한 회계감사인의 감사보고서
5. 해당 결산에 대한 회의 내용이 기재된 이사회 회의록
6. 예비비사용 및 예산전용명세서
7. 그 밖에 결산 내용을 명백히 하는데 필요한 서류

③ 공단은 「고용보험 및 산업재해보상보험의 보험료징수 등에 관한 법률」 제46조의2제2항에 따른 사업실적과 결산 보고를 위하여 매 회계연도 종료 후 2개월 이내에 사회보험통합징수회계(「국민연금법」 및 「석면피해구제법」에 따라 공단이 위탁받은 사업에 관한 부분을 제외한다)에 관한 다음 각 호의 서류를 고용노동부장관에게 제출하여야 한다.

1. 재무상태표, 포괄손익계산서
2. 사업보고서
3. 그 밖에 결산 및 사업보고서의 내용을 명백히 하는데 필요한 서류

제60조(잉여금의 처리) 공단은 매 회계연도에 결산상 잉여금이 생기면 다음 각 호의 순으로 이를 처리하여야 한다.

1. 전기이월 결손금의 보전
2. 법 제38조 및 「노인장기요양보험법」 제51조에 따른 준비금으로 적립
3. 제37조제1항제6호·제7호 및 같은 조 제2항 제13호·제14호의 사업을 시행하기 위한 금액으로 적립
4. 차기이월 잉여금으로 전환

제61조(회계 등) 공단의 회계, 예산 및 결산에 관하여 이 장에서 정한 사항 외에 필요한 사항은 규정으로 정한다.

[전문변경 2020.09.29.]

제7장 의료시설

제62조(의료시설의 설치·운영) 공단은 법 제14조제1항제7호에 따라 가입자 및 피부양자의 질병·부상에 대한 요양, 건강의 유지 및 증진을 도모하고 국민보건 향상과 건강보험 및 노인장기요양보험의 제도발전에 기여하기 위하여 의료시설을 설치·운영한다.

제63조(의료시설의 명칭) 공단이 설치하여 운영하는 의료시설의 명칭은 국민건강보험공단일산병원(이하 "병원"이라 한다)으로 한다.

제64조(사업) ① 공단은 병원을 통하여 다음 각 호의 사업을 수행한다.

1. 진료사업
2. 가입자 및 피부양자의 의료복지 증진을 위한 사업
3. 건강보험 및 노인장기요양보험의 제도발전을 위한 연구 및 평가
4. 전공의 수련 및 임상의학 연구
5. 「의료법」 제49조제1항제4호, 제5호 및 제7호에 해당하는 부대사업(타인에게 해당 사업을 위탁하여 운영하는 경우를 포함하며, 병원 안에서 운영하는 경우에 한정한다) 및 해당 사업을 운영하려는 자에 대한 시설물의 임대
6. 그 밖에 국민보건 향상을 위하여 필요한 사업

② 공단은 제1항에 따른 사업에 지장이 없는 범위 안에서 「의료급여법」에 따른 수급권자 등 가입자 및 피부양자가 아닌 자에 대하여 병원의 시설을 이용하게 할 수 있다.

③ 공단은 제1항에 따른 사업을 수행하기 위하여 필요한 경우 대학 또는 다른 의료기관과 환자진료 및 임상의학 연구 등에 관한 지원 또는 협력관계를 유지하기 위한 협약을 체결할 수 있다.

제65조(병원장의 임면 등) ① 병원장은 이사회의 의결을 거쳐 이사장이 임명한다.

② 병원장은 이사장의 위임을 받아 제64조에 따른 사업과 관련한 업무를 총괄하고, 병원에 근무하는 직원을 지휘·감독한다.

③ 병원장의 임기는 3년으로 한다.

④ 이사장은 병원장이 다음 각 호의 어느 하나에 해당하면 제3항에도 불구하고 면직 처리하여야 한다.

1. 제13조 각 호 또는 제14조제2항 각 호의 어느 하나에 해당하게 된 경우
2. 제67조제4항에 따른 사업계획 이행실적에 대한 평가결과가 저조하여 이사회가 면직의결을 한 경우

제66조(병원운영심의위원회) ① 병원운영에 관한 다음 각 호의 사항을 심의하기 위하여 병원에 병원운영심의위원회(이하 "심의위원회"라 한다)를 둔다.

1. 제67조에 따른 사업목표 및 사업계획의 수립·변경에 관한 사항
2. 그 밖에 병원운영 심의위원회 규정에서 정하는 사항

② 심의위원회는 위원장 1명을 포함한 13명 이내의 위원으로 구성한다.

③ 심의위원회의 위원장은 병원장으로 하고, 위원은 다음 각 호의 어느 하나에 해당하는 사람 중에서 이사장이 임명하거나 위촉하는 사람으로 한다.

1. 다음 각 목의 공단 직원으로서 규정으로 정하는 직원 3명
   가. 병원운영 지원업무를 담당하는 직원 1명
   나. 요양급여비용 계약에 관한 업무를 담당하는 직원 1명
   다. 건강보험연구원 직원 1명
2. 병원운영·보건의약과 관련된 대학 또는 전문연구기관에서 3년 이상 종사한 사람 2명
3. 경영능률 향상 및 생산성 제고와 관련된 전문기관이 추천하는 사람 1명
4. 제64조제3항에 따라 협약을 체결한 대학 또는 병원의 장이 추천하는 사람 1명
5. 보건복지부장관이 그 소속 4급 이상 공무원 중에서 지명하는 사람 1명
6. 법 제63조제1항제3호에 따른 심사기준의 개발에 관한 업무를 담당하는 법 제62조에 따른 건강보험심사평가원 직원 중에서 제1호의 공단 직원의 직위에 상당하는 직원으로서 건강보험심사평가원 원장이 지명하는 직원 1명
7. 다음 각 목의 병원 직원으로서 규정으로 정하는 직원 3명
   가. 병원행정에 관한 업무를 담당하는 직원 1명
   나. 병원의 진료업무를 담당하는 직원 1명
   다. 임상연구에 관한 업무를 담당하는 직원 1명

④ 심의위원회의 운영 등에 필요한 사항은 규정으로 정한다.

제67조(병원의 사업계획) ① 병원장은 매 회계연도 개시 2개월 전까지 병원 설립목적 달성, 의료서비스 수준 향상 및 경영 합리화 등에 관한 해당 연도의 사업목표를 공단의 경영방침을 반영하여 정하고, 그에 따른 사업계획을 수립하여야 한다.

② 제1항에 따른 사업계획은 심의위원회의 심의 및 이사회 의결을 거쳐 확정한다.

③ 병원장은 사업환경의 변화로 필요한 경우에는 제2항에 따라 확정된 사업계획을 변경할 수 있다. 이 경우 그 변경 절차에 관하여는 제2항을 준용한다.

④ 이사장은 제1항 및 제3항에 따른 사업계획의 이행실적을 매년 평가한다. 이 경우 평가기준 · 시기 등 평가에 필요한 구체적인 사항은 이사장이 정한다.

[전문개정 2016.5.31.]

제68조(병원운영 재원) 제64조에 따른 사업수행 등 병원운영에 소요되는 비용은 다음 각 호의 재원으로 충당한다.

1. 환자진료 업무와 관련된 수입금

2. 공단 일반회계로부터의 전입금
3. 전년도 이월금
4. 차입금
5. 그 밖의 수입금

제69조(병원에 관한 특례) ① 공단은 분사무소, 장기요양기관 등 공단의 다른 조직과 병원을 분리하여 운영한다.

② 이사장은 제1항에 따른 분리 운영을 위하여 필요한 경우에는 병원의 직제·보수·인사·회계에 관한 규정등을 별도로 정한다.

③ 제5조제2항제2호에도 불구하고 병원장은 제65조제2항에 따라 위임받은 범위 안에서 병원 운영에 필요한 사항을 규칙 및 요령으로 정할 수 있다. 다만, 병원 관리에 관한 기본적인 사항, 문서에 관한 사항, 임상연구 및 병원의 수입에 영향을 초래하는 사항은 제외한다.

제8장 장기요양기관

제70조(장기요양기관의 설치·운영) 공단은 「노인장기요양보험법」제48조제2항제13호에 따라 일상생활을 혼자서 수행하기 어려운 노인등에게 장기요양급여를 제공하여 국민의 삶의 질 향상과 노인장기요양보험제도의 발전에 기여하기 위하여 장기요양기관을 설치·운영할 수 있다.

제71조(장기요양기관의 명칭) 공단이 설치하여 운영하는 장기요양기관(이하 "직영장기요양기관"이라 한다)의 명칭은 이사장이 따로 정하되, 공단이 운영주체임을 알 수 있게 한다.

제72조(사업) ① 공단은 직영장기요양기관을 통하여 다음 각 호의 사업을 수행한다.

1. 장기요양급여 제공사업
2. 장기요양급여 제공기준 개발 및 장기요양급여 비용의 적정성 검토
3. 노인장기요양보험제도 발전을 위한 연구 및 평가
4. 그 밖에 노인복지 향상을 위하여 필요한 사업

② 공단은 제1항에 따른 사업을 수행하기 위하여 필요한 경우 대학, 의료기관 또는 다른 장기요양기관과 장기요양급여제공 등에 관한 지원 및 협력관계를 유지하기 위한 협약을 체결할 수 있다.

제73조(직영장기요양기관의 장의 임면 등) ① 직영장기요양기관의 장은 이사장이 임면한다.

② 직영장기요양기관의 장은 이사장의 위임을 받아 제72조에 따른 사업과 관련한 업무를 총괄하고, 직영장기요양기관에 근무하는 직원을 지휘·감독한다.

제74조(직영장기요양기관 운영심의위원회) ① 다음 각 호의 사항을 심의하기 위하여 공단에 직영장기요양기관 운영심의위원회(이하 "운영심의위원회"라 한다)를 둔다.

1. 직영장기요양기관의 사업계획
2. 직영장기요양기관 사업성과의 평가와 운영에 관하여 이사장이 요청한 사항

② 운영심의위원회는 위원장 1명을 포함한 11명 이내의 위원으로 구성한다.

③ 운영심의위원회의 위원장은 장기요양사업을 담당하는 상임이사로 하고, 위원은 다음 각 호의 어느 하나에 해당하는 사람 중에서 이사장이 임명 또는 위촉한다.

1. 장기요양 업무 및 정책연구 등과 관련 있는 공단의 부서장 4명
2. 장기요양기관 운영·사회복지와 관련된 대학 또는 전문연구기관에서 3년 이상 종사한 사람 3명
3. 공인회계사 1명
4. 경영능률 향상 및 생산성 제고와 관련된 전문기관이 추천하는 사람 1명
5. 보건복지부장관이 그 소속 공무원 중에서 지명하는 사람 1명

④ 운영심의위원회의 운영 등에 필요한 사항은 규정으로 정한다.

제75조(직영장기요양기관의 사업계획) ① 장기요양기관의 장은 매 회계연도 개시 2개월 전까지

공단의 경영방침을 고려하여 직영장기요양기관 설립목적 달성, 장기요양급여 수준 향상 및 경영 합리화 등에 관한 사업목표를 정하고 그에 따른 사업계획을 수립해야 한다.
② 제1항에 따른 사업계획은 운영심의위원회 심의 및 이사회 의결을 거쳐 확정한다.
③ 직영장기요양기관의 장은 사업환경의 변화로 필요한 경우에는 제2항에 따라 확정된 사업계획을 변경할 수 있다. 이 경우 그 변경 절차에 관하여는 제2항을 준용한다.
④ 이사장은 제1항 및 제3항에 따른 사업계획의 이행실적을 매년 평가한다. 이 경우 평가기준 · 시기 등 평가에 필요한 구체적인 사항은 이사장이 정한다.
[전문변경 2020.09.29.]

제76조(직영장기요양기관의 운영재원) 제72조에 따른 사업수행 등 직영장기요양기관의 운영에 소요되는 비용은 다음 각 호의 재원으로 충당한다.
1. 장기요양급여 등의 제공사업과 관련된 수입금
2. 장기요양사업회계 중 일반회계로부터의 전입금
3. 전년도 이월금
4. 차입금
5. 그 밖의 수입금

제77조(직영장기요양기관에 관한 특례) ① 공단은 분사무소, 의료시설 등 공단의 다른 조직과 직영장기요양기관을 분리하여 운영한다.
② 이사장은 제1항에 따른 분리 운영을 위하여 필요한 경우에는 직영장기요양기관의 직제 · 보수 · 인사 · 회계에 관한 규정등을 별도로 정한다.
③ 제5조제2항제2호에도 불구하고 직영장기요양기관의 장은 제73조제2항에 따라 위임받은 범위 안에서 직영장기요양기관의 운영에 필요한 사항을 규칙 및 요령으로 정할 수 있다. 다만, 직영장기요양기관 관리에 관한 기본적인 사항, 문서에 관한 사항, 직영장기요양기관의 수입에 영향을 초래하는 사항은 제외한다.

부 칙 [시행일 2024.6.4.]

이 정관은 보건복지부장관의 인가를 받은 날부터 시행한다.

부 칙 [시행일 2025.1.1.]

이 정관은 2025년 1월 1일부터 시행한다.

국민건강보험 요양급여의 기준에 관한 규칙

[일부개정 2024. 9. 9. 보건복지부령 제1054호]

제1조(목적) 이 규칙은 「국민건강보험법」 제41조제3항 및 제4항에 따라 요양급여의 방법·절차·범위·상한 및 제외대상 등 요양급여기준에 관하여 필요한 사항을 규정함을 목적으로 한다. 〈개정 2005.10.11., 2012.8.31., 2016.8.4.〉

제1조의2(요양급여 대상의 여부 결정에 관한 원칙) 보건복지부장관은 의학적 타당성, 의료적 중대성, 치료효과성 등 임상적 유용성, 비용효과성, 환자의 비용부담 정도, 사회적 편익 및 건강보험 재정상황 등을 고려하여 요양급여대상의 여부를 결정해야 한다. 〈개정 2020.10.8.〉

[본조신설 2018.12.31.]

제2조(요양급여의 절차) ① 요양급여는 1단계 요양급여와 2단계 요양급여로 구분하며, 가입자 또는 피부양자(이하 "가입자등"이라 한다)는 1단계 요양급여를 받은 후 2단계 요양급여를 받아야 한다.

② 제1항의 규정에 의한 1단계 요양급여는 「의료법」 제3조의4에 따른 상급종합병원(이하 "상급종합병원"이라 한다)을 제외한 요양기관에서 받는 요양급여(건강진단 또는 건강검진을 포함한다)를 말하며, 2단계 요양급여는 상급종합병원에서 받는 요양급여를 말한다. 〈개정 2005.10.11., 2010.12.23.〉

③ 제1항 및 제2항의 규정에 불구하고 가입자등이 다음 각호의 1에 해당하는 경우에는 상급종합병원에서 1단계 요양급여를 받을 수 있다. 〈개정 2005.10.11., 2007.12.28., 2010.12.23.〉

1. 「응급의료에 관한 법률」 제2조제1호에 해당하는 응급환자인 경우
2. 분만의 경우
3. 치과에서 요양급여를 받는 경우
4. 「장애인복지법」 제32조에 따른 등록 장애인 또는 단순 물리치료가 아닌 작업치료·운동치료 등의 재활치료가 필요하다고 인정되는 자가 재활의학과에서 요양급여를 받는 경우
5. 가정의학과에서 요양급여를 받는 경우
6. 당해 요양기관에서 근무하는 가입자가 요양급여를 받는 경우
7. 혈우병환자가 요양급여를 받는 경우

④ 가입자등이 상급종합병원에서 2단계 요양급여를 받고자 하는 때에는 상급종합병원에서의 요양급여가 필요하다는 의사소견이 기재된 건강진단·건강검진결과서 또는 별지 제4호서식의 요양급여의뢰서를 건강보험증 또는 신분증명서(주민등록증, 운전면허증 및 여권을 말한다. 이하 같다)와 함께 제출하여야 한다. 〈개정 2009.7.31., 2010.12.23.〉

⑤ 제1항부터 제4항까지의 규정에도 불구하고 보건복지부장관은 「재난 및 안전관리 기본법」 제38조제2항에 따른 심각 단계의 위기경보가 발령된 경우로서 특별히 필요하다고 인정하는 경우에는 법 제4조에 따른 건강보험정책심의위원회(이하 "심의위원회"라 한다)의 심의를 거쳐 요양급여의 절차를 달리 정할 수 있다. 〈신설 2024.9.9.〉

제3조(요양급여의 신청) ① 가입자등이 요양기관에 요양급여를 신청하는 때에는 건강보험증 또는 신분증명서를 제출하여야 한다. 이 경우 가입자

등이 요양급여를 신청한 날(가입자등이 의식불명 등 자신의 귀책사유 없이 건강보험증 또는 신분증명서를 제시하지 못한 경우에는 가입자등임이 확인된 날로 한다)부터 14일 이내에 건강보험증 또는 신분증명서를 제출하는 경우에는 요양급여를 신청한 때에 건강보험증 또는 신분증명서를 제출한 것으로 본다. 〈개정 2009.7.31., 2015.5.29.〉

② 제1항에도 불구하고 가입자등이 건강보험증 또는 신분증명서를 제출하지 못하는 경우에는 가입자등 또는 요양기관은 「국민건강보험법」(이하 "법"이라 한다) 제13조에 따른 국민건강보험공단(이하 "공단"이라 한다)에 자격확인을 요청할 수 있으며, 요청을 받은 공단은 자격이 있는지의 여부를 확인하여 이를 별지 제1호서식의 건강보험 자격확인통보서에 의하거나 전화, 팩스 또는 정보통신망을 이용하여 지체없이 해당 가입자등 또는 요양기관에 통보하여야 한다. 〈개정 2009.7.31., 2010.12.23., 2012.8.31.〉

③ 제2항에 따라 자격확인을 통보받은 경우에는 자격확인을 요청한 때에 건강보험증 또는 신분증명서를 제출한 것으로 본다. 〈개정 2009.7.31.〉

④ 요양기관은 건강보험증 또는 신분증명서를 제출하지 못하는 가입자등이 손쉽게 공단에 자격확인을 요청할 수 있도록 공단의 전화번호 등을 안내하거나 요양기관의 진료접수창구에 이를 게시하여야 한다. 〈개정 2009.7.31.〉

제3조의2(요양병원 입원진료 현황의 고지) ① 보건복지부장관은 「의료법」 제3조제2항제3호라목에 따른 요양병원(「장애인복지법」 제58조제1항제4호에 따른 의료재활시설로서 「의료법」 제3조의2의 요건을 갖춘 의료기관인 요양병원은 제외한다. 이하 이 조에서 같다)의 장에게 해당 요양병원에서 입원진료를 받는 가입자등의 입원·퇴원 일시 등 입원진료 현황을 공단에 알리도록 요구할 수 있다. 〈개정 2021.3.26.〉

② 제1항에 따른 입원진료 현황의 내용, 고지 방법 및 절차 등에 관한 구체적인 사항은 보건복지부장관이 정하여 고시한다.

[본조신설 2019.10.28.]

제4조(급여의 제한여부의 조회 등) ① 요양기관은 가입자등이 법 제53조제1항·제2항 또는 법 제58조제2항에 해당되는 것으로 판단되는 경우에도 요양급여를 실시하되, 지체없이 별지 제2호서식에 의한 급여제한여부조회서에 의하여 공단에 급여제한 여부를 조회하여야 한다. 〈개정 2012.8.31.〉

② 제1항에 따라 조회 요청을 받은 공단은 7일(공휴일을 제외한다. 이하 같다) 이내에 급여제한 여부를 결정한 후 요양기관에 별지 제2호의2서식의 급여제한 여부 결정통보서로 회신하여야 하며, 회신을 받은 요양기관은 공단의 결정내용을 요양급여를 개시한 날부터 소급하여 적용하여야 한다. 〈개정 2014.7.1., 2015.5.29.〉

③ 제2항의 규정에 불구하고 회신이 있기 전에 요양급여가 종료되거나 회신 없이7일이 경과된 때에는 공단이 당해 요양기관에 대하여 요양급여를 인정한 것으로 본다. 다만, 공단이 7일이 경과된 후에 급여제한을 결정하여 회신한 때에는 요양기관은 회신을 받은 날부터 공단의 결정에 따라야 한다.

④ 공단은 법 제53조제1항·제2항 또는 법 제58조제2항에 따라 요양급여를 제한하여야 함에도 불구하고 제3항의 규정에 의하여 요양급여를 받은 가입자등에 대하여는 법 제57조에 따라 부당이득에 해당되는 금액을 징수한다. 〈개정 2012.8.31.〉

⑤ 요양기관은 법 제53조제2항의 한도를 초과하여 요양급여를 행한 경우에는 그날부터 7일 이내에 별지 제3호서식에 의한 요양급여적용통보서에 의하여 그 사실을 공단에 알려야 한다. 〈개정 2012.8.31.〉

제4조의2(요양급여일수의 확인) 가입자등은 요양급여일수에 대한 확인을 공단에 요청할 수 있으며, 요청을 받은 공단은 요양급여비용이 청구되어 지급된 요양급여내역별 요양급여일수를 문서,

팩스 또는 정보통신망 등을 이용하여 지체 없이 해당가입자등에게 통보하여야 한다. 〈개정 2009.7.31.〉

[전문개정 2006.1.16.]

제5조(요양급여의 적용기준 및 방법) ① 요양기관은 가입자등에 대한 요양급여를 별표 1의 요양급여의 적용기준 및 방법에 의하여 실시하여야 한다.

② 제1항에 따른 요양급여의 적용기준 및 방법에 관한 세부사항은 의약계・공단 및 건강보험심사평가원의 의견을 들어 보건복지부장관이 정하여 고시한다. 〈개정 2008.3.3., 2010.3.19., 2010.12.23., 2018.9.28.〉

③ 조혈모세포이식 및 심실 보조장치 치료술의 요양급여의 적용기준 및 방법에 관한 세부사항은 의약계・공단 및 건강보험심사평가원의 의견을 들어 보건복지부장관이 따로 정하여 각각 고시한다. 〈신설 2018.9.28.〉

④ 제2항에도 불구하고 「국민건강보험법 시행령」(이하 "영"이라 한다) 별표 2 제3호마목에 따른 중증질환자(이하 "중증환자"라 한다)에게 처방・투여하는 약제중 보건복지부장관이 정하여 고시하는 약제에 대한 요양급여의 적용기준 및 방법에 관한 세부사항은 제5조의2에 따른 중증질환심의위원회의 심의를 거쳐 건강보험심사평가원장이 정하여 공고한다. 이 경우 건강보험심사평가원장은 요양기관 및 가입자등이 해당 공고의 내용을 언제든지 열람할 수 있도록 관리하여야 한다. 〈신설 2005.10.11., 2008.3.3., 2010.3.19., 2012.8.31., 2018.9.28.〉

⑤ 제2항부터 제4항까지의 규정에도 불구하고 다음 각 호의 어느 하나에 해당하는 경우로서 환자나 질병의 특성을 고려하여 요양급여의 적용기준 및 방법을 달리 적용할 필요가 있다고 보건복지부장관이 인정하여 고시하는 대상의 요양급여의 적용기준 및 방법에 관한 세부사항은 제5조의4에 따른 심사제도운영위원회의 심의를 거쳐 건강보험심사평가원장이 정하여 공고한다. 이 경우 건강보험심사평가원장은 요양기관 및 가입자등이 해당 공고의 내용을 언제든지 열람할 수 있도록 관리해야 한다. 〈신설 2023.12.28.〉

1. 고혈압, 당뇨병 등 지속적인 관리가 필요한 만성질환(慢性疾患)의 경우
2. 감염성 또는 근골격계 질환 등 진료를 위한 의료자원의 효율적 활용이 요구되는 경우
3. 뇌졸중, 급성심근경색증 등 초기 적극적 치료가 필요한 의료적 중대성이 인정되는 경우

제5조의2(중증질환심의위원회) ① 중증환자에게 처방・투여되는 약제에 대한 요양급여 적용기준 및 방법에 대하여 심의하기 위하여 건강보험심사평가원에 중증질환심의위원회를 둔다.

② 중증질환심의위원회는 보건의료분야에 관한 학식과 경험이 풍부한 45인 이내의 위원으로 구성하되, 중증질환심의위원회의 구성 및 운영 등에 관하여 필요한 사항은 건강보험심사평가원의 정관으로 정한다.

[본조신설 2005.10.11.]

제5조의3(동일성분 의약품의 중복 처방・조제 제한) 가입자등이 3개 이상의 요양기관을 방문하여 동일한 상병(傷病)으로 동일성분 의약품을 처방・조제 받을 수 있는 일수는 6개월 동안 215일 미만으로 한다. 이 경우 구체적인 인정기준과 관리 등 필요한 사항은 보건복지부장관이 정하여 고시한다. 〈개정 2010.3.19.〉

[본조신설 2009.7.31.]

제5조의4(심사제도운영위원회) ① 제5조제5항에 따른 요양급여 적용기준 및 방법에 대하여 심의하기 위하여 건강보험심사평가원에 심사제도운영위원회를 둔다.

② 심사제도운영위원회는 보건의료 분야에 학식과 경험이 풍부한 18명 이내의 위원으로 구성하되, 심사제도운영위원회의 구성 및 운영 등에 필요한 사항은 건강보험심사평가원장이 정한다.

[본조신설 2023.12.28.]

제6조(요양급여의 의뢰 및 가입자등의 회송 등) ① 요양기관은 가입자등에게 적절한 요양급여를 행하기 위하여 필요한 경우에는 다른 요양기관에게 요양급여를 의뢰할 수 있다.

② 제1항의 규정에 의하여 요양급여를 의뢰받은 요양기관은 가입자 등의 상태가 호전되었을 때에는 요양급여를 의뢰한 요양기관이나 1단계 요양급여를 담당하는 요양기관으로 가입자등을 회송할 수 있다.

③ 요양기관이 제1항에 따라 요양급여를 의뢰하는 경우에는 별지 제4호서식에 따른 요양급여의뢰서를, 제2항에 따라 가입자등을 회송하는 경우에는 별지 제5호서식에 따른 요양급여회송서를 가입자등에게 발급해야 한다. 이 경우 요양급여를 의뢰하거나 가입자등을 회송하는 요양기관은 가입자등의 동의를 받아 진료기록의 사본 등 요양급여에 관한 자료를 요양급여를 의뢰받거나 가입자등을 회송받는 요양기관에 제공해야 한다. 〈개정 2020.6.29.〉

④ 건강보험심사평가원은 요양급여의 의뢰 및 가입자등의 회송이 효율적으로 이루어질 수 있도록 진료 의뢰·회송 중계시스템을 설치하여 운영할 수 있다. 〈신설 2020.6.29.〉

⑤ 제1항부터 제4항까지에서 규정한 사항 외에 요양급여의 의뢰, 가입자등의 회송, 진료 의뢰·회송 중계시스템의 운영 방법 등에 필요한 사항은 보건복지부장관이 정하여 고시한다. 〈신설 2020.6.29.〉

[제목개정 2020.6.29.]

제7조(요양급여비용 계산서·영수증의 발급 및 보존) ① 요양기관이 요양급여를 실시한 때에는 가입자등에게 다음 각호의 구분에 의한 계산서·영수증을 발급하여야 한다. 다만, 요양기관중 종합병원·병원·치과병원·한방병원 및 요양병원을 제외한 요양기관이 외래진료를 한 경우에는 별지 제12호서식의 간이 외래 진료비계산서·영수증을 발급할 수 있다. 〈개정 2003.11.10., 2004.3.30.〉

1. 입원 및 외래진료의 경우(한방의 경우를 제외한다) : 별지 제6호서식 또는 별지 제7호서식의 진료비 계산서·영수증
2. 한방입원 및 한방외래진료의 경우 : 별지 제8호서식 또는 별지 제9호서식의 한방진료비 계산서·영수증
3. 약국 및 한국희귀의약품센터의 경우 : 별지 제10호서식 또는 별지 제11호서식의 약제비 계산서·영수증

② 요양기관은 가입자등이 「소득세법」 제59조의4 제2항에 따른 의료비공제를 받기 위하여 당해 연도의 진료비 또는 약제비 납입내역의 확인을 요청한 경우에는 별지 제12호의2서식의 진료비(약제비) 납입확인서를 발급하여야 한다. 〈신설 2003.11.10., 2005.10.11., 2014.9.1.〉

③ 요양기관은 가입자등이 제1항의 규정에 의한 계산서·영수증에 대하여 세부산정내역을 요구하는 경우에는 이를 제공하여야 한다. 이 경우 요양기관은 보건복지부장관이 정하여 고시하는 바에 따라 급여대상 및 비급여대상의 세부 항목별로 비용 단가, 실시·사용 횟수, 실시·사용기간 및 비용 총액 등을 산정하여 제공하되, 급여대상의 경우에는 세부 항목별로 본인부담금액과 공단부담금액을 구분하여 제공하여야 한다. 〈개정 2001.12.31., 2002.10.24., 2003.11.10., 2005.10.11., 2012.8.31., 2015.6.30., 2017.9.1.〉

④ 요양기관은 제3항에도 불구하고 가입자등이 제8조제3항에 따라 질병군별로 하나의 포괄적인 행위로 고시된 요양급여를 받거나 제8조제4항에 따라 1일당 행위로 고시된 요양급여를 받는 경우에는 다음 각 호에 한정하여 세부내역을 제공하여야 한다. 이 경우 세부내역의 제공 방법에 관하여는 제3항 후단을 준용한다. 〈신설 2015.6.30., 2017.9.1., 2023.12.28.〉

1. 별표 2 제6호 또는 제6호의2에 따른 비급여 대상

2. 「국민건강보험법 시행규칙」(이하 "건강보험규칙"이라 한다) 별표 6 제1호자목 또는 차목에 따른 요양급여비용의 본인부담항목
3. 제8조제3항 후단 또는 제4항 후단에 따라 보건복지부장관이 정하여 고시하는 포괄적인 행위 또는 1일당 행위에서 제외되는 항목

⑤ 요양기관이 요양급여를 행한 경우에는 제1항의 규정에 의한 계산서·영수증 부본을 당해 요양급여가 종료된 날부터 5년간 보존하여야 한다. 다만, 요양기관이 별지 제13호서식에 의한 본인부담금수납대장을 작성하여 보존하는 경우에는 이를 계산서·영수증 부본에 갈음한다. 〈개정 2001.12.31., 2002.10.24., 2003.11.10., 2015.6.30.〉

⑥ 제5항에 따른 계산서·영수증 부본 및 본인부담금수납대장은 「전자문서 및 전자거래 기본법」 제2조제1호에 따른 전자문서로 작성·보존할 수 있다. 〈신설 2003.11.10., 2005.10.11., 2015.5.29., 2015.6.30.〉

[제목개정 2002.10.24.]

제8조(요양급여대상의 고시) ① 삭제 〈2016.8.4.〉

② 보건복지부장관은 법 제41조제2항에 따른 요양급여대상(이하 "요양급여대상"이라 한다)을 급여목록표로 정하여 고시하되, 법 제41조제1항 각 호에 규정된 요양급여행위(이하 "행위"라 한다), 약제 및 치료재료(법 제41조제1항제2호에 따라 지급되는 약제 및 치료재료를 말한다. 이하 같다)로 구분하여 고시한다. 다만, 보건복지부장관이 정하여 고시하는 요양기관의 진료에 대하여는 행위·약제 및 치료재료를 묶어 1회 방문에 따른 행위로 정하여 고시할 수 있다. 〈개정 2001.12.31., 2008.3.3., 2010.3.19., 2012.8.31., 2016.8.4.〉

③ 보건복지부장관은 제2항에도 불구하고 영 제21조제3항제2호에 따라 보건복지부장관이 정하여 고시하는 질병군에 대한 입원진료의 경우에는 해당 질병군별로 별표 2 제6호에 따른 비급여대상, 건강보험규칙 별표 6 제1호다목에 따른 요양급여비용의 본인부담 항목 및 같은 표 제1호사목에 따른 이송처치료를 제외한 모든 행위·약제 및 치료재료를 묶어 하나의 포괄적인 행위로 정하여 고시할 수 있다. 이 경우 하나의 포괄적인 행위에서 제외되는 항목은 보건복지부장관이 정하여 고시할 수 있다. 〈개정 2001.12.31., 2005.10.11., 2008.3.3., 2010.3.19., 2012.8.31., 2014.9.1., 2015.5.29., 2015.6.30., 2017.6.29., 2023.12.28.〉

④ 보건복지부장관은 제2항에도 불구하고 영 제21조제3항제1호에 따른 요양병원의 입원진료나 같은 항 제3호에 따른 호스피스·완화의료의 입원진료의 경우에는 제2항의 행위·약제 및 치료재료를 묶어 1일당 행위로 정하여 고시할 수 있다. 이 경우 1일당 행위에서 제외되는 항목은 보건복지부장관이 정하여 고시할 수 있다. 〈신설 2007.12.28., 2008.3.3., 2010.3.19., 2012.8.31., 2015.6.30., 2017.8.4.〉

⑤ 보건복지부장관은 제2항부터 제4항까지의 규정에 따라 요양급여대상을 고시함에 있어 행위 또는 하나의 포괄적인 행위의 경우에는 영 제21조제1항부터 제3항까지의 규정에 따른 요양급여의 상대가치점수(이하 "상대가치점수"라 한다)를 함께 정하여 고시해야 한다. 〈개정 2007.12.28., 2008.3.3., 2010.3.19., 2012.8.31., 2021.3.26.〉

[제목개정 2016.8.4.]

제8조의2(의료연구개발기관의 임상연구에 대한 특례) ① 「첨단의료복합단지 육성에 관한 특별법」 제22조제1항에 따라 보건복지부장관이 지정한 의료연구개발기관(의료기관만 해당하며, 이하 이 조에서 "지정 의료연구개발기관"이라 한다)이 의료연구개발을 위하여 의약품, 의료기기 및 의료기술을 임상연구 대상자에게 사용하는 경우에는 이 규칙이 정하는 바에 따라 다음 각 호의 요양급여를 실시한다. 〈개정 2019.11.1.〉

1. 진찰·검사
2. 약제(藥劑)·치료재료의 지급
3. 처치·수술 및 그 밖의 치료
4. 재활

5. 입원
6. 간호

② 제1항에도 불구하고 다음 각 호의 어느 하나에 해당하는 경우에는 요양급여 대상에서 제외할 수 있다. 다만, 제1호 및 제2호에 해당하는 경우에는 요양급여 대상에서 제외하여야 한다.

1. 별표 2에 따른 비급여대상에 해당하는 경우
2. 임상연구로 인한 후유증에 해당한다고 보건복지부장관이 인정하는 경우
3. 임상연구 대상자의 질병 및 질환의 특성·상태, 그 밖에 임상연구 대상자에게 행하는 행위·약제 또는 치료재료의 성격이나 내용 등에 비추어 요양급여를 실시하는 것이 현저히 곤란하다고 보건복지부장관이 인정하는 경우

③ 보건복지부장관은 제1항 및 제2항에 따른 요양급여 또는 비급여의 적정성 여부 등을 판단하기 위하여 지정 의료연구개발기관이나 그 밖의 관계 기관·단체에 필요한 자료나 의견의 제출을 요청할 수 있다.

[본조신설 2016.6.3.]

제8조의3(방문요양급여 실시 사유) 법 제41조의5에서 "질병이나 부상으로 거동이 불편한 경우 등 보건복지부령으로 정하는 사유에 해당하는 경우"란 다음 각 호의 어느 하나에 해당하여 의료기관을 방문하기 어려운 경우를 말한다.

1. 「장애인 건강권 및 의료접근성 보장에 관한 법률」 제16조제1항에 따른 장애인 건강 주치의 제도의 대상이 되는 중증장애인
2. 「호스피스·완화의료 및 임종과정에 있는 환자의 연명의료결정에 관한 법률」 제2조제3호에 따른 말기환자(末期患者)
3. 가정형 인공호흡기를 사용하는 등 일정 수준 이상의 의료적 요구가 있어 방문요양급여를 제공받을 필요가 있는 18세 미만 환자
4. 그 밖에 질병, 부상, 출산 등으로 거동이 불편하여 방문요양급여가 필요하다고 보건복지부장관이 정하여 고시하는 경우에 해당하는 사람

[본조신설 2019.6.12.]

제9조(비급여대상) ① 법 제41조제4항에 따라 요양급여의 대상에서 제외되는 사항(이하 "비급여대상"이라 한다)은 별표 2와 같다. 〈개정 2012.8.31., 2016.8.4.〉

② 삭제 〈2001.12.31.〉

제9조의2(요양급여대상·비급여대상 여부 확인) ① 요양기관, 「의료법」 또는 「약사법」에 따른 의료인 단체, 의료기관 단체, 대한약사회 또는 대한한약사회(이하 "의약관련 단체"라 한다), 치료재료의 제조업자·수입업자(치료재료가 「인체조직안전 및 관리 등에 관한 법률」 제3조제1호에 따른 인체조직인 경우에는 같은 법 제13조에 따른 조직은행의 장을 말하며, 「의료기기법」 제15조의2제1항 각 호 외의 부분에 따른 희소·긴급도입 필요 의료기기인 경우에는 같은 법 제42조에 따른 한국의료기기안전정보원의 장을 말한다. 이하 같다)는 보건복지부장관에게 요양급여대상 또는 비급여대상 여부가 불분명한 행위에 대하여 「의료법」 제53조에 따른 신의료기술평가(이하 "신의료기술평가"라 한다) 및 「신의료기술평가에 관한 규칙」 제3조에 따른 신의료기술평가 유예 신청 전에 요양급여대상 또는 비급여대상 여부의 확인을 신청할 수 있다. 다만, 「의료기기법」 제6조제1항 및 제15조제1항에 따른 의료기기의 제조업자·수입업자가 「신의료기술평가에 관한 규칙」 제3조의2제1항 및 제2항에 따라 신의료기술평가를 신청하는 경우에는 요양급여대상 또는 비급여대상 여부의 확인도 함께 신청할 수 있다. 〈개정 2016.7.29., 2016.8.4., 2019.6.12., 2020.4.3.〉

② 제1항에 따른 확인 신청은 그 확인을 신청하려는 자가 별지 제13호의2서식의 요양급여대상·비급여대상 여부 확인 신청서에 다음 각 호의 서류를 첨부하여 건강보험심사평가원장(제1항 단서에 따른 확인 신청은 식품의약품안전처장을 거쳐야 한다)에게 요양급여대상·비급여대상 여부의 확인 신청을 함으로써 이를 갈음한다. 〈개정 2016.

7.29.〉

1. 다음 각 목 중 해당 서류(제1항 본문에 따른 확인 신청만 해당한다)
   가. 소요 장비 · 재료 · 약제의 제조(수입) 허가증 · 인증서 · 신고증 및 관련 자료
   나. 「의료기기법 시행규칙」 제64조에 따라 자료 제공 협조를 요청한 경우 제조(수입)허가 · 인증 신청서 및 접수증
2. 요양급여대상 · 비급여대상 여부에 대한 의견서
3. 국내 · 국외의 연구논문 등 그 밖의 참고자료

③ 보건복지부장관은 제1항 및 제2항에 따라 확인 신청을 받은 경우에는 요양급여대상 · 비급여대상 여부를 확인하고, 정당한 사유가 없는 한 확인 신청을 접수한 날부터 30일 이내에 신청인(제1항 단서에 따른 확인 신청에 대해서는 식품의약품안전처장을 거쳐야 한다)과 「의료법」 제54조에 따른 신의료기술평가위원회에 그 결과를 통보해야 한다. 다만, 기존 결정 사례 등에 근거한 확인이 곤란하여 심층적 검토가 필요한 경우에는 30일의 범위에서 그 통보기간을 한 차례 연장할 수 있다. 〈개정 2016.7.29., 2017.1.24., 2019.6.12.〉

④ 신청인은 제3항에 따른 결과에 이의가 있는 경우 통보받은 날부터 30일 이내에 보건복지부장관(제1항 단서에 따른 확인 신청 결과에 대해서는 식품의약품안전처장을 거쳐야 한다)에게 이의신청을 하여야 하며, 이 경우 제3항의 절차를 준용한다. 〈개정 2016.7.29.〉

⑤ 보건복지부장관은 제3항에 따른 요양급여대상 · 비급여대상의 확인 또는 제4항에 따른 이의신청의 처리를 위하여 전문적 검토가 필요하다고 인정하는 경우에는 제11조제8항에 따른 전문평가위원회로 하여금 검토하게 할 수 있다. 〈신설 2017.9.1., 2018.12.31.〉

[본조신설 2015.9.21.]

제10조(행위 · 치료재료의 요양급여 결정신청) ① 요양기관, 의약관련 단체 또는 치료재료의 제조업자 · 수입업자는 법 제41조의3제1항에 따른 행위 · 치료재료(이하 "행위 · 치료재료"라 한다)에 대한 요양급여대상 여부의 결정신청을 하려는 경우에는 다음 각 호의 구분에 따른 날부터 30일 이내에 보건복지부장관에게 신청해야 한다. 〈개정 2001.12.31., 2005.10.11., 2006.12.29., 2007.7.25., 2008.3.3., 2009.7.31., 2010.3.19., 2013.3.23., 2015.9.21., 2016.8.4., 2019.6.12., 2020.4.3.〉

1. 행위의 경우에는 다음 각 목에서 정한 날
   가. 「신의료기술평가에 관한 규칙」 제3조제5항에 따른 신의료기술평가의 유예 고시(이하 "평가 유예 고시"라 한다) 이후 가입자등에게 최초로 실시한 날
   나. 「신의료기술평가에 관한 규칙」제4조제2항에 따른 신의료기술의 안전성 · 유효성 등의 평가결과 고시(이하 "평가결과 고시"라 한다) 이후 가입자등에게 최초로 실시한 날
   다. 「신의료기술평가에 관한 규칙」 제4조제2항에 따른 혁신의료기술의 안전성 등의 평가결과 고시(이하 " 혁신의료기술 고시"라 한다) 이후 가입자등에게 최초로 실시한 날
2. 치료재료의 경우에는 다음 각 목에서 정한 날
   가. 「약사법」 또는 「의료기기법」에 따른 품목허가 · 인증 또는 품목신고 대상인 치료재료인 경우에는 식품의약품안전처장으로부터 품목허가 · 인증을 받거나 품목신고를 한 날. 다만, 품목허가 · 인증 또는 품목신고 대상이 아닌 치료재료의 경우에는 해당 치료재료를 가입자등에게 최초로 사용한 날
   나. 「인체조직안전 및 관리 등에 관한 법률」 제3조제1호에 따른 인체조직(이하 "인체조직"이라 한다)의 경우에는 식품의약품안전처장으로부터 조직은행 설립허가를 받은 날. 다만, 다음의 어느 하나의 경우에는 그 해당하는 날
      1) 수입인체조직의 경우에는 식품의약품

안전처장이 정하는 바에 따라 안전성에 문제가 없다는 통지를 받은 날

2) 조직은행 설립허가 당시의 취급품목이 변경된 경우에는 식품의약품안전처장이 그 변경사실을 확인한 날

다. 「의료기기법」 제15조의2제1항 각 호 외의 부분에 따른 희소·긴급도입 필요 의료기기(이하 "희소·긴급도입 필요 의료기기"라 한다)의 경우에는 식품의약품안전처장으로부터 공급 결정에 관한 통보를 받은 날

라. 가목부터 다목까지의 규정에도 불구하고 신의료기술평가 대상이 되는 치료재료의 경우에는 제1호가목부터 다목까지에 따른 고시 이후 해당 치료재료를 가입자등에게 최초로 사용한 날

마. 가목부터 다목까지의 규정에도 불구하고 제9조의2제1항 및 제2항에 따라 요양급여대상 또는 비급여대상 여부의 확인을 신청한 경우에는 같은 조 제3항에 따라 결과를 통보받은 날

3. 삭제 〈2006.12.29.〉

② 제1항에 따른 결정신청은 그 결정을 신청하려는 자가 다음 각 호의 구분에 따른 평가신청서에 해당 각 목의 서류를 첨부하여 건강보험심사평가원장에게 요양급여대상여부의 평가신청을 함으로써 이를 갈음한다. 다만, 치료재료에 대하여 「의료기기법」 제42조에 따른 한국의료기기안전정보원의 장이 결정신청을 하려는 경우에는 제3호다목부터 사목까지의 서류를 첨부하지 않아도 된다. 〈개정 2001.12.31., 2005.10.11., 2007.7.25., 2008.3.3., 2009.7.31., 2010.3.19., 2010.4.30., 2015.5.29., 2015.9.21., 2016.8.4., 2019.6.12., 2020.4.3., 2021.3.26.〉

1. 행위의 경우 : 별지 제14호서식의 요양급여행위평가신청서

가. 신의료기술의 안전성·유효성 등의 평가유예 고시, 평가결과 고시 또는 혁신의료기술 고시

나. 상대가치점수의 산출근거 및 내역에 관한 자료

다. 비용효과에 관한 자료(동일 또는 유사 행위와의 장·단점, 상대가치점수의 비교 등을 포함한다)

라. 국내외의 실시현황에 관한 자료(최초실시연도·실시기관명 및 실시건수 등을 포함한다)

마. 소요장비·소요재료·약제의 제조(수입) 허가증·인증서·신고증 및 관련 자료

바. 국내외의 연구논문 등 그 밖의 참고자료

2. 삭제 〈2006.12.29.〉

3. 치료재료의 경우: 별지 제16호서식의 치료재료평가신청서

가. 제조(수입) 허가증·인증서·신고증 사본(품목허가·인증을 받거나 품목신고를 한 치료재료만 해당한다)

나. 판매예정가 산출근거 및 내역에 관한 자료

다. 비용효과에 관한 자료(동일 또는 유사목적의 치료재료와의 장·단점, 판매가의 비교 등을 포함한다)

라. 국내외의 사용현황에 관한 자료(최초사용연도·사용기관명 및 사용건수 등을 포함한다)

마. 구성 및 부품내역에 관한 자료 및 제품설명서

바. 국내외의 연구논문 등 그 밖의 참고자료

사. 임상적 유용성, 기술 혁신성 등을 증명할 수 있는 평가 근거 자료

아. 희소·긴급도입 필요 의료기기에 해당하는 치료재료의 경우 의료기기의 사용목적 및 식품의약품안전처장의 공급 결정사유에 관한 자료

자. 신의료기술평가 대상이 되는 치료재료의 경우 신의료기술의 안전성·유효성 등의 평가 유예 고시, 평가결과 고시 또는 혁신

의료기술 고시

4. 인체조직의 경우: 별지 제16호의2서식의 인체조직평가신청서
   가. 조직은행설립허가증 사본(기재사항 변경내역을 포함한다). 다만, 수입인체조직의 경우에는 식품의약품안전처장이 정하는 바에 따라 안전성에 문제가 없다는 사실을 증명하는 서류를 함께 첨부하여야 한다.
   나. 인체조직가격 산출근거 및 내역에 관한 자료
   다. 비용효과에 관한 자료(동일 또는 유사목적의 인체조직과의 장·단점, 가격 비교 등을 포함한다)
   라. 국내외의 사용현황에 관한 자료(최초 사용연도, 사용기관명 및 사용건수 등을 포함한다)
   마. 인체조직에 대한 설명서
   바. 국내외의 연구논문 등 그 밖의 참고자료
   사. 신의료기술평가 대상이 되는 치료재료의 경우 신의료기술의 안전성·유효성 등의 평가 유예 고시, 평가결과 고시 또는 혁신의료기술 고시

③ 제1항에도 불구하고 「신의료기술평가에 관한 규칙」 제3조제2항에 따라 신의료기술평가를 신청하려는 자가 이 조 제2항 각 호의 구분에 따른 평가신청서 및 해당 서류를 함께 제출하는 경우에는 신의료기술평가의 신청과 요양급여대상 여부의 결정신청을 함께 하는 것으로 본다. 다만, 해당 의료기술이 체외진단 검사 또는 유전자 검사가 아닌 경우에는 신의료기술평가 신청에 필요한 서류를 제출한 날부터 90일 이내에 이 조 제2항 각 호의 구분에 따른 평가신청서 및 해당 서류를 제출할 수 있다. 〈신설 2019.7.4.〉

[제목개정 2016.8.4.]

제10조의2(약제 요양급여의 결정신청 등) ① 법 제41조의3제2항에서 "「약사법」에 따른 제조업자·수입업자 등 보건복지부령으로 정하는 자"란 다음 각 호의 어느 하나에 해당하는 자를 말한다. 〈개정 2016.8.4., 2020.10.8.〉

1. 「약사법」 제31조제1항에 따른 약제의 제조업자
2. 「약사법」 제31조제3항에 따른 약제의 위탁제조판매업자
3. 「약사법」 제42조제1항에 따른 약제의 수입자
4. 「약사법」 제91조에 따른 한국희귀·필수의약품센터의 장(같은 조 제1항 각 호의 의약품으로서 「의약품 등의 안전에 관한 규칙」 제57조제1항제1호에 따라 식품의약품안전처장이 환자의 치료를 위하여 긴급한 도입이 필요하다고 인정한 품목만 해당한다)

② 삭제 〈2016.8.4.〉

③ 법 제41조의3제2항에 따라 요양급여대상 여부의 결정신청을 하려는 자는 별지 제17호서식의 약제평가신청서에 다음 각 호의 구분에 따른 해당 서류를 첨부하여 건강보험심사평가원장에게 해당 약제의 경제성, 요양급여의 적정성 및 기준 등에 관한 평가신청을 함으로써 이를 갈음한다. 〈개정 2010.4.30., 2013.3.23., 2013.12.31., 2014.9.1., 2016.8.4., 2020.4.3., 2020.10.8.〉

1. 제1항제1호부터 제3호까지의 규정에 따른 약제의 제조업자·위탁제조판매업자·수입자(이하 "약제의 제조업자·위탁제조판매업자·수입자"라 한다)의 경우
   가. 제조(수입)품목 허가증(신고서) 사본 또는 「의약품등의 안전에 관한 규칙」 제12조의2에 따른 식품의약품안전처장의 안전성·유효성 검토결과 통보서(보건복지부장관이 따로 공고하는 약제만 해당한다)(품목허가를 받거나 품목신고를 한 약제만 해당한다)
   나. 판매예정가 산출근거 및 내역에 관한 자료
   다. 비용과 효과에 대한 자료(동일하거나 유사한 약제와의 장점·단점 및 판매가의 비교 등을 포함한다)
   라. 국내외의 사용현황에 관한 자료(개발국,

허가국가, 최초허가연도, 국내 사용건수 및 금액 등을 포함한다)

마. 해당 약제의 예상 사용량, 요양급여비용의 예상 청구금액 및 그 근거에 관한 자료

바. 국내외의 연구논문 등 그 밖의 참고자료

2. 제1항제4호에 따른 한국희귀 · 필수의약품센터의 장(이하 "한국희귀 · 필수의약품센터의 장"이라 한다)의 경우

가. 식품의약품안전처장의 인정에 관한 서류

나. 판매예정가 산출근거 및 내역에 관한 자료

④ 건강보험심사평가원장은 법 제41조의2제1항 및 제2항에 따라 요양급여비용 상한금액이 감액되거나 이 규칙 제13조제4항에 따라 요양급여대상 여부 또는 상한금액이 조정된 약제의 제조업자 · 위탁제조판매업자 · 수입자의 계열회사(「독점규제 및 공정거래에 관한 법률」에 따른 계열회사를 말한다)가 그 요양급여비용이 감액되거나 요양급여대상 여부 또는 상한금액이 조정된 약제와 투여경로 · 성분 · 제형이 동일한 약제에 대하여 제3항에 따른 평가신청을 한 경우에는 그 신청을 반려할 수 있다. 〈신설 2020.10.8., 2022.10.13.〉

⑤ 건강보험심사평가원장은 제14조에 따라 보건복지부장관이 정하여 고시하는 약제 산정기준에 따라 상한금액이 정해지는 약제(이하 "산정대상약제"라 한다)에 대하여 제3항에 따른 평가신청을 받은 경우에는 그 신청받은 내용을 보건복지부장관에게 보고하고, 공단 이사장에게 통보해야 한다. 〈신설 2020.10.8.〉

⑥ 공단 이사장은 제5항에 따라 통보를 받은 경우에는 제11조의2제7항에 따라 협상을 명받기 전에 해당 약제의 평가 신청인과 같은 항 제2호부터 제4호까지의 규정에 해당하는 사항을 사전 협의할 수 있다. 〈신설 2020.10.8.〉

[본조신설 2006.12.29.]

[제목개정 2020.10.8.]

제11조(행위 · 치료재료에 대한 요양급여의 결정) ① 제10조에 따라 요양급여대상 여부의 결정신청을 받은 보건복지부장관은 정당한 사유가 없는 한 결정신청일부터 100일(「신의료기술평가에 관한 규칙」 제3조제3항에 따라 서류를 송부받은 경우에는 평가결과 고시 이후 30일) 이내에 심의위원회의 심의를 거쳐 요양급여대상 또는 비급여대상에의 해당여부를 결정하여 고시해야 한다. 이 경우 요양급여대상으로 결정한 행위 · 치료재료에 대해서는 상대가치점수 또는 영 제22조제1항에 따른 상한금액(이하 "상한금액"이라 한다)과 법 제41조의4제1항에 따른 선별급여(이하 "선별급여"라 한다) 본인부담률(선별급여의 요양급여비용 중 선별급여를 받는 사람이 부담하는 비율을 말한다. 이하 같다)을 함께 정하여 고시해야 한다. 〈개정 2001.12.31., 2006.12.29., 2008.3.3., 2010.3.19., 2012.8.31., 2016.8.4., 2017.1.9., 2018.12.31., 2019.7.4., 2021.3.26., 2024.9.9.〉

② 보건복지부장관은 행위 · 치료재료의 경제성 및 급여의 적정성 등에 대하여 제8항에 따른 전문평가위원회(이하 "전문평가위원회"라 한다)의 평가를 거쳐, 행위 · 치료재료의 요양급여대상 여부를 결정한다. 이 경우 보건복지부장관은 다음 각 호의 사항을 정하는 때에는 전문평가위원회의 평가 외에 제14조의2제1항에 따른 적합성평가위원회(이하 "적합성평가위원회"라 한다)의 평가를 거치도록 할 수 있다. 〈개정 2001.12.31., 2008.3.3., 2010.3.19., 2011.12.2., 2013.12.18., 2016.8.4., 2017.3.23., 2019.6.12., 2021.3.26., 2024.8.1.〉

1. 법 제41조의4제2항 및 영 제18조의4제2항에 따른 선별급여의 적합성평가의 평가주기, 평가항목 및 평가방법

2. 법 제42조의2제1항에 따른 선별급여의 실시 조건(이하 "선별급여실시조건"이라 한다)

3. 법 제44조제1항 후단에 따른 선별급여의 본인일부부담금의 부담률 및 부담액

③ 건강보험심사평가원장은 제2항에 따라 전문평가위원회에서 치료재료(인체조직은 제외한다)에 대하여 평가한 경우에 평가가 끝난 날부터 15일

이내에 다음 각 호의 사항을 신청인에게 서면 또는 전자문서로 통보해야 한다. 〈신설 2011.12.2., 2018.12.31.〉

1. 평가결과(평가 시 원용된 전문가 의견, 학술연구 내용 등 평가근거에 관한 정보를 포함한다)
2. 평가결과에 이견이 있으면 30일 이내에 재평가 또는 제13조의3에 따른 검토(이하 "독립적 검토"라 한다)를 거친 재평가를 신청할 수 있다는 내용

④ 제3항에 따른 통보를 받은 신청인은 통보받은 날부터 30일 이내에 재평가 또는 독립적 검토를 거친 재평가를 건강보험심사평가원장에게 신청할 수 있다. 이 경우 재평가(독립적 검토를 거친 재평가는 제외한다)는 다음 각 호의 어느 하나에 해당하는 경우에 신청할 수 있다. 〈신설 2011.12.2., 2018.12.31.〉

1. 치료재료에 관한 결정신청을 한 자가 전문평가위원회의 평가결과에 이견이 있는 경우로서 제10조제2항제3호 및 제4호에 따른 서류를 보완하여 제출하거나 그 밖의 자료를 제출하는 경우
2. 직권결정 대상 치료재료의 제조업자·수입업자가 전문평가위원회의 평가결과에 이견이 있는 경우로서 제10조제2항제3호 및 제4호에 따른 서류를 보완하여 제출하거나 그 밖의 자료를 제출하는 경우

⑤ 제4항에 따라 재평가의 신청을 받은 건강보험심사평가원장은 신청 받은 날부터 60일 이내에 전문평가위원회의 재심의를 거쳐 재평가하고 재평가가 끝난 날부터 15일 이내에 그 결과를 신청인에게 통보해야 한다. 〈개정 2018.12.31.〉

⑥ 제4항에 따라 독립적 검토를 거친 재평가의 신청을 받은 건강보험심사평가원장은 독립적 검토에 따른 보고서와 신청인의 의견(신청인이 의견을 제출한 경우만 해당한다)을 제출받아 전문평가위원회의 재심의를 거쳐 재평가하고 재평가가 끝난 날부터 15일 이내에 그 결과를 신청인에게 통보해야 한다. 〈신설 2018.12.31.〉

⑦ 제2항 후단 및 제3항부터 제6항까지의 절차에 걸리는 기간은 제1항 전단에 따른 처리기한의 산정에 포함하지 않는다. 〈신설 2011.12.2., 2013.12.18., 2018.12.31.〉

⑧ 제2항에 따른 행위·치료재료에 대한 평가를 효율적으로 수행하기 위하여 건강보험심사평가원에 행위 및 치료재료별로 전문평가위원회를 둔다. 〈개정 2001.12.31., 2006.12.29., 2011.12.2., 2016.8.4., 2018.12.31.〉

⑨ 제1항에 따른 행위·치료재료가 요양급여대상으로 결정되어 고시된 경우에 제10조제1항의 규정에 의한 신청기간 내에 신청하지 않은 요양기관에 대해서는 제10조제1항 각 호의 어느 하나에 해당하는 날부터 소급하여 요양급여대상으로 적용한다. 〈개정 2001.12.31., 2011.12.2., 2016.8.4., 2018.12.31.〉

⑩ 제1항에도 불구하고 평가 유예 신의료기술의 경우에는 「신의료기술평가에 관한 규칙」 제3조의4에 따른 신의료기술평가 결과 안전성·유효성을 고시한 이후 행위·치료재료에 대한 요양급여의 결정 절차를 진행한다. 〈신설 2015.9.21., 2016.7.29., 2016.8.4., 2018.12.31.〉

[제목개정 2016.8.4.]

제11조의2(약제에 대한 요양급여의 결정) ① 제10조의2제3항에 따라 약제에 대한 평가를 신청 받은 건강보험심사평가원장은 150일 이내(진료상 필수성, 대체약제의 유무 등을 고려하여 보건복지부장관이 정하는 약제는 해당하지 않는다)에 제14항에 따른 약제급여평가위원회(이하 "약제급여평가위원회"라 한다)의 심의를 거쳐 평가(산정대상약제는 전문적 검토가 필요한 경우를 제외하고는 약제급여평가위원회의 심의를 거치지 않고 평가한다)하고 평가가 끝난 날부터 15일 이내에 다음 각 호의 사항을 신청인에게 서면 또는 전자문서로 통보해야 한다. 〈개정 2010.4.30., 2011.12.2., 2013.12.18., 2015.5.29., 2017.3.23., 2017.9.1., 2020.

10.8., 2021.3.26.〉

1. 평가결과(평가 시 원용된 전문가 의견, 학술연구 내용 등 평가근거에 관한 정보를 포함한다)
2. 평가결과에 이견이 있으면 30일 이내에 재평가 또는 독립적 검토를 거친 재평가를 신청할 수 있다는 내용
3. 약제급여평가위원회가 평가한 금액 이하를 경제성 있는 가격으로 하여 공단 이사장과의 협상절차를 진행할 수 있다는 내용(임상적 유용성은 있으나 판매예정가의 비용효과성을 입증하지 못한 경우만 해당한다)
4. 보건복지부장관이 정하여 고시하는 약가 협상의 생략을 위한 기준 금액(이하 "약가협상생략기준금액"이라 한다)을 상한금액으로 하는 것에 동의하는 경우 상한금액 협상절차를 생략하여 진행할 수 있다는 내용(임상적 유용성은 있으나 판매예정가가 약가협상생략기준금액 보다 높은 경우만 해당한다)

② 제1항에 따른 통보를 받은 신청인은 통보받은 날부터 30일 이내에 건강보험심사평가원장에게 재평가 또는 독립적 검토를 거친 재평가를 신청하거나 다음 각 호의 어느 하나에 해당하는 통지를 할 수 있다. 〈개정 2010.4.30., 2011.12.2., 2015.5.29.〉

1. 제1항제3호에 따라 약제급여평가위원회가 평가한 금액 이하를 경제성 있는 가격으로 하여 공단 이사장과의 협상절차를 진행하는 것에 동의한다는 내용의 통지
2. 제1항제4호에 따라 약가협상생략기준금액을 상한금액으로 하여 상한금액 협상절차를 생략하여 진행하는 것에 동의한다는 내용의 통지

③ 제2항에 따라 재평가신청을 받은 건강보험심사평가원장은 120일 이내에 약제급여평가위원회의 재심의를 거쳐 재평가(산정대상약제는 전문적 검토가 필요한 경우를 제외하고는 약제급여평가위원회의 재심의를 거치지 않고 재평가한다)하고 재평가가 끝난 날부터 15일 이내에 다음 각 호의 사항을 신청인에게 통보해야 한다. 〈개정 2010.4.30., 2011.12.2., 2015.5.29., 2017.9.1., 2020.10.8.〉

1. 재평가결과
2. 약제급여평가위원회가 평가한 금액 이하를 경제성 있는 가격으로 하여 공단 이사장과의 협상절차를 진행할 수 있다는 내용(임상적 유용성은 있으나 판매예정가의 비용효과성을 입증하지 못한 경우만 해당한다)
3. 약가협상생략기준금액을 상한금액으로 하는 것에 동의하는 경우 상한금액 협상절차를 생략할 수 있다는 내용(임상적 유용성은 있으나 판매예정가가 약가협상생략기준금액 보다 높은 경우만 해당한다)

④ 제2항에 따라 독립적 검토를 거친 재평가의 신청을 받은 건강보험심사평가원장은 독립적 검토에 따른 보고서와 신청인의 의견(신청인이 의견을 제출한 경우만 해당한다)을 제출받아 약제급여평가위원회의 재심의를 거쳐 재평가하고 재평가가 끝난 날부터 15일 이내에 다음 각 호의 사항을 신청인에게 통보하여야 한다. 〈신설 2011.12.2., 2015.5.29.〉

1. 재평가결과
2. 약제급여평가위원회가 평가한 금액 이하를 경제성 있는 가격으로 하여 공단 이사장과의 협상절차를 진행할 수 있다는 내용(임상적 유용성은 있으나 판매예정가의 비용효과성을 입증하지 못한 경우만 해당한다)
3. 약가협상생략기준금액을 상한금액으로 하는 것에 동의하는 경우 상한금액 협상절차를 생략할 수 있다는 내용(임상적 유용성은 있으나 판매예정가가 약가협상생략기준금액 보다 높은 경우만 해당한다)

⑤ 제3항제2호・제3호 또는 제4항제2호・제3호에 따른 통보를 받은 신청인은 통보받은 날부터 7일 이내에 건강보험심사평가원장에게 다음 각 호의 어느 하나에 해당하는 통지를 할 수 있다. 〈개정 2010.4.30., 2011.12.2., 2015.5.29.〉

1. 제3항제2호 또는 제4항제2호에 따라 약제급여평가위원회가 평가한 금액 이하를 경제성 있는 가격으로 하여 공단 이사장과의 협상절차를 진행하는 것에 동의한다는 내용의 통지
2. 제3항제3호 또는 제4항제3호에 따라 약가협상생략기준금액을 상한금액으로 하여 상한금액 협상절차를 생략하여 진행하는 것에 동의한다는 내용의 통지

⑥ 건강보험심사평가원장은 제1항제1호에 따른 평가결과, 제3항제1호 또는 제4항제1호에 따른 재평가결과 및 제2항 또는 제5항에 따른 통지 사실을 보건복지부장관에게 보고하고, 공단 이사장에게 통보해야 한다. 이 경우 다음 각 호의 어느 하나에 해당하는 때에는 해당 약제에 대하여 제1항에 따라 약제급여평가위원회의 심의를 거쳐 평가를 마친 후 지체 없이 그 평가결과를 보건복지부장관에게 보고하고, 공단 이사장에게 통보해야 한다. 〈개정 2020.10.8., 2022.10.13.〉

1. 신청인이 제2항제2호 또는 제5항제2호에 따른 통지를 하기 전에 약가협상생략기준금액을 상한금액으로 하여 상한금액 협상절차를 생략하는 것에 동의한 경우
2. 신청인의 판매예정가가 약가협상생략기준금액 이하인 경우

⑦ 보건복지부장관은 제6항에 따라 보고받은 약제 중 요양급여대상으로 하는 것이 적정하다고 평가 또는 재평가된 약제에 대하여 공단 이사장에게 다음 각 호의 어느 하나에 해당하는 사항을 해당 약제의 평가 또는 재평가 신청인과 60일의 범위에서 협상하도록 명해야 한다. 이 경우 협상이 지연되는 등의 사유로 공단 이사장이 요청할 때에는 추가로 60일의 범위에서 협상 기한을 연기하거나 협상을 일시적으로 정지하도록 명할 수 있다. 〈개정 2020.10.8.〉

1. 약제의 상한금액안(산정대상약제는 제외한다)
2. 요양급여비용의 예상 청구금액안
3. 해당 약제의 제조업자·위탁제조판매업자·수입자가 이행할 조건
4. 그 밖에 약제의 안정적인 공급 및 품질관리 등에 관한 사항

⑧ 제7항에 따라 협상을 명받은 공단 이사장은 건강보험 재정에 미치는 영향 및 약제급여평가위원회의 평가결과·재평가결과 등을 고려하여 약제의 평가 또는 재평가 신청인과 협상하고, 그 협상결과를 보건복지부장관에게 보고해야 한다. 이 경우 공단 이사장은 신청인별로 협상할 수 있다. 〈개정 2020.10.8.〉

⑨ 보건복지부장관은 제8항에 따라 보고받은 사항에 대하여 다음 각 호에 정하는 바에 따라 조치해야 한다. 〈개정 2008.3.3., 2010.3.19., 2011.12.2., 2015.5.29., 2020.10.8., 2020.11.2.〉

1. 제8항에 따른 협상 결과 합의가 이루어진 약제는 30일 이내에 심의위원회의 심의를 거쳐 요양급여대상여부 및 약제의 상한금액을 결정하여 고시해야 한다. 이 경우 심의위원회 심의 사항·예정일 등 심의 관련 사항 및 고시 예정일·시행일 등을 신청인에게 서면 또는 전자문서로 통보할 수 있다.
2. 제8항에 따른 협상 결과 합의가 이루어지지 않은 약제 중 환자의 진료에 반드시 필요하다고 인정되는 약제는 협상결과를 보고받은 날부터 60일 이내에 제15항에 따른 약제급여조정위원회(이하 "약제급여조정위원회"라 한다)의 조정을 거친 후 심의위원회의 심의를 거쳐 요양급여대상 여부 및 약제의 상한금액을 결정하여 고시해야 한다.
3. 삭제 〈2020.10.8.〉

⑩ 보건복지부장관은 제9항제2호에 따라 약제급여조정위원회에서 조정한 경우에 조정이 끝난 날부터 15일 이내에 다음 각 호의 사항을 신청인에게 서면 또는 전자문서로 통보하여야 한다. 〈신설 2011.12.2.〉

1. 조정결과 및 그 근거
2. 조정결과에 이견이 있으면 30일 이내에 독립

적 검토를 거친 재조정을 신청할 수 있다는 내용

⑪ 제10항에 따른 통보를 받은 신청인은 통보받은 날부터 30일 이내에 독립적 검토를 거친 재조정을 보건복지부장관에게 신청할 수 있다. 〈신설 2011.12.2.〉

⑫ 제11항에 따른 신청을 받은 보건복지부장관은 독립적 검토에 따른 보고서와 신청인의 의견(신청인이 의견을 제출한 경우만 해당한다)을 제출받아 약제급여조정위원회의 재조정을 거쳐야 한다. 〈신설 2011.12.2.〉

⑬ 제10항부터 제12항까지의 절차에 걸리는 기간은 제9항제2호에 따른 처리기한의 산정에 포함하지 아니한다. 〈신설 2011.12.2.〉

⑭ 약제에 대한 요양급여의 적정성 등을 효율적으로 평가하기 위하여 건강보험심사평가원에 약제급여평가위원회를 둔다. 이 경우 약제급여평가위원회의 구성, 운영, 평가기준 및 절차 등에 관하여 필요한 사항은 건강보험심사평가원장이 정한다. 〈개정 2011.12.2.〉

⑮ 약제에 대한 요양급여의 결정, 상한금액의 조정에 관한 사항을 심의하기 위하여 보건복지부에 약제급여조정위원회를 둔다. 이 경우 약제급여조정위원회의 구성, 운영 그 밖에 필요한 사항은 보건복지부장관이 정한다. 〈개정 2008.3.3., 2010.3.19., 2011.12.2.〉

[본조신설 2006.12.29.]

[제목개정 2013.12.18.]

제12조(상대가치점수등의 조정 등) ① 제10조제1항 및 제10조의2제1항에 따른 요양기관, 의약관련 단체, 약제·치료재료의 제조업자·위탁제조판매업자(약제의 경우만 해당한다)·수입자(치료재료가 인체조직인 경우에는 「인체조직 안전 및 관리 등에 관한 법률」 제13조에 따른 조직은행의 장을 말한다) 또는 가입자등은 이미 고시된 요양급여대상의 상대가치점수·상한금액, 요양급여대상·비급여대상의 조정을 보건복지부장관이 정하여 고시하는 바에 따라 보건복지부장관에게 신청할 수 있다. 〈개정 2001.12.31., 2006.12.29., 2008.3.3., 2009.7.31., 2010.3.19., 2010.4.30.〉

② 제1항에 따라 조정신청을 받은 보건복지부장관은 행위 및 치료재료의 경우에는 제11조(행위 및 인체조직의 경우에는 제11조제3항부터 제6항까지의 규정은 제외한다)의 절차를 준용하고, 약제의 경우에는 제11조의2의 절차를 준용하여 상대가치점수·상한금액, 요양급여대상·비급여대상을 조정하여 고시할 수 있다. 〈개정 2001.12.31., 2006.12.29., 2008.3.3., 2010.3.19., 2011.12.2., 2018.12.31., 2021.3.26.〉

③ 삭제 〈2001.12.31.〉

제13조(직권결정 및 조정 등) ① 보건복지부장관은 법 제41조의3제4항에 따라 다음 각 호의 어느 하나에 해당하는 행위·치료재료에 대해서는 직권으로 제11조(행위 및 인체조직의 경우에는 제11조제3항부터 제6항까지의 규정은 제외한다)의 절차를 준용하여 요양급여대상 또는 비급여대상으로 결정하여 고시하며, 요양급여대상으로 결정한 경우에는 상대가치점수 또는 상한금액과 선별급여 본인부담률을 함께 정하여 고시해야 한다. 이 경우 결정·고시된 요양급여대상은 제10조제1항 각 호의 어느 하나에 해당되는 날부터 소급하여 요양급여대상으로 적용한다. 〈개정 2001.12.31., 2006.12.29., 2007.7.25., 2008.3.3., 2010.3.19., 2011.12.2., 2016.8.4., 2018.12.31., 2019.6.12., 2021.3.26.〉

1. 대체가능한 진료·치료 방법이 없는 경우
2. 환자의 진료·치료를 위하여 긴급한 도입이 필요한 경우
3. 「의료기기법 시행령」 제13조의2제4항제1호에 따른 의료기기 중 보건복지부장관이 필요하다고 인정하는 의료기기
4. 그 밖에 행위·치료재료의 내용·금액과 환자에 대한 진료·치료 의 성격·경위 등에 비추어 보건복지부장관이 직권으로 요양급여대

상 여부를 결정하는 것이 필요하다고 인정하는 경우

② 보건복지부장관은 법 제41조의3제4항에 따라 다음 각 호의 어느 하나에 해당하는 약제에 대해서는 직권으로 제11조의2의 절차를 준용하여 요양급여대상 여부 및 약제의 상한금액을 결정하고 고시한다. 〈개정 2016.8.4., 2017.9.1., 2020.10.8.〉

1. 다음 각 목의 요건을 모두 충족하는 경우
   가. 대체가능한 다른 약제 또는 치료법이 없는 경우
   나. 생명에 심각한 위해를 초래하는 질환에 사용되는 경우
   다. 임상적으로 유의미한 치료효과가 입증된 경우
2. 건강보험심사평가원장이 환자의 진료상 반드시 필요하다고 보건복지부장관에게 요청하는 경우

③ 보건복지부장관은 이미 고시된 행위 및 치료재료에 대한 상대가치점수·상한금액·선별급여 본인부담률, 요양급여대상·비급여대상에 대해서는 직권으로 제11조(행위 및 인체조직의 경우에는 제11조제3항부터 제6항까지의 규정은 제외한다)의 절차를 준용하여 조정하여 고시할 수 있다. 〈개정 2001.12.31., 2006.12.29., 2008.3.3., 2010.3. 19., 2011.12.2., 2018.12.31., 2021.3.26.〉

④ 보건복지부장관은 법 제41조의3제5항에 따라 다음 각 호의 어느 하나에 해당하면 이미 고시된 약제의 요양급여대상 여부, 범위 및 요양급여비용 상한금액을 직권으로 조정하여 고시할 수 있다. 〈신설 2006.12.29., 2008.3.3., 2009.1.13., 2010.3.19., 2010.4.30., 2011.12.2., 2011.12 30., 2013.12.31., 2014.9.1., 2015.5.29., 2016.8.4., 2017.6.29., 2017.9.1., 2018.9.28., 2020.10.8., 2022.10.13., 2023.10.30.〉

1. 협상 결과 합의된 요양급여비용 예상 청구금액을 초과하여 사용된 경우
2. 직전년도 요양급여비용 청구금액과 비교하여 보건복지부장관이 정하는 비율이나 금액 이상 증가된 경우
3. 제5조제2항 및 제4항에 따른 요양급여의 적용기준 및 방법에 관한 세부사항의 개정 등으로 약제의 사용범위의 확대가 예상되는 경우
4. 제14조에 따라 보건복지부장관이 정하여 고시하는 약제 상한금액의 결정·조정 기준이 변경됨에 따라 보건복지부장관이 상한금액을 재평가할 필요가 있다고 인정하는 경우
5. 제11조의2에 따라 요양급여대상으로 결정된 약제와 투여경로·성분·제형이 동일한 약제가 제10조의2에 따라 결정신청된 경우

5의2. 제11조의2에 따라 요양급여대상으로 결정된 복합제(해당 복합제와 조성이 유사한 복합제로서 보건복지부장관이 고시하는 약제도 포함한다)의 가격산정의 기준이 되었던 품목(기준이 되었던 품목이 복합제인 경우에는 해당 복합제를 구성하는 개별 약제를 포함한다)과 투여경로·성분·제형이 동일한 약제가 제10조의2에 따라 결정신청된 경우

6. 제11조의2에 따라 요양급여대상으로 결정된 약제에 대한 개발목표제품(해당 약제의 품목허가를 위한 시험에서 비교대상으로 선택된 제품 중 주 약리작용을 나타내는 성분이 해당 약제와 같은 제품으로서 그 제품과 투여경로·성분·제형이 동일한 제제 중 가격산정의 기준이 되었던 품목을 말한다)과 투여경로·성분·제형이 동일한 약제가 제10조의2에 따라 결정신청된 경우
7. 환자의 진료에 반드시 필요하나 경제성이 없어 약제의 제조업자·위탁제조판매업자·수입자가 생산 또는 수입을 기피하는 약제로서 생산 또는 수입 원가의 보전이 필요한 경우
8. 최근 2년간 보험급여 청구실적이 없는 약제

8의2. 최근 3년간 생산실적 또는 수입실적이 없는 약제로서 그 유효기한 또는 사용기한이 도과된 경우

9. 건강보험심사평가원장이 경제성 또는 요양급여 적정성이 없거나 현저히 낮은 것으로 평가한 약제에 대하여 보건복지부장관에게 요청하는 경우
10. 약제의 제조업자·위탁제조판매업자·수입자 또는 한국희귀·필수의약품센터의 장이 급여목록표에서 삭제되기를 희망하는 약제. 다만, 보건복지부장관이 환자의 진료상 반드시 필요하다고 판단하는 약제는 예외로 한다.
11. 보건복지부장관이 정하여 고시한 바에 따른 약제 실거래가 조사결과 약제 상한금액 조정대상이 된 약제
12. 「약사법」 제31조 또는 제41조에 따라 의약품의 품목허가 또는 품목신고를 받은 자가 보건복지부장관이 정하여 고시하는 행정처분(「약사법」 제76조에 따른 행정처분을 말한다)을 받은 경우
12의2. 「약사법」 제31조 또는 제41조에 따라 의약품의 품목허가 또는 품목신고를 받은 자가 스스로 그 허가증 또는 신고증을 반납한 경우
13. 약사법령에 따른 일반의약품으로서 건강증진, 건강유지 및 치료를 목적으로 하며, 의사 또는 치과의사의 처방에 의하지 아니하더라도 인체에 미치는 부작용이 적어 안전성 및 유효성을 기대할 수 있는 약제
14. 제11조의2제8항에 따라 약제의 제조업자·위탁제조판매업자·수입자가 공단 이사장과 협상한 조건을 이행하지 아니하는 경우나 협상한 조건에서 정한 조정사유에 해당하는 경우
15. 약제의 주성분 등 「약사법」 제31조에 따라 품목허가를 받은 사항이 변경되어 보건복지부장관이 요양급여대상 여부 또는 상한금액을 조정할 필요가 있다고 인정하는 경우
16. 「약사법」 제31조제9항 및 제42조제1항에 따른 변경허가 또는 변경신고, 같은 법 제50조의6 및 제50조의9에 따른 의약품 판매금지와 관련하여 보건복지부장관이 요양급여대상 여부 및 상한금액을 조정할 필요가 있다고 인정하는 경우
17. 그 밖에 외국의 의약품 허가사항, 가격 및 보험등재 현황, 임상연구 관련 자료 등을 고려하여 보건복지부장관이 요양급여대상 여부 및 상한금액을 조정할 필요가 있다고 인정하는 경우

⑤ 제4항에 따른 직권 조정에는 다음 각 호의 구분에 따른 절차를 준용한다. 〈신설 2011.12.2., 2013.12.31., 2014.9.1., 2016.7.1., 2017.9.1., 2018.12.31., 2020.10.8., 2022.10.13.〉

1. 제4항제1호 및 제2호의 경우: 제11조의2제7항부터 제9항까지의 절차
2. 제4항제3호 및 제4호의 경우: 제11조의2제1항부터 제3항까지, 제6항부터 제9항까지의 절차. 다만, 이 조 제4항제3호의 경우로서 다음 각 목의 어느 하나에 해당하는 경우에는 제11조의2제1항부터 제9항까지의 절차를 준용한다.
   가. 제11조의2제8항에 따라 약제의 제조업자·위탁제조판매업자·수입자가 이행할 조건을 고려하여 상한 금액이 정해진 약제로서 해당 약제의 사용범위가 확대될 것으로 충분히 예상되는 경우
   나. 제4항제3호에 따른 약제의 사용범위 확대 예상에 따른 요양급여비용 예상 청구금액이 그 사용범위 확대 예상 이전의 요양급여비용 예상 청구금액보다 100억원 이상 증가할 것으로 예상되는 경우

2의2. 제4항제5호, 제5호의2 및 제6호의 경우: 제11조의2제1항부터 제3항까지, 제6항부터 제9항까지의 절차. 이 경우 제11조의2제7항 각 호 외의 부분 전단 및 후단 중 “60일”은 각각 “20일”로 본다.
3. 제4항제7호의 경우: 제11조의2제1항부터 제9항까지의 절차
4. 제4항제8호, 제8호의2, 제10호부터 제12호까지 및 제12호의2의 경우: 제11조의2제1항부터

제3항까지, 제6항 및 같은 조 제9항제1호의 절차

5. 제4항제9호 및 제13호의 경우: 제11조의2제1항부터 제6항까지 및 같은 조 제9항제1호의 절차
6. 제4항제14호의 경우: 다음 각 목의 구분에 따른 절차
   가. 제11조의2제8항에 따라 약제의 제조업자·위탁제조판매업자·수입자가 공단 이사장과 협상한 조건을 이행하지 않은 경우: 제11조의2제1항부터 제3항까지, 제6항 및 같은 조 제9항제1호의 절차
   나. 제11조의2제8항에 따라 약제의 제조업자·위탁제조판매업자·수입자가 공단 이사장과 협상한 조건에서 정한 조정사유에 해당하는 경우: 제11조의2제1항부터 제3항까지 및 제6항부터 제9항까지의 절차
7. 제4항제15호부터 제17호까지의 경우: 제11조의2제1항부터 제3항까지 및 제6항부터 제9항까지의 절차. 다만, 보건복지부장관이 직권 조정을 하기 위하여 필요하다고 인정하는 경우에는 제11조의2제1항부터 제3항까지, 제6항 및 같은 조 제9항제1호의 절차를 준용한다.

⑥ 제5항(같은 항 제4호, 제5호 및 제6호가목은 제외한다)에 따라 준용되는 제11조의2제6항에 따라 건강보험심사평가원장으로부터 평가결과 또는 재평가결과를 통보받은 공단 이사장은 보건복지부장관으로부터 같은 조 제7항에 따른 협상 명령을 받기 전부터 미리 조정 대상 약제의 제조업자·위탁제조판매업자·수입자 또는 한국희귀·필수의약품센터의 장과 같은 항 제4호의 사항에 관하여 협상에 필요한 사항을 협의할 수 있다. 〈신설 2022.10.13.〉

⑦ 보건복지부장관은 이미 요양급여대상 여부 및 상한금액이 고시된 약제의 안정적인 공급 등을 위해 필요하다고 인정하는 경우에는 공단 이사장에게 해당 약제의 제조업자·위탁제조판매업자·수입자와 제11조의2제7항제4호의 사항에 대하여 협상하도록 명할 수 있다. 이 경우 제11조의2제7항부터 제9항까지를 준용한다. 〈신설 2020.10.8., 2022.10.13.〉

⑧ 보건복지부장관은 제11조의2제7항제4호의 사항에 관한 협상이 필요한 경우로서 공단 이사장이 조정 대상 약제의 제조업자·위탁제조판매업자·수입자 또는 한국희귀·필수의약품센터의 장과 이미 같은 호의 사항에 관한 합의가 이루어져 있는 경우에는 제5항 및 제7항에도 불구하고 제11조의2제7항 및 제8항의 절차를 생략할 수 있다. 이 경우 제11조의2제9항제1호를 준용한다. 〈신설 2022.10.13.〉

⑨ 보건복지부장관은 제5항(제4항제3호, 제5호, 제5호의2, 제6호 및 제7호는 제외한다) 또는 제7항에 따라 준용되는 제11조의2제9항에 따른 조치를 하기 전에 필요하다고 인정되는 경우 1회에 한정하여 공단 이사장에게 같은 조 제7항 및 제8항에 따라 재협상을 하게 할 수 있다. 〈신설 2022.10.13.〉

⑩ 보건복지부장관은 제9항에 따라 재협상을 하게 하기 전에 재협상의 필요 여부에 관하여 약제급여평가위원회의 심의를 거칠 수 있다. 이 경우 건강보험심사평가원장은 약제급여평가위원회의 심의 결과를 보건복지부장관에게 보고해야 한다. 〈신설 2022.10.13.〉

⑪ 보건복지부장관은 제5항 또는 제7항에 따라 준용되는 제11조의2제8항에 따른 협상(이 조 제9항에 따른 재협상을 한 경우에는 재협상을 말한다)의 결과 합의가 이루어지지 않은 약제 중 환자의 진료에 반드시 필요하다고 인정되는 약제가 아닌 약제에 대해서는 심의위원회의 심의를 거쳐 요양급여대상에서 제외할 수 있다. 〈신설 2022.10.13.〉

[제목개정 2020.10.8.]

제13조의2(독립적 검토절차) ① 보건복지부장관은 치료재료(인체조직은 제외한다. 이하 이 조와

제13조의3에서 같다) 및 약제의 요양급여대상 여부 및 상한금액에 관하여 보건복지부, 국민건강보험공단 및 건강보험심사평가원으로부터 독립적으로 검토할 수 있는 절차를 마련하여야 한다.
② 보건복지부장관은 독립적 검토를 수행하게 하기 위하여 검토 절차를 총괄하는 1명의 책임자와 검토를 담당하는 30명 이내의 검토자를 위촉하여야 한다.
③ 책임자와 검토자는 치료재료 및 약제 분야의 학식과 경험이 풍부하고 보건복지부, 국민건강보험공단 및 건강보험심사평가원으로부터 독립적으로 검토를 할 수 있는 사람 중에서 위촉한다.
④ 책임자와 검토자의 자격, 임기, 위촉방법 등에 관한 사항은 보건복지부장관이 정한다.
[본조신설 2011.12.2.]

제13조의3(독립적 검토) ① 독립적 검토는 다음 각 호의 경우에 제11조제4항 및 제11조의2제2항·제11항(제12조 및 제13조에 따라 준용되는 경우를 포함한다)에 따라 신청할 수 있다.
1. 치료재료에 관한 결정신청을 한 자가 전문평가위원회의 평가결과에 이견이 있는 경우
2. 약제에 관한 결정신청을 한 자가 다음 각 목의 어느 하나의 결과에 이견이 있는 경우
   가. 약제급여평가위원회의 심의에 따른 평가결과
   나. 약제급여조정위원회의 조정결과
3. 치료재료에 관한 조정신청을 한 자가 전문평가위원회의 평가결과에 이견이 있는 경우
4. 약제에 관한 조정신청을 한 자가 다음 각 목의 어느 하나의 결과에 이견이 있는 경우
   가. 약제급여평가위원회의 심의에 따른 평가결과
   나. 약제급여조정위원회의 조정결과
5. 직권결정 대상 치료재료의 제조업자·수입업자가 전문평가위원회의 평가결과에 이견이 있는 경우
6. 직권결정 대상 약제의 제조업자·위탁제조판매업자·수입자가 다음 각 목의 어느 하나의 결과에 이견이 있는 경우
   가. 약제급여평가위원회의 심의에 따른 평가결과
   나. 약제급여조정위원회의 조정결과
7. 직권조정 대상 치료재료의 제조업자·수입업자가 전문평가위원회의 평가결과에 이견이 있는 경우
8. 직권조정 대상 약제(제13조제4항제7호, 제9호, 제10호 및 제13호의 경우만 해당한다)의 제조업자·위탁제조판매업자·수입자가 약제급여평가위원회의 심의에 따른 평가결과에 이견이 있는 경우

② 보건복지부장관 또는 건강보험심사평가원장은 제1항에 따른 신청을 받으면 지체 없이 다음 각 호의 구분에 따른 자료를 책임자에게 송부하여야 한다.
1. 제1항제1호 및 제2호의 경우: 결정신청 시 제출된 자료(같은 항 제2호나목의 경우에는 약제급여조정위원회의 조정 시 검토된 자료를 포함한다)
2. 제1항제3호 및 제4호의 경우: 조정신청 시 제출된 자료(같은 항 제4호나목의 경우에는 약제급여조정위원회의 조정 시 검토된 자료를 포함한다)
3. 제1항제5호부터 제8호까지의 경우: 직권 결정·조정을 위하여 검토된 자료(같은 항 제6호나목의 경우에는 약제급여조정위원회의 조정 시 검토된 자료를 포함한다)

③ 제2항에 따라 자료를 송부받은 책임자는 검토자 중 1명을 선정하여 검토를 의뢰하고 지체 없이 검토자를 보건복지부장관 또는 건강보험심사평가원장에게 알려야 한다.
④ 제3항에 따라 검토를 의뢰받은 검토자는 제2항에 따른 자료의 범위에서 검토를 수행하여야 하고, 그 결과를 보고서로 작성하여 책임자에게 제출하여야 한다.

⑤ 제4항에 따라 보고서를 제출받은 책임자는 이를 지체 없이 보건복지부장관 또는 건강보험심사평가원장에게 제출하여야 한다.
⑥ 제1항에 따른 신청부터 제5항에 따른 보고서 제출에 걸리는 기간은 다음 각 호의 구분에 따른 기간을 넘어서는 아니 된다.
1. 제1항제1호, 제3호 및 제5호의 경우: 100일
2. 제1항제2호, 제4호 및 제6호의 경우: 150일
3. 제1항제7호 및 제8호의 경우: 45일
[본조신설 2011.12.2.]

제13조의4(신청인의 의견 제출) ① 제13조의3제5항에 따라 보고서를 제출받은 보건복지부장관 또는 건강보험심사평가원장은 제출받은 날부터 7일 이내에 보고서를 신청인에게 송부하여야 한다.
② 제1항에 따라 보고서를 송부받은 신청인은 보고서의 내용에 의견이 있으면 송부받은 날부터 30일 이내에 보건복지부장관 또는 건강보험심사평가원장에게 의견을 제출할 수 있다.
[본조신설 2011.12.2.]

제13조의5(재평가 등) ① 제13조의4제2항에 따른 의견을 제출받거나 의견이 없음을 확인한 보건복지부장관 또는 건강보험심사평가원장은 50일 이내에 제11조제6항 또는 제11조의2제4항・제12항에 따라 전문평가위원회의 재평가, 약제급여평가위원회의 재심의를 거친 재평가 또는 약제급여조정위원회의 재조정을 거쳐야 한다. 〈개정 2018.12.31.〉
② 전문평가위원회, 약제급여평가위원회 또는 약제급여조정위원회는 재평가, 재심의 또는 재조정할 때에 독립적 검토에 따른 보고서와 신청인의 의견에 구속되지 아니한다.
③ 이 규칙에서 정한 사항 외에 독립적 검토절차의 운영에 필요한 사항은 보건복지부장관이 정한다.
[본조신설 2011.12.2.]

제14조(결정 및 조정 등의 세부사항) 상대가치점수・상한금액, 요양급여대상・비급여대상의 결정・조정, 요양급여대상・비급여대상 여부 확인 등에 필요한 세부사항과 제11조제8항에 따른 전문평가위원회의 종류・구성・운영, 평가의 내용・절차・방법 등에 관하여는 보건복지부장관이 정하여 고시한다. 〈개정 2008.3.3., 2010.3.19., 2011.12.2., 2015.9.21., 2018.12.31.〉
[전문개정 2001.12.31.]

제14조의2(적합성평가위원회의 설치 등) ① 법 제41조의4제2항에 따른 선별급여의 적합성 평가 및 선별급여실시조건 등에 필요한 사항을 심의하기 위하여 보건복지부장관 소속으로 적합성평가위원회를 둔다. 〈개정 2017.3.23., 2021.3.26. 2024.8.1.〉
② 적합성평가위원회는 위원장 1명을 포함하여 20명 이내의 위원으로 구성한다. 〈개정 2021.3.26.〉
③ 제1항 및 제2항에서 규정한 사항 외에 적합성평가위원회의 구성 및 운영 등에 필요한 사항은 보건복지부장관이 정하여 고시한다. 〈개정 2017.3.23., 2021.3.26.〉
[본조신설 2013.12.18.]
[제목개정 2021.3.26.]
[제11조의3에서 이동 〈2017.3.23.〉]

제14조의3(선별급여의 실시조건) ① 선별급여실시조건의 내용은 다음 각 호의 사항을 고려하여 보건복지부장관이 정한다. 〈개정 2021.3.26.〉
1. 진료과목의 범위 및 종류 등에 관한 사항
2. 의료인의 정원 및 자격 등에 관한 사항
3. 의료시설 및 의료장비 등에 관한 사항
4. 환자의 요건 및 기준 등에 관한 사항
5. 선별급여의 실시에 따른 요양기관의 준수사항
6. 선별급여를 받는 사람이 요양급여비용 외에 추가로 부담하는 비용
7. 그 밖에 제1호부터 제6호까지의 규정에 준하는 사항으로서 선별급여의 실시를 위하여 보건복지부장관이 특히 필요하다고 인정하는 사항

② 보건복지부장관은 선별급여실시조건을 정하거나 변경하기 위하여 필요하다고 인정하는 경우에

는 보건의료 관련 법인·단체 또는 전문가 등에게 자료 또는 의견의 제출을 요청할 수 있다. 〈개정 2021.3.26.〉

③ 보건복지부장관은 선별급여실시조건을 정하거나 변경한 경우에는 보건복지부 인터넷 홈페이지에 게재하고, 의약관련 단체에 그 내용을 통보해야 한다. 〈개정 2021.3.26.〉

④ 법 제42조의2제1항에 따라 선별급여를 실시하려는 요양기관은 해당 선별급여를 실시하기 전에 선별급여실시조건의 충족 여부를 입증하는 서류를 건강보험심사평가원장을 거쳐 보건복지부장관에게 제출해야 한다. 〈개정 2021.3.26.〉

⑤ 제1항부터 제4항까지의 규정에 따른 선별급여 실시조건의 내용, 협조 요청, 내용 통보 또는 입증서류 제출 등에 필요한 세부 사항은 보건복지부장관이 정하여 고시한다. 〈개정 2021.3.26.〉

[본조신설 2017.3.23.]

제14조의4(선별급여의 적합성평가를 위한 자료 제출) ① 법 제42조의2제1항에 따라 선별급여를 실시하는 요양기관(이하 "선별급여 실시기관"이라 한다)이 같은 조 제2항에 따라 제출하는 자료의 범위는 다음 각 호와 같다. 〈개정 2021.3.26.〉

1. 선별급여의 실시 현황에 관한 자료
2. 해당 선별급여와 대체가능한 요양급여로서 보건복지부장관이 정하여 고시하는 요양급여의 실시 현황에 관한 자료
3. 선별급여의 실시에 따른 요양급여비용의 청구에 관한 자료
4. 선별급여실시조건에 대한 현황자료 및 변경자료(변경자료는 변경이 있는 경우만 해당한다)
5. 그 밖에 제1호부터 제4호까지의 규정에 준하는 자료로서 보건복지부장관이 선별급여의 적합성평가를 위하여 특히 필요하다고 인정하는 자료

② 법 제42조의2제2항에 따라 선별급여 실시기관이 관련 자료를 제출하는 경우에는 보건복지부장관이 정하는 기준 및 절차에 따라 연 1회 이상 제출하여야 한다. 이 경우 선별급여 실시기관은 건강보험심사평가원장을 거쳐 보건복지부장관에게 제출하여야 한다.

③ 보건복지부장관은 법 제41조의4제2항에 따른 선별급여의 적합성평가를 위하여 필요하다고 인정하는 경우에는 선별급여 실시기관에 대하여 자료의 보완 또는 추가 자료의 제출 등을 요청할 수 있다.

④ 제1항부터 제3항까지의 규정에 따른 자료의 범위, 작성 방법, 제출 방법 또는 보완 요청 등에 필요한 세부 사항은 보건복지부장관이 정하여 고시한다.

[본조신설 2017.3.23.]

제14조의5(선별급여의 실시 제한) ① 보건복지부장관은 법 제42조의2제3항에 따라 선별급여의 실시 제한을 위하여 필요하다고 인정하는 경우에는 선별급여 실시기관에 대하여 관련 자료를 요구하거나 선별급여의 실시 현황을 확인·점검할 수 있다.

② 보건복지부장관은 선별급여 실시기관이 법 제42조의2제3항에 따른 선별급여의 실시 제한사유에 해당하는 경우에는 보건복지부장관이 정하는 바에 따라 일정한 기간을 정하여 그 시정을 명할 수 있다.

③ 보건복지부장관은 선별급여 실시기관이 제2항에 따른 시정명령을 이행하지 않는 경우에는 3개월의 범위에서 선별급여의 실시를 제한할 수 있다. 이 경우 위반행위의 내용·성격·결과 및 환자의 보호 등에 관한 사항을 종합적으로 고려하여 선별급여의 실시 제한기간을 정해야 한다. 〈개정 2021.3.26.〉

④ 선별급여 실시기관이 제3항에 따른 선별급여 실시 제한기간이 끝난 후에 다시 선별급여를 실시하려는 경우에는 선별급여실시조건의 충족 여부를 입증하는 서류를 건강보험심사평가원장을 거쳐 보건복지부장관에게 제출해야 한다. 〈개정 2021.3.26.〉

⑤ 제1항부터 제4항까지의 규정에 따른 자료요구, 확인·점검, 시정명령, 선별급여 실시 제한의 절차 및 방법 등에 필요한 세부 사항은 보건복지부장관이 정하여 고시한다.
[본조신설 2017.3.23.]

제15조(규제의 재검토) ① 보건복지부장관은 별표 2 제4호가목 및 나목에 따른 비급여대상 기준에 대하여 2014년 7월 1일을 기준으로 3년마다(매 3년이 되는 해의 기준일과 같은 날 전까지를 말한다) 그 타당성을 검토하여 개선 등의 조치를 하여야 한다. 〈개정 2015.1.5.〉
② 보건복지부장관은 제2조에 따른 요양급여의 절차에 대하여 2021년 1월 1일을 기준으로 2년마다(매 2년이 되는 해의 1월 1일 전까지를 말한다) 그 타당성을 검토하여 개선 등의 조치를 해야 한다. 〈신설 2015.1.5., 2015.6.30., 2018.12.28., 2020.12.31.〉
1. 삭제 〈2020.12.31.〉
2. 삭제 〈2020.12.31.〉
[본조신설 2014.9.1.]

부 칙 〈제1054호, 2024.9.9.〉
이 규칙은 2024년 9월 13일부터 시행한다.

의료급여법

[일부개정 2024. 2. 13. 법률 제20309호]

제1조(목적) 이 법은 생활이 어려운 사람에게 의료급여를 함으로써 국민보건의 향상과 사회복지의 증진에 이바지함을 목적으로 한다.

[전문개정 2013.6.12.]

제2조(정의) 이 법에서 사용하는 용어의 뜻은 다음과 같다.

1. "수급권자"란 이 법에 따라 의료급여를 받을 수 있는 자격을 가진 사람을 말한다.
2. "의료급여기관"이란 수급권자에 대한 진료·조제 또는 투약 등을 담당하는 의료기관 및 약국 등을 말한다.
3. "부양의무자"란 수급권자를 부양할 책임이 있는 사람으로서 수급권자의 1촌 직계혈족 및 그 배우자를 말한다.

[전문개정 2013.6.12.]

제3조(수급권자) ① 이 법에 따른 수급권자는 다음 각 호와 같다. 〈개정 2014.12.30., 2015.3.27., 2023.3.4., 2023.7.18., 2023.8.8., 2024.2.13.〉

1. 「국민기초생활 보장법」에 따른 의료급여 수급자
2. 「재해구호법」에 따른 이재민으로서 보건복지부장관이 의료급여가 필요하다고 인정한 사람
3. 「의사상자 등 예우 및 지원에 관한 법률」에 따라 의료급여를 받는 사람
4. 「국내입양에 관한 특별법」에 따라 국내에 입양된 18세 미만의 아동
5. 「독립유공자예우에 관한 법률」, 「국가유공자 등 예우 및 지원에 관한 법률」 및 「보훈보상대상자 지원에 관한 법률」의 적용을 받고 있는 사람과 그 가족으로서 국가보훈부장관이 의료급여가 필요하다고 추천한 사람 중에서 보건복지부장관이 의료급여가 필요하다고 인정한 사람
6. 「무형유산의 보전 및 진흥에 관한 법률」에 따라 지정된 국가무형유산의 보유자(명예보유자를 포함한다)와 그 가족으로서 국가유산청장이 의료급여가 필요하다고 추천한 사람 중에서 보건복지부장관이 의료급여가 필요하다고 인정한 사람
7. 「북한이탈주민의 보호 및 정착지원에 관한 법률」의 적용을 받고 있는 사람과 그 가족으로서 보건복지부장관이 의료급여가 필요하다고 인정한 사람
8. 「5·18민주화운동 관련자 보상 등에 관한 법률」 제8조에 따라 보상금등을 받은 사람과 그 가족으로서 보건복지부장관이 의료급여가 필요하다고 인정한 사람
9. 「노숙인 등의 복지 및 자립지원에 관한 법률」에 따른 노숙인 등으로서 보건복지부장관이 의료급여가 필요하다고 인정한 사람
10. 그 밖에 생활유지 능력이 없거나 생활이 어려운 사람으로서 대통령령으로 정하는 사람

② 제1항제2호 및 제5호부터 제9호까지의 규정에 따른 수급권자의 인정 기준 등에 관한 사항은 보건복지부장관이 정하는 바에 따른다.

③ 제1항에 따른 수급권자에 대한 의료급여의 내용과 기준은 대통령령으로 정하는 바에 따라 구분하여 달리 정할 수 있다.

④ 제1항에 따른 수급권자에 대한 의료급여의 개시일 등에 관하여 필요한 사항은 대통령령으로 정한다.
[전문개정 2013.6.12.]

제3조의2(난민에 대한 특례) 「난민법」에 따른 난민인정자로서 「국민기초생활 보장법」 제12조의3 제2항에 따른 의료급여 수급권자의 범위에 해당하는 사람은 수급권자로 본다. 〈개정 2014.12.30.〉
[전문개정 2013.6.12.]

제3조의3(수급권자의 인정 절차 등) ① 제3조제1항제2호부터 제10호까지의 수급권자가 되려는 사람은 보건복지부령으로 정하는 바에 따라 특별자치시장・특별자치도지사・시장(특별자치도의 행정시장은 제외한다)・군수・구청장(구청장은 자치구의 구청장을 말하며, 이하 "시장・군수・구청장"이라 한다)에게 수급권자 인정 신청을 하여야 한다.
② 시장・군수・구청장은 제1항에 따른 신청인을 수급권자로 인정하는 것이 타당한지를 확인하기 위하여 필요한 경우 그 신청인에게 「국민기초생활 보장법」 제21조제3항 각 호에 따른 자료 또는 정보의 제공에 동의한다는 서면을 제출하게 할 수 있다.
③ 제1항의 신청에 따른 조사, 확인조사, 금융정보 등의 제공 등에 관하여는 「국민기초생활 보장법」 제22조, 제23조 및 제23조의2를 준용한다.
④ 국가보훈부장관과 국가유산청장은 대통령령으로 정하는 바에 따라 제3조제1항제5호 및 제6호의 수급권자로 인정할 필요가 있는 사람을 추천하여 그 결과를 수급권자의 주소지를 관할하는 시장・군수・구청장에게 알려야 한다. 이 경우 제3조제1항제5호 및 제6호의 수급권자가 되려는 사람이 제1항에 따른 수급권자 인정 신청을 한 것으로 본다. 〈개정 2023.3.4., 2024.2.13.〉
⑤ 시장・군수・구청장은 제1항 및 제4항에 따라 인정 신청을 한 사람(제3조제1항제3호 및 제4호에 해당하는 사람은 제외한다) 중에서 제3조제2항에 따른 수급권자의 인정 기준에 따라 수급권자를 정하여야 한다.
⑥ 제1항부터 제5항까지에서 규정한 사항 외에 수급권자의 인정 절차 등에 관하여 필요한 사항은 대통령령으로 정한다.
[본조신설 2013.6.12.]

제4조(적용 배제) ① 수급권자가 업무 또는 공무로 생긴 질병・부상・재해로 다른 법령에 따른 급여나 보상(報償) 또는 보상(補償)을 받게 되는 경우에는 이 법에 따른 의료급여를 하지 아니한다. 〈개정 2017.3.21.〉
② 수급권자가 다른 법령에 따라 국가나 지방자치단체 등으로부터 의료급여에 상당하는 급여 또는 비용을 받게 되는 경우에는 그 한도에서 이 법에 따른 의료급여를 하지 아니한다. 〈신설 2017.3.21.〉
[전문개정 2013.6.12.]

제5조(보장기관) ① 이 법에 따른 의료급여에 관한 업무는 수급권자의 거주지를 관할하는 특별시장・광역시장・도지사와 시장・군수・구청장이 한다.
② 제1항에도 불구하고 주거가 일정하지 아니한 수급권자에 대한 의료급여 업무는 그가 실제 거주하는 지역을 관할하는 시장・군수・구청장이 한다.
③ 특별시장・광역시장・도지사 및 시장・군수・구청장은 수급권자의 건강 유지 및 증진을 위하여 필요한 사업을 실시하여야 한다.
[전문개정 2013.6.12.]

제5조의2(사례관리) ① 보건복지부장관, 특별시장・광역시장・도지사 및 시장・군수・구청장은 수급권자의 건강관리 능력 향상 및 합리적 의료이용 유도 등을 위하여 사례관리를 실시할 수 있다.
② 제1항에 따른 사례관리를 실시하기 위하여 특별시・광역시・특별자치시・도・특별자치도(이하 "시・도"라 한다) 및 시(특별자치도의 행정시를 제외한다. 이하 같다)・군・구(자치구를 말한

다. 이하 같다)에 의료급여 관리사를 둔다.

③ 보건복지부장관은 제1항에 따른 사례관리 사업의 전문적인 지원을 위하여 해당 업무를 공공 또는 민간 기관·단체 등에 위탁하여 실시할 수 있다.

④ 제2항에 따른 의료급여 관리사의 자격·배치기준 등 운영에 관한 사항과 제3항에 따른 사례관리 사업의 지원 업무 위탁 실시 등에 필요한 사항은 보건복지부령으로 정한다.

[전문개정 2013.6.12.]

제6조(의료급여심의위원회) ① 이 법에 따른 의료급여사업의 실시에 관한 사항을 심의하기 위하여 보건복지부, 시·도 및 시·군·구에 각각 의료급여심의위원회를 둔다. 다만, 시·도 및 시·군·구에 두는 의료급여심의위원회의 경우에는 그 기능을 담당하기에 적합한 다른 위원회가 있고 그 위원회의 위원이 제4항에 규정된 자격을 갖춘 경우 시·도 또는 시·군·구의 조례로 각각 정하는 바에 따라 그 위원회로 하여금 의료급여심의위원회의 기능을 수행하게 할 수 있다.

② 보건복지부에 두는 의료급여심의위원회(이하 "중앙의료급여심의위원회"라 한다)는 다음 각 호의 사항을 심의한다.

1. 의료급여사업의 기본방향 및 대책 수립에 관한 사항
2. 의료급여의 기준 및 수가에 관한 사항
3. 그 밖에 보건복지부장관 또는 위원장이 부의하는 사항

③ 중앙의료급여심의위원회는 위원장을 포함하여 15명 이내의 위원으로 구성하고 위원은 보건복지부장관이 다음 각 호의 어느 하나에 해당하는 사람 중에서 위촉·지명하며 위원장은 보건복지부차관으로 한다. 〈개정 2017.3.21.〉

1. 공익을 대표하는 사람(의료보장에 관한 전문가로서 대학의 조교수 이상인 사람 또는 연구기관의 연구원으로 재직 중인 사람)
2. 의약계를 대표하는 사람 및 사회복지계를 대표하는 사람
3. 관계 행정기관 소속의 3급 이상 공무원

④ 제1항에 따른 시·도 및 시·군·구 의료급여심의위원회의 위원은 특별시장·광역시장·도지사 또는 시장·군수·구청장이 다음 각 호의 어느 하나에 해당하는 사람 중에서 위촉·지명하며 위원장은 해당 특별시장·광역시장·도지사 또는 시장·군수·구청장으로 한다. 다만, 제1항 단서에 따라 다른 위원회가 의료급여심의위원회의 기능을 대신하는 경우 위원장은 조례로 정한다.

1. 의료보장에 관한 학식과 경험이 있는 사람
2. 공익을 대표하는 사람
3. 관계 행정기관 소속의 공무원

⑤ 제1항에 따른 의료급여심의위원회는 심의와 관련하여 필요한 경우 제5조에 따른 보장기관에 대하여 그 소속 공무원의 출석이나 자료의 제출을 요청할 수 있다. 이 경우 해당 보장기관은 정당한 사유가 없는 한 이에 응하여야 한다.

⑥ 보건복지부와 시·도 및 시·군·구에 두는 의료급여심의위원회의 기능과 각 의료급여심의위원회의 구성·운영 등에 관하여 필요한 사항은 대통령령으로 정한다.

[전문개정 2013.6.12.]

제7조(의료급여의 내용 등) ① 이 법에 따른 수급권자의 질병·부상·출산 등에 대한 의료급여의 내용은 다음 각 호와 같다.

1. 진찰·검사
2. 약제(藥劑)·치료재료의 지급
3. 처치·수술과 그 밖의 치료
4. 예방·재활
5. 입원
6. 간호
7. 이송과 그 밖의 의료목적 달성을 위한 조치

② 제1항에 따른 의료급여의 방법·절차·범위·한도 등 의료급여의 기준에 관하여는 보건복지부령으로 정하고, 의료수가기준과 그 계산방법 등에 관하여는 보건복지부장관이 정한다.

③ 보건복지부장관은 제2항에 따라 의료급여의 기준을 정할 때에는 업무 또는 일상생활에 지장이 없는 질환 등 보건복지부령으로 정하는 사항은 의료급여 대상에서 제외할 수 있다.
[전문개정 2013.6.12.]

제8조(의료급여증) ① 시장·군수·구청장은 수급권자가 신청하는 경우 의료급여증을 발급하여야 한다. 다만, 부득이한 사유가 있는 경우에는 의료급여증을 갈음하여 의료급여증명서를 발급하거나 보건복지부령으로 정하는 바에 따라 의료급여증을 발급하지 아니할 수 있다. 〈개정 2023.3.28.〉
② 수급권자가 의료급여를 받을 때에는 제1항의 의료급여증 또는 의료급여증명서를 제9조제1항에 따른 의료급여기관(이하 "의료급여기관"이라 한다)에 제출하여야 한다. 다만, 천재지변이나 그 밖의 부득이한 사유가 있으면 그러하지 아니하다.
③ 수급권자는 제2항 본문에도 불구하고 주민등록증(모바일 주민등록증을 포함한다), 운전면허증, 여권, 그 밖에 본인 여부를 확인할 수 있는 보건복지부령으로 정하는 신분증명서(이하 "신분증명서"라 한다)로 의료급여기관이 그 자격을 확인할 수 있으면 의료급여증 또는 의료급여증명서를 제출하지 아니할 수 있다. 〈개정 2023.12.26.〉
④ 누구든지 의료급여증, 의료급여증명서 또는 신분증명서를 다른 사람에게 양도하거나 대여하여 의료급여를 받게 하여서는 아니 된다. 〈신설 2023.3.28.〉
⑤ 누구든지 의료급여증, 의료급여증명서 또는 신분증명서를 양도 또는 대여받거나 그 밖에 이를 부정하게 사용하여 의료급여를 받아서는 아니 된다. 〈신설 2023.3.28.〉
⑥ 제1항에 따른 의료급여증 및 의료급여증명서의 서식과 그 신청·발급 및 사용 등에 필요한 사항은 보건복지부령으로 정한다. 〈개정 2023.3.28.〉
[전문개정 2013.6.12.]

제9조(의료급여기관) ① 의료급여는 다음 각 호의 의료급여기관에서 실시한다. 이 경우 보건복지부장관은 공익상 또는 국가시책상 의료급여기관으로 적합하지 아니하다고 인정할 때에는 대통령령으로 정하는 바에 따라 의료급여기관에서 제외할 수 있다. 〈개정 2019.1.15.〉
1. 「의료법」에 따라 개설된 의료기관
2. 「지역보건법」에 따라 설치된 보건소·보건의료원 및 보건지소
3. 「농어촌 등 보건의료를 위한 특별조치법」에 따라 설치된 보건진료소
4. 「약사법」에 따라 개설등록된 약국 및 같은 법 제91조에 따라 설립된 한국희귀·필수의약품센터

② 의료급여기관은 다음 각 호와 같이 구분하되, 의료급여기관별 진료범위는 보건복지부령으로 정한다.
1. 제1차 의료급여기관
   가. 「의료법」 제33조제3항에 따라 개설신고를 한 의료기관
   나. 제1항제2호부터 제4호까지의 규정에 따른 의료급여기관
2. 제2차 의료급여기관: 「의료법」 제33조제4항 전단에 따라 개설허가를 받은 의료기관
3. 제3차 의료급여기관: 제2차 의료급여기관 중에서 보건복지부장관이 지정하는 의료기관

③ 제1항 각 호에 따른 의료급여기관은 정당한 이유 없이 이 법에 따른 의료급여를 거부하지 못한다.
④ 특별시장·광역시장·도지사 또는 시장·군수·구청장은 제1항 각 호에 따른 의료급여기관이 개설·설치되거나, 개설·설치된 의료급여기관의 신고·허가 및 등록 사항 등이 변경되었을 때에는 보건복지부령으로 정하는 바에 따라 그 내용을 다음 각 호의 전문기관에 알려야 한다. 〈개정 2017.3.21.〉
1. 제33조제2항에 따라 의료급여에 든 비용(이하 "급여비용"이라 한다)의 심사·조정, 의료급

여의 적정성 평가 및 급여 대상 여부의 확인 업무를 위탁받은 전문기관(이하 "급여비용심사기관"이라 한다)

2. 제33조제2항에 따라 급여비용의 지급업무를 위탁받은 전문기관(이하 "급여비용지급기관"이라 한다)

⑤ 제2항제3호에 따른 제3차 의료급여기관의 지정기준 및 지정절차 등에 관하여 필요한 사항은 보건복지부령으로 정한다.

[전문개정 2013.6.12.]

제10조(급여비용의 부담) 급여비용은 대통령령으로 정하는 바에 따라 그 전부 또는 일부를 제25조에 따른 의료급여기금에서 부담하되, 의료급여기금에서 일부를 부담하는 경우 그 나머지 비용은 본인이 부담한다.

[전문개정 2013.6.12.]

제11조(급여비용의 청구와 지급) ① 의료급여기관은 제10조에 따라 의료급여기금에서 부담하는 급여비용의 지급을 시장·군수·구청장에게 청구할 수 있다. 이 경우 제2항에 따른 심사청구는 시장·군수·구청장에 대한 급여비용의 청구로 본다.

② 제1항에 따라 급여비용을 청구하려는 의료급여기관은 급여비용심사기관에 급여비용의 심사청구를 하여야 하며, 심사청구를 받은 급여비용심사기관은 이를 심사한 후 지체 없이 그 내용을 시장·군수·구청장 및 의료급여기관에 알려야 한다.

③ 제2항에 따라 심사의 내용을 통보받은 시장·군수·구청장은 지체 없이 그 내용에 따라 급여비용을 의료급여기관에 지급하여야 한다. 이 경우 수급권자가 이미 납부한 본인부담금(제10조에 따라 수급권자가 부담하여야 하는 급여비용을 말한다. 이하 같다)이 과다한 경우에는 의료급여기관에 지급할 금액에서 그 과다하게 납부된 금액을 공제하여 수급권자에게 반환하여야 한다.

④ 시장·군수·구청장은 의료급여의 적정성 여부를 평가할 수 있고, 그 평가결과에 따라 급여비용을 가산 또는 감액 조정하여 지급한다. 이 경우 평가결과에 따른 급여비용의 가감지급의 기준은 보건복지부령으로 정한다. 〈개정 2017.3.21.〉

⑤ 시장·군수·구청장은 제4항에 따른 적정성 평가결과를 공개할 수 있다. 〈신설 2017 3.21.〉

⑥ 의료급여기관은 제2항에 따른 심사청구를 다음 각 호의 단체가 대행하게 할 수 있다. 〈개정 2017.3.21.〉

1. 「의료법」 제28조제1항에 따른 의사회·치과의사회·한의사회·조산사회 또는 같은 조 제6항에 따라 신고한 각각의 지부 및 분회
2. 「의료법」 제52조에 따른 의료기관단체
3. 「약사법」 제11조에 따른 대한약사회 또는 같은 법 제14조에 따라 신고한 지부 및 분회

⑦ 제1항부터 제6항까지에서 규정한 사항 외에 급여비용의 청구, 심사, 지급 등의 방법 및 절차에 필요한 사항은 보건복지부령으로 정한다. 〈개정 2017.3.21.〉

⑧ 시장·군수·구청장은 「산업재해보상보험법」 제10조에 따른 근로복지공단이 이 법에 따라 의료급여를 받을 수 있는 사람에게 「산업재해보상보험법」 제40조에 따른 요양급여를 지급한 후 그 지급결정이 취소된 경우로서 그 요양급여 비용을 청구하는 경우에는 그 요양급여가 이 법에 따라 실시할 수 있는 의료급여에 상당한 것으로 인정되면 그 의료급여에 해당하는 금액을 지급할 수 있다. 〈개정 2017.3.21.〉

[전문개정 2013.6.12.]

제11조의2(서류의 보존) ① 의료급여기관은 의료급여가 끝난 날부터 5년간 보건복지부령으로 정하는 바에 따라 제11조에 따른 급여비용의 청구에 관한 서류를 보존하여야 한다.

② 제1항에도 불구하고 약국 등 보건복지부령으로 정하는 의료급여기관은 처방전을 급여비용을 청구한 날부터 3년간 보존하여야 한다.

[전문개정 2013.6.12.]

제11조의3(급여 대상 여부의 확인 등) ① 수급권

자는 본인부담금 외에 부담한 비용이 제7조제3항에 따라 의료급여의 대상에서 제외되는 사항에 해당하는 비용(이하 "비급여비용"이라 한다)인지에 대하여 급여비용심사기관에 확인을 요청할 수 있다.

② 제1항에 따라 확인을 요청받은 급여비용심사기관은 그 확인결과를 확인을 요청한 수급권자에게 알려야 하며, 확인을 요청한 비용이 급여비용에 해당하는 것으로 확인되었을 때에는 급여비용지급기관 및 관련 의료급여기관에도 각각 알려야 한다.

③ 제2항에 따라 통보받은 의료급여기관은 과다징수한 금액을 지체 없이 수급권자에게 반환하여야 한다.

④ 급여비용지급기관은 제3항에도 불구하고 의료급여기관이 과다 징수한 금액을 반환하지 아니하면 그 의료급여기관에 지급할 급여비용에서 과다 징수한 금액을 공제하여 그 공제한 금액을 수급권자에게 지급할 수 있다.

⑤ 제1항부터 제4항까지에 따른 확인 요청의 범위, 방법, 절차, 처리기간 등 필요한 사항은 보건복지부령으로 정한다. 〈신설 2023.3.28.〉

[전문개정 2013.6.12.]

제11조의4(의료급여기관의 비용 청구에 관한 금지행위) 의료급여기관은 의료급여를 하기 전에 수급권자에게 본인부담금을 청구하거나 수급권자가 이 법에 따라 부담하여야 하는 비용과 비급여비용 외에 입원보증금 등 다른 명목의 비용을 청구하여서는 아니 된다.

[전문개정 2013.6.12.]

제11조의5(급여비용의 지급 보류) ① 제11조제3항에도 불구하고 시장·군수·구청장은 급여비용의 지급을 청구한 의료급여기관이 「의료법」 제33조제2항 또는 「약사법」 제20조제1항을 위반하였다는 사실을 수사기관의 수사결과로 확인한 경우에는 해당 의료급여기관이 청구한 급여비용의 지급을 보류할 수 있다.

② 시장·군수·구청장은 제1항에 따라 급여비용의 지급을 보류하기 전에 해당 의료급여기관에게 의견제출의 기회를 주어야 한다.

③ 법원의 무죄 판결이 확정되는 등 대통령령으로 정하는 사유로 제1항에 따른 의료급여기관이 「의료법」 제33조제2항 또는 「약사법」 제20조제1항을 위반한 혐의가 입증되지 아니한 경우에는 시장·군수·구청장은 지급 보류된 급여비용에 지급 보류된 기간 동안의 이자를 가산하여 해당 의료급여기관에 지급하여야 한다.

④ 제1항 및 제2항에 따른 지급 보류 절차 및 의견제출의 절차 등에 필요한 사항, 제3항에 따른 지급 보류된 급여비용 및 이자의 지급 절차와 이자의 산정 등에 필요한 사항은 대통령령으로 정한다.

[본조신설 2015.12.29.]

제12조(요양비) ① 시장·군수·구청장은 수급권자가 보건복지부령으로 정하는 긴급하거나 그 밖의 부득이한 사유로 의료급여기관과 같은 기능을 수행하는 기관으로서 보건복지부령으로 정하는 기관(제28조제1항에 따라 업무정지기간 중인 의료급여기관을 포함한다)에서 질병·부상·출산 등에 대하여 의료급여를 받거나 의료급여기관이 아닌 장소에서 출산을 하였을 때에는 그 의료급여에 상당하는 금액을 보건복지부령으로 정하는 바에 따라 수급권자에게 요양비로 지급한다.

② 제1항에 따라 의료급여를 실시한 기관은 보건복지부장관이 정하는 요양비명세서 또는 요양의 명세를 적은 영수증을 요양을 받은 사람에게 내주어야 하며, 요양을 받은 사람은 이를 시장·군수·구청장에게 제출하여야 한다.

③ 제1항에 따른 요양비의 지급방법 등에 필요한 사항은 보건복지부령으로 정한다.

[전문개정 2013.6.12.]

제12조의2(요양비등수급계좌) ① 시장·군수·구청장은 이 법에 따른 의료급여로 지급되는 현금(이하 "요양비등"이라 한다)을 받는 수급권자의 신청이 있는 경우에는 요양비등을 수급권자 명의

의 지정된 계좌(이하 "요양비등수급계좌"라 한다)로 입금하여야 한다. 다만, 정보통신장애나 그 밖에 대통령령으로 정하는 불가피한 사유로 요양비등수급계좌로 이체할 수 없을 때에는 직접 현금으로 지급하는 등 대통령령으로 정하는 바에 따라 요양비등을 지급할 수 있다.

② 요양비등수급계좌가 개설된 금융기관은 요양비등수급계좌에 요양비등만이 입금되도록 하고, 이를 관리하여야 한다.

③ 제1항 및 제2항에 따른 요양비등수급계좌의 신청 방법·절차와 관리에 필요한 사항은 대통령령으로 정한다.

[본조신설 2023.3.28.]

제13조(장애인 및 임산부에 대한 특례) ① 시장·군수·구청장은 「장애인복지법」에 따라 등록한 장애인인 수급권자에게 「장애인·노인 등을 위한 보조기기 지원 및 활용촉진에 관한 법률」 제3조 제2호에 따른 보조기기(이하 이 조에서 "보조기기"라 한다)에 대하여 급여를 실시할 수 있다. 〈개정 2019.4.23.〉

② 시장·군수·구청장은 임신한 수급권자가 임신기간 중 의료급여기관에서 받는 진료에 드는 비용(출산비용을 포함한다)에 대하여 추가급여를 실시할 수 있다.

③ 제1항에 따른 보조기기 급여 및 제2항에 따른 추가급여의 방법·절차·범위·한도 등에 필요한 사항은 보건복지부령으로 정한다. 〈개정 2019.4.23.〉

[전문개정 2013.6.12.]

제14조(건강검진) ① 시장·군수·구청장은 이 법에 따른 수급권자에 대하여 질병의 조기발견과 그에 따른 의료급여를 하기 위하여 건강검진을 할 수 있다.

② 제1항에 따른 건강검진의 대상·횟수·절차와 그 밖에 필요한 사항은 보건복지부장관이 정한다.

[전문개정 2013.6.12.]

제15조(의료급여의 제한) ① 시장·군수·구청장은 수급권자가 다음 각 호의 어느 하나에 해당하면 이 법에 따른 의료급여를 하지 아니한다. 다만, 보건복지부장관이 의료급여를 할 필요가 있다고 인정하는 경우에는 그러하지 아니하다.

1. 수급권자가 자신의 고의 또는 중대한 과실로 인한 범죄행위에 그 원인이 있거나 고의로 사고를 일으켜 의료급여가 필요하게 된 경우
2. 수급권자가 정당한 이유 없이 이 법의 규정이나 의료급여기관의 진료에 관한 지시에 따르지 아니한 경우

② 의료급여기관은 수급권자가 제1항 각 호의 어느 하나에 해당하는 경우 대통령령으로 정하는 바에 따라 수급권자의 거주지를 관할하는 시장·군수·구청장에게 알려야 한다.

[전문개정 2013.6.12.]

제16조(의료급여의 변경) ① 시장·군수·구청장은 수급권자의 소득, 재산상황, 근로능력 등이 변동되었을 때에는 직권으로 또는 수급권자나 그 친족, 그 밖의 관계인의 신청을 받아 의료급여의 내용 등을 변경할 수 있다.

② 시장·군수·구청장은 제1항에 따라 의료급여의 내용 등을 변경하였을 때에는 서면으로 그 이유를 밝혀 수급권자에게 알려야 한다.

[전문개정 2013.6.12.]

제17조(의료급여의 중지 등) ① 시장·군수·구청장은 수급권자가 다음 각 호의 어느 하나에 해당하면 의료급여를 중지하여야 한다.

1. 수급권자에 대한 의료급여가 필요 없게 된 경우
2. 수급권자가 의료급여를 거부한 경우

② 시장·군수·구청장은 수급권자가 의료급여를 거부한 경우에는 수급권자가 속한 가구원 전부에 대하여 의료급여를 중지하여야 한다. 〈개정 2017.3.21.〉

③ 시장·군수·구청장은 제1항에 따라 의료급여를 중지하였을 때에는 서면으로 그 이유를 밝혀 수급권자에게 알려야 한다.

[전문개정 2013.6.12.]

제18조(수급권의 보호) ① 의료급여를 받을 권리는 양도하거나 압류할 수 없다. 〈개정 2023.3.28.〉

② 제12조의2제1항에 따라 요양비등수급계좌에 입금된 요양비등은 압류할 수 없다. 〈신설 2023.3.28.〉

[전문개정 2013.6.12.]

제19조(구상권) ① 시장・군수・구청장은 제3자의 행위로 인하여 수급권자에게 의료급여를 한 경우에는 그 급여비용의 범위에서 제3자에게 손해배상을 청구할 권리를 얻는다.

② 제1항에 따라 의료급여를 받은 사람이 제3자로부터 이미 손해배상을 받은 경우에는 시장・군수・구청장은 그 배상액의 한도에서 의료급여를 하지 아니한다.

[전문개정 2013.6.12.]

제20조(급여비용의 대지급) ① 제10조에 따라 급여비용의 일부를 의료급여기금에서 부담하는 경우 그 나머지 급여비용(보건복지부장관이 정한 금액으로 한정한다)은 수급권자 또는 그 부양의무자의 신청을 받아 제25조에 따른 의료급여기금에서 대지급(代支給)할 수 있다.

② 제1항에 따른 대지급금의 신청 및 지급방법 등에 필요한 사항은 보건복지부령으로 정한다.

[전문개정 2013.6.12.]

제21조(대지급금의 상환) ① 제20조에 따라 대지급금을 받은 사람(그 부양의무자를 포함한다. 이하 "상환의무자"라 한다)은 보건복지부령으로 정하는 바에 따라 대지급금을 그 거주지를 관할하는 시장・군수・구청장에게 상환하여야 한다. 이 경우 대지급금의 상환은 무이자로 한다.

② 상환의무자가 그 거주지를 다른 특별자치시・특별자치도・시・군・구로 이전하였을 때에는 대지급금을 새 거주지를 관할하는 시장・군수・구청장에게 상환하여야 한다.

③ 제1항 및 제2항에 따라 대지급금을 상환받은 시장・군수・구청장은 이를 제25조에 따른 의료급여기금에 납입하여야 한다.

[전문개정 2013.6.12.]

제22조(대지급금의 독촉 등) ① 시장・군수・구청장은 상환의무자가 대지급금을 납부기한까지 상환하지 아니하면 납부기한이 지난 날부터 6개월 이내의 기간을 정하여 지체 없이 독촉장을 발급하여야 한다.

② 시장・군수・구청장은 상환의무자가 제1항에 따른 대지급금의 독촉을 받고도 상환하지 아니하면 대지급금을 지방세 체납처분의 예에 따라 징수할 수 있다.

[전문개정 2013.6.12.]

제23조(부당이득의 징수) ① 시장・군수・구청장은 속임수나 그 밖의 부당한 방법으로 의료급여를 받은 사람(제8조제5항을 위반하여 의료급여를 받은 사람을 포함한다. 이하 같다), 제12조제1항에 따라 의료급여를 실시한 기관, 제13조제1항의 보조기기를 판매한 자 또는 급여비용을 받은 의료급여기관에 대하여는 그 급여 또는 급여비용에 상당하는 금액의 전부 또는 일부를 부당이득금으로 징수한다. 〈개정 2023.3.28.〉

② 시장・군수・구청장은 수급권자의 거짓 보고나 거짓 증명(제8조제4항을 위반하여 의료급여증, 의료급여증명서 또는 신분증명서를 다른 사람에게 양도・대여하여 의료급여를 받게 하는 것을 포함한다)에 따라 의료급여가 실시된 경우 그 수급권자에게 의료급여를 받은 사람과 연대하여 제1항에 따른 부당이득금을 납부하게 할 수 있다. 〈개정 2023.3.28.〉

③ 시장・군수・구청장은 의료급여기관, 제12조제1항에 따라 의료급여를 실시하는 기관 또는 제13조제1항의 보조기기를 판매하는 자와 의료급여를 받으려는 사람이 공모하여 속임수나 그 밖의 부당한 방법으로 제1항에 따른 의료급여가 이루어진 경우에는 해당 의료급여기관, 제12조제1항에 따라 의료급여를 실시한 기관 또는 제13조제1항의 보조기기를 판매한 자에 대하여 의료급여를

받은 사람과 연대하여 제1항의 부당이득금을 납부하게 할 수 있다. 〈신설 2023.3.28.〉

④ 시장·군수·구청장은 제1항에 따라 속임수나 그 밖의 부당한 방법으로 급여비용을 받은 의료급여기관이 다음 각 호의 어느 하나에 해당하는 경우에는 해당 의료급여기관을 개설한 자에게 그 의료급여기관과 연대하여 제1항의 부당이득금을 납부하게 할 수 있다. 〈개정 2023.3.28.〉

1. 「의료법」 제33조제2항을 위반하여 의료기관을 개설할 수 없는 자가 의료인의 면허나 의료법인 등의 명의를 대여받아 개설·운영하는 의료기관
2. 「약사법」 제20조제1항을 위반하여 약국을 개설할 수 없는 자가 약사 등의 면허를 대여받아 개설·운영하는 약국

⑤ 시장·군수·구청장은 의료급여기관이 속임수나 그 밖의 부정한 방법으로 수급권자로부터 급여비용을 받았을 때에는 그 의료급여기관으로부터 해당 급여비용을 징수하여 수급권자에게 지체 없이 지급하여야 한다. 〈개정 2023.3.28.〉

⑥ 시장·군수·구청장은 제1항부터 제4항까지에 따른 부당이득금 납부의무자가 부당이득금을 내지 아니하면 기한을 정하여 독촉할 수 있다. 〈개정 2023.3.28.〉

⑦ 시장·군수·구청장은 제6항에 따라 독촉을 할 때에는 10일 이상 15일 이내의 납부기한을 정하여 독촉장을 발급하여야 한다. 〈개정 2023.3.28.〉

⑧ 시장·군수·구청장은 제6항에 따라 독촉을 받은 자가 그 납부기한까지 부당이득금을 내지 아니하면 지방세 체납처분의 예에 따라 징수할 수 있다. 〈개정 2023.3.28.〉

⑨ 제1항부터 제4항까지에 따른 부당이득금 납부의무자는 그 거주지를 다른 특별자치시·특별자치도·시·군·구로 이전한 경우에는 부당이득금을 새 거주지를 관할하는 시장·군수·구청장에게 납부하여야 한다. 〈개정 2017.3.21., 2023.3.28.〉

⑩ 제9항에 따라 부당이득금을 납부 받은 시장·군수·구청장은 이를 제25조에 따른 의료급여기금에 납입하여야 한다. 〈신설 2017.3.21., 2023.3.28.〉

[전문개정 2013.6.12.]

제24조(결손처분) 시장·군수·구청장은 다음 각 호의 어느 하나에 해당하는 사유가 있으면 특별자치시·특별자치도·시·군·구 의료급여 심의위원회의 심의를 거쳐 대지급금 및 부당이득금 등을 결손처분할 수 있다.

1. 체납처분이 끝나고 체납액에 충당될 배분금액이 그 체납액에 미치지 못하는 경우
2. 해당 권리에 대한 소멸시효가 완성된 경우
3. 그 밖에 징수할 가능성이 없다고 인정되는 경우로서 대통령령으로 정하는 경우

[전문개정 2013.6.12.]

제25조(의료급여기금의 설치 및 조성) ① 이 법에 따른 급여비용의 재원에 충당하기 위하여 시·도에 의료급여기금(이하 "기금"이라 한다)을 설치한다.

② 기금은 다음 각 호의 재원으로 조성한다.

1. 국고보조금
2. 지방자치단체의 출연금
3. 제21조에 따라 상환받은 대지급금
4. 제23조에 따라 징수한 부당이득금
5. 제29조에 따라 징수한 과징금
6. 기금의 결산상 잉여금 및 그 밖의 수입금

③ 국가와 지방자치단체는 기금운영에 필요한 충분한 예산을 확보하여야 한다.

④ 제2항제1호의 국고보조금의 비율은 「보조금 관리에 관한 법률」 및 관계 법령에서 정하는 바에 따른다.

[전문개정 2013.6.12.]

제26조(기금의 관리 및 운용) ① 기금은 일반회계와 구분하여 별도의 계정을 설정하여 관리하여야 한다.

② 기금은 급여비용, 대지급에 드는 비용, 제33조제2항에 따른 업무 위탁에 드는 비용 또는 그 밖의 의료급여 업무에 직접 드는 비용으로서 보건

복지부령으로 정하는 비용에만 사용하여야 한다.
③ 특별시장・광역시장・특별자치시장・도지사・특별자치도지사(이하 "시・도지사"라 한다)는 기금에 여유자금이 있을 때에는 다음 각 호의 방법으로 기금을 운용할 수 있다.
1. 금융기관 또는 체신관서에의 예치
2. 국채・공채의 매입
④ 이 법에서 정한 사항 외에 기금의 관리・운용에 관하여 필요한 사항은 보건복지부령으로 정하는 바에 따라 해당 지방자치단체의 조례로 정한다.
[전문개정 2013.6.12.]

제27조(급여비용의 예탁) ① 제33조제2항에 따라 급여비용의 지급업무가 위탁된 경우 시・도지사는 기금에서 보건복지부령으로 정하는 바에 따라 추정급여비용을 급여비용지급기관에 예탁하여야 한다.
② 시・도지사는 제25조제2항제2호에 따른 지방자치단체의 출연금 예산이 성립되지 못한 경우 「지방재정법」 제36조에도 불구하고 국고보조금은 즉시 급여비용지급기관에 예탁하여야 한다.
[전문개정 2013.6.12.]

제28조(의료급여기관의 업무정지 등) ① 보건복지부장관은 의료급여기관이 다음 각 호의 어느 하나에 해당하면 1년의 범위에서 기간을 정하여 의료급여기관의 업무정지를 명할 수 있다.
1. 속임수나 그 밖의 부당한 방법으로 수급권자, 부양의무자 또는 시장・군수・구청장에게 급여비용을 부담하게 한 경우
2. 제11조의4를 위반하여 본인부담금을 미리 청구하거나 입원보증금 등 다른 명목의 비용을 청구한 경우
3. 제32조제2항에 따른 보고 또는 서류제출을 하지 아니하거나 거짓 보고를 하거나 거짓 서류를 제출하거나 소속 공무원의 질문 및 검사를 거부・방해 또는 기피한 경우
② 보건복지부장관은 제3차 의료급여기관이 제1항 각 호의 어느 하나에 해당하면 그 지정을 취소할 수 있다.
③ 보건복지부장관은 제2항에 따라 지정취소처분을 받은 제3차 의료급여기관을 그 지정을 취소한 날부터 1년 이내에는 제3차 의료급여기관으로 다시 지정할 수 없다.
④ 제1항에 따라 업무정지처분을 받은 자는 해당 업무정지기간 중에는 의료급여를 하지 못한다.
⑤ 보건복지부장관은 제1항 및 제2항에 따른 처분을 한 경우에는 보건복지부령으로 정하는 바에 따라 그 사실을 급여비용심사기관 및 급여비용지급기관에 알려야 한다.
⑥ 제1항에 따른 업무정지처분의 효과는 그 처분이 확정된 의료급여기관을 양수한 자 또는 합병 후 존속하는 법인이나 합병으로 설립된 법인에 승계되고, 업무정지처분의 절차가 진행 중인 때에는 양수인 또는 합병 후 존속하는 법인이나 합병으로 설립되는 법인에 대하여 그 절차를 계속 진행할 수 있다. 다만, 양수인 또는 합병 후 존속하는 법인이나 합병으로 설립되는 법인이 그 처분 또는 위반사실을 알지 못하였음을 증명하는 경우에는 그러하지 아니하다.
⑦ 제1항에 따른 업무정지처분을 받았거나 업무정지처분 절차가 진행 중인 자는 행정처분을 받은 사실 또는 행정처분 절차가 진행 중인 사실을 보건복지부령으로 정하는 바에 따라 양수인 또는 합병 후 존속하는 법인이나 합병으로 설립된 법인에 지체 없이 알려야 한다.
⑧ 제1항 및 제2항에 따른 행정처분의 기준 등은 대통령령으로 정한다.
[전문개정 2013.6.12.]

제29조(과징금 등) ① 보건복지부장관은 의료급여기관이 제28조제1항제1호에 해당하여 업무정지처분을 하여야 하는 경우로서 그 업무정지처분이 수급권자에게 심한 불편을 주거나 그 밖의 특별한 사유가 있다고 인정되면 그 업무정지처분을 갈음하여 속임수나 그 밖의 부당한 방법으로 부담하게 한 급여비용의 5배 이하의 금액을 과징금

으로 부과·징수할 수 있다. 이 경우 보건복지부장관은 12개월의 범위에서 분할 납부를 하게 할 수 있다.

② 보건복지부장관은 제1항에 따른 과징금을 납부하여야 할 자가 납부기한까지 내지 아니하면 대통령령으로 정하는 바에 따라 제1항에 따른 과징금 부과 처분을 취소하고 제28조제1항에 따른 업무정지 처분을 하거나 국세 체납처분의 예에 따라 징수할 수 있고, 제33조제1항에 따라 과징금 징수에 관한 권한이 시·도지사에게 위임된 경우에는 시·도지사가 지방세 체납처분의 예에 따라 징수할 수 있다. 이 경우 의료급여기관의 폐업 등으로 제28조제1항에 따른 업무정지 처분을 할 수 없으면 국세 체납처분 또는 지방세 체납처분의 예에 따라 징수한다. 〈개정 2016.2.3.〉

③ 보건복지부장관은 과징금을 징수하기 위하여 필요하면 다음 각 호의 사항을 적은 문서로 관할 세무관서의 장 또는 지방자치단체의 장에게 과세정보의 제공을 요청할 수 있다.

1. 납세자의 인적사항
2. 사용목적
3. 과징금 부과 사유 및 부과 기준

④ 제1항에 따른 과징금을 부과하는 위반행위의 종류, 위반 정도 등에 따른 과징금의 금액과 그 밖에 필요한 사항은 대통령령으로 정한다.

[전문개정 2013.6.12.]

제29조의2(제조업자등의 금지행위 등) ① 「약사법」에 따른 의약품의 제조업자·위탁제조판매업자·수입자·판매업자 및 「의료기기법」에 따른 의료기기 제조업자·수입업자·수리업자·판매업자·임대업자(이하 이 조에서 "제조업자등"이라 한다)는 약제·치료재료와 관련하여 제7조제2항에 따른 의료급여의 범위 및 의료수가를 계산할 때에 제28조제1항제1호에 따른 의료급여기관의 위반행위에 개입하거나 거짓 자료를 제출하여 약제·치료재료의 가격 한도나 판매가격을 높이는 등 속임수나 그 밖에 보건복지부령으로 정하는 부당한 방법으로 기금에 손실을 주는 행위를 하여서는 아니 된다.

② 보건복지부장관은 제조업자등이 제1항을 위반한 사실이 있는지를 확인하기 위하여 그 제조업자등에게 관련 서류의 제출을 명하거나 소속 공무원으로 하여금 관계인에게 질문을 하게 하거나 관계 서류를 검사하게 하는 등 필요한 조사를 할 수 있다. 이 경우 소속 공무원은 그 권한을 표시하는 증표를 지니고 이를 관계인에게 보여주어야 한다.

[본조신설 2013.6.12.]

제29조의3(위반사실의 공표) ① 보건복지부장관은 관련 서류의 위조·변조로 의료급여비용을 거짓으로 청구하여 제28조 또는 제29조에 따른 행정처분을 받은 의료급여기관이 다음 각 호의 어느 하나에 해당하는 경우 제2항의 의료급여공표심의위원회의 심의를 거쳐 그 위반 행위, 처분 내용, 해당 의료급여기관의 명칭·주소 및 대표자 성명, 그 밖에 다른 의료급여기관과의 구별에 필요한 사항으로서 대통령령으로 정하는 사항을 공표할 수 있다. 이 경우 공표 여부를 결정할 때에는 그 위반행위의 동기, 정도, 횟수 및 결과 등을 고려하여야 한다.

1. 거짓으로 청구한 금액이 1천500만원 이상인 경우
2. 의료급여비용 총액 중 거짓으로 청구한 금액의 비율이 100분의 20 이상인 경우

② 보건복지부장관은 제1항에 따른 공표 여부 등을 심의하기 위하여 의료급여공표심의위원회(이하 이 조에서 "공표심의위원회"라 한다)를 설치·운영하여야 한다.

③ 공표심의위원회는 공표 심의 대상자에게 심의 사실 및 내용을 알려 대상자가 소명자료를 제출하거나 출석하여 의견을 진술할 기회를 주어야 하고, 심의과정에서 이를 고려하여야 한다.

④ 그 밖에 공표의 절차·방법, 공표심의위원회의 구성·운영 등에 필요한 사항은 대통령령으로

정한다.

[본조신설 2023.3.28.]

제30조(이의신청 등) ① 수급권자의 자격, 의료급여 및 급여비용에 대한 시장·군수·구청장의 처분에 이의가 있는 자는 시장·군수·구청장에게 이의신청을 할 수 있다.

② 급여비용의 심사·조정, 의료급여의 적정성 평가 및 급여 대상 여부의 확인에 관한 급여비용심사기관의 처분에 이의가 있는 제5조에 따른 보장기관, 의료급여기관 또는 수급권자는 급여비용심사기관에 이의신청을 할 수 있다. 〈개정 2017.3.21.〉

③ 제1항 및 제2항에 따른 이의신청은 처분이 있음을 안 날부터 90일 이내에 문서(전자문서를 포함한다)로 하여야 하며, 처분이 있은 날부터 180일이 지나면 제기하지 못한다. 다만, 정당한 사유에 따라 그 기간에 이의신청을 할 수 없었음을 소명한 경우에는 그러하지 아니하다.

④ 제3항 본문에도 불구하고 의료급여기관이 제11조의3에 따른 급여비용심사기관의 확인에 대하여 이의신청을 하려면 같은 조 제2항에 따라 통보받은 날부터 30일 이내에 하여야 한다.

⑤ 제1항부터 제4항까지에서 규정한 사항 외에 이의신청의 방법, 이의신청에 대한 결정 및 결정의 통지 등에 필요한 사항은 대통령령으로 정한다.

[전문개정 2013.6.12.]

제30조의2(심판청구) ① 제30조제2항에 따른 급여비용심사기관의 이의신청에 대한 결정에 불복이 있는 자는 「국민건강보험법」 제89조에 따른 건강보험분쟁조정위원회에 심판청구를 할 수 있다. 이 경우 심판청구의 제기기간 및 제기방법에 관하여는 제30조제3항을 준용한다.

② 제1항에 따라 심판청구를 하려는 자는 대통령령으로 정하는 심판청구서를 제30조제2항에 따른 처분을 행한 급여비용심사기관에 제출하거나 제1항에 따른 건강보험분쟁조정위원회에 제출하여야 한다.

③ 제1항 및 제2항에서 규정한 사항 외에 심판청구의 절차·방법·결정 및 그 결정의 통지 등에 필요한 사항은 대통령령으로 정한다.

[본조신설 2014.1.28.]

제31조(소멸시효) ① 다음 각 호의 권리는 3년간 행사하지 아니하면 소멸시효가 완성된다.

1. 의료급여를 받을 권리
2. 급여비용을 받을 권리
3. 대지급금을 상환받을 권리

② 제1항에 따른 시효는 다음 각 호의 어느 하나에 해당하는 사유로 중단된다.

1. 급여비용의 청구
2. 대지급금에 대한 납입의 고지 및 독촉

③ 소멸시효 및 시효중단에 관하여 이 법에서 정한 사항 외에는 「민법」에 따른다.

[전문개정 2013.6.12.]

제32조(보고 및 검사) ① 보건복지부장관 및 시·도지사는 필요한 경우에는 기금의 관리·운용 및 의료급여와 관련된 사항에 관하여 시·도 및 시·군·구를 지도·감독하거나 필요한 보고를 하게 할 수 있다. 〈개정 2023.3.28.〉

② 보건복지부장관은 의료급여기관(제12조에 따라 의료급여를 실시한 기관을 포함한다) 및 제11조제6항에 따라 급여비용의 심사청구를 대행하는 단체(이하 "대행청구단체"라 한다)에 대하여 진료·약제의 지급 등 의료급여에 관한 보고 또는 관계 서류의 제출을 명하거나 소속 공무원으로 하여금 질문을 하게 하거나 관계 서류를 검사하게 할 수 있다. 〈개정 2017.3.21.〉

③ 보건복지부장관, 시·도지사 또는 시장·군수·구청장은 의료급여를 받는 사람에게 그 의료급여의 내용에 관하여 보고하게 하거나 소속 공무원으로 하여금 질문하게 할 수 있다. 〈개정 2023.3.28.〉

④ 보건복지부장관은 제2항 및 제3항에 따른 보고·질문 또는 검사업무를 효율적으로 수행하기 위하여 대통령령으로 정하는 바에 따라 「국민건강

보험법」 제62조에 따른 건강보험심사평가원으로 하여금 업무를 지원하게 할 수 있다. 〈신설 2024.1.16.〉

⑤ 제2항 및 제3항에 따라 질문 또는 조사를 하는 소속 공무원은 그 권한을 표시하는 증표 및 조사기간, 조사범위, 조사담당자, 관계 법령 등 보건복지부령으로 정하는 사항이 기재된 서류를 지니고 이를 관계인에게 보여주어야 한다. 〈개정 2016.2.3., 2024.1.16.〉

⑥ 제2항 및 제3항에 따른 질문 또는 조사의 내용・절차・방법 등에 관하여 이 법에서 정하는 사항을 제외하고는 「행정조사기본법」에서 정하는 바를 따른다. 〈신설 2016.2.3., 2024.1.16.〉

[전문개정 2013.6.12.]

제32조의2(자료의 제공) ① 시・도지사, 시장・군수・구청장, 급여비용심사기관 및 급여비용지급기관은 국가, 지방자치단체, 의료급여기관 또는 그 밖의 공공단체 등에 대하여 의료급여사업을 위하여 필요한 자료를 요청할 수 있다. 이 경우 요청받은 자는 성실히 자료를 제공하여야 한다. 〈개정 2023.3.28.〉

② 급여비용심사기관은 의료급여기관에 대하여 급여비용의 심사・조정, 의료급여의 적정성 평가 및 급여 대상 여부의 확인을 위하여 필요한 자료를 요청할 수 있다. 이 경우 자료의 제공을 요청받은 의료급여기관은 특별한 사유가 없으면 그 요청에 따라야 한다. 〈개정 2017.3.21.〉

③ 제1항 및 제2항에 따라 국가, 지방자치단체, 의료급여기관 또는 그 밖의 공공단체 등이 시・도지사, 시장・군수・구청장, 급여비용심사기관 및 급여비용지급기관에 제공하는 자료에 대하여는 사용료와 수수료 등을 면제한다. 〈개정 2023.3.28.〉

[본조신설 2013.6.12.]

제32조의3(포상금 및 장려금의 지급) ① 시장・군수・구청장은 다음 각 호의 어느 하나에 해당하는 자를 신고한 사람에 대하여 포상금을 지급할 수 있다. 〈개정 2023.3.28.〉

1. 속임수나 그 밖의 부당한 방법으로 의료급여를 받은 사람
2. 속임수나 그 밖의 부당한 방법으로 다른 사람이 의료급여를 받도록 한 자
3. 속임수나 그 밖의 부당한 방법으로 급여비용을 받은 의료급여기관 또는 급여비용을 받은 제12조제1항에 따라 의료급여를 실시한 기관 및 제13조제1항의 보조기기를 판매한 자

② 시장・군수・구청장은 의료급여 재정을 효율적으로 운영하는 데에 이바지한 의료급여기관에 대하여 장려금을 지급할 수 있다.

③ 제1항 및 제2항에 따른 포상금과 장려금의 지급 기준과 범위, 절차 및 방법 등에 필요한 사항은 대통령령으로 정한다.

[본조신설 2013.6.12.]

제33조(권한의 위임 및 위탁) ① 이 법에 따른 보건복지부장관의 권한은 대통령령으로 정하는 바에 따라 그 일부를 시・도지사에게 위임할 수 있다.

② 이 법에 따른 시장・군수・구청장의 업무 중 수급권자의 관리, 급여비용의 심사・조정, 의료급여의 적정성 평가, 급여 대상 여부의 확인 및 급여비용의 지급 업무 등 의료급여에 관한 업무는 그 일부를 대통령령으로 정하는 바에 따라 관계 전문기관에 위탁할 수 있다. 이 경우 위탁에 드는 비용은 보건복지부장관이 정하는 바에 따라 기금에서 부담한다. 〈개정 2017.3.21.〉

[전문개정 2013.6.12.]

제34조(끝수 및 소액의 처리) ① 의료급여에 관한 비용을 계산할 때 「국고금 관리법」 제47조에 따른 끝수는 계산하지 아니한다.

② 특별시장・광역시장・도지사 및 시장・군수・구청장은 징수・지급 또는 반환하여야 할 금액이 건당 2천원 미만인 경우에는 이를 징수・지급 또는 반환하지 아니한다.

[전문개정 2013.6.12.]

제35조(벌칙) ① 제3조의3제3항에 따라 준용되는 「국민기초생활 보장법」 제23조의2제6항을 위

반하여 금융정보·신용정보 또는 보험정보를 사용·제공 또는 누설한 사람은 5년 이하의 징역 또는 5천만원 이하의 벌금에 처한다. 〈개정 2017.3.21.〉

② 삭제 〈2017.3.21.〉

③ 다음 각 호의 어느 하나에 해당하는 사람은 3년 이하의 징역 또는 3천만원 이하의 벌금에 처한다. 〈개정 2017.3.21.〉

1. 제3조의3제3항에 따라 준용되는 「국민기초생활 보장법」 제22조제6항(같은 법 제23조제2항에서 준용하는 경우를 포함한다)을 위반하여 정보 또는 자료를 사용하거나 제공한 사람
2. 삭제 〈2017.3.21.〉
3. 대행청구단체의 종사자로서 거짓이나 그 밖의 부정한 방법으로 급여비용을 청구한 자

④ 다음 각 호의 어느 하나에 해당하는 자는 1년 이하의 징역 또는 1천만원 이하의 벌금에 처한다. 〈개정 2017.3.21.〉

1. 제9조제3항을 위반하여 정당한 이유 없이 이 법에 따른 의료급여를 거부한 자
2. 제11조제6항에 따른 대행청구단체가 아닌 자로 하여금 급여비용의 심사청구를 대행하게 한 자
3. 속임수나 그 밖의 부정한 방법으로 의료급여를 받은 자 또는 제3자로 하여금 의료급여를 받게 한 자
4. 제28조제4항을 위반하여 업무정지기간 중에 의료급여를 한 의료급여기관의 개설자

⑤ 정당한 이유 없이 제32조제2항에 따른 보고 또는 서류제출을 하지 아니하거나 거짓으로 보고하거나 거짓 자료를 제출하거나 검사를 거부·방해 또는 기피한 사람은 1천만원 이하의 벌금에 처한다.

[전문개정 2013.6.12.]

제36조(양벌규정) 법인의 대표자나 법인 또는 개인의 대리인, 사용인, 그 밖의 종업원이 그 법인 또는 개인의 업무에 관하여 제35조의 위반행위를 하면 그 행위자를 벌하는 외에 그 법인 또는 개인에게도 해당 조문의 벌금형을 과(科)한다. 다만, 법인 또는 개인이 그 위반행위를 방지하기 위하여 해당 업무에 관하여 상당한 주의와 감독을 게을리하지 아니한 경우에는 그러하지 아니하다.

[전문개정 2013.6.12.]

제37조(과태료) ① 제28조제7항을 위반하여 행정처분을 받은 사실 또는 행정처분 절차가 진행 중인 사실을 양수인 또는 합병 후 존속하는 법인이나 합병으로 설립된 법인에 알리지 아니한 자에게는 500만원 이하의 과태료를 부과한다.

② 다음 각 호의 어느 하나에 해당하는 자에게는 100만원 이하의 과태료를 부과한다.

1. 제11조의2에 따른 서류보존의무를 위반한 자
2. 정당한 사유 없이 제29조의2제2항에 따른 서류제출을 하지 아니하거나 거짓 서류를 제출하거나 질문에 대하여 진술을 거부하거나 거짓으로 진술하거나 검사 등 조사를 거부·방해·기피한 자

③ 제1항 및 제2항에 따른 과태료는 대통령령으로 정하는 바에 따라 보건복지부장관이 부과·징수한다.

[전문개정 2013.6.12.]

부 칙 (정부조직법) 〈제20309호, 2024.2.13.〉

제1조(시행일) 이 법은 2024년 5월 17일부터 시행한다. 다만, 부칙 제4조에 따라 개정되는 법률 중 이 법 시행 전에 공포되었으나 시행일이 도래하지 아니한 법률을 개정한 부분은 각각 해당 법률의 시행일부터 시행한다.

제2조 및 제3조 생략

제4조(다른 법률의 개정) ①부터 ㉔까지 생략

㉕ 의료급여법 일부를 다음과 같이 개정한다.

제3조제1항제6호 및 제3조의3제4항 전단 중 "문화재청장"을 각각 "국가유산청장"으로 한다.

㉖부터 ㉝까지 생략

제5조 생략

노인장기요양보험법

[일부개정 2024. 12. 20. 법률 제20587호]

제1장 총 칙

제1조(목적) 이 법은 고령이나 노인성 질병 등의 사유로 일상생활을 혼자서 수행하기 어려운 노인등에게 제공하는 신체활동 또는 가사활동 지원 등의 장기요양급여에 관한 사항을 규정하여 노후의 건강증진 및 생활안정을 도모하고 그 가족의 부담을 덜어줌으로써 국민의 삶의 질을 향상하도록 함을 목적으로 한다.

제2조(정의) 이 법에서 사용하는 용어의 정의는 다음과 같다. 〈개정 2018.12.11.〉

1. "노인등"이란 65세 이상의 노인 또는 65세 미만의 자로서 치매·뇌혈관성질환 등 대통령령으로 정하는 노인성 질병을 가진 자를 말한다.
2. "장기요양급여"란 제15조제2항에 따라 6개월 이상 동안 혼자서 일상생활을 수행하기 어렵다고 인정되는 자에게 신체활동·가사활동의 지원 또는 간병 등의 서비스나 이에 갈음하여 지급하는 현금 등을 말한다.
3. "장기요양사업"이란 장기요양보험료, 국가 및 지방자치단체의 부담금 등을 재원으로 하여 노인등에게 장기요양급여를 제공하는 사업을 말한다.
4. "장기요양기관"이란 제31조에 따른 지정을 받은 기관으로서 장기요양급여를 제공하는 기관을 말한다.
5. "장기요양요원"이란 장기요양기관에 소속되어 노인등의 신체활동 또는 가사활동 지원 등의 업무를 수행하는 자를 말한다.

제3조(장기요양급여 제공의 기본원칙) ① 장기요양급여는 노인등이 자신의 의사와 능력에 따라 최대한 자립적으로 일상생활을 수행할 수 있도록 제공하여야 한다. 〈신설 2018.12.11.〉

② 장기요양급여는 노인등의 심신상태·생활환경과 노인등 및 그 가족의 욕구·선택을 종합적으로 고려하여 필요한 범위 안에서 이를 적정하게 제공하여야 한다. 〈개정 2018.12.11.〉

③ 장기요양급여는 노인등이 가족과 함께 생활하면서 가정에서 장기요양을 받는 재가급여를 우선적으로 제공하여야 한다. 〈개정 2018.12.11.〉

④ 장기요양급여는 노인등의 심신상태나 건강 등이 악화되지 아니하도록 의료서비스와 연계하여 이를 제공하여야 한다. 〈개정 2018.12.11.〉

제4조(국가 및 지방자치단체의 책무 등) ① 국가 및 지방자치단체는 노인이 일상생활을 혼자서 수행할 수 있는 온전한 심신상태를 유지하는데 필요한 사업(이하 "노인성질환예방사업"이라 한다)을 실시하여야 한다.

② 국가는 노인성질환예방사업을 수행하는 지방자치단체 또는 「국민건강보험법」에 따른 국민건강보험공단(이하 "공단"이라 한다)에 대하여 이에 소요되는 비용을 지원할 수 있다.

③ 국가 및 지방자치단체는 노인인구 및 지역특성 등을 고려하여 장기요양급여가 원활하게 제공될 수 있도록 적정한 수의 장기요양기관을 확충하고 장기요양기관의 설립을 지원하여야 한다. 〈개정 2018.12.11.〉

④ 국가 및 지방자치단체는 국·공립 장기요양기관을 확충하기 위하여 노력하여야 한다. 〈신설 2024.12.20.〉

⑤ 국가 및 지방자치단체는 장기요양급여가 원활히 제공될 수 있도록 공단에 필요한 행정적 또는 재정적 지원을 할 수 있다. 〈개정 2024.12.20.〉
⑥ 국가 및 지방자치단체는 장기요양요원의 처우를 개선하고 복지를 증진하며 지위를 향상시키기 위하여 적극적으로 노력하여야 한다. 〈신설 2016.5.29., 2024.12.20.〉
⑦ 국가 및 지방자치단체는 지역의 특성에 맞는 장기요양사업의 표준을 개발·보급할 수 있다. 〈신설 2018.12.11., 2024.12.20.〉

제5조(장기요양급여에 관한 국가정책방향) 국가는 제6조의 장기요양기본계획을 수립·시행함에 있어서 노인뿐만 아니라 장애인 등 일상생활을 혼자서 수행하기 어려운 모든 국민이 장기요양급여, 신체활동지원서비스 등을 제공받을 수 있도록 노력하고 나아가 이들의 생활안정과 자립을 지원할 수 있는 시책을 강구하여야 한다.

제6조(장기요양기본계획) ① 보건복지부장관은 노인등에 대한 장기요양급여를 원활하게 제공하기 위하여 5년 단위로 다음 각 호의 사항이 포함된 장기요양기본계획을 수립·시행하여야 한다. 〈개정 2016.5.29.〉

1. 연도별 장기요양급여 대상인원 및 재원조달 계획
2. 연도별 장기요양기관 및 장기요양전문인력 관리 방안
3. 장기요양요원의 처우에 관한 사항
4. 그 밖에 노인등의 장기요양에 관한 사항으로서 대통령령으로 정하는 사항

② 지방자치단체의 장은 제1항에 따른 장기요양기본계획에 따라 세부시행계획을 수립·시행하여야 한다.

제6조의2(실태조사) ① 보건복지부장관은 장기요양사업의 실태를 파악하기 위하여 3년마다 다음 각 호의 사항에 관한 조사를 정기적으로 실시하고 그 결과를 공표하여야 한다.

1. 장기요양인정에 관한 사항
2. 제52조에 따른 장기요양등급판정위원회(이하 "등급판정위원회"라 한다)의 판정에 따라 장기요양급여를 받을 사람(이하 "수급자"라 한다)의 규모, 그 급여의 수준 및 만족도에 관한 사항
3. 장기요양기관에 관한 사항
4. 장기요양요원의 근로조건, 처우 및 규모에 관한 사항
5. 그 밖에 장기요양사업에 관한 사항으로서 보건복지부령으로 정하는 사항

② 제1항에 따른 실태조사의 방법과 내용 등에 필요한 사항은 보건복지부령으로 정한다.
[본조신설 2016.5.29.]

제2장 장기요양보험

제7조(장기요양보험) ① 장기요양보험사업은 보건복지부장관이 관장한다.
② 장기요양보험사업의 보험자는 공단으로 한다.
③ 장기요양보험의 가입자(이하 "장기요양보험가입자"라 한다)는 「국민건강보험법」 제5조 및 제109조에 따른 가입자로 한다. 〈개정 2011.12.31.〉
④ 공단은 제3항에도 불구하고 「외국인근로자의 고용 등에 관한 법률」에 따른 외국인근로자 등 대통령령으로 정하는 외국인이 신청하는 경우 보건복지부령으로 정하는 바에 따라 장기요양보험가입자에서 제외할 수 있다. 〈신설 2009.3.18., 2010.1.18.〉

제8조(장기요양보험료의 징수) ① 공단은 장기요양사업에 사용되는 비용에 충당하기 위하여 장기요양보험료를 징수한다.
② 제1항에 따른 장기요양보험료는 「국민건강보험법」 제69조에 따른 보험료(이하 이 조에서 "건강보험료"라 한다)와 통합하여 징수한다. 이 경우 공단은 장기요양보험료와 건강보험료를 구분하여 고지하여야 한다. 〈개정 2011.12.31.〉
③ 공단은 제2항에 따라 통합 징수한 장기요양보

험료와 건강보험료를 각각의 독립회계로 관리하여야 한다.

제9조(장기요양보험료의 산정) ① 장기요양보험료는 「국민건강보험법」 제69조제4항·제5항 및 제109조제9항 단서에 따라 산정한 보험료액에서 같은 법 제74조 또는 제75조에 따라 경감 또는 면제되는 비용을 공제한 금액에 같은 법 제73조제1항에 따른 건강보험료율 대비 장기요양보험료율의 비율을 곱하여 산정한 금액으로 한다. 〈개정 2011.12.31., 2021.12.21.〉

② 제1항에 따른 장기요양보험료율은 제45조에 따른 장기요양위원회의 심의를 거쳐 대통령령으로 정한다.

③ 제1항에도 불구하고 장기요양보험의 특성을 고려하여 「국민건강보험법」 제74조 또는 제75조에 따라 경감 또는 면제되는 비용을 달리 적용할 필요가 있는 경우에는 대통령령으로 정하는 바에 따라 경감 또는 면제되는 비용의 공제 수준을 달리 정할 수 있다. 〈신설 2021.12.21.〉

제10조(장애인 등에 대한 장기요양보험료의 감면) 공단은 「장애인복지법」에 따른 장애인 또는 이와 유사한 자로서 대통령령으로 정하는 자가 장기요양보험가입자 또는 그 피부양자인 경우 제15조제2항에 따른 수급자로 결정되지 못한 때 대통령령으로 정하는 바에 따라 장기요양보험료의 전부 또는 일부를 감면할 수 있다.

제11조(장기요양보험가입 자격 등에 관한 준용) 「국민건강보험법」 제5조, 제6조, 제8조부터 제11조까지, 제69조제1항부터 제3항까지, 제76조부터 제86조까지, 제109조제1항부터 제9항까지 및 제110조는 장기요양보험가입자·피부양자의 자격취득·상실, 장기요양보험료 등의 납부·징수 및 결손처분 등에 관하여 이를 준용한다. 이 경우 "보험료"는 "장기요양보험료"로, "건강보험"은 "장기요양보험"으로, "가입자"는 "장기요양보험가입자"로 본다. 〈개정 2011.12.31., 2021.12.21.〉

제3장 장기요양인정

제12조(장기요양인정의 신청자격) 장기요양인정을 신청할 수 있는 자는 노인등으로서 다음 각 호의 어느 하나에 해당하는 자격을 갖추어야 한다.

1. 장기요양보험가입자 또는 그 피부양자
2. 「의료급여법」 제3조제1항에 따른 수급권자(이하 "의료급여수급권자"라 한다)

제13조(장기요양인정의 신청) ① 장기요양인정을 신청하는 자(이하 "신청인"이라 한다)는 공단에 보건복지부령으로 정하는 바에 따라 장기요양인정신청서(이하 "신청서"라 한다)에 의사 또는 한의사가 발급하는 소견서(이하 "의사소견서"라 한다)를 첨부하여 제출하여야 한다. 다만, 의사소견서는 공단이 제15조제1항에 따라 등급판정위원회에 자료를 제출하기 전까지 제출할 수 있다.

② 제1항에도 불구하고 거동이 현저하게 불편하거나 도서·벽지 지역에 거주하여 의료기관을 방문하기 어려운 자 등 대통령령으로 정하는 자는 의사소견서를 제출하지 아니할 수 있다.

③ 의사소견서의 발급비용·비용부담방법·발급자의 범위, 그 밖에 필요한 사항은 보건복지부령으로 정한다.

제14조(장기요양인정 신청의 조사) ① 공단은 제13조제1항에 따라 신청서를 접수한 때 보건복지부령으로 정하는 바에 따라 소속 직원으로 하여금 다음 각 호의 사항을 조사하게 하여야 한다. 다만, 지리적 사정 등으로 직접 조사하기 어려운 경우 또는 조사에 필요하다고 인정하는 경우 특별자치시·특별자치도·시·군·구(자치구를 말한다. 이하 같다)에 대하여 조사를 의뢰하거나 공동으로 조사할 것을 요청할 수 있다. 〈개정 2013.8.13.〉

1. 신청인의 심신상태
2. 신청인에게 필요한 장기요양급여의 종류 및 내용
3. 그 밖에 장기요양에 관하여 필요한 사항으로

서 보건복지부령으로 정하는 사항

② 공단은 제1항 각 호의 사항을 조사하는 경우 2명 이상의 소속 직원이 조사할 수 있도록 노력하여야 한다. 〈신설 2018.12.11.〉

③ 제1항에 따라 조사를 하는 자는 조사일시, 장소 및 조사를 담당하는 자의 인적사항 등을 미리 신청인에게 통보하여야 한다. 〈개정 2018.12.11.〉

④ 공단 또는 제1항 단서에 따른 조사를 의뢰받은 특별자치시・특별자치도・시・군・구는 조사를 완료한 때 조사결과서를 작성하여야 한다. 조사를 의뢰받은 특별자치시・특별자치도・시・군・구는 지체 없이 공단에 조사결과서를 송부하여야 한다. 〈개정 2013.8.13., 2018.12.11.〉

제15조(등급판정 등) ① 공단은 제14조에 따른 조사가 완료된 때 조사결과서, 신청서, 의사소견서, 그 밖에 심의에 필요한 자료를 등급판정위원회에 제출하여야 한다. 〈개정 2016.5.29.〉

② 등급판정위원회는 신청인이 제12조의 신청자격요건을 충족하고 6개월 이상 동안 혼자서 일상생활을 수행하기 어렵다고 인정하는 경우 심신상태 및 장기요양이 필요한 정도 등 대통령령으로 정하는 등급판정기준에 따라 수급자로 판정한다. 〈개정 2016.5.29.〉

③ 등급판정위원회는 제2항에 따라 심의・판정을 하는 때 신청인과 그 가족, 의사소견서를 발급한 의사 등 관계인의 의견을 들을 수 있다.

④ 공단은 장기요양급여를 받고 있거나 받을 수 있는 자가 다음 각 호의 어느 하나에 해당하는 것으로 의심되는 경우에는 제14조제1항 각 호의 사항을 조사하여 그 결과를 등급판정위원회에 제출하여야 한다. 〈신설 2018.12.11.〉

1. 거짓이나 그 밖의 부정한 방법으로 장기요양인정을 받은 경우
2. 고의로 사고를 발생하도록 하거나 본인의 위법행위에 기인하여 장기요양인정을 받은 경우

⑤ 등급판정위원회는 제4항에 따라 제출된 조사결과를 토대로 제2항에 따라 다시 수급자 등급을 조정하고 수급자 여부를 판정할 수 있다. 〈신설 2018.12.11., 2020.3.31.〉

제16조(장기요양등급판정기간) ① 등급판정위원회는 신청인이 신청서를 제출한 날부터 30일 이내에 제15조에 따른 장기요양등급판정을 완료하여야 한다. 다만, 신청인에 대한 정밀조사가 필요한 경우 등 기간 이내에 등급판정을 완료할 수 없는 부득이한 사유가 있는 경우 30일 이내의 범위에서 이를 연장할 수 있다.

② 공단은 등급판정위원회가 제1항 단서에 따라 장기요양인정심의 및 등급판정기간을 연장하고자 하는 경우 신청인 및 대리인에게 그 내용・사유 및 기간을 통보하여야 한다.

제17조(장기요양인정서) ① 공단은 등급판정위원회가 장기요양인정 및 등급판정의 심의를 완료한 경우 지체 없이 다음 각 호의 사항이 포함된 장기요양인정서를 작성하여 수급자에게 송부하여야 한다.

1. 장기요양등급
2. 장기요양급여의 종류 및 내용
3. 그 밖에 장기요양급여에 관한 사항으로서 보건복지부령으로 정하는 사항

② 공단은 등급판정위원회가 장기요양인정 및 등급판정의 심의를 완료한 경우 수급자로 판정받지 못한 신청인에게 그 내용 및 사유를 통보하여야 한다. 이 경우 특별자치시장・특별자치도지사・시장・군수・구청장(자치구의 구청장을 말한다. 이하 같다)은 공단에 대하여 이를 통보하도록 요청할 수 있고, 요청을 받은 공단은 이에 응하여야 한다. 〈개정 2013.8.13.〉

③ 공단은 제1항에 따라 장기요양인정서를 송부하는 때 장기요양급여를 원활히 이용할 수 있도록 제28조에 따른 월 한도액 범위 안에서 개인별장기요양이용계획서를 작성하여 이를 함께 송부하여야 한다. 〈개정 2020.12.29.〉

④ 제1항 및 제3항에 따른 장기요양인정서 및 개인별장기요양이용계획서의 작성방법에 관하여 필

요한 사항은 보건복지부령으로 정한다. 〈개정 2020. 12.29.〉

제18조(장기요양인정서를 작성할 경우 고려사항) 공단은 장기요양인정서를 작성할 경우 제17조제1항제2호에 따른 장기요양급여의 종류 및 내용을 정하는 때 다음 각 호의 사항을 고려하여 정하여야 한다.

1. 수급자의 장기요양등급 및 생활환경
2. 수급자와 그 가족의 욕구 및 선택
3. 시설급여를 제공하는 경우 장기요양기관이 운영하는 시설 현황

제19조(장기요양인정의 유효기간) ① 제15조에 따른 장기요양인정의 유효기간은 최소 1년이상으로서 대통령령으로 정한다.

② 제1항의 유효기간의 산정방법과 그 밖에 필요한 사항은 보건복지부령으로 정한다.

제20조(장기요양인정의 갱신) ① 수급자는 제19조에 따른 장기요양인정의 유효기간이 만료된 후 장기요양급여를 계속하여 받고자 하는 경우 공단에 장기요양인정의 갱신을 신청하여야 한다.

② 제1항에 따른 장기요양인정의 갱신 신청은 유효기간이 만료되기 전 30일까지 이를 완료하여야 한다.

③ 제12조부터 제19조까지의 규정은 장기요양인정의 갱신절차에 관하여 준용한다.

제21조(장기요양등급 등의 변경) ① 장기요양급여를 받고 있는 수급자는 장기요양등급, 장기요양급여의 종류 또는 내용을 변경하여 장기요양급여를 받고자 하는 경우 공단에 변경신청을 하여야 한다.

② 제12조부터 제19조까지의 규정은 장기요양등급의 변경절차에 관하여 준용한다.

제22조(장기요양인정 신청 등에 대한 대리) ① 장기요양급여를 받고자 하는 자 또는 수급자가 신체적·정신적인 사유로 이 법에 따른 장기요양인정의 신청, 장기요양인정의 갱신신청 또는 장기요양등급의 변경신청 등을 직접 수행할 수 없을 때 본인의 가족이나 친족, 그 밖의 이해관계인은 이를 대리할 수 있다.

② 다음 각 호의 어느 하나에 해당하는 사람은 관할 지역 안에 거주하는 사람 중 장기요양급여를 받고자 하는 사람 또는 수급자가 제1항에 따른 장기요양인정신청 등을 직접 수행할 수 없을 때 본인 또는 가족의 동의를 받아 그 신청을 대리할 수 있다. 〈개정 2019.4.23.〉

1. 「사회보장급여의 이용·제공 및 수급권자 발굴에 관한 법률」 제43조에 따른 사회복지전담공무원
2. 「치매관리법」 제17조에 따른 치매안심센터의 장(장기요양급여를 받고자 하는 사람 또는 수급자가 같은 법 제2조제2호에 따른 치매환자인 경우로 한정한다)

③ 제1항 및 제2항에도 불구하고 장기요양급여를 받고자 하는 자 또는 수급자가 제1항에 따른 장기요양인정신청 등을 할 수 없는 경우 특별자치시장·특별자치도지사·시장·군수·구청장이 지정하는 자는 이를 대리할 수 있다. 〈개정 2013. 8.13.〉

④ 제1항부터 제3항까지의 규정에 따른 장기요양인정신청 등의 방법 및 절차 등에 관하여 필요한 사항은 보건복지부령으로 정한다.

제4장 장기요양급여의 종류

제23조(장기요양급여의 종류) ① 이 법에 따른 장기요양급여의 종류는 다음 각 호와 같다. 〈개정 2011.6.7., 2015.12.29., 2018.12.11., 2024.12.20.〉

1. 재가급여
   가. 방문요양 : 장기요양요원이 수급자의 가정 등을 방문하여 신체활동 및 가사활동 등을 지원하는 장기요양급여
   나. 방문목욕 : 장기요양요원이 목욕설비를 갖춘 장비를 이용하여 수급자의 가정 등을 방문하여 목욕을 제공하는 장기요양급여

다. 방문간호 : 장기요양요원인 간호사 등이 의사, 한의사 또는 치과의사의 지시서(이하 "방문간호지시서"라 한다)에 따라 수급자의 가정 등을 방문하여 간호, 진료의 보조, 요양에 관한 상담 또는 구강위생 등을 제공하는 장기요양급여

라. 주 · 야간보호 : 수급자를 하루 중 일정한 시간 동안 장기요양기관에 보호하여 신체활동 지원 및 심신기능의 유지 · 향상을 위한 교육 · 훈련 등을 제공하는 장기요양급여

마. 단기보호 : 수급자를 보건복지부령으로 정하는 범위 안에서 일정 기간 동안 장기요양기관에 보호하여 신체활동 지원 및 심신기능의 유지 · 향상을 위한 교육 · 훈련 등을 제공하는 장기요양급여

바. 기타재가급여 : 수급자의 일상생활 · 신체활동 지원 및 인지기능의 유지 · 향상에 필요한 용구(소프트웨어를 포함한다)를 제공하거나 가정을 방문하여 재활에 관한 지원 등을 제공하는 장기요양급여로서 대통령령으로 정하는 것

2. 시설급여 : 장기요양기관에 장기간 입소한 수급자에게 신체활동 지원 및 심신기능의 유지 · 향상을 위한 교육 · 훈련 등을 제공하는 장기요양급여

3. 특별현금급여

가. 가족요양비 : 제24조에 따라 지급하는 가족장기요양급여

나. 특례요양비 : 제25조에 따라 지급하는 특례장기요양급여

다. 요양병원간병비 : 제26조에 따라 지급하는 요양병원장기요양급여

② 제1항제1호 및 제2호에 따라 장기요양급여를 제공할 수 있는 장기요양기관의 종류 및 기준과 장기요양급여 종류별 장기요양요원의 범위 · 업무 · 보수교육 등에 관하여 필요한 사항은 대통령령으로 정한다.

③ 장기요양급여의 제공 기준 · 절차 · 방법 · 범위, 그 밖에 필요한 사항은 보건복지부령으로 정한다.

제24조(가족요양비) ① 공단은 다음 각 호의 어느 하나에 해당하는 수급자가 가족 등으로부터 제23조제1항제1호가목에 따른 방문요양에 상당한 장기요양급여를 받은 때 대통령령으로 정하는 기준에 따라 해당 수급자에게 가족요양비를 지급할 수 있다. 〈개정 2019.1.15.〉

1. 도서 · 벽지 등 장기요양기관이 현저히 부족한 지역으로서 보건복지부장관이 정하여 고시하는 지역에 거주하는 자
2. 천재지변이나 그 밖에 이와 유사한 사유로 인하여 장기요양기관이 제공하는 장기요양급여를 이용하기가 어렵다고 보건복지부장관이 인정하는 자
3. 신체 · 정신 또는 성격 등 대통령령으로 정하는 사유로 인하여 가족 등으로부터 장기요양을 받아야 하는 자

② 제1항에 따른 가족요양비의 지급절차와 그 밖에 필요한 사항은 보건복지부령으로 정한다.

제25조(특례요양비) ① 공단은 수급자가 장기요양기관이 아닌 노인요양시설 등의 기관 또는 시설에서 재가급여 또는 시설급여에 상당한 장기요양급여를 받은 경우 대통령령으로 정하는 기준에 따라 해당 장기요양급여비용의 일부를 해당 수급자에게 특례요양비로 지급할 수 있다. 〈개정 2019.1.15.〉

② 제1항에 따라 장기요양급여가 인정되는 기관 또는 시설의 범위, 특례요양비의 지급절차, 그 밖에 필요한 사항은 보건복지부령으로 정한다.

제26조(요양병원간병비) ① 공단은 수급자가 「의료법」 제3조제2항제3호라목에 따른 요양병원에 입원한 때 대통령령으로 정하는 기준에 따라 장기요양에 사용되는 비용의 일부를 요양병원간병비로 지급할 수 있다. 〈개정 2009.1.30., 2011.6.7.〉

② 제1항에 따른 요양병원간병비의 지급절차와 그 밖에 필요한 사항은 보건복지부령으로 정한다.

제5장 장기요양급여의 제공

제27조(장기요양급여의 제공) ① 수급자는 제17조제1항에 따른 장기요양인정서와 같은 조 제3항에 따른 개인별장기요양이용계획서가 도달한 날부터 장기요양급여를 받을 수 있다. 〈개정 2018.12.11., 2020.12.29.〉

② 제1항에도 불구하고 수급자는 돌볼 가족이 없는 경우 등 대통령령으로 정하는 사유가 있는 경우 신청서를 제출한 날부터 장기요양인정서가 도달되는 날까지의 기간 중에도 장기요양급여를 받을 수 있다.

③ 수급자는 장기요양급여를 받으려면 장기요양기관에 장기요양인정서와 개인별장기요양이용계획서를 제시하여야 한다. 다만, 수급자가 장기요양인정서 및 개인별장기요양이용계획서를 제시하지 못하는 경우 장기요양기관은 공단에 전화나 인터넷 등을 통하여 그 자격 등을 확인할 수 있다. 〈신설 2018.12.11., 2020.12.29.〉

④ 장기요양기관은 제3항에 따라 수급자가 제시한 장기요양인정서와 개인별장기요양이용계획서를 바탕으로 장기요양급여 제공 계획서를 작성하고 수급자의 동의를 받아 그 내용을 공단에 통보하여야 한다. 〈신설 2018.12.11., 2020.12.29.〉

⑤ 제2항에 따른 장기요양급여 인정 범위와 절차, 제4항에 따른 장기요양급여 제공 계획서 작성 절차에 관한 구체적인 사항 등은 대통령령으로 정한다. 〈개정 2018.12.11.〉

[제목개정 2018.12.11.]

제27조의2(특별현금급여수급계좌) ① 공단은 특별현금급여를 받는 수급자의 신청이 있는 경우에는 특별현금급여를 수급자 명의의 지정된 계좌(이하 "특별현금급여수급계좌"라 한다)로 입금하여야 한다. 다만, 정보통신장애나 그 밖에 대통령령으로 정하는 불가피한 사유로 특별현금급여수급계좌로 이체할 수 없을 때에는 현금 지급 등 대통령령으로 정하는 바에 따라 특별현금급여를 지급할 수 있다.

② 특별현금급여수급계좌가 개설된 금융기관은 특별현금급여만이 특별현금급여수급계좌에 입금되도록 관리하여야 한다.

③ 제1항에 따른 신청방법·절차와 제2항에 따른 특별현금급여수급계좌의 관리에 필요한 사항은 대통령령으로 정한다.

[본조신설 2016.12.2.]

제28조(장기요양급여의 월 한도액) ① 장기요양급여는 월 한도액 범위 안에서 제공한다. 이 경우 월 한도액은 장기요양등급 및 장기요양급여의 종류 등을 고려하여 산정한다.

② 제1항에 따른 월 한도액의 산정기준 및 방법, 그 밖에 필요한 사항은 보건복지부령으로 정한다.

제28조의2(급여외행위의 제공 금지) ① 수급자 또는 장기요양기관은 장기요양급여를 제공받거나 제공할 경우 다음 각 호의 행위(이하 "급여외행위"라 한다)를 요구하거나 제공하여서는 아니 된다.

1. 수급자의 가족만을 위한 행위
2. 수급자 또는 그 가족의 생업을 지원하는 행위
3. 그 밖에 수급자의 일상생활에 지장이 없는 행위

② 그 밖에 급여외행위의 범위 등에 관한 구체적인 사항은 보건복지부령으로 정한다.

[본조신설 2018.12.11.]

제29조(장기요양급여의 제한) ① 공단은 장기요양급여를 받고 있는 자가 정당한 사유 없이 제15조제4항에 따른 조사나 제60조 또는 제61조에 따른 요구에 응하지 아니하거나 답변을 거절한 경우 장기요양급여의 전부 또는 일부를 제공하지 아니하게 할 수 있다. 〈개정 2020.3.31.〉

② 공단은 장기요양급여를 받고 있거나 받을 수 있는 자가 장기요양기관이 거짓이나 그 밖의 부정한 방법으로 장기요양급여비용을 받는 데에 가

담한 경우 장기요양급여를 중단하거나 1년의 범위에서 장기요양급여의 횟수 또는 제공 기간을 제한할 수 있다. 〈신설 2020.3.31.〉

③ 제2항에 따른 장기요양급여의 중단 및 제한 기준과 그 밖에 필요한 사항은 보건복지부령으로 정한다. 〈신설 2020.3.31.〉

[전문개정 2018.12.11.]

제30조(장기요양급여의 제한 등에 관한 준용) 「국민건강보험법」 제53조제1항제4호, 같은 조 제2항부터 제6항까지, 제54조 및 제109조제10항은 이 법에 따른 보험료 체납자 등에 대한 장기요양급여의 제한 및 장기요양급여의 정지에 관하여 준용한다. 이 경우 "가입자"는 "장기요양보험가입자"로, "보험급여"는 "장기요양급여"로 본다. 〈개정 2011.12.31., 2020.3.31.〉

제6장 장기요양기관

제31조(장기요양기관의 지정) ① 제23조제1항제1호에 따른 재가급여 또는 같은 항 제2호에 따른 시설급여를 제공하는 장기요양기관을 운영하려는 자는 보건복지부령으로 정하는 장기요양에 필요한 시설 및 인력을 갖추어 소재지를 관할 구역으로 하는 특별자치시장・특별자치도지사・시장・군수・구청장으로부터 지정을 받아야 한다. 〈개정 2013.8.13., 2018.12.11., 2020.3.31.〉

② 제1항에 따라 장기요양기관으로 지정을 받을 수 있는 시설은 「노인복지법」 제31조에 따른 노인복지시설 중 대통령령으로 정하는 시설로 한다. 〈개정 2020.3.31.〉

③ 특별자치시장・특별자치도지사・시장・군수・구청장이 제1항에 따른 지정을 하려는 경우에는 다음 각 호의 사항을 검토하여 장기요양기관을 지정하여야 한다. 이 경우 특별자치시장・특별자치도지사・시장・군수・구청장은 공단에 관련 자료의 제출을 요청하거나 그 의견을 들을 수 있다. 〈신설 2018.12.11., 2020.3.31., 2020.12.29., 2024.1.2.〉

1. 장기요양기관을 운영하려는 자의 장기요양급여 제공 이력
2. 장기요양기관을 운영하려는 자 및 그 기관에 종사하려는 자가 이 법, 「사회복지사업법」 또는 「노인복지법」 등 장기요양기관의 운영과 관련된 법에 따라 받은 행정처분의 내용
3. 장기요양기관의 운영 계획
4. 해당 지역의 노인인구 수, 치매 등 노인성질환 환자 수 및 장기요양급여 수요 등 지역 특성
5. 그 밖에 특별자치시장・특별자치도지사・시장・군수・구청장이 장기요양기관으로 지정하는 데 필요하다고 인정하여 정하는 사항

④ 특별자치시장・특별자치도지사・시장・군수・구청장은 제1항에 따라 장기요양기관을 지정한 때 지체 없이 지정 명세를 공단에 통보하여야 한다. 〈개정 2013.8.13., 2018.12.11.〉

⑤ 제23조제1항제1호에 따른 재가급여를 제공하는 장기요양기관 중 의료기관이 아닌 자가 설치・운영하는 장기요양기관이 방문간호를 제공하는 경우에는 방문간호의 관리책임자로서 간호사를 둔다. 〈신설 2018.12.11.〉

⑥ 장기요양기관의 지정절차와 그 밖에 필요한 사항은 보건복지부령으로 정한다. 〈개정 2018.12.11.〉

제32조 삭제 〈2018.12.11.〉

제32조의2(결격사유) 다음 각 호의 어느 하나에 해당하는 자는 제31조에 따른 장기요양기관으로 지정받을 수 없다. 〈개정 2018.3.13., 2018.12.11.〉

1. 미성년자, 피성년후견인 또는 피한정후견인
2. 「정신건강증진 및 정신질환자 복지서비스 지원에 관한 법률」 제3조제1호의 정신질환자. 다만, 전문의가 장기요양기관 설립・운영 업무에 종사하는 것이 적합하다고 인정하는 사람은 그러하지 아니하다.
3. 「마약류 관리에 관한 법률」 제2조제1호의 마약류에 중독된 사람
4. 파산선고를 받고 복권되지 아니한 사람

5. 금고 이상의 실형을 선고받고 그 집행이 종료(집행이 종료된 것으로 보는 경우를 포함한다)되거나 집행이 면제된 날부터 5년이 경과되지 아니한 사람
6. 금고 이상의 형의 집행유예를 선고받고 그 유예기간 중에 있는 사람
7. 대표자가 제1호부터 제6호까지의 규정 중 어느 하나에 해당하는 법인

[본조신설 2015.12.29.]

제32조의3(장기요양기관 지정의 유효기간) 제31조에 따른 장기요양기관 지정의 유효기간은 지정을 받은 날부터 6년으로 한다.

[본조신설 2018.12.11.]

제32조의4(장기요양기관 지정의 갱신) ① 장기요양기관의 장은 제32조의3에 따른 지정의 유효기간이 끝난 후에도 계속하여 그 지정을 유지하려는 경우에는 소재지를 관할구역으로 하는 특별자치시장・특별자치도지사・시장・군수・구청장에게 지정 유효기간이 끝나기 90일 전까지 지정 갱신을 신청하여야 한다.

② 제1항에 따른 신청을 받은 특별자치시장・특별자치도지사・시장・군수・구청장은 갱신 심사에 필요하다고 판단되는 경우에는 장기요양기관에 추가자료의 제출을 요구하거나 소속 공무원으로 하여금 현장심사를 하게 할 수 있다.

③ 제1항에 따른 지정 갱신이 지정 유효기간 내에 완료되지 못한 경우에는 심사 결정이 이루어질 때까지 지정이 유효한 것으로 본다.

④ 특별자치시장・특별자치도지사・시장・군수・구청장은 갱신 심사를 완료한 경우 그 결과를 지체 없이 해당 장기요양기관의 장에게 통보하여야 한다.

⑤ 특별자치시장・특별자치도지사・시장・군수・구청장이 지정의 갱신을 거부하는 경우 그 내용의 통보 및 수급자의 권익을 보호하기 위한 조치에 관하여는 제37조제2항 및 제5항을 준용한다.

⑥ 그 밖에 지역별 장기요양급여의 수요 등 지정 갱신의 기준, 절차 및 방법 등에 필요한 사항은 보건복지부령으로 정한다. 〈개정 2024.1.2.〉

[본조신설 2018.12.11.]

제33조(장기요양기관의 시설・인력에 관한 변경) ① 장기요양기관의 장은 시설 및 인력 등 보건복지부령으로 정하는 중요한 사항을 변경하려는 경우에는 보건복지부령으로 정하는 바에 따라 특별자치시장・특별자치도지사・시장・군수・구청장의 변경지정을 받아야 한다.

② 제1항에 따른 사항 외의 사항을 변경하려는 경우에는 보건복지부령으로 정하는 바에 따라 특별자치시장・특별자치도지사・시장・군수・구청장에게 변경신고를 하여야 한다.

③ 제1항 및 제2항에 따라 변경지정을 하거나 변경신고를 받은 특별자치시장・특별자치도지사・시장・군수・구청장은 지체 없이 해당 변경 사항을 공단에 통보하여야 한다.

[전문개정 2018.12.11.]

제33조의2(폐쇄회로 텔레비전의 설치 등) ① 장기요양기관을 운영하는 자는 노인학대 방지 등 수급자의 안전과 장기요양기관의 보안을 위하여 「개인정보 보호법」 및 관련 법령에 따른 폐쇄회로 텔레비전(이하 "폐쇄회로 텔레비전"이라 한다)을 설치・관리하여야 한다. 다만, 다음 각 호의 어느 하나에 해당하는 경우에는 그러하지 아니하다.

1. 제23조제1항제1호에 따른 재가급여만을 제공하는 경우
2. 장기요양기관을 운영하는 자가 수급자 전원 또는 그 보호자 전원의 동의를 받아 특별자치시장・특별자치도지사・시장・군수・구청장에게 신고한 경우
3. 장기요양기관을 설치・운영하는 자가 수급자, 그 보호자 및 장기요양기관 종사자 전원의 동의를 받아 「개인정보 보호법」 및 관련 법령에 따른 네트워크 카메라를 설치한 경우

② 제1항에 따라 폐쇄회로 텔레비전을 설치・관리하는 자는 수급자 및 장기요양기관 종사자 등

정보주체의 권리가 침해되지 아니하도록 다음 각 호의 사항을 준수하여야 한다.

1. 노인학대 방지 등 수급자의 안전과 장기요양기관의 보안을 위하여 최소한의 영상정보만을 적법하고 정당하게 수집하고, 목적 외의 용도로 활용하지 아니하도록 할 것
2. 수급자 및 장기요양기관 종사자 등 정보주체의 권리가 침해받을 가능성과 그 위험 정도를 고려하여 영상정보를 안전하게 관리할 것
3. 수급자 및 장기요양기관 종사자 등 정보주체의 사생활 침해를 최소화하는 방법으로 영상정보를 처리할 것

③ 장기요양기관을 운영하는 자는 폐쇄회로 텔레비전에 기록된 영상정보를 60일 이상 보관하여야 한다.

④ 국가 또는 지방자치단체는 제1항에 따른 폐쇄회로 텔레비전 설치비의 전부 또는 일부를 지원할 수 있다.

⑤ 제1항에 따른 폐쇄회로 텔레비전의 설치·관리 기준 및 동의 또는 신고의 방법·절차·요건, 제3항에 따른 영상정보의 보관기준 및 보관기간 등에 필요한 사항은 보건복지부령으로 정한다.

[본조신설 2021.12.21.]

제33조의3(영상정보의 열람금지 등) ① 폐쇄회로 텔레비전을 설치·관리하는 자는 다음 각 호의 어느 하나에 해당하는 경우를 제외하고는 제33조의2제3항의 영상정보를 열람하게 하여서는 아니 된다.

1. 수급자가 자신의 생명·신체·재산상의 이익을 위하여 본인과 관련된 사항을 확인할 목적으로 열람 시기·절차 및 방법 등 보건복지부령으로 정하는 바에 따라 요청하는 경우
2. 수급자의 보호자가 수급자의 안전을 확인할 목적으로 열람 시기·절차 및 방법 등 보건복지부령으로 정하는 바에 따라 요청하는 경우
3. 「개인정보 보호법」 제2조제6호가목에 따른 공공기관이 「노인복지법」 제39조의11 등 법령에서 정하는 노인의 안전업무 수행을 위하여 요청하는 경우
4. 범죄의 수사와 공소의 제기 및 유지, 법원의 재판업무 수행을 위하여 필요한 경우
5. 그 밖에 노인 관련 안전업무를 수행하는 기관으로서 보건복지부령으로 정하는 자가 업무의 수행을 위하여 열람시기·절차 및 방법 등 보건복지부령으로 정하는 바에 따라 요청하는 경우

② 장기요양기관을 운영하는 자는 다음 각 호의 어느 하나에 해당하는 행위를 하여서는 아니 된다.

1. 제33조의2제1항의 설치 목적과 다른 목적으로 폐쇄회로 텔레비전을 임의로 조작하거나 다른 곳을 비추는 행위
2. 녹음기능을 사용하거나 보건복지부령으로 정하는 저장장치 이외의 장치 또는 기기에 영상정보를 저장하는 행위

③ 장기요양기관을 운영하는 자는 제33조의2제3항의 영상정보가 분실·도난·유출·변조 또는 훼손되지 아니하도록 내부 관리계획의 수립, 접속기록 보관 등 대통령령으로 정하는 바에 따라 안전성 확보에 필요한 기술적·관리적·물리적 조치를 하여야 한다.

④ 국가 및 지방자치단체는 장기요양기관에 설치한 폐쇄회로 텔레비전의 설치·관리와 그 영상정보의 열람으로 수급자 및 장기요양기관 종사자 등 정보주체의 권리가 침해되지 아니하도록 설치·관리 및 열람 실태를 보건복지부령으로 정하는 바에 따라 매년 1회 이상 조사·점검하여야 한다.

⑤ 폐쇄회로 텔레비전의 설치·관리와 그 영상정보의 열람에 관하여 이 법에서 규정된 것을 제외하고는 「개인정보 보호법」(제25조는 제외한다)을 적용한다.

[본조신설 2021.12.21.]

제34조(장기요양기관 정보의 안내 등) ① 장기요양기관은 수급자가 장기요양급여를 쉽게 선택하도록 하고 장기요양기관이 제공하는 급여의 질을

보장하기 위하여 장기요양기관별 급여의 내용, 시설·인력 등 현황자료 등을 공단이 운영하는 인터넷 홈페이지에 게시하여야 한다.

② 제1항에 따른 게시 내용, 방법, 절차, 그 밖에 필요한 사항은 보건복지부령으로 정한다.

제35조(장기요양기관의 의무 등) ① 장기요양기관은 수급자로부터 장기요양급여신청을 받은 때 장기요양급여의 제공을 거부하여서는 아니 된다. 다만, 입소정원에 여유가 없는 경우 등 정당한 사유가 있는 경우는 그러하지 아니하다.

② 장기요양기관은 제23조제5항에 따른 장기요양급여의 제공 기준·절차 및 방법 등에 따라 장기요양급여를 제공하여야 한다. 〈개정 2024.1.2.〉

③ 장기요양기관의 장은 장기요양급여를 제공한 수급자에게 장기요양급여비용에 대한 명세서를 교부하여야 한다.

④ 장기요양기관의 장은 장기요양급여 제공에 관한 자료를 기록·관리하여야 하며, 장기요양기관의 장 및 그 종사자는 장기요양급여 제공에 관한 자료를 거짓으로 작성하여서는 아니 된다. 〈신설 2010.3.17., 2015.12.29.〉

⑤ 장기요양기관은 제40조제2항에 따라 면제받거나 같은 조 제4항에 따라 감경받는 금액 외에 영리를 목적으로 수급자가 부담하는 재가 및 시설 급여비용(이하 "본인부담금"이라 한다)을 면제하거나 감경하는 행위를 하여서는 아니 된다. 〈신설 2013.8.13., 2018.12.11., 2021.12.21.〉

⑥ 누구든지 영리를 목적으로 금전, 물품, 노무, 향응, 그 밖의 이익을 제공하거나 제공할 것을 약속하는 방법으로 수급자를 장기요양기관에 소개, 알선 또는 유인하는 행위 및 이를 조장하는 행위를 하여서는 아니 된다. 〈신설 2013.8.13.〉

⑦ 제3항에 따른 장기요양급여비용의 명세서, 제4항에 따라 기록·관리하여야 할 장기요양급여 제공 자료의 내용 및 보존기한, 그 밖에 필요한 사항은 보건복지부령으로 정한다. 〈개정 2010.3.17., 2013.8.13.〉

[제목개정 2013.8.13.]

제35조의2(장기요양기관 재무·회계기준) ① 장기요양기관의 장은 보건복지부령으로 정하는 재무·회계에 관한 기준(이하 "장기요양기관 재무·회계기준"이라 한다)에 따라 장기요양기관을 투명하게 운영하여야 한다. 다만, 장기요양기관 중 「사회복지사업법」 제34조에 따라 설치한 사회복지시설은 같은 조 제4항에 따른 재무·회계에 관한 기준에 따른다. 〈개정 2021.12.21.〉

② 보건복지부장관은 장기요양기관 재무·회계기준을 정할 때에는 장기요양기관의 특성 및 그 시행시기 등을 고려하여야 한다.

[본조신설 2016.5.29.]

제35조의3(인권교육) ① 장기요양기관 중 대통령령으로 정하는 기관을 운영하는 자와 그 종사자는 인권에 관한 교육(이하 이 조에서 "인권교육"이라 한다)을 받아야 한다. 〈개정 2018.12.11.〉

② 장기요양기관 중 대통령령으로 정하는 기관을 운영하는 자는 해당 기관을 이용하고 있는 장기요양급여 수급자에게 인권교육을 실시할 수 있다. 〈개정 2018.12.11.〉

③ 보건복지부장관은 제1항 및 제2항에 따른 인권교육을 효율적으로 실시하기 위하여 인권교육기관을 지정할 수 있다. 이 경우 예산의 범위에서 인권교육에 소요되는 비용을 지원할 수 있으며, 지정을 받은 인권교육기관은 보건복지부장관의 승인을 받아 인권교육에 필요한 비용을 교육대상자로부터 징수할 수 있다.

④ 보건복지부장관은 제3항에 따라 지정을 받은 인권교육기관이 다음 각 호의 어느 하나에 해당하면 그 지정을 취소하거나 6개월 이내의 기간을 정하여 업무의 정지를 명할 수 있다. 다만, 제1호에 해당하면 그 지정을 취소하여야 한다.

1. 거짓이나 그 밖의 부정한 방법으로 지정을 받은 경우
2. 제5항에 따라 보건복지부령으로 정하는 지정요건을 갖추지 못하게 된 경우

3. 인권교육의 수행능력이 현저히 부족하다고 인정되는 경우

⑤ 제1항 및 제2항에 따른 인권교육의 대상·내용·방법, 제3항에 따른 인권교육기관의 지정 및 제4항에 따른 인권교육기관의 지정취소·업무정지 처분의 기준 등에 필요한 사항은 보건복지부령으로 정한다.

[본조신설 2018.3.13.]

제35조의4(장기요양요원의 보호) ① 장기요양기관의 장은 장기요양요원이 다음 각 호의 어느 하나에 해당하는 경우로 인한 고충의 해소를 요청하는 경우 업무의 전환 등 대통령령으로 정하는 바에 따라 적절한 조치를 하여야 한다.

1. 수급자 및 그 가족이 장기요양요원에게 폭언·폭행·상해 또는 성희롱·성폭력 행위를 하는 경우
2. 수급자 및 그 가족이 장기요양요원에게 제28조의2제1항 각 호에 따른 급여외행위의 제공을 요구하는 경우

② 장기요양기관의 장은 장기요양요원에게 다음 각 호의 행위를 하여서는 아니 된다.

1. 장기요양요원에게 제28조의2제1항 각 호에 따른 급여외행위의 제공을 요구하는 행위
2. 수급자가 부담하여야 할 본인부담금의 전부 또는 일부를 부담하도록 요구하는 행위

③ 장기요양기관의 장은 보건복지부령으로 정하는 바에 따라 장기요양 수급자와 그 가족에게 장기요양요원의 업무범위, 직무상 권리와 의무 등 권익보호를 위한 사항을 안내할 수 있다. 〈신설 2024.1.2.〉

④ 장기요양요원은 장기요양기관의 장이 제1항에 따른 적절한 조치를 하지 아니한 경우에는 장기요양기관을 지정한 특별자치시장·특별자치도지사·시장·군수·구청장에게 그 시정을 신청할 수 있다. 〈신설 2024.1.2.〉

⑤ 제4항에 따른 신청을 받은 특별자치시장·특별자치도지사·시장·군수·구청장은 제1항에 따른 장기요양요원의 고충에 대한 사실확인을 위한 조사를 실시한 후 필요하다고 인정되는 경우에는 장기요양기관의 장에게 적절한 조치를 하도록 통보하여야 한다. 이 경우 적절한 조치를 하도록 통보받은 장기요양기관의 장은 특별한 사유가 없으면 이에 따라야 한다. 〈신설 2024.1.2.〉

⑥ 제4항 및 제5항에 따른 시정신청의 절차, 사실확인 조사 및 통보 등에 필요한 사항은 대통령령으로 정한다. 〈신설 2024.1.2.〉

[본조신설 2018.12.11.]

제35조의5(보험 가입) ① 장기요양기관은 종사자가 장기요양급여를 제공하는 과정에서 발생할 수 있는 수급자의 상해 등 법률상 손해를 배상하는 보험(이하 "전문인 배상책임보험"이라 한다)에 가입할 수 있다.

② 공단은 장기요양기관이 전문인 배상책임보험에 가입하지 않은 경우 그 기간 동안 제38조에 따라 해당 장기요양기관에 지급하는 장기요양급여비용의 일부를 감액할 수 있다.

③ 제2항에 따른 장기요양급여비용의 감액 기준 등에 관하여 필요한 사항은 보건복지부령으로 정한다.

[본조신설 2019.4.23.]

제36조(장기요양기관의 폐업 등의 신고 등) ① 장기요양기관의 장은 폐업하거나 휴업하고자 하는 경우 폐업이나 휴업 예정일 전 30일까지 특별자치시장·특별자치도지사·시장·군수·구청장에게 신고하여야 한다. 신고를 받은 특별자치시장·특별자치도지사·시장·군수·구청장은 지체 없이 신고 명세를 공단에 통보하여야 한다. 〈개정 2013.8.13.〉

② 특별자치시장·특별자치도지사·시장·군수·구청장은 장기요양기관의 장이 유효기간이 끝나기 30일 전까지 제32조의4에 따른 지정 갱신 신청을 하지 아니하는 경우 그 사실을 공단에 통보하여야 한다. 〈신설 2018.12.11.〉

③ 장기요양기관의 장은 장기요양기관을 폐업하

거나 휴업하려는 경우 또는 장기요양기관의 지정 갱신을 하지 아니하려는 경우 보건복지부령으로 정하는 바에 따라 수급자의 권익을 보호하기 위하여 다음 각 호의 조치를 취하여야 한다. 〈신설 2015.12.29., 2018.12.11., 2019.4.23., 2021.12.21.〉

1. 해당 장기요양기관을 이용하는 수급자가 다른 장기요양기관을 선택하여 이용할 수 있도록 계획을 수립하고 이행하는 조치
2. 해당 장기요양기관에서 수급자가 제40조제1항 및 제3항에 따라 부담한 비용 중 정산하여야 할 비용이 있는 경우 이를 정산하는 조치
3. 그 밖에 수급자의 권익 보호를 위하여 필요하다고 인정되는 조치로서 보건복지부령으로 정하는 조치

④ 특별자치시장・특별자치도지사・시장・군수・구청장은 제1항에 따라 폐업・휴업 신고를 접수한 경우 또는 장기요양기관의 장이 유효기간이 끝나기 30일 전까지 제32조의4에 따른 지정 갱신 신청을 하지 아니한 경우 장기요양기관의 장이 제3항 각 호에 따른 수급자의 권익을 보호하기 위한 조치를 취하였는지의 여부를 확인하고, 인근지역에 대체 장기요양기관이 없는 경우 등 장기요양급여에 중대한 차질이 우려되는 때에는 장기요양기관의 폐업・휴업 철회 또는 지정 갱신 신청을 권고하거나 그 밖의 다른 조치를 강구하여야 한다. 〈개정 2015.12.29., 2018.12.11., 2019.4.23.〉

⑤ 특별자치시장・특별자치도지사・시장・군수・구청장은 「노인복지법」 제43조에 따라 노인의료복지시설 등(장기요양기관이 운영하는 시설인 경우에 한한다)에 대하여 사업정지 또는 폐지 명령을 하는 경우 지체 없이 공단에 그 내용을 통보하여야 한다. 〈개정 2013.8.13., 2015.12.29., 2018.12.11.〉

⑥ 장기요양기관의 장은 제1항에 따라 폐업・휴업 신고를 할 때 또는 장기요양기관의 지정 갱신을 하지 아니하여 유효기간이 만료될 때 보건복지부령으로 정하는 바에 따라 장기요양급여 제공 자료를 공단으로 이관하여야 한다. 다만, 휴업 신고를 하는 장기요양기관의 장이 휴업 예정일 전까지 공단의 허가를 받은 경우에는 장기요양급여 제공 자료를 직접 보관할 수 있다. 〈신설 2010.3.17., 2013.8.13., 2018.12.11.〉

[제목개정 2018.12.11.]

제36조의2(시정명령) 특별자치시장・특별자치도지사・시장・군수・구청장은 다음 각 호의 어느 하나에 해당하는 장기요양기관에 대하여 6개월 이내의 범위에서 일정한 기간을 정하여 시정을 명할 수 있다. 〈개정 2021.12.21.〉

1. 제33조의2에 따른 폐쇄회로 텔레비전의 설치・관리 및 영상정보의 보관기준을 위반한 경우
2. 제35조의2에 따른 장기요양기관 재무・회계기준을 위반한 경우

[본조신설 2016.5.29.]

제37조(장기요양기관 지정의 취소 등) ① 특별자치시장・특별자치도지사・시장・군수・구청장은 장기요양기관이 다음 각 호의 어느 하나에 해당하는 경우 그 지정을 취소하거나 6개월의 범위에서 업무정지를 명할 수 있다. 다만, 제1호, 제2호의2, 제3호의5, 제7호, 또는 제8호에 해당하는 경우에는 지정을 취소하여야 한다. 〈개정 2013.8.13., 2015.12.29., 2018.12.11., 2020.3.31.〉

1. 거짓이나 그 밖의 부정한 방법으로 지정을 받은 경우

1의2. 제28조의2를 위반하여 급여외행위를 제공한 경우. 다만, 장기요양기관의 장이 그 위반행위를 방지하기 위하여 해당 업무에 관하여 상당한 주의와 감독을 게을리하지 아니한 경우는 제외한다.

2. 제31조제1항에 따른 지정기준에 적합하지 아니한 경우

2의2. 제32조의2 각 호의 어느 하나에 해당하게 된 경우. 다만, 제32조의2제7호에 해당하게 된 법인의 경우 3개월 이내에 그 대표자를 변경하는 때에는 그러하지 아니하다.

3. 제35조제1항을 위반하여 장기요양급여를 거부한 경우
3의2. 제35조제5항을 위반하여 본인부담금을 면제하거나 감경하는 행위를 한 경우
3의3. 제35조제6항을 위반하여 수급자를 소개, 알선 또는 유인하는 행위 및 이를 조장하는 행위를 한 경우
3의4. 제35조의4제2항 각 호의 어느 하나를 위반한 경우
3의5. 제36조제1항에 따른 폐업 또는 휴업 신고를 하지 아니하고 1년 이상 장기요양급여를 제공하지 아니한 경우
3의6. 제36조의2에 따른 시정명령을 이행하지 아니하거나 회계부정 행위가 있는 경우
3의7. 정당한 사유 없이 제54조에 따른 평가를 거부·방해 또는 기피하는 경우
4. 거짓이나 그 밖의 부정한 방법으로 재가 및 시설 급여비용을 청구한 경우
5. 제61조제2항에 따른 자료제출 명령에 따르지 아니하거나 거짓으로 자료제출을 한 경우나 질문 또는 검사를 거부·방해 또는 기피하거나 거짓으로 답변한 경우
6. 장기요양기관의 종사자 등이 다음 각 목의 어느 하나에 해당하는 행위를 한 경우. 다만, 장기요양기관의 장이 그 행위를 방지하기 위하여 해당 업무에 관하여 상당한 주의와 감독을 게을리하지 아니한 경우는 제외한다.
 가. 수급자의 신체에 폭행을 가하거나 상해를 입히는 행위
 나. 수급자에게 성적 수치심을 주는 성폭행, 성희롱 등의 행위
 다. 자신의 보호·감독을 받는 수급자를 유기하거나 의식주를 포함한 기본적 보호 및 치료를 소홀히 하는 방임행위
 라. 수급자를 위하여 증여 또는 급여된 금품을 그 목적 외의 용도에 사용하는 행위
 마. 폭언, 협박, 위협 등으로 수급자의 정신건강에 해를 끼치는 정서적 학대행위
7. 업무정지기간 중에 장기요양급여를 제공한 경우
8. 「부가가치세법」 제8조에 따른 사업자등록 또는 「소득세법」 제168조에 따른 사업자등록이나 고유번호가 말소된 경우

② 특별자치시장·특별자치도지사·시장·군수·구청장은 제1항에 따라 지정을 취소하거나 업무정지명령을 한 경우에는 지체 없이 그 내용을 공단에 통보하고, 보건복지부령으로 정하는 바에 따라 보건복지부장관에게 통보한다. 이 경우 시장·군수·구청장은 관할 특별시장·광역시장 또는 도지사를 거쳐 보건복지부장관에게 통보하여야 한다. 〈개정 2013.8.13.〉

③ 삭제 〈2018.12.11.〉

④ 삭제 〈2018.12.11.〉

⑤ 특별자치시장·특별자치도지사·시장·군수·구청장은 제1항에 따라 장기요양기관이 지정취소 또는 업무정지되는 경우에는 해당 장기요양기관을 이용하는 수급자의 권익을 보호하기 위하여 적극적으로 노력하여야 한다. 〈신설 2019.4.23.〉

⑥ 특별자치시장·특별자치도지사·시장·군수·구청장은 제5항에 따라 수급자의 권익을 보호하기 위하여 보건복지부령으로 정하는 바에 따라 다음 각 호의 조치를 하여야 한다. 〈신설 2015.12.29., 2018.12.11., 2019.4.23.〉
1. 제1항에 따른 행정처분의 내용을 우편 또는 정보통신망 이용 등의 방법으로 수급자 또는 그 보호자에게 통보하는 조치
2. 해당 장기요양기관을 이용하는 수급자가 다른 장기요양기관을 선택하여 이용할 수 있도록 하는 조치

⑦ 제1항에 따라 지정취소 또는 업무정지되는 장기요양기관의 장은 해당 기관에서 수급자가 제40조제1항 및 제3항에 따라 부담한 비용 중 정산하여야 할 비용이 있는 경우 이를 정산하여야 한다. 〈신설 2019.4.23., 2021.12.21.〉

⑧ 다음 각 호의 어느 하나에 해당하는 자는 제31조에 따른 장기요양기관으로 지정받을 수 없다. 〈개정 2013.8.13., 2015.12.29., 2018.12.11., 2019.4.23.〉

1. 제1항에 따라 지정취소를 받은 후 3년이 지나지 아니한 자(법인인 경우 그 대표자를 포함한다)
2. 제1항에 따라 업무정지명령을 받고 업무정지기간이 지나지 아니한 자(법인인 경우 그 대표자를 포함한다)

⑨ 제1항에 따른 행정처분의 기준은 보건복지부령으로 정한다. 〈개정 2013.8.13., 2015.12.29., 2018.12.11., 2019.4.23.〉

제37조의2(과징금의 부과 등) ① 특별자치시장·특별자치도지사·시장·군수·구청장은 제37조제1항 각 호의 어느 하나(같은 항 제4호는 제외한다)에 해당하는 행위를 이유로 업무정지명령을 하여야 하는 경우로서 그 업무정지가 해당 장기요양기관을 이용하는 수급자에게 심한 불편을 줄 우려가 있는 등 보건복지부장관이 정하는 특별한 사유가 있다고 인정되는 경우에는 업무정지명령을 갈음하여 2억원 이하의 과징금을 부과할 수 있다. 다만, 제37조제1항제6호를 위반한 행위로서 보건복지부령으로 정하는 경우에는 그러하지 아니하다. 〈개정 2018.3.13., 2018.12.11.〉

② 특별자치시장·특별자치도지사·시장·군수·구청장은 제37조제1항제4호에 해당하는 행위를 이유로 업무정지명령을 하여야 하는 경우로서 그 업무정지가 해당 장기요양기관을 이용하는 수급자에게 심한 불편을 줄 우려가 있는 등 보건복지부장관이 정하는 특별한 사유가 있다고 인정되는 경우에는 업무정지명령을 갈음하여 거짓이나 그 밖의 부정한 방법으로 청구한 금액의 5배 이하의 금액을 과징금으로 부과할 수 있다. 〈개정 2018.12.11.〉

③ 제1항 및 제2항에 따른 과징금을 부과하는 위반행위의 종류 및 위반의 정도 등에 따른 과징금의 금액과 과징금의 부과절차 등에 필요한 사항은 대통령령으로 정한다.

④ 특별자치시장·특별자치도지사·시장·군수·구청장은 제1항 및 제2항에 따라 과징금을 내야 할 자가 납부기한까지 내지 아니한 경우에는 지방세 체납처분의 예에 따라 징수한다.

⑤ 특별자치시장·특별자치도지사·시장·군수·구청장은 제1항 및 제2항에 따른 과징금의 부과와 징수에 관한 사항을 보건복지부령으로 정하는 바에 따라 기록·관리하여야 한다.

[본조신설 2013.8.13.]

제37조의3(위반사실 등의 공표) ① 보건복지부장관 또는 특별자치시장·특별자치도지사·시장·군수·구청장은 장기요양기관이 거짓으로 재가·시설 급여비용을 청구하였다는 이유로 제37조 또는 제37조의2에 따른 처분이 확정된 경우로서 다음 각 호의 어느 하나에 해당하는 경우에는 위반사실, 처분내용, 장기요양기관의 명칭·주소, 장기요양기관의 장의 성명, 그 밖에 다른 장기요양기관과의 구별에 필요한 사항으로서 대통령령으로 정하는 사항을 공표하여야 한다. 다만, 장기요양기관의 폐업 등으로 공표의 실효성이 없는 경우에는 그러하지 아니하다. 〈개정 2020.3.31.〉

1. 거짓으로 청구한 금액이 1천만원 이상인 경우
2. 거짓으로 청구한 금액이 장기요양급여비용 총액의 100분의 10 이상인 경우

② 보건복지부장관 또는 특별자치시장·특별자치도지사·시장·군수·구청장은 장기요양기관이 제61조제2항에 따른 자료제출 명령에 따르지 아니하거나 거짓으로 자료제출을 한 경우나 질문 또는 검사를 거부·방해 또는 기피하거나 거짓으로 답변하였다는 이유로 제37조 또는 제37조의2에 따른 처분이 확정된 경우 위반사실, 처분내용, 장기요양기관의 명칭·주소, 장기요양기관의 장의 성명, 그 밖에 다른 장기요양기관과의 구별에 필요한 사항으로서 대통령령으로 정하는 사항을 공표하여야 한다. 다만, 장기요양기관의 폐업 등

으로 공표의 실효성이 없는 경우 또는 장기요양기관이 위반사실 등의 공표 전에 제61조제2항에 따른 자료를 제출하거나 질문 또는 검사에 응하는 경우에는 그러하지 아니하다. 〈신설 2020.3.31.〉

③ 보건복지부장관 또는 특별자치시장·특별자치도지사·시장·군수·구청장은 제1항 및 제2항에 따른 공표 여부 등을 심의하기 위하여 공표심의위원회를 설치·운영할 수 있다. 〈개정 2020.3.31.〉

④ 제1항 및 제2항에 따른 공표 여부의 결정 방법, 공표 방법·절차 및 제3항에 따른 공표심의위원회의 구성·운영 등에 필요한 사항은 대통령령으로 정한다. 〈개정 2020.3.31.〉

[본조신설 2013.8.13.]

제37조의4(행정제재처분 효과의 승계) ① 제37조제1항 각 호의 어느 하나에 해당하는 행위를 이유로 한 행정제재처분(이하 "행정제재처분"이라 한다)의 효과는 그 처분을 한 날부터 3년간 다음 각 호의 어느 하나에 해당하는 자에게 승계된다. 〈개정 2015.12.29., 2018.12.11.〉

1. 장기요양기관을 양도한 경우 양수인
2. 법인이 합병된 경우 합병으로 신설되거나 합병 후 존속하는 법인
3. 장기요양기관 폐업 후 같은 장소에서 장기요양기관을 운영하는 자 중 종전에 행정제재처분을 받은 자(법인인 경우 그 대표자를 포함한다)나 그 배우자 또는 직계혈족

② 행정제재처분의 절차가 진행 중일 때에는 다음 각 호의 어느 하나에 해당하는 자에 대하여 그 절차를 계속 이어서 할 수 있다. 〈개정 2015.12.29.〉

1. 장기요양기관을 양도한 경우 양수인
2. 법인이 합병된 경우 합병으로 신설되거나 합병 후 존속하는 법인
3. 장기요양기관 폐업 후 3년 이내에 같은 장소에서 장기요양기관을 운영하는 자 중 종전에 위반행위를 한 자(법인인 경우 그 대표자를 포함한다)나 그 배우자 또는 직계혈족

③ 제1항 및 제2항에도 불구하고 제1항 각 호의 어느 하나 또는 제2항 각 호의 어느 하나에 해당하는 자(이하 "양수인등"이라 한다)가 양수, 합병 또는 운영 시에 행정제재처분 또는 위반사실을 알지 못하였음을 증명하는 경우에는 그러하지 아니하다.

④ 행정제재처분을 받았거나 그 절차가 진행 중인 자는 보건복지부령으로 정하는 바에 따라 지체 없이 그 사실을 양수인등에게 알려야 한다.

[본조신설 2013.8.13.]

제37조의5(장기요양급여 제공의 제한) ① 특별자치시장·특별자치도지사·시장·군수·구청장은 장기요양기관의 종사자가 거짓이나 그 밖의 부정한 방법으로 재가급여비용 또는 시설급여비용을 청구하는 행위에 가담한 경우 해당 종사자가 장기요양급여를 제공하는 것을 1년의 범위에서 제한하는 처분을 할 수 있다.

② 특별자치시장·특별자치도지사·시장·군수·구청장은 제1항에 따른 처분을 한 경우 지체 없이 그 내용을 공단에 통보하여야 한다.

③ 제1항 및 제2항에 따른 장기요양급여 제공 제한 처분의 기준·방법, 통보의 방법·절차, 그 밖에 필요한 사항은 보건복지부령으로 정한다.

[본조신설 2015.12.29.]

제7장 재가 및 시설 급여비용 등

제38조(재가 및 시설 급여비용의 청구 및 지급 등) ① 장기요양기관은 수급자에게 제23조에 따른 재가급여 또는 시설급여를 제공한 경우 공단에 장기요양급여비용을 청구하여야 한다.

② 공단은 제1항에 따라 장기요양기관으로부터 재가 또는 시설 급여비용의 청구를 받은 경우 이를 심사하여 그 내용을 장기요양기관에 통보하여야 하며, 장기요양에 사용된 비용 중 공단부담금(재가 및 시설 급여비용 중 본인부담금을 공제한 금액을 말한다)을 해당 장기요양기관에 지급하여

야 한다. 〈개정 2018.12.11., 2019.1.15.〉

③ 공단은 제54조제2항에 따른 장기요양기관의 장기요양급여평가 결과에 따라 장기요양급여비용을 가산 또는 감액조정하여 지급할 수 있다.

④ 공단은 제2항에도 불구하고 장기요양급여비용을 심사한 결과 수급자가 이미 낸 본인부담금이 제2항에 따라 통보한 본인부담금보다 더 많으면 두 금액 간의 차액을 장기요양기관에 지급할 금액에서 공제하여 수급자에게 지급하여야 한다. 〈신설 2019.1.15.〉

⑤ 공단은 제4항에 따라 수급자에게 지급하여야 하는 금액을 그 수급자가 납부하여야 하는 장기요양보험료 및 그 밖에 이 법에 따른 징수금(이하 "장기요양보험료등"이라 한다)과 상계(相計)할 수 있다. 〈신설 2019.1.15.〉

⑥ 장기요양기관은 지급받은 장기요양급여비용 중 보건복지부장관이 정하여 고시하는 비율에 따라 그 일부를 장기요양요원에 대한 인건비로 지출하여야 한다. 〈신설 2016.5.29., 2019.1.15.〉

⑦ 공단은 장기요양기관이 정당한 사유 없이 제61조제2항에 따른 자료제출 명령에 따르지 아니하거나 질문 또는 검사를 거부·방해 또는 기피하는 경우 이에 응할 때까지 해당 장기요양기관에 지급하여야 할 장기요양급여비용의 지급을 보류할 수 있다. 이 경우 공단은 장기요양급여비용의 지급을 보류하기 전에 해당 장기요양기관에 의견제출의 기회를 주어야 한다. 〈신설 2020.3.31.〉

⑧ 제1항부터 제3항까지 및 제7항의 규정에 따른 재가 및 시설 급여비용의 심사기준, 장기요양급여비용의 가감지급의 기준, 청구절차, 지급방법 및 지급 보류의 절차·방법 등에 관한 사항은 보건복지부령으로 정한다. 〈개정 2016.5.29., 2019.1.15., 2020.3.31.〉

[제목개정 2016.5.29.]

제39조(장기요양급여비용 등의 산정) ① 보건복지부장관은 매년 급여종류 및 장기요양등급 등에 따라 제45조에 따른 장기요양위원회의 심의를 거쳐 다음 연도의 재가 및 시설 급여비용과 특별현금급여의 지급금액을 정하여 고시하여야 한다. 〈개정 2021.7.27.〉

② 보건복지부장관은 제1항에 따라 재가 및 시설 급여비용을 정할 때 대통령령으로 정하는 바에 따라 국가 및 지방자치단체로부터 장기요양기관의 설립비용을 지원받았는지 여부 등을 고려할 수 있다.

③ 제1항에 따른 재가 및 시설 급여비용과 특별현금급여의 지급금액의 구체적인 산정방법 및 항목 등에 관하여 필요한 사항은 보건복지부령으로 정한다. 〈개정 2021.7.27.〉

[제목개정 2021.7.27.]

제40조(본인부담금) ① 제23조에 따른 장기요양급여(특별현금급여는 제외한다. 이하 이 조에서 같다)를 받는 자는 대통령령으로 정하는 바에 따라 비용의 일부를 본인이 부담한다. 이 경우 장기요양급여를 받는 수급자의 장기요양등급, 이용하는 장기요양급여의 종류 및 수준 등에 따라 본인부담의 수준을 달리 정할 수 있다. 〈개정 2021.12.21.〉

② 제1항에도 불구하고 수급자 중 「의료급여법」 제3조제1항제1호에 따른 수급자는 본인부담금을 부담하지 아니한다. 〈신설 2021.12.21.〉

③ 다음 각 호의 장기요양급여에 대한 비용은 수급자 본인이 전부 부담한다. 〈개정 2021.12.21.〉

1. 이 법의 규정에 따른 급여의 범위 및 대상에 포함되지 아니하는 장기요양급여
2. 수급자가 제17조제1항제2호에 따른 장기요양인정서에 기재된 장기요양급여의 종류 및 내용과 다르게 선택하여 장기요양급여를 받은 경우 그 차액
3. 제28조에 따른 장기요양급여의 월 한도액을 초과하는 장기요양급여

④ 다음 각 호의 어느 하나에 해당하는 자에 대해서는 본인부담금의 100분의 60의 범위에서 보건복지부장관이 정하는 바에 따라 차등하여 감경할

수 있다. 〈개정 2009.5.21., 2010.3.17., 2018.3.27., 2018.12.11., 2021.12.21.〉

1. 「의료급여법」 제3조제1항제2호부터 제9호까지의 규정에 따른 수급권자
2. 소득・재산 등이 보건복지부장관이 정하여 고시하는 일정 금액 이하인 자. 다만, 도서・벽지・농어촌 등의 지역에 거주하는 자에 대하여 따로 금액을 정할 수 있다.
3. 천재지변 등 보건복지부령으로 정하는 사유로 인하여 생계가 곤란한 자

⑤ 제1항부터 제4항까지의 규정에 따른 본인부담금의 산정방법, 감경절차 및 감경방법 등에 관하여 필요한 사항은 보건복지부령으로 정한다. 〈개정 2009.5.21., 2018.3.27., 2018.12.11., 2021.12.21.〉

[제목개정 2018.12.11.]

제41조(가족 등의 장기요양에 대한 보상) ① 공단은 장기요양급여를 받은 금액의 총액이 보건복지부장관이 정하여 고시하는 금액 이하에 해당하는 수급자가 가족 등으로부터 제23조제1항제1호 가목에 따른 방문요양에 상당한 장기요양을 받은 경우 보건복지부령으로 정하는 바에 따라 본인부담금의 일부를 감면하거나 이에 갈음하는 조치를 할 수 있다. 〈개정 2018.12.11.〉

② 제1항에 따른 본인부담금의 감면방법 등 필요한 사항은 보건복지부령으로 정한다. 〈개정 2018.12.11.〉

제42조(방문간호지시서 발급비용의 산정 등) 제23조제1항제1호다목에 따라 방문간호지시서를 발급하는데 사용되는 비용, 비용부담방법 및 비용청구・지급절차 등에 관하여 필요한 사항은 보건복지부령으로 정한다.

제43조(부당이득의 징수) ① 공단은 장기요양급여를 받은 자, 장기요양급여비용을 받은 자 또는 의사소견서・방문간호지시서 발급비용(이하 "의사소견서등 발급비용"이라 한다)을 받은 자가 다음 각 호의 어느 하나에 해당하는 경우 그 장기요양급여, 장기요양급여비용 또는 의사소견서등 발급비용에 상당하는 금액을 징수한다. 이 경우 의사소견서등 발급비용에 관하여는 「국민건강보험법」 제57조제2항을 준용하며, "보험급여 비용"은 "의사소견서등 발급비용"으로, "요양기관"은 "의료기관"으로 본다. 〈개정 2015.12.29., 2018.12.11., 2021.12.21.〉

1. 제15조제5항에 따른 등급판정 결과 같은 조 제4항 각 호의 어느 하나에 해당하는 것으로 확인된 경우
2. 제28조의 월 한도액 범위를 초과하여 장기요양급여를 받은 경우
3. 제29조 또는 제30조에 따라 장기요양급여의 제한 등을 받을 자가 장기요양급여를 받은 경우
4. 제37조제1항제4호에 따른 거짓이나 그 밖의 부정한 방법으로 재가 및 시설 급여비용을 청구하여 이를 지급받은 경우

4의2. 거짓이나 그 밖의 부정한 방법으로 의사소견서등 발급비용을 청구하여 이를 지급받은 경우

5. 그 밖에 이 법상의 원인 없이 공단으로부터 장기요양급여를 받거나 장기요양급여비용을 지급받은 경우

② 공단은 제1항의 경우 거짓 보고 또는 증명에 의하거나 거짓 진단에 따라 장기요양급여가 제공된 때 거짓의 행위에 관여한 자에 대하여 장기요양급여를 받은 자와 연대하여 제1항에 따른 징수금을 납부하게 할 수 있다.

③ 공단은 제1항의 경우 거짓이나 그 밖의 부정한 방법으로 장기요양급여를 받은 자와 같은 세대에 속한 자(장기요양급여를 받은 자를 부양하고 있거나 다른 법령에 따라 장기요양급여를 받은 자를 부양할 의무가 있는 자를 말한다)에 대하여 거짓이나 그 밖의 부정한 방법으로 장기요양급여를 받은 자와 연대하여 제1항에 따른 징수금을 납부하게 할 수 있다.

④ 공단은 제1항의 경우 장기요양기관이나 의료

기관이 수급자 또는 신청인으로부터 거짓이나 그 밖의 부정한 방법으로 장기요양급여비용 또는 의사소견서등 발급비용을 받은 때 해당 장기요양기관 또는 의료기관으로부터 이를 징수하여 수급자 또는 신청인에게 지체 없이 지급하여야 한다. 이 경우 공단은 수급자 또는 신청인에게 지급하여야 하는 금액을 그 수급자 또는 신청인이 납부하여야 하는 장기요양보험료등과 상계할 수 있다. 〈개정 2019.1.15., 2021.12.21.〉

제44조(구상권) ① 공단은 제3자의 행위로 인한 장기요양급여의 제공사유가 발생하여 수급자에게 장기요양급여를 행한 때 그 급여에 사용된 비용의 한도 안에서 그 제3자에 대한 손해배상의 권리를 얻는다.

② 공단은 제1항의 경우 장기요양급여를 받은 자가 제3자로부터 이미 손해배상을 받은 때 그 손해배상액의 한도 안에서 장기요양급여를 행하지 아니한다.

제8장 장기요양위원회

제45조(장기요양위원회의 설치 및 기능) 다음 각 호의 사항을 심의하기 위하여 보건복지부장관 소속으로 장기요양위원회를 둔다.

1. 제9조제2항에 따른 장기요양보험료율
2. 제24조부터 제26조까지의 규정에 따른 가족요양비, 특례요양비 및 요양병원간병비의 지급기준
3. 제39조에 따른 재가 및 시설 급여비용
4. 그 밖에 대통령령으로 정하는 주요 사항

제46조(장기요양위원회의 구성) ① 장기요양위원회는 위원장 1인, 부위원장 1인을 포함한 16인 이상 22인 이하의 위원으로 구성한다.

② 위원장이 아닌 위원은 다음 각 호의 자 중에서 보건복지부장관이 임명 또는 위촉한 자로 하고, 각 호에 해당하는 자를 각각 동수로 구성하여야 한다.

1. 근로자단체, 사용자단체, 시민단체(「비영리민간단체 지원법」 제2조에 따른 비영리민간단체를 말한다), 노인단체, 농어업인단체 또는 자영자단체를 대표하는 자
2. 장기요양기관 또는 의료계를 대표하는 자
3. 대통령령으로 정하는 관계 중앙행정기관의 고위공무원단 소속 공무원, 장기요양에 관한 학계 또는 연구계를 대표하는 자, 공단 이사장이 추천하는 자

③ 위원장은 보건복지부차관이 되고, 부위원장은 위원 중에서 위원장이 지명한다.

④ 장기요양위원회 위원의 임기는 3년으로 한다. 다만, 공무원인 위원의 임기는 재임기간으로 한다.

제47조(장기요양위원회의 운영) ① 장기요양위원회 회의는 구성원 과반수의 출석으로 개의하고 출석위원 과반수의 찬성으로 의결한다.

② 장기요양위원회의 효율적 운영을 위하여 분야별로 실무위원회를 둘 수 있다.

③ 이 법에서 정한 것 외에 장기요양위원회의 구성·운영, 그 밖에 필요한 사항은 대통령령으로 정한다.

제8장의2 장기요양요원지원센터

〈신설 2016. 5. 29.〉

제47조의2(장기요양요원지원센터의 설치 등) ① 국가와 지방자치단체는 장기요양요원의 권리를 보호하기 위하여 장기요양요원지원센터를 설치·운영할 수 있다. 〈개정 2018.12.11.〉

② 장기요양요원지원센터는 다음 각 호의 업무를 수행한다.

1. 장기요양요원의 권리 침해에 관한 상담 및 지원
2. 장기요양요원의 역량강화를 위한 교육지원
3. 장기요양요원에 대한 건강검진 등 건강관리를 위한 사업
4. 그 밖에 장기요양요원의 업무 등에 필요하여 대통령령으로 정하는 사항

③ 장기요양요원지원센터의 설치·운영 등에 필요한 사항은 보건복지부령으로 정하는 바에 따라 해당 지방자치단체의 조례로 정한다.
[본조신설 2016.5.29.]

제9장 관리운영기관

제48조(관리운영기관 등) ① 장기요양사업의 관리운영기관은 공단으로 한다.
② 공단은 다음 각 호의 업무를 관장한다. 〈개정 2010.3.17., 2018.12.11., 2019.1.15., 2020.12.29., 2024.1.2.〉
1. 장기요양보험가입자 및 그 피부양자와 의료급여수급권자의 자격관리
2. 장기요양보험료의 부과·징수
3. 신청인에 대한 조사
4. 등급판정위원회의 운영 및 장기요양등급 판정
5. 장기요양인정서의 작성 및 개인별장기요양이용계획서의 제공
6. 장기요양급여의 관리 및 평가
7. 수급자 및 그 가족에 대한 정보제공·안내·상담 등 장기요양급여 관련 이용지원에 관한 사항
8. 재가 및 시설 급여비용의 심사 및 지급과 특별현금급여의 지급
9. 장기요양급여 제공내용 확인
10. 장기요양사업에 관한 조사·연구, 국제협력 및 홍보
11. 노인성질환예방사업
12. 이 법에 따른 부당이득금의 부과·징수 등
13. 장기요양급여의 제공기준을 개발하고 장기요양급여비용의 적정성을 검토하기 위한 장기요양기관의 설치 및 운영
14. 그 밖에 장기요양사업과 관련하여 보건복지부장관이 위탁한 업무

③ 공단은 제2항제13호의 장기요양기관을 설치할 때 노인인구 및 지역특성 등을 고려한 지역 간 불균형 해소를 고려하여야 하고, 설치 목적에 필요한 최소한의 범위에서 이를 설치·운영하여야 한다. 〈신설 2010.3.17., 2015.12.29.〉
④ 「국민건강보험법」 제17조에 따른 공단의 정관은 장기요양사업과 관련하여 다음 각 호의 사항을 포함·기재한다. 〈개정 2010.3.17., 2011.12.31.〉
1. 장기요양보험료
2. 장기요양급여
3. 장기요양사업에 관한 예산 및 결산
4. 그 밖에 대통령령으로 정하는 사항

제49조(공단의 장기요양사업 조직 등) 공단은 「국민건강보험법」 제29조에 따라 공단의 조직 등에 관한 규정을 정할 때 장기요양사업을 수행하기 위하여 두는 조직 등을 건강보험사업을 수행하는 조직 등과 구분하여 따로 두어야 한다. 다만, 제48조제2항제1호 및 제2호의 자격관리와 보험료 부과·징수업무는 그러하지 아니하다. 〈개정 2011.12.31.〉

제50조(장기요양사업의 회계) ① 공단은 장기요양사업에 대하여 독립회계를 설치·운영하여야 한다.
② 공단은 장기요양사업 중 장기요양보험료를 재원으로 하는 사업과 국가·지방자치단체의 부담금을 재원으로 하는 사업의 재정을 구분하여 운영하여야 한다. 다만, 관리운영에 필요한 재정은 구분하여 운영하지 아니할 수 있다.

제51조(권한의 위임 등에 관한 준용) 「국민건강보험법」 제32조 및 제38조는 이 법에 따른 이사장의 권한의 위임 및 준비금에 관하여 준용한다. 이 경우 "보험급여"는 "장기요양급여"로 본다. 〈개정 2011.12.31.〉

제52조(등급판정위원회의 설치) ① 장기요양인정 및 장기요양등급 판정 등을 심의하기 위하여 공단에 장기요양등급판정위원회를 둔다.
② 등급판정위원회는 특별자치시·특별자치도·시·군·구 단위로 설치한다. 다만, 인구 수 등을 고려하여 하나의 특별자치시·특별자치도·

시・군・구에 2 이상의 등급판정위원회를 설치하거나 2 이상의 특별자치시・특별자치도・시・군・구를 통합하여 하나의 등급판정위원회를 설치할 수 있다. 〈개정 2013.8.13.〉

③ 등급판정위원회는 위원장 1인을 포함하여 15인의 위원으로 구성한다.

④ 등급판정위원회 위원은 다음 각 호의 자 중에서 공단 이사장이 위촉한다. 이 경우 특별자치시장・특별자치도지사・시장・군수・구청장이 추천한 위원은 7인, 의사 또는 한의사가 1인 이상 각각 포함되어야 한다. 〈개정 2013.8.13.〉

1. 「의료법」에 따른 의료인
2. 「사회복지사업법」에 따른 사회복지사
3. 특별자치시・특별자치도・시・군・구 소속 공무원
4. 그 밖에 법학 또는 장기요양에 관한 학식과 경험이 풍부한 자

⑤ 등급판정위원회 위원의 임기는 3년으로 하되, 한 차례만 연임할 수 있다. 다만, 공무원인 위원의 임기는 재임기간으로 한다. 〈개정 2018.12.11.〉

제53조(등급판정위원회의 운영) ① 등급판정위원회 위원장은 위원 중에서 특별자치시장・특별자치도지사・시장・군수・구청장이 위촉한다. 이 경우 제52조제2항 단서에 따라 2 이상의 특별자치시・특별자치도・시・군・구를 통합하여 하나의 등급판정위원회를 설치하는 때 해당 특별자치시장・특별자치도지사・시장・군수・구청장이 공동으로 위촉한다. 〈개정 2013.8.13.〉

② 등급판정위원회 회의는 구성원 과반수의 출석으로 개의하고 출석위원 과반수의 찬성으로 의결한다.

③ 이 법에 정한 것 외에 등급판정위원회의 구성・운영, 그 밖에 필요한 사항은 대통령령으로 정한다.

제53조의2(장기요양급여심사위원회의 설치) ① 다음 각 호의 사항을 심의하기 위하여 공단에 장기요양급여심사위원회(이하 "급여심사위원회"라 한다)를 둔다.

1. 장기요양급여 제공 기준의 세부사항 설정 및 보완에 관한 사항
2. 장기요양급여비용 및 산정방법의 세부사항 설정 및 보완에 관한 사항
3. 장기요양급여비용 심사기준 개발 및 심사조정에 관한 사항
4. 그 밖에 공단 이사장이 필요하다고 인정한 사항

② 급여심사위원회는 위원장 1명을 포함하여 10명 이하의 위원으로 구성한다.

③ 이 법에서 정한 것 외에 급여심사위원회의 구성・운영, 그 밖에 필요한 사항은 대통령령으로 정한다.

[본조신설 2024.2.6.]

제54조(장기요양급여의 관리・평가) ① 공단은 장기요양기관이 제공하는 장기요양급여 내용을 지속적으로 관리・평가하여 장기요양급여의 수준이 향상되도록 노력하여야 한다.

② 공단은 장기요양기관이 제23조제5항에 따른 장기요양급여의 제공 기준・절차・방법 등에 따라 적정하게 장기요양급여를 제공하였는지 평가를 실시하고 그 결과를 공단의 홈페이지 등에 공표하는 등 필요한 조치를 할 수 있다. 〈개정 2016.5.29., 2024.1.2.〉

③ 제2항에 따른 장기요양급여 제공내용의 평가 방법 및 평가 결과의 공표 방법, 그 밖에 필요한 사항은 보건복지부령으로 정한다. 〈개정 2016.5.29.〉

제10장 심사청구 및 재심사청구

〈개정 2018.12.11.〉

제55조(심사청구) ① 장기요양인정・장기요양등급・장기요양급여・부당이득・장기요양급여비용 또는 장기요양보험료 등에 관한 공단의 처분에 이의가 있는 자는 공단에 심사청구를 할 수 있다. 〈개정 2018.12.11.〉

② 제1항에 따른 심사청구는 그 처분이 있음을

안 날부터 90일 이내에 문서(「전자정부법」 제2조 제7호에 따른 전자문서를 포함한다)로 하여야 하며, 처분이 있은 날부터 180일을 경과하면 이를 제기하지 못한다. 다만, 정당한 사유로 그 기간에 심사청구를 할 수 없었음을 증명하면 그 기간이 지난 후에도 심사청구를 할 수 있다. 〈개정 2018.12.11.〉

③ 제1항에 따른 심사청구 사항을 심사하기 위하여 공단에 장기요양심사위원회(이하 "심사위원회"라 한다)를 둔다. 〈개정 2018.12.11.〉

④ 심사위원회는 위원장 1명을 포함한 50명 이내의 위원으로 구성한다. 〈신설 2024.2.6.〉

⑤ 이 법에서 정한 것 외에 심사위원회의 구성·운영, 그 밖에 필요한 사항은 대통령령으로 정한다. 〈개정 2018.12.11., 2024.2.6.〉

[제목개정 2018.12.11.]

제56조(재심사청구) ① 제55조에 따른 심사청구에 대한 결정에 불복하는 사람은 그 결정통지를 받은 날부터 90일 이내에 장기요양재심사위원회(이하 "재심사위원회"라 한다)에 재심사를 청구할 수 있다. 〈개정 2018.12.11.〉

② 재심사위원회는 보건복지부장관 소속으로 두고, 위원장 1인을 포함한 20인 이내의 위원으로 구성한다. 〈개정 2018.12.11.〉

③ 재심사위원회의 위원은 관계 공무원, 법학, 그 밖에 장기요양사업 분야의 학식과 경험이 풍부한 자 중에서 보건복지부장관이 임명 또는 위촉한다. 이 경우 공무원이 아닌 위원이 전체 위원의 과반수가 되도록 하여야 한다. 〈개정 2018.12.11.〉

④ 이 법에서 정한 것 외에 재심사위원회의 구성·운영, 그 밖에 필요한 사항은 대통령령으로 정한다. 〈개정 2018.12.11., 2024.2.6.〉

[제목개정 2018.12.11.]

제56조의2(행정심판과의 관계) ① 재심사위원회의 재심사에 관한 절차에 관하여는 「행정심판법」을 준용한다.

② 제56조에 따른 재심사청구 사항에 대한 재심사위원회의 재심사를 거친 경우에는 「행정심판법」에 따른 행정심판을 청구할 수 없다.

[본조신설 2018.12.11.]

제57조(행정소송) 공단의 처분에 이의가 있는 자와 제55조에 따른 심사청구 또는 제56조에 따른 재심사청구에 대한 결정에 불복하는 자는 「행정소송법」으로 정하는 바에 따라 행정소송을 제기할 수 있다. 〈개정 2018.12.11.〉

제11장 보칙

제58조(국가의 부담) ① 국가는 매년 예산의 범위 안에서 해당 연도 장기요양보험료 예상수입액의 100분의 20에 상당하는 금액을 공단에 지원한다. 〈개정 2019.1.15.〉

② 국가와 지방자치단체는 대통령령으로 정하는 바에 따라 의료급여수급권자의 장기요양급여비용, 의사소견서 발급비용, 방문간호지시서 발급비용 중 공단이 부담하여야 할 비용(제40조제2항 및 제4항제1호에 따라 면제 및 감경됨으로 인하여 공단이 부담하게 되는 비용을 포함한다) 및 관리운영비의 전액을 부담한다. 〈개정 2021.12.21.〉

③ 제2항에 따라 지방자치단체가 부담하는 금액은 보건복지부령으로 정하는 바에 따라 특별시·광역시·특별자치시·도·특별자치도와 시·군·구가 분담한다. 〈개정 2013.8.13.〉

④ 제2항 및 제3항에 따른 지방자치단체의 부담액 부과, 징수 및 재원관리, 그 밖에 필요한 사항은 대통령령으로 정한다.

제59조(전자문서의 사용) ① 장기요양사업에 관련된 각종 서류의 기록, 관리 및 보관은 보건복지부령으로 정하는 바에 따라 전자문서로 한다. 〈개정 2013.8.13.〉

② 공단 및 장기요양기관은 장기요양기관의 지정신청, 재가·시설 급여비용의 청구 및 지급, 장기요양기관의 재무·회계정보 처리 등에 대하여 전산매체 또는 전자문서교환방식을 이용하여야 한

다. 〈개정 2016.5.29.〉

③ 제1항 및 제2항에도 불구하고 정보통신망 및 정보통신서비스 시설이 열악한 지역 등 보건복지부장관이 정하는 지역의 경우 전자문서·전산매체 또는 전자문서교환방식을 이용하지 아니할 수 있다.

제60조(자료의 제출 등) ① 공단은 장기요양급여 제공내용 확인, 장기요양급여의 관리·평가 및 장기요양보험료 산정 등 장기요양사업 수행에 필요하다고 인정할 때 다음 각 호의 어느 하나에 해당하는 자에게 자료의 제출을 요구할 수 있다. 〈개정 2021.12.21.〉

1. 장기요양보험가입자 또는 그 피부양자 및 의료급여수급권자
2. 수급자, 장기요양기관 및 의료기관

② 제1항에 따라 자료의 제출을 요구받은 자는 성실히 이에 응하여야 한다.

제61조(보고 및 검사) ① 보건복지부장관, 특별시장·광역시장·도지사 또는 특별자치시장·특별자치도지사·시장·군수·구청장은 다음 각 호의 어느 하나에 해당하는 자에게 보수·소득이나 그 밖에 보건복지부령으로 정하는 사항의 보고 또는 자료의 제출을 명하거나 소속 공무원으로 하여금 관계인에게 질문을 하게 하거나 관계 서류를 검사하게 할 수 있다. 〈개정 2013.8.13., 2020.3.31.〉

1. 장기요양보험가입자
2. 피부양자
3. 의료급여수급권자

② 보건복지부장관, 특별시장·광역시장·도지사 또는 특별자치시장·특별자치도지사·시장·군수·구청장은 다음 각 호의 어느 하나에 해당하는 자에게 장기요양급여의 제공 명세, 재무·회계에 관한 사항 등 장기요양급여에 관련된 자료의 제출을 명하거나 소속 공무원으로 하여금 관계인에게 질문을 하게 하거나 관계 서류를 검사하게 할 수 있다. 〈개정 2013.8.13., 2016.5.29., 2020.3.31., 2021.12.21.〉

1. 장기요양기관 및 의료기관
2. 장기요양급여를 받은 자

③ 보건복지부장관, 특별시장·광역시장·도지사 또는 특별자치시장·특별자치도지사·시장·군수·구청장은 제1항 및 제2항에 따른 보고 또는 자료제출 명령이나 질문 또는 검사 업무를 효율적으로 수행하기 위하여 필요한 경우에는 공단에 행정응원(行政應援)을 요청할 수 있다. 이 경우 공단은 특별한 사유가 없으면 이에 따라야 한다. 〈신설 2020.3.31.〉

④ 제1항 및 제2항의 경우에 소속 공무원은 그 권한을 표시하는 증표 및 조사기간, 조사범위, 조사담당자, 관계 법령 등 보건복지부령으로 정하는 사항이 기재된 서류를 지니고 이를 관계인에게 내보여야 한다. 〈개정 2015.12.29., 2020.3.31.〉

⑤ 제1항 및 제2항에 따른 질문 또는 검사의 절차·방법 등에 관하여는 이 법에서 정하는 사항을 제외하고는 「행정조사기본법」에서 정하는 바에 따른다. 〈신설 2015.12.29., 2020.3.31.〉

⑥ 제3항에 따른 행정응원의 절차·방법 등에 관하여 필요한 사항은 대통령령으로 정한다. 〈신설 2020.3.31.〉

제62조(비밀누설금지) 다음 각 호에 해당하는 자는 업무수행 중 알게 된 비밀을 누설하여서는 아니 된다. 〈개정 2013.8.13., 2024.1.2.〉

1. 특별자치시·특별자치도·시·군·구, 공단, 등급판정위원회, 장기요양위원회, 제37조의3 제3항에 따른 공표심의위원회, 심사위원회, 재심사위원회 및 장기요양기관에 종사하고 있거나 종사한 자
2. 제24조부터 제26조까지의 규정에 따른 가족요양비·특례요양비 및 요양병원간병비와 관련된 급여를 제공한 자

제62조의2(유사명칭의 사용금지) 이 법에 따른 장기요양보험 사업을 수행하는 자가 아닌 자는 보험계약 또는 보험계약의 명칭에 노인장기요양

보험 또는 이와 유사한 용어를 사용하지 못한다.
[본조신설 2018.12.11.]

제63조(청문) 특별자치시장·특별자치도지사·시장·군수·구청장은 다음 각 호의 어느 하나에 해당하는 처분 또는 공표를 하려는 경우에는 청문을 하여야 한다. 〈개정 2015.12.29.〉

1. 제37조제1항에 따른 장기요양기관 지정취소 또는 업무정지명령
2. 삭제 〈2018.12.11.〉
3. 제37조의3에 따른 위반사실 등의 공표
4. 제37조의5제1항에 따른 장기요양급여 제공의 제한 처분

[전문개정 2013.8.13.]

제64조(시효 등에 관한 준용) 「국민건강보험법」 제91조, 제92조, 제96조, 제103조, 제104조, 제107조, 제111조 및 제112조는 시효, 기간의 계산, 자료의 제공, 공단 등에 대한 감독, 권한의 위임 및 위탁, 업무의 위탁, 단수처리 등에 관하여 준용한다. 이 경우 "보험료"를 "장기요양보험료"로, "보험급여"를 "장기요양급여"로, "요양기관"을 "장기요양기관"으로, "건강보험사업"을 "장기요양사업"으로 본다. 〈개정 2011.12.31.〉

제65조(다른 법률에 따른 소득 등의 의제금지) 이 법에 따른 장기요양급여로 지급된 현금 등은 「국민기초생활 보장법」 제2조제9호의 소득 또는 재산으로 보지 아니한다. 〈개정 2021.12.21.〉

제66조(수급권의 보호) ① 장기요양급여를 받을 권리는 양도 또는 압류하거나 담보로 제공할 수 없다. 〈개정 2016.12.2.〉

② 제27조의2제1항에 따른 특별현금급여수급계좌의 예금에 관한 채권은 압류할 수 없다. 〈신설 2016.12.2.〉

제66조의2(벌칙 적용에서 공무원 의제) 등급판정위원회, 장기요양위원회, 제37조의3제3항에 따른 공표심의위원회, 심사위원회 및 재심사위원회 위원 중 공무원이 아닌 사람은 「형법」 제129조부터 제132조까지의 규정을 적용할 때에는 공무원으로 본다. 〈개정 2020.3.31., 2024.1.2.〉
[본조신설 2018.12.11.]

제66조의3(소액 처리) 공단은 징수 또는 반환하여야 할 금액이 1건당 1,000원 미만인 경우(제38조제5항 및 제43조제4항 후단에 따라 각각 상계할 수 있는 지급금 및 장기요양보험료등은 제외한다)에는 징수 또는 반환하지 아니한다. 다만, 「국민건강보험법」 제106조에 따른 소액 처리 대상에서 제외되는 건강보험료와 통합하여 징수 또는 반환되는 장기요양보험료의 경우에는 그러하지 아니하다.
[본조신설 2019.1.15.]

제12장 벌칙

제67조(벌칙) ① 다음 각 호의 어느 하나에 해당하는 자는 3년 이하의 징역 또는 3천만원 이하의 벌금에 처한다. 〈신설 2020.12.29., 2021.12.21.〉

1. 거짓이나 그 밖의 부정한 방법으로 장기요양급여비용을 청구한 자
2. 제33조의3제2항제1호를 위반하여 폐쇄회로 텔레비전의 설치 목적과 다른 목적으로 폐쇄회로 텔레비전을 임의로 조작하거나 다른 곳을 비추는 행위를 한 자
3. 제33조의3제2항제2호를 위반하여 녹음기능을 사용하거나 보건복지부령으로 정하는 저장장치 이외의 장치 또는 기기에 영상정보를 저장한 자

② 다음 각 호의 어느 하나에 해당하는 자는 2년 이하의 징역 또는 2천만원 이하의 벌금에 처한다. 〈개정 2018.12.11., 2020.12.29., 2021.12.21.〉

1. 제31조를 위반하여 지정받지 아니하고 장기요양기관을 운영하거나 거짓이나 그 밖의 부정한 방법으로 지정받은 자
2. 제33조의3제3항에 따른 안전성 확보에 필요한 조치를 하지 아니하여 영상정보를 분실·도난·유출·변조 또는 훼손당한 자

3. 제35조제5항을 위반하여 본인부담금을 면제 또는 감경하는 행위를 한 자
4. 제35조제6항을 위반하여 수급자를 소개, 알선 또는 유인하는 행위를 하거나 이를 조장한 자
5. 제62조를 위반하여 업무수행 중 알게 된 비밀을 누설한 자

③ 다음 각 호의 어느 하나에 해당하는 자는 1년 이하의 징역 또는 1천만원 이하의 벌금에 처한다. 〈개정 2015.12.29., 2018.12.11., 2019.4.23., 2020.12.29.〉

1. 제35조제1항을 위반하여 정당한 사유 없이 장기요양급여의 제공을 거부한 자
2. 거짓이나 그 밖의 부정한 방법으로 장기요양급여를 받거나 다른 사람으로 하여금 장기요양급여를 받게 한 자
3. 정당한 사유 없이 제36조제3항 각 호에 따른 권익보호조치를 하지 아니한 사람
4. 제37조제7항을 위반하여 수급자가 부담한 비용을 정산하지 아니한 자

④ 제61조제2항에 따른 자료제출 명령에 따르지 아니하거나 거짓으로 자료제출을 한 장기요양기관 또는 의료기관이나 질문 또는 검사를 거부·방해 또는 기피하거나 거짓으로 답변한 장기요양기관 또는 의료기관은 1천만원 이하의 벌금에 처한다. 〈신설 2020.3.31., 2020.12.29., 2021.12.21.〉

[전문개정 2013.8.13.]

제68조(양벌규정) 법인의 대표자, 법인이나 개인의 대리인·사용인 및 그 밖의 종사자가 그 법인 또는 개인의 업무에 관하여 제67조에 해당하는 위반행위를 한 때에는 그 행위자를 벌하는 외에 그 법인 또는 개인에 대하여도 해당 조의 벌금형을 과한다. 다만, 법인 또는 개인이 그 위반행위를 방지하기 위하여 해당 업무에 관하여 상당한 주의와 감독을 게을리하지 아니한 경우에는 그러하지 아니하다. 〈개정 2010.3.17.〉

제69조(과태료) ① 정당한 사유 없이 다음 각 호의 어느 하나에 해당하는 자에게는 500만원 이하의 과태료를 부과한다. 〈개정 2010.3.17., 2013.8.13., 2015.12.29., 2018.12.11., 2020.3.31., 2024.1.2.〉

1. 삭제 〈2013.8.13.〉
2. 제33조를 위반하여 변경지정을 받지 아니하거나 변경신고를 하지 아니한 자 또는 거짓이나 그 밖의 부정한 방법으로 변경지정을 받거나 변경신고를 한 자

2의2. 제34조를 위반하여 장기요양기관에 관한 정보를 게시하지 아니하거나 거짓으로 게시한 자

2의3. 제35조제3항을 위반하여 수급자에게 장기요양급여비용에 대한 명세서를 교부하지 아니하거나 거짓으로 교부한 자

3. 제35조제4항을 위반하여 장기요양급여 제공자료를 기록·관리하지 아니하거나 거짓으로 작성한 사람

3의2. 제35조의4제2항 각 호의 어느 하나를 위반한 자

3의3. 제35조의4제5항에 따른 적절한 조치를 하지 아니한 자

4. 제36조제1항 또는 제6항을 위반하여 폐업·휴업 신고 또는 자료이관을 하지 아니하거나 거짓이나 그 밖의 부정한 방법으로 신고한 자

4의2. 제37조의4제4항을 위반하여 행정제재처분을 받았거나 그 절차가 진행 중인 사실을 양수인등에게 지체 없이 알리지 아니한 자

5. 삭제 〈2013.8.13.〉
6. 거짓이나 그 밖의 부정한 방법으로 수급자에게 장기요양급여비용을 부담하게 한 자
7. 제60조, 제61조제1항 또는 제2항(같은 항 제1호에 해당하는 자는 제외한다)에 따른 보고 또는 자료제출 요구·명령에 따르지 아니하거나 거짓으로 보고 또는 자료제출을 한 자나 질문 또는 검사를 거부·방해 또는 기피하거나 거짓으로 답변한 자
8. 거짓이나 그 밖의 부정한 방법으로 장기요양급여비용 청구에 가담한 사람

9. 제62조의2를 위반하여 노인장기요양보험 또는 이와 유사한 용어를 사용한 자

② 다음 각 호의 어느 하나에 해당하는 자에게는 300만원 이하의 과태료를 부과한다. 〈신설 2021.12.21.〉

1. 제33조의2에 따른 폐쇄회로 텔레비전을 설치하지 아니하거나 설치・관리의무를 위반한 자
2. 제33조의3제1항 각 호에 따른 열람 요청에 응하지 아니한 자

③ 제1항 및 제2항에 따른 과태료는 대통령령으로 정하는 바에 따라 관할 특별자치시장・특별자치도지사・시장・군수・구청장이 부과・징수한다. 〈신설 2013.8.13., 2021.12.21.〉

제70조 삭제 〈2013.8.13.〉

부 칙 〈제20213호, 2024.2.6.〉

제1조(시행일) 이 법은 공포 후 1년이 경과한 날부터 시행한다.

제2조(장기요양급여심사위원회에 관한 경과조치) 제53조의2의 개정규정 시행 당시 「장기요양급여제공기준 및 급여비용 산정방법 등에 관한 고시」에 따라 설치한 장기요양급여심사위원회는 같은 개정규정에 따라 설치한 장기요양급여심사위원회로 본다.

부 칙 〈제20587호, 2024.12.20.〉

이 법은 공포 후 6개월이 경과한 날부터 시행한다.

산업재해보상보험법

[일부개정 2024. 10. 22. 법률 제20523호]

제1장 총 칙

제1조(목적) 이 법은 산업재해보상보험 사업을 시행하여 근로자의 업무상의 재해를 신속하고 공정하게 보상하며, 재해근로자의 재활 및 사회 복귀를 촉진하기 위하여 이에 필요한 보험시설을 설치·운영하고, 재해 예방과 그 밖에 근로자의 복지 증진을 위한 사업을 시행하여 근로자 보호에 이바지하는 것을 목적으로 한다.

제2조(보험의 관장과 보험연도) ① 이 법에 따른 산업재해보상보험 사업(이하 "보험사업"이라 한다)은 고용노동부장관이 관장한다. 〈개정 2010. 6.4.〉

② 이 법에 따른 보험사업의 보험연도는 정부의 회계연도에 따른다.

제3조(국가의 부담 및 지원) ① 국가는 회계연도마다 예산의 범위에서 보험사업의 사무 집행에 드는 비용을 일반회계에서 부담하여야 한다.

② 국가는 회계연도마다 예산의 범위에서 보험사업에 드는 비용의 일부를 지원할 수 있다.

제4조(보험료) 이 법에 따른 보험사업에 드는 비용에 충당하기 위하여 징수하는 보험료나 그 밖의 징수금에 관하여는 「고용보험 및 산업재해보상보험의 보험료징수 등에 관한 법률」(이하 "보험료징수법"이라 한다)에서 정하는 바에 따른다.

제5조(정의) 이 법에서 사용하는 용어의 뜻은 다음과 같다. 〈개정 2010.1.27., 2010.5.20., 2010.6.4., 2012.12.18., 2017.10.24., 2018.6.12., 2020.5.26.〉

1. "업무상의 재해"란 업무상의 사유에 따른 근로자의 부상·질병·장해 또는 사망을 말한다.
2. "근로자"·"임금"·"평균임금"·"통상임금"이란 각각 「근로기준법」에 따른 "근로자"·"임금"·"평균임금"·"통상임금"을 말한다. 다만, 「근로기준법」에 따라 "임금" 또는 "평균임금"을 결정하기 어렵다고 인정되면 고용노동부장관이 정하여 고시하는 금액을 해당 "임금" 또는 "평균임금"으로 한다.
3. "유족"이란 사망한 사람의 배우자(사실상 혼인 관계에 있는 사람을 포함한다. 이하 같다)·자녀·부모·손자녀·조부모 또는 형제자매를 말한다.
4. "치유"란 부상 또는 질병이 완치되거나 치료의 효과를 더 이상 기대할 수 없고 그 증상이 고정된 상태에 이르게 된 것을 말한다.
5. "장해"란 부상 또는 질병이 치유되었으나 정신적 또는 육체적 훼손으로 인하여 노동능력이 상실되거나 감소된 상태를 말한다.
6. "중증요양상태"란 업무상의 부상 또는 질병에 따른 정신적 또는 육체적 훼손으로 노동능력이 상실되거나 감소된 상태로서 그 부상 또는 질병이 치유되지 아니한 상태를 말한다.
7. "진폐"(塵肺)란 분진을 흡입하여 폐에 생기는 섬유증식성(纖維增殖性) 변화를 주된 증상으로 하는 질병을 말한다.
8. "출퇴근"이란 취업과 관련하여 주거와 취업장소 사이의 이동 또는 한 취업장소에서 다른 취업장소로의 이동을 말한다.

제6조(적용 범위) 이 법은 근로자를 사용하는 모든 사업 또는 사업장(이하 "사업"이라 한다)에 적용한다. 다만, 위험률·규모 및 장소 등을 고려하여 대통령령으로 정하는 사업에 대하여는 이 법을 적용하지 아니한다.

제7조(보험 관계의 성립·소멸) 이 법에 따른 보험 관계의 성립과 소멸에 대하여는 보험료징수법으로 정하는 바에 따른다.

제8조(산업재해보상보험및예방심의위원회) ① 산업재해보상보험 및 예방에 관한 중요 사항을 심의하게 하기 위하여 고용노동부에 산업재해보상보험및예방심의위원회(이하 "위원회"라 한다)를 둔다. 〈개정 2009.10.9., 2010.6.4.〉

② 위원회는 근로자를 대표하는 사람, 사용자를 대표하는 사람 및 공익을 대표하는 사람으로 구성하되, 그 수는 각각 같은 수로 한다. 〈개정 2020.5.26.〉

③ 위원회는 그 심의 사항을 검토하고, 위원회의 심의를 보조하게 하기 위하여 위원회에 전문위원회를 둘 수 있다. 〈개정 2009.10.9.〉

④ 위원회 및 전문위원회의 조직·기능 및 운영에 필요한 사항은 대통령령으로 정한다. 〈개정 2009.10.9.〉

[제목개정 2009.10.9.]

제9조(보험사업 관련 조사·연구) ① 고용노동부장관은 보험사업을 효율적으로 관리·운영하기 위하여 조사·연구 사업 등을 할 수 있다. 〈개정 2010.6.4.〉

② 고용노동부장관은 필요하다고 인정하면 제1항에 따른 업무의 일부를 대통령령으로 정하는 자에게 대행하게 할 수 있다. 〈개정 2010.6.4.〉

제9조의2(산업재해근로자의 날) ① 산업재해에 대한 국민의 이해를 증진시키고 산업재해근로자의 권익 향상을 도모하기 위하여 매년 4월 28일을 산업재해근로자의 날로 하며, 산업재해근로자의 날부터 1주간을 산업재해근로자 추모 주간으로 한다.

② 고용노동부장관은 산업재해근로자의 날의 취지에 적합한 행사, 산업재해예방교육, 산업재해근로자 지원 등의 사업을 실시하도록 노력하여야 한다.

[본조신설 2024.10.22.]

제2장 근로복지공단

제10조(근로복지공단의 설립) 고용노동부장관의 위탁을 받아 제1조의 목적을 달성하기 위한 사업을 효율적으로 수행하기 위하여 근로복지공단(이하 "공단"이라 한다)을 설립한다. 〈개정 2010.6.4.〉

제11조(공단의 사업) ① 공단은 다음 각 호의 사업을 수행한다. 〈개정 2010.1.27., 2015.1.20.〉

1. 보험가입자와 수급권자에 관한 기록의 관리·유지
2. 보험료징수법에 따른 보험료와 그 밖의 징수금의 징수
3. 보험급여의 결정과 지급
4. 보험급여 결정 등에 관한 심사 청구의 심리·결정
5. 산업재해보상보험 시설의 설치·운영

5의2. 업무상 재해를 입은 근로자 등의 진료·요양 및 재활

5의3. 재활보조기구의 연구개발·검정 및 보급

5의4. 보험급여 결정 및 지급을 위한 업무상 질병 관련 연구

5의5. 근로자 등의 건강을 유지·증진하기 위하여 필요한 건강진단 등 예방 사업

6. 근로자의 복지 증진을 위한 사업
7. 그 밖에 정부로부터 위탁받은 사업
8. 제5호·제5호의2부터 제5호의5까지·제6호 및 제7호에 따른 사업에 딸린 사업

② 공단은 제1항제5호의2부터 제5호의5까지의 사업을 위하여 의료기관, 연구기관 등을 설치·운영할 수 있다. 〈신설 2010.1.27., 2015.1.20.〉

③ 제1항제3호에 따른 사업의 수행에 필요한 자

문을 하기 위하여 공단에 관계 전문가 등으로 구성되는 보험급여자문위원회를 둘 수 있다. 〈개정 2010.1.27.〉

④ 제3항에 따른 보험급여자문위원회의 구성과 운영에 필요한 사항은 공단이 정한다. 〈개정 2010.1.27.〉

⑤ 정부는 예산의 범위에서 공단의 사업과 운영에 필요한 비용을 출연할 수 있다. 〈신설 2015.1.20.〉

제12조(법인격) 공단은 법인으로 한다.

제13조(사무소) ① 공단의 주된 사무소 소재지는 정관으로 정한다.

② 공단은 필요하면 정관으로 정하는 바에 따라 분사무소를 둘 수 있다.

제14조(정관) ① 공단의 정관에는 다음 각 호의 사항을 적어야 한다.

1. 목적
2. 명칭
3. 주된 사무소와 분사무소에 관한 사항
4. 임직원에 관한 사항
5. 이사회에 관한 사항
6. 사업에 관한 사항
7. 예산 및 결산에 관한 사항
8. 자산 및 회계에 관한 사항
9. 정관의 변경에 관한 사항
10. 내부규정의 제정·개정 및 폐지에 관한 사항
11. 공고에 관한 사항

② 공단의 정관은 고용노동부장관의 인가를 받아야 한다. 이를 변경하려는 때에도 또한 같다. 〈개정 2010.6.4.〉

제15조(설립등기) 공단은 그 주된 사무소의 소재지에서 설립등기를 함으로써 성립한다.

제16조(임원) ① 공단의 임원은 이사장 1명과 상임이사 4명을 포함한 15명 이내의 이사와 감사 1명으로 한다. 〈개정 2010.1.27.〉

② 이사장·상임이사 및 감사의 임면(任免)에 관하여는 「공공기관의 운영에 관한 법률」 제26조에 따른다. 〈개정 2010.1.27.〉

③ 비상임이사(제4항에 따라 당연히 비상임이사로 선임되는 사람은 제외한다)는 다음 각 호의 어느 하나에 해당하는 사람 중에서 「공공기관의 운영에 관한 법률」 제26조제3항에 따라 고용노동부장관이 임명한다. 이 경우 제1호와 제2호에 해당하는 비상임이사는 같은 수로 하되, 노사 어느 일방이 추천하지 아니하는 경우에는 그러하지 아니하다. 〈신설 2010.1.27., 2010.5.20., 2010.6.4.〉

1. 총연합단체인 노동조합이 추천하는 사람
2. 전국을 대표하는 사용자단체가 추천하는 사람
3. 사회보험 또는 근로복지사업에 관한 학식과 경험이 풍부한 사람으로서 「공공기관의 운영에 관한 법률」 제29조에 따른 임원추천위원회가 추천하는 사람

④ 당연히 비상임이사로 선임되는 사람은 다음 각 호와 같다. 〈신설 2010.1.27., 2010.6.4.〉

1. 기획재정부에서 공단 예산 업무를 담당하는 3급 공무원 또는 고위공무원단에 속하는 일반직공무원 중에서 기획재정부장관이 지명하는 1명
2. 고용노동부에서 산업재해보상보험 업무를 담당하는 3급 공무원 또는 고위공무원단에 속하는 일반직공무원 중에서 고용노동부장관이 지명하는 1명

⑤ 비상임이사에게는 보수를 지급하지 아니한다. 다만, 직무 수행에 드는 실제 비용은 지급할 수 있다. 〈개정 2010.1.27.〉

제17조(임원의 임기) 이사장의 임기는 3년으로 하고, 이사와 감사의 임기는 2년으로 하되, 각각 1년 단위로 연임할 수 있다. 〈개정 2010.1.27.〉

제18조(임원의 직무) ① 이사장은 공단을 대표하고 공단의 업무를 총괄한다.

② 상임이사는 정관으로 정하는 바에 따라 공단의 업무를 분장하고, 이사장이 부득이한 사유로 직무를 수행할 수 없을 때에는 정관으로 정하는 순서에 따라 그 직무를 대행한다. 〈개정 2020.5.26.〉

③ 감사(監事)는 공단의 업무와 회계를 감사(監

査)한다.

제19조(임원의 결격사유와 당연퇴직) 다음 각 호의 어느 하나에 해당하는 사람은 공단의 임원이 될 수 없다.

1. 「국가공무원법」 제33조 각 호의 어느 하나에 해당하는 사람
2. 「공공기관의 운영에 관한 법률」 제34조제1항 제2호에 해당하는 사람

[전문개정 2010.1.27.]

제20조(임원의 해임) 임원의 해임에 관하여는 「공공기관의 운영에 관한 법률」 제22조제1항, 제31조제6항, 제35조제2항·제3항, 제36조제2항 및 제48조제4항·제8항에 따른다.

[전문개정 2010.1.27.]

제21조(임직원의 겸직 제한 등) ① 공단의 상임임원과 직원은 그 직무 외에 영리를 목적으로 하는 업무에 종사하지 못한다. 〈개정 2010.1.27.〉

② 상임임원이 「공공기관의 운영에 관한 법률」 제26조에 따른 임명권자나 제청권자의 허가를 받은 경우와 직원이 이사장의 허가를 받은 경우에는 비영리 목적의 업무를 겸할 수 있다. 〈신설 2010.1.27.〉

③ 공단의 임직원이나 그 직에 있었던 사람은 그 직무상 알게 된 비밀을 누설하여서는 아니된다. 〈개정 2010.1.27., 2020.5.26.〉

제22조(이사회) ① 공단에 「공공기관의 운영에 관한 법률」 제17조제1항 각 호의 사항을 심의·의결하기 위하여 이사회를 둔다.

② 이사회는 이사장을 포함한 이사로 구성한다.

③ 이사장은 이사회의 의장이 된다.

④ 이사회의 회의는 이사회 의장이나 재적이사 3분의 1 이상의 요구로 소집하고, 재적이사 과반수의 찬성으로 의결한다.

⑤ 감사는 이사회에 출석하여 의견을 진술할 수 있다.

[전문개정 2010.1.27.]

제23조(직원의 임면 및 대리인의 선임) ① 이사장은 정관으로 정하는 바에 따라 공단의 직원을 임명하거나 해임한다.

② 이사장은 정관으로 정하는 바에 따라 직원 중에서 업무에 관한 재판상 행위 또는 재판 외의 행위를 할 수 있는 권한을 가진 대리인을 선임할 수 있다.

제24조(벌칙 적용에서의 공무원 의제) 공단의 임원과 직원은 「형법」 제129조부터 제132조까지의 규정에 따른 벌칙의 적용에서는 공무원으로 본다.

제25조(업무의 지도·감독) ① 공단은 대통령령으로 정하는 바에 따라 회계연도마다 사업 운영계획과 예산에 관하여 고용노동부장관의 승인을 받아야 한다. 〈개정 2010.6.4.〉

② 공단은 회계연도마다 회계연도가 끝난 후 2개월 이내에 사업 실적과 결산을 고용노동부장관에게 보고하여야 한다. 〈개정 2010.6.4.〉

③ 고용노동부장관은 공단에 대하여 그 사업에 관한 보고를 명하거나 사업 또는 재산 상황을 검사할 수 있고, 필요하다고 인정하면 정관을 변경하도록 명하는 등 감독을 위하여 필요한 조치를 할 수 있다. 〈개정 2010.6.4., 2020.5.26.〉

제26조(공단의 회계) ① 공단의 회계연도는 정부의 회계연도에 따른다.

② 공단은 보험사업에 관한 회계를 공단의 다른 회계와 구분하여 회계처리하여야 한다. 〈개정 2018.6.12.〉

③ 공단은 고용노동부장관의 승인을 받아 회계규정을 정하여야 한다. 〈개정 2010.6.4.〉

제26조의2(공단의 수입) 공단의 수입은 다음 각 호와 같다.

1. 정부나 정부 외의 자로부터 받은 출연금 또는 기부금
2. 제11조에 따른 공단의 사업수행으로 발생한 수입 및 부대수입
3. 제27조에 따른 차입금 및 이입충당금
4. 제28조에 따른 잉여금
5. 그 밖의 수입금

[본조신설 2018.6.12.]

제27조(자금의 차입 등) ① 공단은 제11조에 따른 사업을 위하여 필요하면 고용노동부장관의 승인을 받아 자금을 차입(국제기구·외국 정부 또는 외국인으로부터의 차입을 포함한다)할 수 있다. 〈개정 2010.6.4.〉

② 공단은 회계연도마다 보험사업과 관련하여 지출이 수입을 초과하게 되면 제99조에 따른 책임준비금의 범위에서 고용노동부장관의 승인을 받아 제95조에 따른 산업재해보상보험 및 예방 기금에서 이입(移入)하여 충당할 수 있다. 〈개정 2010.6.4.〉

제28조(잉여금의 처리) 공단은 회계연도 말에 결산상 잉여금이 있으면 공단의 회계규정으로 정하는 바에 따라 회계별로 구분하여 손실금을 보전(補塡)하고 나머지는 적립하여야 한다.

제29조(권한 또는 업무의 위임·위탁) ① 이 법에 따른 공단 이사장의 대표 권한 중 일부를 대통령령으로 정하는 바에 따라 공단의 분사무소(이하 "소속 기관"이라 한다)의 장에게 위임할 수 있다.

② 이 법에 따른 공단의 업무 중 일부를 대통령령으로 정하는 바에 따라 체신관서나 금융기관에 위탁할 수 있다.

제30조(수수료 등의 징수) 공단은 제11조에 따른 사업에 관하여 고용노동부장관의 승인을 받아 공단 시설의 이용료나 업무위탁 수수료 등 그 사업에 필요한 비용을 수익자가 부담하게 할 수 있다. 〈개정 2010.6.4.〉

제31조(자료 제공의 요청) ① 공단은 보험급여의 결정과 지급 등 보험사업을 효율적으로 수행하기 위하여 필요하면 질병관리청·국세청·경찰청 및 지방자치단체 등 관계 행정기관이나 그 밖에 대통령령으로 정하는 보험사업과 관련되는 기관·단체에 주민등록·외국인등록 등 대통령령으로 정하는 자료의 제공을 요청할 수 있다. 〈개정 2020.5.26., 2020.12.8., 2022.6.10.〉

② 제1항에 따라 자료의 제공을 요청받은 관계 행정기관이나 관련 기관·단체 등은 정당한 사유 없이 그 요청을 거부할 수 없다.

③ 제1항에 따라 공단에 제공되는 자료에 대하여는 수수료나 사용료 등을 면제한다.

제31조의2(가족관계등록 전산정보의 공동이용) ① 공단은 다음 각 호의 업무를 수행하기 위하여 「전자정부법」에 따라 「가족관계의 등록 등에 관한 법률」 제9조제1항에 따른 전산정보자료를 공동이용(「개인정보 보호법」 제2조제2호에 따른 처리를 포함한다)할 수 있다.

1. 제40조에 따른 요양급여 수급권자의 생존 여부 확인
2. 제52조에 따른 휴업급여 수급권자의 생존 여부 확인
3. 제57조에 따른 장해급여 수급권자의 생존 여부 확인
4. 제61조에 따른 간병급여 수급권자의 생존 여부 확인
5. 제62조에 따른 유족급여 수급권자의 수급자격 확인
6. 제66조에 따른 상병보상연금 수급권자의 생존 여부 확인
7. 제72조에 따른 직업재활급여 수급권자의 생존 여부 확인
8. 제81조에 따른 미지급 보험급여 지급을 위한 수급권자의 유족 여부 확인
9. 제91조의3에 따른 진폐보상연금 수급권자의 생존 여부 및 제91조의4에 따른 진폐유족연금 수급권자의 수급자격 확인

② 법원행정처장은 제1항에 따라 공단이 전산정보자료의 공동이용을 요청하는 경우 특별한 사유가 없으면 그 공동이용을 위하여 필요한 조치를 취하여야 한다.

③ 누구든지 제1항에 따라 공동이용하는 전산정보자료를 그 목적 외의 용도로 이용하거나 활용하여서는 아니 된다.

[본조신설 2021.1.26.]

제32조(출자 등) ① 공단은 공단의 사업을 효율적으로 수행하기 위하여 필요하면 제11조제1항제5호·제5호의2부터 제5호의5까지·제6호 및 제7호에 따른 사업에 출자하거나 출연할 수 있다. 〈개정 2010.1.27., 2015.1.20.〉

② 제1항에 따른 출자·출연에 필요한 사항은 대통령령으로 정한다.

제33조 삭제 〈2010.1.27.〉

제34조(유사명칭의 사용 금지) 공단이 아닌 자는 근로복지공단 또는 이와 비슷한 명칭을 사용하지 못한다.

[전문개정 2010.1.27.]

제35조(「민법」의 준용) 공단에 관하여는 이 법과 「공공기관의 운영에 관한 법률」에 규정된 것 외에는 「민법」 중 재단법인에 관한 규정을 준용한다. 〈개정 2010.1.27.〉

제3장 보험급여

제36조(보험급여의 종류와 산정 기준 등) ① 보험급여의 종류는 다음 각 호와 같다. 다만, 진폐에 따른 보험급여의 종류는 제1호의 요양급여, 제4호의 간병급여, 제7호의 장례비, 제8호의 직업재활급여, 제91조의3에 따른 진폐보상연금 및 제91조의4에 따른 진폐유족연금으로 하고, 제91조의12에 따른 건강손상자녀에 대한 보험급여의 종류는 제1호의 요양급여, 제3호의 장해급여, 제4호의 간병급여, 제7호의 장례비, 제8호의 직업재활급여로 한다. 〈개정 2010.5.20., 2021.1.26., 2022.1.11.〉

1. 요양급여
2. 휴업급여
3. 장해급여
4. 간병급여
5. 유족급여
6. 상병(傷病)보상연금
7. 장례비
8. 직업재활급여

② 제1항에 따른 보험급여는 제40조, 제52조부터 제57조까지, 제60조부터 제62조까지, 제66조부터 제69조까지, 제71조, 제72조, 제91조의3 및 제91조의4에 따른 보험급여를 받을 수 있는 사람(이하 "수급권자"라 한다)의 청구에 따라 지급한다. 〈개정 2010.5.20., 2020.5.26.〉

③ 보험급여를 산정하는 경우 해당 근로자의 평균임금을 산정하여야 할 사유가 발생한 날부터 1년이 지난 이후에는 매년 전체 근로자의 임금 평균액의 증감률에 따라 평균임금을 증감하되, 그 근로자의 연령이 60세에 도달한 이후에는 소비자물가변동률에 따라 평균임금을 증감한다. 다만, 제6항에 따라 산정한 금액을 평균임금으로 보는 진폐에 걸린 근로자에 대한 보험급여는 제외한다. 〈개정 2010.5.20.〉

④ 제3항에 따른 전체 근로자의 임금 평균액의 증감률 및 소비자물가변동률의 산정 기준과 방법은 대통령령으로 정한다. 이 경우 산정된 증감률 및 변동률은 매년 고용노동부장관이 고시한다. 〈개정 2010.6.4.〉

⑤ 보험급여(진폐보상연금 및 진폐유족연금은 제외한다)를 산정할 때 해당 근로자의 근로 형태가 특이하여 평균임금을 적용하는 것이 적당하지 아니하다고 인정되는 경우로서 대통령령으로 정하는 경우에는 대통령령으로 정하는 산정 방법에 따라 산정한 금액을 평균임금으로 한다. 〈개정 2010.5.20.〉

⑥ 보험급여를 산정할 때 진폐 등 대통령령으로 정하는 직업병으로 보험급여를 받게 되는 근로자에게 그 평균임금을 적용하는 것이 근로자의 보호에 적당하지 아니하다고 인정되면 대통령령으로 정하는 산정 방법에 따라 산정한 금액을 그 근로자의 평균임금으로 한다. 〈개정 2010.5.20.〉

⑦ 보험급여(장례비는 제외한다)를 산정할 때 그 근로자의 평균임금 또는 제3항부터 제6항까지의 규정에 따라 보험급여의 산정 기준이 되는 평균

임금이 「고용정책 기본법」 제17조의 고용구조 및 인력수요 등에 관한 통계에 따른 상용근로자 5명 이상 사업체의 전체 근로자의 임금 평균액의 1.8배(이하 “최고 보상기준 금액”이라 한다)를 초과하거나, 2분의 1(이하 “최저 보상기준 금액”이라 한다)보다 적으면 그 최고 보상기준 금액이나 최저 보상기준 금액을 각각 그 근로자의 평균임금으로 하되, 최저 보상기준 금액이 「최저임금법」 제5조제1항에 따른 시간급 최저임금액에 8을 곱한 금액(이하 “최저임금액”이라 한다)보다 적으면 그 최저임금액을 최저 보상기준 금액으로 한다. 다만, 휴업급여 및 상병보상연금을 산정할 때에는 최저 보상기준 금액을 적용하지 아니한다. 〈개정 2018.6.12., 2021.1.26.〉

⑧ 최고 보상기준 금액이나 최저 보상기준 금액의 산정방법 및 적용기간은 대통령령으로 정한다. 이 경우 산정된 최고 보상기준 금액 또는 최저 보상기준 금액은 매년 고용노동부장관이 고시한다. 〈개정 2010.6.4.〉

제37조(업무상의 재해의 인정 기준) ① 근로자가 다음 각 호의 어느 하나에 해당하는 사유로 부상·질병 또는 장해가 발생하거나 사망하면 업무상의 재해로 본다. 다만, 업무와 재해 사이에 상당인과관계(相當因果關係)가 없는 경우에는 그러하지 아니하다. 〈개정 2010.1.27., 2017.10.24., 2019.1.15.〉

1. 업무상 사고
   가. 근로자가 근로계약에 따른 업무나 그에 따르는 행위를 하던 중 발생한 사고
   나. 사업주가 제공한 시설물 등을 이용하던 중 그 시설물 등의 결함이나 관리소홀로 발생한 사고
   다. 삭제 〈2017.10.24〉
   라. 사업주가 주관하거나 사업주의 지시에 따라 참여한 행사나 행사준비 중에 발생한 사고
   마. 휴게시간 중 사업주의 지배관리하에 있다고 볼 수 있는 행위로 발생한 사고
   바. 그 밖에 업무와 관련하여 발생한 사고
2. 업무상 질병
   가. 업무수행 과정에서 물리적 인자(因子), 화학물질, 분진, 병원체, 신체에 부담을 주는 업무 등 근로자의 건강에 장해를 일으킬 수 있는 요인을 취급하거나 그에 노출되어 발생한 질병
   나. 업무상 부상이 원인이 되어 발생한 질병
   다. 「근로기준법」 제76조의2에 따른 직장 내 괴롭힘, 고객의 폭언 등으로 인한 업무상 정신적 스트레스가 원인이 되어 발생한 질병
   라. 그 밖에 업무와 관련하여 발생한 질병
3. 출퇴근 재해
   가. 사업주가 제공한 교통수단이나 그에 준하는 교통수단을 이용하는 등 사업주의 지배관리하에서 출퇴근하는 중 발생한 사고
   나. 그 밖에 통상적인 경로와 방법으로 출퇴근하는 중 발생한 사고

② 근로자의 고의·자해행위나 범죄행위 또는 그것이 원인이 되어 발생한 부상·질병·장해 또는 사망은 업무상의 재해로 보지 아니한다. 다만, 그 부상·질병·장해 또는 사망이 정상적인 인식능력 등이 뚜렷하게 낮아진 상태에서 한 행위로 발생한 경우로서 대통령령으로 정하는 사유가 있으면 업무상의 재해로 본다. 〈개정 2020.5.26.〉

③ 제1항제3호나목의 사고 중에서 출퇴근 경로 일탈 또는 중단이 있는 경우에는 해당 일탈 또는 중단 중의 사고 및 그 후의 이동 중의 사고에 대하여는 출퇴근 재해로 보지 아니한다. 다만, 일탈 또는 중단이 일상생활에 필요한 행위로서 대통령령으로 정하는 사유가 있는 경우에는 출퇴근 재해로 본다. 〈신설 2017.10.24.〉

④ 출퇴근 경로와 방법이 일정하지 아니한 직종으로 대통령령으로 정하는 경우에는 제1항제3호나목에 따른 출퇴근 재해를 적용하지 아니한다. 〈신설 2017.10.24.〉

⑤ 업무상의 재해의 구체적인 인정 기준은 대통령령으로 정한다. 〈개정 2017.10.24.〉

[2017.10.24. 법률 제14933호에 의하여 2016.9.29. 헌법재판소에서 헌법불합치 결정된 이 조 제1항제1호 다목을 삭제함.]

제38조(업무상질병판정위원회) ① 제37조제1항제2호에 따른 업무상 질병의 인정 여부를 심의하기 위하여 공단 소속 기관에 업무상질병판정위원회(이하 "판정위원회"라 한다)를 둔다.

② 판정위원회의 심의에서 제외되는 질병과 판정위원회의 심의 절차는 고용노동부령으로 정한다. 〈개정 2010.6.4.〉

③ 판정위원회의 구성과 운영에 필요한 사항은 고용노동부령으로 정한다. 〈개정 2010.6.4.〉

제39조(사망의 추정) ① 사고가 발생한 선박 또는 항공기에 있던 근로자의 생사가 밝혀지지 아니하거나 항행(航行) 중인 선박 또는 항공기에 있던 근로자가 행방불명 또는 그 밖의 사유로 그 생사가 밝혀지지 아니하면 대통령령령으로 정하는 바에 따라 사망한 것으로 추정하고, 유족급여와 장례비에 관한 규정을 적용한다. 〈개정 2021.1.26.〉

② 공단은 제1항에 따른 사망의 추정으로 보험급여를 지급한 후에 그 근로자의 생존이 확인되면 그 급여를 받은 사람이 선의(善意)인 경우에는 받은 금액을, 악의(惡意)인 경우에는 받은 금액의 2배에 해당하는 금액을 징수하여야 한다. 〈개정 2020.5.26.〉

제40조(요양급여) ① 요양급여는 근로자가 업무상의 사유로 부상을 당하거나 질병에 걸린 경우에 그 근로자에게 지급한다.

② 제1항에 따른 요양급여는 제43조제1항에 따른 산재보험 의료기관에서 요양을 하게 한다. 다만, 부득이한 경우에는 요양을 갈음하여 요양비를 지급할 수 있다.

③ 제1항의 경우에 부상 또는 질병이 3일 이내의 요양으로 치유될 수 있으면 요양급여를 지급하지 아니한다.

④ 제1항의 요양급여의 범위는 다음 각 호와 같다. 〈개정 2010.6.4.〉

1. 진찰 및 검사
2. 약제 또는 진료재료와 의지(義肢) 그 밖의 보조기의 지급
3. 처치, 수술, 그 밖의 치료
4. 재활치료
5. 입원
6. 간호 및 간병
7. 이송
8. 그 밖에 고용노동부령으로 정하는 사항

⑤ 제2항 및 제4항에 따른 요양급여의 범위나 비용 등 요양급여의 산정 기준은 고용노동부령으로 정한다. 〈개정 2010.6.4.〉

⑥ 업무상의 재해를 입은 근로자가 요양할 산재보험 의료기관이 제43조제1항제2호에 따른 상급종합병원인 경우에는 「응급의료에 관한 법률」 제2조제1호에 따른 응급환자이거나 그 밖에 부득이한 사유가 있는 경우를 제외하고는 그 근로자가 상급종합병원에서 요양할 필요가 있다는 의학적 소견이 있어야 한다. 〈개정 2010.5.20.〉

제41조(요양급여의 신청) ① 제40조제1항에 따른 요양급여(진폐에 따른 요양급여는 제외한다. 이하 이 조에서 같다)를 받으려는 사람은 소속 사업장, 재해발생 경위, 그 재해에 대한 의학적 소견, 그 밖에 고용노동부령으로 정하는 사항을 적은 서류를 첨부하여 공단에 요양급여의 신청을 하여야 한다. 이 경우 요양급여 신청의 절차와 방법은 고용노동부령으로 정한다. 〈개정 2010.5.20., 2010.6.4., 2020.5.26.〉

② 근로자를 진료한 제43조제1항에 따른 산재보험 의료기관은 그 근로자의 재해가 업무상의 재해로 판단되면 그 근로자의 동의를 받아 요양급여의 신청을 대행할 수 있다.

제41조의2(요양급여 범위 여부의 확인 등) ① 제40조제1항에 따른 요양급여를 받은 사람은 자신이 부담한 비용이 같은 조 제5항에 따라 요양급

여의 범위에서 제외되는 비용인지 여부에 대하여 공단에 확인을 요청할 수 있다.

② 제1항에 따른 확인 요청을 받은 공단은 그 결과를 요청한 사람에게 알려야 한다. 이 경우 확인을 요청한 비용이 요양급여 범위에 해당되는 비용으로 확인되면 그 내용을 제43조제1항에 따른 산재보험 의료기관에 알려야 한다.

③ 제2항 후단에 따라 통보받은 산재보험 의료기관은 받아야 할 금액보다 더 많이 징수한 금액(이하 이 조에서 "과다본인부담금"이라 한다)을 지체 없이 확인을 요청한 사람에게 지급하여야 한다. 다만, 공단은 해당 산재보험 의료기관이 과다본인부담금을 지급하지 아니하면 해당 산재보험 의료기관에 지급할 제45조에 따른 진료비에서 과다본인부담금을 공제하여 확인을 요청한 사람에게 지급할 수 있다.

[본조신설 2020.12.8.]

제42조(건강보험의 우선 적용) ① 제41조제1항에 따라 요양급여의 신청을 한 사람은 공단이 이 법에 따른 요양급여에 관한 결정을 하기 전에는 「국민건강보험법」 제41조에 따른 요양급여 또는 「의료급여법」 제7조에 따른 의료급여(이하 "건강보험 요양급여등"이라 한다)를 받을 수 있다. 〈개정 2011.12.31., 2020.5.26.〉

② 제1항에 따라 건강보험 요양급여등을 받은 사람이 「국민건강보험법」 제44조 또는 「의료급여법」 제10조에 따른 본인 일부 부담금을 산재보험 의료기관에 납부한 후에 이 법에 따른 요양급여 수급권자로 결정된 경우에는 그 납부한 본인 일부 부담금 중 제40조제5항에 따른 요양급여에 해당하는 금액을 공단에 청구할 수 있다. 〈개정 2011.12.31., 2020.5.26.〉

제43조(산재보험 의료기관의 지정 및 지정취소 등) ① 업무상의 재해를 입은 근로자의 요양을 담당할 의료기관(이하 "산재보험 의료기관"이라 한다)은 다음 각 호와 같다. 〈개정 2010.1.27., 2010.5.20., 2010.6.4., 2015.5.18.〉

1. 제11조제2항에 따라 공단에 두는 의료기관
2. 「의료법」 제3조의4에 따른 상급종합병원
3. 「의료법」 제3조에 따른 의료기관과 「지역보건법」 제10조에 따른 보건소(「지역보건법」 제12조에 따른 보건의료원을 포함한다. 이하 같다)로서 고용노동부령으로 정하는 인력·시설 등의 기준에 해당하는 의료기관 또는 보건소 중 공단이 지정한 의료기관 또는 보건소

② 공단은 제1항제3호에 따라 의료기관이나 보건소를 산재보험 의료기관으로 지정할 때에는 다음 각 호의 요소를 고려하여야 한다.

1. 의료기관이나 보건소의 인력·시설·장비 및 진료과목
2. 산재보험 의료기관의 지역별 분포

③ 공단은 제1항제2호 및 제3호에 따른 산재보험 의료기관이 다음 각 호의 어느 하나의 사유에 해당하면 그 지정을 취소(제1항제3호의 경우만 해당된다)하거나 12개월의 범위에서 업무상의 재해를 입은 근로자를 진료할 수 없도록 하는 진료제한 조치 또는 개선명령(이하 "진료제한등의 조치"라 한다)을 할 수 있다.

1. 업무상의 재해와 관련된 사항을 거짓이나 그 밖에 부정한 방법으로 진단하거나 증명한 경우
2. 제45조에 따른 진료비를 거짓이나 그 밖에 부정한 방법으로 청구한 경우
3. 제50조에 따른 평가 결과 지정취소나 진료제한등의 조치가 필요한 경우
4. 「의료법」 위반이나 그 밖의 사유로 의료업을 일시적 또는 영구적으로 할 수 없게 되거나, 소속 의사가 의료행위를 일시적 또는 영구적으로 할 수 없게 된 경우
5. 제1항제3호에 따른 인력·시설 등의 기준에 미치지 못하게 되는 경우
6. 진료제한등의 조치를 위반하는 경우

④ 제3항에 따라 지정이 취소된 산재보험 의료기관은 지정이 취소된 날부터 1년의 범위에서 고용노동부령으로 정하는 기간 동안은 산재보험 의료

기관으로 다시 지정받을 수 없다. 〈신설 2010.1.27., 2010.6.4.〉

⑤ 공단은 제1항제2호 및 제3호에 따른 산재보험 의료기관이 다음 각 호의 어느 하나의 사유에 해당하면 12개월의 범위에서 진료제한 등의 조치를 할 수 있다. 〈개정 2010.1.27., 2010.5.20., 2020.5.26.〉

1. 제40조제5항 및 제91조의9제3항에 따른 요양급여의 산정 기준을 위반하여 제45조에 따른 진료비를 부당하게 청구한 경우
2. 제45조제1항을 위반하여 공단이 아닌 자에게 진료비를 청구한 경우
3. 제47조제1항에 따른 진료계획을 제출하지 아니하는 경우
4. 제118조에 따른 보고, 제출 요구 또는 조사에 따르지 아니하는 경우
5. 산재보험 의료기관의 지정 조건을 위반한 경우

⑥ 공단은 제3항 또는 제5항에 따라 지정을 취소하거나 진료제한 조치를 하려는 경우에는 청문을 실시하여야 한다. 〈개정 2010.1.27.〉

⑦ 제1항제3호에 따른 지정절차, 제3항 및 제5항에 따른 지정취소, 진료제한등의 조치의 기준 및 절차는 고용노동부령으로 정한다. 〈개정 2010.1.27., 2010.6.4.〉

제44조(산재보험 의료기관에 대한 과징금 등) ① 공단은 제43조제3항제1호·제2호 및 같은 조 제5항제1호 중 어느 하나에 해당하는 사유로 진료제한 조치를 하여야 하는 경우로서 그 진료제한 조치가 그 산재보험 의료기관을 이용하는 근로자에게 심한 불편을 주거나 그 밖에 특별한 사유가 있다고 인정되면, 그 진료제한 조치를 갈음하여 거짓이나 부정한 방법으로 지급하게 한 보험급여의 금액 또는 거짓이나 부정·부당하게 지급받은 진료비의 5배 이하의 범위에서 과징금을 부과할 수 있다. 〈개정 2010.1.27.〉

② 제1항에 따라 과징금을 부과하는 위반행위의 종류와 위반정도 등에 따른 과징금의 금액 등에 관한 사항은 대통령령으로 정한다.

③ 제1항에 따라 과징금 부과 처분을 받은 자가 과징금을 기한 내에 내지 아니하면 고용노동부장관의 승인을 받아 국세 체납처분의 예에 따라 징수한다. 〈개정 2010.1.27., 2010.6.4.〉

제45조(진료비의 청구 등) ① 산재보험 의료기관이 제40조제2항 또는 제91조의9제1항에 따라 요양을 실시하고 그에 드는 비용(이하 "진료비"라 한다)을 받으려면 공단에 청구하여야 한다. 〈개정 2010.5.20.〉

② 제1항에 따라 청구된 진료비에 관한 심사 및 결정, 지급 방법 및 지급 절차는 고용노동부령으로 정한다. 〈개정 2010.6.4.〉

제46조(약제비의 청구 등) ① 공단은 제40조제4항제2호에 따른 약제의 지급을 「약사법」 제20조에 따라 등록한 약국을 통하여 할 수 있다.

② 제1항에 따른 약국이 약제비를 받으려면 공단에 청구하여야 한다.

③ 제2항에 따라 청구된 약제비에 관한 심사 및 결정, 지급 방법 및 지급 절차는 고용노동부령으로 정한다. 〈개정 2010.6.4.〉

제47조(진료계획의 제출) ① 산재보험 의료기관은 제41조 또는 제91조의5에 따라 요양급여를 받고 있는 근로자의 요양기간을 연장할 필요가 있는 때에는 그 근로자의 부상·질병 경과, 치료예정기간 및 치료방법 등을 적은 진료계획을 대통령령으로 정하는 바에 따라 공단에 제출하여야 한다. 〈개정 2010.5.20., 2020.5.26.〉

② 공단은 제1항에 따라 제출된 진료계획이 적절한지를 심사하여 산재보험 의료기관에 대하여 치료기간의 변경을 명하는 등 대통령령으로 정하는 필요한 조치(이하 "진료계획 변경 조치등"이라 한다)를 할 수 있다.

제48조(의료기관 변경 요양) ① 공단은 다음 각 호의 어느 하나에 해당하는 사유가 있으면 요양 중인 근로자를 다른 산재보험 의료기관으로 옮겨 요양하게 할 수 있다. 〈개정 2010.5.20.〉

1. 요양 중인 산재보험 의료기관의 인력·시설 등이 그 근로자의 전문적인 치료 또는 재활치료에 맞지 아니하여 다른 산재보험 의료기관으로 옮길 필요가 있는 경우
2. 생활근거지에서 요양하기 위하여 다른 산재보험 의료기관으로 옮길 필요가 있는 경우
3. 제43조제1항제2호에 따른 상급종합병원에서 전문적인 치료 후 다른 산재보험 의료기관으로 옮길 필요가 있는 경우
4. 그 밖에 대통령령으로 정하는 절차를 거쳐 부득이한 사유가 있다고 인정되는 경우

② 요양 중인 근로자는 제1항제1호부터 제3호까지의 어느 하나에 해당하는 사유가 있으면 공단에 의료기관 변경 요양을 신청할 수 있다. 〈개정 2021.1.26.〉

[제목개정 2021.1.26.]

제49조(추가상병 요양급여의 신청) 업무상의 재해로 요양 중인 근로자는 다음 각 호의 어느 하나에 해당하는 경우에는 그 부상 또는 질병(이하 "추가상병"이라 한다)에 대한 요양급여를 신청할 수 있다.

1. 그 업무상의 재해로 이미 발생한 부상이나 질병이 추가로 발견되어 요양이 필요한 경우
2. 그 업무상의 재해로 발생한 부상이나 질병이 원인이 되어 새로운 질병이 발생하여 요양이 필요한 경우

제50조(산재보험 의료기관의 평가) ① 공단은 업무상의 재해에 대한 의료의 질 향상을 촉진하기 위하여 제43조제1항제3호의 산재보험 의료기관 중 대통령령으로 정하는 의료기관에 대하여 인력·시설·의료서비스나 그 밖에 요양의 질과 관련된 사항을 평가할 수 있다. 이 경우 평가의 방법 및 기준은 대통령령으로 정한다.

② 공단은 제1항에 따라 평가한 결과를 고려하여 평가한 산재보험 의료기관을 행정적·재정적으로 우대하거나 제43조제3항제3호에 따라 지정취소 또는 진료제한등의 조치를 할 수 있다.

제51조(재요양) ① 제40조에 따른 요양급여를 받은 사람이 치유 후 요양의 대상이 되었던 업무상의 부상 또는 질병이 재발하거나 치유 당시보다 상태가 악화되어 이를 치유하기 위한 적극적인 치료가 필요하다는 의학적 소견이 있으면 다시 제40조에 따른 요양급여(이하 "재요양"이라 한다)를 받을 수 있다. 〈개정 2020.5.26.〉

② 재요양의 요건과 절차 등에 관하여 필요한 사항은 대통령령으로 정한다.

제52조(휴업급여) 휴업급여는 업무상 사유로 부상을 당하거나 질병에 걸린 근로자에게 요양으로 취업하지 못한 기간에 대하여 지급하되, 1일당 지급액은 평균임금의 100분의 70에 상당하는 금액으로 한다. 다만, 취업하지 못한 기간이 3일 이내이면 지급하지 아니한다.

제53조(부분휴업급여) ① 요양 또는 재요양을 받고 있는 근로자가 그 요양기간 중 일정기간 또는 단시간 취업을 하는 경우에는 그 취업한 날에 해당하는 그 근로자의 평균임금에서 그 취업한 날에 대한 임금을 뺀 금액의 100분의 80에 상당하는 금액을 지급할 수 있다. 다만, 제54조제2항 및 제56조제2항에 따라 최저임금액을 1일당 휴업급여 지급액으로 하는 경우에는 최저임금액(별표 1 제2호에 따라 감액하는 경우에는 그 감액한 금액)에서 취업한 날에 대한 임금을 뺀 금액을 지급할 수 있다. 〈개정 2022.6.10.〉

② 제1항에 따른 부분휴업급여의 지급 요건 및 지급 절차는 대통령령으로 정한다. 〈개정 2022.6.10.〉

제54조(저소득 근로자의 휴업급여) ① 제52조에 따라 산정한 1일당 휴업급여 지급액이 최저 보상기준 금액의 100분의 80보다 적거나 같으면 그 근로자에 대하여는 평균임금의 100분의 90에 상당하는 금액을 1일당 휴업급여 지급액으로 한다. 다만, 그 근로자의 평균임금의 100분의 90에 상당하는 금액이 최저 보상기준 금액의 100분의 80보다 많은 경우에는 최저 보상기준 금액의 100분의 80에 상당하는 금액을 1일당 휴업급여

지급액으로 한다.

② 제1항 본문에 따라 산정한 휴업급여 지급액이 최저임금액보다 적으면 그 최저임금액을 그 근로자의 1일당 휴업급여 지급액으로 한다. 〈개정 2018. 6.12.〉

제55조(고령자의 휴업급여) 휴업급여를 받는 근로자가 61세가 되면 그 이후의 휴업급여는 별표 1에 따라 산정한 금액을 지급한다. 다만, 61세 이후에 취업 중인 사람이 업무상의 재해로 요양하거나 61세 전에 제37조제1항제2호에 따른 업무상 질병으로 장해급여를 받은 사람이 61세 이후에 그 업무상 질병으로 최초로 요양하는 경우 대통령령으로 정하는 기간에는 별표 1을 적용하지 아니한다. 〈개정 2020.5.26.〉

제56조(재요양 기간 중의 휴업급여) ① 재요양을 받는 사람에 대하여는 재요양 당시의 임금을 기준으로 산정한 평균임금의 100분의 70에 상당하는 금액을 1일당 휴업급여 지급액으로 한다. 이 경우 평균임금 산정사유 발생일은 대통령령으로 정한다. 〈개정 2020.5.26.〉

② 제1항에 따라 산정한 1일당 휴업급여 지급액이 최저임금액보다 적거나 재요양 당시 평균임금 산정의 대상이 되는 임금이 없으면 최저임금액을 1일당 휴업급여 지급액으로 한다.

③ 장해보상연금을 지급받는 사람이 재요양하는 경우에는 1일당 장해보상연금액(별표 2에 따라 산정한 장해보상연금액을 365로 나눈 금액을 말한다. 이하 같다)과 제1항 또는 제2항에 따라 산정한 1일당 휴업급여 지급액을 합한 금액이 장해보상연금의 산정에 적용되는 평균임금의 100분의 70을 초과하면 그 초과하는 금액 중 휴업급여에 해당하는 금액은 지급하지 아니한다. 〈개정 2020. 5.26.〉

④ 재요양 기간 중의 휴업급여를 산정할 때에는 제54조를 적용하지 아니한다.

제57조(장해급여) ① 장해급여는 근로자가 업무상의 사유로 부상을 당하거나 질병에 걸려 치유된 후 신체 등에 장해가 있는 경우에 그 근로자에게 지급한다.

② 장해급여는 장해등급에 따라 별표 2에 따른 장해보상연금 또는 장해보상일시금으로 하되, 그 장해등급의 기준은 대통령령으로 정한다.

③ 제2항에 따른 장해보상연금 또는 장해보상일시금은 수급권자의 선택에 따라 지급한다. 다만, 대통령령으로 정하는 노동력을 완전히 상실한 장해등급의 근로자에게는 장해보상연금을 지급하고, 장해급여 청구사유 발생 당시 대한민국 국민이 아닌 사람으로서 외국에서 거주하고 있는 근로자에게는 장해보상일시금을 지급한다. 〈개정 2020. 5.26.〉

④ 장해보상연금은 수급권자가 신청하면 그 연금의 최초 1년분 또는 2년분(제3항 단서에 따른 근로자에게는 그 연금의 최초 1년분부터 4년분까지)의 2분의 1에 상당하는 금액을 미리 지급할 수 있다. 이 경우 미리 지급하는 금액에 대하여는 100분의 5의 비율 범위에서 대통령령으로 정하는 바에 따라 이자를 공제할 수 있다.

⑤ 장해보상연금 수급권자의 수급권이 제58조에 따라 소멸한 경우에 이미 지급한 연금액을 지급 당시의 각각의 평균임금으로 나눈 일수(日數)의 합계가 별표 2에 따른 장해보상일시금의 일수에 못 미치면 그 못 미치는 일수에 수급권 소멸 당시의 평균임금을 곱하여 산정한 금액을 유족 또는 그 근로자에게 일시금으로 지급한다.

제58조(장해보상연금 등의 수급권의 소멸) 장해보상연금 또는 진폐보상연금의 수급권자가 다음 각 호의 어느 하나에 해당하면 그 수급권이 소멸한다. 〈개정 2010.5.20.〉

1. 사망한 경우
2. 대한민국 국민이었던 수급권자가 국적을 상실하고 외국에서 거주하고 있거나 외국에서 거주하기 위하여 출국하는 경우
3. 대한민국 국민이 아닌 수급권자가 외국에서 거주하기 위하여 출국하는 경우

4. 장해등급 또는 진폐장해등급이 변경되어 장해보상연금 또는 진폐보상연금의 지급 대상에서 제외되는 경우

[제목개정 2010.5.20.]

제59조(장해등급등의 재판정) ① 공단은 장해보상연금 또는 진폐보상연금 수급권자 중 그 장해상태가 호전되거나 악화되어 이미 결정된 장해등급 또는 진폐장해등급(이하 이 조에서 "장해등급등"이라 한다)이 변경될 가능성이 있는 사람에 대하여는 그 수급권자의 신청 또는 직권으로 장해등급등을 재판정할 수 있다. 〈개정 2010.5.20., 2020.5.26.〉

② 제1항에 따른 장해등급등의 재판정 결과 장해등급등이 변경되면 그 변경된 장해등급등에 따라 장해급여 또는 진폐보상연금을 지급한다. 〈개정 2010.5.20.〉

③ 제1항과 제2항에 따른 장해등급등 재판정은 1회 실시하되 그 대상자・시기 및 재판정 결과에 따른 장해급여 또는 진폐보상연금의 지급 방법은 대통령령으로 정한다. 〈개정 2010.5.20.〉

[제목개정 2010.5.20.]

제60조(재요양에 따른 장해급여) ① 장해보상연금의 수급권자가 재요양을 받는 경우에도 그 연금의 지급을 정지하지 아니한다.

② 재요양을 받고 치유된 후 장해상태가 종전에 비하여 호전되거나 악화된 경우에는 그 호전 또는 악화된 장해상태에 해당하는 장해등급에 따라 장해급여를 지급한다. 이 경우 재요양 후의 장해급여의 산정 및 지급 방법은 대통령령으로 정한다.

제61조(간병급여) ① 간병급여는 제40조에 따른 요양급여를 받은 사람 중 치유 후 의학적으로 상시 또는 수시로 간병이 필요하여 실제로 간병을 받는 사람에게 지급한다. 〈개정 2020.5.26.〉

② 제1항에 따른 간병급여의 지급 기준과 지급 방법 등에 관하여 필요한 사항은 대통령령으로 정한다.

제62조(유족급여) ① 유족급여는 근로자가 업무상의 사유로 사망한 경우에 유족에게 지급한다.

② 유족급여는 별표 3에 따른 유족보상연금이나 유족보상일시금으로 하되, 유족보상일시금은 근로자가 사망할 당시 제63조제1항에 따른 유족보상연금을 받을 수 있는 자격이 있는 사람이 없는 경우에 지급한다. 〈개정 2020.5.26.〉

③ 제2항에 따른 유족보상연금을 받을 수 있는 자격이 있는 사람이 원하면 별표 3의 유족보상일시금의 100분의 50에 상당하는 금액을 일시금으로 지급하고 유족보상연금은 100분의 50을 감액하여 지급한다. 〈개정 2020.5.26.〉

④ 유족보상연금을 받던 사람이 그 수급자격을 잃은 경우 다른 수급자격자가 없고 이미 지급한 연금액을 지급 당시의 각각의 평균임금으로 나누어 산정한 일수의 합계가 1,300일에 못 미치면 그 못 미치는 일수에 수급자격 상실 당시의 평균임금을 곱하여 산정한 금액을 수급자격 상실 당시의 유족에게 일시금으로 지급한다. 〈개정 2020.5.26.〉

⑤ 제2항에 따른 유족보상연금의 지급 기준 및 방법, 그 밖에 필요한 사항은 대통령령으로 정한다.

제63조(유족보상연금 수급자격자의 범위) ① 유족보상연금을 받을 수 있는 자격이 있는 사람(이하 "유족보상연금 수급자격자"라 한다)은 근로자가 사망할 당시 그 근로자와 생계를 같이 하고 있던 유족(그 근로자가 사망할 당시 대한민국 국민이 아닌 사람으로서 외국에서 거주하고 있던 유족은 제외한다) 중 배우자와 다음 각 호의 어느 하나에 해당하는 사람으로 한다. 이 경우 근로자와 생계를 같이 하고 있던 유족의 판단 기준은 대통령령으로 정한다. 〈개정 2010.6.4., 2012.12.18., 2017.12.19., 2018.6.12., 2020.5.26., 2023.8.8.〉

1. 부모 또는 조부모로서 각각 60세 이상인 사람
2. 자녀로서 25세 미만인 사람

2의2. 손자녀로서 25세 미만인 사람

3. 형제자매로서 19세 미만이거나 60세 이상인 사람

4. 제1호부터 제3호까지의 규정 중 어느 하나에 해당하지 아니하는 자녀ㆍ부모ㆍ손자녀ㆍ조부모 또는 형제자매로서 「장애인복지법」 제2조에 따른 장애인 중 고용노동부령으로 정한 장애 정도에 해당하는 사람

② 제1항을 적용할 때 근로자가 사망할 당시 태아(胎兒)였던 자녀가 출생한 경우에는 출생한 때부터 장래에 향하여 근로자가 사망할 당시 그 근로자와 생계를 같이 하고 있던 유족으로 본다.

③ 유족보상연금 수급자격자 중 유족보상연금을 받을 권리의 순위는 배우자ㆍ자녀ㆍ부모ㆍ손자녀ㆍ조부모 및 형제자매의 순서로 한다.

제64조(유족보상연금 수급자격자의 자격 상실과 지급 정지 등) ① 유족보상연금 수급자격자인 유족이 다음 각 호의 어느 하나에 해당하면 그 자격을 잃는다. 〈개정 2012.12.18., 2018.6.12., 2020.5.26., 2023.8.8.〉

1. 사망한 경우
2. 재혼한 때(사망한 근로자의 배우자만 해당하며, 재혼에는 사실상 혼인 관계에 있는 경우를 포함한다)
3. 사망한 근로자와의 친족 관계가 끝난 경우
4. 자녀가 25세가 된 때

4의2. 손자녀가 25세가 된 때

4의3. 형제자매가 19세가 된 때

5. 제63조제1항제4호에 따른 장애인이었던 사람으로서 그 장애 상태가 해소된 경우
6. 근로자가 사망할 당시 대한민국 국민이었던 유족보상연금 수급자격자가 국적을 상실하고 외국에서 거주하고 있거나 외국에서 거주하기 위하여 출국하는 경우
7. 대한민국 국민이 아닌 유족보상연금 수급자격자가 외국에서 거주하기 위하여 출국하는 경우

② 유족보상연금을 받을 권리가 있는 유족보상연금 수급자격자(이하 "유족보상연금 수급권자"라 한다)가 그 자격을 잃은 경우에 유족보상연금을 받을 권리는 같은 순위자가 있으면 같은 순위자에게, 같은 순위자가 없으면 다음 순위자에게 이전된다.

③ 유족보상연금 수급권자가 3개월 이상 행방불명이면 대통령령으로 정하는 바에 따라 연금 지급을 정지하고, 같은 순위자가 있으면 같은 순위자에게, 같은 순위자가 없으면 다음 순위자에게 유족보상연금을 지급한다. 〈개정 2010.1.27.〉

제65조(수급권자인 유족의 순위) ① 제57조제5항ㆍ제62조제2항(유족보상일시금에 한정한다) 및 제4항에 따른 유족 간의 수급권의 순위는 다음 각 호의 순서로 하되, 각 호의 사람 사이에서는 각각 그 적힌 순서에 따른다. 이 경우 같은 순위의 수급권자가 2명 이상이면 그 유족에게 똑같이 나누어 지급한다. 〈개정 2020.5.26.〉

1. 근로자가 사망할 당시 그 근로자와 생계를 같이 하고 있던 배우자ㆍ자녀ㆍ부모ㆍ손자녀 및 조부모
2. 근로자가 사망할 당시 그 근로자와 생계를 같이 하고 있지 아니하던 배우자ㆍ자녀ㆍ부모ㆍ손자녀 및 조부모 또는 근로자가 사망할 당시 근로자와 생계를 같이 하고 있던 형제자매
3. 형제자매

② 제1항의 경우 부모는 양부모(養父母)를 선순위로, 실부모(實父母)를 후순위로 하고, 조부모는 양부모의 부모를 선순위로, 실부모의 부모를 후순위로, 부모의 양부모를 선순위로, 부모의 실부모를 후순위로 한다.

③ 수급권자인 유족이 사망한 경우 그 보험급여는 같은 순위자가 있으면 같은 순위자에게, 같은 순위자가 없으면 다음 순위자에게 지급한다.

④ 제1항부터 제3항까지의 규정에도 불구하고 근로자가 유언으로 보험급여를 받을 유족을 지정하면 그 지정에 따른다.

제66조(상병보상연금) ① 요양급여를 받는 근로자가 요양을 시작한 지 2년이 지난 날 이후에 다음 각 호의 요건 모두에 해당하는 상태가 계속되면 휴업급여 대신 상병보상연금을 그 근로자에게

지급한다. 〈개정 2010.1.27., 2018.6.12.〉

1. 그 부상이나 질병이 치유되지 아니한 상태일 것
2. 그 부상이나 질병에 따른 중증요양상태의 정도가 대통령령으로 정하는 중증요양상태등급 기준에 해당할 것
3. 요양으로 인하여 취업하지 못하였을 것

② 상병보상연금은 별표 4에 따른 중증요양상태등급에 따라 지급한다. 〈개정 2018.6.12.〉

제67조(저소득 근로자의 상병보상연금) ① 제66조에 따라 상병보상연금을 산정할 때 그 근로자의 평균임금이 최저임금액에 70분의 100을 곱한 금액보다 적을 때에는 최저임금액의 70분의 100에 해당하는 금액을 그 근로자의 평균임금으로 보아 산정한다.

② 제66조 또는 제1항에서 정한 바에 따라 산정한 상병보상연금액을 365로 나눈 1일당 상병보상연금 지급액이 제54조에서 정한 바에 따라 산정한 1일당 휴업급여 지급액보다 적으면 제54조에서 정한 바에 따라 산정한 금액을 1일당 상병보상연금 지급액으로 한다. 〈개정 2010.1.27.〉

제68조(고령자의 상병보상연금) 상병보상연금을 받는 근로자가 61세가 되면 그 이후의 상병보상연금은 별표 5에 따른 1일당 상병보상연금 지급기준에 따라 산정한 금액을 지급한다. 〈개정 2010.1.27.〉

제69조(재요양 기간 중의 상병보상연금) ① 재요양을 시작한 지 2년이 지난 후에 부상·질병 상태가 제66조제1항 각 호의 요건 모두에 해당하는 사람에게는 휴업급여 대신 별표 4에 따른 중증요양상태등급에 따라 상병보상연금을 지급한다. 이 경우 상병보상연금을 산정할 때에는 재요양 기간 중의 휴업급여 산정에 적용되는 평균임금을 적용하되, 그 평균임금이 최저임금액에 70분의 100을 곱한 금액보다 적거나 재요양 당시 평균임금 산정의 대상이 되는 임금이 없을 때에는 최저임금액의 70분의 100에 해당하는 금액을 그 근로자의 평균임금으로 보아 산정한다. 〈개정 2018.6.12., 2020.5.26.〉

② 제1항에 따른 상병보상연금을 받는 근로자가 장해보상연금을 받고 있으면 별표 4에 따른 중증요양상태등급별 상병보상연금의 지급일수에서 별표 2에 따른 장해등급별 장해보상연금의 지급일수를 뺀 일수에 제1항 후단에 따른 평균임금을 곱하여 산정한 금액을 그 근로자의 상병보상연금으로 한다. 〈개정 2018.6.12.〉

③ 제2항에 따른 상병보상연금을 받는 근로자가 61세가 된 이후에는 별표 5에 따라 산정한 1일당 상병보상연금 지급액에서 제1항 후단에 따른 평균임금을 기준으로 산정한 1일당 장해보상연금 지급액을 뺀 금액을 1일당 상병보상연금 지급액으로 한다. 〈신설 2010.1.27.〉

④ 제1항부터 제3항까지의 규정에도 불구하고 제57조제3항 단서에 따른 장해보상연금을 받는 근로자가 재요양하는 경우에는 상병보상연금을 지급하지 아니한다. 다만, 재요양 중에 중증요양상태등급이 높아지면 제1항 전단에도 불구하고 재요양을 시작한 때부터 2년이 지난 것으로 보아 제2항 및 제3항에 따라 산정한 상병보상연금을 지급한다. 〈개정 2010.1.27., 2018.6.12., 2020.5.26.〉

⑤ 재요양 기간 중 상병보상연금을 산정할 때에는 제67조를 적용하지 아니한다. 〈개정 2010.1.27.〉

제70조(연금의 지급기간 및 지급시기) ① 장해보상연금, 유족보상연금, 진폐보상연금 또는 진폐유족연금의 지급은 그 지급사유가 발생한 달의 다음 달 첫날부터 시작되며, 그 지급받을 권리가 소멸한 달의 말일에 끝난다. 〈개정 2010.5.20., 2020.5.26.〉

② 장해보상연금, 유족보상연금, 진폐보상연금 또는 진폐유족연금은 그 지급을 정지할 사유가 발생한 때에는 그 사유가 발생한 달의 다음 달 첫날부터 그 사유가 소멸한 달의 말일까지 지급하지 아니한다. 〈개정 2010.5.20., 2020.5.26.〉

③ 장해보상연금, 유족보상연금, 진폐보상연금 또는 진폐유족연금은 매년 이를 12등분하여 매달 25

일에 그 달 치의 금액을 지급하되, 지급일이 토요일이거나 공휴일이면 그 전날에 지급한다. 〈개정 2010.5.20.〉

④ 장해보상연금, 유족보상연금, 진폐보상연금 또는 진폐유족연금을 받을 권리가 소멸한 경우에는 제3항에 따른 지급일 전이라도 지급할 수 있다. 〈개정 2010.5.20.〉

제71조(장례비) ① 장례비는 근로자가 업무상의 사유로 사망한 경우에 지급하되, 평균임금의 120일분에 상당하는 금액을 그 장례를 지낸 유족에게 지급한다. 다만, 장례를 지낼 유족이 없거나 그 밖에 부득이한 사유로 유족이 아닌 사람이 장례를 지낸 경우에는 평균임금의 120일분에 상당하는 금액의 범위에서 실제 드는 비용을 그 장례를 지낸 사람에게 지급한다. 〈개정 2020.5.26., 2021.1.26.〉

② 제1항에 따른 장례비가 대통령령으로 정하는 바에 따라 고용노동부장관이 고시하는 최고 금액을 초과하거나 최저 금액에 미달하면 그 최고 금액 또는 최저 금액을 각각 장례비로 한다. 〈개정 2010.6.4., 2021.1.26.〉

③ 제1항에도 불구하고 대통령령으로 정하는 바에 따라 근로자가 업무상의 사유로 사망하였다고 추정되는 경우에는 장례를 지내기 전이라도 유족의 청구에 따라 제2항에 따른 최저 금액을 장례비로 미리 지급할 수 있다. 이 경우 장례비를 청구할 수 있는 유족의 순위에 관하여는 제65조를 준용한다. 〈신설 2021.5.18.〉

④ 제3항에 따라 장례비를 지급한 경우 제1항 및 제2항에 따른 장례비는 제3항에 따라 지급한 금액을 공제한 나머지 금액으로 한다. 〈신설 2021.5.18.〉

[제목개정 2021.1.26.]

제72조(직업재활급여) ① 직업재활급여의 종류는 다음 각 호와 같다. 〈개정 2010.1.27., 2010.5.20., 2018.6.12., 2020.5.26.〉

1. 장해급여 또는 진폐보상연금을 받은 사람이나 장해급여를 받을 것이 명백한 사람으로서 대통령령으로 정하는 사람(이하 "장해급여자"라 한다) 중 취업을 위하여 직업훈련이 필요한 사람(이하 "훈련대상자"라 한다)에 대하여 실시하는 직업훈련에 드는 비용 및 직업훈련수당
2. 업무상의 재해가 발생할 당시의 사업에 복귀한 장해급여자에 대하여 사업주가 고용을 유지하거나 직장적응훈련 또는 재활운동을 실시하는 경우(직장적응훈련의 경우에는 직장 복귀 전에 실시한 경우도 포함한다)에 각각 지급하는 직장복귀지원금, 직장적응훈련비 및 재활운동비

② 제1항제1호의 훈련대상자 및 같은 항 제2호의 장해급여자는 장해정도 및 연령 등을 고려하여 대통령령으로 정한다.

제73조(직업훈련비용) ① 훈련대상자에 대한 직업훈련은 공단과 계약을 체결한 직업훈련기관(이하 "직업훈련기관"이라 한다)에서 실시하게 한다.

② 제72조제1항제1호에 따른 직업훈련에 드는 비용(이하 "직업훈련비용"이라 한다)은 제1항에 따라 직업훈련을 실시한 직업훈련기관에 지급한다. 다만, 직업훈련기관이 「장애인고용촉진 및 직업재활법」, 「고용보험법」 또는 「국민 평생 직업능력 개발법」이나 그 밖에 다른 법령에 따라 직업훈련비용에 상당한 비용을 받은 경우 등 대통령령으로 정하는 경우에는 지급하지 아니한다. 〈개정 2021.8.17.〉

③ 직업훈련비용의 금액은 고용노동부장관이 훈련비용, 훈련기간 및 노동시장의 여건 등을 고려하여 고시하는 금액의 범위에서 실제 드는 비용으로 하되, 직업훈련비용을 지급하는 훈련기간은 12개월 이내로 한다. 〈개정 2010.6.4.〉

④ 직업훈련비용의 지급 범위·기준·절차 및 방법, 직업훈련기관과의 계약 및 해지 등에 필요한 사항은 고용노동부령으로 정한다. 〈개정 2010.6.4.〉

제74조(직업훈련수당) ① 제72조제1항제1호에 따른 직업훈련수당은 제73조제1항에 따라 직업훈련을 받는 훈련대상자에게 그 직업훈련으로 인하여

취업하지 못하는 기간에 대하여 지급하되, 1일당 지급액은 최저임금액에 상당하는 금액으로 한다. 다만, 휴업급여나 상병보상연금을 받는 훈련대상자에게는 직업훈련수당을 지급하지 아니한다. 〈개정 2010.1.27.〉

② 제1항에 따른 직업훈련수당을 받는 사람이 장해보상연금 또는 진폐보상연금을 받는 경우에는 1일당 장해보상연금액 또는 1일당 진폐보상연금액(제91조의3제2항에 따라 산정한 진폐보상연금액을 365로 나눈 금액을 말한다)과 1일당 직업훈련수당을 합한 금액이 그 근로자의 장해보상연금 또는 진폐보상연금 산정에 적용되는 평균임금의 100분의 70을 초과하면 그 초과하는 금액 중 직업훈련수당에 해당하는 금액은 지급하지 아니한다. 〈개정 2010.5.20., 2020.5.26.〉

③ 제1항에 따른 직업훈련수당 지급 등에 필요한 사항은 고용노동부령으로 정한다. 〈개정 2010.6.4.〉

제75조(직장복귀지원금 등) ① 제72조제1항제2호에 따른 직장복귀지원금, 직장적응훈련비 및 재활운동비는 장해급여자에 대하여 고용을 유지하거나 직장적응훈련 또는 재활운동을 실시하는 사업주에게 각각 지급한다. 이 경우 직장복귀지원금, 직장적응훈련비 및 재활운동비의 지급요건은 각각 대통령령으로 정한다.

② 제1항에 따른 직장복귀지원금은 고용노동부장관이 임금수준 및 노동시장의 여건 등을 고려하여 고시하는 금액의 범위에서 사업주가 장해급여자에게 지급한 임금액으로 하되, 그 지급기간은 12개월 이내로 한다. 〈개정 2010.6.4.〉

③ 제1항에 따른 직장적응훈련비 및 재활운동비는 고용노동부장관이 직장적응훈련 또는 재활운동에 드는 비용을 고려하여 고시하는 금액의 범위에서 실제 드는 비용으로 하되, 그 지급기간은 3개월 이내로 한다. 〈개정 2010.6.4.〉

④ 장해급여자를 고용하고 있는 사업주가 「고용보험법」 제23조에 따른 지원금, 「장애인고용촉진 및 직업재활법」 제30조에 따른 장애인 고용장려금이나 그 밖에 다른 법령에 따라 직장복귀지원금, 직장적응훈련비 또는 재활운동비(이하 “직장복귀지원금등”이라 한다)에 해당하는 금액을 받은 경우 등 대통령령으로 정하는 경우에는 그 받은 금액을 빼고 직장복귀지원금등을 지급한다. 〈개정 2010.1.27.〉

⑤ 사업주가 「장애인고용촉진 및 직업재활법」 제28조에 따른 의무로써 장애인을 고용한 경우 등 대통령령으로 정하는 경우에는 직장복귀지원금등을 지급하지 아니한다. 〈신설 2010.1.27.〉

제75조의2(직장복귀 지원) ① 공단은 업무상 재해를 입은 근로자에게 장기간 요양이 필요하거나 요양 종결 후 장해가 발생할 것이 예상되는 등 대통령령으로 정하는 기준에 해당하여 그 근로자의 직장복귀를 위하여 필요하다고 판단되는 경우에는 업무상 재해가 발생한 당시의 사업주에게 근로자의 직장복귀에 관한 계획서(이하 이 조에서 “직장복귀계획서”라 한다)를 작성하여 제출하도록 요구할 수 있다. 이 경우 공단은 직장복귀계획서의 내용이 적절하지 아니하다고 판단되는 때에는 사업주에게 이를 변경하여 제출하도록 요구할 수 있다.

② 공단은 제1항에 따라 사업주가 직장복귀계획서를 작성하거나 그 내용을 이행할 수 있도록 필요한 지원을 할 수 있다.

③ 공단은 업무상 재해를 입은 근로자의 직장복귀 지원을 위하여 필요하다고 인정하는 경우에는 그 근로자의 요양기간 중에 산재보험 의료기관에 의뢰하여 해당 근로자의 직업능력 평가 등 대통령령으로 정하는 조치를 할 수 있다.

④ 공단은 업무상 재해를 입은 근로자의 직장복귀 지원을 위하여 산재보험 의료기관 중 고용노동부령으로 정하는 인력 및 시설 등을 갖춘 의료기관을 직장복귀지원 의료기관으로 지정하여 운영할 수 있다.

⑤ 제4항에 따른 직장복귀지원 의료기관에 대하여는 제40조제5항에 따른 요양급여의 산정 기준

및 제50조에 따른 산재보험 의료기관의 평가 등에서 우대할 수 있다.

⑥ 제4항에 따른 직장복귀지원 의료기관의 지정 절차, 지정 취소 등에 필요한 사항은 고용노동부령으로 정한다.

[본조신설 2021.5.18.]

제76조(보험급여의 일시지급) ① 대한민국 국민이 아닌 근로자가 업무상의 재해에 따른 부상 또는 질병으로 요양 중 치유되기 전에 출국하기 위하여 보험급여의 일시지급을 신청하는 경우에는 출국하기 위하여 요양을 중단하는 날 이후에 청구 사유가 발생할 것으로 예상되는 보험급여를 한꺼번에 지급할 수 있다. 〈개정 2010.1.27.〉

② 제1항에 따라 한꺼번에 지급할 수 있는 금액은 다음 각 호의 보험급여를 미리 지급하는 기간에 따른 이자 등을 고려하여 대통령령으로 정하는 방법에 따라 각각 환산한 금액을 합한 금액으로 한다. 이 경우 해당 근로자가 제3호 및 제4호에 따른 보험급여의 지급사유 모두에 해당될 것으로 의학적으로 판단되는 경우에는 제4호에 해당하는 보험급여의 금액은 합산하지 아니한다. 〈개정 2010.1.27., 2010.5.20., 2018.6.12., 2020.5.26.〉

1. 출국하기 위하여 요양을 중단하는 날부터 업무상의 재해에 따른 부상 또는 질병이 치유될 것으로 예상되는 날까지의 요양급여
2. 출국하기 위하여 요양을 중단하는 날부터 업무상 부상 또는 질병이 치유되거나 그 부상·질병 상태가 취업할 수 있게 될 것으로 예상되는 날(그 예상되는 날이 요양 개시일부터 2년이 넘는 경우에는 요양 개시일부터 2년이 되는 날)까지의 기간에 대한 휴업급여
3. 출국하기 위하여 요양을 중단할 당시 업무상의 재해에 따른 부상 또는 질병이 치유된 후에 남을 것으로 예상되는 장해의 장해등급에 해당하는 장해보상일시금
4. 출국하기 위하여 요양을 중단할 당시 요양 개시일부터 2년이 지난 후에 상병보상연금의 지급대상이 되는 중증요양상태가 지속될 것으로 예상되는 경우에는 그 예상되는 중증요양상태등급(요양 개시일부터 2년이 지난 후 출국하기 위하여 요양을 중단하는 경우에는 그 당시의 부상·질병 상태에 따른 중증요양상태등급)과 같은 장해등급에 해당하는 장해보상일시금에 해당하는 금액
5. 요양 당시 받고 있는 진폐장해등급에 따른 진폐보상연금

③ 제1항에 따른 일시지급의 신청 및 지급 절차는 고용노동부령으로 정한다. 〈개정 2010.6.4.〉

제77조(합병증 등 예방관리) ① 공단은 업무상의 부상 또는 질병이 치유된 사람 중에서 합병증 등 재요양 사유가 발생할 우려가 있는 사람에게 산재보험 의료기관에서 그 예방에 필요한 조치를 받도록 할 수 있다. 〈개정 2018.6.12., 2020.5.26.〉

② 제1항에 따른 조치대상, 조치내용 및 조치비용 산정 기준 등 예방관리에 필요한 구체적인 사항은 대통령령으로 정한다. 〈신설 2018.6.12.〉

[전문개정 2010.1.27.]

제78조(장해특별급여) ① 보험가입자의 고의 또는 과실로 발생한 업무상의 재해로 근로자가 대통령령으로 정하는 장해등급 또는 진폐장해등급에 해당하는 장해를 입은 경우에 수급권자가 「민법」에 따른 손해배상청구를 갈음하여 장해특별급여를 청구하면 제57조의 장해급여 또는 제91조의3의 진폐보상연금 외에 대통령령으로 정하는 장해특별급여를 지급할 수 있다. 다만, 근로자와 보험가입자 사이에 장해특별급여에 관하여 합의가 이루어진 경우에 한정한다. 〈개정 2010.5.20., 2020.5.26.〉

② 수급권자가 제1항에 따른 장해특별급여를 받으면 동일한 사유에 대하여 보험가입자에게 「민법」이나 그 밖의 법령에 따른 손해배상을 청구할 수 없다.

③ 공단은 제1항에 따라 장해특별급여를 지급하면 대통령령으로 정하는 바에 따라 그 급여액 모

두를 보험가입자로부터 징수한다.

제79조(유족특별급여) ① 보험가입자의 고의 또는 과실로 발생한 업무상의 재해로 근로자가 사망한 경우에 수급권자가 「민법」에 따른 손해배상청구를 갈음하여 유족특별급여를 청구하면 제62조의 유족급여 또는 제91조의4의 진폐유족연금 외에 대통령령으로 정하는 유족특별급여를 지급할 수 있다. 〈개정 2010.5.20.〉

② 유족특별급여에 관하여는 제78조제1항 단서·제2항 및 제3항을 준용한다. 이 경우 "장해특별급여"는 "유족특별급여"로 본다.

제80조(다른 보상이나 배상과의 관계) ① 수급권자가 이 법에 따라 보험급여를 받았거나 받을 수 있으면 보험가입자는 동일한 사유에 대하여 「근로기준법」에 따른 재해보상 책임이 면제된다.

② 수급권자가 동일한 사유에 대하여 이 법에 따른 보험급여를 받으면 보험가입자는 그 금액의 한도 안에서 「민법」이나 그 밖의 법령에 따른 손해배상의 책임이 면제된다. 이 경우 장해보상연금 또는 유족보상연금을 받고 있는 사람은 장해보상일시금 또는 유족보상일시금을 받은 것으로 본다. 〈개정 2020.5.26.〉

③ 수급권자가 동일한 사유로 「민법」이나 그 밖의 법령에 따라 이 법의 보험급여에 상당한 금품을 받으면 공단은 그 받은 금품을 대통령령으로 정하는 방법에 따라 환산한 금액의 한도 안에서 이 법에 따른 보험급여를 지급하지 아니한다. 다만, 제2항 후단에 따라 수급권자가 지급받은 것으로 보게 되는 장해보상일시금 또는 유족보상일시금에 해당하는 연금액에 대하여는 그러하지 아니하다.

④ 요양급여를 받는 근로자가 요양을 시작한 후 3년이 지난 날 이후에 상병보상연금을 지급받고 있으면 「근로기준법」 제23조제2항 단서를 적용할 때 그 사용자는 그 3년이 지난 날 이후에는 같은 법 제84조에 따른 일시보상을 지급한 것으로 본다.

제81조(미지급의 보험급여) ① 보험급여의 수급권자가 사망한 경우에 그 수급권자에게 지급하여야 할 보험급여로서 아직 지급되지 아니한 보험급여가 있으면 그 수급권자의 유족(유족급여의 경우에는 그 유족급여를 받을 수 있는 다른 유족)의 청구에 따라 그 보험급여를 지급한다.

② 제1항의 경우에 그 수급권자가 사망 전에 보험급여를 청구하지 아니하면 같은 항에 따른 유족의 청구에 따라 그 보험급여를 지급한다.

제82조(보험급여의 지급) ① 보험급여는 지급 결정일부터 14일 이내에 지급하여야 한다. 〈개정 2018.6.12.〉

② 공단은 수급권자의 신청이 있는 경우에는 보험급여를 수급권자 명의의 지정된 계좌(이하 "보험급여수급계좌"라 한다)로 입금하여야 한다. 다만, 정보통신장애나 그 밖에 대통령령으로 정하는 불가피한 사유로 보험급여를 보험급여수급계좌로 이체할 수 없을 때에는 대통령령으로 정하는 바에 따라 보험급여를 지급할 수 있다. 〈신설 2018.6.12.〉

③ 보험급여수급계좌의 해당 금융기관은 이 법에 따른 보험급여만이 보험급여수급계좌에 입금되도록 관리하여야 한다. 〈신설 2018.6.12.〉

④ 제2항에 따른 신청의 방법·절차와 제3항에 따른 보험급여수급계좌의 관리에 필요한 사항은 대통령령으로 정한다. 〈신설 2018.6.12.〉

제83조(보험급여 지급의 제한) ① 공단은 근로자가 다음 각 호의 어느 하나에 해당되면 보험급여의 전부 또는 일부를 지급하지 아니할 수 있다. 〈개정 2010.5.20.〉

1. 요양 중인 근로자가 정당한 사유 없이 요양에 관한 지시를 위반하여 부상·질병 또는 장해 상태를 악화시키거나 치유를 방해한 경우
2. 장해보상연금 또는 진폐보상연금 수급권자가 제59조에 따른 장해등급 또는 진폐장해등급 재판정 전에 자해(自害) 등 고의로 장해 상태를 악화시킨 경우

② 공단은 제1항에 따라 보험급여를 지급하지 아니하기로 결정하면 지체 없이 이를 관계 보험가

입자와 근로자에게 알려야 한다.

③ 제1항에 따른 보험급여 지급 제한의 대상이 되는 보험급여의 종류 및 제한 범위는 대통령령으로 정한다.

제84조(부당이득의 징수) ① 공단은 보험급여를 받은 사람이 다음 각 호의 어느 하나에 해당하면 그 급여액에 해당하는 금액(제1호의 경우에는 그 급여액의 2배에 해당하는 금액)을 징수하여야 한다. 이 경우 공단이 제90조제2항에 따라 국민건강보험공단등에 청구하여 받은 금액은 징수할 금액에서 제외한다. 〈개정 2020.5.26.〉

1. 거짓이나 그 밖의 부정한 방법으로 보험급여를 받은 경우
2. 수급권자 또는 수급권이 있었던 사람이 제114조제2항부터 제4항까지의 규정에 따른 신고의무를 이행하지 아니하여 부당하게 보험급여를 지급받은 경우
3. 그 밖에 잘못 지급된 보험급여가 있는 경우

② 제1항제1호의 경우 보험급여의 지급이 보험가입자・산재보험 의료기관 또는 직업훈련기관의 거짓된 신고, 진단 또는 증명으로 인한 것이면 그 보험가입자・산재보험 의료기관 또는 직업훈련기관도 연대하여 책임을 진다.

③ 공단은 산재보험 의료기관이나 제46조제1항에 따른 약국이 다음 각 호의 어느 하나에 해당하면 그 진료비나 약제비에 해당하는 금액을 징수하여야 한다. 다만, 제1호의 경우에는 그 진료비나 약제비의 2배에 해당하는 금액(제44조제1항에 따라 과징금을 부과하는 경우에는 그 진료비에 해당하는 금액)을 징수한다. 〈개정 2010.5.20., 2018.6.12.〉

1. 거짓이나 그 밖의 부정한 방법으로 진료비나 약제비를 지급받은 경우
2. 제40조제5항 또는 제91조의9제3항에 따른 요양급여의 산정 기준 및 제77조제2항에 따른 조치비용 산정 기준을 위반하여 부당하게 진료비나 약제비를 지급받은 경우
3. 그 밖에 진료비나 약제비를 잘못 지급받은 경우

④ 제1항 및 제3항 단서에도 불구하고 공단은 거짓이나 그 밖의 부정한 방법으로 보험급여, 진료비 또는 약제비를 받은 자(제2항에 따라 연대책임을 지는 자를 포함한다)가 부정수급에 대한 조사가 시작되기 전에 부정수급 사실을 자진 신고한 경우에는 그 보험급여액, 진료비 또는 약제비에 해당하는 금액을 초과하는 부분은 징수를 면제할 수 있다. 〈신설 2018.6.12.〉

제84조의2(부정수급자 명단 공개 등) ① 공단은 제84조제1항제1호 또는 같은 조 제3항제1호에 해당하는 자(이하 "부정수급자"라 한다)로서 매년 직전 연도부터 과거 3년간 다음 각 호의 어느 하나에 해당하는 자의 명단을 공개할 수 있다. 이 경우 같은 조 제2항에 따른 연대책임자의 명단을 함께 공개할 수 있다.

1. 부정수급 횟수가 2회 이상이고 부정수급액의 합계가 1억원 이상인 자
2. 1회의 부정수급액이 2억원 이상인 자

② 부정수급자 또는 연대책임자의 사망으로 명단 공개의 실효성이 없는 경우 등 대통령령으로 정하는 경우에는 제1항에 따른 명단을 공개하지 아니할 수 있다.

③ 공단은 이의신청이나 그 밖의 불복절차가 진행 중인 부당이득징수결정처분에 대해서는 해당 이의신청이나 불복절차가 끝난 후 명단을 공개할 수 있다.

④ 공단은 제1항에 따른 공개대상자에게 고용노동부령으로 정하는 바에 따라 미리 그 사실을 통보하고 소명의 기회를 주어야 한다.

⑤ 그 밖에 명단 공개의 방법 및 절차 등에 필요한 사항은 고용노동부령으로 정한다.

[본조신설 2018.6.12.]

제85조(징수금의 징수) 제39조제2항에 따른 보험급여액의 징수, 제78조에 따른 장해특별급여액의 징수, 제79조에 따른 유족특별급여액의 징수 및 제84조에 따른 부당이득의 징수에 관하여는 보험

료징수법 제27조, 제28조, 제29조, 제30조, 제32조, 제39조, 제41조 및 제42조를 준용한다. 이 경우 "건강보험공단"은 "공단"으로 본다. 〈개정 2010.1.27.〉

제86조(보험급여 등의 충당) ① 공단은 제84조제1항 및 제3항에 따라 부당이득을 받은 자, 제84조제2항에 따라 연대책임이 있는 보험가입자 또는 산재보험 의료기관에 지급할 보험급여・진료비 또는 약제비가 있으면 이를 제84조에 따라 징수할 금액에 충당할 수 있다.

② 보험급여・진료비 및 약제비의 충당 한도 및 충당 절차는 대통령령으로 정한다.

제87조(제3자에 대한 구상권) ① 공단은 제3자의 행위에 따른 재해로 보험급여를 지급한 경우에는 그 급여액의 한도 안에서 급여를 받은 사람의 제3자에 대한 손해배상청구권을 대위(代位)한다. 다만, 보험가입자인 둘 이상의 사업주가 같은 장소에서 하나의 사업을 분할하여 각각 행하다가 그 중 사업주를 달리하는 근로자의 행위로 재해가 발생하면 그러하지 아니하다. 〈개정 2020.5.26.〉

② 제1항의 경우에 수급권자가 제3자로부터 동일한 사유로 이 법의 보험급여에 상당하는 손해배상을 받으면 공단은 그 배상액을 대통령령으로 정하는 방법에 따라 환산한 금액의 한도 안에서 이 법에 따른 보험급여를 지급하지 아니한다.

③ 수급권자 및 보험가입자는 제3자의 행위로 재해가 발생하면 지체 없이 공단에 신고하여야 한다.

제87조의2(구상금협의조정기구 등) ① 공단은 제87조에 따라 「자동차손해배상 보장법」 제2조제7호가목에 따른 보험회사등(이하 이 조에서 "보험회사등"이라 한다)에게 구상권을 행사하는 경우 그 구상금 청구액을 협의・조정하기 위하여 보험회사등과 구상금협의조정기구를 구성하여 운영할 수 있다.

② 공단과 보험회사등은 제1항에 따른 협의・조정을 위하여 상대방에게 필요한 자료의 제출을 요구할 수 있다. 이 경우 자료의 제출을 요구받은 상대방은 특별한 사정이 없으면 그 요구에 따라야 한다.

③ 제1항 및 제2항에 따른 구상금협의조정기구의 구성 및 운영 등에 관하여 필요한 사항은 공단이 정한다.

[본조신설 2017.10.24.]

제88조(수급권의 보호) ① 근로자의 보험급여를 받을 권리는 퇴직하여도 소멸되지 아니한다.

② 보험급여를 받을 권리는 양도 또는 압류하거나 담보로 제공할 수 없다.

③ 제82조제2항에 따라 지정된 보험급여수급계좌의 예금 중 대통령령으로 정하는 액수 이하의 금액에 관한 채권은 압류할 수 없다. 〈신설 2018.6.12.〉

제89조(수급권의 대위) 보험가입자(보험료징수법 제2조제5호에 따른 하수급인을 포함한다. 이하 이 조에서 같다)가 소속 근로자의 업무상의 재해에 관하여 이 법에 따른 보험급여의 지급 사유와 동일한 사유로 「민법」이나 그 밖의 법령에 따라 보험급여에 상당하는 금품을 수급권자에게 미리 지급한 경우로서 그 금품이 보험급여에 대체하여 지급한 것으로 인정되는 경우에 보험가입자는 대통령령으로 정하는 바에 따라 그 수급권자의 보험급여를 받을 권리를 대위한다.

제90조(요양급여 비용의 정산) ① 공단은 「국민건강보험법」 제13조에 따른 국민건강보험공단 또는 「의료급여법」 제5조에 따른 시장, 군수 또는 구청장(이하 "국민건강보험공단등"이라 한다)이 제42조제1항에 따라 이 법에 따른 요양급여의 수급권자에게 건강보험 요양급여등을 우선 지급하고 그 비용을 청구하는 경우에는 그 건강보험 요양급여등이 이 법에 따라 지급할 수 있는 요양급여에 상당한 것으로 인정되면 그 요양급여에 해당하는 금액을 지급할 수 있다. 〈개정 2011.12.31.〉

② 공단이 수급권자에게 요양급여를 지급한 후 그 지급결정이 취소된 경우로서 그 지급한 요양급여가 「국민건강보험법」 또는 「의료급여법」에 따

라 지급할 수 있는 건강보험 요양급여등에 상당한 것으로 인정되면 공단은 그 건강보험 요양급여등에 해당하는 금액을 국민건강보험공단등에 청구할 수 있다.

제90조의2(국민건강보험 요양급여 비용의 정산) ① 제40조에 따른 요양급여나 재요양을 받은 사람이 요양이 종결된 후 2년 이내에 「국민건강보험법」 제41조에 따른 요양급여를 받은 경우(종결된 요양의 대상이 되었던 업무상의 부상 또는 질병의 증상으로 요양급여를 받은 경우로 한정한다)에는 공단은 그 요양급여 비용 중 국민건강보험공단이 부담한 금액을 지급할 수 있다.

② 제1항에 따른 요양급여 비용의 지급 절차와 그 밖에 필요한 사항은 고용노동부령으로 정한다.

[본조신설 2015.1.20.]

제91조(공과금의 면제) 보험급여로서 지급된 금품에 대하여는 국가나 지방자치단체의 공과금을 부과하지 아니한다.

제3장의2 진폐에 따른 보험급여의 특례

〈신설 2010.5.20.〉

제91조의2(진폐에 대한 업무상의 재해의 인정기준) 근로자가 진폐에 걸릴 우려가 있는 작업으로서 암석, 금속이나 유리섬유 등을 취급하는 작업 등 고용노동부령으로 정하는 분진작업(이하 "분진작업"이라 한다)에 종사하여 진폐에 걸리면 제37조제1항제2호가목에 따른 업무상 질병으로 본다. 〈개정 2010.6.4.〉

[본조신설 2010.5.20.]

제91조의3(진폐보상연금) ① 진폐보상연금은 업무상 질병인 진폐에 걸린 근로자(이하 "진폐근로자"라 한다)에게 지급한다.

② 진폐보상연금은 제5조제2호 및 제36조제6항에 따라 정하는 평균임금을 기준으로 하여 별표 6에 따라 산정하는 진폐장해등급별 진폐장해연금과 기초연금을 합산한 금액으로 한다. 이 경우 기초연금은 최저임금액의 100분의 60에 365를 곱하여 산정한 금액으로 한다.

③ 진폐보상연금을 받던 사람이 그 진폐장해등급이 변경된 경우에는 변경된 날이 속한 달의 다음 달부터 기초연금과 변경된 진폐장해등급에 해당하는 진폐장해연금을 합산한 금액을 지급한다.

[본조신설 2010.5.20.]

제91조의4(진폐유족연금) ① 진폐유족연금은 진폐근로자가 진폐로 사망한 경우에 유족에게 지급한다.

② 진폐유족연금은 사망 당시 진폐근로자에게 지급하고 있거나 지급하기로 결정된 진폐보상연금과 같은 금액으로 한다. 이 경우 진폐유족연금은 제62조제2항 및 별표 3에 따라 산정한 유족보상연금을 초과할 수 없다.

③ 제91조의6에 따른 진폐에 대한 진단을 받지 아니한 근로자가 업무상 질병인 진폐로 사망한 경우에 그 근로자에 대한 진폐유족연금은 제91조의3제2항에 따른 기초연금과 제91조의8제3항에 따라 결정되는 진폐장해등급별로 별표 6에 따라 산정한 진폐장해연금을 합산한 금액으로 한다.

④ 진폐유족연금을 받을 수 있는 유족의 범위 및 순위, 자격 상실과 지급 정지 등에 관하여는 제63조 및 제64조를 준용한다. 이 경우 "유족보상연금"은 "진폐유족연금"으로 본다.

[본조신설 2010.5.20.]

제91조의5(진폐에 대한 요양급여 등의 청구) ① 분진작업에 종사하고 있거나 종사하였던 근로자가 업무상 질병인 진폐로 요양급여 또는 진폐보상연금을 받으려면 고용노동부령으로 정하는 서류를 첨부하여 공단에 청구하여야 한다. 〈개정 2010.6.4.〉

② 제1항에 따라 요양급여 등을 청구한 사람이 제91조의8제2항에 따라 요양급여 등의 지급 또는 부지급 결정을 받은 경우에는 제91조의6에 따른 진단이 종료된 날부터 1년이 지나거나 요양이 종결되는 때에 다시 요양급여 등을 청구할 수 있다.

다만, 제91조의6제1항에 따른 건강진단기관으로부터 합병증[「진폐의 예방과 진폐근로자의 보호 등에 관한 법률」(이하 "진폐근로자보호법"이라 한다) 제2조제2호에 따른 합병증을 말한다. 이하 같다]이나 심폐기능의 고도장해 등으로 응급진단이 필요하다는 의학적 소견이 있으면 1년이 지나지 아니한 경우에도 요양급여 등을 청구할 수 있다.
[본조신설 2010.5.20.]

제91조의6(진폐의 진단) ① 공단은 근로자가 제91조의5에 따라 요양급여 등을 청구하면 진폐근로자보호법 제15조에 따른 건강진단기관(이하 "건강진단기관"이라 한다)에 제91조의8의 진폐판정에 필요한 진단을 의뢰하여야 한다.
② 건강진단기관은 제1항에 따라 진폐에 대한 진단을 의뢰받으면 고용노동부령으로 정하는 바에 따라 진폐에 대한 진단을 실시하고 그 진단결과를 공단에 제출하여야 한다. 〈개정 2010.6.4.〉
③ 근로자가 진폐근로자보호법 제11조부터 제13조까지의 규정에 따른 건강진단을 받은 후에 건강진단기관이 같은 법 제16조제1항 후단 및 같은 조 제3항 후단에 따라 해당 근로자의 흉부 엑스선 사진 등을 고용노동부장관에게 제출한 경우에는 제91조의5제1항 및 이 조 제2항에 따라 요양급여 등을 청구하고 진단결과를 제출한 것으로 본다. 〈개정 2010.6.4.〉
④ 공단은 제2항에 따라 진단을 실시한 건강진단기관에 그 진단에 드는 비용을 지급한다. 이 경우 그 비용의 산정 기준 및 청구 등에 관하여는 제40조제5항 및 제45조를 준용한다.
⑤ 제2항에 따라 진단을 받는 근로자에게는 고용노동부장관이 정하여 고시하는 금액을 진단수당으로 지급할 수 있다. 다만, 장해보상연금 또는 진폐보상연금을 받고 있는 사람에게는 진단수당을 지급하지 아니한다. 〈개정 2010.6.4.〉
⑥ 제1항, 제2항 및 제5항에 따른 진단의뢰, 진단결과의 제출 및 진단수당의 구체적인 지급절차 등에 관한 사항은 고용노동부령으로 정한다. 〈개정 2010.6.4.〉
[본조신설 2010.5.20.]

제91조의7(진폐심사회의) ① 제91조의6에 따른 진단결과에 대하여 진폐병형 및 합병증 등을 심사하기 위하여 공단에 관계 전문가 등으로 구성된 진폐심사회의(이하 "진폐심사회의"라 한다)를 둔다.
② 진폐심사회의의 위원 구성 및 회의 운영이나 그 밖에 필요한 사항은 고용노동부령으로 정한다. 〈개정 2010.6.4.〉
[본조신설 2010.5.20.]

제91조의8(진폐판정 및 보험급여의 결정 등) ① 공단은 제91조의6에 따라 진단결과를 받으면 진폐심사회의의 심사를 거쳐 해당 근로자의 진폐병형, 합병증의 유무 및 종류, 심폐기능의 정도 등을 판정(이하 "진폐판정"이라 한다)하여야 한다. 이 경우 진폐판정에 필요한 기준은 대통령령으로 정한다.
② 공단은 제1항의 진폐판정 결과에 따라 요양급여의 지급 여부, 진폐장해등급과 그에 따른 진폐보상연금의 지급 여부 등을 결정하여야 한다. 이 경우 진폐장해등급 기준 및 합병증 등에 따른 요양대상인정기준은 대통령령으로 정한다.
③ 공단은 합병증 등으로 심폐기능의 정도를 판정하기 곤란한 진폐근로자에 대하여는 제2항의 진폐장해등급 기준에도 불구하고 진폐병형을 고려하여 진폐장해등급을 결정한다. 이 경우 진폐장해등급 기준은 대통령령으로 정한다.
④ 공단은 제2항 및 제3항에 따라 보험급여의 지급 여부 등을 결정하면 그 내용을 해당 근로자에게 알려야 한다.
[본조신설 2010.5.20.]

제91조의9(진폐에 따른 요양급여의 지급 절차와 기준 등) ① 공단은 제91조의8제2항에 따라 요양급여를 지급하기로 결정된 진폐근로자에 대하여는 제40조제2항 본문에도 불구하고 산재보험 의료기관 중 진폐근로자의 요양을 담당하는 의료기관(이하 "진폐요양 의료기관"이라 한다)에서 요

양을 하게 한다.
② 고용노동부장관은 진폐요양 의료기관이 적정한 요양을 제공하는 데 활용할 수 있도록 전문가의 자문 등을 거쳐 입원과 통원의 처리기준, 표준적인 진료기준 등을 정하여 고시할 수 있다. 〈개정 2010.6.4.〉
③ 공단은 진폐요양 의료기관에 대하여 시설, 인력 및 의료의 질 등을 고려하여 3개 이내의 등급으로 나누어 등급화할 수 있다. 이 경우 그 등급의 구분 기준, 등급별 요양대상 환자 및 등급별 요양급여의 산정 기준은 고용노동부령으로 정한다. 〈개정 2010.6.4.〉
④ 진폐요양 의료기관을 평가하는 업무에 대하여 자문하기 위하여 공단에 진폐요양의료기관평가위원회를 둔다. 이 경우 진폐요양의료기관평가위원회의 구성·운영이나 그 밖에 필요한 사항은 고용노동부령으로 정한다. 〈개정 2010.6.4.〉
⑤ 진폐요양 의료기관에 대한 평가에 관하여는 제50조를 준용한다. 이 경우 제50조제1항 중 "제43조제1항제3호의 산재보험 의료기관 중 대통령령으로 정하는 의료기관"은 "진폐요양 의료기관"으로 본다.
[본조신설 2010.5.20.]

제91조의10(진폐에 따른 사망의 인정 등) 분진작업에 종사하고 있거나 종사하였던 근로자가 진폐, 합병증이나 그 밖에 진폐와 관련된 사유로 사망하였다고 인정되면 업무상의 재해로 본다. 이 경우 진폐에 따른 사망 여부를 판단하는 때에 고려하여야 하는 사항은 대통령령으로 정한다.
[본조신설 2010.5.20.]

제91조의11(진폐에 따른 사망원인의 확인 등) ① 분진작업에 종사하고 있거나 종사하였던 근로자의 사망원인을 알 수 없는 경우에 그 유족은 해당 근로자가 진폐 등으로 사망하였는지 여부에 대하여 확인하기 위하여 병리학 전문의가 있는 산재보험 의료기관 중에서 공단이 지정하는 의료기관에 전신해부에 대한 동의서를 첨부하여 해당 근로자의 시신에 대한 전신해부를 의뢰할 수 있다. 이 경우 그 의료기관은 「시체 해부 및 보존 등에 관한 법률」 제2조에도 불구하고 전신해부를 할 수 있다. 〈개정 2020.4.7.〉
② 공단은 제1항에 따라 전신해부를 실시한 의료기관 또는 유족에게 그 비용의 전부 또는 일부를 지원할 수 있다. 이 경우 비용의 지급기준 및 첨부서류 제출, 그 밖에 비용지원 절차에 관한 사항은 고용노동부령으로 정한다. 〈개정 2010.6.4.〉
[본조신설 2010.5.20.]

제3장의3 건강손상자녀에 대한 보험급여의 특례 〈신설 2022.1.11.〉

제91조의12(건강손상자녀에 대한 업무상의 재해의 인정기준) 임신 중인 근로자가 업무수행 과정에서 제37조제1항제1호·제3호 또는 대통령령으로 정하는 유해인자의 취급이나 노출로 인하여, 출산한 자녀에게 부상, 질병 또는 장해가 발생하거나 그 자녀가 사망한 경우 업무상의 재해로 본다. 이 경우 그 출산한 자녀(이하 "건강손상자녀"라 한다)는 제5조제2호에도 불구하고 이 법을 적용할 때 해당 업무상 재해의 사유가 발생한 당시 임신한 근로자가 속한 사업의 근로자로 본다.
[본조신설 2022.1.11.]

제91조의13(장해등급의 판정시기) 건강손상자녀에 대한 장해등급 판정은 18세 이후에 한다.
[본조신설 2022.1.11.]

제91조의14(건강손상자녀의 장해급여·장례비 산정기준) 건강손상자녀에게 지급하는 보험급여 중 장해급여 및 장례비의 산정기준이 되는 금액은 각각 제57조제2항 및 제71조에도 불구하고 다음 각 호와 같다.
1. 장해급여: 제36조제7항에 따른 최저 보상기준 금액
2. 장례비: 제71조제2항에 따른 장례비 최저 금액

[본조신설 2022.1.11.]

제3장의4 노무제공자에 대한 특례

〈신설 2022.6.10.〉

제91조의15(노무제공자 등의 정의) 이 장에서 사용하는 용어의 뜻은 다음과 같다.

1. "노무제공자"란 자신이 아닌 다른 사람의 사업을 위하여 다음 각 목의 어느 하나에 해당하는 방법에 따라 자신이 직접 노무를 제공하고 그 대가를 지급받는 사람으로서 업무상 재해로부터의 보호 필요성, 노무제공 형태 등을 고려하여 대통령령으로 정하는 직종에 종사하는 사람을 말한다.
   가. 노무제공자가 사업주로부터 직접 노무제공을 요청받은 경우
   나. 노무제공자가 사업주로부터 일하는 사람의 노무제공을 중개·알선하기 위한 전자적 정보처리시스템(이하 "온라인 플랫폼"이라 한다)을 통해 노무제공을 요청받는 경우
2. "플랫폼 종사자"란 온라인 플랫폼을 통해 노무를 제공하는 노무제공자를 말한다.
3. "플랫폼 운영자"란 온라인 플랫폼을 이용하여 플랫폼 종사자의 노무제공을 중개 또는 알선하는 것을 업으로 하는 자를 말한다.
4. "플랫폼 이용 사업자"란 플랫폼 종사자로부터 노무를 제공받아 사업을 영위하는 자를 말한다. 다만, 플랫폼 운영자가 플랫폼 종사자의 노무를 직접 제공받아 사업을 영위하는 경우 플랫폼 운영자를 플랫폼 이용 사업자로 본다.
5. "보수"란 노무제공자가 이 법의 적용을 받는 사업에서 노무제공의 대가로 지급받은 「소득세법」 제19조에 따른 사업소득 및 같은 법 제21조에 따른 기타소득에서 대통령령으로 정하는 금품을 뺀 금액을 말한다. 다만, 노무제공의 특성에 따라 소득확인이 어렵다고 대통령령으로 정하는 직종의 보수는 고용노동부장관이 고시하는 금액으로 한다.
6. "평균보수"란 이를 산정하여야 할 사유가 발생한 날이 속하는 달의 전전달 말일부터 이전 3개월 동안 노무제공자가 재해가 발생한 사업에서 지급받은 보수와 같은 기간 동안 해당 사업 외의 사업에서 지급받은 보수를 모두 합산한 금액을 해당 기간의 총 일수로 나눈 금액을 말한다. 다만, 노무제공의 특성에 따라 소득확인이 어렵거나 소득의 종류나 내용에 따라 평균보수를 산정하기 곤란하다고 인정되는 경우에는 고용노동부장관이 고시하는 금액으로 한다.

[본조신설 2022.6.10.]

제91조의16(다른 조문과의 관계) ① 제5조제2호에도 불구하고 노무제공자는 이 법의 적용을 받는 근로자로 본다.

② 제6조에도 불구하고 노무제공자의 노무를 제공받는 사업은 이 법의 적용을 받는 사업으로 본다.

[본조신설 2022.6.10.]

제91조의17(노무제공자에 대한 보험급여의 산정 기준 등) ① 노무제공자의 평균보수 산정사유 발생일은 대통령령으로 정한다.

② 노무제공자에 대해 제3장 및 제3장의2에 따른 보험급여에 관한 규정을 적용할 때에는 "임금"은 "보수"로, "평균임금"은 "평균보수"로 본다.

③ 제91조의15제6호에도 불구하고 업무상 재해를 입은 노무제공자가 평균보수 산정기간 동안 근로자(대통령령으로 정하는 일용근로자는 제외한다)로서 지급받은 임금이 있는 경우에는 그 기간의 보수와 임금을 합산한 금액을 해당 기간의 총일수로 나누어 평균보수를 산정한다.

④ 제36조제3항 본문에도 불구하고 노무제공자에 대한 보험급여를 산정하는 경우 해당 노무제공자의 평균보수를 산정하여야 할 사유가 발생한 날부터 1년이 지난 이후에는 매년 소비자물가변동률에 따라 평균보수를 증감한다.

⑤ 노무제공자에 대한 보험급여의 산정에 관하여는 제36조제5항 및 제6항은 적용하지 아니한다.
[본조신설 2022.6.10.]

제91조의18(노무제공자에 대한 업무상의 재해의 인정기준) 노무제공자에 대한 업무상의 재해의 인정기준은 제37조제1항부터 제4항까지의 규정을 적용하되 구체적인 인정기준은 노무제공 형태 등을 고려하여 대통령령으로 정한다.
[본조신설 2022.6.10.]

제91조의19(노무제공자에 대한 보험급여 산정 특례) ① 노무제공자에 대해서는 제54조에도 불구하고 제52조에 따라 산정한 1일당 휴업급여 지급액이 대통령령으로 정하는 최저 휴업급여 보장액(이하 "최저 휴업급여 보장액"이라 한다)보다 적으면 최저 휴업급여 보장액을 1일당 휴업급여 지급액으로 한다.
② 재요양을 받는 노무제공자에 대해서는 제56조제2항에도 불구하고 제56조제1항에 따라 산정한 1일당 휴업급여 지급액이 최저 휴업급여 보장액보다 적거나 재요양 당시 평균보수 산정의 대상이 되는 보수가 없으면 최저 휴업급여 보장액을 1일당 휴업급여 지급액으로 한다.
③ 장해보상연금을 지급받는 노무제공자가 재요양하는 경우에는 제56조제3항에도 불구하고 1일당 장해보상연금액과 제2항 또는 제56조제1항에 따라 산정한 1일당 휴업급여 지급액을 합한 금액이 장해보상연금의 산정에 적용되는 평균보수의 100분의 70을 초과하면 그 초과하는 금액 중 휴업급여에 해당하는 금액은 지급하지 아니한다.
④ 제1항 및 제2항에 따라 최저 휴업급여 보장액을 1일당 휴업급여 지급액으로 하는 노무제공자가 그 요양기간 중 일정기간 또는 단시간 취업을 하는 경우에는 제53조제1항 단서에도 불구하고 최저 휴업급여 보장액(별표 1 제2호에 따라 감액하는 경우에는 그 감액한 금액)에서 취업한 날에 대한 보수를 뺀 금액을 부분휴업급여로 지급할 수 있다.
[본조신설 2022.6.10.]

제91조의20(노무제공자에 대한 보험급여의 지급) ① 노무제공자의 보험급여는 보험료징수법에 따라 공단에 신고된 해당 노무제공자의 보수를 기준으로 평균보수를 산정한 후 그에 따라 지급한다.
② 수급권자는 신고 누락 등으로 인하여 제1항에 따라 산정된 평균보수가 실제 평균보수와 다르게 산정된 경우에는 보험료징수법으로 정하는 바에 따라 보수에 대한 정정신고를 거쳐 이 법에 따른 평균보수 및 보험급여의 정정청구를 할 수 있다.
③ 노무제공자에 대한 보험급여의 지급 등에 필요한 사항은 고용노동부령으로 정한다.
[본조신설 2022.6.10.]

제91조의21(플랫폼 운영자에 대한 자료제공 등의 요청) 공단은 플랫폼 종사자에 관한 보험사무의 효율적 처리를 위하여 플랫폼 운영자에게 해당 온라인 플랫폼의 이용 및 보험관계의 확인에 필요한 다음 각 호의 자료 또는 정보의 제공을 요청할 수 있다. 이 경우 요청을 받은 플랫폼 운영자는 정당한 사유가 없으면 그 요청에 따라야 한다.
1. 플랫폼 이용 사업자 및 플랫폼 종사자의 온라인 플랫폼 이용 개시일 또는 종료일
2. 플랫폼 이용 사업자의 보험관계와 관련된 사항으로서 사업장의 명칭·주소 등 대통령령으로 정하는 정보
3. 플랫폼 종사자의 보험관계 및 보험급여의 결정과 지급 등과 관련된 사항으로서 플랫폼 종사자의 이름·직종·보수·노무제공 내용 등 대통령령으로 정하는 자료 또는 정보

[본조신설 2022.6.10.]

제4장 근로복지 사업

제92조(근로복지 사업) ① 고용노동부장관은 근로자의 복지 증진을 위한 다음 각 호의 사업을 한다. 〈개정 2010.6.4.〉
1. 업무상의 재해를 입은 근로자의 원활한 사회

복귀를 촉진하기 위한 다음 각 목의 보험시설의 설치·운영
가. 요양이나 외과 후 처치에 관한 시설
나. 의료재활이나 직업재활에 관한 시설
2. 장학사업 등 재해근로자와 그 유족의 복지 증진을 위한 사업
3. 그 밖에 근로자의 복지 증진을 위한 시설의 설치·운영 사업

② 고용노동부장관은 공단 또는 재해근로자의 복지 증진을 위하여 설립된 법인 중 고용노동부장관의 지정을 받은 법인(이하 "지정법인"이라 한다)에 제1항에 따른 사업을 하게 하거나 같은 항 제1호에 따른 보험시설의 운영을 위탁할 수 있다. 〈개정 2010.6.4.〉

③ 지정법인의 지정 기준에 필요한 사항은 고용노동부령으로 정한다. 〈개정 2010.6.4.〉

④ 고용노동부장관은 예산의 범위에서 지정법인의 사업에 필요한 비용의 일부를 보조할 수 있다. 〈개정 2010.6.4.〉

제93조(국민건강보험 요양급여 비용의 본인 일부 부담금의 대부) ① 공단은 제37조제1항제2호에 따른 업무상 질병에 대하여 요양 신청을 한 경우로서 요양급여의 결정에 걸리는 기간 등을 고려하여 대통령령으로 정하는 사람에 대하여 「국민건강보험법」 제44조에 따른 요양급여 비용의 본인 일부 부담금에 대한 대부사업을 할 수 있다. 〈개정 2011.12.31., 2020.5.26.〉

② 공단은 제1항에 따라 대부를 받은 사람에게 지급할 이 법에 따른 요양급여가 있으면 그 요양급여를 대부금의 상환에 충당할 수 있다. 〈개정 2020.5.26.〉

③ 제1항에 따른 대부의 금액·조건 및 절차는 고용노동부장관의 승인을 받아 공단이 정한다. 〈개정 2010.6.4.〉

④ 제2항에 따른 요양급여의 충당 한도 및 충당 절차는 대통령령으로 정한다.

제94조(장해급여자의 고용 촉진) 고용노동부장관은 보험가입자에 대하여 장해급여 또는 진폐보상연금을 받은 사람을 그 적성에 맞는 업무에 고용하도록 권고할 수 있다. 〈개정 2010.1.27., 2010.5.20., 2010.6.4., 2020.5.26.〉

제5장 산업재해보상보험및예방기금

제95조(산업재해보상보험및예방기금의 설치 및 조성) ① 고용노동부장관은 보험사업, 산업재해 예방 사업에 필요한 재원을 확보하고, 보험급여에 충당하기 위하여 산업재해보상보험및예방기금(이하 "기금"이라 한다)을 설치한다. 〈개정 2010.6.4.〉

② 기금은 보험료, 기금운용 수익금, 적립금, 기금의 결산상 잉여금, 정부 또는 정부 아닌 자의 출연금 및 기부금, 차입금, 그 밖의 수입금을 재원으로 하여 조성한다.

③ 정부는 산업재해 예방 사업을 수행하기 위하여 회계연도마다 기금지출예산 총액의 100분의 3의 범위에서 제2항에 따른 정부의 출연금으로 세출예산에 계상(計上)하여야 한다.

제96조(기금의 용도) ① 기금은 다음 각 호의 용도에 사용한다. 〈개정 2008.12.31., 2010.1.27., 2019.1.15.〉

1. 보험급여의 지급 및 반환금의 반환
2. 차입금 및 이자의 상환
3. 공단에의 출연
4. 「산업안전보건법」 제12조에 따른 용도
5. 재해근로자의 복지 증진
6. 「한국산업안전보건공단법」에 따른 한국산업안전보건공단(이하 "한국산업안전보건공단"이라 한다)에 대한 출연
7. 보험료징수법 제4조에 따른 업무를 위탁받은 자에의 출연
8. 그 밖에 보험사업 및 기금의 관리와 운용

② 고용노동부장관은 회계연도마다 제1항 각 호에 해당하는 기금지출예산 총액의 100분의 8 이상을 제1항제4호 및 제6호에 따른 용도로 계상하

여야 한다. 〈개정 2010.6.4.〉

③ 제1항제7호에 따라 기금으로부터 「국민건강보험법」 제13조에 따른 국민건강보험공단에 출연하는 금액은 징수업무(고지ㆍ수납ㆍ체납 업무를 말한다)가 차지하는 비율 등을 기준으로 산정한다. 〈신설 2018.6.12.〉

제97조(기금의 관리ㆍ운용) ① 기금은 고용노동부장관이 관리ㆍ운용한다. 〈개정 2010.6.4.〉

② 고용노동부장관은 다음 각 호의 방법에 따라 기금을 관리ㆍ운용하여야 한다. 〈개정 2010.6.4.〉

1. 금융기관 또는 체신관서에의 예입(預入) 및 금전신탁
2. 재정자금에의 예탁
3. 투자신탁 등의 수익증권 매입
4. 국가ㆍ지방자치단체 또는 금융기관이 직접 발행하거나 채무이행을 보증하는 유가증권의 매입
5. 그 밖에 기금 증식을 위하여 대통령령으로 정하는 사업

③ 고용노동부장관은 제2항에 따라 기금을 관리ㆍ운용할 때에는 그 수익이 대통령령으로 정하는 수준 이상이 되도록 하여야 한다. 〈개정 2010.6.4.〉

④ 기금은 「국가회계법」 제11조에 따라 회계처리를 한다. 〈개정 2018.6.12.〉

⑤ 고용노동부장관은 기금의 관리ㆍ운용에 관한 업무의 일부를 공단 또는 한국산업안전보건공단에 위탁할 수 있다. 〈개정 2008.12.31., 2010.6.4.〉

제98조(기금의 운용계획) 고용노동부장관은 회계연도마다 위원회의 심의를 거쳐 기금운용계획을 세워야 한다. 〈개정 2010.6.4.〉

제99조(책임준비금의 적립) ① 고용노동부장관은 보험급여에 충당하기 위하여 책임준비금을 적립하여야 한다. 〈개정 2010.6.4.〉

② 고용노동부장관은 회계연도마다 책임준비금을 산정하여 적립금 보유액이 책임준비금의 금액을 초과하면 그 초과액을 장래의 보험급여 지급 재원으로 사용하고, 부족하면 그 부족액을 보험료 수입에서 적립하여야 한다. 〈개정 2010.6.4.〉

③ 제1항에 따른 책임준비금의 산정 기준 및 적립에 필요한 사항은 대통령령으로 정한다.

제100조(잉여금과 손실금의 처리) ① 기금의 결산상 잉여금이 생기면 이를 적립금으로 적립하여야 한다.

② 기금의 결산상 손실금이 생기면 적립금을 사용할 수 있다.

제101조(차입금) ① 기금에 속하는 경비를 지급하기 위하여 필요하면 기금의 부담으로 차입할 수 있다.

② 기금에서 지급할 현금이 부족하면 기금의 부담으로 일시차입을 할 수 있다.

③ 제2항에 따른 일시차입금은 그 회계연도 안에 상환하여야 한다.

제102조(기금의 출납 등) 기금을 관리ㆍ운용을 할 때의 출납 절차 등에 관한 사항은 대통령령으로 정한다.

제6장 심사 청구 및 재심사 청구

제103조(심사 청구의 제기) ① 다음 각 호의 어느 하나에 해당하는 공단의 결정 등(이하 "보험급여 결정등"이라 한다)에 불복하는 자는 공단에 심사 청구를 할 수 있다. 〈개정 2010.5.20., 2018.6.12., 2022.1.11.〉

1. 제3장, 제3장의2 및 제3장의3에 따른 보험급여에 관한 결정
2. 제45조 및 제91조의6제4항에 따른 진료비에 관한 결정
3. 제46조에 따른 약제비에 관한 결정
4. 제47조제2항에 따른 진료계획 변경 조치등
5. 제76조에 따른 보험급여의 일시지급에 관한 결정

5의2. 제77조에 따른 합병증 등 예방관리에 관한 조치

6. 제84조에 따른 부당이득의 징수에 관한 결정

7. 제89조에 따른 수급권의 대위에 관한 결정

② 제1항에 따른 심사 청구는 그 보험급여 결정등을 한 공단의 소속 기관을 거쳐 공단에 제기하여야 한다.

③ 제1항에 따른 심사 청구는 보험급여 결정등이 있음을 안 날부터 90일 이내에 하여야 한다.

④ 제2항에 따라 심사 청구서를 받은 공단의 소속 기관은 5일 이내에 의견서를 첨부하여 공단에 보내야 한다.

⑤ 보험급여 결정등에 대하여는 「행정심판법」에 따른 행정심판을 제기할 수 없다.

제104조(산업재해보상보험심사위원회) ① 제103조에 따른 심사 청구를 심의하기 위하여 공단에 관계 전문가 등으로 구성되는 산업재해보상보험심사위원회(이하 "심사위원회"라 한다)를 둔다.

② 심사위원회 위원의 제척ㆍ기피ㆍ회피에 관하여는 제108조를 준용한다.

③ 심사위원회의 구성과 운영에 필요한 사항은 대통령령으로 정한다.

제105조(심사 청구에 대한 심리ㆍ결정) ① 공단은 제103조제4항에 따라 심사 청구서를 받은 날부터 60일 이내에 심사위원회의 심의를 거쳐 심사 청구에 대한 결정을 하여야 한다. 다만, 부득이한 사유로 그 기간 이내에 결정을 할 수 없으면 한 차례만 20일을 넘지 아니하는 범위에서 그 기간을 연장할 수 있다. 〈개정 2020.5.26.〉

② 제1항 본문에도 불구하고 심사 청구 기간이 지난 후에 제기된 심사 청구 등 대통령령으로 정하는 사유에 해당하는 경우에는 심사위원회의 심의를 거치지 아니할 수 있다.

③ 제1항 단서에 따라 결정기간을 연장할 때에는 최초의 결정기간이 끝나기 7일 전까지 심사 청구인 및 보험급여 결정등을 한 공단의 소속 기관에 알려야 한다.

④ 공단은 심사 청구의 심리를 위하여 필요하면 청구인의 신청 또는 직권으로 다음 각 호의 행위를 할 수 있다.

1. 청구인 또는 관계인을 지정 장소에 출석하게 하여 질문하거나 의견을 진술하게 하는 것
2. 청구인 또는 관계인에게 증거가 될 수 있는 문서나 그 밖의 물건을 제출하게 하는 것
3. 전문적인 지식이나 경험을 가진 제3자에게 감정하게 하는 것
4. 소속 직원에게 사건에 관계가 있는 사업장이나 그 밖의 장소에 출입하여 사업주ㆍ근로자, 그 밖의 관계인에게 질문하게 하거나, 문서나 그 밖의 물건을 검사하게 하는 것
5. 심사 청구와 관계가 있는 근로자에게 공단이 지정하는 의사ㆍ치과의사 또는 한의사(이하 "의사등"이라 한다)의 진단을 받게 하는 것

⑤ 제4항제4호에 따른 질문이나 검사를 하는 공단의 소속 직원은 그 권한을 표시하는 증표를 지니고 이를 관계인에게 내보여야 한다.

제106조(재심사 청구의 제기) ① 제105조제1항에 따른 심사 청구에 대한 결정에 불복하는 자는 제107조에 따른 산업재해보상보험재심사위원회에 재심사 청구를 할 수 있다. 다만, 판정위원회의 심의를 거친 보험급여에 관한 결정에 불복하는 자는 제103조에 따른 심사 청구를 하지 아니하고 재심사 청구를 할 수 있다.

② 제1항에 따른 재심사 청구는 그 보험급여 결정등을 한 공단의 소속 기관을 거쳐 제107조에 따른 산업재해보상보험재심사위원회에 제기하여야 한다.

③ 제1항에 따른 재심사 청구는 심사 청구에 대한 결정이 있음을 안 날부터 90일 이내에 제기하여야 한다. 다만, 제1항 단서에 따라 심사 청구를 거치지 아니하고 재심사 청구를 하는 경우에는 보험급여에 관한 결정이 있음을 안 날부터 90일 이내에 제기하여야 한다.

④ 재심사 청구에 관하여는 제103조제4항을 준용한다. 이 경우 "심사 청구서"는 "재심사 청구서"로, "공단"은 "산업재해보상보험재심사위원회"로 본다.

제107조(산업재해보상보험재심사위원회) ① 제106조에 따른 재심사 청구를 심리·재결하기 위하여 고용노동부에 산업재해보상보험재심사위원회(이하 "재심사위원회"라 한다)를 둔다. 〈개정 2010.6.4.〉

② 재심사위원회는 위원장 1명을 포함한 90명 이내의 위원으로 구성하되, 위원 중 2명은 상임위원으로, 1명은 당연직위원으로 한다. 〈개정 2018.6.12.〉

③ 재심사위원회의 위원 중 5분의 2에 해당하는 위원은 제5항제2호부터 제5호까지에 해당하는 사람 중에서 근로자 단체 및 사용자 단체가 각각 추천하는 사람으로 구성한다. 이 경우 근로자 단체 및 사용자 단체가 추천한 사람은 같은 수로 하여야 한다. 〈개정 2010.1.27., 2020.5.26.〉

④ 제3항에도 불구하고 근로자단체나 사용자단체가 각각 추천하는 사람이 위촉하려는 전체 위원 수의 5분의 1보다 적은 경우에는 제3항 후단을 적용하지 아니하고 근로자단체와 사용자단체가 추천하는 위원 수를 전체 위원 수의 5분의 2 미만으로 할 수 있다. 〈신설 2010.1.27.〉

⑤ 재심사위원회의 위원장 및 위원은 다음 각 호의 어느 하나에 해당하는 사람 중에서 고용노동부장관의 제청으로 대통령이 임명한다. 다만, 당연직위원은 고용노동부장관이 소속 3급의 일반직 공무원 또는 고위공무원단에 속하는 일반직 공무원 중에서 지명하는 사람으로 한다. 〈개정 2010.1.27., 2010.6.4., 2020.5.26.〉

1. 3급 이상의 공무원 또는 고위공무원단에 속하는 일반직 공무원으로 재직하고 있거나 재직하였던 사람
2. 판사·검사·변호사 또는 경력 10년 이상의 공인노무사
3. 「고등교육법」 제2조에 따른 학교에서 부교수 이상으로 재직하고 있거나 재직하였던 사람
4. 노동 관계 업무 또는 산업재해보상보험 관련 업무에 15년 이상 종사한 사람
5. 사회보험이나 산업의학에 관한 학식과 경험이 풍부한 사람

⑥ 다음 각 호의 어느 하나에 해당하는 사람은 위원에 임명될 수 없다. 〈개정 2010.1.27., 2015.1.20., 2020.5.26., 2022.6.10.〉

1. 피성년후견인·피한정후견인 또는 파산선고를 받고 복권되지 아니한 사람
2. 금고 이상의 실형을 선고받고 그 집행이 끝나거나(집행이 끝난 것으로 보는 경우를 포함한다) 집행이 면제된 날부터 3년이 지나지 아니한 사람

2의2. 금고 이상의 형의 집행유예를 선고받고 그 유예기간 중에 있는 사람

3. 심신 상실자·심신 박약자

⑦ 재심사위원회 위원(당연직위원은 제외한다)의 임기는 3년으로 하되 연임할 수 있고, 위원장이나 위원의 임기가 끝난 경우 그 후임자가 임명될 때까지 그 직무를 수행한다. 〈개정 2010.1.27., 2018.6.12.〉

⑧ 재심사위원회의 위원은 다음 각 호의 어느 하나에 해당하는 경우 외에는 그 의사에 반하여 면직되지 아니한다. 〈개정 2010.1.27., 2018.6.12.〉

1. 금고 이상의 형을 선고받은 경우
2. 오랜 심신 쇠약으로 직무를 수행할 수 없게 된 경우
3. 직무와 관련된 비위사실이 있거나 재심사위원회 위원직을 유지하기에 적합하지 아니하다고 인정되는 비위사실이 있는 경우

⑨ 재심사위원회에 사무국을 둔다. 〈개정 2010.1.27.〉

⑩ 재심사위원회의 조직·운영 등에 필요한 사항은 대통령령으로 정한다. 〈개정 2010.1.27.〉

제108조(위원의 제척·기피·회피) ① 재심사위원회의 위원은 다음 각 호의 어느 하나에 해당하는 경우에는 그 사건의 심리(審理)·재결(裁決)에서 제척(除斥)된다. 〈개정 2020.5.26.〉

1. 위원 또는 그 배우자나 배우자였던 사람이 그

사건의 당사자가 되거나 그 사건에 관하여 공동권리자 또는 의무자의 관계에 있는 경우
2. 위원이 그 사건의 당사자와 「민법」 제777조에 따른 친족이거나 친족이었던 경우
3. 위원이 그 사건에 관하여 증언이나 감정을 한 경우
4. 위원이 그 사건에 관하여 당사자의 대리인으로서 관여하거나 관여하였던 경우
5. 위원이 그 사건의 대상이 된 보험급여 결정등에 관여한 경우

② 당사자는 위원에게 심리·재결의 공정을 기대하기 어려운 사정이 있는 경우에는 기피신청을 할 수 있다.
③ 위원은 제1항이나 제2항의 사유에 해당하면 스스로 그 사건의 심리·재결을 회피할 수 있다.
④ 사건의 심리·재결에 관한 사무에 관여하는 위원 아닌 직원에게도 제1항부터 제3항까지의 규정을 준용한다.

제109조(재심사 청구에 대한 심리와 재결) ① 재심사 청구에 대한 심리·재결에 관하여는 제105조제1항 및 같은 조 제3항부터 제5항까지를 준용한다. 이 경우 "공단"은 "재심사위원회"로, "심사위원회의 심의를 거쳐 심사 청구"는 "재심사 청구"로, "결정"은 "재결"로, "소속 직원"은 "재심사위원회의 위원"으로 본다.
② 재심사위원회의 재결은 공단을 기속(羈束)한다.

제110조(심사 청구인 및 재심사 청구인의 지위 승계) 심사 청구인 또는 재심사 청구인이 사망한 경우 그 청구인이 보험급여의 수급권자이면 제62조제1항 또는 제81조에 따른 유족이, 그 밖의 자이면 상속인 또는 심사 청구나 재심사 청구의 대상인 보험급여에 관련된 권리·이익을 승계한 자가 각각 청구인의 지위를 승계한다.

제111조(다른 법률과의 관계) ① 제103조 및 제106조에 따른 심사 청구 및 재심사 청구의 제기는 시효의 중단에 관하여 「민법」 제168조에 따른 재판상의 청구로 본다.
② 제106조에 따른 재심사 청구에 대한 재결은 「행정소송법」 제18조를 적용할 때 행정심판에 대한 재결로 본다.
③ 제103조 및 제106조에 따른 심사 청구 및 재심사 청구에 관하여 이 법에서 정하고 있지 아니한 사항에 대하여는 「행정심판법」에 따른다.

제7장 보칙

제111조의2(불이익 처우의 금지) 사업주는 근로자가 보험급여를 신청한 것을 이유로 근로자를 해고하거나 그 밖에 근로자에게 불이익한 처우를 하여서는 아니 된다.
[본조신설 2016.12.27.]

제112조(시효) ① 다음 각 호의 권리는 3년간 행사하지 아니하면 시효로 말미암아 소멸한다. 다만, 제1호의 보험급여 중 장해급여, 유족급여, 장례비, 진폐보상연금 및 진폐유족연금을 받을 권리는 5년간 행사하지 아니하면 시효의 완성으로 소멸한다. 〈개정 2010.1.27., 2018.6.12., 2021.1.26.〉
1. 제36조제1항에 따른 보험급여를 받을 권리
2. 제45조에 따른 산재보험 의료기관의 권리
3. 제46조에 따른 약국의 권리
4. 제89조에 따른 보험가입자의 권리
5. 제90조제1항에 따른 국민건강보험공단등의 권리

② 제1항에 따른 소멸시효에 관하여는 이 법에 규정된 것 외에는 「민법」에 따른다.

제113조(시효의 중단) 제112조에 따른 소멸시효는 제36조제2항에 따른 청구로 중단된다. 이 경우 청구가 제5조제1호에 따른 업무상의 재해 여부의 판단이 필요한 최초의 청구인 경우에는 그 청구로 인한 시효중단의 효력은 제36조제1항에서 정한 다른 보험급여에도 미친다. 〈개정 2020.5.26.〉

제114조(보고 등) ① 공단은 필요하다고 인정하면 대통령령으로 정하는 바에 따라 이 법의 적용을

받는 사업의 사업주 또는 그 사업에 종사하는 근로자 및 보험료징수법 제33조에 따른 보험사무대행기관(이하 "보험사무대행기관"이라 한다)에게 보험사업에 관하여 필요한 보고 또는 관계 서류의 제출을 요구할 수 있다.

② 장해보상연금, 유족보상연금, 진폐보상연금 또는 진폐유족연금을 받을 권리가 있는 사람은 보험급여 지급에 필요한 사항으로서 대통령령으로 정하는 사항을 공단에 신고하여야 한다. 〈개정 2010.5.20., 2020.5.26.〉

③ 수급권자 및 수급권이 있었던 사람은 수급권의 변동과 관련된 사항으로서 대통령령으로 정하는 사항을 공단에 신고하여야 한다. 〈개정 2020.5.26.〉

④ 수급권자가 사망하면 「가족관계의 등록 등에 관한 법률」 제85조에 따른 신고 의무자는 1개월 이내에 그 사망 사실을 공단에 신고하여야 한다.

제115조(연금 수급권자등의 출국신고 등) ① 대한민국 국민인 장해보상연금 수급권자, 유족보상연금 수급권자, 진폐보상연금 수급권자, 진폐유족연금 수급권자(이하 이 조에서 "장해보상연금 수급권자등"이라 한다) 또는 유족보상연금·진폐유족연금 수급자격자가 외국에서 거주하기 위하여 출국하는 경우에는 장해보상연금 수급권자등은 이를 공단에 신고하여야 한다. 〈개정 2010.5.20.〉

② 장해보상연금 수급권자등과 유족보상연금·진폐유족연금 수급자격자가 외국에서 거주하는 기간에 장해보상연금, 유족보상연금, 진폐보상연금 또는 진폐유족연금을 받는 경우 장해보상연금 수급권자등은 그 수급권 또는 수급자격과 관련된 사항으로서 대통령령으로 정하는 사항을 매년 1회 이상 고용노동부령으로 정하는 바에 따라 공단에 신고하여야 한다. 〈개정 2010.5.20., 2010.6.4.〉

[제목개정 2010.5.20.]

제116조(사업주 등의 조력) ① 보험급여를 받을 사람이 사고로 보험급여의 청구 등의 절차를 행하기 곤란하면 사업주는 이를 도와야 한다. 〈개정 2020.5.26.〉

② 사업주는 보험급여를 받을 사람이 보험급여를 받는 데에 필요한 증명을 요구하면 그 증명을 하여야 한다. 〈개정 2020.5.26.〉

③ 사업주의 행방불명, 그 밖의 부득이한 사유로 제2항에 따른 증명이 불가능하면 그 증명을 생략할 수 있다.

④ 제91조의15제2호에 따른 플랫폼 종사자는 보험급여를 받기 위하여 필요한 경우 노무제공 내용, 노무대가 및 시간에 관한 자료 또는 이와 관련된 정보의 제공을 제91조의15제3호에 따른 플랫폼 운영자에게 요청할 수 있다. 이 경우 요청을 받은 플랫폼 운영자는 특별한 사유가 없으면 해당 자료 또는 정보를 제공하여야 한다. 〈신설 2022.6.10.〉

[제목개정 2022.6.10.]

제117조(사업장 등에 대한 조사) ① 공단은 보험급여에 관한 결정, 심사 청구의 심리·결정 등을 위하여 확인이 필요하다고 인정하면 소속 직원에게 이 법의 적용을 받는 사업의 사무소 또는 사업장과 보험사무대행기관 또는 제91조의15제3호에 따른 플랫폼 운영자의 사무소에 출입하여 관계인에게 질문을 하게 하거나 관계 서류를 조사하게 할 수 있다. 〈개정 2022.6.10.〉

② 제1항의 경우에 공단 직원은 그 권한을 표시하는 증표를 지니고 이를 관계인에게 내보여야 한다.

제118조(산재보험 의료기관에 대한 조사 등) ① 공단은 보험급여에 관하여 필요하다고 인정하면 대통령령으로 정하는 바에 따라 보험급여를 받는 근로자를 진료한 산재보험 의료기관(의사를 포함한다. 이하 이 조에서 같다)에 대하여 그 근로자의 진료에 관한 보고 또는 그 진료에 관한 서류나 물건의 제출을 요구하거나 소속 직원으로 하여금 그 관계인에게 질문을 하게 하거나 관계 서류나 물건을 조사하게 할 수 있다.

② 제1항의 조사에 관하여는 제117조제2항을 준

용한다.

제119조(진찰 요구) 공단은 보험급여에 관하여 필요하다고 인정하면 대통령령으로 정하는 바에 따라 보험급여를 받은 사람 또는 이를 받으려는 사람에게 산재보험 의료기관에서 진찰을 받을 것을 요구할 수 있다. 〈개정 2020.5.26.〉

제119조의2(포상금의 지급) 공단은 제84조제1항 및 같은 조 제3항에 따라 보험급여, 진료비 또는 약제비를 부당하게 지급받은 자를 신고한 사람에게 예산의 범위에서 고용노동부령으로 정하는 바에 따라 포상금을 지급할 수 있다. 〈개정 2010.6.4.〉

[본조신설 2010.5.20.]

제120조(보험급여의 일시 중지) ① 공단은 보험급여를 받고자 하는 사람이 다음 각 호의 어느 하나에 해당되면 보험급여의 지급을 일시 중지할 수 있다. 〈개정 2010.5.20., 2020.5.26., 2021.1.26.〉

1. 요양 중인 근로자가 제48조제1항에 따른 공단의 의료기관 변경 요양 지시를 정당한 사유 없이 따르지 아니하는 경우
2. 제59조에 따라 공단이 직권으로 실시하는 장해등급 또는 진폐장해등급 재판정 요구에 따르지 아니하는 경우
3. 제114조나 제115조에 따른 보고·서류제출 또는 신고를 하지 아니하는 경우
4. 제117조에 따른 질문이나 조사에 따르지 아니하는 경우
5. 제119조에 따른 진찰 요구에 따르지 아니하는 경우

② 제1항에 따른 일시 중지의 대상이 되는 보험급여의 종류, 일시 중지의 기간 및 일시 중지 절차는 대통령령으로 정한다.

제121조(국외의 사업에 대한 특례) ① 국외 근무 기간에 발생한 근로자의 재해를 보상하기 위하여 우리나라가 당사국이 된 사회 보장에 관한 조약이나 협정(이하 "사회보장관련조약"이라 한다)으로 정하는 국가나 지역에서의 사업에 대하여는 고용노동부장관이 금융위원회와 협의하여 지정하는 자(이하 "보험회사"라 한다)에게 이 법에 따른 보험사업을 자기의 계산으로 영위하게 할 수 있다. 〈개정 2008.2.29., 2010.1.27., 2010.6.4.〉

② 보험회사는 「보험업법」에 따른 사업 방법에 따라 보험사업을 영위한다. 이 경우 보험회사가 지급하는 보험급여는 이 법에 따른 보험급여보다 근로자에게 불이익하여서는 아니 된다.

③ 제1항에 따라 보험사업을 영위하는 보험회사는 이 법과 근로자를 위한 사회보장관련조약에서 정부가 부담하는 모든 책임을 성실히 이행하여야 한다.

④ 제1항에 따른 국외의 사업과 이를 대상으로 하는 보험사업에 대하여는 제2조, 제3조제1항, 제6조 단서, 제8조, 제82조제1항과 제5장 및 제6장을 적용하지 아니한다. 〈개정 2018.6.12.〉

⑤ 보험회사는 제1항에 따른 보험사업을 영위할 때 이 법에 따른 공단의 권한을 행사할 수 있다.

제122조(해외파견자에 대한 특례) ① 보험료징수법 제5조제3항 및 제4항에 따른 보험가입자가 대한민국 밖의 지역(고용노동부령으로 정하는 지역은 제외한다)에서 하는 사업에 근로시키기 위하여 파견하는 사람(이하 "해외파견자"라 한다)에 대하여 공단에 보험 가입 신청을 하여 승인을 받으면 해외파견자를 그 가입자의 대한민국 영역 안의 사업(2개 이상의 사업이 있는 경우에는 주된 사업을 말한다)에 사용하는 근로자로 보아 이 법을 적용할 수 있다. 〈개정 2010.6.4., 2020.5.26.〉

② 해외파견자의 보험급여의 기초가 되는 임금액은 그 사업에 사용되는 같은 직종 근로자의 임금액 및 그 밖의 사정을 고려하여 고용노동부장관이 정하여 고시하는 금액으로 한다. 〈개정 2010.6.4.〉

③ 해외파견자에 대한 보험급여의 지급 등에 필요한 사항은 고용노동부령으로 정한다. 〈개정 2010.6.4.〉

④ 제1항에 따라 이 법의 적용을 받는 해외파견자의 보험료 산정, 보험 가입의 신청 및 승인, 보

험료의 신고 및 납부, 보험 관계의 소멸, 그 밖에 필요한 사항은 보험료징수법으로 정하는 바에 따른다.

제123조(현장실습생에 대한 특례) ① 이 법이 적용되는 사업에서 현장 실습을 하고 있는 학생 및 직업 훈련생(이하 "현장실습생"이라 한다) 중 고용노동부장관이 정하는 현장실습생은 제5조제2호에도 불구하고 이 법을 적용할 때는 그 사업에 사용되는 근로자로 본다. 〈개정 2010.6.4.〉

② 현장실습생이 실습과 관련하여 입은 재해는 업무상의 재해로 보아 제36조제1항에 따른 보험급여를 지급한다. 〈개정 2010.5.20.〉

③ 현장실습생에 대한 보험급여의 기초가 되는 임금액은 현장실습생이 지급받는 훈련수당 등 모든 금품으로 하되, 이를 적용하는 것이 현장실습생의 재해보상에 적절하지 아니하다고 인정되면 고용노동부장관이 정하여 고시하는 금액으로 할 수 있다. 〈개정 2010.6.4.〉

④ 현장실습생에 대한 보험급여의 지급 등에 필요한 사항은 대통령령으로 정한다.

⑤ 현장실습생에 대한 보험료의 산정·신고 및 납부 등에 관한 사항은 보험료징수법으로 정하는 바에 따른다.

제123조의2(학생연구자에 대한 특례) ①「연구실 안전환경 조성에 관한 법률」 제2조제1호에 따른 대학·연구기관등은 제6조에도 불구하고 이 법의 적용을 받는 사업으로 본다.

②「연구실 안전환경 조성에 관한 법률」 제2조제8호에 따른 연구활동종사자 중 같은 조 제1호에 따른 대학·연구기관등이 수행하는 연구개발과제에 참여하는 대통령령으로 정하는 학생 신분의 연구자(이하 이 조에서 "학생연구자"라 한다)는 제5조제2호에도 불구하고 이 법을 적용할 때에는 그 사업의 근로자로 본다.

③ 제2항에 따라 이 법의 적용을 받는 학생연구자에 대한 보험 관계의 성립·소멸 및 변경, 보험료의 산정·신고·납부, 보험료나 그 밖에 징수금의 징수에 필요한 사항은 보험료징수법에서 정하는 바에 따른다.

④ 학생연구자에 대한 보험급여의 산정 기준이 되는 평균임금은 고용노동부장관이 고시하는 금액으로 한다.

⑤ 학생연구자에 대한 보험급여 지급사유인 업무상의 재해의 인정 기준은 대통령령으로 정한다.

⑥ 학생연구자에게 제36조제1항제2호에 따른 휴업급여 또는 같은 항 제6호에 따른 상병보상연금을 지급하는 경우 제54조, 제56조제2항, 제67조 및 제69조제1항은 적용하지 아니한다.

⑦ 학생연구자에 대한 보험급여의 지급 등에 필요한 사항은 대통령령으로 정한다.

[본조신설 2021.4.13.]

제124조(중·소기업 사업주등에 대한 특례) ① 대통령령으로 정하는 중·소기업 사업주(근로자를 사용하지 아니하는 자를 포함한다. 이하 이 조에서 같다)는 공단의 승인을 받아 자기 또는 유족을 보험급여를 받을 수 있는 사람으로 하여 보험에 가입할 수 있다. 〈개정 2020.5.26., 2020.12.8.〉

② 제1항에 따른 중·소기업 사업주의 배우자(사실상 혼인관계에 있는 사람을 포함한다. 이하 이 조에서 같다) 또는 4촌 이내의 친족으로서 대통령령으로 정하는 요건을 갖추어 해당 사업에 노무를 제공하는 사람은 공단의 승인을 받아 보험에 가입할 수 있다. 〈신설 2020.12.8.〉

③ 제1항에 따른 중·소기업 사업주 및 제2항에 따른 중·소기업 사업주의 배우자 또는 4촌 이내의 친족(이하 이 조에서 "중·소기업 사업주등"이라 한다)은 제5조제2호에도 불구하고 이 법을 적용할 때에는 근로자로 본다. 〈신설 2020.12.8.〉

④ 중·소기업 사업주등에 대한 보험급여의 지급사유인 업무상의 재해의 인정 범위는 대통령령으로 정한다. 〈개정 2020.12.8.〉

⑤ 중·소기업 사업주등에 대한 보험급여의 산정 기준이 되는 평균임금은 고용노동부장관이 정하여 고시하는 금액으로 한다. 〈개정 2010.6.4., 2020.

12.8.〉

⑥ 제4항에 따른 업무상의 재해가 보험료의 체납기간에 발생하면 대통령령으로 정하는 바에 따라 그 재해에 대한 보험급여의 전부 또는 일부를 지급하지 아니할 수 있다. 〈개정 2020.12.8.〉

⑦ 중·소기업 사업주등에 대한 보험급여의 지급 등에 필요한 사항은 고용노동부령으로 정한다. 〈개정 2010.6.4., 2020.12.8.〉

⑧ 이 법의 적용을 받는 중·소기업 사업주등의 보험료의 산정, 보험 가입의 신청 및 승인, 보험료의 신고 및 납부, 보험관계의 소멸, 그 밖에 필요한 사항은 보험료징수법으로 정하는 바에 따른다. 〈개정 2020.12.8.〉

[제목개정 2020.12.8.]

제125조 삭제 〈2022.6.10.〉

제126조(「국민기초생활 보장법」상의 수급자에 대한 특례) ① 제5조제2호에 따른 근로자가 아닌 사람으로서 「국민기초생활 보장법」 제15조에 따른 자활급여 수급자 중 고용노동부장관이 정하여 고시하는 사업에 종사하는 사람은 제5조제2호에도 불구하고 이 법의 적용을 받는 근로자로 본다. 〈개정 2010.6.4., 2020.5.26.〉

② 자활급여 수급자의 보험료 산정 및 보험급여의 기초가 되는 임금액은 자활급여 수급자가 제1항의 사업에 참여하여 받는 자활급여로 한다.

제126조의2(벌칙 적용에서 공무원 의제) 재심사위원회 위원 중 공무원이 아닌 위원은 「형법」 제129조부터 제132조까지의 규정을 적용할 때에는 공무원으로 본다.

[본조신설 2018.6.12.]

제8장 벌 칙

제127조(벌칙) ① 제31조의2제3항을 위반하여 공동이용하는 전산정보자료를 같은 조 제1항에 따른 목적 외의 용도로 이용하거나 활용한 자는 3년 이하의 징역 또는 3천만원 이하의 벌금에 처한다. 〈신설 2021.1.26.〉

② 산재보험 의료기관이나 제46조제1항에 따른 약국의 종사자로서 거짓이나 그 밖의 부정한 방법으로 진료비나 약제비를 지급받은 자는 3년 이하의 징역 또는 3천만원 이하의 벌금에 처한다. 〈개정 2021.1.26.〉

③ 다음 각 호의 어느 하나에 해당하는 자는 2년 이하의 징역 또는 2천만원 이하의 벌금에 처한다. 〈개정 2016.12.27., 2018.6.12., 2021.1.26.〉

1. 거짓이나 그 밖의 부정한 방법으로 보험급여를 받은 자
2. 거짓이나 그 밖의 부정한 방법으로 보험급여를 받도록 시키거나 도와준 자
3. 제111조의2를 위반하여 근로자를 해고하거나 그 밖에 근로자에게 불이익한 처우를 한 사업주

④ 제21조제3항을 위반하여 비밀을 누설한 자는 2년 이하의 징역 또는 1천만원 이하의 벌금에 처한다. 〈개정 2010.1.27., 2021.1.26.〉

제128조(양벌규정) 법인의 대표자나 법인 또는 개인의 대리인, 사용인, 그 밖의 종업원이 그 법인 또는 개인의 업무에 관하여 제127조제2항의 위반행위를 하면 그 행위자를 벌하는 외에 그 법인 또는 개인에게도 해당 조문의 벌금형을 과(科)한다. 다만, 법인 또는 개인이 그 위반행위를 방지하기 위하여 해당 업무에 관하여 상당한 주의와 감독을 게을리하지 아니한 경우에는 그러하지 아니하다. 〈개정 2021.1.26.〉

[전문개정 2009.1.7.]

제129조(과태료) ① 제91조의21을 위반하여 자료 또는 정보의 제공 요청에 따르지 아니한 자에게는 300만원 이하의 과태료를 부과한다. 〈신설 2022.6.10.〉

② 다음 각 호의 어느 하나에 해당하는 자에게는 200만원 이하의 과태료를 부과한다. 〈개정 2010.1.27., 2022.6.10.〉

1. 제34조를 위반하여 근로복지공단 또는 이와 비슷한 명칭을 사용한 자

2. 제45조제1항을 위반하여 공단이 아닌 자에게 진료비를 청구한 자

③ 다음 각 호의 어느 하나에 해당하는 자에게는 100만원 이하의 과태료를 부과한다. 〈개정 2022. 6.10.〉

1. 제47조제1항에 따른 진료계획을 정당한 사유 없이 제출하지 아니하는 자
2. 제105조제4항(제109조제1항에서 준용하는 경우를 포함한다)에 따른 질문에 답변하지 아니하거나 거짓된 답변을 하거나 검사를 거부·방해 또는 기피한 자
3. 제114조제1항 또는 제118조에 따른 보고를 하지 아니하거나 거짓된 보고를 한 자 또는 서류나 물건의 제출 명령에 따르지 아니한 자
4. 제117조 또는 제118조에 따른 공단의 소속 직원의 질문에 답변을 거부하거나 조사를 거부·방해 또는 기피한 자
5. 삭제 〈2022.6.10.〉

④ 제1항부터 제3항까지의 규정에 따른 과태료는 대통령령으로 정하는 바에 따라 고용노동부장관이 부과·징수한다. 〈개정 2010.6.4., 2022.6.10.〉

⑤ 삭제 〈2010.1.27.〉

⑥ 삭제 〈2010.1.27.〉

부 칙 〈제20523호, 2024.10.22.〉

이 법은 2025년 1월 1일부터 시행한다.

〔**별표 1**〕 〈개정 2022.6.10.〉

고령자의 휴업급여 지급기준(제55조 관련)

1. 제52조, 제56조 및 제91조의19제2항에 따라 산정한 휴업급여를 지급받는 자가 해당 연령에 도달하면 다음 산식에 따라 산정한다. 다만, 제52조에 따라 산정한 휴업급여를 지급받는 자의 경우 그 산정한 금액이 제3호에 따라 산정한 금액보다 적으면 제3호에 따라 산정한다.

연령	지급액
61세	1일당 휴업급여 지급액 × 66/70
62세	1일당 휴업급여 지급액 × 62/70
63세	1일당 휴업급여 지급액 × 58/70
64세	1일당 휴업급여 지급액 × 54/70
65세 이후	1일당 휴업급여 지급액 × 50/70

2. 제54조제1항 본문, 제54조제2항 및 제91조의19제1항에 따라 산정한 휴업급여를 지급받는 자가 해당 연령에 도달하면 다음 산식에 따라 산정한다.

연령	지급액
61세	1일당 휴업급여 지급액 × 86/90
62세	1일당 휴업급여 지급액 × 82/90
63세	1일당 휴업급여 지급액 × 78/90
64세	1일당 휴업급여 지급액 × 74/90
65세 이후	1일당 휴업급여 지급액 × 70/90

3. 제54조제1항 단서에 따라 산정한 휴업급여를 지급받는 자가 해당 연령에 도달하면 다음 산식에 따라 산정한다.

연령	지급액
61세	최저 보상기준 금액 × 80/100 × 86/90
62세	최저 보상기준 금액 × 80/100 × 82/90
63세	최저 보상기준 금액 × 80/100 × 78/90
64세	최저 보상기준 금액 × 80/100 × 74/90
65세 이후	최저 보상기준 금액 × 80/100 × 70/90

〔별표 2〕

장해급여표(제57조제2항 관련)

(평균임금기준)

장해등급	장해보상연금	장해보상일시금
제1급	329일분	1,474일분
제2급	291일분	1,309일분
제3급	257일분	1,155일분
제4급	224일분	1,012일분
제5급	193일분	869일분
제6급	164일분	737일분
제7급	138일분	616일분
제8급		495일분
제9급		385일분
제10급		297일분
제11급		220일분
제12급		154일분
제13급		99일분
제14급		55일분

〔별표 3〕

유족급여(제62조제2항 관련)

유족급여의 종류	유족급여의 금액
유족보상연금	유족보상연금액은 다음의 기본금액과 가산금액을 합한 금액으로 한다. 1. 기본금액 급여기초연액(평균임금에 365를 곱하여 얻은 금액)의 100분의 47에 상당하는 금액 2. 가산금액 유족보상연금수급권자 및 근로자가 사망할 당시 그 근로자와 생계를 같이 하고 있던 유족보상연금수급자격자 1인당 급여기초연액의 100분의 5에 상당하는 금액의 합산액. 다만, 그 합산금액이 급여기초연액의 100분의 20을 넘을 때에는 급여기초연액의 100분의 20에 상당하는 금액으로 한다.
유족보상일시금	평균임금의 1,300일분

〔별표 4〕〈개정 2018.6.12.〉

상병보상연금표(제66조제2항 관련)

중증요양상태등급	상병보상연금
제1급 제2급 제3급	평균임금의 329일분 평균임금의 291일분 평균임금의 257일분

〔별표 5〕〈개정 2018.6.12〉

고령자의 1일당 상병보상연금 지급기준(제68조 관련)

1. 제66조에 따라 산정한 상병보상연금을 지급받는 자가 해당 연령에 도달하면 다음 산식에 따라 산정한다. 다만, 그 산정한 금액이 별표 1 제3호에 따라 산정한 금액보다 적으면 별표 1 제3호에 따라 산정한다.

중증요양 상태등급 / 연령	제1급	제2급	제3급
61세	평균임금 × (329/365 − 0.04)	평균임금 × (291/365 − 0.04)	평균임금 × (257/365 − 0.04)
62세	평균임금 × (329/365 − 0.08)	평균임금 × (291/365 − 0.08)	평균임금 × (257/365 − 0.08)
63세	평균임금 × (329/365 − 0.12)	평균임금 × (291/365 − 0.12)	평균임금 × (257/365 − 0.12)
64세	평균임금 × (329/365 − 0.16)	평균임금 × (291/365 − 0.16)	평균임금 × (257/365 − 0.16)
65세 이후	평균임금 × (329/365 − 0.20)	평균임금 × (291/365 − 0.20)	평균임금 × (257/365 − 0.20)

2. 제67조제1항 및 제69조제1항에 따라 산정한 상병보상연금을 지급받는 자가 해당 연령에 도달하면 제1호 본문에 따라 산정한다.
3. 제67조제2항에 따라 산정한 상병보상연금을 지급받는 경우에는 별표 1에 따라 산정한다.

〔별표 6〕〈신설 2010.5.20〉

진폐장해연금표(제91조의3제2항 관련)

(평균임금 기준)

장해등급	진폐장해연금
제1급	132일분
제3급	132일분
제5급	72일분
제7급	72일분
제9급	24일분
제11급	24일분
제13급	24일분

▨ 저자소개

- **강신묵** 동의과학대학교 보건행정과
- **김선희** 김포대학교 보건행정과
- **우정식** 한국폴리텍대학교 의료정보과
- **윤병준** 전)한국방송통신대학교 보건환경학과
- **윤치근** 원광대학교 보건행정학과
- **정희태** 남서울대학교 보건행정학과
- **하호수** 한림성심대학교 의무행정과

건강보험의 이론과 실제〈제22판〉 값 29,000원

2003년 3월 6일 제 1판 발행
2025년 2월 20일 제22판 발행

편저자: 강신묵·김선희·우정식
윤병준·윤치근·정희태
하호수
발행인: 주 영 일
발행처: 계 축 문 화 사

서울시 종로구 통일로12길 16-17
우편번호 : 03029
TEL : 735-2257 · 738-9746
FAX : 723-9025
E-mail : gyechuk@hanmail.net
홈페이지 : http://gyechuk.co.kr
1973. 10. 31 등록번호 제300-1973-8호
ISBN 978-89-5629-799-6 93510